U0188673

颅脑创伤和脑科危重症治疗学

第 2 版

Neurotrauma and Critical Care of the Brain

2nd Edition

主　编　Jack Jallo［美］

Christopher M. Loftus［美］

主　译　高　亮

上海科学技术出版社

图书在版编目（CIP）数据

颅脑创伤和脑科危重症治疗学 /（美）杰克·贾洛
（Jack Jallo），（美）克里斯托弗·洛夫图斯
（Christopher M. Loftus）主编；高亮主译.—2版.—
上海：上海科学技术出版社，2020.1
ISBN 978-7-5478-4648-3

Ⅰ.①颅… Ⅱ.①杰… ②克… ③高… Ⅲ.①颅脑损
伤—治疗学 Ⅳ.①R651.105

中国版本图书馆CIP数据核字（2019）第230857号

Copyright © 2018 of the original English language edition by Thieme Medical Publishers, Inc.,
New York, USA
Original title: Neurotrauma and Critical Care of the Brain, 2/e
by Jack Jallo and Christopher M. Loftus

上海市版权局著作权合同登记号　图字：09-2019-071号

颅脑创伤和脑科危重症治疗学　第2版

主编　Jack Jallo［美］　Christopher M. Loftus［美］
主译　高　亮

上海世纪出版（集团）有限公司
上海 科 学 技 术 出 版 社　出版、发行
（上海钦州南路71号　邮政编码200235　www.sstp.cn）
浙江新华印刷技术有限公司印刷
开本 889×1194　1/16　印张 28.5　插页 4
字数 850千字
2012年1月第1版
2020年1月第2版　2020年1月第2次印刷
ISBN 978-7-5478-4648-3 / R·1958
定价：298.00元

本书如有缺页、错装或坏损等严重质量问题，请向工厂联系调换

内容提要

　　本书由美国著名的神经外科专家 Jack Jallo 教授和 Christopher M. Loftus 教授组织全球颅脑创伤领域知名神经外科医师、重症医学医师、康复专家和基础研究者编写，总结了该领域非常有价值的研究成果，并且给出了最新的诊治建议。本书主要介绍目前颅脑创伤救治中已被广泛接受的、以循证医学为依据的治疗指南和方法，系在 2009 年第 1 版基础上的更新。

　　本书主要围绕理论与基础、诊断与治疗、重症监护、结局、社会经济学问题等问题展开，尤其强调了颅脑创伤的危重症监护治疗，内容包含从轻度到重度颅脑创伤、颅脑穿通伤及儿童颅脑创伤的诊治，同时也阐述了病理生理，颅内压、脑血流及脑组织的监测，影像学检查，生物标志物测定和创伤性脑损伤分级系统等基础科学概念。本书内容丰富，涉及神经重症监护医学领域的多个方面，还包含数百个简明的综合图表，文字精炼易懂。

　　本书针对颅脑创伤提供了全面综合的诊治和康复方法，突破纯神经外科手术的范畴，能为神经外科、神经内科、创伤科、重症医学及康复科的医生在颅脑创伤临床诊治工作中提供多学科指导。

译者名单

主　译　高　亮

译　者（以姓氏笔画为序）

丁兴华　复旦大学附属华山医院

于　鹏　同济大学附属第十人民医院

王　柯　同济大学附属第十人民医院

王艺达　同济大学附属第十人民医院

王明圣　同济大学附属第十人民医院

王承斌　同济大学附属第十人民医院

王展鹏　同济大学附属第十人民医院

王瑞兰　上海交通大学附属第一人民医院

尹　嘉　同济大学附属第十人民医院

卢　昊　同济大学附属第十人民医院

刘劲芳　中南大学附属湘雅医院

刘英亮　同济大学附属第十人民医院

孙一睿　复旦大学附属华山医院

杜　江　上海交通大学附属第一人民医院

杜倬婴　复旦大学附属华山医院

李　刚　第四军医大学附属唐都医院

李　磊　同济大学附属第十人民医院

杨　非　安徽医科大学第三附属医院

杨朝华　四川大学附属华西医院

吴　惺　复旦大学附属华山医院

吴　毅　复旦大学附属华山医院

吴军发　复旦大学附属华山医院

吴雪海　复旦大学附属华山医院

沈照立　同济大学附属第十人民医院

沈　睿　同济大学附属第十人民医院

宋　煜　同济大学附属第十人民医院

张　翔　同济大学附属第十人民医院

张全斌　同济大学附属第十人民医院

张征宇　同济大学附属第十人民医院

陈　振　同济大学附属第十人民医院

陈一凡　同济大学附属第十人民医院

陈先震　同济大学附属第十人民医院

陈刘炜　同济大学附属第十人民医院

陈宋育　同济大学附属第十人民医院

陈若平　上海交通大学医学院附属新华医院

林　祺　同济大学附属第十人民医院

金　毅　同济大学附属第十人民医院

周成丞　同济大学附属第十人民医院

宛荣豪　同济大学附属第十人民医院

赵京晶　同济大学附属第十人民医院

胡　锦　复旦大学附属华山医院

钱洲棋　同济大学附属第十人民医院

高　亮　同济大学附属第十人民医院

黄齐兵　山东大学附属齐鲁医院

黄国辉　同济大学附属第十人民医院

曹响元　同济大学附属第十人民医院

崔大明　同济大学附属第十人民医院

梁红娟　第四军医大学附属唐都医院

曾　涛　同济大学附属第十人民医院

裘慧佳　同济大学附属第十人民医院

薛　飞　同济大学附属第十人民医院

冀　涛　同济大学附属第十人民医院

编者名单

主 编

Jack Jallo, MD, PhD
Professor and Vice Chair for Academic Services
Director, Division of Neurotrauma and Critical Care
Department of Neurological Surgery
Thomas Jefferson University
Philadelphia, Pennsylvania

Christopher M. Loftus, MD
Professor of Neurosurgery
Temple University Lewis Katz School of Medicine
Philadelphia, Pennsylvania

编 者

Norman Ajiboye, MD
Texas Stroke Institute
Plano, Texas

Aysha Alsahlawi
Medical Student
King Faisal University
Riyadh, Saudi Arabia

Rocco A. Armonda, MD
Professor of Neurosurgery
Director, Neuroendovascular Surgery and Neurotrauma
Surgical Co-Director, NeuroICU
Georgetown University Hospital
MedStar Washington Hospital Center
Washington, DC

M. Kamran Athar, MD
Assistant Professor of Medicine and Neurological
    Surgery
Division of Neurotrauma and Critical Care
Department of Neurological Surgery
Thomas Jefferson University
Philadelphia, Pennsylvania

Bharat Awsare, MD, FCCP
Assistant Professor of Medicine
Director, Medical ICU

Thomas Jefferson University Hospital
Philadelphia, Pennsylvania

Julian E. Bailes, MD
Bennett Tarkington Chairman
Department of Neurosurgery
North Shore University Health System
Co-Director, North Shore Neurological Institute
Clinical Professor of Neurosurgery
University of Chicago Pritzker School of Medicine
Evanston, Illinois

Vin Shen Ban, MBBChir, MRCS, MSc
Neurosurgery Resident
Department of Neurological Surgery
University of Texas Southwestern Medical Center
Dallas, Texas

Michael Baram, MD
Associate Professor of Medicine
Division of Pulmonary and Critical Care
Thomas Jefferson University
Philadelphia, Pennsylvania

Randy S. Bell, MD, FAANS
Associate Professor and Chief
Neurological Surgery
Walter Reed and Uniformed Services University

1

Bethesda, Maryland

Tanya Bogoslovsky, MD, PhD
Center for Neuroscience and Regenerative Medicine
Uniformed Services University of the Health Sciences
Rockville, Maryland

Ross Bullock, MD, PhD
Co-Director of Clinical Neurotrauma
Jackson Memorial Hospital
Professor, Department of Neurosurgery
University of Miami
Miami, Florida

Nicholas C. Cavarocchi, MD
Professor of Surgery
Director of Cardiac Critical Care
Thomas Jefferson University
Philadelphia, Pennsylvania

Paul Anthony Cedeño, MD, DABR
Assistant Professor, Neuroradiology and Emergency
    Radiology Sections
Department of Radiology and Biomedical Imaging
Yale School of Medicine
New Haven, Connecticut

Amrit Chiluwal, MD
Resident Department of Neurosurgery
Donald and Barbara Zucker School of Medicine at
    Hofstra/Northwell
Manhasset, New York

David X. Cifu, MD
Associate Dean of Innovation and System Integration
Virginia Commonwealth University School of Medicine
Herman J. Flax, MD Professor and Chair, Department
    of PM&R
Virginia Commonwealth University School of Medicine
Senior TBI Specialist
Principal Investigator, Chronic Effects of Neurotrauma
    Consortium
U.S. Department of Veterans Affairs
Richmond, Virginia

Victor G. Coronado, MD, MPH
Medical Epidemiologist
President
Bridge to Health
Atlanta, Georgia

Viviana Coronado, BA
Emory University

Atlanta, Georgia

Abhishek Deshpande, MD, PhD
Center for Value-Based Care Research
Department of Medicine
Cleveland Clinic
Cleveland, Ohio

Ramon Diaz-Arrastia, MD, PhD
Associate Director for Clinical Research
Center for Neurodegeneration and Repair
Director of Traumatic Brain Injury Clinical Research
    Center
Presidential Professor of Neurology
University of Pennsylvania
Philadelphia, Pennsylvania

Stephanie Dobak, MS, RD, LDN, CNSC
Clinical Dietitian
Department of Nutrition and Dietetics
Thomas Jefferson University Hospital
Philadelphia, Pennsylvania

Blessen C. Eapen, MD
Section Chief, Polytrauma Rehabilitation Center
Director, Polytrauma/TBI Rehabilitation Fellowship Program
Site Director, Defense and Veterans Brain Injury Center
    (DVBIC)
South Texas Veterans Health Care System
San Antonio, Texas

Bryn S. Esplin, JD
Assistant Professor
Department of Humanities in Medicine
Texas A&M University School of Medicine
Bryan, Texas

Mustapha A. Ezzeddine, MD
Director, Neurocritical Care
Director, Hennepin County Medical Center Stroke Center
Associate Professor of Neurology and Neurosurgery
Zeenat Qureshi Stroke Research Center
University of Minnesota
Minneapolis, Minnesota

Daniel Felbaum, MD
Resident
Department of Neurosurgery
MedStar Georgetown University Hospital
Washington, DC

Adam E. Flanders, MD
Professor of Radiology and Rehabilitation Medicine

Vice-Chairman for Imaging Informatics and Enterprise Imaging
Department of Radiology/Division of Neuroradiology
Thomas Jefferson University Hospital
Philadelphia, Pennsylvania

T. Forcht Dagi, MD, DMedSc, DHC, MPH, FRCSEd, FAANS, FCCM
Distinguished Scholar and Professor
The School of Medicine, Dentistry and Biomedical Sciences
Queen's University Belfast
Northern Ireland, United Kingdom
Director of Life Sciences
Anglo Scientific
The Royal Academy of Great Britain
London, United Kingdom

Paul J. Ford, PhD
Director, NeuroEthics Program
F.J. O'Neill Endowed Chair in Bioethics
Center for Bioethics
Cleveland Clinic
Cleveland, Ohio

Taki Galanis, MD
Assistant Professor of Medicine
Department of Surgery
Thomas Jefferson University Hospital
Philadelphia, Pennsylvania

Andrew J. Gardner, PhD, DPsy (Clin Neuro)
Director
Hunter New England Local Health District Sports Concussion Program
Newcastle, New South Wales, Australia

Jessica Gill, PhD, RN
National Institute of Nursing Research
National Institutes of Health
Bethesda, Maryland

Bhuvanesh Govind, MD
Resident Physician
Department of Neurology
Thomas Jefferson University Hospital
Philadelphia, Pennsylvania

R. Sterling Haring, DO, MPH
Resident Physician
Department of Physical Medicine and Rehabilitation
Vanderbilt University Medical Center
Nashville, Tennessee
Dr PH Candidate

Department of Health Policy and Management
Johns Hopkins Bloomberg School of Public Health
Baltimore, Maryland

Gregory W.J. Hawryluk, MD, PhD, FRCSC
Assistant Professor of Neurosurgery and Neurology
Director of Neurosurgical Critical Care
Department of Neurosurgery
University of Utah
Salt Lake City, Utah

Delia Hendrie, PhD
Senior Lecturer
School of Public Health
Curtin University
Perth, Western Australia, Australia

Kathryn S. Hoes, MD, MBS
Neurosurgery Resident
Department of Neurological Surgery
University of Texas Southwestern Medical Center
Dallas, Texas

Mitchell D. Jacobs, MD
Fellow
Division of Pulmonary and Critical Care Medicine
Thomas Jefferson University Hospital
Philadelphia, Pennsylvania

George Jallo, MD
Professor of Neurosurgery
Pediatrics and Oncology
Johns Hopkins University
Director
Institute for Brain Protection Sciences
Johns Hopkins All Children's Hospital
St. Petersburg, Florida

Jack Jallo, MD, PhD
Professor and Vice Chair for Academic Services
Director, Division of Neurotrauma and Critical Care
Department of Neurological Surgery
Thomas Jefferson University
Philadelphia, Pennsylvania

Andreas Jeromin, PhD
Chief Scientific Officer
NextGen Sciences Dx
Quanterix Inc.
Gainesville, Florida

Ruchira Jha, MD
Assistant Professor

Departments of Critical Care Medicine, Neurology and
　Neurosurgery
University of Pittsburgh School of Medicine/UPMC
Pittsburgh, Pennsylvania

Ignacio Jusue-Torres, MD
Resident
Department of Neurological Surgery
Loyola University Medical Center Stritch School of Medicine
Maywood, Illinois

Anna Karpenko, MD
Neurocritical Care Fellow
Department of Neurology, Division of Neurocritical Care
Thomas Jefferson University
Philadelphia, Pennsylvania

Michael Karsy, MD, PhD, MS
Resident
Department of Neurosurgery
University of Utah
Salt Lake City, Utah

Keith Allen Kerr, MD
Neurosurgery Resident
Vivian L. Smith Department of Neurosurgery
University of Texas Health Sciences Center at Houston
Houston, Texas

Ryan Seiji Kitagawa, MD
Assistant Professor
Director of Neurotrauma
Vivian L. Smith Department of Neurosurgery
University of Texas Health Sciences Center at Houston
Houston, Texas

Jacqueline Kraft, MD
Neurocritical Care Fellow
Departments of Neurosurgery and Neurology
Emory University
Atlanta, Georgia

Mark Krasberg, PhD
Assistant Professor
Department of Neurosurgery
University of New Mexico
Albuquerque, New Mexico

Thomas Larrew, MD
Resident Physician
Department of Neurosurgery
Medical University of South Carolina
Charleston, South Carolina

Bruce A. Lawrence, PhD
Research Scientist
Calverton Center
Pacific Institute for Research and Evaluation
Calverton, Maryland

Peter Le Roux, MD, FACS, FNCS
Professor
The Lankenau Institute for Medical Research
Wynnewood, Pennsylvania
Professor
Department of Neurosurgery
Sidney Kimmel Medical College
Thomas Jefferson University
Philadelphia, Pennsylvania

Cole T. Lewis, MD
Resident
Vivian L. Smith Department of Neurosurgery
University of Texas Health Sciences Center at Houston
Houston, Texas

Xin Li, DO
Physical Medicine and Rehabilitation Consult Physician
Department of Neurology
Rhode Island Hospital
Providence, Rhode Island

John W. Liang, MD
Divisions of Neurotrauma, Critical Care and Cerebrovascular
　Diseases
Departments of Neurology and Neurological Surgery
Thomas Jefferson University
Philadelphia, Pennsylvania

Christopher M. Loftus, MD
Professor of Neurosurgery
Temple University Lewis Katz School of Medicine
Philadelphia, Pennsylvania

Christopher J. Madden, MD
Professor
Department of Neurological Surgery
University of Texas Southwestern Medical Center
Dallas, Texas

Jason E. McGowan, MD
Resident Physician
Department of Neurosurgery
Medstar Georgetown University Hospital
Washington, DC

Geno J. Merli, MD, MACP, FHM, FSVM
Professor, Medicine & Surgery

Sr. Vice President & Associate CMO
Division Director, Department of Vascular Medicine
Co-Director, Jefferson Vascular Center
Thomas Jefferson University Hospital
Philadelphia, Pennsylvania

Ted R. Miller, PhD
Principal Research Scientist
Pacific Institute for Research and Evaluation
Calverton, Maryland
Adjunct Professor
School of Public Health
Curtin University
Perth, Western Australia, Australia

Kyle Mueller, MD
Neurosurgery Resident
Department of Neurosurgery
MedStar Georgetown University Hospital
Washington, DC

Edwin M. Nemoto, PhD, FAHA
Professor, Director of Research
Department of Neurosurgery
University of New Mexico
Albuquerque, New Mexico

Jean A. Orman, ScD, MPH
Senior Epidemiologist
Joint Trauma System
US Department of Defense
San Antonio, Texas

Ajit B. Pai, MD
Chief, Physical Medicine & Rehabilitation
Hunter Holmes McGuire VA Medical Center
Richmond, Virginia

Akta Patel, PharmD, BCPS
Advanced Practice Pharmacist in Critical Care
Department of Pharmacy
Thomas Jefferson University Hospital
Philadelphia, Pennsylvania

Ankur R. Patel, MD
Neurosurgery Resident
Department of Neurological Surgery
University of Texas Southwestern Medical Center
Dallas, Texas

Vimal Patel, PhD
Clinician Researcher, Pritzker School of Medicine
Department of Neurosurgery

Northshore University Health System
Evanston, Illinois

Adnan I. Qureshi , MD
Executive Director, Minnesota Stroke Initiative
Associate Head, Department of Neurology
Professor of Neurology, Neurosurgery, and Radiology
Zeenat Qureshi Stroke Research Center
University of Minnesota
Minneapolis, Minnesota

Vijay M. Ravindra, MD, MSPH
Department of Neurological Surgery
University of Utah
Salt Lake City, Utah

Fred Rincon, MD, MSc, MB.Ethics, FACP, FCCP, FCCM
Associate Professor of Neurology and Neurological
  Surgery
Department of Neurological Surgery
Thomas Jefferson University
Division of Critical Care and Neurotrauma
Jefferson Hospital for Neuroscience
Philadelphia, Pennsylvania

Syed Omar Shah, MD, MBA
Assistant Professor of Neurology and Neurological
  Surgery
Department of Neurological Surgery
Thomas Jefferson University
Division of Critical Care and Neurotrauma
Jefferson Hospital for Neuroscience
Philadelphia, Pennsylvania

Shoichi Shimomato, MD
Resident Physician
Department of Neurology
Thomas Jefferson University Hospital
Philadelphia, Pennsylvania

Nir Shimony, MD
Pediatric Neurosurgery Fellow
Johns Hopkins All Children's Hospital
Institute for Brain Protections Sciences
St. Petersburg, Florida

Lori Shutter, MD
Professor and Vice Chair of Education
Director, Division of Neurocritical Care
Departments of Critical Care Medicine, Neurology and
  Neurosurgery
University of Pittsburgh School of Medicine/UPMC
Pittsburgh, Pennsylvania

Brian D. Sindelar, MD
Chief Neurosurgical Resident
Department of Neurological Surgery
University of Florida
Gainesville, Florida

David Slottje, MD
Resident
Department of Neurological Surgery
Rutgers University
Newark, New Jersey

Rebecca S. Spicer, PhD, MPH
Impact Research, LLC
Columbia, Maryland

Nino Stocchetti, MD
Professor of Anesthesia and Intensive Care
Department of Physiopathology and Transplant
Milan University
Neuro ICU Fondazione IRCCS Cà Granda Ospedale
　Maggiore Policlinico
Milan, Italy

Rebecca N. Tapia, MD
Medical Director
South Texas Veterans Health Care System
Assistant Adjunct Professor
UT Health San Antonio
Department of Rehabilitation Medicine
San Antonio, Texas

Shelly D. Timmons, MD, PhD, FACS, FAANS
Professor of Neurosurgery
Vice Chair for Administration
Director of Neurotrauma
Penn State University Milton S. Hershey Medical Center
Hershey, Pennsylvania

Huy Tran, MD
Assistant Professor
Department of Neurosurgery and Neurology
University of New Mexico, Health Science Center
Albuquerque, New Mexico

Jamie S. Ullman, MD
Professor and Director of Neurotrauma
Department of Neurosurgery
The Donald and Barbara Zucker School of Medicine at
　Hofstra/Northwell
Hempstead, New York

Jacqueline Urtecho, MD
Assistant Professor
Department of Neurology and Neurological Surgery
Division of Neurotrauma and Critical Care
Thomas Jefferson University
Philadelphia, Pennsylvania

Matthew Vibbert, MD
Assistant Professor
Director of Neurocritical Care
Departments of Neurology and Neurological Surgery
Thomas Jefferson University
Philadelphia, Pennsylvania

Andrew Vivas, MD
Neurosurgery Resident
Department of Neurosurgery and Brain Repair
University of South Florida Morsani College of Medicine
Tampa, Florida

Howard Yonas, MD
Agnes and A. Earl Walker Chair
UNM Distinguished Professor
Chair, Department of Neurological Surgery
University of New Mexico
Albuquerque, New Mexico

Ross D. Zafonte, DO
Vice President of Medical Affairs
Spaulding Rehabilitation Hospital
Chief, Physical Medicine and Rehabilitation
Massachusetts General Hospital
Chief, Physical Medicine and Rehabilitation
Brigham and Women's Hospital
Earle P. and Ida S Charlton Professor and Chair
Department of Physical Medicine and Rehabilitation
Harvard Medical School
Boston, Massachusetts

Tommaso Zoerle, MD
Staff Physician
Neuro ICU
Fondazione IRCCS Ca' Granda Ospedale Maggiore
　Policlinico
Milan, Italy

Vahe M. Zohrabian, MD
Assistant Professor
Department of Radiology & Biomedical Imaging
Yale School of Medicine
New Haven, Connecticut

中文版前言

　　颅脑创伤致残率及病死率高，是世界范围内严重的公共卫生问题之一。颅脑创伤特别是重度颅脑创伤，涉及神经外科，亦涉及重症医学科、康复科等众多学科，临床诊治复杂，预后具有很大的不确定性。同济大学附属第十人民医院神经外科团队致力于神经危重症疾病的诊疗及救治工作，成立了规模庞大的神经重症监护病房（NICU），团队成员擅长复杂颅脑外伤的手术和重症监测治疗，熟练开展多种脑功能如颅内压、EEG、脑组织氧、TCD脑血流动力学等监测和多脏器功能监测；擅长多脏器功能衰竭患者的机械通气和血流动力学监测治疗；在NICU危重患者的营养支持，镇静、镇痛，机械通气，防治感染等治疗中积累了大量经验。我们致力于神经外科和ICU跨学科人才的培养，建立了具有神经外科特色的重症患者治疗规范。在长期进行医护人员NICU培训和临床医疗实践的过程中，通过参考大量的国外文献和专著，我们发现 *Neurotrauma and Critical Care of the Brain* 是一本具有重要参考价值的专业著作，可以帮助相关医护人员提高专业知识水平，加深对跨学科诊治进展的理解，尤其有助于强化神经外科医师的ICU治疗理念和ICU医师的神经外科治疗观点，最终使患者获益。

　　本书自2009年第1版面世以来，创伤性脑损伤与脑科危重症领域的研究取得了许多进展，颅脑创伤诊治技术不断进步。9年后再版更加完善了病情评估及院前急救方案，精确论述了手术时机、手术方式；更加注重术后的重症监护与治疗，积极更新了许多高效的监护手段，全面提高了我们对术后病情的把控能力，制订了相关并发症的早期预防策略和个体化处理原则。本书再版虽然整体上保留了第1版的图书结构，但结合学科目前的研究进展，作者对具体篇章的内容进行了大量的增补与修改。基础与理论、诊断与治疗、危重症监护3个部分是本次修订的重点，增加了一些全新的章节，如多模态监测概念和最新颅脑创伤指南的解读等。再版所涵盖的内容变得更加丰富，包含数百个简明综合图表，文字精炼易懂，能为广大神经外科、神经内科、创伤科、危重病科及康复科的医生在临床实践中提供指导。第 1 版中文版于 2012 年初出版后受到广大同仁的热烈欢迎，有力推动了颅脑创伤神经外科重症医学、康复医学多学科协作理念在全国的普及。基于此，我们组织了同济大学附属第十人民医院神经外科团队成员及国内致力于颅脑创伤和 NICU 诊治的部分同道翻译该书的第 2 版，以飨读者。

基于译者的专业水准和英语、中文功底，缺陷在所难免，不妥之处敬请指正。

高　亮

2019 年 9 月

英文版序

　　对于一个学者来说，最幸福的事情莫过于他的学生能够青出于蓝而胜于蓝（我必须承认对后者的一些复杂情感）。因此，我非常荣幸有这个机会为我曾经的住院医师 Jack Jallo 博士和好友 Chris Loftus 博士共同编写的著作写下简短的序。本书的编者汇集了当今颅脑创伤领域的诸多领军人物，以期为读者提供充分的、有价值的参考资料。

　　诚然，到目前为止还未能证实某单一因素能有效地改善颅脑创伤患者的预后，但毫无疑问，过去 30 年在治疗颅脑创伤这一常见且致命的疾病中取得了实质性进展。20 世纪 70 年代，即使在一些非常专业的临床中心，重度颅脑创伤的病死率也接近 50%。最近的系列报道证实这一比例下降至 30%，甚至更低，而且幸存者的神经功能恢复质量也明显改善。

　　这些显著的进展得益于多方面因素，包括安全带和安全气囊的应用、更专业的急救团队、更高效的监护技术、更早期的 CT 检查、更及时的颅内血肿清除、更普及的创伤中心、神经重症护理和神经康复的开展以及以循证医学为根据的规范化治疗指南。同时，积极研究颅脑创伤所触发的系列生化反应机制以促进新药的研发也具有重要意义，尽管不太可能有单一的药物能超越上述诸多因素的累积效应。

　　基于对工作的热爱，作者和编辑们简明扼要地介绍了影响颅脑创伤患者治疗和预后的各方面因素。毫无疑问，本书会为颅脑创伤领域的住院医师提供有益的指导，同时也有助于高年资神经创伤外科医师进行及时、全面的知识更新。

Raj K. Narayan, MD
Professor and Chairman
Department of Neurosurgery
Director, Northwell Neuroscience Institute
The Zucker School of Medicine at Hofstra/Northwell
Manhasset, New York

英文版前言

脑和脊髓损伤常常对患者本人、家庭以及社会造成毁灭性的打击。随着治疗水平的不断提高，人们的关注点不仅局限于创伤即刻所带来的损害，改善创伤患者的长期预后也同样重要。

鉴于脑和脊髓损伤领域的长足发展，本书的更新十分必要。自本书第1版出版以来，颅脑创伤指南已经更新，有关颅内压管理和去骨瓣减压术的重要研究也已发表。此外，脑和脊髓损伤的重症监护治疗也越来越被人们所重视。

本书旨在为读者提供翔实、便捷的参考，各个章节之前均有摘要。我们保留了第1版图书的结构：前面的章节侧重于颅脑创伤患者的日常管理和急、重症处理的相关内容，随后的章节着重介绍非急症期的处理、预后相关因素和社会经济学相关的内容。此版书同样强调了重症监护的作用，并进一步扩展了该部分内容，同时，我们综述了最新的指南。

我们希望本书将继续为救治此类患者的医务工作者提供帮助，包括护理人员、家庭医生、急诊科医师、重症医学医师以及外科医师。希望通过我们的努力，这些伤者得到最佳救治。

致　谢

　　本书是所有参与者通力合作的结果，是集体智慧的结晶。首先要感谢所有参与者为本书付出的宝贵时间与精力。我知道本书的编写日程安排得十分紧张，没有他们的辛勤劳动，本书将难以面世。我还要对 Thieme 公司各位员工的耐心和支持表示感谢，尤其是 Sarah Landis 和 Timothy Hiscock 的大力帮助。

　　此外，本书的付梓也离不开多年来诸多导师对我的培养与指导，对此，我感激不尽。最后，我由衷地感谢我的家庭，是你们成就了我的一切。谢谢！

目　录

第 1 部分

概　述

Introduction

第1章

颅脑创伤和危重症治疗学：简史

Brain Trauma and Critical Care: A Brief History

Nino Stocchetti and Tommaso Zoerle

摘要　本章描述了颅脑创伤（TBI）药物治疗和外科手术治疗的相关进展。首先，我们阐述了由打斗引起的钝器性和穿透性颅脑损伤的手术治疗。在第一次和第二次世界大战期间，军事医学整合并强调了一些基本原则，包括早期术中无菌的观念，这大大减少了因顽固性感染而推迟手术所造成的不良预后。其次，我们总结了人们对中枢神经系统探索的新进展。这包括了颅内压的测量和监控、颅内病理生理学的全面理解、神经外科手术的进步、神经系统手术麻醉的发展以及革命性影像学技术如CT（计算机断层扫描）的出现。本章还介绍了配备有呼吸机、精确且系统化的监护设备以及专业人员管理的重症监护室的诞生。同时，重新定义了颅脑损伤的研究范围，使之成为更大型、多中心的观察研究。颅脑创伤严重程度和预后水平标准化量表的普及是其中的必要条件。积极、个性化的药物联合外科手术的治疗方案扭转了人们对于大多数重症病例预后的悲观态度。这些研究展示了TBI患者预后的改善，并且为现代TBI治疗建立了标准。本章描述了TBI治疗的发展进程，并着重介绍了重症监护治疗成为TBI治疗中不可或缺的一部分的原因。

关键词　颅脑创伤，重症监护，神经外科学，神经放射学，历史

引　言

目前，治疗重度颅脑创伤（traumatic brain injury，TBI）的临床路径看似十分直接，即急救处理、康复治疗直至最终出院的过程。包括规范化地输液和吸氧、快速地向神经创伤中心转运、及时地清除颅内异物和血肿、实时地监控和改善颅内压（intracranial pressure，ICP）、早期的神经功能康复等。尽管发表的研究成果不多，证据不足，但这条路径是被国际认可的标准化指南[1]。

重度颅脑创伤的患者往往会被安排于重症监护病房（intensive care unit，ICU），由一组不同专科的医师组成的团队负责治疗。使用的先进医疗技术设备包括用于诊断的多普勒超声仪、计算机断层扫描机（CT）、磁共振成像机（MRI）等，以及用于监测的颅内压监测仪、脑组织氧合监测仪、微量透析、血流动力学支持等；用于治疗的人工通气装置、温度控制装置和人工营养支持等。

然而，我们目前使用的标准是近50年才发展起来的，并且仍在不断完善。本章描述了TBI治疗的发展，重点是重症监护在TBI治疗中的关键作用。

对历史的回顾主要基于已发表的英文文献。其他语言的文献，尤其是未被PubMed收录的很有可能被我们遗漏。

颅脑创伤和军事手术

TBI是战争中最常见的问题，几千年来，TBI的治疗一直属于军事手术的领域。早在Hippocratic的记载中就有对于颅骨环锯术以及颅脑创伤导致的颅骨骨折和意识丧失的描述。他提倡受伤即刻的3天内进行早期干预，目的是"排出血液"，这很可能是血肿清除的一种方式[2]。

随着枪械的发展，穿透性颅脑创伤的患者逐步

增多。18 世纪末，美国革命军的一名军医在手册中描述了 TBI 治疗的结构化方法[3]。1775 年 Jones 博士的《浅谈创伤骨折的实用治疗策略》出版了，该书侧重于头皮创伤和凹陷性颅骨骨折的治疗，强调了早期、预防性环锯术的实用性。手册中提出的治疗措施规定了一套严格的手术方法，即使有 TBI 的相关症状，也需要与脑震荡进行鉴别。在没有消毒措施的情况下，感染性并发症会使预后严重恶化。

一个巨大的进步就是不再以是否有颅骨骨折为手术指征，取而代之的是神经系统症状。Percival Pott（1713—1788）是第一个坚定支持该论点的学者。他认为环锯术不只适用于颅骨骨折[4]。

随着时间的推移，军事医学结合了麻醉以及地方外科学的发展，在 20 世纪初，逐步形成了一个独立的神经外科专业。自 Joseph Lister 于 1867 年发表"论外科手术中的无菌原则"以来，无菌观念逐渐被人们所接受，虽然其过程并不顺利[5]。

第一次世界大战期间，神经外科先驱 Harvey Cushing 在英美军队服役，为 TBI 患者提供了当时最先进的治疗方案。这种手术仅能够在具备麻醉、血压监测、影像学检查、抗菌等条件下，在各科室医师分工明确、神经外科医师技艺高超的专科医院才能实现。患者病死率也从 54% 降至 29%[6, 7]。

第二次世界大战期间，医疗机构为伤员提供了组织优化的监护系统，使用标准化仪器，进行规范化输血，并且改善了麻醉技术和抗菌措施。由 Hugh Cairns 爵士领衔的牛津大学医疗团队推动了颅脑外伤的专科治疗。他创造了在战场前线可移动的神经外科单元，第一个单元被部署在北非。救护车变成了"可移动的手术室"，提供紧急的外科处理。每个单元均由一名神经外科医师、一名神经内科医师以及一名麻醉师组成[8]。

在神经外科学界，对于 TBI 患者早期手术还是延迟手术的争论一直十分激烈，但是从目前来看，更多的证据表明尽早手术有利于患者的预后。同时 Hugh Cairns 爵士也致力于 TBI 的预防，他提倡摩托车驾驶员使用防护头盔。他的研究为军用和民用防护头盔的研发做出了贡献[9]。

战争期间的经验积累催生了大量的病例报道。欧美学界开始关注损伤和术后并发症的详细分析，包括感染、癫痫及神经系统疾病。由于第二次世界大战期间对 TBI 的治疗经验形成了 TBI 治疗体系，加上新的理念使人与人之间自由沟通存在种种障碍，使得"神经外科学杂志"得以创办。第一版的社论中写道"自 1939 年战争爆发以来，英美神经外科医师之间治疗观点和理念的交流大不如前，"这也是这本英文期刊创刊的原因[10]。

然而，TBI 缺乏特异性治疗方法，最主要的也是唯一的治疗方式就是手术治疗。重度昏迷的 TBI 是致命的，对于轻度 TBI 患者，需要安静、黑暗的环境以缓解头痛。对于躁动的患者，需要注射鲁米那或吗啡[11]。重度 TBI 患者的病死率为 50%，TBI 后的退伍军人数量在增加。即使在成功急救治疗后，他们仍然需要长期的护理才能回归正常生活。正是由于 Howard Kessler 等人的开创性工作，TBI 后的治疗流程变得更加清晰，积极的康复结果更加明显[9]。

第二次世界大战后颅脑创伤的发展

第二次世界大战后，人们对 TBI 的关注度下降。在某种意义上，大家普遍认为重度 TBI 患者难以成功治愈。昏迷患者通常住在医院的神经外科病房，面临一系列几乎都是不可避免的、致命的临床问题，包括高热、心动过速、去大脑强直及肺炎。这些症状都会造成脑干受压，因此不可治愈。

最终，患者都会死于呼吸衰竭，因此一些临床外科医师提出防治呼吸系统并发症的治疗理念。例如，预防呕吐、避免经口进食被认为是可行且有效的方法。紧接着，其他的措施陆续被提出：通过气管切开术和气道吸引设备来保持气道通畅，重视维持血氧饱和度正常，保持液体平衡，使用混合溶解物（氯丙嗪、异丙嗪、哌替啶和左旋多巴）镇静以及静脉营养和肠内营养。1958 年发表在《柳叶刀》杂志上的一篇文章提出了将这些措施与"常规钻孔以清除表面积血"相结合的治疗方法[12]。在英国纽卡斯尔，Maciver 对 26 名患者使用了这种创新的方法，病死率为 38%，相比之下，历史对照组的病死率为 70%～77%。尽管取得了可喜的成果，但这种新的疗法并未得到广泛的接受和应用。1964 年，牛津大学权威神经病学家 W. Ritchie Russell 仍然对 TBI 的治疗持消极观点："……尽管一些毫无希望的患者存活了下来，但没有人指望会在这个领域获得更大的成功。"[13]

随着机械化的发展，公路交通走进了人们的生活，随之而来的交通事故越来越多，重度 TBI 的发生率也在上升，与此同时，其他的几个方面也发生了重大变化：颅内诊断技术的进步、拥有人工通气支持的重症监护的诞生、ICP监测的出现以及脑水肿治疗措施的完善。这些因素挑战了对于重度TBI治疗预后的悲观态度。

然而，最主要的变化来自医学界的转变。一些创新者改进了TBI的治疗方法，形成了今天TBI的治疗原则。详见后续章节。

颅内病变诊断的改进

1927年，葡萄牙神经病学家Egas Moniz介绍了向脑血管注射不透射线的造影剂对颅内血管成像的可能性（脑血管造影）。血管造影可以识别由于血肿扩大引起的脑组织受压或移位，这极大地提高了诊断能力。第二次世界大战之后，一些医疗中心采用了此项技术，由神经外科医师直接穿刺颈动脉或肱动脉进行造影，并对造影结果进一步解读。逐渐地，神经影像学发展成为一个单独的分支。

1971年10月，第一例患者接受了CT扫描，标志着影像学的一次革命。这使得压迫大脑的肿物直接可见。然而，多年来，由于数量的稀少和价格的昂贵使得这些机器仅出现在主要的学术中心。直到20世纪80年代，CT扫描才被慢慢普及[14]。

在CT扫描被普及之前，诊断标准基于神经系统表现结合颅脑X线检查的结果，用于排除骨折，这是一种基本的手术扩大损伤风险的因素。面对骨折的患者，可以密切地观察病情并使用进一步的诊断方法，例如，如果没有CT扫描则进行脑血管造影。这种方法可以早期探查，并可早期治疗防止颅内病变恶化。

脑脊液压力的病理生理学研究进展

18世纪晚期，苏格兰解剖学家兼外科医师Alexander Monro（1733—1817）和他的学生George Kellie（1758—1829）描述了作为颅内容积函数的ICP调节的生物学基础。1866年，Leyden发现了与ICP升高相关的临床症状，这个发现解释了包括颅脑肿瘤和TBI在内的多种病理改变引起颅内高压（high intraeranial pressure，HICP）的结果。

1886年，伦敦医院神经外科专家Jonathan Hutchinson报道了一项重大的发现：单侧脑膜中动脉出血可引起同侧瞳孔散大。这个发现使得人们对于肿物压迫性神经功能损伤定位的理解显著加深[6]。

1901年，"Cushing三联征"（心动过缓、收缩压升高伴脉压增大、呼吸节律不规则）的发表揭示了HICP是神经系统功能恶化的罪魁祸首，并阐述了这是由于脑组织受压的结果。1922年，Jackson更加精确地指出Cushing综合征的真正病因来自脑干受压。

1891年，首次对ICP的测量由Quinke通过腰椎穿刺术完成。

腰椎穿刺术揭示了TBI后ICP升高的风险，但不能进行持续的测量，并且若脑室系统与脊髓蛛网膜下隙不通畅，腰椎穿刺术就不能反映幕上的准确压力。

通过脑室外引流（ventricular drainage，EVD）可以持续地接触脑脊液，EVD操作由Claude-Nicholas在1744年首次开展，随着技术的改进和更优质材料的使用，直到1960年EVD才正式进入临床。再加上Adson和Lillie在1927年报道的通过引流测量脑脊液压力的方法，彻底开启了ICP持续监测的新纪元[15]。

1951年，Guillaume和Janni在一本法国杂志上报道了他们在持续ICP监测方面的开创性经验。1953年，Ryder在美国发表了各种病理过程中持续ICP监测的测量数据[16]。1960年，瑞典神经外科医师Nils Lundberg报道了一大批通过EVD进行持续ICP监测的颅脑肿瘤患者的临床资料。

随后，Lundberg医师把ICP监测的经验运用到了TBI患者的治疗中，并且在1965年发表了30例TBI患者成功治疗的经验[17]。

通过外科手术或内科药物治疗的方法控制ICP是可行的，这项新的参数在欧美国家饱受关注。1972年，富有创新精神的德国神经外科医师Mario Brock和Herman Dietz在汉诺威组织了第一届国际ICP研讨会，会议报道了实验和临床的论文64篇[18]。

两年后，在隆德的第二届研讨会共提交了132篇论文。

结合临床经验的积累，Thomas Langfitt从恒河猴的实验中获得了对ICP动力学更好的理论理解。他发现随着向颅内球囊注水，ICP会成指数上升[19]。Antony Marmarou进一步分析了ICP压力-容积曲线，他建立了颅内系统模型，该模型的构成确定了ICP作为颅内顺应性的基础[20]。

脑水肿导致颅压升高的药物治疗

病理学家和神经外科医师通过观察得知，受伤脑组织肿胀和水肿是造成HICP的原因。行之有效的治疗方法十分有限，如 Quinke 使用重复腰穿、释放脑脊液来降低 ICP，而 Cushing 则主张使用手术减压作为缓解脑组织肿胀的方法[6]。然而，1919 年 Weed 在猫科动物体内研究不同液体对 ICP 的影响时发现静脉注射水可以使 ICP 升高（通过寰枕韧带测压），注射高渗钠溶液可以使 ICP 降低。通过药物治疗脑水肿第一次得以实现[21]。1921 年，Temple Fay 和他的同事在费城引入了高渗盐水降低 ICP 的方法，并在 1935 年报道了它在 TBI 中的应用[22]。

然而，在最初的热情之后，证据表明高渗盐水的有效持续时间很短，并且副作用频繁，甚至可造成危及生命的肾功能衰竭、心血管并发症及癫痫发作，这阻碍了渗透疗法的推广。

1954 年，通过对猴子 ICP 的实验研究发现尿素可以作为一种抗水肿化合物。两年后一则对 26 名患者使用尿素治疗脑水肿的报道被公布[23]。然而，尿素难以制备和保存，在溶液中不稳定，并且容易刺激静脉。1960 年以后，甘露醇成为首选的渗透性药物[22]。

神经系统麻醉的病理生理学研究进展

年轻的 Cushing 当时是一名二年级的医学生，他被要求为一名患者使用乙醚麻醉，为手术做准备。然而，患者在手术开始前死亡。这给 Cushing 上了重要的一课：在神经外科手术进程中，他总是强调与有经验的麻醉师配合的重要性[6]。

新技术、新方法、新设备使得神经外科在第二次世界大战后迎来了巨大的发展。这次发展的核心是神经系统麻醉的高度专业化。技术要求包括术中控制脑肿胀、过度通气、呼气末负压、渗透性药物的使用。全身血流动力学、呼吸参数与颅内稳态微妙的相互作用对暴露大脑肿瘤和血管的神经外科手术具有直接的且巨大的影响。1965 年，Gotoh[24] 在临床试验中证实了已被使用多年的低碳酸血症可引起脑血管收缩[25]。1938 年，最早在其他领域使用的低温疗法在 20 世纪 50 年代被应用于颅内动脉瘤的治疗[26]。

1961 年，一批美国麻醉医师在世界神经病学联合会的资助下成立了神经系统麻醉委员会；1965 年，英国及爱尔兰神经系统麻醉俱乐部成立。大量临床治疗经验迅速积累，1964 年 Andrew Hunter 出版了第一本神经系统麻醉教科书[27]。

显然，神经外科医师和麻醉师在手术过程中的紧密合作是必不可少的。有趣的是，这种合作扩展到了研究的层面，并且为第一个科学协会的成立打下了基础。术中管理所制订的理念同样被应用到了术后的治疗。例如，对脑脊液的生理研究尤其重视酸碱平衡，这也被应用于颅内血肿清除术后昏迷的患者[28]。低温疗法、过度换气也很快走出了手术室，用于 ICP 的控制。

统一的标准和世界范围内的病例研究

20 世纪 70 年代，以 Brian Jennet 为首的一群杰出的神经外科医师在苏格兰的格拉斯哥神经科学研究所迷上了颅脑损伤的治疗。当时，一些名词如昏迷状态、去脑强直等的定义十分模糊杂乱，常常令人困惑，因此急需一套标准化的、实用的神经系统查体方法。1974 年，格拉斯哥昏迷量表（Glasgow Coma Scale，GCS）问世，对经典的神经系统查体进行了简单的补充。这种应答式的量表方便监控患者病情的变化趋势，还有利于信息交换。四年的时间，GCS 评分成为世界范围内 TBI 的评估标准。根据患者的反应，分别对应量表中 3 个方面（睁眼反应、语言反应、肢体运动）进行打分，三方面得分相加即为 GCS 评分[29, 30]。

一年后，格拉斯哥预后量表被提出，量表从 5 个广泛但明晰的方面归类总结了颅脑损伤的预后情况[31]。至此，评估病情严重程度和预后情况的标准得以统一，从而方便各大治疗中心之间进行更大规模的研究。

第一次大型的数据收集包括了苏格兰、荷兰、美国 3 个国家的 700 例病例，这些病例均为持续昏迷至少 6 小时以上的重度 TBI 患者，且均采用标准化的术语和分类方法入组。数据详细记录了患者护理和治疗细节方面的内容，然而，结果发现各个中心的病死率并没有差异，均为 50%。对这个发现的解释相当消极，这表明护理的强度和质量并不会影响患者的预后，但这并不是研究的结论[32]。相反，这项为国际数据收集而开发的方法被提议用于对创新和可能改进的护理方法进行评估。

1977 年在美国国家神经系统疾病和卒中研究所建立了一个创伤性昏迷数据库（Traumatic Coma Data Bank，TCDB），其中包含实验阶段的 581 名患者和完整阶段的 1 030 名患者。完整阶段的患者于 1984 年入组，随访截止至 1988 年[33]。闭合性头部损伤患者的病死率为 38%，除了表明预后得到改善之外，该数据的收集还对 ICP、CT 扫描分类、预后决定因素等进行了前瞻性的观察[34-37]。

重症医学的诞生

自现代神经外科开展以来，复杂术后病例的处理受到了广泛的关注。1932 年 Johns Hopkins 医院的 Dandy 医师将病情较重的神经外科患者集中在了一个特殊的三床单元中，这里可以提供更细致的观察和更完善的护理，然而除此以外并没有额外的治疗手段，尤其是没有呼吸机和额外的输液。

经气管切开人工正压通气技术可能由丹麦的 Clemmesen 医师在 20 世纪 40 年代，治疗巴比妥类药物中毒患者时首次使用。然而，这一理念在 1952/1953 年，脊髓灰质炎广泛流行期间以及之后的丹麦哥本哈根得以广泛应用。多亏了年轻的麻醉师 Bjorn Ibsen 的直觉判断，通过气管切开保持气道通畅，并由医学生志愿者挤压橡皮袋来人工通气，使得患者的病死率由 92% 陡降至 25%[38]。

1948 年，Albert Bower 医师与生物医学工程师 Ray Bennett 合作，在洛杉矶对脊髓灰质炎患者进行间歇性正压通气治疗。这些机器是第一次与间歇性负压呼吸机"铁肺"配合使用，然后又经历了复杂的技术革新。关于脊髓灰质炎的这种疗法的数据发表于 1950 年，由 Ibsen 的宣传而为人熟知。然而，他自己却采用手动通气。在接下来的几年中，第一台人工正压呼吸机进入市场[39]。

值得注意的是，病死率的下降不仅仅是通气支持的功劳，同样得益于结构化的治疗方法，包括实施动脉压监测以及其他生理学参数的系统收集；使用巴比妥类药物镇静或麻醉以利于通气和吸痰；持续、熟练的全天候护理[40]。

除了脊髓灰质炎疫情之外，需要重症监护治疗的指征迅速增多，如创伤、失血性休克、破伤风、各种形式的呼吸衰竭、中毒等都需要在重症监护病房（ICU）治疗[41]。1950—1960 年，各大医院均开设了 ICU。每个 ICU 的具体组织和人员配置取决于当地情况。伦敦治疗神经肌肉疾病的 ICU 开设于 1954 年。梅奥诊所神经科 ICU 开设于 1958 年，汇集了神经外科和神经病学的专家。波士顿麻省总医院的 ICU 由神经病学医师、麻醉师和神经外科医师共同创办。

与神经重症 ICU 相关疾病的知识体系迅速积累，1983 年，Alan Ropper 和 Sean Kennedy 共同编写

的与神经重症相关的第一本教科书出版，书名为《神经系统疾病的重症治疗学》。1993 年，《重症医学》杂志开设了永久性的神经重症专栏。2 年后，重症医学会成立了神经重症分会。2002 年，一组神经重症专家在圣弗朗西斯科成立神经重症学会，6 年来，学会吸纳了来自全球近 1 000 名会员。

颅脑损伤积极的手术及药物治疗

1972 年，弗吉尼亚州里士满的青年神经外科医师 Donald Becker 对重度 TBI 治疗无法从根本上改善预后的观点提出质疑。他使用外科手术结合内科药物的方法对他所在医疗机构的所有重度 TBI 患者进行治疗，取得了里程碑式的成果。包括头部创伤的早期诊断、ICP 监测与治疗、人工通气、镇静和控制体温。为期 4 年研究过程的最后 9 个月，CT 扫描才出现，之前的诊断主要基于气脑造影或脑血管造影，或者两者结合。前 160 名患者的病死率为 30%，相较之前的 60%，这个结果令人满意[42]。

这项由 3 个国家参与的国际研究结果受到强烈的质疑[31]，该结论声称治疗与患者预后无关。由于里士满的患者包含不同的基线特征，如更加年轻，因此与这个结论直接对比的可能性不大。但是积极的 ICU 治疗看起来是有益的，即使是最严重的患者，可以在不增加永久性残疾或植物生存状态的前提下降低患者的病死率。这一结果的基本前提是继发性颅脑损伤是导致预后不良的重要原因，并且这种继发性损伤可以通过重症治疗来预防或减轻。1981 年里士满的研究团队发表了第二组 225 例的患者资料，补充了最初的研究数据[43]。

在里士满的论文发表之前，H. Shapiro 就已经提出联合手术和药物治疗颅内高压的策略，但没有具体地提及 TBI。他的理念是相应的监护和治疗仅能够在专科 ICU 中提供，就像他在费城所指导的神经科 ICU 一样[44]。

1979 年，L. Marshall 在圣地亚哥发表了他对 100 例重度 TBI 患者的研究结果，证实 3 个月的时间 60% 的患者预后良好。ICU 内医疗相关并发症的预防和治疗被认为是这些积极结果的合理解释[45]。然而，ICU 高昂的价格、有限的床位，并且有时以长期和严重的残疾为代价来提高了生存率[46]，让人们对这种治疗方式存在深深的担忧。尽管如此，接下来的几年，包含呼吸和血流动力学支持、ICP 监测和处理、体温控制、早期营养支持和物理治疗

等方面为主的重症治疗模式成为 TBI 的标准化治疗方法。

对相关文献的系统回顾可以发现，从 1970 年到 1990 年，TBI 的病死率显著降低。这可能与 ICP 监测和积极的重症治疗有关[13]。

经验教训和新考验

TBI 的研究发展迅猛，截至 2016 年 8 月，在 PubMed 中检索"Traumatic Brain Injury"可以找到超过 87 000 篇与该主题相关的文献。同一个数据库同期有超过 27 000 篇关于 ICP 文章的检索。在过去的 5 年中，每年发表关于 ICP 的文章近 1 000 篇。同时我们也迎来了新的挑战，如爆炸伤[47]。

TBI 的治疗在过去的 50 年中发生了巨大的变化，从先驱们的尝试转变为如今国际治疗指南的公认标准[1]。TBI 急性期治疗期间继发性损伤的预防和纠正所需的特定的重症监护和重症治疗措施仅能在 ICU 中实现。虽然单一的模式（如 ICP 监测）或干预措施（如低温疗法）的有效性受到质疑，但是重度 TBI 患者需要 ICU 治疗的理念已被普遍接受[48, 49]。

现代化的神经科 ICU 可以实现多种监控技术，集成了多模式系统，并要求来自多个不同领域的专家共同协作，包括重症医学医师、麻醉师、神经外科医师、神经放射科医师、生物工程师、计算机工程师、物理学家等。

然而，重症监护的支柱仍依赖技术娴熟的管床护士和专职医师的勤奋工作，正是他们合理地应用所有的先进技术，才使目标得以实现。例如，在过去两个世纪中被证实确有作用，但在最近几十年才实现的脑灌注和氧合的量化。

简短的回顾给予我们启示，历史每前进一小步，都有赖于众人的耐心工作以及小部分精英对知识的潜心探索和融会贯通。

（宋　煜）

参考文献

[1] Brain Trauma Foundation. Coma Guidelines. Available at: https://www.brain-trauma.org/coma/guidelines.

[2] Dimopoulos VG, Machinis TG, Fountas KN, Robinson JS. Head injury management algorithm as described in Hippocrates' "peri ton en cephali traumaton". Neurosurgery. 2005; 57(6):1303–1305, discussion 1303–1305.

[3] Sabourin VM, Shah M, Yick F, Gandhi CD, Prestigiacomo CJ. The war of independence: a surgical algorithm for the treatment of head injury in the continental army. J Neurosurg. 2016; 124(1):234–243.

[4] Rose FC. The history of head injuries: an overview. J Hist Neurosci. 1997; 6(2):154–180.

[5] Lister J. On the antiseptic principle in practice of surgery. BMJ. 1867; 2(351):246–248.

[6] Kinsman M, Pendleton C, Quinones-Hinojosa A, Cohen-Gadol AA. Harvey Cushing's early experience with the surgical treatment of head trauma. J Hist Neurosci. 2013; 22(1):96–115.

[7] Carey ME. Cushing and the treatment of brain wounds during World War I. J Neurosurg. 2011; 114(6):1495–1501.

[8] Bleck TP. Historical aspects of critical care and the nervous system. Crit Care Clin. 2009; 25(1):153–164, ix.

[9] Teasdale G, Zitnay G. Medical history of acute care and rehabilitation of head njury. In: Zasler ND, Katz DI, Zafonte RD, eds. 2nd ed. Brain Injury Medicine: Principles and Practice. New York, NY: Demos Medical Publishing; 2012:13–25.

[10] Agarwalla PK, Dunn GP, Laws ER. An historical context of modern principles in the management of intracranial injury from projectiles. Neurosurg Focus. 2010; 28(5):E23.

[11] Miller LE. Head Injuries. S Afr Med J. 1941; 15(17):331–337.

[12] Maciver IN, Lassman LP, Thomson CW, McLEOD I. Treatment of severe head injuries. Lancet. 1958; 2(7046):544–550.

[13] Stein SC, Georgoff P, Meghan S, Mizra K, Sonnad SS. 150 years of treating severe traumatic brain injury: a systematic review of progress in mortality. J Neurotrauma. 2010; 27(7):1343–1353.

[14] Beckmann EC. CT scanning the early days. Br J Radiol. 2006; 79(937):5–8.

[15] Srinivasan VM, O'Neill BR, Jho D, Whiting DM, Oh MY. The history of external ventricular drainage. J Neurosurg. 2014; 120(1):228–236.

[16] Ryder HW, Espey FF, Kimbell FD, et al. The mechanism of the change in cerebrospinal fluid pressure following an induced change in the volume of the fluid space. J Lab Clin Med. 1953; 41(3):428–435.

[17] Lundberg N, Troupp H, Lorin H. Continuous recording of the ventricular-fluid pressure in patients with severe acute traumatic brain injury. A preliminary report. J Neurosurg. 1965; 22(6):581–590.

[18] Brock M, Dietz H, eds. Intracranial Pressure: Experimental and Clinical Aspects. Heidelberg/New York: Springer-Verlag; 1972.

[19] Langfitt TW, Weinstein JD, Kassell NF. Cerebral vasomotor paralysis produced by intracranial hypertension. Neurology. 1965; 15:622–641.

[20] Marmarou A, Shulman K, Rosende RM. A nonlinear analysis of the cerebrospinal fluid system and intracranial pressure dynamics. J Neurosurg. 1978; 48(3):332–344.

[21] Weed PF, McKibben PS. Pressure changes in the cerebro-spinal fluid following intravenous injection of solutions of various concentrations. Am J Physiol. 1919; 48(40):512–530.

[22] Korbakis G, Bleck T. The evolution of neurocritical care. Crit Care Clin. 2014; 30(4):657–671.

[23] Rocque BG. Manucher Javid, urea, and the rise of osmotic therapy for intracranial pressure. Neurosurgery. 2012; 70(5):1049–1054, discussion 1054.

[24] Gotoh F, Meyer JS, Takagi Y. Cerebral effects of hyperventilation in man. Arch Neurol. 1965; 12:410–423.

[25] Furness DN. Controlled respiration in neurosurgery. Br J Anaesth. 1957; 29(9):415–418.

[26] Karnatovskaia LV, Wartenberg KE, Freeman WD. Therapeutic hypothermia for neuroprotection: history, mechanisms, risks, and clinical applications. Neurohospitalist. 2014; 4(3):153–163.

[27] Albin MS, Neuroanesthesia Society. Society of Neurosurgical Anesthesia and Neurological Supportive Care. Society of Neurosurgical Anesthesia and Critical Care. Celebrating silver: the genesis of a neuroanesthesiology society. NAS-> SNANSC-> SNACC. J Neurosurg Anesthesiol. 1997; 9(4):296–307.

[28] Gordon E, Rossanda M. The importance of the cerebrospinal fluid acid-base status in the treatment of unconscious patients with brain lesions. Acta Anaesthesiol Scand. 1968; 12(2):51–73.

[29] Teasdale G, Jennett B. Assessment of coma and impaired consciousness. A practical scale. Lancet. 1974; 2(7872):81–84.

[30] Teasdale G, Maas A, Lecky F, Manley G, Stocchetti N, Murray G. The Glasgow Coma Scale at 40 years: standing the test of time. Lancet Neurol. 2014; 13(8):844–854.

[31] Jennett B, Bond M. Assessment of outcome after severe brain damage. Lancet. 1975; 1(7905):480–484.

[32] Jennett B, Teasdale G, Galbraith S, et al. Severe head injuries in three countries. J Neurol Neurosurg Psychiatry. 1977; 40(3):291–298.

[33] Foulkes MA, Eisenberg HM, Jane JA, Marmarou A, Marshall LF, the TCDB research group. The traumatic coma data bank: design, methods, and baseline characteristics. J Neurosurg. 1991; 75(1s):s:8–s13.

[34] Vollmer DG, Torner JC, Jane JA, et al. Age and outcome following traumatic coma: why do older patients fare worse? J Neurosurg. 1991; 75(1s):s:37–s–49.

[35] Marshall LF, Marshall SB, Klauber MR, et al. A new classification of head injury based on computerized tomography. J Neurosurg. 1991; 75(1s):s:14–s–20.

[36] Marmarou A, Anderson RL, Ward JD, et al. NINDS traumatic coma data bank: intracranial pressure monitoring methodology. J Neurosurg. 1991; 75(1s): s:21–s–27.

[37] Marshall LF, Gautille T, Klauber MR, et al. The outcome of severe closed head injury. J Neurosurg. 1991; 75(1s):s:28–s–36.

[38] Price JL. The evolution of breathing machines. Med Hist. 1962; 6:67–72.

[39] Trubuhovich RV. On the very first, successful, long-term, large-scale use of IPPV. Albert Bower and V Ray Bennett: Los Angeles, 1948–1949. Crit Care Resusc. 2007; 9(1):91–100.

[40] Reisner-Sénélar L. The birth of intensive care medicine: Björn Ibsen's records. Intensive Care Med. 2011; 37(7):1084–1086.

[41] Berthelsen PG, Cronqvist M. The first intensive care unit in the world: Copenhagen 1953. Acta Anaesthesiol Scand. 2003; 47(10):1190–1195.

[42] Becker DP, Miller JD, Ward JD, Greenberg RP, Young HF, Sakalas R. The outcome from severe head injury with early diagnosis and intensive management. J Neurosurg. 1977; 47(4):491–502.

[43] Miller JD, Butterworth JF, Gudeman SK, et al. Further experience in the management of severe head injury. J Neurosurg. 1981; 54(3):289–299.

[44] Shapiro HM. Intracranial hypertension: therapeutic and anesthetic considerations. Anesthesiology. 1975; 43(4):445–471.

[45] Marshall LF, Smith RW, Shapiro HM. The outcome with aggressive treatment in severe head injuries. Part I: the significance of intracranial pressure monitoring. J Neurosurg. 1979; 50(1):20–25.

[46] Jennett B. Editorial: resource allocation for the severely brain damaged. Arch Neurol. 1976; 33(9):595–597.

[47] Rosenfeld JV, McFarlane AC, Bragge P, Armonda RA, Grimes JB, Ling GS. Blast-related traumatic brain injury. Lancet Neurol. 2013; 12(9):882–893.

[48] Chesnut RM, Temkin N, Carney N, et al. Global Neurotrauma Research Group. A trial of intracranial-pressure monitoring in traumatic brain injury. N Engl J Med. 2012; 367(26):2471–2481.

[49] Andrews PJ, Sinclair HL, Rodriguez A, et al. Eurotherm3235 Trial Collaborators. Hypothermia for intracranial hypertension after traumatic brain injury. N Engl J Med. 2015; 373(25):2403–2412.

第 2 章
全美及全球颅脑创伤的流行病学

The Epidemiology of Traumatic Brain Injury
in the United States and the World

Victor G. Coronado, R. Sterling Haring, Thomas Larrew, and Viviana Coronado

摘要　虽然颅脑创伤（TBI）是全世界范围内死亡和残疾的主要原因之一，但有效的流行病学数据的缺乏使我们不能很好地探究及预防TBI发生的危险因素。对欧洲的TBI文献系统回顾发现，在23个符合纳入标准的国家中，TBI住院和死亡的总发生率约为235/100 000；不仅如此，由于不同文献中使用的方法存在重大差异，很难通过这些研究对TBI的流行病学结论达成共识。据美国疾病控制和预防中心（CDC）报道，与TBI相关的急诊科（ED）出诊、住院和死亡的总发生率达到了823.7/100 000（参考http://www.cdcgov/trauma cbrainin-jury/index.html）。

在这一章节中，我们将引用CDC及全球范围内研究人员公布的数据来论述美国及世界范围内TBI的流行病学现状及其预防方法。

关键词　颅脑创伤，颅脑损伤，流行病学，预防，回顾，发病率，患病率，严重程度，外因，预后

引　言

在全世界范围内，预防TBI需要公众和临床工作者对颅脑外伤的临床和流行病学定义及其危险因素有明确的认知。然而，目前缺乏对这类数据的研究及分析[1-3]。

定　义

截至2016年，对于TBI的定义仍没有被普遍接受。为了诊断TBI，临床医师使用一系列体征、症状、实验室和影像学指标来明确TBI的诊断。包括流行病学家在内的其他研究人员也将这些临床定义付诸实施，使用国际疾病分类（International Classification of Disease，ICD）编码来定义TBI[4]。

临床定义

根据通用数据元素（Common Data Elements，CDE）的定义，TBI是由外力引起的脑功能或其他脑病理学改变（见https://www.commondataelements.

ninds,nih.gov/tbiaspx#tab-Data^Stan-dards）。这些外部因素包括撞击、跌倒、加速、减速及爆炸产生的冲击波。CDE项目是一项旨在为TBI的研究制定共识和数据集，以便通过研究持续获取和记录相关信息的国际合作行动。

TBI的严重程度从轻微脑外伤或脑震荡到昏迷甚至死亡。轻度TBI或脑震荡表现为头痛、混乱、头晕、注意力不集中、定向障碍、恶心/呕吐、听力或视力障碍、逆行性遗忘、嗜睡、意识障碍或丧失（loss of consciousness，LOC）<30分钟或癫痫[4, 5]。这些症状可能是短暂的，体格检查时未出现相应症状不能排除TBI。因此，病史是诊断的一个重要组成部分[1, 2, 4, 5]。TBI的客观症状包括颅骨骨折、神经异常、意识改变或颅内病变[1, 2, 4-6]。

基于疾病定义的国际分类

为了研究TBI，美国疾病控制和预防中心（Centers for Disease Control and Prevention，CDC）主要依靠ICD编码的生物统计和管理记录（表2.1～表2.3）为医疗机构的患者提供服务[7-9]。尽

管这些定义是不完善的，但它们在研究和随访过程较为实用，因此可以被包括在最复杂的分类系统中[7, 10-12]。

基于国际疾病分类第 9 版临床修正编码（ICD-9-CM）的 TBI 定义

从1995年到2015年10月，美国的研究人员使用了基于ICD-9-CM编码的CDC定义来识别来自ICD-9-CM编码的医疗管理数据库的TBI病例[7-9, 13]（表2.1）。损伤原因（如跌倒）、损伤地点（如家中）和损伤的意图也可以使用ICD-9-CM的损伤外部因素编码或E-编码来编码。CDC已经制定了一套E-编码分组来规范这些外部因素的报道[7, 14]。

表 2.1　基于 CDC ICD-9-CM TBI 相关发病率的定义

ICD-9-CM 编码	定 义
800.0-801.9	颅顶或颅底骨折
803.0-804.9	其他部位颅骨骨折及未分类的多发颅骨骨折
850.0-854.1	颅内损伤，包括脑震荡、脑挫伤、撕裂和脑出血
950.1-950.3	视神经及其通路损伤
995.55	婴儿摇晃综合征
959.01	其他未指明的头部损伤

注：来源：Marr and Coronado 2004[7]。

基于国际疾病分类第 10 版临床修正编码（ICD-10-CM）的 TBI 相关疾病定义

2015年10月以来，ICD-10-CM已经被正式应用[15-17]，新的编码包含了约5倍于ICD-9-CM系统的诊断编码[13, 15-17]。由Victor Coronado领导的CDC TBI监督定义工作组开发的一种基于ICD-10-CM的概念已经在美国被广泛使用[16]（表2.3）。

ICD-10-CM编码有着比ICD-9-CM编码更详细的信息。例如，代码S06.8包含了对颈内动脉颅内部分损伤的编码、更多意识丧失的类别等。为了完成从ICD-9-CM到ICD-10-CM的过程，CDC为两版编码已编制了通用等价图（GEMS）和编码对照表。

从 ICD-9CM 到 ICD-10-CM 过渡的挑战

ICD-10-CM TBI新定义的实施带来了一些

表 2.2　基于 CDC ICD-10-CM 的 TBI 相关病死率的疾病监测定义

ICD-10-CM 编码	定 义
S02.0，S02.1-[a]	颅骨骨折
S02.8，S02.91	其他指明的颅骨和面部骨折；未指明的颅骨骨折
S04.02，S04.03-，S04.04-	视交叉的损伤；视束及视觉通路的损伤；视皮质的损伤
S06-	颅内损伤
S07.1	颅骨挤压伤
T74.4	婴儿摇晃综合征

注：a. "-" 指代码中的任何第4、第5或第6位数字。S02.0、S02.1-、S02.8及S02.91的第7位代码可以是A或B，S04.02、S04.03-、S04.04-、S06-、S07.1和T74.4第7位代码是A。来源：A surveillance case definition for traumatic brain injury using ICD-10-CM. National Association of State Head Injury Administrators (NASHIA). Webinar, September 17, 2015.网址：https://www.nashia.org/pdf/surveillance_tbi_case_definition_23Sep2015_cleared.pdf.

挑战。例如，这个过程需要评估敏感性、特异性并排除等价于ICD-9-CM编码中959.01（颅脑损伤不详）的ICD-10-CM S09.90（头部损伤不详）编码的影响。而ICD-9-CM 959.01是美国自1999年实施ICD-9-CM以来最常见的创伤ICD编码。排除S09.90编码是基于一个研究，该研究表明急诊科75.3%录入到959.01编码中的数据未符合TBI（S09.90）的临床标准。这段代码的排除可能导致美国TBI病例数的减少。此外，目前尚未提出的ICD-10-CM TBI编码需要继续定义和评估[13, 16, 17]。

基于 ICD-10 的 TBI 相关病死率定义

表2.3包括CDC推荐的基于ICD-10的定义，以识别美国ICD-10编码死亡证明的TBI相关死亡病例。这个定义从1999开始使用[18]。

颅脑创伤的严重程度

颅脑创伤的严重程度可分为轻微TBI或脑震荡到昏迷甚至死亡。

轻度 TBI 或脑震荡

格拉斯昏迷量表（GCS）评分13～15分为轻度TBI[4, 8]，在TBI中最常见。在美国，轻度TBI占所有与TBI相关医疗事件的75%～95%[4, 19-21]。

表 2.3　基于 CDC ICD-10 的 TBI 相关病死率的
疾病监测定义

ICD-10 编码	定 义
S01.0-S01.9	头部开放性损伤
S02.0, S02.1, S02.3, S02.7-S02.9	颅面部骨折
S04.0	视神经及其通路损伤
S07.0, S07.1, S07.8, S06.0-S06.9	颅内损伤
S07.9	头部挤压伤
S09.7-S09.9	其他未指明的头部损伤
T01.0[a]	累及头颈部的开放性损伤
T02.0[a]	累及头颈部的骨折
T04.0[a]	累及头颈部的挤压伤
T06.0[a]	脑神经以及颈部水平的脊神经、脊髓损伤
T90.1, T90.2, T90.4, T90.5, T90.8, T90.9	颅脑损伤后遗症

注：a：为与世界卫生组织（WHO）有关中枢神经系统损伤的疾病监测标准保持一致，直接在此引用了这些编码。然而在美国并不使用这些编码；在美国，疾病分类专家通常需要为头部和颈部损伤分配单独的 ICD-10 编码。来源：Faul M, Xu L, Wald MM, Coronado VG. Traumatic Brain Injury in the United States: Emergency Department Visits, Hospitalizations and Deaths 2002–2006. Atlanta, GA: Centers for Disease Control and Prevention, National Center for Injury Prevention and Control; 2010.

尽管有些人认为脑震荡是轻度 TBI 的一种类型，但 CDC 将脑震荡作为轻度 TBI 的别称[4, 22]。

中度 TBI

GCS 评分 9 ～ 12 分为中度 TBI[8, 23]。中度 TBI 比轻度 TBI 更容易在 CT 扫描中发现阳性征像，且更容易导致包括死亡在内的不良后果[23, 24]。中度 TBI 更可能与弥漫性轴突损伤相关，并与感觉中枢损伤有关[25-28]。中度 TBI 与脑出血有较强的相关性，预后差[29]。

重度 TBI

GCS 评分 3 ～ 8 分为重度 TBI[8, 29, 30]。虽然重度 TBI 仅占总 TBI 的一小部分，但与轻、中度 TBI 相比，往往预后更差、后遗症更严重、恢复率更低[20, 31, 32]，并且可导致包括呼吸窘迫及脑缺血在内的急性并发症。重度 TBI 的幸存者常伴有持续多年的与智能相关的神经系统后遗症[31, 33, 34]。

颅脑创伤的监测

CDC 将公共卫生监测定义为"对公共卫生实践的规划、实施和评估过程中使用的方法和具体数据进行持续地、系统地收集、分析和解释，并将其结果及时传播给决策者。"[35] 因此，一个国家或地区的疾病监测部门学习、掌握 TBI 的流行病学特点，对减少该地区 TBI 的发生率至关重要。

美国 TBI 发病率的监测

在美国，没有专门的部门来追踪监测引起 TBI 的病因和决定因素，也很少有基于医学统计数据回顾和提取 TBI 监测系统；此类系统的一个例子是由 CDC 建立的基于非 ICD 编码的消费者产品安全委员会全国电子伤害监测系统（CPSC NEISS-AIP）[36]。

数据来源

数据来源于 ICD-9-CM 和 ICD-10-CM 编码的数据库，这些数据包括来自国家卫生统计中心（NCHS）和美国医疗保健成本和利用项目（HCUP）进行的全国数据调查（参考 http://www.cdc.gov/nchs/dhcs/index.htm 和 http://www.hcup-us.ahrq.gov/databases.jsp,respectively）。

其他非 ICD 编码数据源

CDC 使用 NEISS-AIP（在 http://www.cdc.gov/ncipc/wisqars）研究与体育及娱乐相关的脑外伤发病率。NEISS-AIP 是基于美国医院急诊科的概率样本，从所有非致命性外伤或中毒急诊病例中提取数据[36]。

监测 TBI 的预后

在美国，与 TBI 预后（损伤和残疾）相关的数据十分有限且老旧。目前在文献中引用的两个全国性数据库是从由 CDC 赞助的在 20 世纪 90 年代末在科罗拉多州及本世纪初在南卡罗来纳州住院的 TBI 幸存者的两项随访研究推算出来的[4, 37, 38]。根据推算，在这两个研究项目实行期间，美国约有 320 万至 530 万因 TBI 导致的残疾人士[4, 37, 38]。然而，由于各州 TBI 发病率不尽相同（HTTP://www.CDCGV/Nuuryy/StuteStudis/Health.html），这些推算的准确度有限。而且，这些数据未囊括未住院及未就诊的 TBI 患者[1, 2]。

美国 TBI 监测的差距和局限性

尽管 CDC 定期更新美国 TBI 的全国发病率，

但仍存在许多局限性[1, 2]：① 由于美国 TBI 数据推算是基于已识别的 ICD 编码数据，研究人员只能描述与 TBI 相关的住院或急诊患者的数量。因此，该系统未收录因 TBI 多次住院或急诊就诊的患者数据。② 该系统未收录那些未就诊患者及前往不在监测系统内的医疗机构接受治疗的患者。③ 该数据库未收录创伤发生时的详细信息，如创伤发生地点及军人的详细信息。④ 在该系统中的一些小容量样本会对统计结果产生影响。⑤ 该系统收录数据不尽完善，例如，未包含患者的人种和民族、创伤的外部因素等。⑥ CDC 仅在美国的 20 个州建立了监测系统，并使用这 20 个州的数据来推算全国的 TBI 发病率；且这些数据也依赖于 ICD 编码的数据，因此并不等同于全国调查。即使是已经被广泛接受的 NEISS 系统，也有诸如样本量小、缺少特异的 TBI 诊断编码、缺少事故的详细信息等局限[36]。虽然有些机构开始收集与体育相关的 TBI 数据，但他们将焦点对准了有组织的体育赛事和特定的人群（如在校学生），并未系统收集专业运动员的脑震荡史、个人防护装备（如头盔）的使用情况以及事故发生详细情况。这些局限也影响与 TBI 相关的死亡病例的报道[18]，例如，那些死因不明或不完整的死亡证明书的数量很难被量化，因此报道的 TBI 的总死亡人数会有所误差[18]。此外，病例的具体信息及具体死亡原因也难以获得[18]。

美国和世界 TBI 的现状

美国 TBI 的发病率

CDC 通过使用多个数据推算得出，2000—2010 年，与 TBI 相关的急诊就诊量、住院治疗量和死亡发生率都有所增加（http://www.cdc.gov/trauma cbraininjury/index.html）。这些数据由 2001 年的 521.0/100 000 缓慢上升至 2005 年的 615.7/100 000，而后逐渐下降至 2007 年的 566.7/100 000。而在 2008—2010 年，这一比例迅速上升至 823.7/100 000。

急诊 TBI 相关数据

在美国，每年急诊 TBI 就诊和出院的数量占报道的 TBI 总量的 70%～80%[1, 2, 9]。

● 按性别分组

在 2001—2010 年，男性 TBI 的住院率总体而言高于女性（图2.1），且在 2001—2010 年，男性（从 494.6/100 000 上升到 800.4/100 000）和女性（从 349.3/100 000 上升到 633.7/100 000）的住院率都有所上升。在 2007—2010 年这些数据急剧上升（图2.1），男性住院率增加了 63%（从 491.6/100 000 增加到 800.4/100 000），女性增加了 49%（从 424.3/100 000 增加到 633.7/100 000）。另有研究表明，这种增长趋势在参加体育和娱乐活动的年轻人中最为明显[36, 39-41]。

● 按年龄分组

从 2001—2002 年及 2009—2010 年，0～4 岁儿童与 TBI 相关的急诊就诊率是所有年龄段中最高的，且几乎是第二高年龄段（即 15～24 岁儿童）的两倍（表2.4）。2001—2002 年及 2009—2010 年，所有年龄组的就诊率都有所增加，且在 0～4 岁人群中增长超过 50%，从 2007—2008 年的 1 374/100 000 增长到 2009—2010 年的 2 193.8/100 000（图2.2）。然而急诊就诊率并不一定反映 TBI 严重程度的增加；在同一时期（2007—2010 年），与 TBI 相关的住院率和病死率均保持不变[39]。

● 按外部因素分组

从急诊病例来看，不同年龄组引起 TBI 的外部因素有所不同（http://www.cdc.gov/traumaticbraininjury/data/dist_ed.html）。从数据看，跌倒是 TBI 在 0～4

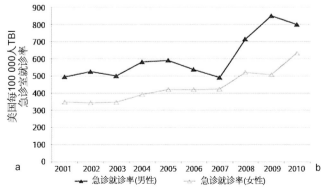

年	男性	女性
2001	494.6	349.3
2002	525.8	345.1
2003	500.8	348.4
2004	582.4	393.2
2005	590.9	421.6
2006	538.1	421.4
2007	491.6	424.3
2008	714.1	521.2
2009	850.9	508.1
2010	800.4	633.7

a ——急诊就诊率（男性）　　急诊就诊率（女性）　b

图2.1（a）美国 2001—2010 年 TBI 相关的急诊室就诊率（性别分类）。（b）图2.1a 的原始数据（图片来自国家医院门诊医疗调查：美国，2001—2010 年急诊就诊数据）。引自：http://www.cdc.gov/traumaticbraininjury/data/rates_ed_bysex.html. Accessed May 12, 2016.

表 2.4　美国 1995—2009 年根据年龄调整后每年每 100 000 人口因 TBI 到门诊部和私人诊所的年平均就诊率

年　份	每 10 万人根据年龄调整后的发病率		
	门诊病例[a]	医师诊所病例[b]	合　计
1995—1997	42.6	234.6	277.2
1998—2000	38.1	305.0	343.1
2001—2003	36.7	204.0	240.7
2004—2006	35.2	306.8	342.0
2007—2009	28.1	352.3	380.4

注：a. 门诊就诊访视数据来自疾病控制和预防中心（CDC）对 TBI 或 TBI 合并其他损伤或疾病进行的全国医院门诊医疗调查。排除入院或转诊至急诊科的人员。b. 私人诊所的就诊访视数据来自 CDC 的全国非卧床患者（译者注：即门诊患者）的诊疗调查（National Ambulatory Medical Care Survey，NAMCS），针对 TBI 或 TBI 合并其他损伤或状况。排除入院或转诊至急诊科的人员。
来源：Coronado et al 2012[42].

岁（72.8%）和 65 岁以上年龄组（81.8%）的主要因素。在 5 ～ 14 岁的儿童中，因被物体撞击（34.9%）和跌倒（35.1%）而导致的 TBI 占大多数。在 15 ～ 24 岁和 25 ～ 44 岁，由于袭击、跌倒和交通事故（motor vehicle trauma，MVT）导致的 TBI 相关急诊就诊率基本相等。

与 TBI 相关的非急诊就诊率

TBI 在门诊（outpatient department，OD）、医师诊所（office-based physician office，O–BPO）和其他非急诊的就诊率是 TBI 流行病学中的知识空白。一项研究发现，1995—1997 年与 2007—2009 年相比，TBI 门诊就诊率从 42.6/100 000 下降到 28.1/100 000，呈显著下降趋势（P=0.010；表 2.4）[42]。相比之下，与 TBI 相关的医师诊所年平均治疗率从 1995—1997 年 的 234.6/100 000 增 加 到 2007—2009 年的 352.3/100 000[42]。

TBI 相关的住院治疗

研究表明，大约有 12% 的非致命性 TBI 病例接受住院治疗。

● 按性别分组

总体而言，在 2001—2010 年，男性 TBI 住院率高于女性（图 2.3）。男性 TBI 住院率从 2002—2009 年略有上升，但在 2001 年（104.0）和 2010

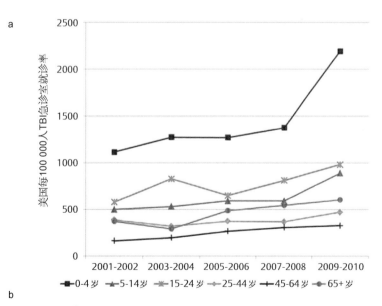

图 2.2　（a）美国 2001—2010 年 TBI 相关的急诊室就诊率（年龄段和统计年分类）。（b）图 2.2a 的原始数据（图片来自国家医院门诊医疗调查：美国，2001—2010 年急诊就诊数据）。引自：http://www.cdc.gov/traumaticbraininjury/data/rates_ed_byage.html. Accessed May 20, 2016.

a

美国每 100 000 人 TBI 急诊室就诊率

■ 0-4岁　▲ 5-14岁　✳ 15-24岁　◆ 25-44岁　✚ 45-64岁　● 65+岁

b

统计年	年龄组					
	0-4	5-14	15-24	25-44	45-64	65+
2001-2002	1112.6	498.8	576.9	388.3	164.8	373.1
2003-2004	1272.3	529.8	827.5	320.3	197.3	293.3
2005-2006	1268.3	591.4	648.3	373.0	267.0	485.8
2007-2008	1374.0	590.2	811.3	366.7	307.4	544.7
2009-2010	2193.8	888.7	981.9	470.0	328.2	603.3

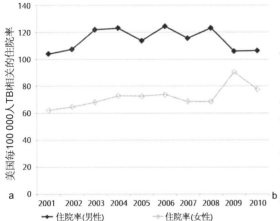

年	男性	女性
2001	104.0	62.1
2002	107.3	64.7
2003	121.9	68.2
2004	123.0	72.9
2005	113.7	72.6
2006	124.3	73.8
2007	115.5	68.6
2008	123.1	68.6
2009	105.0	90.4
2010	106.3	77.6

图2.3 （a）美国2001—2010年TBI相关的住院率（年龄段和统计年分类）。（b）图2.3a的原始数据（图片来自国家医院出院调查：美国，2001—2010年住院调查）。引自：http://www.cdc.gov/traumaticbraininjury/data/rates_hosp_bysex.html. Accessed May 20, 2016.

年（106.3；图2.3），女性的TBI相关住院率上升了20%，从2001年的62.1上升到2010年的77.6。

● 按年龄分组

在2001—2002年和2009—2010年，每十万人TBI住院率在44岁以下人群中都呈下降趋势。相反，该数据在45～64岁年龄段中增加了近25%（从60.1/100 000到79.4/10 000）；在>65岁年龄组中增加超过50%（从191.5/100 000增长至294/100 000；图2.4），且在2007—2008年至2009—2010年增长约39%。在5～14岁的人群中，这一比例从2001年的54.5/100 000降至2002年的23.1/100 000，

降幅超过50%。跌倒是TBI住院的主要原因，约占TBI相关住院人数的23%，尤其是在老年人（年龄>65岁）和5岁以下的人群中。

● 按外部因素分组

TBI的外部原因因年龄组而异（http://www.cdc.gov/traumaticbraininjury/data/dist_hosp.HTML）。 与急诊病例相似，在0～4岁（占46%）的儿童和>65岁（占38%）的老年人中，跌倒是TBI相关住院治疗的主要外部因素。因交通事故导致的TBI相关住院率在44岁前因年龄增长而有所增加，而在45岁以上年龄组因年龄增长而下降。青少年（15～24

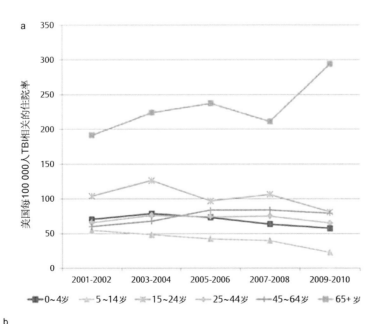

时期	年龄组（单位：岁）					
	0~4	5~14	15~24	25~44	45~64	65+
2001-2002	70.3	54.5	104.1	65.9	60.1	191.5
2003-2004	78.7	48.5	126.6	76.4	67.9	224.2
2005-2006	73.3	42.5	97.1	74.2	83.7	237.5
2007-2008	63.4	40.0	106.5	75.2	83.9	211.4
2009-2010	57.7	23.1	81.2	65.3	79.4	294.0

图2.4 （a）从2001—2002年度到2009—2010年度，美国不同的时间段及年龄组：每100 000人TBI相关的住院率；（b）图2.4a的原始数据。图2.4的图片来自国家医院出院情况调研：美国2001—2010年度（住院），编者于2016年5月20日在该网址查阅：http://www.cdc.gov/traumaticbraininjury/data/rates_hosp_byage.html.

岁）因交通事故导致TBI而住院治疗的比例最高（33%）。

TBI 相关病死率

在美国，因TBI导致的死亡人数几乎占所有与外伤相关的死亡人数的一半[43]。

● 按性别分组

总体而言，2001—2010年，男性的每十万人TBI相关病死率比女性高两倍以上（图2.5）。然而，2001—2010年，男性和女性的病死率分别从

27.8/100 000和9.6/100 000下 降 到25.4/100 000及9.0/100 000。

● 按年龄分组

2001—2002年和2009—2010年，与TBI相关的每十万人病死率在<40岁年龄组中有所下降，在45～64岁年龄组中保持相对稳定，而在>65岁年龄组中从41.2/100 000提高到45.2/100 000（图2.6）。

● 按外部因素分组

与TBI相关病死率的外部因素因年龄组而异

图2.5 （a）美国2001—2010年，不同的性别和年度每100 000人TBI相关的病死率;（b）图2.5a的原始数据。图片来自国家人口统计系统病死率数据：美国2001—2010年度（死亡），编者于2016年5月20日在该网址查阅：http://www.cdc.gov/traumaticbraininjury/data/rates_deaths_bysex.html.

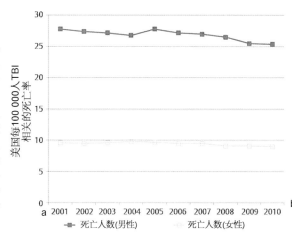

年	男性	女性
2001	27.8	9.6
2002	27.4	9.5
2003	27.2	9.6
2004	26.8	9.8
2005	27.8	9.7
2006	27.2	9.5
2007	27.0	9.5
2008	26.5	9.1
2009	25.5	9.1
2010	25.4	9.0

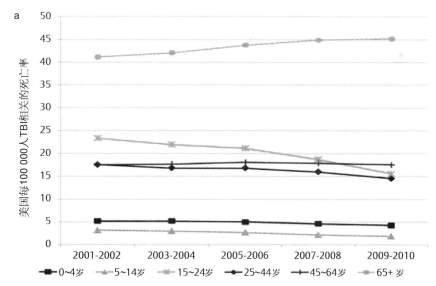

图2.6 （a）美国2001—2010年，不同的年龄组和年度每100 000人TBI相关的病死率;（b）图2.6a的原始数据。图片来自国家人口统计系统病死率数据：美国2001—2010年度（死亡），编者于2016年5月20日在该网址查阅：http://www.cdc.gov/traumaticbraininjury/data/rates_deaths_bysex.html.

	0~4岁	5~14岁	15~24岁	25~44岁	45~64岁	65+岁
2001-2002	5.2	3.2	23.4	17.6	17.5	41.2
2003-2004	5.2	3.0	22.0	16.8	17.7	42.1
2005-2006	5.0	2.7	21.2	16.8	18.1	43.8
2007-2008	4.6	2.2	18.7	16.0	17.9	44.9
2009-2010	4.3	1.9	15.6	14.6	17.6	45.2

（http://wwwxdc.gov/trauma cbraininjury/data/dist_death.html）。在 0 ～ 4 岁的人群中，他们主要与袭击（42.9%）及交通事故（29.2%）有关。大部分（55.8%）青少年（5 ～ 14 岁）和几乎一半（47.4%）的年轻人（15 ～ 24 岁）与 TBI 相关死亡的外部因素主要是交通事故（29.2%）。在 65 岁及以上老年人中，跌倒导致了占大多数（54.4%）的与 TBI 相关的死亡。研究发现，与 TBI 相关的病死率随着年龄增长呈双峰分布，在 20 ～ 24 岁因枪支泛滥和交通事故导致的病死率达到第一个高峰（23.6/100 000），到了 65 岁以后，跌倒成为病死率达到另一个高峰（24.5 ～ 103.8/100 000）的主要因素；约三分之一的 TBI 相关死亡发生在老年人群中[18, 44]。总的来说，TBI 相关死亡中最常见的外因是枪支（6.4/100 000）、交通事故（5.8/100 000）和跌倒（3.1/100 000）[18]。

不同年龄段 TBI 的流行病学

与 TBI 相关的急诊就诊率在儿童和青少年人群中最高，而住院率和病死率相比之下在更容易跌倒的老年人中更高[9, 42, 44]。在 2002—2006 年，14 岁以下儿童中有超过 470 000 人因 TBI 至急诊就诊，35 000 人因 TBI 住院治疗，以及有 2 100 例死亡病例报道；而在同一时期，老年人（即年龄 >65 岁人群）有 140 000 人因 TBI 在急诊就诊，81 000 人住院治疗及有 14 000 人死亡[9]。大部分急诊 TBI 就诊病例为 0 ～ 4 岁儿童，急诊就诊率达到 1 200/100 000，而 5 ～ 9 岁的儿童急诊就诊率为 530/100 000[9]。55 ～ 64 岁年龄段人群的 TBI 急诊就诊率最低，为 198/100 000，仅为 0 ～ 4 岁儿童 TBI 就诊率的 16%[9, 20]。除了 15 ～ 34 岁年龄段人群 TBI 的主要外因为交通事故外，其余年龄段人群 TBI 的主要外因都为跌倒。

TBI 的严重程度

对 TBI 严重程度的评估是相当困难的，因为在大多数数据库中没有评估和确定损伤严重程度的信息。根据现有的报道和推算，轻度 TBI 是 TBI 最常见的形式，占所有 TBI 相关急诊就诊量的 75% ～ 95%[1, 2, 4, 18, 20]；中度 TBI 较不常见，约占急诊 TBI 就诊量的 2.1% ～ 24%[20, 23]，且此类 TBI 严重程度大多会在 6 小时内发生变化[23]。重度 TBI 是导致与 TBI 相关死亡的主要因素，约占急诊 TBI 就诊量的 3.5% ～ 21%[9, 18, 20]。

TBI 的外部因素

● 跌倒

跌倒是 TBI 相关发病率和病死率的一个主要因素，尤其是在老年人和婴幼儿人群中。在美国，跌倒导致的 TBI 占 TBI 急诊就诊总数的 38%，占住院总数的 23% 以及总死亡人数的 17%；而在老年人群中，跌倒导致了 76% 的 TBI 急诊就诊人数，65% 的住院人数，将近 43% 的死亡人数[9, 18, 44]。预计随着美国人口老龄化程度的日益增高，跌倒导致的外伤（包括 TBI）数量也将持续增多。人体的生理性老化（包括平衡能力下降和反应速度减慢）以及疾病和用药量的增加是造成年龄与跌倒导致的 TBI 数量呈正相关的主要原因[45]。在 0 ～ 4 岁的儿童中，跌倒导致的 TBI 占 TBI 相关住院量的 42%[9]。在所有年龄段，男性因跌倒导致的 TBI 的比例都比女性高 50% 以上，且该差异率在 15 ～ 55 岁人群中增长了 300% ～ 500%[18]。

● 交通事故

在美国，交通事故导致的 TBI 约占 TBI 急诊总就诊人数的 16%、住院人数的 21%、死亡人数的 32%，是导致与 TBI 相关死亡的最主要原因[9]。青少年遭遇交通事故的风险尤其高，有 58% 的交通事故相关的 TBI 急诊就诊病例及 46% 死亡病例发生在该年龄段。15 ～ 19 岁的青少年，因交通事故导致 TBI 的风险最高，交通事故相关 TBI 的住院率和病死率（46.2/100 000 和 6.3/100 000）是全国平均水平（19.4/100 000 和 2.6/100 000）的两倍以上。与 TBI 相关损伤的其他机制相比，男性较女性更易受交通事故的影响，在不同年龄段由交通事故导致 TBI 的发病率男性 : 女性为 1.2 ～ 3.1[18]。

● 运动与娱乐相关的 TBI

运动与娱乐相关的 TBI 常见于青年男性，也成为美国一个日益严重的公共健康问题[36]。在全美范围内，运动与娱乐每年可导致 285 000 个急诊就诊病例，其中大约 70% 发生在 19 岁及以下人群中[36]。在急诊病例中有 2/3 运动与娱乐相关的 TBI 病例是男性。在男性中，美式足球与骑行是导致运动相关性 TBI 最主要的原因，而骑行、田径运动和足球是导致女性运动相关性 TBI 最常见的活动。越野骑行是导致运动相关性 TBI 最主要的原因，其次是马术运动，这两项运动导致的运动相关性 TBI 的住院率比其他运动导致的更高[36, 46]。

● 袭击造成的 TBI

该类型 TBI 约占全美所有与 TBI 相关的病例数和死亡数的 11%[9]。20 ～ 24 岁年龄段男性人群的风险最高，他们因袭击导致 TBI 的发病率（161/100 000）比全国平均水平（50/100 000）高出 3 倍；

住院率（10/100 000）和病死率（5/100 000）也同样高于全国平均水平（分别为 5/100 000 和 2/100 000）。而一项 2006 年的研究表明，女性因袭击导致的 TBI 发病率最高的人群是 0～4 岁的婴幼儿[47]。在所有年龄段中男性都比女性更易发生因袭击导致的 TBI，总体的年龄修正发病率男：女=6：1[47]。

- 自杀与凶杀相关的 TBI

自杀与凶杀导致的 TBI 绝大多数是由火器伤造成的。CDC 在 2011 年的报道中表示，超过 96% 的自杀与凶杀相关的 TBI 是由火器伤导致的[78]。这项研究同时表明，火器相关的 TBI 自杀率和凶杀率自 1999 年以来都保持相对稳定，分别为 4.7/100 000、1.4/100 000。然而，种族在与枪支相关的自杀和凶杀 TBI 发病率上的差异是十分明显的：2007 年枪支相关的自杀 TBI 发病率在西班牙裔人群中最低，为 2/100 000；其次是非西班牙裔黑种人，为 2.1/100 000；美国印第安人/阿拉斯加土著居民（AI/AN）为 3.7/100 000；在非西班牙裔白种人中最高，为 5.7/100 000。种族在与枪支相关的凶杀 TBI 发病率上的差异也很大：非西班牙裔白种人的凶杀率最低，为 0.6/100 000；其次是 AI/AN，为 1.1/100 000，西班牙裔人为 1.5/100 000，而非西班牙裔黑种人的凶杀 TBI 发病率最高，为 4.8/100 000。

危险因素

- 年龄

年龄是 TBI 发病率的重要危险因素[1, 2, 9, 18]。在 5 岁以下儿童、青少年、青年和大于 65 岁老年人中，TBI 相关的急诊就诊率都相当高。0～4 岁婴幼儿的 TBI 急诊就诊率达到了 1 256/100 000，是所有年龄段中比例最高的，其比例几乎是美国平均水平（468/100 000）的 2.7 倍。尽管住院率在≥75 岁和 15～19 岁年龄段人群中较高（分别为 339/100 000 和 120/100 000），但 TBI 住院率的年龄分布和急诊就诊率的年龄分布遵循相似的趋势。TBI 相关病死率在≥75 岁和 20～24 岁年龄段人群中最高（分别为 57/100 000 和 24.3/100 000），与之对应的 TBI 总体病死率为 17/100 000。TBI 相关的死亡病例在年轻人中较为罕见，其中 15 岁以下年龄段的 TBI 病死率低于 5/100 000[9]。

- 性别

总体而言，TBI 在男性中比女性更常见。在 10～14 岁人群中，男性的 TBI 急诊就诊率达到了 77%，而在 75 岁及以上的人群中，男性仅占急诊就诊人数的 36%[9]。住院率的性别比表现出相似的分布模式，在 20～24 岁年龄组中男性 TBI 患者的比例达到 79%，而在≥75 岁的人群中仅 39% 患者为男性。TBI 相关的死亡比例在所有年龄段人群中都表现为男性较高：在 20～34 岁的青年中，81%～82% 的 TBI 死亡病例是男性，在 10 岁以下和 74 岁以上的人群中这一比例下降到 58%～59%。在致命性 TBI 中，损伤的主要外部因素也存在性别差异。总体而言，男性致命性 TBI 最常见的原因是火器伤（病死率为 11/100 000），而女性中，交通事故相关的 TBI 更常见（病死率为 3.5/100 000）[22]。在老年人中，男性因枪支导致 TBI 的发病率（32.4/100 000）比女性（0.9/100 000）高 35 倍。

- 种族/族群

虽然大多数（78%）TBI 相关急诊就诊病例是白种人，但黑种人的发病率（619/100 000）比白种人（448/100 000）高 38%；美国土著/阿拉斯加地区土著/亚裔/太平洋岛民群体（AN/A/PI 群体）表现出更低的发病率（335/100 000）[9]。虽然所有种族中 5 岁以下婴幼儿的急诊就诊数都是最高的，但白种人 5 岁以下婴幼儿急诊就诊数占所有年龄段急诊就诊数的比值为 2.5，而在 AN/A/PI 群体中该比值为 3.4。年龄修正后 TBI 的病死率在白种人中最高（17.7/100 000），其次是黑种人（17.3/100 000）和 NA/A/PI 群体（11.2/100 000）。然而，病死率的分布因种族而异。在白种人中，TBI 相关死亡人数占总死亡人数的 28%，在 NA/A/PI 人群中占 37%，在黑种人群中占 47%。

- 复发性 TBI

越来越多的研究表明，TBI 能产生长期的灰质和白质萎缩、沉淀物聚集或加速与年龄相关的神经退行性变，甚至可能增加痴呆、类帕金森病和运动神经元病变的风险[21, 48]。过去的一项关于年轻人轻度 TBI 以及运动娱乐相关 TBI 的研究发现，TBI 发生的次数与认知障碍发生概率[49, 50, 51]、TBI 复发概率[51]、脑震荡后综合征（postconcussion symptom，PCS）发病率[51]、罕见且有争议的第二次撞击综合征的发生存在关系[52, 53]，且可引发重度脑水肿[54]，甚至死亡[55]。一项关于轻度 TBI 影响的 meta 分析发现[56]，轻度 TBI 对神经功能的整体影响并不显著；然而，其后续研究发现，复发性轻度 TBI 会影响人们的延迟记忆和执行能力。最近，新西兰的一项基于人群复发性 TBI 的研究发现[57]，大约 10% 的 TBI 病例在初次损伤后一年内出现了大于1次的复发性TBI。这项研究同时发现，男性、年龄<35岁的人群、多次发生TBI的人群是复发性TBI的高风险人群。与TBI患者相比，复发性TBI患者一年内PCS发病率及严重程度显著增高。单次TBI患者和复发性TBI患者的总体认知能力和残疾概率没有太大的区别。

然而，在复发性TBI的文献中报道了许多严重性后果，特别是在接触性运动中。最近的一项研究表明，即使是轻度TBI也会增加迟发性认知功能障碍和神经退行性疾病的风险，特别是在伤情复发的情况下。不同严重程度的复发性TBI与各种痴呆有关[49,58,59]，在从事接触性运动的运动员中TBI被标记为慢性创伤性脑病（chronic traumatic encephalopathy，CTE）[60-62]。复发性TBI也可能与阿尔茨海默病（Alzheimer's disease，AD）的发病年龄降低有关[67,68]。在对从事不同运动项目的CTE患者的大脑解剖中发现了神经纤维缠结和神经纤维束[59,68]，这表明CTE与AD有相似的病理过程。反复的轻度TBI可引起CTE的发展。McKee等人发现[21]，在伊拉克和阿富汗冲突中的4名年轻退伍军人中，CTE的早期变化出现在爆炸现场时，而另一名年轻退伍军人则是因多次脑震荡引起。这5名早期CTE退伍军人中有4人也被诊断患有创伤后应激障碍（posttraumatic stress disorder，PTSD）。在服役期间经历过重复性神经损伤的退伍军人和其他知名运动员中发现了晚期CTE[21]。轻度认知障碍（痴呆早期）和自我描述的记忆问题在发生过3次以上轻微TBI的足球运动员中更常见[49,58,69]。根据官方在2000—2012年报道的233 000例军人TBI病例（其中80%为轻度TBI）的分析，轻度TBI对军队服役人员和退伍军人的CTE或早期痴呆的发生存在一定的联系（www.dvbic.org/tbi-numbers.aspx）[70]。

行为和环境因素
● 乙醇和药物
TBI的行为危险因素和大多数类型的损伤相似。在所有年龄段的成年人中，饮酒可导致TBI发生率提高7倍以上。对于老年人来说跌倒是导致TBI的独立危险因素，而饮酒导致老年人跌倒的发生率上升，增加了跌倒相关的住院率[30,71,72]。乙醇与性别相关的暴力、高校运动一样被认为是外伤的危险因素[73,74]。此外，受乙醇影响的TBI患者比那些非乙醇相关的TBI患者出现复发性TBI的概率高4倍[75]。使用毒品和（或）乙醇已独立于与交通事故相关的损伤和全因素创伤，成为严重伤害的重大

独立危险因素[6,77]。
● 保护设备的使用
头盔已被证明可以显著降低TBI的严重程度并改善各种情况下的预后。骑车时佩戴头盔可使医疗相关费用减少近50%；据此推算，仅2011年一年北卡罗来纳州关于要求骑手戴头盔的法规，就可防止约200人因车祸而住院，节省约1 000万美元医疗资金[78,79]。在越南战争期间使用的军用头盔，虽然能够防止弹片和炮弹碎片的袭击，但却无法对子弹和其他形式的伤害给予保护[80]。然而，头盔技术的进步，包括Kevlar纤维的发展，使最近在伊拉克和阿富汗冲突中对战斗人员的保护大大改善，特别是钝器造成的伤亡人数和伤害严重程度大大降低[81-83]。在1978—1980年，在大学和高中橄榄球比赛中强制球员使用头盔，分别大大降低了报道的头部外伤人数和严重程度；在这项运动中，反复发生轻微TBI和脑震荡仍然是一个值得关注的问题[4]。
● 慢性系统疾病与药物
研究表明多种类型的慢性系统疾病与TBI的发生有关。跌倒是老年人发生TBI最主要的外部因素，患有各种神经、内分泌和心血管疾病的老年人跌倒的概率更高[85-89]。由功能或器质性疾病引起步态改变、下肢运动觉或感觉以及视觉退行性改变的患者也处于跌倒的高风险状态[90-95]。药物综合治疗和新药物的引入，尤其是影响血压的药物，长期以来都被证实与跌倒和随后受伤的风险增加有关，尤其是在老年人中[96-98]。然而，最近的研究表明，在适当的剂量下，某些类型的降压药实际上可以降低跌倒的概率[99,100]。除了增加TBI的风险外，使用抗凝药物的患者在发生TBI后出血的风险更高，这将使临床和预后都变得复杂[101-103]。

美国军队的TBI
TBI是影响美国现役军人和退伍军人的主要健康问题。现役军人越来越多地被部署到那些容易受到简易爆炸装置（improvised explosive device，IED）、自杀式炸弹袭击、地雷、迫击炮弹和火箭推进榴弹爆炸伤害的地区，这些和其他与战斗有关的活动使现役军人更可能遭受TBI。国防部和退伍军人脑损伤数据中心（http://dvbic.dcoe.mil/dod-worldwide-numbers-tbi）指出，从2000年到2016年第一季度，美国国防部（Department of Defense，DoD）公布了包括美国本土在内的世界范围内美军现役部队的347 962例TBI病例（表2.5），其中，

表 2.5 2000—2016 年第一季度美军现役部队被诊断为 TBI 的人数及严重程度

年 份	贯通伤（%）	重度 TBI（%）	中度 TBI（%）	轻度 TBI（%）	未分类（%）	总 数
2000	2.5	1.6	1.5	65.5	15.5	10 958
2001	2.5	1.6	14.5	71.4	10.0	11 619
2002	1.9	1.3	11.7	77.7	7.4	12 407
2003	2.2	1.4	11.2	80.1	5.1	12 815
2004	2.5	1.1	11.0	82.4	3.0	14 468
2005	2.1	1.2	10.6	82.9	3.1	15 530
2006	2.0	1.3	9.8	85.1	1.8	17 036
2007	1.7	1.0	9.9	85.3	2.0	23 218
2008	1.6	0.9	7.1	80.8	9.5	28 538
2009	1.8	1.2	6.8	83.0	7.2	28 958
2010	1.1	0.9	6.7	85.9	5.4	29 442
2011	1.3	1.1	6.1	83.5	8.0	32 907
2012	0.8	0.9	6.1	85.0	7.2	30 801
2013	0.7	0.7	7.2	83.5	7.9	27 646
2014	0.7	0.7	8.6	83.4	6.6	25 093
2015	0.6	0.7	11.9	82.5	4.3	22 637
2016（第一季度）	0.4	0.5	13.0	86.0	0.1	4 592
总计	1.4	1.0	9.0	82.3	6.3	347 962

注：来源：国防医疗监测系统（DMSS）、武装部队卫生监督部门（AFHSB）提供的战区医疗数据存储（TMDS）。由国防和退伍军人脑损伤中心（DVBIC）编制。网页见：http://dvbic.dcoe.mil/dod-worldwide-numbers-tbi 和 http://dvbic.dcoe.mil/files/tbi-numbers/DoD-TBI-Worldwide-Totals_2000−2016_Q1_May−16−2016_v1.0_2016−06−24.pdf.

58.4% 为美国陆军，13.6% 为美国海军，13.7% 为美国空军，14.3% 为美国海军陆战队（http://dvbic.dcoe.mil/dod-worldwide-numbers-tbi）。其中 82.3% 为轻度 TBI（表 2.5）。在 2001—2011 年的阿富汗、伊拉克和全球其他战争战区冲突期间，由于作战行动导致的 TBI 和爆炸相关脑震荡事件的高发生率直接影响了美国现役军人的健康和安全[81-83]。在此期间，美军 TBI 的年度总病例数从 2002 年战争行动开始时的大约 12 407 人逐渐增加到 2011 年战争相关部署开始减少时的 32 907 人（http://dvbic.dcoe.mil/dod-worldwide-numbers-tbi）。这些数据从 2012 年的 30 801 例下降到 2015 年的 22 637 例（表 2.5）。然而，并不是所有的伤病都与战争有

关[104]。一项对 2001 年 9 月 11 日至 2007 年 9 月 30 日期间部署在伊拉克和阿富汗的 2 898 例因 TBI 住院美军士兵的研究发现，几乎一半的 TBI 与战争无关。在该研究中，65% 的重度 TBI 是由爆炸引起的；阿富汗士兵因 TBI 的住院治疗率为 24.6/10 000，伊拉克为 41.8/10 000。尽管在这两次战役中，美国军队因 TBI 的住院率都有所上升，但在伊拉克作战的美国士兵 TBI 的住院率是在阿富汗作战的美国士兵的 1.7 倍，严重程度是在阿富汗作战的美国士兵的 2.2 倍。

现役和预备役服役人员遭受 TBI 的风险比普通民众要高（http://dvbic.dcoe.mil/about/tbi-military），这可能是由若干因素引起的，包括军

队的人员构成，一般来说，年龄在18～24岁的年轻人遭受TBI的风险最大（http://dvbic.dcoe.mil/about/tbi-military）。在退伍军人管理局（Veterans Administration，VA）系统中，TBI患者和增加资源为TBI患者提供医疗支持和职业再培训的需求，已成为军人退役工作的重点。退伍军人在整个生命周期内都有可能遭受TBI，随着年龄的增长，在他们70～80岁时TBI发病率上升最快，这些TBI通常是由于跌倒导致的，并且可导致重度残疾（http://dvbic.dcoe.mil/about/tbi-military）。

美国特殊人群的 TBI

● 美国农村的 TBI

据1991—1992年科罗拉多州TBI监测系统的数据显示，农村地区每10万人致命性TBI住院率的年平均值的年龄修正数据明显高于城市地区（172.1/100 000 比 97.8/100 000）[105]。同样地，农村地区TBI的病死率（33.8/100 000）几乎是城市地区（18.1/100 000）的两倍[105]。在城市地区，院前TBI病死率为10.0/100 000，农村则为27.7/100 000。尽管这些数据有些过时，但它们大体反映了急救在美国的普及问题，而这些问题仍然阻碍美国医疗保健的发展。在农村地区，人们为了个人健康护理需要多次往返，即使有社区医院，农村地区看病也更少，接触医疗专家的机会也更少[106, 107]。通常，在农村地区，初级保健医生是与TBI相关的残疾人士的唯一护理途径，而这些人不太可能接受过TBI长期管理方面的高级培训[108]。

在农村地区，创伤后治疗和康复也备受关注。这些地区与TBI相关的残疾率（24%）高于城市（15%）和郊区（14%）[109]，而支持TBI后独立生活的长期康复设施以及社区医疗服务更少[107]。在农村地区接受职业康复治疗的TBI患者与城市地区接受职业康复治疗的患者相比，更有可能中断治疗，治疗结果也较差[110]。

● 监禁人员（如监狱、少年拘留所）的 TBI

2014年底，美国约有190万人被监禁[111]。在这些人群中TBI的患病率很高，有25%～87%的囚犯曾患TBI[112-115]；在美国总人口中，这个数字约为1%[42]。遗憾的是，这些与监狱有关的研究常常不能阐明被监禁的人是如何以及何时患上TBI或发生与创伤相关的情况。有TBI病史的囚犯也经常经历严重的抑郁和焦虑[113]、药物滥用、愤怒[116-118]、无家可归[120]或自杀念头和（或）企图[119, 121]。据报道，在后来被判犯有各种罪行的儿童和青少年中，

TBI[122, 123]和（或）身体虐待[123-125]的比例有所上升。男性因犯的TBI史与家庭暴力和其他暴力行为密切相关[126]。要解决监狱中的TBI问题，可能需要对TBI、乙醇和药物滥用进行常规筛查[127, 128]，并对这些情况进行适当干预[129, 130]。

美国 TBI 的患病率估算

目前，美国还没有对TBI相关残疾进行持续监测。关于TBI相关残疾的唯一具有全国代表性的推算数据来自对科罗拉多州和南卡罗来纳州TBI相关残疾的数据的推算。根据这些陈旧的数据估算，在美国，受TBI长期不良预后影响的人口从320万[37, 38]至500万[4]不等。需要描述美国TBI幸存者的流行病学和临床特征的数据来监测TBI的发病趋势并满足TBI患者的医疗和社会需求。

全球 TBI 的发病率

在过去，Coronado等人[1, 2]利用1996年全球卫生统计数据，对各洲和个别国家进行了TBI的全球发病率的估计；然而，这些数据中未包含已更新的全球疾病发病率的最新的一些条目，再使用这项数据已然行不通。由于研究人员使用不同的病例定义、病例纳入标准、病例确定和研究设计，在世界范围内监测TBI的发病率是十分复杂和困难的[1-3, 24, 132, 133]。此外，TBI相关数据源不尽完整甚至缺乏也加大了这项工作的难度。这些问题在发展中国家尤其严重[1, 2]，因为迄今为止大多数全国性研究都来自欧洲和北美。接下来，我们将选择特定的地区来推算TBI的发病率。

欧 洲

在欧洲，TBI的发病率因国家而异[3, 132]。最近对欧洲文献进行的一项国家级回顾性研究发现，TBI发病率的估计值在各国之间存在差异，最低仅为47.3/100 000，而最高的国家发病率达694/100 000[132]，这一发现与之前的研究结果一致[3]。Brazinova等人发现[132]，国家级的TBI病死率估计值在9/100 000至28.10/100 000之间。Tagliaferri[3]等和Brazinova[132]等人发现交通事故和跌倒是TBI最常见的外部原因；有趣的是，Brazinova等发现交通事故相关的TBI年发生率近年来一直在下降，而跌倒导致的TBI比例有所增加[132]。与交通事故相关的TBI占全球TBI病例的很大一部分，且是导致美国TBI相关急诊就诊量的次要原因。与交通事故相关的TBI比例的国际差异可能反映了经济状况、机动车辆使用、人口、交通立法、卫生系统和

地理位置的相对差异[1, 2, 132, 133]。一项针对希腊医院 TBI 患者的研究发现，54.1% 的住院患者与交通事故相关（22.3% 是轿车事故，21.6% 是摩托车事故），27.7% 与跌倒相关，5.8% 是由于袭击[134]。相比之下，一项针对奥地利的全国性研究发现，交通事故只占 TBI 住院治疗外部因素的 7.2%，而跌倒占 48.4%[135]。很少有欧洲研究将饮酒作为危险因素。在 Tagliaferri[3] 等人的综述中，TBI 患者的乙醇中毒范围为 29% ～ 51%。在欧洲，乙醇的使用也与袭击相关的 TBI 有关。挪威北部的一项研究发现，24% 的 TBI 患者与酒后暴力有关，且男性更为明显[136]。

亚洲和大洋洲

在过去的 10 年里，很少有关于该地区 TBI 流行病学的全国性研究发表[137]。尽管日本有一个较为知名的神经创伤数据库，但到目前为止，它只收录了重度 TBI 病例[138]。2004 年对中国东部 77 家医院的研究发现了 14 948 例 TBI[139]。同样，一项关于中国台湾台北市 TBI 发病率的研究发现，2001 年 TBI 发病率达到 218/100 000，比 1991 年的数据增加了 20%[133]。澳大利亚和新西兰关于 TBI 流行病学的文献很少，在澳大利亚和新西兰主要创伤中心重症监护病房收治的 635 名 TBI 患者中，有 74.2% 是男性，61% 是由于交通事故造成，在老年患者中有 24.9% 与跌倒相关，57.2% 的 GCS 评分 <8[140]。在新西兰，2010 年以城市和农村人群为基础的研究发现，在这些人群中每年总体的 TBI 发生率和轻度 TBI 发生率分别为 790/100 000 和 749/100 000；然而，与欧洲血统的人相比，毛利人患轻度 TBI 的风险更大[141]。这项研究还显示，38% 的 TBI 病例是由于跌倒，21% 是由于机械力，20% 是由于交通事故，17% 是由于袭击。农村地区中度到重度 TBI 的发病率几乎是城市地区的 2.5 倍[141]。

非洲

有关非洲 TBI 发病率的文献十分稀少。Wekesa[142] 等人报道了 51 名因外伤性颅内出血进入肯雅塔国家医院住院治疗的患者，其中 96% 是男性，35% 发生在饮用含乙醇饮料之后。1991 年的一篇报道估算了南非约翰内斯堡的 TBI 发病率为 316/100 000，但这项研究遭遇了包括不完整和不可靠的医院记录、紧张的研究经费、糟糕的公立医院的资源等困难。该作者发现 TBI 在非洲的发生率为 355/100 000，男女发病率的比值为 4.4 : 1，在 25 ～ 44 岁人群中的发病率最高，达到 763/100 000；在白种人中，TBI 总发病率为 40.1/100 000，15 ～ 24 岁白种人男性的发病率达到 419/100 000[143]。在非洲土著人群中，暴力冲突和交通事故分别导致了 51% 和 27% 的非致命性 TBI；而与之相对应的，在白种人中这两种因素分别导致了 10% 和 63% 的非致命性 TBI。在这项研究中，南非 TBI 相关的总体病死率为 80/100 000[143]。最近一项为期 5 年的针对南非医院住院的儿童重度 TBI 的研究发现，每年因 TBI 住院的儿童数量几乎没有变化；6 岁儿童的入院率更高；男生的入院率高于女生；步行街交通事故是儿童 TBI 入院的主要外因，且大多数的损伤发生在周末[144]。

拉丁美洲和加勒比地区

这些地区的 TBI 流行病学数据也同样缺乏[145]。最近的一项研究显示，在巴西，每 10 万人中有 65.7 人因 TBI 住院[146]。然而，由于各种社会经济和人口因素，这一数据可能与邻国的数据有很大差别。

世界范围内与脑损伤相关的病死率

与其他许多外伤一样，中低收入国家（low-and middle income country，LMIC）重度 TBI 的病死率远高于高收入国家[147]。在一项针对 46 个国家近 9 000 名患者的研究中，与高收入国家同类患者相比，中低收入国家的患者重度 TBI 的病死率是前者的两倍多（OR：2.23；95% CI：1.15 ～ 3.30）[147]。该研究还显示，中低收入国家的患者轻度和中度 TBI 后残疾率约为高收入水平国家一半。

世界范围内的危险因素

在全球范围内，TBI 发病率正在逐年增加，这种变化趋势在很大程度上可归因于与交通事故相关的外伤[148]。在中低收入国家，这种变化的主要原因是未重视机动车普及度提高与交通安全教育、公共卫生工作之间存在的矛盾，以及交通安全法执行不力[148]。在高收入国家，16 ～ 24 岁人群机动车交通事故相关的 TBI 占了很大的比例[1, 2, 148]，因此这些国家和地区交通安全法规的改进导致包括 TBI 在内的机动车交通事故相关外伤的发生率大大下降。相比之下，在大多数中低收入国家，导致 TBI 的主要外部因素是非机动车交通事故（包括行人、自行车及电动车）[149]。与高收入国家相比，中低收入国家交通事故相关外伤患者往往更年轻、更容易出现多处受伤[148]。饮用含乙醇的饮料是导致 TBI 的一个主要危险因素，在高收入国家尤其如此，在这些地区的 ICU 中，与饮用乙醇相关的 TBI 可能占 ICU 中 TBI 总人数的 50%。

人口老龄化导致了 TBI 患者数量和比例的增加，这主要是因人口总数下降造成的，这种人口结构的转变在高收入国家最为显著[1, 2, 9, 18, 30]。由于老年人与 TBI 相关的住院率最高，而且比任何其他年龄组都更可能死于创伤，因此国家和区域之间的人口差异可能转化为损伤情况的巨大差异[1, 2, 9, 18, 30, 150]。

全球 TBI 患病率的估算

目前，在中低收入国家没有进行大规模的 TBI 相关残疾的监测工作，在存在检测系统的高收入国家，数据的准确性和详细程度的差异常常限制了它们的可用性[4, 37, 38]。据欧盟估计，在欧洲大约有 770 万人患有某种程度的 TBI 相关残疾[3]。推进的全球 TBI 监测系统的发展将为公共卫生专业人员和决策者提供宝贵的数据，以便进行有针对性的预防工作，并为 TBI 护理提供资源分配。

TBI 在美国和世界的医疗和社会经济后果

虽然人们普遍认为 TBI 会对患者个人及其家庭的生活产生影响，但很少有研究对整个社会的社会经济负担进行评估[151]。量化 TBI 的直接和间接社会经济成本已被证明是困难的；康复费用、病假工资、个人医疗和医药费用、政府支持的就业项目以及其他费用可能相差很大，限制了研究人员评估 TBI 社会经济负担的能力。

根据 CDC 基于网页的伤害统计查询和报告系统（WISQARS; https://wis-qars.cdc.gov:8443/costT/cost_Part1_Fatal_Body.jsp）和 CDC TBI 监测系统的数据报告（http://www.cdc.gov/traumaticbraininjury/data/），我们估计，在 2000—2010 年报道的 290 万例非致命性 TBI 住院治疗病例中，非致命性 TBI 患者住院的终身总成本约为 7 702.9 亿美元（包括 2 361.3 亿美元的医疗成本和 534.16 亿美元的失业损失；表 2.6）。我们还发现，在 2000—2010 年这些成本持续上升（表 2.6）。然而，因为未包含未入院治疗的门急诊患者、在事故中死亡的患者以及 TBI 患者家属因照顾患者造成的经济和社会成本，这些估算数据仍然低估了真实的社会经济成本。

在全球范围内，TBI 的成本还没有被量化，主要原因是缺乏足够的标准化的方法、定义和审查制度来收集 TBI 发病率和预后的数据。此外，世界范围内个人在卫生保健系统和获得卫生保健方面的巨大差异使这种评估更加困难。

预防：将数据转换为行动

公共卫生预防的作用

虽然外伤的外部因素常被称为"意外"，但与疾病的病因一样，这些外因是可以预防的，因为它们并不是随机发生的[152]。为了防止外伤，CDC 使用了一个被称为公共卫生方法的系统（https://www.cdc.gov/injury/about/approach.html）。这种方法有 4 个步骤：描述并定义问题，研究增加或减少伤害风险的因素，设计和评估针对这些因素的干预策略，并采取步骤确保在全国社区实施经过验证的策略。

为了定义问题并识别其随时间变化的规律，CDC 收集并分析了大量数据。对这些数据的分析可以确定外伤趋势并评估实施预防干预措施对外伤发生率的影响。这些信息可指导调整资源和项目的地区分布方案，并通过一级预防来减少 TBI 的发病率，通过更好地识别和管理 TBI 来促进其他形式的预防[142]。此外，CDC 的预防策略是综合交叉的，减少跌倒、与交通事故相关的外伤和暴力性外伤有助于减少包括 TBI 在内的多种外伤的发病率（http://www.cdc.gov/injury/pdfs/researchpriorities/cdc-injury-research-priorities.pdf#page=25）。

CDC 的做法已经被欧洲地区所采用，在此之前，伤害被认为是一种被忽视的流行病（http://www.euro.who.int/_data/assets/pdf_file/0010/98803/policy_briefing_l.pdf）[153]。此外，近年来，已经有许多世界卫生大会（WHA）和联合国大会决议（UNGA）提高了对欧洲及世界其他地区的暴力和外伤预防的重视程度（例如：WHA4925：预防暴力：一个公共卫生优先事项；WHA56.24：执行世界暴力与健康报告的建议；WHA57.10：道路安全和健康；联合国大会第 58/289 号决议：改善全球道路安全）。最近在欧洲与运输相关的研究发现，每花费 1 欧元用于确定是否酒驾的乙醇呼气测试可节省 36 欧元因外伤引起的社会负担；每花费 1 欧元用于道路照明将会节省 11 欧元；每花费 1 欧元用于升级交通安全标志将节省 14 欧元；每花费 1 欧元用于白日行车照明的广泛使用可以节省 4 欧元[154]。在世界

表 2.6　2000—2010 年按年份显示非致死性 TBI 住院患者的终身医疗费用和失业损失费用近似值[a]：
美国国家医院出院调查（NHDS）和基于网络的损伤统计查询和报告系统（WISQARS）[b], [c]

年　　份	住院数	医疗费用（十亿）	失业损失（十亿）	总计（十亿）
2000	219 130	$17.353	$39.254	$56.61
2001	235 703	$18.665	$42.223	$60.89
2002	246 381	$19.511	$44.136	$63.65
2003	274 596	$21.745	$49.190	$70.94
2004	285 778	$22.631	$51.193	$73.82
2005	274 426	$21.732	$49.160	$70.89
2006	294 556	$23.326	$52.766	$76.09
2007	276 449	$21.892	$49.522	$71.41
2008	290 507	$23.005	$52.041	$75.05
2009	300 667	$23.810	$53.861	$77.67
2010	283 630	$22.461	$50.809	$73.27
总　计	2 981 823	$236.13	$534.16	$770.29

注：a：费用根据2010年美元计算。使用现有数据，成本估算是基于致死性和非致死性TBI住院诊治的所有年份统一适用的平均终身医疗和工作损失成本；因此，按年计算的成本变化仅由病例数量决定。b：WISQARS损伤分类：按损伤性质划分身体部位，TBI（身体部位4级）包括所有损伤性质和所有年龄。WISQARS的平均费用估算基于2010年的TBI住院情况。c：由国家伤害预防和控制中心统计与规划办公室、疾病预防控制中心（CDC）编制。来源：Pacific Institute for Research and Evaluation (PIRE), Calverton, MD for unit cost estimates. NHDS 2000 to 2010.

范围内，建立制定和实施流行病学和预防方案是非常有必要的。CDC和WHO制作了目前全世界公共卫生从业人员使用的教育和培训材料（可在http://www2a.cdc.gov/TCEOnline/ 及 http://www.who.int/violenceJnjury_prevention/capadtybuilding/teach_vip/e-learning/en/ 查询）。

工伤发生率及预防

根据Konda等人的研究[155]，从1998—2007年，在美国的全职工作者中，与工作相关的非致命性TBI发病率为每年43/100 000。其中约10%的患者需要住院治疗；相比之下，所有其他与工作无关的TBI只有2%需要住院治疗。在美国，2003—2008年，大约有7 300人死于工作相关性TBI[156]。Chang等人发现[157]，总体而言，男性（尤其是最年轻和最年长的男性工人）以及在初级（如农业、林业、采矿）或建筑业工作的人员中工作相关性TBI的发病率更高。摔伤是最常见的发病因素。Colantonio等人发现，在政府部门中，

女性患者占工作相关性TBI病例的66%；而在运输业及仓储业女性患者仅占24%。这些研究表明工作环境中的TBI可以被预防，同时也揭示了某些行业（如建筑业）得到了更多的关注，而其他行业（如采矿业、农业、林业）不低的TBI发病率常常被忽略[157]。这些发现表明，需要针对不同职业进行更多的研究，以确定与伤害相关的危险因素和保护因素，以便为这些行业工作者设定和实施更好的预防措施。

跌倒相关 TBI 的预防

综合我们和他人的研究数据发现，在美国，两种人群有较高的跌倒风险：老年人和幼儿[9, 30]。研究发现，每年有三分之一的老年人（年龄≥65岁）会发生跌倒[159-161]，但只有不到一半的人会在接受医疗服务时提供这类病史[162]。老年人是美国人口增长最快的群体[163-165]，许多客观和主观因素都导致了其跌倒风险比其他人群高，包括与年龄相关的退行性变化、平衡力减弱、反应时间延长，以及比

其他年龄段人群更多的系统性疾病[166-169]。合并其他疾病在老年人中更常见[30, 170-172]，可导致创伤事件后包括死亡在内的严重后果[30, 170, 173, 174]。为了减少这些危险因素，CDC 已经为医务工作者提供了 STEADI 工具箱，提供关于如何评估和处理老年患者跌倒风险的信息（可在 http://www.cdc.gov/stabdi/index.html 查询）。CDC 和其他研究人员建议老年人定期锻炼以增强力量和平衡能力，要求其主管医师及药剂师检查他们的药物，并至少每年检查一次视力（http://www.cdc.gov/stabdi/index.html）[175]。因为高达 66% 的老年人跌倒发生在家中或附近[176-178]，CDC 还制订了增加家庭安全性的建议（见 http://www.cdc.gov/HomeandRecreationalSafety/Falls/adultfalls.html）。有关老年人跌倒的流行病学和预防的更多信息，可参阅 http://www.cdc.gov/homeandreationalsafety/falls/index.html。

CDC 的数据显示，10 岁以下儿童与小于 65 岁的其他年龄组人群相比，与跌倒相关的外伤发生率更高（http://www.cdc.gov/trauma-brainjury/data/index.html）[179]。为了防止儿童跌倒，需要考虑多种风险因素，包括年龄、社会经济地位、受伤地点，甚至一年中的季节。婴儿从家具或楼梯上摔下的风险更高[179-182]，学步儿童从窗户上摔下的风险最大[183]，年龄较大的儿童从操场设备上摔下的风险最大[184]。大约 80% 的 4 岁以下儿童摔伤发生在家中；在 5 ~ 14 岁的孩子中，50% 的伤害发生在家里，25% 发生在学校[184]。在低收入家庭中，因缺乏安全措施或居住环境恶劣的儿童更容易摔伤[185-187]。大约 75% 的非致命的运动场所相关外伤发生在公共操场上[184]，且大多数发生在学校和日托中心[188]。在小于 14 岁的儿童中，约有 70% 的致命性运动场所相关外伤发生在家中，其中 20% 是由于摔倒造成的[184]。跌倒相关性外伤主要发生在温暖的月份[179, 183, 189]。然而，减少儿童跌倒的风险需要进一步阐明这些因素和超出本报告范围的其他因素的综合作用。

交通事故相关性 TBI 的预防

尽管 CDC 的数据显示近年来与交通事故相关的 TBI 住院率有所下降，但该数据在 15 ~ 24 岁、75 ~ 84 岁的人群中较为普遍。可能导致整体住院率下降的因素包括车辆安全性的提高、道路情况改善和更好的交通习惯（http://www.cdc.gov/motorvehi-clesafety/costs/index.html），后者可能是

立法规范安全带和儿童安全座椅使用的结果[190]。预防和减少由交通事故导致的 TBI 损伤严重程度的最有效的方法因年龄组而异（可在 https://www.cdc.gov/motorvehidesafety/ 查询）。在幼儿，CDC 建议适当使用适合年龄和大小的汽车座椅、儿童座椅和安全带。由于 50% ~ 54% 的青少年在交通事故中没有佩戴安全带，CDC 特别强调了佩戴安全带的必要性[191]。20 世纪 90 年代中期，美国出台了针对青少年司机的毕业驾照（GDL）政策，这可能也导致了这种下降（http://www.cdc.gov/ParentsAreTheKey/licensing/）[192]。尽管有这些发现，与交通事故相关的 TBI 住院率在青少年和 20 ~ 24 岁年龄段人群中仍然很高。分心驾驶可能是这些数据的一个促成因素。来自死亡分析报告系统（FARS）的数据显示，2005—2006 年度至 2010 年期间，因分心驾驶而死亡的行人和司机的比例有所上升[193]。2011 年，涉及分心驾驶的交通事故导致 38.7 万人受伤，3 331 人死亡。在涉及重大交通事故的 20 岁以下司机中，有 11% 人群在事故发生时分心；这个年龄段的司机分心的比例最大（可在 http://www.distractionaction.gov/content/get-the-facts/fact-andstatistics.html 查询）。开车时发短信可能是分心驾驶问题的一个因素。发短信减少了司机至少 4.6 秒的反应时间[194]，若以每小时 55 英里（1 英里 = 1.61 km）的速度驾驶，这些时间足以使汽车贯穿整个足球场[195]。行车时发短信可能会增加 6 ~ 23 倍致命性碰撞的风险[195, 196]。在美国，大约 20% 的司机曾在开车时发短信[197]。随着智能手机的普及和短信的普及，分心驾驶造成的伤害可能会增加，尤其是在美国的青少年[198]。减少行车时发短信可能需要一些措施来限制开车时使用手机设备（见 http://www.att.com/gen/press-room.com），甚至是在用户开车时使用技术手段切断手机的短信功能（在 http://appleinsider.com/articles/14/04/22/apple-tech-takes-on-distracted-driving-blocks-users-from-texting-while-behind-the-whee 查询）。

我们的研究表明，交通事故相关的 TBI 住院率随着年龄的增长而降低。在过去的一项调查中，65 ~ 74 岁和 75 ~ 84 岁人群的交通事故相关的 TBI 住院率有所上升[9, 30, 39]。对老年人交通事故的预防措施也非常重要。研究已经确定了一些可能有助于提高老年司机安全驾驶的因素，比如佩戴安全头盔[199]、身体情况良好时驾驶[200]以及避免危险驾驶[199]。目前正在开发或研究的技术，包括引入自

动驾驶汽车，有可能降低所有年龄组中与交通事故相关的外伤和死亡率（http://www.bbc.co.uk/news/technology-24464480）。

运动娱乐相关性 TBI 的预防

在美国，10 万人中每年与运动娱乐相关的 TBI 的急诊就诊率都在上升[36, 41]。该数据从 2001 年的 73.1/100 000 上升到了 2012 年的 152.0/100 000[36]。这种趋势在所有年龄组和性别人群中都十分显著。导致运动娱乐相关性 TBI 的主要因素因性别和年龄而有所不同，预防应针对不同人群，且可能需要包括运动者、父母、教练等在内的运动参与人一同配合[36]。一般来说，在男性中，骑行、足球和篮球是导致美国运动娱乐相关性 TBI 急诊就诊病例的主要原因[36]；与之对应的是，在女性主要因素是骑自行车、田径运动和骑马[36]。在这些活动中使用防护装备，如头盔，可使运动娱乐相关性 TBI 的发病率和严重程度降低[36, 202, 203]。此外，研究表明，预防运动娱乐相关性 TBI 及其后遗症的关键是加强对症状诊断的教育。对症状进行诊断可以使运动者暂时脱离运动，从而防止进一步的损伤，并可及时寻求医疗救助。各种教育项目，如 2004 年由 CDC 和许多合作伙伴发起的 Heads up 项目，可以提高老年人对轻微 TBI 或脑震荡的预防、识别和反应能力，首先在临床医师中推广，然后被扩展到体育教练、家长和运动员的教育（http://www.cdc.gov/headsup/youthsports/index.html）。为活动参与者提供服务的医务人员可能有助于减少 TBI[36]。应特别强调的是那些从事运动娱乐活动的老年人。医师应警惕其他系统性疾病（如糖尿病）的影响、药物的数量和种类，以及年龄相关的视力、听力、协调能力、力量和认知功能的下降，以预防慢性创伤性脑损伤[36, 166-168, 176, 205, 206]。这些措施也可能有助于减少这一人群中与交通事故相关的 TBI 病例。对于医务人员来说，无论患者的年龄大小，询问既往的 TBI 病史都非常重要，因为那些 TBI 患者可能有发生复发性 TBI 的风险[206-209]。由于许多儿童的 TBI 发生在操场上，CPSC 的公共操场安全手册建议提高运动场所的安全性，如使用适合儿童年龄的设备、减震地面和成人监督[210]；这些干预措施也有助于降低 TBI 的风险和严重程度[211]。尽管这些提议自 1981 年以来定期更新和传播[210]，但每年与运动相关 TBI 的患者数量从 2001 年的 11 042 个增加到了 2012 年的 17 379 个[36]。

防止乙醇和药物滥用

乙醇和毒品的使用跨越所有年龄[1, 2, 18, 30, 212]。之前有研究表明，因滥用药物引起的事故比醉酒引起的事故更为常见[212]。虽然因酒驾引起每 1 亿例交通事故的病死率从 2001 年的 0.48 降至 2010 年的 0.34，下降了 29%，但在 1 210 名 14 岁以下儿童中，约有 17% 死于酒后驾车事故[213]。药物滥用成为 TBI 发生后的一个重要问题。有 10%～20% 的 TBI 幸存者会在首次 TBI 发生后出现这种问题；而在那些曾有乙醇和药物使用史的人群中，在 TBI 后的 2～5 年，滥用的情况可能会加剧[214-217]。为解决 TBI 后的药物使用问题，一个采用以消费者管理和专业教育、强化病例管理和专业间咨询为基础的社区模式正在快速发展；然而，在这个项目中，人员流失是一个重要的问题（66% 的有药物使用问题的 TBI 幸存者最初没有参与或过早退出）[218, 219]。此外，虽然在急诊室中进行短暂的乙醇干预已被证明是有效的[220]，但研究表明在急诊室很少检测或干预涉及交通事故的酒后驾驶员[221]。这些结果表明，更需要制订有效的干预措施来减少 TBI 前后的药物滥用。

暴力相关 TBI 的预防

暴力在 TBI 发病率中起着重要的作用，影响着所有生命阶段的人们，在年轻人群中更为明显。总的来说，在 5 岁以下儿童中，因袭击事件导致超过 1/3 的 TBI 相关死亡病例；而在 20～34 岁人群中这一比例为 1/5[9]。火器是导致美国致命性外伤死亡的主要原因之一，是致命性 TBI 相关死亡的第二大原因[18, 222, 223]。暴力事件中枪支导致了每年超过 1.5 万人次的 TBI 相关死亡。年死亡率增长最高的人群是年龄超过 75 岁的男性（31.4/100 000），其次是 20～24 岁的男性（18.4/100 000）[18, 222]。自杀导致 74% 的枪支相关的 TBI 患者死亡，这一比例在 1999—2010 年大幅增加[222, 224]，且在男性白种人中最常见。暴力可能来自各类人际交往过程，从儿童虐待、人际暴力、性暴力、青少年暴力、老年人攻击甚至药物滥用等方面，CDC 已经设计了特定的干预措施，这些干预措施具有年龄和群体的特异性[225]（在 http://www.cdc.gov/violenceprevention/ 查询）。此外，为了预防暴力的发生，CDC 建立了一个四级的社会生态模型（在 http://www.cdc.gov/violenceprevention/overview/social ecologicalmodel.html 查询）。这个模型考虑了"个人、人际关系、社区和社会因素之间的复杂相互作用，研究人们面临暴力风险的危险因素，使他们不遭受或实施暴力。"

医疗管理预防

预防方法为四级预防[46, 226, 227]。一级预防是预防 TBI 发生的机制，例如，医生可以建议老年人打太极，这种运动可以降低摔倒的风险[30, 227]。二级预防是在 TBI 引起额外症状之前，对其进行正确诊断和治疗的方法，例如，让一名足球运动员在脑震荡后离开赛场，并提供适当的治疗和随访[228]。三级预防是通过恢复功能和减少并发症来降低这种损伤的负面影响的方法，例如，通过提供适当的急性、急性后和亚急性康复，确保患者能够重新进入社区生活，甚至独立生活（http://www.biausa.org/brain-injury-treatment.htm）。四级预防是用来避免不必要或过度干预的方法，以及它们对 TBI 幸存者的影响，例如，通过避免在多次影像学研究后不必要的辐射暴露[229]。

总结和结论

本章提供的信息进一步证实，TBI 是一个经济负担较重的公共卫生问题，主要影响儿童、青少年和老年人，发病机制都涉及摔倒、交通事故和运动娱乐损伤。

在美国，由于包括 CDC 在内的研究人员都依赖于主要用于报销目的的行政 ICD 编码数据，因此开发和实施能够更好地识别 TBI 病例并包含风险和保护因素信息的系统十分必要。

在世界范围内，这个问题更为严重。国家，尤其是中低收入国家，需要开发和实施监控系统以适合该地区正确评估 TBI 发病率和患病率的需求。这些信息对于解决全球 TBI 的社会负担和制订适当的预防战略至关重要。

在全世界范围内，关于伤害的外部因素信息的大量缺乏，表明需要更好的伤害监测系统。记录者适当地收集和记录 TBI 发生、护理和结果的数据时，这些信息可能有助于更好地达到医疗保健、随访、治疗、服务、资源利用和预防策略的目标[230, 231]。

未来的发展方向

尽管近年来，尤其是在发达国家，TBI 相关监测、成像和医疗管理等方面都取得了重大进展，但仍有几个领域需要进一步努力。首先，包括美国在内的大多数国家仍然缺乏适当和有效的监测系统，无法对地方和国家一级的 TBI 发病率和患病率进行可靠的统计。这种系统的设计、实施和适当的资助对于描述 TBI 的流行病学和预防这种情况至关重要。其次，应该为每个级别的 TBI 的严重程度创建标准化的定义，并由相关受众采用。这些标准定义应在获得更多知识时定期更新。第三，需要有足够的资金和更好的流行病学研究设计，以促进研究的改进，包括自然过程的特征、康复需要和这种情况的结果。第四，技术进步，包括与 TBI 诊断相关的技术进步，特别是在血清生物标志物、神经影像学和神经病理学领域，以及在美国广泛采用标准电子病历，可能会促进 TBI 的诊断、护理、流行病学和临床研究。

为了减轻全球 TBI 治疗的经济负担，需要公共和临床医务工作者以及其他利益攸关方继续合作，提高个人和社会责任感。

为了减轻 TBI 的经济负担，各国必须认识到，这些伤害往往是可以预防的，而不是随机事件的结果[1, 2]。确定 TBI 的严重程度、危险因素和干预措施的有效性对预防这些伤害至关重要。各国需要设计、实施、评估、促进甚至调整以证据为基础的干预措施[1-3, 154]。例如，在美国 15～24 岁年龄组中[18]，近年来与交通事故相关的 TBI 死亡人数大幅下降，这可能反映了美国各州对新驾驶员的分级许可和教育计划的实施取得了良好效果（http://www.cdc.gov/motorvehicleslesafety/teen/drivers/index.html）。有针对性的干预应考虑到与患者或受伤个体（如酒驾司机）、动力或机械因素（即损伤载体或媒介物，如棒球棒或其他运动员或车辆），以及在受伤事件之前、期间和之后的社会和物理环境[232, 233]（如"在比赛前阶段"）；医学检查能够提示的事项（如乙醇的使用）；相关活动知识与技能（如有执照的司机）和保护设备的使用（如安全带、头盔）。这些信息可能有助于确定有效的预防策略，以防止进一步的损伤[1, 2, 232, 233]。考虑到这些因素，可能有助于减轻 TBI 在美国的负担及其后果，并可能需要促进个人和社会责任以及利益相关者与公共卫生和临床卫生从业人员之间的持续合作。

（薛　飞　林　祺　胡　锦）

参考文献

[1] Coronado VG, McGuire LM, Faul M, Sugerman DE, Pearson WS. Epidemiology and Public Health Issues. In: Zasler ND, Katz DI, Zafonte RD, eds. Brain Injury Medicine, 2nd ed. Principles and Practice. New York, NY: Demos Medical; 2013.

[2] Coronado VG, Thurman DW, Greenspan A, Weissman BM. Epidemiology. In: Jallo and Loftus, eds. Neurotrauma and Critical Care of the Brain. New York, NY: Thieme; 2009:3–19.

[3] Tagliaferri F, Compagnone C, Korsic M, Servadei F, Kraus J. A systematic review of brain injury epidemiology in Europe. Acta Neurochir (Wien). 2006; 148(3):255–268, discussion 268.

[4] Centers for Disease Control and Prevention; National Center for Injury Prevention and Control. Report to Congress on Mild Traumatic Brain Injury in the United States. Atlanta, GA: US Department of Health and Human Services; 2003:56.

[5] Holm L, Cassidy JD, Carroll LJ, Borg J, Neurotrauma Task Force on Mild Traumatic Brain Injury of the WHO Collaborating Centre. Summary of the WHO collaborating centre for neurotrauma task force on mild traumatic brain injury. J Rehabil Med. 2005; 37(3):137–141.

[6] Thurman D. The epidemiology and economics of head trauma. In: Miller L, Hayes R, eds. Head Trauma: Basic, Preclinical, and Clinical Directions. New York, NY: Wiley and Sons; 2001.

[7] Marr AL, Coronado VG. Central nervous system injury surveillance data submission standards–2002. Atlanta, GA: National Center for Injury Prevention and Control, Centers for Disease Control and Prevention; 2004.

[8] Centers for Disease Control and Prevention; National Center for Injury Prevention and Control. Guidelines for Surveillance of Central Nervous System Injury. Atlanta, GA: U.S. Department of Health and Human Services, Public Health Service; 1995.

[9] Faul M, Xu L, Wald M, Coronado V. Traumatic Brain Injury in the United States: Emergency Department Visits, Hospitalizations, and Deaths, 2002–2006. Atlanta, GA: Centers for Disease Control and Prevention, National Center for Injury Prevention and Control; 2010.

[10] Bazarian JJ, Veazie P, Mookerjee S, Lerner EB. Accuracy of mild traumatic brain injury case ascertainment using ICD-9 codes. Acad Emerg Med. 2006; 13(1):31–38.

[11] Thurmond VA, Hicks R, Gleason T, et al. Advancing integrated research in psychological health and traumatic brain injury: common data elements. Arch Phys Med Rehabil. 2010; 91(11):1633–1636.

[12] Hicks R, Giacino J, Harrison-Felix C, Manley G, Valadka A, Wilde EA. Progress in developing common data elements for traumatic brain injury research: version two–the end of the beginning. J Neurotrauma. 2013; 30(22):1852–1861.

[13] Centers for Medicare and Medicaid Services; National Center for Injury Prevention and Control. International Classification of Diseases, Ninth Revision, Clinical Modification (ICD-9-CM). Available at: http://www.cdc.gov/nchs/icd/icd9cm.htm. Accessed February 22, 2016.

[14] Centers for Disease Control and Prevention. Matrix of E-code groupings. Table 1. Recommended framework of E-code groupings for presenting injury mortality and morbidity data. Published August 2011. Available at: http://www.cdc.gov/injury/wisqars/ecode_matrix.html. Accessed July 22, 2016.

[15] Centers for Disease Control and Prevention; National Center for Injury Prevention and Control. International Classification of Diseases, (ICD-10-CM/PCS) Transition: Background. Available at: http://www.cdc.gov/nchs/icd/icd10cm_pcs_background.htm. Accessed February 18, 2016.

[16] Hedegaard H, Johnson R, Warner M, Annest J. Proposed framework for presenting injury data using the International Classification of Diseases, Tenth Revision, Clinical Modification (ICD–10–CM) diagnosis codes. Hyattsville, MD: National Center for Health Statistics Reports; 2016;89:1–20.

[17] Annest J, Hedegaard H, Chen L, Warner M, Small E. Proposed Framework for Presenting Injury Data Using ICD-10-CM External Cause of Injury Codes. Atlanta, GA: Centers for Disease Control and Prevention: National Center for Injury Prevention and Control; 2014:1–32.

[18] Coronado VG, Xu L, Basavaraju SV, et al. Centers for Disease Control and Prevention (CDC). Surveillance for traumatic brain injury-related deaths–United States, 1997-2007. MMWR Surveill Summ. 2011; 60(5):1–32.

[19] Mason CN. Mild traumatic brain injury in children. Pediatr Nurs. 2013; 39(6):267–272, 282.

[20] Korley FK, Kelen GD, Jones CM, Diaz-Arrastia R. Emergency department evaluation of traumatic brain injury in the United States, 2009–2010. J Head Trauma Rehabil. 2015 2016; 31(6):379–387.

[21] McKee AC, Robinson ME. Military-related traumatic brain injury and neurodegeneration. Alzheimers Dement. 2014; 10(3) Suppl:S242–S253.

[22] McCrory P, Meeuwisse WH, Aubry M, et al. Consensus statement on concussion in sport: the 4th International Conference on Concussion in Sport, Zurich, November 2012. J Athl Train. 2013; 48(4):554–575.

[23] Rimel RW, Giordani B, Barth JT, Jane JA. Moderate head injury: completing the clinical spectrum of brain trauma. Neurosurgery. 1982; 11(3):344–351.

[24] Bernier RA, Hillary FG. Trends in alcohol use during moderate and severe traumatic brain injury: 18 years of neurotrauma in Pennsylvania. Brain Inj. 2016; 30(4):414–421.

[25] D'souza MM, Trivedi R, Singh K, et al. Traumatic brain injury and the post-concussion syndrome: A diffusion tensor tractography study. Indian J Radiol Imaging. 2015; 25(4):404–414.

[26] Sharp DJ, Scott G, Leech R. Network dysfunction after traumatic brain injury. Nat Rev Neurol. 2014; 10(3):156–166.

[27] Alwis DS, Johnstone V, Yan E, Rajan R. Diffuse traumatic brain injury and the sensory brain. Clin Exp Pharmacol Physiol. 2013; 40(7):473–483.

[28] Königs M, Weeda WD, van Heurn LWE, et al. Impaired visual integration in children with traumatic brain injury: an observational study. PLoS One. 2015; 10(12):e0144395.

[29] Undén L, Calcagnile O, Undén J, Reinstrup P, Bazarian J. Validation of the Scandinavian guidelines for initial management of minimal, mild and moderate traumatic brain injury in adults. BMC Med. 2015; 13:292.

[30] Coronado VG, Thomas KE, Sattin RW, Johnson RL. The CDC traumatic brain injury surveillance system: characteristics of persons aged 65 years and older hospitalized with a TBI. J Head Trauma Rehabil. 2005; 20(3):215–228.

[31] Hendrickson CM, Howard BM, Kornblith LZ, et al. The acute respiratory distress syndrome following isolated severe traumatic brain injury. J Trauma Acute Care Surg. 2016; 80(6):989–997.

[32] Timmons SD, Bee T, Webb S, Diaz-Arrastia RR, Hesdorffer D. Using the abbreviated injury severity and Glasgow Coma Scale scores to predict 2-week mortality after traumatic brain injury. J Trauma. 2011; 71(5):1172–1178.

[33] Jamora CW, Young A, Ruff RM. Comparison of subjective cognitive complaints with neuropsychological tests in individuals with mild vs more severe traumatic brain injuries. Brain Inj. 2012; 26(1):36–47.

[34] Radford K, Phillips J, Drummond A, et al. Return to work after traumatic brain injury: cohort comparison and economic evaluation. Brain Inj. 2013; 27(5):507–520.

[35] Thacker SB, Berkelman RL. Public health surveillance in the United States. Epidemiol Rev. 1988; 10:164–190.

[36] Coronado VG, Haileyesus T, Cheng TA, et al. Trends in sports- and recreation-related traumatic brain injuries treated in US emergency departments: the National Electronic Injury Surveillance System-All Injury Program (NEISS-AIP) 2001–2012. J Head Trauma Rehabil. 2015; 30(3):185–197.

[37] Selassie AW, Zaloshnja E, Langlois JA, Miller T, Jones P, Steiner C. Incidence of long-term disability following traumatic brain injury hospitalization, United States, 2003. J Head Trauma Rehabil. 2008; 23(2):123–131.

[38] Zaloshnja E, Miller T, Langlois JA, Selassie AW. Prevalence of long-term disability from traumatic brain injury in the civilian population of the United States, 2005. J Head Trauma Rehabil. 2008; 23(6):394–400.

[39] Centers for Disease Control and Prevention. Rates of TBI-related Emergency Department Visits, Hospitalizations, and Deaths–United States, 2001–2010. Traumatic Brain Injury and Concussion. Available at: http://www.cdc.gov/traumaticbraininjury/data/rates.html. Accessed June 30, 2016.

[40] Yue JK, Winkler EA, Burke JF, et al. Pediatric sports-related traumatic brain injury in United States trauma centers. Neurosurg Focus. 2016; 40(4):E3.

[41] Haring RS, Canner JK, Asemota AO, et al. Trends in incidence and severity of sports-related traumatic brain injury (TBI) in the emergency department, 2006–2011. Brain Inj. 2015; 29(7–8):989–992.

[42] Coronado VG, McGuire LC, Sarmiento K, et al. Trends in traumatic brain injury in the U.S. and the public health response: 1995–2009. J Safety Res. 2012; 43(4):299–307.

[43] Sosin DM, Sniezek JE, Waxweiler RJ. Trends in death associated with traumatic brain injury, 1979 through 1992. Success and failure. JAMA. 1995; 273(22):1778–1780.

[44] Haring RS, Narang K, Canner JK, et al. Traumatic brain injury in the elderly: morbidity and mortality trends and risk factors. J Surg Res. 2015; 195(1):1–9.

[45] Ambrose AF, Cruz L, Paul G. Falls and fractures: a systematic approach to screening and prevention. Maturitas. 2015; 82(1):85–93.

[46] Selassie AW, Wilson DA, Pickelsimer EE, Voronca DC, Williams NR, Edwards JC. Incidence of sport-related traumatic brain injury and risk factors of severity: a population-based epidemiologic study. Ann Epidemiol. 2013; 23(12):750–756.

[47] Coronado VG, Johnson RL, Faul M, Kegler SR. Incidence rates of hospitalization related to traumatic brain injury: 12 states, 2002. MMWR Morb Mortal Wkly Rep. 2006; 55(8):201–204.

[48] McKee AC, Stern RA, Nowinski CJ, et al. The spectrum of disease in chronic traumatic encephalopathy. Brain. 2013; 136(Pt 1):43–64.

[49] Guskiewicz KM, Marshall SW, Bailes J, et al. Association between recurrent concussion and late-life cognitive impairment in retired professional football players. Neurosurgery. 2005; 57(4):719-726, discussion 719-726.

[50] Iverson GL, Echemendia RJ, Lamarre AK, Brooks BL, Gaetz MB. Possible lingering effects of multiple past concussions. Rehabil Res Pract. 2012; 2012:316575.

[51] Collins MW, Iverson GL, Lovell MR, McKeag DB, Norwig J, Maroon J. On-field predictors of neuropsychological and symptom deficit following sports-related concussion. Clin J Sport Med. 2003; 13(4):222-229.

[52] Saunders RL, Harbaugh RE. The second impact in catastrophic contact-sports head trauma. JAMA. 1984; 252(4):538-539.

[53] Bey T, Ostick B. Second impact syndrome. West J Emerg Med. 2009; 10 (1):6-10.

[54] McCrory P. Does second impact syndrome exist? Clin J Sport Med. 2001; 11 (3):144-149.

[55] Boden BP, Tacchetti RL, Cantu RC, Knowles SB, Mueller FO. Catastrophic head injuries in high school and college football players. Am J Sports Med. 2007; 35(7):1075-1081.

[56] Belanger HG, Spiegel E, Vanderploeg RD. Neuropsychological performance following a history of multiple self-reported concussions: a meta-analysis. J Int Neuropsychol Soc. 2010; 16(2):262-267.

[57] Theadom A, Parmar P, Jones K, et al. BIONIC Research Group. Frequency and impact of recurrent traumatic brain injury in a population-based sample. J Neurotrauma. 2015; 32(10):674-681.

[58] Gavett BE, Stern RA, McKee AC. Chronic traumatic encephalopathy: a potential late effect of sport-related concussive and subconcussive head trauma. Clin Sports Med. 2011; 30(1):179-188, xi.

[59] Plassman BL, Havlik RJ, Steffens DC, et al. Documented head injury in early adulthood and risk of Alzheimer's disease and other dementias. Neurology. 2000; 55(8):1158-1166.

[60] Bower JH, Maraganore DM, Peterson BJ, McDonnell SK, Ahlskog JE, Rocca WA. Head trauma preceding PD: a case-control study. Neurology. 2003; 60 (10):1610-1615.

[61] Mortimer JA, French LR, Hutton JT, Schuman LM. Head injury as a risk factor for Alzheimer's disease. Neurology. 1985; 35(2):264-267.

[62] Nemetz PN, Leibson C, Naessens JM, et al. Traumatic brain injury and time to onset of Alzheimer's disease: a population-based study. Am J Epidemiol. 1999; 149(1):32-40.

[63] Corsellis JA, Bruton CJ, Freeman-Browne D. The aftermath of boxing. Psychol Med. 1973; 3(3):270-303.

[64] Roberts AH. Brain Damage in Boxers: A Study of the Prevalence of Traumatic Encephalopathy among Ex-professional Boxers. London: Pitman Medical & Scientific Publishing Co, Ltd; 1969.

[65] Plassman BL, Langa KM, Fisher GG, et al. Prevalence of dementia in the United States: the aging, demographics, and memory study. Neuroepidemiology. 2007; 29(1-2):125-132.

[66] Jordan BD. Chronic traumatic brain injury associated with boxing. Semin Neurol. 2000; 20(2):179-185.

[67] Williams DB, Annegers JF, Kokmen E, O'Brien PC, Kurland LT. Brain injury and neurologic sequelae: a cohort study of dementia, Parkinsonism, and amyotrophic lateral sclerosis. Neurology. 1991; 41(10):1554-1557.

[68] McKee AC, Cantu RC, Nowinski CJ, et al. Chronic traumatic encephalopathy in athletes: progressive tauopathy after repetitive head injury. J Neuropathol Exp Neurol. 2009; 68(7):709-735.

[69] Petersen RC. Mild cognitive impairment as a diagnostic entity. J Intern Med. 2004; 256(3):183-194.

[70] Meyer KS, Marion DW, Coronel H, Jaffee MS. Combat-related traumatic brain injury and its implications to military healthcare. Psychiatr Clin North Am. 2010; 33(4):783-796.

[71] Thornley S, Kool B, Marshall RJ, Ameratunga S. Alcohol intake, marijuana use, and sleep deprivation on the risk of falls occurring at home among young and middle-aged adults: a case-crossover study. N Z Med J. 2014; 127 (1406):32-38.

[72] Tait RJ, French DJ, Burns RA, Byles JE, Anstey KJ. Alcohol, hospital admissions, and falls in older adults: a longitudinal evaluation. Int Psychogeriatr. 2013; 25(6):901-912.

[73] Ilie G, Boak A, Mann RE, et al. Energy Drinks, Alcohol, Sports and Traumatic Brain Injuries among Adolescents. PLoS One. 2015; 10(9):e0135860.

[74] Korcha RA, Cherpitel CJ, Witbrodt J, et al. Violence-related injury and gender: the role of alcohol and alcohol combined with illicit drugs. Drug Alcohol Rev. 2014; 33(1):43-50.

[75] Winqvist S, Luukinen H, Jokelainen J, Lehtilahti M, Näyhä S, Hillbom M. Recurrent traumatic brain injury is predicted by the index injury occurring under the influence of alcohol. Brain Inj. 2008; 22(10):780-785.

[76] Dunham CM, Chirichella TJ. Trauma activation patients: evidence for routine alcohol and illicit drug screening. PLoS One. 2012; 7(10):e47999.

[77] Christophersen AS, Gjerde H. Prevalence of alcohol and drugs among motorcycle riders killed in road crashes in Norway during 2001-2010. Accid Anal Prev. 2015; 80:236-242.

[78] Costa CK, Dagher JH, Lamoureux J, de Guise E, Feyz M. Societal cost of traumatic brain injury: A comparison of cost-of-injuries related to biking with and without helmet use. Brain Inj. 2015; 29(7-8):843-847.

[79] Naumann RB, Marshall SW, Proescholdbell SK, Austin A, Creppage K. Impact of North Carolina's motorcycle helmet law on hospital admissions and charges for care of traumatic brain injuries. N C Med J. 2015; 76(2):70-75.

[80] Carey ME, Sacco W, Merkler J. An analysis of fatal and non-fatal head wounds incurred during combat in Vietnam by U.S. forces. Acta Chir Scand Suppl. 1982; 508:351-356.

[81] Okie S. Traumatic brain injury in the war zone. N Engl J Med. 2005; 352 (20):2043-2047.

[82] Wallace D, Rayner S. Combat helmets and blast traumatic brain injury. J Mil Veterans Health. 2012; 20(1):10-17.

[83] Rustemeyer J, Kranz V, Bremerich A. Injuries in combat from 1982-2005 with particular reference to those to the head and neck: a review. Br J Oral Maxillofac Surg. 2007; 45(7):556-560.

[84] Pellman EJ, Viano DC, National Football League's Committee on Mild Traumatic Brain Injury. Concussion in professional football: summary of the research conducted by the National Football League's Committee on mild traumatic brain injury. Neurosurg Focus. 2006; 21(4):E12.

[85] Farragher J, Chiu E, Ulutas O, Tomlinson G, Cook WL, Jassal SV. Accidental falls and risk of mortality among older adults on chronic peritoneal dialysis. Clin J Am Soc Nephrol. 2014; 9(7):1248-1253.

[86] Oliveira CC, Lee AL, McGinley J, et al. Falls by individuals with chronic obstructive pulmonary disease: a preliminary 12-month prospective cohort study. Respirology. 2015; 20(7):1096-1101.

[87] Callaly EL, Ni Chroinin D, Hannon N, et al. Falls and fractures 2 years after acute stroke: the North Dublin Population Stroke Study. Age Ageing. 2015; 44(5):882-886.

[88] Chiba Y, Kimbara Y, Kodera R, et al. Risk factors associated with falls in elderly patients with type 2 diabetes. J Diabetes Complications. 2015; 29 (7):898-902.

[89] Lu CL, Hsu PC, Shen HN, Chang YH, Chen HF, Li C-Y. Association between history of severe hypoglycemia and risk of falls in younger and older patients with Diabetes. Medicine (Baltimore). 2015; 94(33):e1339.

[90] Gewandter JS, Fan L, Magnuson A, et al. Falls and functional impairments in cancer survivors with chemotherapy-induced peripheral neuropathy (CIPN): a University of Rochester CCOP study. Support Care Cancer. 2013; 21 (7):2059-2066.

[91] Wuehr M, Schniepp R, Schlick C, et al. Sensory loss and walking speed related factors for gait alterations in patients with peripheral neuropathy. Gait Posture. 2014; 39(3):852-858.

[92] Zurales K, DeMott TK, Kim H, Allet L, Ashton-Miller JA, Richardson JK. Gait efficiency on an uneven surface is associated with falls and injury in older subjects with a spectrum of lower limb neuromuscular function: a prospective study. Am J Phys Med Rehabil. 2016; 95(2):83-90.

[93] van Schooten KS, Pijnappels M, Rispens SM, Elders PJM, Lips P, van Dieën JH. Ambulatory fall-risk assessment: amount and quality of daily-life gait predict falls in older adults. J Gerontol A Biol Sci Med Sci. 2015; 70(5):608-615.

[94] Allali G, Ayers EI, Verghese J. Multiple modes of assessment of gait are better than one to predict incident falls. Arch Gerontol Geriatr. 2015; 60(3):389-393.

[95] Keay L, Palagyi A, McCluskey P, et al. Falls in Older people with Cataract, a longitudinal evalUation of impact and riSk: the FOCUS study protocol. Inj Prev. 2014; 20(4):e7.

[96] Rolita L, Spegman A, Tang X, Cronstein BN. Greater number of narcotic analgesic prescriptions for osteoarthritis is associated with falls and fractures in elderly adults. J Am Geriatr Soc. 2013; 61(3):335-340.

[97] Butt DA, Mamdani M, Austin PC, Tu K, Gomes T, Glazier RH. The risk of falls on initiation of antihypertensive drugs in the elderly. Osteoporos Int. 2013; 24(10):2649-2657.

[98] Dauphinot V, Faure R, Omrani S, et al. Exposure to anticholinergic and sedative drugs, risk of falls, and mortality: an elderly inpatient, multicenter cohort. J Clin Psychopharmacol. 2014; 34(5):565-570.

[99] Zia A, Kamaruzzaman SB, Tan MP. Blood pressure lowering therapy in older people: Does it really cause postural hypotension or falls? Postgrad Med. 2015; 127(2):186-193.

[100] Lipsitz LA, Habtemariam D, Gagnon M, et al. Reexamining the effect of antihypertensive medications on falls in old age. Hypertension. 2015; 66 (1):183-189.

[101] Kämpfen P, Méan M, Limacher A, et al. Risk of falls and bleeding in elderly patients with acute venous thromboembolism. J Intern Med. 2014; 276 (4):378-386.

[102] Pozzessere A, Grotts J, Kaminski S. Dabigatran use does not increase intracranial hemorrhage in traumatic geriatric falls when compared with warfarin. Am Surg. 2015; 81(10):1039-1042.

[103] Donzé J, Clair C, Hug B, et al. Risk of falls and major bleeds in patients on oral anticoagulation therapy. Am J Med. 2012; 125(8):773-778.

[104] Wojcik BE, Stein CR, Bagg K, Humphrey RJ, Orosco J. Traumatic brain injury

hospitalizations of U.S. army soldiers deployed to Afghanistan and Iraq. Am J Prev Med. 2010; 38(1) Suppl:S108–S116.

[105] Gabella B, Hoffman RE, Marine WW, Stallones L. Urban and rural traumatic brain injuries in Colorado. Ann Epidemiol. 1997; 7(3):207–212.

[106] Chan L, Hart LG, Goodman DC. Geographic access to health care for rural Medicare beneficiaries. J Rural Health. 2006; 22(2):140–146.

[107] Sample PL, Tomter H, Johns N. "The left hand does not know what the right hand is doing": rural and urban cultures of care for persons with traumatic brain injuries. Subst Use Misuse. 2007; 42(4):705–727.

[108] Lishner DM, Richardson M, Levine P, Patrick D. Access to primary health care among persons with disabilities in rural areas: a summary of the literature. J Rural Health. 1996; 12(1):45–53.

[109] Kaye HS. Disability Watch: The Status of People with Disabilities in the United States. San Francisco, CA: Disability Statistics Center, Institute for Health and Aging, University of California at San Francisco; 1997.

[110] Johnstone B, Reid-Arndt S, Franklin KL, Harper J. Vocational outcomes of state vocational rehabilitation clients with traumatic brain injury: a review of the Missouri Model Brain Injury System Studies. NeuroRehabilitation. 2006; 21(4):335–347.

[111] Kaeble D, Glaze L, Tsoutis A, Minton T. Correctional Populations in the United States, 2014. US Department of Justice, Office of Justice Programs, Bureau of Justice Statistics. December 2015, NCJ 249513 (Revised January 21, 2016). Available at: http://www.bjs.gov/content/pub/pdf/cpus14.pdf. Accessed May 22, 2016.

[112] Slaughter B, Fann JR, Ehde D. Traumatic brain injury in a county jail population: prevalence, neuropsychological functioning and psychiatric disorders. Brain Inj. 2003; 17(9):731–741.

[113] Morrell RF, Merbitz CT, Jain S, Jain S. Traumatic brain injury in prisoners. J Offender Rehabil. 1998; 27(3–4):1–8.

[114] Shiroma EJ, Ferguson PL, Pickelsimer EE. Prevalence of traumatic brain injury in an offender population: a meta-analysis. J Head Trauma Rehabil. 2012; 27(3):E1–E10.

[115] Ferguson PL, Pickelsimer EE, Corrigan JD, Bogner JA, Wald M. Prevalence of traumatic brain injury among prisoners in South Carolina. J Head Trauma Rehabil. 2012; 27(3):E11–E20.

[116] Walker R, Hiller M, Staton M, Leukefeld CG. Head injury among drug abusers: an indicator of co-occurring problems. J Psychoactive Drugs. 2003; 35(3):343–353.

[117] Barnfield TV, Leathem JM. Neuropsychological outcomes of traumatic brain injury and substance abuse in a New Zealand prison population. Brain Inj. 1998; 12(11):951–962.

[118] Barnfield TV, Leathem JM. Incidence and outcomes of traumatic brain injury and substance abuse in a New Zealand prison population. Brain Inj. 1998; 12(6):455–466.

[119] Silver JM, Kramer R, Greenwald S, Weissman M. The association between head injuries and psychiatric disorders: findings from the New Haven NIMH Epidemiologic Catchment Area Study. Brain Inj. 2001; 15(11):935–945.

[120] Bremner AJ, Duke PJ, Nelson HE, Pantelis C, Barnes TR. Cognitive function and duration of rooflessness in entrants to a hostel for homeless men. Br J Psychiatry. 1996; 169(4):434–439.

[121] Blaauw E, Arensman E, Kraaij V, Winkel FW, Bout R. Traumatic life events and suicide risk among jail inmates: the influence of types of events, time period and significant others. J Trauma Stress. 2002; 15(1):9–16.

[122] León-Carrión J, Ramos FJ. Blows to the head during development can predispose to violent criminal behaviour: rehabilitation of consequences of head injury is a measure for crime prevention. Brain Inj. 2003; 17(3):207–216.

[123] Timonen M, Miettunen J, Hakko H, et al. The association of preceding traumatic brain injury with mental disorders, alcoholism and criminality: the Northern Finland 1966 Birth Cohort Study. Psychiatry Res. 2002; 113(3):217–226.

[124] Department of Justice (US), Office of Justice Programs, Bureau of Justice Statistics. Special Report. Women offenders. December 1999, NCJ 175688 (Revised 10/2/2000). Available at: http://www.bjs.gov/content/pub/pdf/wo.pdf. Accessed December 1, 2016.

[125] Yeager CA, Lewis DO. Mental illness, neuropsychologic deficits, child abuse, and violence. Child Adolesc Psychiatr Clin N Am. 2000; 9(4):793–813.

[126] Cohen RA, Rosenbaum A, Kane RL, Warnken WJ, Benjamin S. Neuropsychological correlates of domestic violence. Violence Vict. 1999; 14(4):397–411.

[127] Sarapata M, Herrmann D, Johnson T, Aycock R. The role of head injury in cognitive functioning, emotional adjustment and criminal behaviour. Brain Inj. 1998; 12(10):821–842.

[128] Fowles GP. Neuropsychologically impaired offenders: considerations for assessment and treatment. Psychiatr Ann. 1988; 18(12):692–697.

[129] Department of Health and Human Services (US), National Institutes of Health, National Institute on Drug Abuse. Principles of drug abuse treatment. A research-based guide. NIH Publication No. 12–180. Rockville, MD: National Institutes of Health; 1999.

[130] Department of Health and Human Services (US), Substance Abuse and Mental Health Services Administration. Substance use disorder treatment for people with physical and cognitive disabilities. Treatment Improvement Protocol (TIP) Series 29, DHHS Publication No. (SMA) 98–3249. Rockville, MD: Department of Health and Human Services; 1998.

[131] Murray CJL, Lopez AD. Global Health Statistics: A Compendium of Incidence, Prevalence and Mortality Estimates for over 200 conditions. Global burden of disease and injury series, Vol. 2. Boston, MA: Harvard School of Public Health on behalf of the World Health Organization and the World Bank; 1996.

[132] Brazinova A, Rehorcikova V, Taylor MS, et al. Epidemiology of traumatic brain injury in Europe: a living systematic review. J Neurotrauma. 2016; 33:1–30. Advance online publication.

[133] Chiu WT, Huang SJ, Tsai SH, et al. The impact of time, legislation, and geography on the epidemiology of traumatic brain injury. J Clin Neurosci. 2007; 14(10):930–935.

[134] Katsaragakis S, Drimousis PG, Toutouzas K, et al. Traumatic brain injury in Greece: report of a countrywide registry. Brain Inj. 2010; 24(6):871–876.

[135] Mauritz W, Brazinova A, Majdan M, Leitgeb J. Epidemiology of traumatic brain injury in Austria. Wien Klin Wochenschr. 2014; 126(1–2):42–52.

[136] Ingebrigtsen T, Mortensen K, Romner B. The epidemiology of hospital-referred head injury in northern Norway. Neuroepidemiology. 1998; 17(3):139–146.

[137] Puvanachandra P, Hyder AA. The burden of traumatic brain injury in Asia: a call for research. Pakistan J Neurol Sci. 2009; 4(1):27–32.

[138] Suzuki M, Ono J, Ogawa T, Suehiro E. Japan Neurotrauma Data Bank (JNTDB): The Past, the Present, and the Future. Japanese J Neurosurg. 2014; 23(12):934–941.

[139] Wu X, Hu J, Zhuo L, et al. Epidemiology of traumatic brain injury in eastern China, 2004: a prospective large case study. J Trauma. 2008; 64(5):1313–1319.

[140] Myburgh JA, Cooper DJ, Finfer SR, et al. Australasian Traumatic Brain Injury Study (ATBIS) Investigators for the Australian, New Zealand Intensive Care Society Clinical Trials Group. Epidemiology and 12-month outcomes from traumatic brain injury in australia and new zealand. J Trauma. 2008; 64(4):854–862.

[141] Feigin VL, Theadom A, Barker-Collo S, et al. BIONIC Study Group. Incidence of traumatic brain injury in New Zealand: a population-based study. Lancet Neurol. 2013; 12(1):53–64.

[142] Wekesa V, Ogengo JA, Siongei CV, Elbusaidy H, Iwaret M. Demographics of patients admitted with traumatic intracranial bleeds in Kenyatta National Hospital in Nairobi, Kenya. East Cent Afr J Surg. 2013; 18(3):67–70.

[143] Nell V, Brown DS. Epidemiology of traumatic brain injury in Johannesburg–II. Morbidity, mortality and etiology. Soc Sci Med. 1991; 33(3):289–296.

[144] Schrieff LE, Thomas KGF, Dollman AK, Rohlwink UK, Figaji AA. Demographic profile of severe traumatic brain injury admissions to Red Cross War Memorial Children's Hospital, 2006–2011. S Afr Med J. 2013; 103(9):616–620.

[145] Puvanachandra P, Hyder AA. Traumatic brain injury in Latin America and the Caribbean: a call for research. Salud pública de México. 2008; 50(Suppl 1):S3–S–5.

[146] de Almeida CER, de Sousa Filho JL, Dourado JC, Magalhães Gontijo PA, Delaretti MA, Costa BS. Traumatic Brain Injury Epidemiology in Brazil. World Neurosurg. 2016; 87:540–547.

[147] De Silva MJ, Roberts I, Perel P, et al. CRASH Trial Collaborators. Patient outcome after traumatic brain injury in high-, middle- and low-income countries: analysis of data on 8927 patients in 46 countries. Int J Epidemiol. 2009; 38(2):452–458.

[148] Perel P, Arango M, Clayton T, et al. MRC CRASH Trial Collaborators. Predicting outcome after traumatic brain injury: practical prognostic models based on large cohort of international patients. BMJ. 2008; 336(7641):425–429.

[149] Maas AI, Stocchetti N, Bullock R. Moderate and severe traumatic brain injury in adults. Lancet Neurol. 2008; 7(8):728–741.

[150] Harrison DA, Prabhu G, Grieve R, et al. Risk Adjustment In Neurocritical care (RAIN)–prospective validation of risk prediction models for adult patients with acute traumatic brain injury to use to evaluate the optimum location and comparative costs of neurocritical care: a cohort study. Health Technol Assess. 2013; 17(23):vii–viii, 1–350.

[151] Humphreys I, Wood RL, Phillips CJ, Macey S. The costs of traumatic brain injury: a literature review. Clinicoecon Outcomes Res. 2013; 5:281–287.

[152] Krug EG, Sharma GK, Lozano R. The global burden of injuries. Am J Public Health. 2000; 90(4):523–526.

[153] Sethi D, Racioppi F, Baumgarte I, Vida P. Injuries and violence in Europe. Why they matter and what can be done. Copenhagen, Denmark: WHO Regional Office for Europe; 2006.

[154] European Transport Safety Council. Cost-effective EU transport safety measures. Brussels: European Transport Safety Council; 2005.

[155] Konda S, Reichard A, Tiesman HM, Hendricks S. Non-fatal work-related traumatic brain injuries treated in US hospital emergency departments, 1998–2007. Inj Prev. 2015; 21(2):115–120.

[156] Tiesman HM, Konda S, Bell JL. The epidemiology of fatal occupational traumatic brain injury in the U.S. Am J Prev Med. 2011; 41(1):61–67.

[157] Chang VC, Guerriero EN, Colantonio A. Epidemiology of work-related traumatic brain injury: a systematic review. Am J Ind Med. 2015; 58(4):353–377.

[158] Colantonio A, Mroczek D, Patel J, Lewko J, Fergenbaum J, Brison R. Examining occupational traumatic brain injury in Ontario. Can J Public Health. 2010; 101 Suppl 1:S58–S62.

[159] Hausdorff JM, Rios DA, Edelberg HK. Gait variability and fall risk in community-living older adults: a 1-year prospective study. Arch Phys Med Rehabil. 2001; 82(8):1050–1056.

[160] Tromp AM, Pluijm SMF, Smit JH, Deeg DJH, Bouter LM, Lips P. Fall-risk screening test: a prospective study on predictors for falls in community-dwelling elderly. J Clin Epidemiol. 2001; 54(8):837–844.

[161] Stalenhoef PA, Diederiks JP, Knottnerus JA, Kester AD, Crebolder HF. A risk model for the prediction of recurrent falls in community-dwelling elderly: a prospective cohort study. J Clin Epidemiol. 2002; 55(11):1088–1094.

[162] Stevens JA, Ballesteros MF, Mack KA, Rudd RA, DeCaro E, Adler G. Gender differences in seeking care for falls in the aged Medicare population. Am J Prev Med. 2012; 43(1):59–62.

[163] National Center for Health Statistics. Health, United States, 2010: With Special Feature on Death and Dying. Hyattsville, MD: National Center for Health Statistics; 2011.

[164] U.S. Census Bureau. 2004. Interim National Population Projections. Summary Tables. U.S. Department of Commerce. Available at: http://www.census.gov/population/projections/data/national/usinterimproj.html. Accessed June 13, 2016.

[165] Vincent GK, Velkoff VA. The Next Four Decades. The Older Population in the United States: 2010 to 2050. Population Estimates and Projections. Current Population Rep May 2010; P25–1138:1–14. Available at: http://www.census.gov/prod/2010pubs/p25–1138.pdf. Accessed June 13, 2016.

[166] Tinetti ME. Clinical practice. Preventing falls in elderly persons. N Engl J Med. 2003; 348(1):42–49.

[167] Sasser HC, Hammond FM, Lincourt AE. To fall or not to fall. Brain injury in the elderly. N C Med J. 2001; 62(6):364–367.

[168] Lord SR, Caplan GA, Ward JA. Balance, reaction time, and muscle strength in exercising and nonexercising older women: a pilot study. Arch Phys Med Rehabil. 1993; 74(8):837–839.

[169] Campbell AJ, Robertson MC, Gardner MM, Norton RN, Buchner DM. Falls prevention over 2 years: a randomized controlled trial in women 80 years and older. Age Ageing. 1999; 28(6):513–518.

[170] Perdue PW, Watts DD, Kaufmann CR, Trask AL. Differences in mortality between elderly and younger adult trauma patients: geriatric status increases risk of delayed death. J Trauma. 1998; 45(4):805–810.

[171] Dunn JE, Rudberg MA, Furner SE, Cassel CK. Mortality, disability, and falls in older persons: the role of underlying disease and disability. Am J Public Health. 1992; 82(3):395–400.

[172] Thorpe KE, Howard DH. The rise in spending among Medicare beneficiaries: the role of chronic disease prevalence and changes in treatment intensity. Health Aff (Millwood). 2006; 25(5):w378–w388.

[173] Taylor MD, Tracy JK, Meyer W, Pasquale M, Napolitano LM. Trauma in the elderly: intensive care unit resource use and outcome. J Trauma. 2002; 53 (3):407–414.

[174] Milzman DP, Boulanger BR, Rodriguez A, Soderstrom CA, Mitchell KA, Magnant CM. Pre-existing disease in trauma patients: a predictor of fate independent of age and injury severity score. J Trauma. 1992; 32(2):236–243, discussion 243–244.

[175] Ray WA, Griffin MR. Prescribed medications and the risk of falling. Top Geriatr Rehab. 1990; 5(2):12–20.

[176] Nevitt MC, Cummings SR, Kidd S, Black D. Risk factors for recurrent nonsyncopal falls. A prospective study. JAMA. 1989; 261(18):2663–2668.

[177] Masson F, Thicoipe M, Aye P, et al. Aquitaine Group for Severe Brain Injuries Study. Epidemiology of severe brain injuries: a prospective population-based study. J Trauma. 2001; 51(3):481–489.

[178] Northridge ME, Nevitt MC, Kelsey JL, Link B. Home hazards and falls in the elderly: the role of health and functional status. Am J Public Health. 1995; 85(4):509–515.

[179] Powell EC, Tanz RR. Adjusting our view of injury risk: the burden of nonfatal injuries in infancy. Pediatrics. 2002; 110(4):792–796.

[180] Agran PF, Winn D, Anderson C, Trent R, Walton-Haynes L. Rates of pediatric and adolescent injuries by year of age. Pediatrics. 2001; 108(3):E45.

[181] Mack KA, Gilchrist J, Ballesteros MF. Injuries among infants treated in emergency departments in the United States, 2001–2004. Pediatrics. 2008; 121 (5):930–937.

[182] Zielinski AE, Rochette LM, Smith GA. Stair-related injuries to young children treated in US emergency departments, 1999–2008. Pediatrics. 2012; 129 (4):721–727.

[183] Harborview Injury Prevention & Research Center. Preventing Pediatric Window Falls. Harborview Injury Prevention & Research Center. Available at: http://depts.washington.edu/hiprc/researchpub/sections/other-research/preventing-pediatric-window-falls/. Accessed August 1, 2016.

[184] Tinsworth DK, McDonald JE. Special Study: Injuries and Deaths Associated with Children's Playground Equipment. Washington, DC: U.S. Consumer Product Safety Commission; 2001.

[185] Istre GR, McCoy MA, Stowe M, et al. Childhood injuries due to falls from apartment balconies and windows. Inj Prev. 2003; 9(4):349–352.

[186] Hong J, Lee B, Ha EH, Park H. Parental socioeconomic status and unintentional injury deaths in early childhood: consideration of injury mechanisms, age at death, and gender. Accid Anal Prev. 2010; 42(1):313–319.

[187] Shenassa ED, Stubbendick A, Brown MJ. Social disparities in housing and related pediatric injury: a multilevel study. Am J Public Health. 2004; 94 (4):633–639.

[188] Phelan KJ, Khoury J, Kalkwarf HJ, Lanphear BP. Trends and patterns of playground injuries in United States children and adolescents. Ambul Pediatr. 2001; 1(4):227–233.

[189] Mamdani MM, Upshur RE. Fall-related hospitalizations: what's in season? Can J Public Health. 2001; 92(2):113–116.

[190] Insurance Institute for Highway Safety. Safety belt laws. Arlington, VA: Insurance Institute for Highway Safety. Available at: http://www.iihs.org/iihs/topics/laws/safetybeltuse/mapchildrestraintagerequirements?topicName=–child-safety. Accessed August 1, 2016.

[191] National Highway Traffic Safety Administration. Traffic Safety Facts: 2013 Occupant Protection. Washington, DC: US Department of Transportation, National Highway Traffic Safety Administration; 2015.

[192] Williams AF, Tefft BC, Grabowski JG. Graduated Driver Licensing Research Review, 2010: Present. Washington, DC: AAA Foundation for Traffic Safety; 2012.

[193] Stimpson JP, Wilson FA, Muelleman RL. Fatalities of pedestrians, bicycle riders, and motorists due to distracted driving motor vehicle crashes in the U.S., 2005–2010. Public Health Rep. 2013; 128(6):436–442.

[194] Cooper J, Yager C, Chrysler ST. An investigation of the effects of reading and writing text-based messages while driving. Southwest Region University Transportation Center. Texas Transportation Institute. The Texas A&M University System. Report SWUTC/11/476660–00024–1. Project 476660–00024. August 2011. Available at: http://d2dtl5nnlpfr0r.cloudfront.net/swutc.tamu.edu/publications/technicalreports/476660–00024–1.pdf. Accessed June 25, 2016.

[195] Olson RL, Hanowski RJ, Hickman JS, Bocanegra J. Driver distraction in commercial vehicle operations. Technical Report No. FMCSA-RRR-09-042. Washington, DC: Federal Motor Carrier Safety Administration, U.S. Department of Transportation, Federal Motor Carrier Safety Administration; 2009.

[196] Drews FA, Yazdani H, Godfrey CN, Cooper JM, Strayer DL. Text messaging during simulated driving. Hum Factors. 2009; 51(5):762–770.

[197] Consumer Reports Magazine. Driving distracted: dangerous texting and cell-phone use is widespread, our survey finds. Consumer Reports; April 2011. Available at: http://www.consumerreports.org/cro/magazine-archive/2011/april/cars/distracted-driving/overview/index.htm. Accessed July 31, 2016.

[198] Lenhart A. Teens, Smartphones & Texting. Texting Volume Is up while the Frequency of Voice Calling Is Down. About One in Four Teens Say They Own Smartphones. Washington, DC: Pew Research Center's Internet & American Life Project; 2012.

[199] National Highway Traffic Safety Administration, U.S. Department of Transportation. Traffic Safety Facts 2008 Data: Older Population. Washington, DC: NHTSA; 2009.

[200] Hakamies-Blomquist L. Safety of older persons in traffic. Conference Proceedings 27: Transportation in an Aging Society: A Decade of Experience. Bethesda, MD; November 7–9, 1999. Available at: http://onlinepubs.trb.org/onlinepubs/conf/reports/cp_27.pdf. Accessed July 25, 2016.

[201] Markoff J. Google Cars Drive Themselves, in Traffic. The New York Times. October 9, 2010. Available at: http://www.nytimes.com/2010/10/10/science/10google.html?_r=1. Accessed August 2, 2016.

[202] Thompson DC, Rivara FP, Thompson RS. Effectiveness of bicycle safety helmets in preventing head injuries. A case-control study. JAMA. 1996; 276 (24):1968–1973.

[203] Sethi M, Heidenberg J, Wall SP, et al. Bicycle helmets are highly protective against traumatic brain injury within a dense urban setting. Injury. 2015; 46 (12):2483–2490.

[204] Centers for Disease Control and Prevention. Heads Up: Brain Injury in Your Practice. December 4, 2014. Available at: http://www.cdc.gov/headsup/providers/index.html. Accessed July 31, 2016.

[205] Judge JO, Lindsey C, Underwood M, Winsemius D. Balance improvements in older women: effects of exercise training. Phys Ther. 1993; 73(4):254–262, discussion 263–265.

[206] Kraus JF, McArthur DL. Epidemiologic aspects of brain injury. Neurol Clin. 1996; 14(2):435–450.

[207] Annegers JF, Grabow JD, Kurland LT, Laws ER, Jr. The incidence, causes, and secular trends of head trauma in Olmsted County, Minnesota, 1935–1974. Neurology. 1980; 30(9):912–919.

[208] Schulz MR, Marshall SW, Mueller FO, et al. Incidence and risk factors for concussion in high school athletes, North Carolina, 1996–1999. Am J Epidemiol. 2004; 160(10):937–944．

[209] Salcido R, Costich JF. Recurrent traumatic brain injury. Brain Inj. 1992; 6 (3):293–298.

[210] U.S. Consumer Product Safety Commission. Public Playground Safety Handbook November 2010. December 2, 2014; Publication #325. Available at: http://www.cpsc.gov/pagefiles/122149/325.pdf. Accessed August 2, 2016．

[211] Coronado VG, McGuire LC, Lionbarger MR, Wald MM, Sarmiento K, Gilchrist J. Sports and Recreation-Related Traumatic Brain Injury. In: Rippe JM, ed. Lifestyle Medicine. 2nd ed. Boca Raton, FL: CRC Press; 2013:1519–30.

[212] Corrigan JD. Substance abuse as a mediating factor in outcome from traumatic brain injury. Arch Phys Med Rehabil. 1995; 76(4):302–309.

[213] National Highway Traffic Safety Administration; U.S. Department of Transportation. Alcohol-Impaired Driving. Traffic Safety Facts. 2010 Data: Publication No. DOT HS 811 606. 2012. Available from http://www-nrd.nhtsa.dot.gov/Pubs/811606.pdf. Accessed August 1, 2016.

[214] Corrigan JD, Rust E, Lamb-Hart GL. The nature and extent of substance abuse problems among persons with traumatic brain injuries. J Head Trauma Rehabil. 1995; 10(3):29–45.

[215] Kreutzer JS, Witol AD, Sander AM, Cifu DX, Marwitz JH, Delmonico R. A prospective longitudinal multicenter analysis of alcohol use patterns among persons with traumatic brain injury. J Head Trauma Rehabil. 1996; 11 (5):58–69.

[216] Kreutzer JS, Witol AD, Marwitz JH. Alcohol and drug use among young persons with traumatic brain injury. J Learn Disabil. 1996; 29(6):643–651.

[217] Corrigan JD, Smith-Knapp K, Granger CV. Outcomes in the first 5 years after traumatic brain injury. Arch Phys Med Rehabil. 1998; 79(3):298–305.

[218] Corrigan JD, Lamb-Hart GL, Rust E. A programme of intervention for substance abuse following traumatic brain injury. Brain Inj. 1995; 9(3):221–236.

[219] Heinemann AW, Corrigan JD, Moore D. Case management for traumatic brain injury survivors with alcohol problems. Rehabil Psychol. 2004; 49 (2):156–166．

[220] Academic ED, Academic ED SBIRT Research Collaborative. The impact of screening, brief intervention and referral for treatment in emergency department patients' alcohol use: a 3-, 6- and 12-month follow-up. Alcohol Alcohol. 2010; 45(6):514–519.

[221] Miller TR, Gibson R, Zaloshnja E, et al. Underreporting of driver alcohol involvement in United States police and hospital records: capture-recapture estimates. Ann Adv Automot Med. 2012; 56:87–96．

[222] Adekoya N, Thurman DJ, White DD, Webb KW. Surveillance for traumatic brain injury deaths–United States, 1989–1998. MMWR Surveill Summ. 2002; 51(10):1–14.

[223] WISQARS Leading Causes of Death Reports. Leading Causes of Death Reports, National and Regional, 1999–2015. Available at: http://webappa.cdc.gov/sasweb/ncipc/leadcaus10_us.html. Accessed February 26, 2016.

[224] Centers for Disease Control and Prevention (CDC). Suicide among adults aged 35–64 years: United States, 1999–2010. MMWR Morb Mortal Wkly Rep. 2013; 62(17):321–325.

[225] Dahlberg LL, Krug EG. Violence-a global public health problem. In: Krug E, Dahlberg LL, Mercy JA, Zwi AB, Lozano R, eds. World Report on Violence and Health. Geneva, Switzerland: World Health Organization; 2002:1–56．

[226] Murphy MP, Carmine H, Kolakowsky-Hayner S. Modifiable and nonmodifiable risk factors for falls after traumatic brain injury: an exploratory investigation with implications for medication use. Rehabil Nurs. 2014; 39(3):113–122．

[227] Campbell AJ, Robertson MC. Rethinking individual and community fall prevention strategies: a meta-regression comparing single and multifactorial interventions. Age Ageing. 2007; 36(6):656–662.

[228] Brain Trauma Foundation, American Association of Neurological Surgeons, Congress of Neurological Surgeons. Guidelines for the management of severe traumatic brain injury. J Neurotrauma. 2007; 24 Suppl 1:S1–S106．

[229] Kreitzer N, Lyons MS, Hart K, et al. Repeat neuroimaging of mild traumatic brain-injured patients with acute traumatic intracranial hemorrhage: clinical outcomes and radiographic features. Acad Emerg Med. 2014; 21 (10):1083–1091.

[230] Martin CA. Improving the quality of medical record documentation. J Healthc Qual. 1992; 14(3):16–23.

[231] Annest JL, Fingerhut LA, Gallagher SS, et al. Centers for Disease Control and Prevention (CDC). Strategies to improve external cause-of-injury coding in state-based hospital discharge and emergency department data systems: recommendations of the CDC Workgroup for Improvement of External Cause-of-Injury Coding. MMWR Recomm Rep. 2008; 57(RR-1) No. RR-1:1–15.

[232] Haddon W, Jr. A logical framework for categorizing highway safety phenomena and activity. J Trauma. 1972; 12(3):193–207.

[233] Runyan CW. Introduction: back to the future–revisiting Haddon's conceptualization of injury epidemiology and prevention. Epidemiol Rev. 2003; 25 (1):60–64．

第 3 章

颅脑创伤的分类

The Classification of Traumatic Brain Injury

Vijay M. Ravindra and Gregory W.J. Hawryluk

摘要 颅脑创伤是涵盖各种程度和损伤机制的脑损害的统称。掌握颅脑创伤的分类是诊断、治疗和护理脑外伤患者的核心。再者,分类对于理解疾病进展、推动该领域的科研发展至关重要。本章回顾了颅脑创伤的分类,并探讨该领域未来的发展方向。

关键词 颅脑创伤,分类

引 言

医学的分类系统常用于描述患者的专科和亚专科情况[1],患者的诊断、治疗和护理,以及预后评估都有赖于分类系统的标准化。重要的是,疾病的分类系统与病患的诊断治疗紧密联系,而且这对于医学教育和临床知识的提炼是十分必要的[2]。能够将疾病的病理生理机制解析清楚,并且能够推动疾病机制研究的分类方法,才是分类系统的艺术化表现[3]。随着该领域医学的发展,某些领域将被细分成更加专业的亚专科领域,更专注疾病分类的细节,进一步的亚专科细分能够提高各亚专科患者的有效救治[3]。人类疾病分类方法见表3.1。

颅脑创伤(TBI)仍然是一个宽泛的概念,涵盖各型头部损伤,从撞击或震荡导致的轻度损伤到重度损伤,这些严重损伤往往经过复苏抢救后GCS评分仍然很低。TBI是严重的公共健康问题,每年都有较高的病死率和永久致残率。2015年,美国有接近2 500 000人发生单纯TBI或多发伤[4]。尽管TBI很常见,但对于患者或医务人员,描述TBI时,同样的语言隐含的内容完全不同,所以对于治疗、预后和恢复的预期也完全不同。TBI通常根据当前临床表现的严重程度或损伤的物理机制来作出诊断。这和很多其他疾病不同,如需要依靠特殊分子诊断来明确的中枢神经系统肿瘤和胸部肿瘤。

表 3.1 人类疾病分类方法

分 类	分类依据
预 后	能够干预或无法治疗的预后相关因素和变量
机械性机制	有针对性的潜在生物学机制
病 因	可能改变的条件因素,用来作为预防措施
病理解剖	定位和解剖特点
症 状	疾病的临床表现

注:来源:Saatman等2008[5]。

TBI所包括的广泛的病理生理机制提示这一类疾病具有明显的异质性。这种异质性决定了没有一种单一的"灵丹妙药"可以包治各型TBI[3, 6, 7]。最近推进的TBI的定义和分类非常重要[8]。此章节,回顾TBI分类和最近的细分类型,以促进这一领域临床和科研的发展。

颅脑创伤分类的难点

人类大脑是超级复杂的,同时进行着巨量的神经连接和神经处理[3]。这些功能、结构和神经连接的整合,催生了创造力、思想和每天的生活活动,如此的复杂机制尚不为我们所认知。虽然每个人的脑解剖非常相似，但个体局部脑的区域功能差异显著。因此，两个因为皮质挫伤造成的损伤部位和面积近似的TBI患者，出现的脑功能的影响可能完全不同[3]。当患者存在不同区域不同损伤程度的TBI时，就需要进一步细分的分类方法来解决问题[5]。根据放射影像和解剖标准制定的分类方案，因为同时存在的损伤后轻重不同的病理生理机制，混淆了我们的判断。此外，最近几十年，科学家们聚焦在TBI后继发性脑损伤的问题上，发现在损伤后的特殊病理过程中，某些分子途径的机制可能起了主要的作用[3]。所以，根据解剖定位的分类方法存在局限性，不具有通用性。

由于TBI研究的复杂性和实验室方法的难控制性，在实验室重建颅脑损伤模型很困难[7]，颅脑损伤研究始终困难重重。建立能够用于模拟人类颅脑损伤的可重复性颅脑损伤动物模型，是TBI研究领域的巨大挑战。我们希望能够创建一套TBI分类或亚分类方法，就如同已使用多年并且被最广泛使用的GCS评分，可以应用于潜在的颅脑损伤分类系统[9]。

颅脑创伤的定义

简而言之，当脑组织受到创伤性损害时就会发生TBI，如突然地或剧烈地撞击一个物体或当异物穿透颅骨进入颅内，都将造成颅脑损伤。根据疾病控制预防中心（CDC）的定义，TBI的发生可以是碰撞、打击或摇晃头部，也可以是穿透机制造成正常脑的功能紊乱[10]。人口统计学、TBI和心理健康研究数据库国际合作组织召集了一批专家来定义TBI，他们对TBI的定义是，"由外力造成的脑功能改变，或其他的大脑病理性改变"[3]。脑功能的改变包括意识丧失或意识水平的下降、顺行性或逆行性遗忘、神经功能缺失和受伤时的精神状态改变（框3.1）[3]。尽管如此，要使用此定义还是存在困难，如用在爆炸伤方面和轻度TBI新概念中也不得要领。延迟表现出来的神经功能减退、药物或乙醇中毒引发的神经功能变差，都可能混淆神经损伤的分类[8]。

尽管方法学的统一很具挑战，现今全球仍在共

框3.1　TBI的定义

TBI：由外力造成的脑功能性改变或病理性改变。脑功能改变包括意识丧失或意识水平下降、顺行性或逆行性遗忘、神经功能缺失和损伤时的精神状态变化。

同努力整合TBI研究的方法学[3]。最重要的工作集中在定义和数据收集的标准化管理，通过使用通用数据要素（CDE），特别是TBI-CDE[11-13]，来完成数据标准化。事实上，TBI-CDE已经是第二版了，它要求联邦政府启动资金资助；所幸这些研究具有可比性，而且CDE标准化的集合数据库能够提高统计效能。目前正努力实现TBI定义的统一性，希望借此能够作为一个平台，进一步推动分类的细化，从而推进科研的发展。

损伤机制的分类

损伤机制能够提供极具价值的关于潜在损伤性质的信息。最基本的分类方法是区分钝性损伤和锐性损伤。此二分类法能够帮助医务人员决断手术治疗的必要性、潜在的并发症和可能存在的合并损伤。例如，锐性损伤伴随着高风险的急性或延迟的血管损伤[3]；枪弹伤往往预示极差的转归，特别是那些枪弹弹道经过多个脑叶、脑室结构，或在战斗中造成枪弹伤的患者。

最近聚焦的热点在爆炸伤，爆炸伤是一类特殊机制的损伤分类。爆炸伤具有独特性，其损伤由爆炸能量、距离爆炸中心的距离和是否存在钝性或锐性损伤决定。由于现代战争中爆炸类武器使用频繁，TBI中爆炸伤逐步增多[18]。

原发性损伤和继发性损伤是TBI的另一种机制分类，原发性损伤由直接或间接作用于大脑的外力造成，其中包括挤压、旋转、平移、剪切和撕裂。进一步亚专科细化分型，包括撞击或相关的加速-减速伤。但是所有的TBI都是一个连续的过程，是多种损伤机制的组合，尽管各有重叠，二分类法的思路仍能够用于预测特殊机制造成的TBI类型。例如，直接的撞击损伤往往造成硬膜外血肿和挫伤，加速-减速伤可能和硬膜下血肿或弥散性轴索损伤有关[19]。

继发性损伤被定义为发生在伤后数周或更久，源于有害的细胞因子瀑布反应的进展性损害[20]。其会导致血脑屏障破坏和渗漏、免疫细胞渗漏和内环境失衡[21]。继发性损害还包括线粒体功能异常、自由基产生和有害的胞内酶的激活[3]。考虑到这些潜在的损伤机制的分子水平靶点和迟发进展的病理过程，目前针对继发性损害的研究前景广阔，这些研究可能会显著减少这些损伤机制导致的病变。

损伤位置的分类

TBI的病理解剖分类是对异常功能的脑叶区域位置进行分类。最简单的就是将损伤分为局灶性和弥漫性[22]。局灶性损伤更可能和撞击有关，而弥漫性损伤则和加速或减速过程有关[19]。用此分类系统时，会根据各层次组织、颅骨各个面和颅内容物损伤情况进行分类[3]。通过影像学诊断进行鉴别诊断，这些病灶被分为颅内和颅外部分。表3.2显示的是根据颅内、颅外结构的TBI分类。颅脑损伤定位、损伤类型和紧急救治措施三者密切关联[5]。

表3.2　TBI 由外向内的定位分类

病　灶	局部或弥漫
颅骨骨折	局灶性
硬膜外血肿	局灶性
硬膜下血肿	弥漫性
蛛网膜下腔出血	局灶性或弥漫性
脑挫裂伤	局灶性或弥漫性
脑内血肿	弥漫性
脑室内出血	局灶性或弥漫性
弥散性轴索损伤	弥漫性

使用损伤定位或病理解剖分类来描述病情的局限性在于，常见损伤存在不同损伤程度、不同面积大小和定位的多发损伤，而此分类系统是针对单发损伤的分类[5]。并且，更多的证据显示类似部位的TBI存在与继发性脑损伤相同的分子机制，因此其治疗原则对此类患者来说是一样的[19]。

CT的普及和广泛使用可提供及时的解剖学资料。最初，CT的Marshall评分用于帮助判定CT影像和颅内压的关联性和预后[23]，但是Marshall评分无法区分TBI损伤的不同类型。Rotterdam评分将CT表现细分，包括将硬膜外血肿或外伤性蛛网膜下腔出血作为预后因子[24]。影像学相关的预测模型和分类系统在分级诊疗转运过程中，对于需要气管插管或使用肌松剂的决策方面是非常重要的[2]。

临床检查和体征的分类

TBI常常根据细致的神经科查体所发现症状的

严重程度进行分类。在临床试验招募入组患者时经常根据临床判断，而不是损伤的解剖定位[5]。最普遍采纳和广泛使用的就是GCS评分系统（表3.3）[9]。GCS评分<9分就是重度TBI，评分9～12分为中度TBI，评分13～15分是轻度TBI。对不同分组进行深入研究后，发现其临床过程和预后完全不同[25]。尽管GCS在很多情况下都能有效地评估患者，而且在研究者之间的观察差异不大，但是对使用镇静[2]或肌松药物的气管插管或酒醉患者、失能老人和儿童而言[26]，该分类系统存在局限性。此外，患者年龄对于TBI预后具有很大的影响，这可能是使用GCS的一项干扰因素，而且GCS不涉及脑外的损伤评价[5, 27, 28]。

表3.3　基于临床检查的格拉斯哥评分（GCS）

项目	反应	评分
睁眼	无反应	1
	疼痛睁眼	2
	呼唤睁眼	3
	自主睁眼	4
语言	无反应	1
	声音叹息	2
	含糊发音	3
	胡言乱语，不切题	4
	切题	5
运动	无反应	1
	去脑强直	2
	屈曲（去皮质）	3
	屈曲：疼痛退缩	4
	疼痛定位	5
	遵嘱动作	6

注：来源：Teasdale 和 Jennet 1974[9]。

还有其他评分系统，诸如Brussels昏迷评分[29]、Grady昏迷评分[30]、Innsbruck昏迷评分[31]、Jouvet昏迷评分[22]、Moscow昏迷评分[22]和Bozza-Marrubini昏迷评分[22]，但都没有得到广泛的应用。Wijdicks[32]等推荐FOUR（Full Outline of UnResponsiveness Score Scale）评分系统，包括对

于睁眼、运动、脑干和呼吸的评价，此评分系统能够评估闭锁综合征，也能够细分脑疝的4个阶段，尽管文献支持此分类系统的使用，但是目前仍未得到广泛应用[3]。

预后的分类

预测TBI患者的预后是很困难的[33]，但预测重度TBI患者的预后对临床决断、医疗健康资源的合理使用具有重要意义；另一个方面，在入组临床试验过程中，可以预测哪些患者合适入组[3]。因为重度TBI患者无论采用何种治疗，预后可能都不好，入组这样的重症患者就不合适，因为这些患者无法从治疗中获益，从而影响临床研究的效能。

国际临床试验和预后委员会（IMPACT）研究了大型TBI试验中的患者群，创建了评估TBI患者的3种预后模型，用以评估预后[27, 28]。IMPACT模型被成功证实其实用性[34]，在 www.tbi-impact.org 可以获得，使用简便。IMPACT预测模型需要以下数据：年龄、运动评分、瞳孔、缺氧、低血压、CT分型、创伤性蛛网膜下腔出血、硬膜外占位性病变的CT表现、血糖和血红蛋白。虽然每个患者的治疗是不同的，用统一的方法来评判不同的治疗内容可能有缺陷，但IMPACT预测系统可用于对预后判断的研究，并为临床试验的入组设置标准。

颅脑创伤分类的未来

在欧洲委员会和加拿大健康研究机构建立的国际颅脑创伤促进组织（InTBIR）及国际健康机构的共同努力下，开展了北美的TRACK-TBI研究，以及在欧盟的CENTRE-TBI研究，目的是获得TBI患者的人口统计学、影像学、基因和蛋白组学信息[3]。这是目前最大的改善TBI分型的工作，提供了关于疾病分类的关键信息，将来有朝一日能帮助我们促进TBI患者的个体化治疗。

近200年来，我们对于疾病的理解取得了巨大进步。从标准化尸检进程的建立，到生理学和微生物学的进步，直到现今的分子靶向治疗，通过很多技术的帮助，我们对人类疾病的认知获得巨大的进步[35-37]。基因学、蛋白组学和代谢组学进一步阐述人类疾病本质，帮助对疾病分类，这些变化引领了精准医学的新时代，从而建立基于患者个体化疾病分类和自身特点的针对性治疗策略[38]。因为没有两个完全一样的颅脑损伤，这使得颅脑损伤的个体化护理和用药成为必需。然而，目前这一领域的发展相对滞后。未来工作将集中在疾病分类和潜在分子治疗靶点的寻找，以降低TBI的发病率。

结　　论

医学和外科学的分类对于患者的诊断、治疗和管理举足轻重。分类学的进步反映了该领域的发展，分类方法学的知识在医患沟通、科研和法医学实践中显得尤为关键。

（金　毅）

参考文献

[1] Lucas JT, Ducker TB. Motor classification of spinal cord injuries with mobility, morbidity and recovery indices. Am Surg. 1979; 45(3):151-158.

[2] Zhu GW, Wang F, Liu WG. Classification and prediction of outcome in traumatic brain injury based on computed tomographic imaging. J Int Med Res. 2009; 37(4):983-995.

[3] Hawryluk GW, Manley GT. Classification of traumatic brain injury: past, present, and future. Handb Clin Neurol. 2015; 127:15-21.

[4] Centers for Disease Control and Prevention; National Center for Health Statistics. National Hospital Discharge Survey (NHDS), 2010. National Hospital Ambulatory Medical Care Survey (NHAMCS), 2010; National Vital Statistics System (NVSS). Atlanta, GA: CDC/National Center for Health Statistics.

[5] Saatman KE, Duhaime AC, Bullock R, Maas AI, Valadka A, Manley GT, Workshop Scientific Team and Advisory Panel Members. Classification of traumatic brain injury for targeted therapies. J Neurotrauma. 2008; 25(7):719-738.

[6] Morales DM, Marklund N, Lebold D, et al. Experimental models of traumatic brain injury: do we really need to build a better mousetrap? Neuroscience. 2005; 136(4):971-989.

[7] Marklund N, Hillered L. Animal modelling of traumatic brain injury in preclinical drug development: where do we go from here? Br J Pharmacol. 2011; 164(4):1207-1229.

[8] Menon DK, Schwab K, Wright DW, Maas AI, Demographics and Clinical Assessment Working Group of the International and Interagency Initiative toward Common Data Elements for Research on Traumatic Brain Injury and Psychological Health. Position statement: definition of traumatic brain injury. Arch Phys Med Rehabil. 2010; 91(11):1637-1640.

[9] Teasdale G, Jennett B. Assessment of coma and impaired consciousness. A practical scale. Lancet. 1974; 2(7872):81-84.

[10] Centers for Disease Control and Prevention. Injury Prevention & Control: Traumatic Brain Injury & Concussion. Available at: http://www.cdc.gov/traumaticbraininjury/basics.html. Accessed July 27, 2016.

[11] Whyte J, Vasterling J, Manley GT. Common data elements for research on traumatic brain injury and psychological health: current status and future development. Arch Phys Med Rehabil. 2010; 91(11):1692-1696.

[12] Maas AI, Harrison-Felix CL, Menon D, et al. Standardizing data collection in traumatic brain injury. J Neurotrauma. 2011; 28(2):177-187.

[13] NINDS. CDEs: Traumatic Brain Injury. Available at: http://www.commondataelements.ninds.nih.gov/tbi.aspx#tab=Data_Standards. Accessed July 25, 2016.

[14] Hicks R, Giacino J, Harrison-Felix C, Manley G, Valadka A, Wilde EA. Progress

in developing common data elements for traumatic brain injury research: version two—the end of the beginning. J Neurotrauma. 2013; 30(22):1852–1861.

[15] Menon DK, Schwab K, Wright DW, Maas AI; Demographics and Clinical Assessment Working Group of the International and Interagency Initiative toward Common Data Elements for Research on Traumatic Brain Injury and Psychological Health.　Position statement: definition of traumatic brain injury. Arch Phys Med Rehabil. 2010; 91(11):1637–1640.

[16] Aryan HE, Jandial R, Bennett RL, Masri LS, Lavine SD, Levy ML. Gunshot wounds to the head: gang- and non-gang-related injuries and outcomes. Brain Inj. 2005; 19(7):505–510.

[17] Smith JE, Kehoe A, Harrisson SE, Russell R, Midwinter M. Outcome of penetrating intracranial injuries in a military setting. Injury. 2014; 45 (5):874–878.

[18] Rosenfeld JV, McFarlane AC, Bragge P, Armonda RA, Grimes JB, Ling GS. Blast-related traumatic brain injury. Lancet Neurol. 2013; 12(9):882–893.

[19] Gennarelli T, Thibault L, eds. Biomechanics of Head Injury. New York, NY: McGraw-Hill; 1985.

[20] Belur PK, Chang JJ, He S, Emanuel BA, Mack WJ. Emerging experimental therapies for intracerebral hemorrhage: targeting mechanisms of secondary brain injury. Neurosurg Focus. 2013; 34(5):E9.

[21] Pearn ML, Niesman IR, Egawa J, et al. Pathophysiology associated with traumatic brain injury: current treatments and potential novel therapeutics. Cell Mol Neurobiol. 2017; 37(4):571–585.

[22] Andriessen TM, Horn J, Franschman G, et al. Epidemiology, severity classification, and outcome of moderate and severe traumatic brain injury: a prospective multicenter study. J Neurotrauma. 2011; 28(10):2019–2031.

[23] Marshall LF, Marshall SB, Klauber MR, et al. The diagnosis of head injury requires a classification based on computed axial tomography. J Neurotrauma. 1992; 9 Suppl 1:S287–S292.

[24] Maas AI, Hukkelhoven CW, Marshall LF, Steyerberg EW. Prediction of outcome in traumatic brain injury with computed tomographic characteristics: a comparison between the computed tomographic classification and combinations of computed tomographic predictors. Neurosurgery. 2005; 57(6):1173–1182, discussion 1173–1182.

[25] McNett M. A review of the predictive ability of Glasgow Coma Scale scores in head-injured patients. J Neurosci Nurs. 2007; 39(2):68–75.

[26] Simpson DA, Cockington RA, Hanieh A, Raftos J, Reilly PL. Head injuries in infants and young children: the value of the Paediatric Coma Scale. Review of literature and report on a study. Childs Nerv Syst. 1991; 7(4):183–190.

[27] Murray GD, Butcher I, McHugh GS, et al. Multivariable prognostic analysis in traumatic brain injury: results from the IMPACT study. J Neurotrauma. 2007; 24(2):329–337.

[28] Marmarou A, Lu J, Butcher I, et al. IMPACT database of traumatic brain injury: design and description. J Neurotrauma. 2007; 24(2):239–250.

[29] Brihaye J, Frowein RA, Lindgren S, Loew F, Stroobandt G. Report on the meeting of the W.F.N.S. neuro-traumatology committee, Brussels, 19–23 September 1976. Acta Neurochir (Wien). 1978; 40(1–2):181–186.

[30] Fleischer AS, Payne NS, Tindall GT. Continuous monitoring of intracranial pressure in severe closed head injury without mass lesions. Surg Neurol. 1976; 6(1):31–34.

[31] Gerstenbrand F, Lücking CH. Acute traumatic brainstem lesions. Arch Psychiatr Nervenkr (1970). 1970; 213(3):264–281.

[32] Wijdicks EF, Bamlet WR, Maramattom BV, Manno EM, McClelland RL. Validation of a new coma scale: the FOUR score. Ann Neurol. 2005; 58(4):585–593.

[33] Kaufmann MA, Buchmann B, Scheidegger D, Gratzl O, Radü EW. Severe head injury: should expected outcome influence resuscitation and first-day decisions? Resuscitation. 1992; 23(3):199–206.

[34] Roozenbeek B, Lingsma HF, Lecky FE, et al. International Mission on Prognosis Analysis of Clinical Trials in Traumatic Brain Injury (IMPACT) Study Group, Corticosteroid Randomisation After Significant Head Injury (CRASH) Trial Collaborators, Trauma Audit and Research Network (TARN). Prediction of outcome after moderate and severe traumatic brain injury: external validation of the International Mission on Prognosis and Analysis of Clinical Trials (IMPACT) and Corticoid Randomisation After Significant Head injury (CRASH) prognostic models. Crit Care Med. 2012; 40(5):1609–1617.

[35] Ramaswamy V, Remke M, Bouffet E, et al. Recurrence patterns across medulloblastoma subgroups: an integrated clinical and molecular analysis. Lancet Oncol. 2013; 14(12):1200–1207.

[36] Roychowdhury S, Chinnaiyan AM. Advancing precision medicine for prostate cancer through genomics. J Clin Oncol. 2013; 31(15):1866–1873.

[37] Sonpavde G, Choueiri TK. Precision medicine for metastatic renal cell carcinoma. Urol Oncol. 2014; 32(1):5–15.

[38] Garay JP, Gray JW. Omics and therapy: a basis for precision medicine. Mol Oncol. 2012; 6(2):128–139.

第2部分

理论与基础

Science

第 4 章
颅脑创伤的病理生理学
Pathophysiology of Traumatic Brain Injury

Ignacio Jusue-Torres and Ross Bullock

摘要　我们将在本章中回顾闭合性颅脑创伤（TBI）的生物力学机制，讨论其如何引起原发性损伤，并进一步导致血肿形成、轴索损伤及挫伤的。复习由水肿与充血演化为继发性脑损伤及脑肿胀的发生机制。讨论由于线粒体功能障碍、缺血性梗死及神经元死亡导致的如离子通道功能障碍、"泵/漏失衡"代谢异常的机制。最后我们还将复习新近提出的机制，诸如神经炎症反应、细胞凋亡、第二信使功能障碍、炎性复合体和细胞死亡在TBI中的意义。

关键词　颅脑创伤的生物力学，细胞机制，继发性损伤级联反应，线粒体和代谢损伤，神经炎症反应

引　言

颅脑创伤（TBI）在细胞和分子水平触发了一系列各不相同的反应，一方面引发了组织化学、分子学和遗传学的活性反应，导致了继发性损伤（尤其是缺血）；另一方面，这其中的某些反应也可能具有神经保护作用。在这一章中我们将回顾原发性加速冲击力作用于神经轴线以及引起的复杂生物化学、分子和遗传学反应的机制。

撞击时脑移位所致神经创伤的
生物力学特点

硬膜下血肿（subdural hematoma，SDH）和弥散性轴索损伤（diffuse axonal injury，DAI）是最严重的TBI[1-3]。Gennarelli认为，SDH是由持续时间短但振幅高的角加速力产生的损伤，其能量足以撕裂静脉；而DAI则源于持续时间更长但振幅低的冠状加速度[4]。通过在尸体上做的碰撞试验，Löwenhielm[5]推测当角加速度超过4.5 krad/s^{2}和（或）角速度的变化超过50 krad/s^{2}时，可因头部前后旋转运动而导致桥静脉破裂[5]。Holbourn[5]

观察了施加于人脑明胶模型上的加速力或减速力对脑的影响，描述了脑部的剪应力是如何产生的，提示旋转加速力是导致损伤的主要原因[6]。Ommaya和Gennarelli[7]认为加速力或减速力（也可称之为冲击负荷）导致了呈"向心方向"的机械性张力。这种特征性的损伤可发生于头部向前行进时突遇硬物（如地面）阻挡，或头部的被动运动，如拳击手被击打时。力量轻微时，序贯的变化先发生于脑表面，并随着力量的增加逐步影响深部结构（图4.1）。基于其原创的分类系统，Ommaya和Gennarelli作出了以下三个方面的预测：

○ 当创伤的程度足以引起意识丧失时，皮质和皮质下系统将首先被累及，损伤程度较脑干头侧部分更严重。

○ 除非皮质和皮质下结构发生更严重的损伤，否则头端脑干不会发生损伤，因为中脑是损伤累及的最后区域。

○ 无意识丧失时也可出现认知错乱和记忆障碍；反之则不会出现。

除了以上重要的预测外，这个理论还强调了关于TBI是如何发生的两个重要的方面，以及不同的加速力/减速力对脑产生的潜在效应：

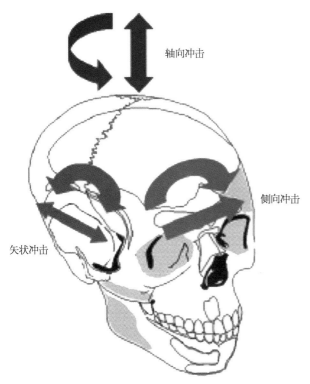

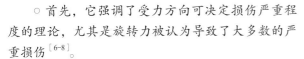

图4.1　冲击力导致的头部运动。矢状冲击导致前-后运动或前-后旋转，而轴向和侧向冲击则引起弯曲/拉伸或轴向旋转，个别的会导致侧向移动和侧向旋转。

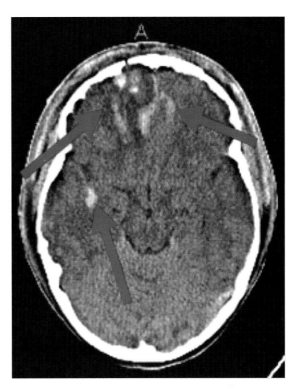

图4.2　CT扫描显示额叶与颞叶挫伤（箭头所示）。

○ 首先，它强调了受力方向可决定损伤严重程度的理论，尤其是旋转力被认为导致了大多数的严重损伤[6-8]。

○ 其次，发现旋转的方向可影响损伤的严重程度和预后[1, 8]：矢状损伤（由前至后）的预后较好，侧向损伤（一侧至另一侧）常常导致持续昏迷或严重残疾，而斜向损伤的结果介于两者之间。

局灶性损伤

局灶性脑损伤表现为脑组织的挫伤或裂伤，也包括硬膜外、蛛网膜下腔、硬膜下及脑内区域的出血或血肿形成[8, 9]。脑挫伤发生的典型部位是额极、眶额叶、颞极、颞叶外侧及下表面、外侧裂上方皮质和脑回顶端。表现为多发性点状出血或条纹状出血，并伴有出血的逐渐进展，累及邻近的白质区域（图4.2）[8]。

脑挫伤或出血后随之而来的是血液扩展至邻近的皮质，使该处的神经元因缺血而发生继发性坏死[10]。

在许多情况下，局灶性脑损伤是由于固定的头颅被相对小型的移动物体击打所致，如棍子、棒球的球棒或高尔夫球。这种类型的冲击通常不引起长时间的意识丧失，但是可因穿通性或局灶性损伤的

直接作用导致永久的局灶性神经功能缺损，甚至因随之而来的脑挫伤或颅内血肿而导致死亡。

剪应力对微血管系统的影响

加速性或减速性损伤在颅腔内造成的剪应力，引起了神经元和脑血管的剪切和拉伸，Holbourn[6]和Strich[11]的研究为这一论述提供了依据。较轴突而言，脑微血管结构对剪切性损伤的耐受性更好。然而，对大多数严重的头部外伤而言，汇聚于额极和颞极尖端的剪应力已有足够的强度使软脑膜血管破裂，从而造成局灶性脑挫伤。因此，局灶性损伤与弥漫性损伤是同时存在的[12]。

急性硬膜下血肿

约20%的重度TBI合并急性硬膜下血肿，这些患者的预后在重度TBI所有亚类中是最差的（图4.3）。

急性硬膜下血肿几乎总是由下列3种浅层血管之一破裂所致：

○ 桥静脉破裂。

○ 动脉源性硬膜下血肿。

○ 挫伤所致的实质内小血管破裂和出血（"脑叶

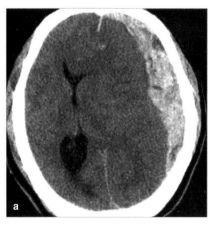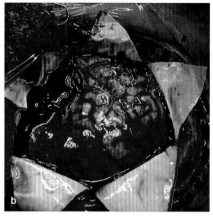

图 4.3　创伤后的急性硬膜下血肿。（a）CT 扫描所见；（b）开颅术中剪开硬膜后所见。

爆裂"）。

桥静脉破裂

硬膜下血肿最常见的类型是当头颅急剧减速而伴随相对较低的剪应力时，硬膜下间隙内从脑表面汇入矢状窦的静脉被撕裂[1]。这些情况发生于从站立位的高度跌落到硬质表面时，如倒在地面或受撞击性损伤时，换而言之就是头部发生旋转加速时。

Kleiven 的研究显示，位于运动平面并与运动方向成角的最短桥静脉，其所承受的张力最高[13]。与枕部撞击相比，侧向撞击桥静脉承受的张力较低。这可用大脑镰的支撑作用来解释[13]。很显然的是，由于大脑镰的存在，侧向撞击与正向撞击相比，脑和颅骨间的相对运动较小。但是大脑镰的存在可能撞击相邻结构如胼胝体，从而引起潜在的损伤[1]。从侧向平行运动转至旋转运动时，脑和颅骨间的相对移位程度较轻，这也可用大脑镰的支撑作用来解释[13]。此外，Hirakawa 等[14]的临床研究显示，硬膜下血肿很少发生于枕部，从而支持这样一种结论，即受各个方向撞击时顶部、中央部或额部桥静脉所受的张力最大。然而，矢状窦旁和侧裂部桥静脉撕裂通常伴随一定程度的 DAI 和极性挫伤[15]。

但是，静脉低压渗血可聚集成足以压迫脑组织的血肿，这一机制尚不完全清楚。咳嗽、用力或呕吐可能"泵出"足够的血液，随着凝血而逐渐挤压脑组织。另一个重要的事实是，与这些血管相连的矢状窦却保持开放而不被血肿压迫。

动脉源性硬膜下血肿

Vance 曾描述因中动脉 M3 段分支血管外膜与硬脑膜粘连所致的血管壁撕裂[16]。病例呈暴发性的临床表现，该组患者通常较为高龄，且如果能够及时减压，预后往往较好。

挫伤所致的硬膜下血肿

典型的"脑叶爆裂"式损伤以硬膜下血肿、极性挫伤、脑内血肿和半球肿胀为特点，系广泛的极性挫伤造成出血，突破软脑膜聚集于硬膜下腔所致。

挫伤后实质内小血管破裂出血所致的血肿

这一类型的血肿常见于抗凝治疗或凝血因子消耗（弥漫性血管内凝血）所致的凝血功能障碍时[17]。这类硬膜下血肿常与相当大量的脑内血肿相关，且在清除后经常复发。重组 Ⅶ 因子的应用（Novo Seven；Novo Nordisk，Inc.，Princeton，NJ）彻底改变了该类患者的治疗[18, 19]。

穿通性损伤

穿通性损伤可能由低质量的物体以高或极高的速度撞击头颅所致，比如枪弹伤，或以低速进入颅腔的锐器[20]。这些刺伤可破坏血管结构、脑神经和白质纤维束。只要致伤物仍留在颅骨或脑内，适当治疗后患者预后相当好。通常需要进行血管造影以排除血管损伤。但是，如果该物体被攻击者撬离，刃口在脑组织内的曲线运动可能会给伤者带来灾难性的后果[21]。

枪弹伤在脑内的影响程度千变万化且难以预料。创伤的严重程度取决于子弹的能量。飞行速度小于 2 000 m/s 的低速子弹（民用子弹）形成一条弹道和一个 4 倍于子弹大小的腔。高速军用枪械（速度大于 2 000 m/s）由于子弹穿过颅骨时动能巨大，几乎总导致致命性损伤。弹头贯通颅腔时产生以下双重效应：

○ 子弹进入时传递了极高的压力，而弹道后方形成了等量级的低压，导致压力波在脑内振荡。这些压力波的产生与弹头速度成比例，并在很大程度上决定伤者的生死。

　　○子弹本身及其所致的颅骨骨折引起的撕裂效应造成了对血管和神经的直接破坏。这些效应与其他类型的脑挫伤相似，然而血管损伤的程度比由此形成的血肿的程度更严重。

　　高速或低速枪弹伤后持续深昏迷的患者（GCS 3～5分）预后不良（死亡或重度残疾）的可能性为90%～95%，除非枪弹伤引起的轴外血肿能被清除[22]。幕下枪弹伤非常少见，但如果弹道轨迹位于中线位置，通常是致命的[23]。枪弹伤的病理生理和治疗在很多方面与钝性或闭合性TBI的相同。动能在脑内传导，表现为不同程度和持续时间的压力波，以及对靠近皮质表面的大小血管结构及神经元的直接损伤。

剪应力对突触及突触功能的影响

　　实验室研究已发现，在TBI发生前阻滞电压控制型离子通道不能改善创伤对神经功能和行为的负面影响，仅引起细胞外液（ECF）中K^+流量的中度改变，这提示TBI后在离子活动介导方面，受体控制型离子通道更为重要。TBI后，即使在无结构破坏的动物中仍出现的持续数周或数月的行为变化，被认为是支持存在突触水平或与第二信使系统相关的功能改变的依据。

剪应力对轴突的影响

　　Strich的神经病理学研究首次证实了轴索断裂处的轴浆"收缩球"聚集的反应[11, 15]，主要发现于伤后即昏迷并随后死亡患者粗大的有髓（神经）纤维上。在约25%重度TBI患者的白质纤维束中可发现高密度的该类"收缩球"[15]。

　　弥漫性脑损伤在没有受到撞击力时也可发生，但依赖于惯性力量，通常由机动车事故导致，也见于一些坠落伤和袭击伤的病例[15, 26-29]。这些惯性力量是头部快速旋转运动的结果，它使白质变形并导致DAI，通常被称为剪切性脑损伤。这些损伤通常被认为是弥漫性的，但是对白质的轴突损伤模式更准确的描述是多中心性的，遍及深部的皮质下白质，特别常见于中线结构，包括胼胝体压部和脑干。轻度和轻中度的DAI患者，常缺乏显著宏观的病理学表现，且影像学检查也显示脑部看似正常[29-31]。然而，在对其进行的脑组织的微观组织学检查时却发现了属于DAI的病理学特征：大量肿胀和断裂的轴索[29, 32]。重症DAI时，轴索的病理改

变还伴随白质内组织撕裂和实质内出血（图4.4与图4.5）[7, 29, 33]。

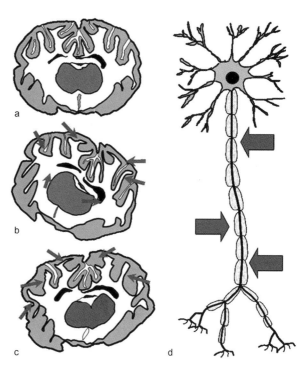

图4.4　冠状面观察旋转加速或减速对脑和轴突的影响。（a）处于静止状态；（b）处于快速加速状态；（c）处于快速减速状态；（d）剪应力方向。加速和减速在白质内均引起剪应力和压缩牵张所致的组织变形（箭头所示），最终导致弥散性轴索损伤。

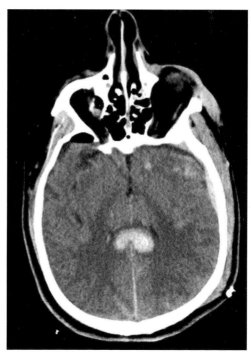

图4.5　CT轴位扫描显示DAI中位于胼胝体压部层面的出血性挫伤灶。

伤后瞬间无控制的头部运动所致的脑部旋转加速是导致DAI最重要的机械力[1, 29, 33, 34]。施加于脑部的惯性力引发了组织动态的剪切、拉伸和压缩，进而可导致组织的动态形变。在正常日常活动中，脑组织具有顺应性，随牵拉而伸展，并容易回复原有形态。相反，当出现一种快速的牵拉（如交通事故），在这种严重的情况下，脑组织却表现得非常僵硬[29]。因此，轴突的细胞骨架损伤被认为是由于快速的单轴向的牵拉或轴突"拉伸伸长"所致[35, 36]。这种应对快速变形的典型的黏弹性反应引出了动态损伤的分类，这种损伤中所施加的力量是在50毫秒以内产生的[37]。即使轴索可缓慢回复牵拉前的位置和形态，但是物理及生理学的特异性变化已经发生。特别是钠通道的机械损伤可导致大量Na^+内流而引起肿胀[29, 35]。这种Na^+内流又可触发大量的Ca^{2+}通过电压敏感性钙通道内流。在轴索细胞骨架的直接机械性损伤之外，Ca^{2+}介导的蛋白质水解可导致进一步的迟发性损伤[29]。这种细胞骨架的急性和迟发性损伤被认为导致了轴突肿胀时轴突转运蛋白的转运受损和异常聚集[29, 32, 38, 39]。轴索断裂进一步的后果是，受损神经元近端的Wallerian变性，远端轴索的变性、碎裂、消失，从而导致神经所支配区域的神经传入阻滞。该过程的功能性损伤后果包括抑制作用缺失所致的癫痫发作、痉挛状态、智力减退和混乱的行为模式。如果Wallerian变性广泛存在且有许多神经元被破坏，则会出现全脑萎缩，伴有脑室扩大，最严重时将导致持续植物生存状态[15]。

昏迷是与DAI严重程度相关的最常见的直接损害。的确，局灶性与弥漫性脑损伤的一个重要区别在于这两种创伤后昏迷的原因和特点：局灶性脑损伤可能包含出血性脑挫伤或血肿造成的占位效应，这可导致脑疝和脑干受压[40]。此时昏迷不是伤后即发的，而是以一种继发的形式出现。与这些导致昏迷的机制形成鲜明对比的是，Gennarelli等[1]的一项里程碑式的研究证实，DAI可以是导致创伤后昏迷的唯一原因。他们尤其观察到，对非人类的灵长类动物的头部施以非撞击性旋转加速时，即使未导致占位性病变，也可导致直接而持久的创伤后意识丧失和DAI。需特别指出的是，脑干的轴索损伤似乎是DAI产生昏迷的主要因素[29]。

但是，Blumbergs等[41]近来发现一些尸检时脑组织呈现DAI特征的患者，实际上在生前临床过程的某些时候是清醒和有意识的，这提示创伤后将

呈现DAI改变的神经元和轴突在变性前可能功能尚存，或者其他受影响较小的轴突束并没有进展至DAI。这提示至少在早期阶段，对DAI患者应给予治疗干预。

细胞骨架损伤

细胞骨架包括3个主要的蛋白质成分：

○ 微丝。

○ 神经丝。

○ 微管（MT）。

神经丝（也称中间纤维）参与维持轴突管径，许多作者认为这是一种简单的功能[42-44]。但更多新近的研究对这一基本概念提出了质疑，比如已证实中枢神经轴突之间的神经丝的密度不同[45]。另一方面，微管似乎在调节轴突直径上未扮演重要角色，但它是沿轴突排列的动态成分，一侧（微管）臂参与了快速轴突运输[44]。

Maxwell等[46]发现，轴索牵拉性损伤后随之而来的是数分钟内细胞骨架成分的错乱排列和扭曲变形，其结果是微管丢失和神经丝间距增加，尤其在Ranvier结处。

年龄及剪应力所致血管损伤的生物力学影响

处于年龄谱两端的患者对剪应力尤其敏感，更容易造成血管壁的损伤。对于老年患者，脑萎缩可能导致神经元和星形胶质细胞密度降低，从而减弱其对血管结构的支撑作用，则挫伤周围组织出血和水肿进展的风险更大。早产儿中，可能由于髓鞘相对缺乏且星形胶质细胞的成熟度较低，其产伤时持续存在的剪应力引起的脑室周围白质出血的发病率较高。

颅脑创伤的性别差异

最近的动物实验证据表明，雌性动物脑组织的易损性显著降低[47, 48]。据推断，雌性动物脑组织易损性更低可能是由于雌激素[49-51]和孕酮[47]的神经保护作用。雌激素的这种效应是基于受体途径还是非基因途径尚不明确。

被认为介导了雌激素神经保护作用的机制有以下几点：

○ 维持血管的自动调节功能。

○ 抗氧化效应。

○ 减少 β 淀粉样蛋白质。

■ 抑制兴奋性毒性。

○ 上调抗凋亡蛋白 bcl-2 的表达。

孕酮可能是通过膜稳定性抗氧化效应和减弱神经兴奋性来起到神经保护作用的[48,52]。然而，一项针对人类中、重度 TBI 的大型临床试验未提示使用孕酮获益[53,54]。

脑肿胀和水肿消退

脑水肿是与继发性脑损伤相关的一个重要因素，在某些极端的病例，患者死亡与颅内压增高及肿胀导致的脑干结构疝出有关（图 4.6）。大多数重度脑损伤和 5%～10% 的中度脑损伤会发生脑水肿[55,56]。与脑缺血不同，脑水肿可由很多原因引起，并且是创伤后若干病理过程的最终转归[8]。Fishman 认为[57]，脑水肿有两种主要类型：血管源性脑水肿和细胞毒性脑水肿。

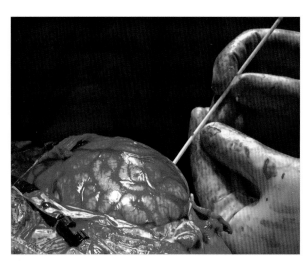

图 4.6 开颅术中大块的脑肿胀和脑疝出。

一种类型的血管源性脑水肿发生在内皮细胞的紧密连接处，这种紧密连接限制了大分子物质经血脑屏障（blood-brain barrier，BBB）的转运。中度和重度损伤时的高血压反应可导致 BBB 的破坏[8]。与创伤后高血压反应相关的因素有血压峰值的大小和高血压发作的急缓程度[58]。另一种类型的血管源性脑水肿则与花生四烯酸有关，其可引起轻度的血管舒缩改变，但更重要的是可提高内皮细胞对小型和大型示踪剂的通透性，从而导致水肿[59]。

另一方面，细胞毒性脑水肿并非仅涉及 BBB，而涉及脑内所有细胞成分。其中，一种类型发生

于缺氧条件下，缺氧发生后数秒内由于三磷酸腺苷（ATP）依赖性钠-钾泵失效导致细胞肿胀。细胞内大量 Na^+ 快速聚集，因渗透压的缘故水分也如此[57,60]。引起细胞毒性脑水肿的第二大原因取决于离子通道，应归因于细胞外大量兴奋性氨基酸类神经递质，如谷氨酸和甘氨酸，导致树突和胞体急性肿胀。细胞外高谷氨酸水平可引起 Na^+ 内流的膜通道开放，引起膜去极化及 Cl^- 和水的继发性内流，从而导致细胞毒性肿胀。这一病理过程和谷氨酸介导的 Ca^{2+} 依赖性迟发变性，只要有一种单独存在即可引起不可逆的神经损伤[8]。细胞毒性脑水肿的另一个原因则源自直接的机械性创伤和神经元细胞膜变形。后者可引起大量的 K^+ 外流至细胞外液，随后星形胶质细胞为维持细胞稳态平衡而肿胀[61]。在最严重的情况下，大多数脑组织已严重受损，且因缺乏经微循环输送来的葡萄糖，此时已不能维持离子平衡。在星形胶质细胞 "终足" 因摄取 K^+ 而肿胀导致微循环障碍的地方，则可能陷入恶性循环。在这种情况下，颅内压增高将进一步危害全脑灌注，导致死亡。

离子和神经递质平衡紊乱似乎是引起 TBI 后继发性脑肿胀的最重要的机制。由受损组织流入微血管系统的 K^+ 净损失开始于伤后数小时。在轻微受损的组织中，1～2 小时后星形胶质细胞肿胀即开始消退。基于人类的超微结构研究显示，挫伤组织周围的星形胶质细胞大约在伤后第 5 日才有退缩的迹象[60]。显然，当微循环良好并且脑血流量（cerebral blood flow，CBF）>20 ml/（100 g·min）时，脑水肿将会迅速消退，而当微循环血流量低于该阈值时，脑水肿则难以消退。

继发性脑损伤的机制

脑部遭受机械性撞击后随之而来的细胞代谢、脑血流量和离子稳态的改变将持续数小时至数日，甚至数月[62]。

继发性缺血性神经损伤

炎症和细胞毒性损伤常常是由于缺血造成的。缺血被认为是与脑外伤后继发性损伤有关的最有意义的因素[8,9]。局灶性损伤引起区域内脑血流量显著减少可能是缺血性神经元损伤的一个原因[60]。对重症脑外伤且死亡的患者进行尸检发现，有 60%～90% 的患者呈现缺血性脑损伤的特征[63]。

"中间清醒期"的统计也支持脑外伤后存在延迟的继发性神经损伤。现已证实，重症脑外伤且死亡的患者中有30%～40%存在某一时段足以遵从指令或言语的清醒期[15]。这提示原发的冲击伤并没有严重到使脑损伤而失去功能，因而强调了继发性损伤的重要性[64]。据观察，约70%的重症脑外伤患者在ICU时的临床过程中有颅内压增高的表现，也与这一概念相一致[65]。

脑血流量减少引起组织损伤机制

Astrup[66]、Branston[67]与Jones[68]各自团队的里程碑式研究已经证实，CBF进行性减少引起时间依赖性的神经元活动等级的变化。在健康且有正常自主调节功能的大脑中，皮质血流减少至20 ml/（100 g·min）左右时，大脑可以耐受，并不出现功能障碍，但是脑电波可能变慢，并且受检者感到焦虑和困倦。如果CBF突然降至20 ml/（100 g·min）左右，则患者意识丧失且脑失去产生神经递质的能力，继而发生昏迷[67, 69, 70]。当CBF降至18 ml/（100 g·min）以下时，因维持细胞内外离子梯度的能量依赖性Na^+，K^+-ATP泵失去功能，离子稳态平衡被打破。此时，神经元转为厌氧代谢，生成大量乳酸。当CBF进一步减少至约10 ml/（100 g·min）水平时，细胞膜失去完整性，大量的Ca^{2+}开始内流，神经元破坏的生物化学级联反应已不可逆转。这一过程在超微结构上的特征是线粒体肿胀和神经元周围的星形胶质细胞空泡化，继而高尔基体和细胞质囊泡肿胀，最后细胞核形态消失（核碎裂）[63]。在局灶性脑挫伤区域和颅内血肿下方区域，CBF可能降低至接近引起缺血性脑损伤的阈值水平[68, 71, 72]。这种结果伴随TBI后糖代谢增加，使得细胞内依赖持续供氧的结构受损的风险增加，如线粒体和各种酶系统，尤其是包括分解自由基的酶系统，因而导致了接下来数小时，特别是再灌注期的迟发性损伤[69, 72, 73]。因此对于大多数严重受损的组织而言，其承受了极大的剪切损伤，尽管糖分解能力得到了最大限度的提升，也似乎不可能修复离子的稳态平衡。如果组织血流量的减少发生于代谢需求最大时，后果将是组织内糖和氧的水平降至阈值水平以下，这会加重组织肿胀，并出现缺血性坏死。此外，星形胶质细胞肿胀可使组织的血流量进一步减少，通常情况下，后者也出现于低血压以及细胞毒性肿胀或颅内血肿所致的颅内压增高时。在大多数重症脑外伤患者，这些损害效应可能会累积并有不

同程度的表现。Jenkins等[74]发现，轻微的全脑缺血性损伤不足以单独导致神经元死亡，但若合并一个轻微外伤，则导致大量海马神经元坏死，即使外伤与缺血发生的时间间隔长达24小时。对于这一序贯事件，可称之为神经创伤后双重损伤模型和协同损伤机制。

这一模型可解释一些治疗相对成功之处，如应用巴比妥或亚低温进行代谢抑制，或使用血管升压类药物来提高脑灌注和CBF。在重要的早期阶段，利尿剂和脱水剂（如甘露醇）可能有助于改善组织灌注[75]。用同时针对电压依赖性和受体控制型离子通道的药物来阻滞离子通道可能是未来治疗的一个重要的方法，以增强供应受损脑组织微循环的携氧能力[24]。

脑梗死与选择性神经元丢失

当大脑终末血管供血区域的血流量显著减少[CBF<5～10 ml/（100 g·min）]超过60～90分钟，就会发生脑梗死。然而，当血流量的减少程度较轻[如CBF减少至15～18 ml/(100 g·min)]并且持续约30分钟以上，则可能会发生选择性神经元丢失[76, 77]。最易受损的神经元类型如下：

○ 海马CA、CA3区分子层神经元。

○ 大脑颗粒细胞。

○ 皮质神经元，尤其像视皮质楔回这类区域的大细胞。

脑外伤时，颅内压增高患者的脑灌注压（cerebral perfusion pressure，CPP）可能长达数小时甚至数日处于临界值（30～40 mmHg），此时这种神经元丢失的方式就显得尤为重要。当前的研究表明这类患者缺血性神经元丢失的发生频率非常高，尤其在海马部位[63]。双侧海马神经元的丢失和小脑损伤可解释严重脑损伤存活患者存在记忆障碍和协调能力障碍频繁发生的现象。

改善大脑氧供

增加大脑缺血区域或临界缺血区域在缺血早期的氧利用率可以改善神经元对缺血损伤的耐受力。我们已经发现约1/3的严重脑损伤患者在受伤后最初的6～24小时其脑氧分压是下降的[脑组织局部氧分压（$P_{ti}O_2$）<25 mmHg][78, 79]，这组$P_{ti}O_2$低的患者的预后明显更差[79, 80]。创伤后大脑氧合作用下降可能基于以下4种机制：

○ CBF的降低减少了氧气的运输。

○ 肺部摄取氧气减少［如成人呼吸窘迫综合征（ARDS）或严重的肺部疾病］。

○ 血红蛋白的浓度降低或功能减退减少了氧气的运输（如一氧化碳中毒或贫血）。

○ 氧气在组织中的解离减少（如低温）。

其他重要的潜在机制可能在于局部发生的作用，包括星形胶质细胞足突肿胀引起的微血管损害导致的CBF减少（图4.7）。有研究试图通过应用血管升压类药物增加CPP来提高CBF，但这些手段是否能够改善P_tO_2尚未得到证实。曾经有研究将CPP增高至70 mmHg，甚至更高，但并未改善预后。高压氧、输注交联血红蛋白之类的改良的氧气转运体，或者给予全氟化合物（perfluorochemical，PFC）的同时增加吸入氧气浓度，均可能提高组织的氧利用率[81]。

TBI后脑内氧合作用发生改变的另一个重要方面可能是毛细血管流量的改变。在正常情况下，大部分毛细血管内红细胞似"钱串状"呈单排通过，并给予毛细血管以灌注，而通过血浆内的溶解氧来进行氧气传输是很有限的。在TBI后血管周围星型胶质细胞足突发生肿胀时，这一机制显得尤为重要[82, 83]。星型细胞终足的水肿可能会反过来减少毛细血管横断面的面积，从而导致受影响区域红细胞流量的降低。在红细胞无法进入的区域，非红细胞转运方式仍可能进行携氧转运；这可能通过氧合血红蛋白（hemoglobin-based oxygen，HBO）或人工合成氧转运体达成，从而通过无细胞血浆满足组织灌注，这可能为我们引出了一个新的治疗途径。

颅脑创伤对代谢的影响

大脑的物质运输（氧气和葡萄糖）依赖于有氧代谢。严重头部外伤后，大脑的氧合作用和灌注的受损非常常见，因而代谢紊乱是TBI非常常见和严重的后果。代谢改变可以是全脑的，包括整个脑部、脑局部、脑内和硬膜下血肿或挫伤的区域。撞击后紧随而来的是，剪应力作用于神经组织导致大量离子穿过神经细胞膜流动、膜静息电位广泛丧失和神经递质释放入细胞外间隙。几分钟后，脑部试图通过重新摄取神经递质和运用离子泵来修复离子的稳态平衡，这是一个极度消耗能量的过程，从而导致葡萄糖利用激增。

动物实验表明，为促进ATP的生成，糖代谢的增加是短暂的，大多数位于脑部因剪应力作用而变形最严重的部位[84]。Pellerin和Magistretti[85]的研究揭示，在星形胶质细胞中离子泵转运和谷氨酸的激增均优先激活无氧性糖酵解，从而生成乳酸，这在严重缺血时不会发生。这将消耗细胞外液（extracellular fluid，ECF）中的葡萄糖。当局灶性损伤发生时，如SDH、局部脑梗死或脑挫裂伤，围绕这些损伤缺血中心区域周边半暗带中的葡萄糖利用增加将持续更长时间[71, 86]。传统观点认为，糖的有氧氧化是大脑代谢的唯一方式。但是，现今有证据提示，星形胶质细胞和神经胶质可能能够利用"偶联的乳酸代谢"来满足其能量需求：神经元和星形胶质细胞的代谢活动是在功能上偶联的，所以星形胶质细胞中葡萄糖无氧代谢生成的乳酸，经

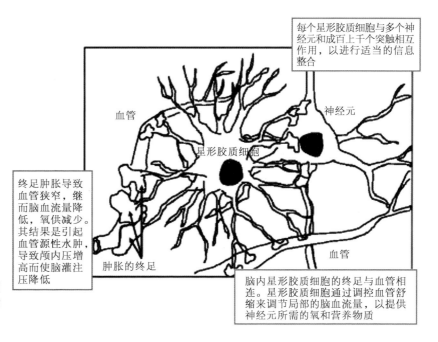

图4.7　毛细血管周围的星形胶质细胞终足肿胀导致血管受压、脑的物质供应减少。

终足肿胀导致血管狭窄，继而脑血流量降低，氧供减少。其结果是引起血管源性水肿，导致颅内压增高而使脑灌注压降低

每个星形胶质细胞与多个神经元和成百上千个突触相互作用，以进行适当的信息整合

脑内星形胶质细胞的终足与血管相连。星形胶质细胞通过调控血管舒缩来调节局部的脑血流量，以提供神经元所需的氧和营养物质

单羧酸转运蛋白（MCT）转运到神经元后，再经过无氧代谢产生能量。随着神经元活动的增加，K^+ 和谷氨酸释放入细胞外间隙，被星形胶质细胞通过耗能方式摄取，从而导致星形胶质细胞的糖酵解。在极端条件下，如 TBI，有氧代谢可能因为氧供减少、线粒体损伤或兴奋性神经递质释放增加而受抑制，从而导致乳酸累积。近来，我们能够通过动物实验证明，在代谢最旺盛的损伤部位乳酸的摄取是明显增加的[87]。在动物受液压冲击损伤后最初的 30 分钟内输注乳酸，与生理盐水对照组相比，可以显著减轻实验动物认知功能的损害[88]。

继发性脑损伤的细胞内和分子机制

继发性脑损伤时，谷氨酸、Ca^{2+} 和乳酸的高水平释放以及细胞因子的产生，引起炎症反应，这些都会促使脑组织进一步受损[62, 89]。能量和氧供的稳态平衡破坏激活了多个系统。在不同的创伤模型中，转录、生长、重塑、分化、信号、炎症反应及细胞死亡基因均受到影响。创伤使得凋亡和抗凋亡因子（如 caspase、bax 和 bcl–2）、即刻早期基因（如 c–fos、c–jun 和 jun–B）、炎症标志物（如白介素）和热休克蛋白发生改变。

细胞膜和离子通道

最常见的电压门控离子通道在功能上与 Na^+、K^+–ATP 酶泵紧密相关[90, 91]。多种离子通道与特异的激动剂门控受体相关，其他的则与细胞内的第二信使系统有关，如腺苷酸环化酶和 G 蛋白质[92]。已有明确的证据证实星形胶质细胞有易兴奋性，具有离子通道，可能被去极化，尽管在程度上远弱于神经元[93–95]。似乎大部分电压敏感和激动剂门控离子通道都对剪应力所致的短暂的机械性变形敏感。其中有的离子通道在机械变形后几个小时仍然处于"泄漏"状态[96]。另外，Tavalin 等[96]的研究表明，在柔软的塑胶膜上培养的单层神经元和星形胶质细胞，由于受短暂的气流喷射冲击而快速变形，可发生快速的 Ca^{2+} 内流，随后神经元死亡，伴有乳酸和 K^+ 外流入培养基质。

我们和其他的研究者，均能从活体创伤模型（如液体冲击损伤模型和撞击挫伤模型）中发现短暂的大量 K^+ 快速外流至细胞外液，同时细胞外液内的 Na^+ 浓度降低[24, 97–99]。电压依赖性离子通道和 Na^+、K^+–ATP 酶泵之间相关存在的"泵泄漏"的快

速改变，以及激动剂门控通道的开放可能能够解释这些变化。这些数据表明，由于其结构的复杂性，激动剂依赖性离子通道和它们的受体可能对机械性变形非常敏感，而使渗漏随之增加。星形胶质细胞被认为充当了 K^+ 摄取的缓冲池，其具有从细胞外液中快速摄取 K^+ 的能力[94, 100, 101]。然而，这可以导致星形胶质细胞的快速肿胀，这是急性脑缺血和局部脑挫伤的超微结构特征，在动物创伤模型与人类创伤病例中基本上都可以见到。

第二信使系统和神经元损伤

环磷酸腺苷（CAMP）系公认的第二信使，为典型的大分子，常位于神经元的细胞膜内或胞质内邻近细胞膜内表面，能够介导很多细胞反应。由于属大分子且结构复杂，故其更易受到剪切性损伤。CAMP 被发现能抑制低钾时小脑颗粒细胞的凋亡[102]。

细胞内机制

钙离子和谷氨酸

在脑缺血未达到危险水平的临界范围，另外的进程可能发生，并最终导致组织受损和细胞死亡[8]。尤其是谷氨酸的神经毒性在继发性缺血性损伤中可能扮演了重要的角色。缺氧相关的神经元去极化已经被证实通过增加释放和减少重摄取而导致细胞外谷氨酸水平的升高[103]。细胞外异常高水平的谷氨酸可激活多种类型的受体而引起细胞膜的去极化，并激活电压依赖性钙离子通道[33]。Ca^{2+} 的内流可以通过正反馈的方式来进一步刺激谷氨酸的释放从而导致其神经毒性的扩散[103]。

● 钙离子

创伤后几分钟内，细胞内的游离 Ca^{2+} 快速而大量地增加[84, 99, 104]。关于受牵拉后 Ca^{2+} 怎样进入细胞，在一项新近的研究中有一种说法认为它是机械操作的过程[105]。机械操作的定义是"机械性变形引起的细胞膜短暂损伤的进展"[105]。机械性变形引起的孔道被认为是短暂的或稳定的，后者与长期的膜渗漏有关[8]。根据 Gennarelli 的研究[105]，由于巨大的细胞内、外浓度梯度，在 Ca^{2+} 流入的同时，其他离子通过孔隙扩散至细胞内。Ca^{2+} 也可能通过许多不同的通道进入细胞，这些通道可能由于多种机制而开放，包括细胞膜和离子通道机械变形所致的电压依赖性通道开放、过度释放入细胞外液的神

经递质所介导的激动剂依赖性通道开放。

● 谷氨酸

L-谷氨酸是一种兴奋性神经递质。在 TBI、SAH 和脑缺血损伤之后，均发现细胞外液中谷氨酸浓度增加和谷氨酸受体被激活[98, 106-108]。创伤后谷氨酸即刻被大量释放，这可能与跨膜孔隙蛋白的短暂变形引起的细胞膜去极化有关。这一现象可以因为去极化而导致其他神经元进一步释放谷氨酸；这一现象也可能与从细胞外液重摄取神经递质的功能受损有关。从突触间隙清除谷氨酸的主要机制是通过特异转运蛋白被星形胶质细胞所摄取。TBI 后谷氨酸的大量释放伴随 K^+ 外流，这似乎增加了星形胶质细胞的糖酵解，因而极大地改变了细胞外葡萄糖和乳酸的浓度。介导谷氨酸超刺激引起的兴奋性毒性的基本因素似乎是细胞内钙超载，主要是由于过多 Ca^{2+} 通过 N-甲基-D-天冬氨酸（NMDA）受体相关的离子通道内流。细胞内 Ca^{2+} 依赖相关酶的活化，如核酸内切酶、脂肪酶和蛋白酶，可能激发有害的细胞代谢级联反应并促进自由基之类的毒性物质产生[109, 110]。

自由基和氢离子

自由基是指在其外层电子壳有含有未成对电子的具有高反应性离子的分子。这些复合物是在线粒体内氧化反应的正常产物，在各种组织中有重要的生理作用，如多形核白细胞介导的细菌的破坏[70, 111]。另一方面，自由基能够在细胞膜、蛋白质和基因组内与各种结构发生反应。为了避免这种损伤的发生，所有细胞内均存在有效的酶系统以分解自由基。在细胞内 Ca^{2+} 能灭活其中一些酶系统，而产生促进氧自由基合成的酶类，如过氧化物酶和黄嘌呤氧化酶。大部分的自由基来自氧气，尤其在缺血再灌注后组织充满氧气以及在缺血后一些保护性酶被灭活时，这些复合物得以生成。游离 Fe^{2+} 的存在也有利于自由基的生成，其在 Haber-Weiss 反应中起到催化剂的作用，具体描述如下[70]：

$$O_2^- + Fe^{3+}O_2 + Fe^{2+}$$
$$H_2O_2 + Fe^{2+} \longrightarrow O^- + OH^+Fe^{3+}$$
$$O_2^- + H_2O_2 \longrightarrow O_2 + OH^- + OH$$

伤后数小时内，红细胞裂解时血红蛋白会释放铁，在受损脑组织中即可检出游离铁，这在严重脑外伤时极其常见。细胞内高浓度的 H^+ 似乎是有害的，因为它们改变了细胞内酶的功能。然而，细胞外的 H^+ 也是强有力的脑血管舒张剂[69]。

虽然在不同的动物模型中利用多种技术间接证实了创伤和缺血后自由基的活性增加，但仍没有技术可以证明创伤后的人脑中存在自由基[69, 112]。有可能直接针对自由基的神经保护大分子（替拉扎特，一种氨基类固醇）及聚乙二醇修饰超氧化物歧化酶（PEG-SOD）不能广泛渗透入脑组织。这也许能部分解释它们为什么在临床试验中未能使患者获益[113]。

应激蛋白

应激蛋白中一个很重要的家族是热休克蛋白（Hsp），Hsp 是高度保守的分子，在蛋白质的展开、折叠或易位，以及在组装和分解蛋白质复合物中起非常重要的作用。因为它的辅助功能，Hsp 也被称为分子伴侣，可保护细胞免受环境的应激损害[114-116]。在非应激细胞中，Hsp 浓度处于低水平，然而在应激细胞则聚积在高水平[117]。热休克反应由多种刺激引起，包括热力、化学和生理应激。Hsp 根据它们相似的分子量而被命名[115]。70 kDa 热休克相关蛋白质组成了能够在正常和应激条件下调节细胞进程的分子伴侣家族[114, 115]。尽管被认为是典型的细胞内蛋白质，也有报道指出 Hsp 能够被释放出来。而且，有研究指出循环中的 Hsp 可能参与免疫系统的调节和体内的应激反应[114, 118]。脑内 Hsp70 的产生由各种病理刺激所诱导，包括缺血、兴奋性毒性损伤、炎症反应，以上这些都是 TBI 后急性神经损伤的主要决定因素[119-122]。在大脑损伤后 Hsp70 表达的增加被认为对细胞的存活和恢复起一定的作用。此外，在原发性损伤后第一个 20 小时内高水平的 Hsp70 似乎是致命性结果的敏感标志物[122]。神经元损伤时 Hsp72 的上调增加，它似乎参与了细胞的修复和保护作用[123]。Hsp72 的上调也可以充当神经损伤时的标志物[124]。

炎症反应

神经炎症反应是"TBI 后的延迟性反应"，其所扮演的是双重而对立的角色。它一方面通过释放神经毒性物质导致大脑损伤；另一方面又促进包括抗原和病原体（如病毒和细菌）在内的受损组织修复。受损脑组织在急性损伤后 24 小时内即有多形核白细胞聚集，他们在受伤后数分钟内黏附于毛细血管[125, 126]。受伤后 36～48 小时，巨噬细胞出现[127]并分泌多种因子，包括细胞因子[128]。细胞因子是血管活性物质，已证实其能够增加血管渗透性导致水肿[129, 130]，可能对胶质细胞和神经元具有直接的细胞毒性作用[131]。有研究发现肿瘤坏死因子 α（TNF α）在 TBI 的动物模型中于受伤后 1～4 小时表达上调。这一快速反应被认为应归因于 TNF α 主要由中枢神经系统细胞（CNS，胶质细胞和神经元）合成，而不是由全身的炎症细胞合成[132]。TNF α 在细胞的生长调节、免疫调节、炎症反应和自身免疫反应中起着重要的作用[133]，此外，TNF α 和白介素-1β（IL-1β）可能通过水肿和延迟神经元死亡对 CNS 产生有害作用[134, 135]。

细胞凋亡

Kerr 等[136]描述存在两种类型的细胞死亡：一种被称为坏死，由损伤和炎症所致；另一种被称为凋亡，是不同特点的细胞正常发生、发展的过程[137]。他详细描述了细胞进行性死亡时的形态学变化，包括细胞皱缩、细胞膜泡状化、染色质浓缩和 DNA 断裂等。这些改变与坏死所致的细胞死亡形成对比，后者的细胞和细胞器往往会肿胀和破裂。从这些发现中可以推测，当细胞不再被需要或已受到严重损坏时，其具有通过激活一个内在的细胞自杀程序而自我毁灭的能力[137]。关于秀丽隐杆线虫的基因研究使人们认识到凋亡是一个正常的生理过程。

TBI 后神经元和其他脑细胞的死亡被认为既有机械破坏所致的原发性细胞死亡，也有多种创伤后病理性级联反应所引起的继发性或延迟性细胞死亡[137]。对人类而言，这些级联反应包括缺血、兴奋性毒性和炎症，其中任意一种都可以触发细胞凋亡[138, 139]。但完整的生物力学和分子机制尚未完全了解。

细胞凋亡可以通过 TUNEL（末端脱氧核苷酸转移酶介导的 dUTP 缺口末端标记）法进行检测。TUNEL 标记只反映了碎裂的 DNA 片段，而不管 DNA 是怎样碎裂的和为什么会碎裂的，因此对凋亡而言缺乏特异性。另一种检测凋亡的方法是采用适当的抗体[140]或通过膜磷脂的变化来监测多聚（ADP-核糖）聚合酶的降解[137]。然而，体外和体内的研究都表明，损伤的严重程度决定了神经元死亡的类型，即凋亡或坏死（表 4.1）[141]。

细胞凋亡的基因调控

TBI 后基因组分子的继发性反应，包括改变细胞架构的基因调控、上调生长因子、诱导细胞凋亡、调节 TBI 后对调控病理反应至关重要的蛋白质的转录过程。

● 抑癌基因 p53

抑癌蛋白 p53 可诱导细胞凋亡[142, 143]。尽管这种 DNA 结合蛋白的半衰期短，只有 5～20 分钟[144]，但可通过基因组监视、DNA 修复和作为一种转录因子来发挥功能。p53 蛋白通过持续的 DNA 的破坏来导致细胞死亡。对于 p53 诱导细胞凋亡的机制我们知之甚少，然而 p53 是 bax 基因的一种直接转录激活因子[145]和 bcl-2 基因的一种转录抑制因子[146]。在无应激细胞，p53 蛋白的水平很低。这

表 4.1　坏死和凋亡特征的比较

坏　　死	凋　　亡
细胞内失去稳态平衡	初始无发生重大变化
细胞膜通透性改变	无膜通透性改变，至少初始未发生
K^+ 排出，Na^+ 内流，膜电位的下降	无 Na^+ 内流，细胞内 K^+ 的浓度无变化
所有胞质成分肿胀	胞质聚集
线粒体和其他细胞器被破坏	通常细胞器完整 从细胞表面突起，分离形成凋亡小体
消耗细胞能量（ATP）	无细胞能量消耗
大分子合成下降	需要激活大分子合成
影响成片的相邻细胞	影响分散的单个细胞
染色质松散	染色质高度浓缩聚集成颗粒
被动萎缩	主动变性

注：ATP，三磷酸腺苷。引自：Sastry 与 Rao 2000[137]。

种蛋白质以潜在、无活性的形式存在，需要被修饰后才有活性。由于DNA损伤导致的活化作用，使得p53 mRNA翻译速率加快，p53蛋白的水平得到提高[143]。当抑癌蛋白起到DNA转录因子的功能时，p53水平的增高与DNA损伤程度成正比[142, 143, 145, 146]。Bcl-2原癌基因家族成员之一的bax[144]和氧化还原相关基因都是p53与神经细胞凋亡相关的关键转录靶点[145]。bax被认为在形成线粒体膜通道中发挥着作用[147]。当被激活时，这些通道可以使细胞色素C从线粒体释放到细胞质。通过神经元的培养发现，bax依赖的胱天蛋白酶-3激活是p53诱导细胞凋亡的一个关键性因素[148]。

● Bcl-2基因家族

Bcl-2基因编码为25 kDa的蛋白质，是一种原癌基因。它的多基因超级家族包括抗凋亡基因（如bcl-2、bcl-xL和bak）[149]和促凋亡基因（如bax、bad和bcl-xs）[141, 150]。bcl-2的独特性在于它已被证明可以保护细胞免受各种损伤，例如，钙离子载体治疗、谷氨酸、自由基以及营养因子的消退[141, 150]。有人认为，bax在程序性的细胞死亡中是一种责任蛋白质。在TBI合并低氧血症的模型中，Clark等[138]观察到在创伤性损伤中幸存下来的皮质神经元中的bcl-2上调，而在控制性皮质受冲击伤后，齿状回凋亡的颗粒神经元中bax的免疫反应性增强。在损伤周围皮质的神经元中bax mRNA和蛋白质均增加。这些结果提示，由于bcl-2表达水平的降低而bax水平的相应增加，所以神经细胞的生存可能是两者作用相互抵消的结果。

bcl-2已被观察到可以防止细胞坏死和凋亡两种形式的细胞死亡[141]。通过病毒性传染bcl-2基因增加体内的bcl-2表达，能减少局灶性脑缺血后神经元的丢失[26, 151, 152]。与此类似，过度表达人源bcl-2的转基因小鼠不易受缺血性或创伤性脑损伤的影响[153]。Raghupathi等[141]观察到在bax免疫反应性伴随的改变缺失时，bcl-2的免疫反应性也急剧降低，这支持了细胞内bcl-2∶bax比值可能与细胞死亡相关的这一假设。该作者认为扭转细胞bcl-2水平减少和（或）阻止bax mRNA增加的策略，可能能够部分防止TBI导致的神经退行性变。TBI后细胞死亡的发生应归因于多种途径的激活，包括bcl-2基因家族的特定的表达。调控神经元中这些基因的表达，可能阻断创伤导致的死亡，从而降低其发生率[141]。

● 胱天蛋白酶

有一组被称为ced的基因，其中ced-3基因已

被证明在细胞凋亡发生时必不可少[154]。研究发现，ced-3编码的半胱氨酸蛋白酶与白介素-1b转换酶（ICE）同源。这些酶被称为胱天蛋白酶，是半胱氨酸蛋白酶。胱天蛋白酶-3的激活被认为是凋亡级联反应中的一个关键性步骤[155]，其介导了实验性TBI后的凋亡，且给予药物抑制后能改善预后[139, 155]。

● 细胞色素C

细胞色素C是电子传递链中的主要成员，在细胞应激的条件下能够从线粒体中被释放出来，从而有能力通过激活级联反应来启动凋亡[137, 155]。有研究指出细胞色素C的细胞外释放在人类细胞凋亡中具有特异性，且通过细胞培养发现，其足以诱导凋亡[155]。然而，如果没有促凋亡基因bax，细胞色素C的释放并不足以诱导人类细胞的凋亡[156]。因而可以将线粒体外存在的细胞色素C视为凋亡的生物标志物。以细胞色素C释放为靶向的药物可能作为一种延缓神经元死亡的有效治疗方式（图4.8）[155]。

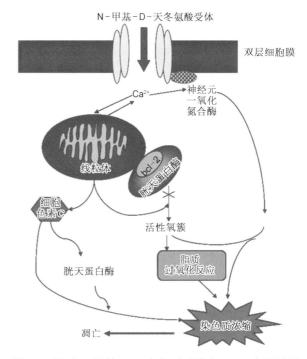

图4.8　导致N-甲基-D-天冬氨酸受体（NMDA）诱导凋亡的可能的级联反应。NMDA受体（MMDAA）过度受刺激引起过量Ca²⁺内流。这导致线粒体内Ca²⁺聚集、能量丧失和随之而来的线粒体膜去极化。接着，通过脂质过氧化反应生成活性氧簇（ROS）。Tennetti等的研究表明抑制胱天蛋白酶能够阻止ROS形成、脂质过氧化反应和象征着凋亡的染色质浓缩，这提示胱天蛋白酶位于这一系列反应的上游。没有产物导致生成过氧亚硝酸盐。引自：Tennetti L, D'EmiIIa DM, Troy CM, Lipton SA. Role Of caspase in N-methyl-D-aspartateinduced apoptosis in cerebrocortical neUrOTIS. J Neurochem，1998，71（3）：946-959.

结　论

过去的30年，重度脑外伤的病死率每10年下降约10%。对TBI日常的诊疗需要建立在对TBI病理机制理解的基础之上。通过提高对损伤机制的认识，我们才将有可能设计出有效的TBI治疗方案。近年来取得的重要进展，将会大大改善TBI患者的预后。

（张征宇　刘劲芳）

参考文献

[1] Gennarelli TA, Thibault LE, Adams JH, Graham DI, Thompson CJ, Marcincin RP. Diffuse axonal injury and traumatic coma in the primate. Ann Neurol. 1982; 12(6):564–574.

[2] Kou Z, VandeVord PJ. Traumatic white matter injury and glial activation: from basic science to clinics. Glia. 2014; 62(11):1831–1855.

[3] Su E, Bell M. Diffuse axonal injury. In: Laskowitz D, Grant G, eds. Translational Research in Traumatic Brain Injury. Boca Raton, FL: Taylor & Francis Group, LLC; 2016:41–84.

[4] Gennarelli TA. Head injury in man and experimental animals: clinical aspects. Acta Neurochir Suppl (Wien). 1983.

[5] Löwenhielm P. Strain tolerance of the vv. cerebri sup. (bridiging veins) calculated from head-on collision tests with cadavers. Z Rechtsmed. 1974; 75(2):131–144.

[6] Holbourn AHS. Mechanics of head injuries. Lancet. 1943; 242(6267):438–441.

[7] Ommaya AK, Gennarelli TA. Cerebral concussion and traumatic unconsciousness. Correlation of experimental and clinical observations of blunt head injuries. Brain. 1974; 97(4):633–654.

[8] Gaetz M. The neurophysiology of brain injury. Clin Neurophysiol. 2004; 115(1):4–18.

[9] Gennarelli TA, Tipperman R, Maxwell WL, Graham DI, Adams JH, Irvine A. Traumatic damage to the nodal axolemma: an early, secondary injury. Acta Neurochir Suppl (Wien). 1993; 57:49–52.

[10] Gennarelli TA, Graham DI. Neuropathology of the head injuries. Semin Clin Neuropsychiatry. 1998; 3(3):160–175.

[11] Strich SJ. Diffuse degeneration of the cerebral white matter in severe dementia following head injury. J Neurol Neurosurg Psychiatry. 1956; 19(3):163–185.

[12] Kuijpers AH, Claessens MHA, Sauren AA. The influence of different boundary conditions on the response of the head to impact: a two-dimensional finite element study. J Neurotrauma. 1995; 12(4):715–724.

[13] Kleiven S. Influence of impact direction on the human head in prediction of subdural hematoma. J Neurotrauma. 2003; 20(4):365–379.

[14] Hirakawa K, Hashizume K, Fuchinoue T, Takahashi H, Nomura K. Statistical analysis of chronic subdural hematoma in 309 adult cases. Neurol Med Chir (Tokyo). 1972; 12(0):71–83.

[15] Adams JH, Doyle D, Ford I, Gennarelli TA, Graham DI, McLellan DR. Diffuse axonal injury in head injury: definition, diagnosis and grading. Histopathology. 1989; 15(1):49–59.

[16] Vance BM. Ruptures of surface blood vessels on cerebral hemispheres as a cause of subdural hemorrhage. AMA Arch Surg. 1950; 61(6):992–1006.

[17] Bullock R, Hanemann CO, Murray L, Teasdale GM. Recurrent hematomas following craniotomy for traumatic intracranial mass. J Neurosurg. 1990; 72(1):9–14.

[18] Bartal C, Freedman J, Bowman K, Cusimano M. Coagulopathic patients with traumatic intracranial bleeding: defining the role of recombinant factor VIIa. J Trauma. 2007; 63(4):725–732.

[19] Ker K, Roberts I, Shakur H, Coats TJ. Antifibrinolytic drugs for acute traumatic injury. Cochrane Database Syst Rev. 2015; 5(5):CD004896.

[20] Rosenfeld JV, Bell RS, Armonda R. Current concepts in penetrating and blast injury to the central nervous system. World J Surg. 2015; 39(6):1352–1362.

[21] du Trevou MD, van Dellen JR. Penetrating stab wounds to the brain: the timing of angiography in patients presenting with the weapon already removed. Neurosurgery. 1992; 31(5):905–911, discussion 911–912.

[22] Grahm TW, Williams FC, Jr, Harrington T, Spetzler RF. Civilian gunshot wounds to the head: a prospective study. Neurosurgery. 1990; 27(5):696–700, discussion 700.

[23] Nathoo N, Chite SH, Edwards PJ, van Dellen JR. Civilian infratentorial gunshot injuries: outcome analysis of 26 patients. Surg Neurol. 2002; 58(3–4):225–232, discussion 232–233.

[24] Di X, Lyeth BG, Hamm RJ, Bullock MR. Voltage-dependent Na+/K+ ion channel blockade fails to ameliorate behavioral deficits after traumatic brain injury in the rat. J Neurotrauma. 1996; 13(9):497–504.

[25] Peerless SJ, Rewcastle NB. Shear injuries of the brain. Can Med Assoc J. 1967; 96(10):577–582.

[26] Adams JH, Doyle D, Graham DI, Lawrence AE, McLellan DR. Diffuse axonal injury in head injuries caused by a fall. Lancet. 1984; 2(8417–8418):1420–1422.

[27] Blumbergs PC, Jones NR, North JB. Diffuse axonal injury in head trauma. J Neurol Neurosurg Psychiatry. 1989; 52(7):838–841.

[28] Grady MS, McLaughlin MR, Christman CW, Valadka AB, Fligner CL, Povlishock JT. The use of antibodies targeted against the neurofilament subunits for the detection of diffuse axonal injury in humans. J Neuropathol Exp Neurol. 1993; 52(2):143–152.

[29] Smith DH, Meaney DF, Shull WH. Diffuse axonal injury in head trauma. J Head Trauma Rehabil. 2003; 18(4):307–316.

[30] Jane JA, Steward O, Gennarelli T. Axonal degeneration induced by experimental noninvasive minor head injury. J Neurosurg. 1985; 62(1):96–100.

[31] Mittl RL, Grossman RI, Hiehle JF, et al. Prevalence of MR evidence of diffuse axonal injury in patients with mild head injury and normal head CT findings. AJNR Am J Neuroradiol. 1994; 15(8):1583–1589.

[32] Povlishock JT. Traumatically induced axonal injury: pathogenesis and pathobiological implications. Brain Pathol. 1992; 2(1):1–12.

[33] Gennarelli TA. Mechanisms of brain injury. J Emerg Med. 1993; 11 Suppl 1:5–11.

[34] Ommaya AK, Hirsch AE. Tolerances for cerebral concussion from head impact and whiplash in primates. J Biomech. 1971; 4(1):13–21.

[35] Wolf JA, Stys PK, Lusardi T, Meaney D, Smith DH. Traumatic axonal injury induces calcium influx modulated by tetrodotoxin-sensitive sodium channels. J Neurosci. 2001; 21(6):1923–1930.

[36] Smith DH, Wolf JA, Lusardi T, Lee VMY, Meaney DF. High tolerance and delayed elastic response of cultured axons to dynamic stretch injury. J Neurosci. 1999; 19(11):4263–4269.

[37] Metz H, McElhaney J, Ommaya AK. A comparison of the elasticity of live, dead, and fixed brain tissue. J Biomech. 1970; 3(4):453–458.

[38] Hall GF, Lee VMY. Neurofilament sidearm proteolysis is a prominent early effect of axotomy in lamprey giant central neurons. J Comp Neurol. 1995; 353(1):38–49.

[39] Maxwell WL, Kosanlavit R, McCreath BJ, Reid O, Graham DI. Freeze-fracture and cytochemical evidence for structural and functional alteration in the axolemma and myelin sheath of adult guinea pig optic nerve fibers after stretch injury. J Neurotrauma. 1999; 16(4):273–284.

[40] Adams JH, Graham DI, Gennarelli TA. Head injury in man and experimental animals: neuropathology. Acta Neurochir Suppl (Wien). 1983; 32(10):15–30.

[41] Blumbergs PC, Scott G, Manavis J, Wainwright H, Simpson DA, McLean AJ. Topography of axonal injury as defined by amyloid precursor protein and the sector scoring method in mild and severe closed head injury. J Neurotrauma. 1995; 12(4):565–572.

[42] Friede RL, Samorajski T. Axon caliber related to neurofilaments and microtubules in sciatic nerve fibers of rats and mice. Anat Rec. 1970; 167(4):379–387.

[43] Reles A, Friede RL. Axonal cytoskeleton at the nodes of Ranvier. J Neurocytol. 1991; 20(6):450–458.

[44] Jafari SS, Maxwell WL, Neilson M, Graham DI. Axonal cytoskeletal changes after non-disruptive axonal injury. J Neurocytol. 1997; 26(4):207–221.

[45] Szaro BG, Whitnall MH, Gainer H. Phosphorylation-dependent epitopes on neurofilament proteins and neurofilament densities differ in axons in the corticospinal and primary sensory dorsal column tracts in the rat spinal cord. J Comp Neurol. 1990; 302(2):220–235.

[46] Maxwell WL, Povlishock JT, Graham DL. A mechanistic analysis of nondisruptive axonal injury: a review. J Neurotrauma. 1997; 14(7):419–440.

[47] Roof RL, Duvdevani R, Stein DG. Gender influences outcome of brain injury: progesterone plays a protective role. Brain Res. 1993; 607(1–2):333–336.

[48] Roof RL, Hall ED. Estrogen-related gender difference in survival rate and cortical blood flow after impact-acceleration head injury in rats. J Neurotrauma. 2000; 17(12):1155–1169.

[49] Alkayed NJ, Murphy SJ, Traystman RJ, Hurn PD, Miller VM. Neuroprotective effects of female gonadal steroids in reproductively senescent female rats. Stroke. 2000; 31(1):161–168.

[50] Wang Q, Santizo R, Baughman VL, Pelligrino DA, Iadecola C. Estrogen provides neuroprotection in transient forebrain ischemia through perfusion-independent mechanisms in rats. Stroke. 1999; 30(3):630–637.

[51] Pelligrino DA, Santizo R, Baughman VL, Wang Q. Cerebral vasodilating capacity during forebrain ischemia: effects of chronic estrogen depletion and repletion and the role of neuronal nitric oxide synthase. Neuroreport. 1998; 9(14):3285–3291.

[52] Ma J, Huang S, Qin S, You C. Progesterone for acute traumatic brain injury. Cochrane Database Syst Rev. 2012; 10:CD008409.

[53] Wright DW, Kellermann AL, Hertzberg VS, et al. ProTECT: a randomized clinical trial of progesterone for acute traumatic brain injury. Ann Emerg Med. 2007; 49(4):391–402, 402.e1–402.e2.

[54] Lin C, He H, Li Z, et al. Efficacy of progesterone for moderate to severe traumatic brain injury: a meta-analysis of randomized clinical trials. Sci Rep. 2015; 5:13442.

[55] Miller JD, Butterworth JF, Gudeman SK, et al. Further experience in the management of severe head injury. J Neurosurg. 1981; 54(3):289–299.

[56] Marmarou A. Traumatic brain edema: an overview. Acta Neurochir Suppl (Wien). 1994; 60:421–424.

[57] Fishman RA. Brain edema. N Engl J Med. 1975; 293(14):706–711.

[58] Hayes RL, Dixon CE. Neurochemical changes in mild head injury. Semin Neurol. 1994; 14(1):25–31.

[59] Wahl M, Schilling L. Regulation of cerebral blood flow: a brief review. In: Unterberg AW, Schneider GH, Lanksch WR, eds. Monitoring of Cerebral Blood Flow and Metabolism in Intensive Care. Vienna: Springer; 1993:3–10.

[60] Bullock R, Maxwell WL, Graham DI, Teasdale GM, Adams JH. Glial swelling following human cerebral contusion: an ultrastructural study. J Neurol Neurosurg Psychiatry. 1991; 54(5):427–434.

[61] Schröder ML, Muizelaar JP, Bullock MR, Salvant JB, Povlishock JT. Focal ischemia due to traumatic contusions documented by stable xenon-CT and ultrastructural studies. J Neurosurg. 1995; 82(6):966–971.

[62] von Gertten C, Flores Morales A, Holmin S, Mathiesen T, Nordqvist A-CSC. Genomic responses in rat cerebral cortex after traumatic brain injury. BMC Neurosci. 2005; 6:69.

[63] Graham DI. The pathology of brain ischaemia and possibilities for therapeutic intervention. Br J Anaesth. 1985; 57(1):3–17.

[64] Reilly PL, Graham DI, Adams JH, Jennett B. Patients with head injury who talk and die. Lancet. 1975; 2(7931):375–377.

[65] Becker DP, Miller JD, Ward JD, Greenberg RP, Young HF, Sakalas R. The outcome from severe head injury with early diagnosis and intensive management. J Neurosurg. 1977; 47(4):491–502.

[66] Astrup J, Siesjö BK, Symon L. Thresholds in cerebral ischemia - the ischemic penumbra. Stroke. 1981; 12(6):723–725.

[67] Branston NM, Symon L, Crockard HA, Pasztor E. Relationship between the cortical evoked potential and local cortical blood flow following acute middle cerebral artery occlusion in the baboon. Exp Neurol. 1974; 45(2):195–208.

[68] Jones TH, Morawetz RB, Crowell RM, et al. Thresholds of focal cerebral ischemia in awake monkeys. J Neurosurg. 1981; 54(6):773–782.

[69] Siesjö BK. Pathophysiology and treatment of focal cerebral ischemia. Part I: pathophysiology. J Neurosurg. 1992; 77(2):169–184.

[70] Siesjö BK. Pathophysiology and treatment of focal cerebral ischemia. Part II: mechanisms of damage and treatment. J Neurosurg. 1992; 77(3):337–354.

[71] Kuroda Y, Bullock R. Failure of cerebral blood flow-metabolism coupling after acute subdural hematoma in the rat. Neurosurgery. 1992; 31(6):1062–1071, discussion 1071.

[72] Schröder ML, Muizelaar JP, Kuta AJ. Documented reversal of global ischemia immediately after removal of an acute subdural hematoma. Report of two cases. J Neurosurg. 1994; 80(2):324–327.

[73] Kontos HA. George E. Brown memorial lecture. Oxygen radicals in cerebral vascular injury. Circ Res. 1985; 57(4):508–516.

[74] Jenkins LW, Moszynski K, Lyeth BG, et al. Increased vulnerability of the mildly traumatized rat brain to cerebral ischemia: the use of controlled secondary ischemia as a research tool to identify common or different mechanisms contributing to mechanical and ischemic brain injury. Brain Res. 1989; 477(1–2):211–224.

[75] Muizelaar JP, Wei EP, Kontos HA, Becker DP. Mannitol causes compensatory cerebral vasoconstriction and vasodilation in response to blood viscosity changes. J Neurosurg. 1983; 59(5):822–828.

[76] DeGirolami U, Crowell RM, Marcoux FW. Selective necrosis and total necrosis in focal cerebral ischemia. Neuropathologic observations on experimental middle cerebral artery occlusion in the macaque monkey. J Neuropathol Exp Neurol. 1984; 43(1):57–71.

[77] Pulsinelli WA, Brierley JB, Plum F. Temporal profile of neuronal damage in a model of transient forebrain ischemia. Ann Neurol. 1982; 11(5):491–498.

[78] Zauner A, Doppenberg EM, Woodward JJ, Choi SC, Young HF, Bullock R. Continuous monitoring of cerebral substrate delivery and clearance: initial experience in 24 patients with severe acute brain injuries. Neurosurgery. 1997; 41(5):1082–1091, discussion 1091–1093.

[79] Zauner A, Doppenberg E, Woodward JJ, et al. Multiparametric continuous monitoring of brain metabolism and substrate delivery in neurosurgical patients. Neurol Res. 1997; 19(3):265–273.

[80] Zauner A, Daugherty WP, Bullock MR, Warner DS. Brain oxygenation and energy metabolism: part I-biological function and pathophysiology. Neurosurgery. 2002; 51(2):289–301, discussion 302.

[81] Woitzik J, Weinzierl N, Schilling L. Early administration of a second-generation perfluorochemical decreases ischemic brain damage in a model of permanent middle cerebral artery occlusion in the rat. Neurol Res. 2005; 27 (5):509–515.

[82] Maxwell WL, Irvine A, Adams JH, Graham DI, Gennarelli TA. Response of cerebral microvasculature to brain injury. J Pathol. 1988; 155(4):327–335.

[83] Vaz R, Sarmento A, Borges N, Cruz C, Azevedo I. Ultrastructural study of brain microvessels in patients with traumatic cerebral contusions. Acta Neurochir (Wien). 1997; 139(3):215–220.

[84] Kawamata T, Katayama Y, Hovda DA, Yoshino A, Becker DP. Lactate accumulation following concussive brain injury: the role of ionic fluxes induced by excitatory amino acids. Brain Res. 1995; 674(2):196–204.

[85] Pellerin L, Magistretti PJ. Glutamate uptake into astrocytes stimulates aerobic glycolysis: a mechanism coupling neuronal activity to glucose utilization. Proc Natl Acad Sci U S A. 1994; 91(22):10625–10629.

[86] Sutton RL, Hovda DA, Adelson PD, Benzel EC, Becker DP. Metabolic changes following cortical contusion: relationships to edema and morphological changes. Acta Neurochir Suppl (Wien). 1994; 60:446–448.

[87] Chen T, Qian YZ, Rice A, Zhu JP, Di X, Bullock R. Brain lactate uptake increases at the site of impact after traumatic brain injury. Brain Res. 2000; 861 (2):281–287.

[88] Rice AC, Zsoldos R, Chen T, et al. Lactate administration attenuates cognitive deficits following traumatic brain injury. Brain Res. 2002; 928(1–2):156–159.

[89] Lenzlinger PM, Morganti-Kossmann MC, Laurer HL, McIntosh TK. The duality of the inflammatory response to traumatic brain injury. Mol Neurobiol. 2001; 24(1–3):169–181.

[90] Sachs F. Mechanical transduction by membrane ion channels: a mini review. Mol Cell Biochem. 1991; 104(1–2):57–60.

[91] Siegelbaum SA, Schwartz JH, Kandel ER. Modulation of synaptic transmission: second messengers. Princ Neural Sci. 2000; 4:229–252.

[92] Siegelbaum SA, Koester J. Ion channels. Princ Neural Sci. 2000; 4:105–124.

[93] Bowman CL, Ding JP, Sachs F, Sokabe M. Mechanotransducing ion channels in astrocytes. Brain Res. 1992; 584(1–2):272–286.

[94] Kimelberg HK, Norenberg MD. Astrocytes. Sci Am. 1989; 260(4):66–72, 74, 76.

[95] Orkand RK, Nicholls JG, Kuffler SW. Effect of nerve impulses on the membrane potential of glial cells in the central nervous system of amphibia. J Neurophysiol. 1966; 29(4):788–806.

[96] Tavalin SJ, Ellis EF, Satin LS. Mechanical perturbation of cultured cortical neurons reveals a stretch-induced delayed depolarization. J Neurophysiol. 1995; 74(6):2767–2773.

[97] Bullock R, Zauner A, Myseros JS, Marmarou A, Woodward JJ, Young HF. Evidence for prolonged release of excitatory amino acids in severe human head trauma. Relationship to clinical events. Ann N Y Acad Sci. 1995; 765:290–297, discussion 298.

[98] Katayama Y, Becker DP, Tamura T, Hovda DA. Massive increases in extracellular potassium and the indiscriminate release of glutamate following concussive brain injury. J Neurosurg. 1990; 73(6):889–900.

[99] Nilsson P, Hillered L, Olsson Y, Sheardown MJ, Hansen AJ. Regional changes in interstitial K + and Ca2 + levels following cortical compression contusion trauma in rats. J Cereb Blood Flow Metab. 1993; 13(2):183–192.

[100] Bullock R, Butcher SP, Chen MH, Kendall L, McCulloch J. Correlation of the extracellular glutamate concentration with extent of blood flow reduction after subdural hematoma in the rat. J Neurosurg. 1991; 74 (5):794–802.

[101] Newman EA. High potassium conductance in astrocyte endfeet. Science. 1986; 233(4762):453–454.

[102] D'Mello SR, Galli C, Ciotti T, Calissano P. Induction of apoptosis in cerebellar granule neurons by low potassium: inhibition of death by insulin-like growth factor I and cAMP. Proc Natl Acad Sci U S A. 1993; 90(23):10989–10993.

[103] Choi DW. Glutamate neurotoxicity and diseases of the nervous system. Neuron. 1988; 1(8):623–634.

[104] Fineman I, Hovda DA, Smith M, Yoshino A, Becker DP. Concussive brain injury is associated with a prolonged accumulation of calcium: a 45Ca autoradiographic study. Brain Res. 1993; 624(1–2):94–102.

[105] Gennarelli TA. The spectrum of traumatic axonal injury. Neuropathol Appl Neurobiol. 1996; 22(6):509–513.

[106] Valadka AB, Goodman JC, Gopinath SP, Uzura M, Robertson CS. Comparison of brain tissue oxygen tension to microdialysis-based measures of cerebral ischemia in fatally head-injured humans. J Neurotrauma. 1998; 15(7):509–519.

[107] Persson L, Valtysson J, Enblad P, et al. Neurochemical monitoring using intracerebral microdialysis in patients with subarachnoid hemorrhage. J Neurosurg. 1996; 84(4):606–616.

[108] Bullock R, Zauner A, Woodward J, Young HF. Massive persistent release of excitatory amino acids following human occlusive stroke. Stroke. 1995; 26(11):2187–2189.

[109] Siesjö BK, Zhao Q, Pahlmark K, Siesjö P, Katsura K, Folbergrová J. Glutamate, calcium, and free radicals as mediators of ischemic brain damage. Ann Thorac Surg. 1995; 59(5):1316–1320.

[110] Lipton SA, Nicotera P. Calcium, free radicals and excitotoxins in neuronal apoptosis. Cell Calcium. 1998; 23(2–3):165–171.

[111] Kontos HA, Povlishock JT. Oxygen radicals in brain injury. Central Nervous System Trauma. 1986; 3:257–63.

[112] Hall ED, Braughler JM. Central nervous system trauma and stroke. II. Physiological and pharmacological evidence for involvement of oxygen radicals and lipid peroxidation. Free Radic Biol Med. 1989; 6(3):303–313.

[113] Roberts I, Yates D, Sandercock P, et al. CRASH trial collaborators. Effect of intravenous corticosteroids on death within 14 days in 10008 adults with clinically significant head injury (MRC CRASH trial): randomised placebo-controlled trial. Lancet. 2004; 364(9442):1321–1328.

[114] Rokutan K, Hirakawa T, Teshima S, et al. Implications of heat shock/stress proteins for medicine and disease. J Med Invest. 1998; 44(3–4):137–147.

[115] Sarto C, Binz PA, Mocarelli P. Heat shock proteins in human cancer. Electrophoresis. 2000; 21(6):1218–1226.

[116] Takayama S, Reed JC, Homma S. Heat-shock proteins as regulators of apoptosis. Oncogene. 2003; 22(56):9041–9047.

[117] Zügel U, Kaufmann SH. Role of heat shock proteins in protection from and pathogenesis of infectious diseases. Clin Microbiol Rev. 1999; 12(1):19–39.

[118] Pockley AG. Heat shock proteins as regulators of the immune response. Lancet. 2003; 362(9382):469–476.

[119] Dutcher SA, Underwood BD, Michael DB, Diaz FG, Walker PD. Heat-shock protein 72 expression in excitotoxic versus penetrating injuries of the rodent cerebral cortex. J Neurotrauma. 1998; 15(6):421–432.

[120] Reynolds LP, Allen GV. A review of heat shock protein induction following cerebellar injury. Cerebellum. 2003; 2(3):171–177.

[121] Guzhova I, Kislyakova K, Moskaliova O, et al. In vitro studies show that Hsp70 can be released by glia and that exogenous Hsp70 can enhance neuronal stress tolerance. Brain Res. 2001; 914(1–2):66–73.

[122] da Rocha AB, Zanoni C, de Freitas GR, et al. Serum Hsp70 as an early predictor of fatal outcome after severe traumatic brain injury in males. J Neurotrauma. 2005; 22(9):966–977.

[123] Amin V, Cumming DV, Latchman DS. Over-expression of heat shock protein 70 protects neuronal cells against both thermal and ischaemic stress but with different efficiencies. Neurosci Lett. 1996; 206(1):45–48.

[124] Gonzalez MF, Shiraishi K, Hisanaga K, Sagar SM, Mandabach M, Sharp FR. Heat shock proteins as markers of neural injury. Brain Res Mol Brain Res. 1989; 6(1):93–100.

[125] Soares HD, Hicks RR, Smith D, McIntosh TK. Inflammatory leukocytic recruitment and diffuse neuronal degeneration are separate pathological processes resulting from traumatic brain injury. J Neurosci. 1995; 15(12):8223–8233.

[126] Biagas KV, Uhl MW, Schiding JK, Nemoto EM, Kochanek PM. Assessment of posttraumatic polymorphonuclear leukocyte accumulation in rat brain using tissue myeloperoxidase assay and vinblastine treatment. J Neurotrauma. 1992; 9(4):363–371.

[127] Giulian D, Chen J, Ingeman JE, George JK, Noponen M. The role of mononuclear phagocytes in wound healing after traumatic injury to adult mammalian brain. J Neurosci. 1989; 9(12):4416–4429.

[128] Morganti-Kossmann MC, Rancan M, Otto VI, Stahel PF, Kossmann T. Role of cerebral inflammation after traumatic brain injury: a revisited concept. Shock. 2001; 16(3):165–177.

[129] Kim KS, Wass CA, Cross AS, Opal SM. Modulation of blood-brain barrier permeability by tumor necrosis factor and antibody to tumor necrosis factor in the rat. Lymphokine Cytokine Res. 1992; 11(6):293–298.

[130] Megyeri P, Abrahám CS, Temesvári P, Kovács J, Vas T, Speer CP. Recombinant human tumor necrosis factor alpha constricts pial arterioles and increases blood-brain barrier permeability in newborn piglets. Neurosci Lett. 1992; 148(1–2):137–140.

[131] Talley AK, Dewhurst S, Perry SW, et al. Tumor necrosis factor alpha-induced apoptosis in human neuronal cells: protection by the antioxidant N-acetyl-cysteine and the genes bcl-2 and crmA. Mol Cell Biol. 1995; 15(5):2359–2366.

[132] Knoblach SM, Fan L, Faden AI. Early neuronal expression of tumor necrosis factor-alpha after experimental brain injury contributes to neurological impairment. J Neuroimmunol. 1999; 95(1–2):115–125.

[133] Merrill JE, Benveniste EN. Cytokines in inflammatory brain lesions: helpful and harmful. Trends Neurosci. 1996; 19(8):331–338.

[134] Gordon CR, Merchant RS, Marmarou A, Rice CD, Marsh JT, Young HF. Effect of murine recombinant interleukin-1 on brain oedema in the rat. Acta Neurochir Suppl (Wien). 1990; 51:268–270.

[135] Selmaj K, Raine CS. Tumor necrosis factor mediates myelin damage in organotypic cultures of nervous tissue. Ann N Y Acad Sci. 1988; 540:568–570.

[136] Kerr JF, Wyllie AH, Currie AR. Apoptosis: a basic biological phenomenon with wide-ranging implications in tissue kinetics. Br J Cancer. 1972; 26(4):239–257.

[137] Sastry PS, Rao KS. Apoptosis and the nervous system. J Neurochem. 2000; 74(1):1–20.

[138] Clark RS, Chen J, Watkins SC, et al. Apoptosis-suppressor gene bcl-2 expression after traumatic brain injury in rats. J Neurosci. 1997; 17(23):9172–9182.

[139] Clark RS, Kochanek PM, Chen M, et al. Increases in Bcl-2 and cleavage of caspase-1 and caspase-3 in human brain after head injury. FASEB J. 1999; 13(8):813–821.

[140] Duriez PJ, Shah GM. Cleavage of poly(ADP-ribose) polymerase: a sensitive parameter to study cell death. Biochem Cell Biol. 1997; 75(4):337–349.

[141] Raghupathi R, Strauss KI, Zhang C, Krajewski S, Reed JC, McIntosh TK. Temporal alterations in cellular Bax:Bcl-2 ratio following traumatic brain injury in the rat. J Neurotrauma. 2003; 20(5):421–435.

[142] Vogelstein B, Kinzler KW. p53 function and dysfunction. Cell. 1992; 70(4):523–526.

[143] Levine AJ. p53, the cellular gatekeeper for growth and division. Cell. 1997; 88(3):323–331.

[144] Martin LJ, Kaiser A, Yu JW, Natale JE, Al-Abdulla NA. Injury-induced apoptosis of neurons in adult brain is mediated by p53-dependent and p53-independent pathways and requires Bax. J Comp Neurol. 2001; 433(3):299–311.

[145] Miyashita T, Reed JC. Tumor suppressor p53 is a direct transcriptional activator of the human bax gene. Cell. 1995; 80(2):293–299.

[146] Miyashita T, Krajewski S, Krajewska M, et al. Tumor suppressor p53 is a regulator of bcl-2 and bax gene expression in vitro and in vivo. Oncogene. 1994; 9(6):1799–1805.

[147] Antonsson B, Conti F, Ciavatta A, et al. Inhibition of Bax channel-forming activity by Bcl-2. Science. 1997; 277(5324):370–372.

[148] Cregan SP, MacLaurin JG, Craig CG, et al. Bax-dependent caspase-3 activation is a key determinant in p53-induced apoptosis in neurons. J Neurosci 1999;19(18):7860–7869.

[149] Boise LH, González-García M, Postema CE, et al. bcl-x, a bcl-2-related gene that functions as a dominant regulator of apoptotic cell death. Cell. 1993; 74(4):597–608.

[150] Oltvai ZN, Milliman CL, Korsmeyer SJ. Bcl-2 heterodimerizes in vivo with a conserved homolog, Bax, that accelerates programmed cell death. Cell. 1993; 74(4):609–619.

[151] Linnik MD, Zahos P, Geschwind MD, Federoff HJ. Expression of bcl-2 from a defective herpes simplex virus-1 vector limits neuronal death in focal cerebral ischemia. Stroke. 1995; 26(9):1670–1674, discussion 1675.

[152] Lawrence MS, Ho DY, Sun GH, Steinberg GK, Sapolsky RM. Overexpression of Bcl-2 with herpes simplex virus vectors protects CNS neurons against neurological insults in vitro and in vivo. J Neurosci. 1996; 16(2):486–496.

[153] Martinou JC, Dubois-Dauphin M, Staple JK, et al. Overexpression of BCL-2 in transgenic mice protects neurons from naturally occurring cell death and experimental ischemia. Neuron. 1994; 13(4):1017–1030.

[154] Ellis RE, Jacobson DM, Horvitz HR. Genes required for the engulfment of cell corpses during programmed cell death in Caenorhabditis elegans. Genetics. 1991; 129(1):79–94.

[155] Satchell MA, Lai Y, Kochanek PM, et al. Cytochrome c, a biomarker of apoptosis, is increased in cerebrospinal fluid from infants with inflicted brain injury from child abuse. J Cereb Blood Flow Metab. 2005; 25(7):919–927.

[156] Deshmukh M. Caspases in ischaemic brain injury and neurodegenerative disease. Apoptosis. 1998; 3(6):387–394.

第 5 章
血液生物标志物：颅脑创伤领域需要什么

Blood Biomarkers: What is Needed in the Traumatic Brain Injury Field

Tanya Bogoslovsky, Jessica Gill, Andreas Jeromin, and Ramon Diaz-Arrastia

摘要 生物标志物是一种从体液中获取，可以反映生理、药理或疾病进程的分子指标。根据用途可将其分为4类：疾病诊断、判断预后、疾病预测和药效学分析。在TBI领域，生物标志物的缺乏是制约其临床实践发展的主要障碍。在本章中，我们提出了"应用场景"（CUO）的概念，即在不同的情境下，生物标志物在TBI领域的应用。具体而言，我们关注的是这些生物标志物对于TBI患者在院前、急诊科、ICU和康复机构中管理的不同需求。生物标志物可提供以下信息：① 识别需要紧急行神经影像学检查的患者（CT或MRI）；② 出院时给予患者疾病相关的建议；③ 识别存在继发性脑损伤的患者（如ICP升高、出血增加、脑水肿加重、脑缺血或炎症反应）；④ 识别脑震荡后遗症（PCS）、外伤性癫痫（PTE）、二次打击综合征（SIS）或慢性创伤性脑病（CTE）发生风险较高的患者；⑤ 识别和监测可能受益于药物干预的患者；⑥ 预测良好或不良预后的患者，以及未来是否可以正常生活；⑦ 鉴别特异性药物靶点。总的来说，尽管基于生物标志物的TBI研究已经取得了重大进展，但仍迫切需要更深入、更广泛的研究，发掘新的、更敏感和可靠的生物标志物。

关键词 血液生物标志物，诊断，预后，预测，药效学，tau，胶质纤维酸性蛋白（GFAP），磷酸化神经丝

生物标志物的定义

生物标志物是一种从体液中获取，可以反映生理、药理或疾病进程的分子指标，并能给予病因学、疾病易感性、疾病阶段及进展方面的指示。其可在血液、脑脊液、唾液、汗液、尿液中检测，既往已广泛应用于临床[1, 2]。心脏、肿瘤和传染病等领域的诊断和治疗的发展很大程度上依赖于检测生物标志物的能力，这些生物标志物是病理学上潜在的可靠和敏感的指标[3, 4]。而缺乏类似的生物标志物则是TBI领域提升诊断评估和临床管理水平的主要障碍[5]。迄今为止，TBI生物标志物的研究重点大多在损伤后的最初几天并且是在严重颅脑损伤方面[6, 7]。TBI亚急性期和慢性期的生物标志物则很少，进而阻碍了疾病后期的诊断和治疗方式的发展。这从侧面反映了许多关键领域中生物学知识的明显脱节。

其中，首先映入脑海的便是TBI，因为美国大约有320万残疾人是由TBI导致的[8]。

美国FDA将生物标志物分为4个方面：疾病诊断、判断预后、疾病预测和药效学分析[1]。

○ 诊断标志物反映了一种疾病的特征，可通过特定疾病的发生与否来对患者进行分类。

○ 预后标志物是一种基线标准，可通过其预测患者疾病进展的风险与可能的自然病程发展，从而对患者进行分类。

○ 预测生物标志物是根据患者对特定治疗有所反应的可能性，对患者进行分类的基线特征。

○ 药效学生物标志物是显示治疗后患者发生生物学反应的动态测量数据[2]。

在神经创伤领域，缺乏有效的生物标志物是提高我们对TBI自然病史和长期影响理解的主要限制因素，也是该领域药物开发的主要障碍。最近

的 CENTER-TBI、TRAK-TBI、CREATE、CENC、ADAPT 以及其他一些项目使我们有机会来研究和验证生物标志物，这将加速我们对 TBI 病理生理学的理解，从而得到精准的、以患者为核心的诊断，并促进对疾病有效治疗的发展[9]。近期，国际上发表了许多关于 TBI 生物标志物的综述，从各个方面总结了体液中生物标志物的研究[10-12]。因此，本章的目标并不是详尽地涵盖所有可能的生物标志物，而是要增加对生物标志物研究的认识，以期改变其在 TBI 中的临床探索和实践。

TBI 相关生物标志物的病理生理学发现

TBI 是一个复杂多变、涉及多种病理生理学改变相互作用的过程[13, 14]，这就导致很难去确定 TBI 中可靠又敏感的生物标志物。TBI 是由外力作用于大脑引起的损伤，如直接打击、加速/减速或震荡损伤[14]。主要的损伤是以兴奋毒性[15]、自由基生成、脂质过氧化[16]、线粒体功能紊乱[17]、星形胶质细胞肿胀与丢失[18]、轴索变性[19]、神经元死亡[20]等为特征的一系列继发的级联反应。这种继发性损伤与炎症反应、代谢改变和脑血流量有关[21]。此外，也存在小胶质细胞增生，迁移到损伤部位并释放细胞因子[22]。因此，发掘 TBI 的体液生物标志物最为有效的途径之一，便是关注识别脑细胞中富含的蛋白质，如星形胶质细胞 [S100B；胶质纤维酸性蛋白（GFAP）][23-25]、神经元 [神经元特异性烯醇化酶（NSE），泛素 C-末端水解酶 L1（UCH-L1）][25, 26]、少突胶质细胞 [髓鞘碱性蛋白（MBP）][26, 27]、神经元细胞骨架蛋白，轴突损伤标志物 [tau，神经丝轻链（NF-L）] 和磷酸化神经丝重链（pNF-H）[28-31]。另一种方法，是研究炎症细胞因子[32, 33]、代谢物和氧化脂质[21, 32, 34]，或者进行与脑损伤病理生理学相关的新的 TBI 生物标志物的自身免疫分析[35]。

体液中生物标志物检测方法的研究进展

在 TBI 之后，生物标志物可以在各种体液中被检出，如脑脊液（cerebrospinal fluid，CSF）[26, 29, 30, 36, 37]、外周血[38, 39]、尿液[40] 或唾液[41]，根据需要来采集不同的体液标本。目前，CSF 中的生物标志物最

为密切地反映了脑内的变化，被认为是研究 TBI 体液生物标志物的最佳来源，然而在病情较轻的患者中，生物标志物的获取可能会受到限制[12]。在严重和轻度 TBI（mTBI）后，反映轴突损伤的几种 CSF 生物标志物 [包括总 tau 蛋白、NF-L 和星形胶质细胞损伤的生物标志物（S100B 和 GFAP）] 会升高[12, 37, 42, 43]。然而，以往的研究表明，收集 CSF 的方式（如腰穿或脑室造瘘术）和血液制品的污染可能会影响蛋白质生物标志物检验结果的准确性[44]。重要的是，常见的轻度和中度 TBI[45, 46] 患者没有采集 CSF 的临床适应证，这限制了 CSF 生物标志物在临床中的应用，同时也增加了血液生物标志物在快速、准确诊断和预后评估中的应用比重。

研究血液生物标志物是一种挑战，一部分原因来自血液中相应的蛋白质浓度低、蛋白质降解、从肝脏或肾脏中清除、与载体蛋白结合或蛋白质对血-脑屏障的透过性各有不同[12]。另一个关键因素是，在外周血液测量生物标志物并不总是能反映中枢系统的进程。血液生物标志物研究的可用性也受分析前变异的影响，包括在血浆或血清中进行分析时的差异，以及样品制备方法（如血小板的污染）和样品的冷冻储存和解冻。不过，最近的实验表明，在脑组织中检测到的几种蛋白质在 CSF 中也可被检测到，TBI 后的外周血中也可以检测到较低浓度的这几类蛋白质[47]。而且，测量 CSF 中的生物标志物同时测量血液中超低浓度的相同的生物标志物的方法已出现转机并且正在迅速发展。例如，单分子阵列（Simoa）技术是一种新型检测技术，它采用超灵敏的免疫分析，并允许精确测量血液中低浓度的候选生物标志物[48]。比如：重度 TBI（sTBI）后血浆 tau 蛋白仅能在 CSF 中被检测到，而在血液中检测不到；然而，现在可以被 Simoa 检测到，在脑震荡的曲棍球运动员[6] 和患 TBI 的军人中，可看到此种蛋白质的升高[49]。其他潜在的生物标志物的多重敏感检测也正在开发中。最近，对儿童 TBI 中 44 种血清生物标志物的多重分析显示，与对照组相比，实验组血管细胞黏附分子（VCAM）显著降低，白细胞介素-6（IL-6）升高[50]。此外，对自身免疫谱的研究表明，抗氧化酶、过氧化物还原酶-6（PRDX-6）在脑星形胶质细胞中高表达，可能是 TBI 应答的自身抗体的靶点，并且在 TBI 患者中增加[35, 51]。多重检测分析（s100B，GFAP，NSE，BDNF），单核细胞趋化蛋白 1（MCP-1）、细胞间黏附分子 5（ICAM-5）和 PRDX-6 正在开发中，并对血液样本

中微量生物标志物的检测带来了希望[51]。

另一方面，尿液和唾液提供了TBI后非侵袭性采集体液生物标志物的样本，并为TBI的生物标志物检测提供了额外途径。在最近的研究中，质谱法被用于识别TBI患者尿液中的蛋白质组，表明损伤严重程度（GCS评分）与行为和神经认知预后相关［患者能力评定量表（Patient Competency Rating Scale）与额叶系统行为量表（Frontal Systems Behavioral Scale）］[40]。以唾液为基础的TBI生物标志物或许是可行的，因为磷酸化tau是可被检测的［而β淀粉样肽（Aβ42）在唾液中是不可被检测的］，磷酸化tau／tau的比值在阿尔茨海默病患者中升高[52]。此外，完全集成的可穿戴式传感器阵列可被用于多重汗液分析，能够检测汗液代谢物（如葡萄糖和乳酸）和电解质（如钠离子和钾离子）以及皮肤温度（以校准传感器的应答）[53]，可能在不久之后用于TBI的无创诊断和监测。然而，在TBI诊断中使用这些体液评价的可靠性尚需验证，并且目前关于TBI管理的临床指南不包括体液生物标志物[54, 55]。

应 用 场 景

虽然FDA对作为药物开发工具相关的生物标志物的"应用场景（context of use，COU）"有一个明确的定义[56]，不过这个概念得到了扩大，从而包括了不同的情况，使生物标志物可以应用于临床研究，并最终用于临床实践。COU是极为重要的，因为使用生物标志物的特定场景极大地影响了与所需的特异性、敏感性以及分析细节相关的问题。下文的讨论概述了生物标志物在临床研究和临床实践中应用的背景。

院前应用

诊断或预后生物标志物若在受伤现场得到应用，可提示急救医务人员或运动训练者是否需要将患者运送到急诊室（emergency department，ED），或者是否应该绕过最近的ED送到神经外科中心。这对于部署在边疆的军人来说也是非常重要的，因为他们发生TBI的风险也相对较高。这些生物标志物需要高灵敏度，中等特异性即可，且必须在血液（或其他体液）中能被便携检验设备检测到。

潜在的影响：提高ED服务的有效率，以减少不必要的（昂贵的）救护车运输和浪费不必要的ED资源。另外，ED救护维持患者生命，加速转运

患者到神经外科中心救治亦极其重要。

便携检验设备的检测提供了相关的临床信息，且不需要在实验室进行样本处理或分析[57]。能够快速测量体液生物标志物的生物传感器为现场患者分类提供了解决方案，并且只需满足3个标准：① 试剂具有足够的敏感性和特异性；② 生物传感器可以快速地同时对多个标志物进行定量评估；③ 传感器和试剂都能被用于实验室外。如前所述，TBI是一个复杂的病理生理过程，且随着时间的推移而发展。因此，将一个单一的生物标志物作为检验标准来诊断TBI或脑震荡是不合理的，应该是一个结合多种诊断的生物标志物的组合。许多能够检测多种TBI生物标志物的便携生物传感器目前正在急锣密鼓地研发，其处理时间可保证在2～30分钟[58]。前文还提到了反映星形胶质细胞和神经元损伤的主要候选生物标志物［GFAP、泛素C-末端水解酶（UCH-L1）、NSE、S100B和T-tau］正准备应用于即时检测[6, 7, 59]。然而，最终可用于即时检测的生物标志物的数量和组合仍然有待确定。在急性TBI的生物标志物中，GFAP和UCH-L1是被研究最广泛的分子，并且具有用于即时检测并进行院前诊断的潜力。GFAP是一种结构蛋白，几乎只在星形胶质细胞中表达，并在细胞骨架解体后释放[60]。GFAP在TBI已被广泛研究，血浆中含量升高有望作为诊断和预后生物标志物[7, 25]。UCH-L1是神经元胞质中含量较高的神经元脑损伤标志物。Papa等[61]研究了96例轻-中度TBI患者伤后平均2.7小时的UCH-L1水平（39岁，64%男性，GCS 9～15分），匹配176个空白对照，发现用于区分TBI组和对照组的曲线下面积（area under curve，AUC）为0.87（95% CI：0.82～0.92）；区分GCS 15分的TBI组与对照组时，AUC为0.87（95% CI：0.81～0.93）。重要的是，在这组TBI受试者中，UCH-L1水平在损伤后1小时就可被检测到。具体地说，UCH-L1能够区分GCS 15分的TBI患者与未受伤的对照参与者［AUC为0.87（95% CI：0.81～0.93）］。值得注意的是，当GFAP与UCH-L1（AUC为0.94）结合时，诊断TBI的敏感性和特异性高，从而说明生物标志物的组合比单一检测能更好地对TBI患者进行诊断与预后判断[7]。最近，Papa等人[59]在一个更大的队列证实了先前在TBI超急性期患者中的发现。研究者进行了CT扫描确认外伤性颅内病变，需要神经外科干预的轻度和中度TBI患者（n=584；平均年龄40岁；62%男

性）的 GFAP 和 UCH-L1 结果，进行单一与组合分析，检验了其诊断的准确度。可以看到，GFAP 水平在 20 小时达到高峰后缓慢下降，而 UCH-L1 在 8 小时后达到高峰，并在轻度或中度 TBI 48 小时后下降。总之，目前的数据表明，UCH-L1 与 GFAP 早期同时上升可以用于检测超急性期 mTBI，包括日常和军事环境，并且可能适用于即时检测。值得注意的是，GFAP 和 UCH-L1 的升高对 TBI 没有特异性，在急性缺血性卒中和颅内出血（intracerebral hemorrhages，ICH）患者中也会升高。另外，GFAP 也与卒中严重程度和既往卒中史相关[62]。

除了上述 TBI 体液生物标志物之外，还存在其他潜在的候选生物标志物可用于即时检测。其中 S100B 是有关 mTBI 研究得最多的生物标志物。S100B 是星形胶质细胞和神经元中高度富集的钙结合蛋白，在外周 Schwann 细胞、软骨细胞、脂肪细胞和其他细胞中也有发现[63]。在非颅脑性损伤、心肌梗死后也可增加，并且 S100B 诊断 mTBI 的准确性与年龄和种族有关[64]。虽然 S100B 对于脑损伤无特异性，但可作为潜在的生物标志物。高水平的 S100B 蛋白与 TBI 的不良预后相关，也与损伤严重程度相关[23, 65]。一项 92 例 sTBI 患者的研究中（TBI 后 12 小时，中位 GCS 6 分），死亡患者的 S100B 水平明显高于（$P<0.000\,5$）存活患者[23]。另外，小于 25 ml 的局灶性病变中 S100B 水平较实性肿块低（$P<0.000\,5$），在水肿病变中的 S100B 水平低于位移大于 0.5 cm 的病变（$P<0.000\,5$）。同样，Vos 等研究[66]表明，血清 S100B 浓度升高至 1.13 ng/ml 与 sTBI 患者的高病死率（100% 敏感性，41% 特异性）和高发病率（88% 敏感性，43% 特异性）有关[66]。S100B 对脑组织病理改变具有良好的敏感性，但特异性较差，这满足了 TBI 生物标志物院前使用的要求。成人 mTBI 的神经影像学指南中，美国急诊医师/疾病预防控制中心指出，在没有明显颅外伤并且伤后 4 小时内测量的血清 S100B 水平低于 0.1 μg/L 的 mTBI 患者中，可以考虑不行 CT 检查，因为该蛋白质处于正常水平与 CT 表现阴性的脑损伤密切相关[67]。然而，作为生物标志物的 S100B 的测量并不是 FDA 批准使用的临床指标[68]，并且如前所述，目前没有推荐的用于成人 TBI 的生物标志物[55]。

NSE 是烯醇化酶（2-磷酸-D-甘油酯水解酶）的同工酶，它催化 2-磷酸甘油酸转变成磷酸烯醇式丙酮酸，位于神经元的细胞质中，也存在于神经内分泌细胞和少突胶质细胞中。它并不是中枢神经系统（CNS）损伤的特异表达产物，因为在体外循环后、外周组织创伤、休克和缺血再灌注损伤后均会升高[69]。此外，NSE 还存在于红细胞、血小板、浆细胞、淋巴细胞、毛细血管壁和肌上皮细胞中，这也说明为什么在生理状态下外周血中其浓度较低[12]。尽管缺乏特异性，NSE 作为急性 TBI 的血液生物标志物已被广泛研究。sTBI 受试者的 CSF 中 NSE 的研究（入院 GCS 为 6 分）显示，未存活组一天内测得的 NSE 水平与存活组相比显著升高 [313.20 ± 45.51 ng/ml（$n=5$）vs. 107.80 ± 112.109 ng/ml（$n=15$）][25]。在一项 mTBI 患者和 92 名健康对照者的研究中，mTBI 患者血清 NSE（TBI 后 6 小时内）与对照组相比显著升高。TBI 患者（9.8 mg/L；10% ~ 90% 范围 6.9 ~ 14.3 mg/L）血清 NSE 中位浓度略高于对照组（9.4 mg/L；6.3 ~ 13.3 mg/L）。不过，即使在校正了年龄和性别分布的差异之后，患者的血清 NSE 浓度仍然显著高于对照组，但与健康对照组重叠被认为并不一定具有诊断价值[70]。最后，在对职业冰球运动员的研究中，血浆和血清中的 NSE 变化在赛季前后并不显著（中位数 6.5 μg/L 范围：3.45 ~ 18 μg/L vs. 中位数 6.1 μg/L 范围：3.6 ~ 12.8 μg/L，$P=0.10$）[6]。因此，与 mTBI 的其他生物标志物相比，NSE 对于快速准确诊断 TBI，尤其是 mTBI 的重要性可能是有限的。

总之，存在一部分可能被应用于即时检测的候选生物标志物，这保证了其快速发展和最终被应用到临床实践中。具体如下：① TBI 后 1 小时血清 GFAP 和 UCH-L1 增加，峰值时间分别为 20 小时和 8 小时[71]，这使它们成为非常有吸引力的生物标志物。② GFAP 与 UCHL-1 结合分析可能较单独分析更敏感[7]。③ 由于高敏感性与低特异性，TBI 后的前几个小时，血清较低水平的 S100B 与其他诊断措施相结合，可有助于减少不必要的 CT 扫描[67]。④ 血清 NSE 可在 mTBI 中升高，但对脑损伤的诊断特异性低，加上其也存在于红细胞中，难以将 NSE 应用于精确诊断 mTBI 的即时检测设备中。

急诊救治

诊断和预后生物标志物在诸多方面将有助于 ED。

鉴别需要颅脑 CT 扫描的患者

CT 扫描在鉴别是否需要进行急诊手术（如急性硬膜外血肿）中非常有效[72]。但正如许多研究者最近所指出的，颅脑 CT 可能在 TBI 的评估中被过度利用，这可能是由于过度谨慎或法医鉴定的关注，产生了大量的费用和潜在的辐射暴露危险。所以一个具有临床指导意义的生物标志物会产生巨大的经济影响，并会减小辐射带来的对已损伤大脑的损害。这个生物标志物需要非常高的灵敏度，但只需中等的特异性即可。

神经丝（neurofilament，NF）是神经元的关键中间丝，是细胞轴突骨架的主要成分，是突触形成和神经传递的重要部分[73]。中枢神经系统中的主要神经中间丝是由 3 种分子量不同的多肽组成的异聚体，分别是：NF-L（61 kDa）、NF-M（90 kDa）、NF-H（200 kDa）链。TBI 和 TBI 后产生的钙内流，使 NF-H 变成 pNF-H，导致过多的功能失调的 pNF-H 积聚和轴突完整性降低[73]。在 TBI 后，外周 NF-L 和 pNF-H 链的升高被认为是轴突损伤标志物[12, 73]。Gatson 等人[31]研究了创伤后第 1 天和第 3 天 mTBI 患者（$n=34$；入院 GCS 13 ～ 15 分）的 pNF-H。ROC 分析显示，TBI 患者 CT 阳性组与 CT 阴性组的 AUC 具有显著差异（$P=0.021$），其敏感性为 87%，特异性为 70%，分界点为第 1 天血清含量 1 071 pg/ml。这些结果表明，在 ED 情境下，血清 pNF-H 水平升高可能有助于确定哪些个体需要 CT 检查以评估其损伤的严重程度。

最近的一项研究评估了 324 例急性 TBI 患者（轻度 57%、中度 12%、重度 31%）以及 81 名空白对照病例的神经元损伤标志物 UCH-L1 和星形胶质细胞损伤标志物 GFAP。基线测量包括头颅 CT、Marshall 分级评估和采血。入院时，血浆中两种生物标志物都能将占位性病变与弥漫性损伤区分开来。重要的是，利用 ROC 的 AUC 预测 CT 可发现的病理改变时，GFAP 和 UCH-L1 分别为 0.739（95% CI：0.636 ～ 0.815）和 0.621（95% CI：0.517 ～ 0.713）[74]。

给予急诊出院后建议

最近的研究已经指出，许多 TBI 患者在 ED 出院时接受的咨询水平整体较差[75]。许多头颅 CT 扫描阴性的 TBI 患者在关于脑震荡综合征（postconcussive syndrome，PCS）将会如何发展的咨询中未能得到正确引导，导致患者过早尝试恢复工作、上学或其他常规活动，致使其不必要的再次就诊 ED，潜在地浪费了诊疗资源。一个诊断或预后生物标志物，将有助于告知 ED 工作人员脑损伤的性质和预计的康复轨迹，从而改善患者的咨询服务质量，并提供更现实的恢复预期。

PCS 是一种临床症候群，神经症状持续存在超过 3 个月，并存在于 40% ～ 80% 的 mTBI 患者中[76]。这是一种潜在的衰弱综合征，包括身体症状（头痛、头晕、疲劳）、认知障碍（注意力和记忆力受损）或情绪问题，如抑郁和焦虑，约 10% ～ 15% 的 TBI 患者在 1 年后会出现持续症状[77]。PCS 本身很难被诊断，因其与其他可能与脑外伤无关的症状重叠，如抑郁症、药物滥用和创伤后应激障碍（posttraumatic stress disorder，PTSD）。

tau 是一种微管相关蛋白质，在轴突细胞骨架中起着结构元件的作用，与轴突损伤有关[20, 78]。之前，脑脊液用于 tau 的检测是足够的，但血液中浓度低，还不足以被检出[30]。使用高灵敏度 Simoa 试验研究表明运动相关的 TBI 与血浆中 tau 蛋白的增加有关[6, 79]。Shahim 等人[6]运用 Simoa 试验研究显示，与赛季前相比，脑震荡球员的总 tau 水平增加。重要的是，脑震荡后 1 小时测量的 tau 水平最高，并在康复期间减少。令人惊讶的是，PCS 的持续时间（<6 天，7 ～ 10 天，>10 天）与脑震荡后 1 小时测量的 tau 水平相关（$r^2=0.34$；$P=0.002$）[6]。因此，血浆 tau 检测可能有助于给予返回工作或开始运动时间的建议。

如上所述，NF-L 已成为神经疾病中有前景的生物标志物，因为它在脊髓中 A 类有髓轴突和深部脑组织中表达。脑震荡后的脑脊液 NF-L 水平升高，与拳击活动有关。30 名奥运拳击手在 1 ～ 6 天内至少有 45 次被击打，在被击打后和休息后至少 14 天进行测量（mean ± SD，532 ± 553 ng/L vs. 135 ± 51 ng/L；$P=0.001$）。结果显示，击打后与休息后 NF-L 水平均升高（402 ± 434 ng/L；$P=0.004$）。休息后 NF-L 缺乏正常化可能预示着正在进行的脑变性[37]。另一项研究评估了 TBI 患者（$n=182$）脑脊液和血清中 NF-L 的水平，发现 TBI 后第 1 天到第 15 天血清 NF-L 升高，与 6 个月或 12 个月后的格拉斯哥预后量表（Glasgow Outcome Scale，GOS）的结果相关。重要的是，本研究发现了脑室外引流脑脊液和外周血 NF-L 水平之间的相关性[80]。因此，TBI 患者中较高水平的 NF-L（那些在 TBI 后和继发性 TBI 后持续的神经退行性病变）可能意味着需要进一步的指导或更长期的随访或延长创伤后的休息时间。

其他 TBI 相关的症状与生物标志物的关联性也得到了研究。一项对 mTBI 患者的研究，评估了受伤后 6 小时收集的血清 S100B 数据与头痛、恶心、呕吐和头晕症状之间的关联性。呕吐患者的中位数 S100B 浓度高于无呕吐的患者（0.5 mg/L vs. 0.25 mg/L；P=0.03）。然而，头痛患者的 S100B 中位浓度低于没有头痛的患者（0.21 mg/L vs. 0.33 mg/L；P=0.02）。S100B 与恶心、眩晕之间无相关性[70]。将来，该信息或许可用于 ED 出院后的建议。

选择神经保护／神经营养治疗的临床试验患者

mTBI 是一种就诊满意度低的疾病，许多 mTBI 患者存在长期致残的结果。神经保护和神经营养治疗很可能在损伤后立刻进行才发挥最佳作用。然而，由于大多数 mTBI 患者（可能>80%）在没有治疗的情况下完全恢复，介入 mTBI 治疗的研究集中在慢性期，已是自身恢复可能性较低的时段。预后或预测生物标志物，将筛选可能无法完全恢复的 mTBI 患者，将神经保护和神经营养治疗应用于可能最有效的急性和亚急性期，从而达到最佳疗效[81]。这样的生物标志物只需要具有中等敏感性和特异性（即安慰剂反应率从 80% 降至 50%，将使这些研究可行）。

综上所述，① ED 情境下 TBI 患者血清 pNF-H 的升高，可用于区分患者是否需要 CT 检查来确定是否存在颅脑损伤。② 损伤后 1 小时血浆 tau 蛋白的增加与 PCS 的持续时间有关。③ 血清 NFL 水平升高可能与认知有关。④ TBI 后的 S100B 浓度升高可能与 TBI 后的症状有关，如呕吐。⑤ TBI 患者的上述生物标志物可作为神经营养治疗的预测性生物标志物。

ICU

预后、预测和药效学生物标志物将在 ICU 治疗中发挥作用。

继发性脑损伤的早期检测

NICU 治疗在过去几十年的重点是从缺血、缺氧、水肿、炎症或颅内压增高等角度预防继发性脑损伤。虽然这种努力总体上是成功的（sTBI 的病死率从 1980 年的大约 40% 下降到 20% 以下），但目前还没有特定的早期继发性损伤的生物标志物。研究这种生物标志物是极其重要的，因为在这个时间段，颅脑损伤很可能是可逆的，这需要充分验证这种生物标志物，因为这样的预后生物标志物需要高敏感度和特异性。TBI 后发生的继发性损害涉及多种因素和物质异常复杂的相互作用，包括脑血流改变、生化紊乱、水肿、氧化应激、兴奋性毒性介质释放、炎症、凋亡和坏死[15, 82]。值得注意的是，TBI 也损害了 BBB 的完整性，这会促使血管源性和细胞毒性水肿的播散，并允许炎症细胞因子和趋化因子渗入脑实质，从而促进炎症细胞的浸润[21, 32, 83]。继发性损伤级联反应最终导致蛋白酶的激活（如钙蛋白酶和半胱氨酸蛋白酶），这些细胞通过细胞凋亡或坏死导致细胞死亡[84, 85]。众所周知，这些继发性损伤对预后有很大的影响[86]。神经炎症反应是继发性损伤的主要特征[32]。中枢系统的小胶质细胞和浸润性巨噬细胞产生的细胞因子在这一过程中非常重要。细胞因子在 TBI 后神经炎症反应中的作用已被广泛研究。特别是 TBI 患者血清和脑脊液中的 IL-1β、IL-6、趋化因子 IL-8、IL-10、TNF-α 的升高[87, 88]。

Di Battista 等人[51]研究了中度（n=25）至重度（n=60）TBI 患者的血液炎症生物标志物，并使用扩展的格拉斯哥预后评分（GOSE）评估病死率和神经系统预后。他们评估了一些生物标志物，如血浆 S100B、GFAP、NSE、脑源性神经营养因子（BDNF）、MCP-1、ICAM-5 和 PRDX-6，在外伤后 6 小时、12 小时和 24 小时的含量。在这项研究中，死亡患者与存活患者相比，ICAM-5 水平在入院后 24 小时显著升高。MCP-1 在神经功能预后不良患者入院时和 12 小时后测量明显增加。值得注意的是，ICAM-5 和单核细胞 MCP-1 是参与继发性损伤的炎症因子，辅助外周血白细胞的动员。特别值得注意的是，ICAM-5 参与白细胞在内皮细胞的活化和迁移，MCP-1 是单核细胞和神经细胞分泌的趋化蛋白，有利于单核细胞和巨噬细胞的动员。

颅内高压（intracranial hypertension，ICH）和脑灌注不足（cerebral hypoperfusion，CH）是众所周知的 sTBI 严重后果，导致不良预后，并且目前没有可靠的临床预测方法。Stand 等人[89]最近研究了血清和脑脊液中 IL-1β、IL-6、IL-8、IL-10 和 TNF-α 的水平，并将这些生物标志物与 sTBI 患者的 ICP 和脑灌注压（cerebral perfusion pressure，CPP）关联（n=24 TBI；入院 GCS<9）。将 ICP>20 mmHg（PTD ICP20）和 CPP<60 mmHg（PTD CPP60）累积的压力时间剂量（PTD；mmHg/h）与监测前 12 小时（PRE）和 12 小时后（POST）的血清和脑脊液内的水平进行比较。研究发现 PTD ICP20 和 PTD CPP60 与 PREIL-8 水平升高呈正相关（r=0.34；P<0.001；r=0.53；P<0.001）。因此，作者

认为 IL-8 和 TNF-α 最有可能成为预测发生 ICH 和 CH 的候选血清生物标志物。综上所述，脑脊液中 IL-8 和 TNF-α 的升高有助于预测 TBI 后发生颅内高压和脑低灌注的可能性。

指导继续或撤除治疗

几乎所有临床医师认为，提供无效的救治，即使不导致死亡而是导致植物状态也是不符合伦理的，并且违背大多数患者和家属的愿望。不幸的是，不同医院甚至同一医院的不同医师，对于这些决定是非常不一致的。一个预测生物标志物会增加这种预测的准确性，并将指导临床医师和家庭对这些关键问题的决定。GFAP、S100B 和 NSE 水平升高与 sTBI 后高病死率有关。在一项纳入 85 例 sTBI 患者（入院 GCS<8）的研究中，脑脊液和血清中 GFAP 水平升高，特别是在 6 个月后随访显示不良预后的患者中[66]。与对照组相比，这些患者血清中 GFAP 与 NSE 中位数分别增加 4.6 倍和 2 倍。重要的是，GFAP 具有最高的预测价值，而 S100B 和 NSE 的预测价值较弱［调整后的 OR 为 8.82（GFAP），5.12（S100B）和 3.95（NSE）］。

最近一项研究探索了 S100B 对 TBI 患者预后的预测价值。研究发现，第 1 天 S100B 血清浓度高于 0.2 μg/L 与不良结局相关（GOS 1～3 分），与有良好结果的患者（GOS 4～5 分）相比，预后较差的 OR 为 7.6（95% CI：2.25～25.80；P=0.001）。最重要的是，他们报道 S100B 血清浓度在第 1 天为 0.7 μg/L 时，具有 100% 的病死率[90]。预测的另一个潜在候选标志物是由 Simoa 测量的 Aβ42 水平：对 12 个中位 GCS 7 分（范围：3～8）的 TBI 患者研究表明，在非存活者（伤后 6 个月测量的 GOS 1 分）中，血浆 Aβ42 水平显著高于存活者［GOS 5～8 分；27.97 pg/ml（IQR：13.66～32.90 pg/ml）vs. 16.29（IQR：14.13～18.88 pg/ml）；P<0.000 1］。同一研究表明，与对照组相比，TBI 患者血浆 Aβ42 水平高峰由第 6 天推迟至第 7 天[36]。

脑外伤后 BBB 受损可能与脑水肿的发展有关，从而导致脑体积的增加，进一步通过增高 ICP、损伤 CPP 和氧化作用导致高的并发症发生率和病死率，并促使缺血性损伤[91]。基质金属蛋白酶-9（MMP-9）和细胞纤连蛋白（cFn）是 BBB 完整性的标志物，在实验研究中，其增加与 TBI 后 BBB 功能受损有关[92]。在 sTBI 患者中，MMP-9 和 cFn 血浆浓度分别在外伤后 6 小时、12 小时、24 小时和 48 小时检测，可预测患者 ICU 的住院时间和死亡风险。

选择适合患者进行有针对性的神经保护和神经营养治疗

TBI 是一个复杂的疾病，涉及炎症反应、氧化应激、神经发生和血管生成等众多分子过程。这也很可能发展出识别每个患者特定内在表型的有效方法，并开发针对每个个体的分子病理生理学的治疗方法。例如，针对轴突损伤的治疗应该在有轴突损伤的患者中进行，因为它们在原发性损伤为出血的患者中可能是无效的。这些生物标志物将是预后和潜在的预测生物标志物，并且只需要适度的敏感性和特异性。

理想状态下，这种 CUO 需要药效学生物标志物来确认其分子靶向结合，并在所需的方向上产生生物学效应。例如，为了开发 TBI 后促进新生血管的治疗方式，创伤后血管损伤的预后和（或）预测生物标志物将有助于筛选患者进行临床试验。药效学生物标志物将有助于证明该疗法在促进血管生成方面的功效，并且对于优化诸如剂量、时间和治疗时间窗等问题至关重要。

总的来说，在 ICU 阶段总结如下：① 脑脊液中 IL-8 和 TNF-α 水平的升高可预测 TBI 术后继发性损伤，如颅内压增高和脑低灌注。② 血浆 GFAP 和 S100B 的增高（相对参考水平高出 5 倍）可能与不良预后相关。③ S100B 血清浓度升高至 0.7 μg/L 预示 100% 的病死率。④ 血浆 Aβ42 水平升高至 27.97 pg/ml（IQR：13.66～32.90 pg/ml）可能预示预后不良。

康复领域

尽管目前在临床前、ED 和 ICU 阶段中均已有生物标志物的研究，但几乎没有康复领域相关生物标志物的发现。这是一个重要的知识空白，因为预后、预测和药效学生物标志物在康复单元中有着大量需求。

筛选进行神经营养治疗临床试验的患者

此处与前文拥有相同的思考，不同之处在于，本单元的焦点将是神经修复治疗，而不是关注于神经保护。几乎可以肯定的是，康复单元中的特定生物过程（以及这些过程的生物标志物）将与 ICU 相关的生物过程不同。

在伤后 24 小时内、伤后 30 天和 90 天分别采集 34 例轻、中-重度 TBI（msTBI）患者的样本，用 Simoa 方法分析 GFAP、tau 和 Aβ42。研究发现，与对照组相比，TBI后GFAP、tau和Aβ42保持在高水平至90天。值得注意的是，第24小时的GFAP和tau，第30天的Aβ42水平最高。在第30天，Aβ42与伤后6个月评估的GOSE水平（标准化β：−0.486；$P=0.042$）相关[93]。对107例sTBI患者（18～65岁，伤后8小时内GCS 4～8分）的预后进行远期预测[94]，第7天GFAP水平是1年后不良GOS评分（1～3分）的预测因子（超过9.50 ng/ml；AUC：0.82；敏感性：78.6%；特异性：82.4%）。1年死亡的患者第7天血清GFAP（高于11.14 ng/ml；AUC：0.81；灵敏度：81.8%；特异性：88.9%）与IL-6水平显著升高（高于71.26 pg/ml；AUC：0.87；灵敏度：81.8%；特异性：87%）。这些发现支持GFAP和IL-6监测有助于预测亚急性TBI患者的预后。

总结：① GFAP水平升高（>11.14 ng/ml）和IL-6血清水平升高（>71.26 pg/ml）可能预示更差的预后。② 生物标志物在创伤后晚期的作用是一个被忽视的研究领域和临床实践方向，但却有必要促进其发展。

慢性期

在TBI后的慢性期，生物标志物的研究同样匮乏。迄今为止，关于TBI亚急性期（8～90天）和慢性期（>90天）的生物标志物的数据尚有限[95]。由于TBI常存在长期神经退行性病变，所以TBI慢性期研究是一个极为重要但未被涉及的领域。

在持续TBI的军人中，血浆tau（Simoa检测）（创伤发生在临床和实验室评估之前18个月）相比健康对照组[平均SD：1.13（0.78）pg/ml vs. 0.63（0.48）pg/ml]升高。此外，遭受3个或更多次的TBI与较高的tau水平相关，而仅有一次TBI的则相对较低[平均SD：1.52（0.82）pg/ml vs. 0.82（0.60）pg/ml]。如果应用神经行为症状量表测定脑震荡后的自我症状，发现tau与PCS严重程度呈正相关（$r=0.37$；$P=0.003$）[49]。

创伤后痴呆危险因素的鉴别

过去10年的流行病学研究表明，在青年和中年遭受TBI的个体在晚年患痴呆的风险增加。增加的风险相对不高（为1.5～2倍），但是由于晚年时痴呆的风险很高，所以受影响患者的绝对数量非常高。据估计，约10%的晚年痴呆患者其风险归因于TBI[96]。

此外，tau异常是拳击手、美式橄榄球运动

员、军人和其他遭受反复震荡脑外伤的人群尸检时的一个显著发现[97]。在慢性外伤性脑病（chronic traumatic encephalopathy，CTE）中，病理学发现血管周围过磷酸化微管相关蛋白tau（p-tau）作为神经原纤维缠结（NFTs）形成，星形胶质细胞包涵体和异常轴突分布不规则且优先分布在脑皮质沟的深处。此时，CTE只能通过神经病理学检查来诊断。近年来，通过测量神经元微管相关的p-tau蛋白的水平，确定了一种有希望的血清生物标志物[98]。外泌体大多数是细胞（包括大脑）释放的纳米卵泡通过胞膜锚定、囊泡的胞吐作用进入胞外环境。外泌体的分子量或含量直接反映原始细胞的含量。最近在一项78个前国家橄榄球联盟（NFL）运动员和16个个体对照的研究中，将血浆中tau阳性的细胞外泌体作为潜在的CTE生物标志物。为此，从血浆中分离出外泌体小泡，并用荧光纳米颗粒追踪分析来确定tau染色阳性的囊泡数目。研究发现，NFL组的tau高于对照组（$P<0.000\ 1$）。外泌体tau区分各组的敏感性为82%，特异性为100%，阳性预测值为100%，阴性预测值为53%。在NFL组中，较高的外泌体tau与记忆力（$P=0.012\ 6$）和心理活动速度测试结果相关（$P=0.009\ 3$）[99]。

创伤后癫痫危险因素的鉴别

创伤后癫痫（posttraumatic epilepsy，PTE）是神经损伤最多的研究之一。PTE占症状性癫痫发作的20%，在一般人群中占全部癫痫发作的5%。对于穿透性头部损伤、硬膜下血肿（subdural hematoma，SDH）或凹陷性颅骨骨折的患者，20%以上会发生PTE。这种风险大约是癫痫普通人群风险的4～20倍和4倍[100]。mTBI后PTE的风险较低，可能是1.3倍，但这种风险仍旧很高[101]。在TBI之后，第一次发作的时间有所不同，曾有报道超过10年的发作病例[100]。值得注意的是，与没有PTE的患者相比，PTE与病死率增加和年轻时的死亡有关[102]。因此，研究抗癫痫治疗的生物标志物，以防止PTE在高风险患者中发病，特别是那些涉及慢性炎症和突触可塑性异常的人群，这将提供深入了解TBI后PTE机制的途径。

越来越多的证据表明，胶质细胞活化和随后的细胞因子生成是癫痫发生的重要因素，这也与TBI高度相关[103]。值得注意的是，在TBI后也观察到类似的神经胶质细胞和细胞因子反应。最被广泛研究的癫痫发生的生物标志物之一是IL-1β，它是由活化的小胶质细胞和星形胶质细胞在中枢神经系统

（CNS）中产生的促炎症细胞因子。TBI 后升高的 IL-1β 通过 Ca^{2+}、谷氨酸能和 GABA 机制增加 CNS 的过度兴奋性和兴奋毒性，可能促使癫痫发生。

最近一项研究评估了 IL-1β 基因的遗传变异，发现了脑脊液和血清中的 IL-1β 水平，脑脊液/血清 IL-1β 比值与预测 PTE 发展的风险相关。在此基础上，对 256 名具有 msTBI 的成人进行了 PTE 的研究。这些受试者中，IL-1β 标签和功能性单核苷酸多态性（SNP）是具有基因表型的。研究者对基因变异和 PTE 的发展进行评估，将受试者（n=59）伤后第 1 周的血清和脑脊液 IL-1β 水平进行收集，并评估其与 IL-1β 基因变异以及 PTE 的关联性。研究发现，较高的脑脊液/血清 IL-1β 比值与随时间增加的 PTE 风险相关（P=0.008）。rs1143634 的多变量分析揭示了 CT 基因型与随时间增加的 PTE 风险的相关性（P=0.005）。CT 基因型组中血清 IL-1β 水平较低（P=0.014），IL-1β 脑脊液/血清比值增高（P=0.093）。因此，本研究提示 PTE 患者的 IL-1β 基因发生变异并且与 TBI 后血清 IL-1β 水平相关。另外，IL-1β 比值亦与 PTE 风险相关[104]。

TBI 后特定神经回路中断的识别

设计用于治疗与 TBI 慢性期相关的持续症状（如记忆障碍、抑郁、头痛）的药物干预研究被临床医师广泛使用。这些药物治疗旨在调节多巴胺能、去甲肾上腺素能、5 羟色胺能、谷氨酸能和胆碱能系统。然而，其功效和毒性缺乏强有力的证据。因此，选择哪些药物或使用哪种剂量和持续时间用于特定的患者，在多变的临床治疗过程中，

经验证据和结果非常有限。所以需要我们进行临床试验来评估这些药物干预的有效性和毒性，并且这些研究将需要这种神经回路的预测和药效学生物标志物来识别靶点并识别从治疗中获益最多的患者。

TBI 慢性期的总结：① PCS 与多次脑震荡患者的血浆 tau 蛋白水平升高。② 多次脑震荡患者血浆外泌体 tau 可能增加，记忆力和心理活动能力下降。③ 或许在进一步的研究之后，血浆外泌体 tau 的测定可以证明是一种准确、无创的 CTE 生物标志物。④ IL-1β 基因突变和血清 IL-1β 水平可能与 PTE 风险增加有关，但试验结果需要进一步验证。

未 来 的 展 望

由于脑损伤后的病理生理过程极其复杂，TBI 生物标志物的探索是非常具有挑战性的。虽然 CSF 生物标记物可以可靠地反映脑中的生化和生理变化，但随着超敏试验的发展，无创伤样本的收集是必要的，因为大多数 TBI 是中度或轻度的，依赖于外周血样。这将是必然的，因为非侵入性采集的生物标志物样本允许快速诊断，是监测患者的福祉，并将改善未来药物治疗 TBI 的效果。为了开发可靠的 TBI 诊断、预后、预测和药效学血液生物标志物，可能需要涉及数千名患者的大规模多中心研究和细致的临床评估来解决这一关键问题。

（卢　昊　刘劲芳）

参考文献

[1] Lesko LJ, Atkinson AJ, Jr. Use of biomarkers and surrogate endpoints in drug development and regulatory decision making: criteria, validation, strategies. Annu Rev Pharmacol Toxicol. 2001; 41:347-366.

[2] Robb MA, McInnes PM, Califf RM. Biomarkers and surrogate endpoints: developing common terminology and definitions. JAMA. 2016; 315(11):1107-1108.

[3] Izumi K, Lin WJ, Miyamoto H, et al. Outcomes and predictive factors of prostate cancer patients with extremely high prostate-specific antigen level. J Cancer Res Clin Oncol. 2014; 140(8):1413-1419.

[4] Asher SR, Curry P, Sharma D, et al. Survival advantage and PaO2 threshold in severe traumatic brain injury. J Neurosurg Anesthesiol. 2013; 25(2):168-173.

[5] Strathmann FG, Schulte S, Goerl K, Petron DJ. Blood-based biomarkers for traumatic brain injury: evaluation of research approaches, available methods and potential utility from the clinician and clinical laboratory perspectives. Clin Biochem. 2014; 47(10-11):876-888.

[6] Shahim P, Tegner Y, Wilson DH, et al. Blood biomarkers for brain injury in concussed professional ice hockey players. JAMA Neurol. 2014; 71(6):684-692.

[7] Diaz-Arrastia R, Wang KK, Papa L, et al. TRACK-TBI Investigators. Acute biomarkers of traumatic brain injury: relationship between plasma levels of ubiquitin C-terminal hydrolase-L1 and glial fibrillary acidic protein. J Neurotrauma. 2014; 31(1):19-25.

[8] Corrigan JD, Selassie AW, Orman JA. The epidemiology of traumatic brain injury. J Head Trauma Rehabil. 2010; 25(2):72-80.

[9] Tosetti P, Hicks RR, Theriault E, Phillips A, Koroshetz W, Draghia-Akli R, Workshop Participants. Toward an international initiative for traumatic brain injury research. J Neurotrauma. 2013; 30(14):1211-1222.

[10] Kulbe JR, Geddes JW. Current status of fluid biomarkers in mild traumatic brain injury. Exp Neurol. 2016; 275(Pt 3):334-352.

[11] Jeter CB, Hergenroeder GW, Hylin MJ, Redell JB, Moore AN, Dash PK. Biomarkers for the diagnosis and prognosis of mild traumatic brain injury/concussion. J Neurotrauma. 2013; 30(8):657-670.

[12] Zetterberg H, Smith DH, Blennow K. Biomarkers of mild traumatic brain injury in cerebrospinal fluid and blood. Nat Rev Neurol. 2013; 9(4):201-210.

[13] Kenney K, Amyot F, Haber M, et al. Cerebral vascular injury in traumatic brain injury. Exp Neurol. 2016; 275(Pt 3):353-366.

[14] Lafrenaye AD, McGinn MJ, Povlishock JT. Increased intracranial pressure after diffuse traumatic brain injury exacerbates neuronal somatic membrane poration but not axonal injury: evidence for primary intracranial pressure-induced neuronal perturbation. J Cereb Blood Flow Metab. 2012; 32(10):1919-1932.

[15] Faden AI, Demediuk P, Panter SS, Vink R. The role of excitatory amino acids and NMDA receptors in traumatic brain injury. Science. 1989; 244(4906):798-800.

[16] Hall ED, Vaishnav RA, Mustafa AG. Antioxidant therapies for traumatic brain injury. Neurotherapeutics. 2010; 7(1):51–61.

[17] Mustafa AG, Wang JA, Carrico KM, Hall ED. Pharmacological inhibition of lipid peroxidation attenuates calpain-mediated cytoskeletal degradation after traumatic brain injury. J Neurochem. 2011; 117(3):579–588.

[18] Floyd CL, Lyeth BG. Astroglia: important mediators of traumatic brain injury. Prog Brain Res. 2007; 161:61–79.

[19] Jafari SS, Maxwell WL, Neilson M, Graham DI. Axonal cytoskeletal changes after non-disruptive axonal injury. J Neurocytol. 1997; 26(4):207–221.

[20] Gabbita SP, Scheff SW, Menard RM, Roberts K, Fugaccia I, Zemlan FP. Cleaved-tau: a biomarker of neuronal damage after traumatic brain injury. J Neurotrauma. 2005; 22(1):83–94.

[21] Chaichana KL, Pradilla G, Huang J, Tamargo RJ. Role of inflammation (leukocyte-endothelial cell interactions) in vasospasm after subarachnoid hemorrhage. World Neurosurg. 2010; 73(1):22–41.

[22] Kreutzberg GW. Microglia: a sensor for pathological events in the CNS. Trends Neurosci. 1996; 19(8):312–318.

[23] Pelinka LE, Kroepfl A, Schmidhammer R, et al. Glial fibrillary acidic protein in serum after traumatic brain injury and multiple trauma. J Trauma. 2004; 57(5):1006–1012.

[24] Rosengren LE, Wikkelsø C, Hagberg L. A sensitive ELISA for glial fibrillary acidic protein: application in CSF of adults. J Neurosci Methods. 1994; 51 (2):197–204.

[25] Böhmer AE, Oses JP, Schmidt AP, et al. Neuron-specific enolase, S100B, and glial fibrillary acidic protein levels as outcome predictors in patients with severe traumatic brain injury. Neurosurgery. 2011; 68(6):1624–1630, discussion 1630–1631.

[26] Blyth BJ, Farahvar A, He H, et al. Elevated serum ubiquitin carboxy-terminal hydrolase L1 is associated with abnormal blood-brain barrier function after traumatic brain injury. J Neurotrauma. 2011; 28(12):2453–2462.

[27] Barbarese E, Barry C, Chou CH, et al. Expression and localization of myelin basic protein in oligodendrocytes and transfected fibroblasts. J Neurochem. 1988; 51(6):1737–1745.

[28] Berger RP, Hayes RL, Richichi R, Beers SR, Wang KK. Serum concentrations of ubiquitin C-terminal hydrolase-L1 and αII-spectrin breakdown product 145 kDa correlate with outcome after pediatric TBI. J Neurotrauma. 2012; 29 (1):162–167.

[29] Brophy GM, Pineda JA, Papa L, et al. alphaII-Spectrin breakdown product cerebrospinal fluid exposure metrics suggest differences in cellular injury mechanisms after severe traumatic brain injury. J Neurotrauma. 2009; 26 (4):471–479.

[30] Franz G, Beer R, Kampfl A, et al. Amyloid beta 1–42 and tau in cerebrospinal fluid after severe traumatic brain injury. Neurology. 2003; 60(9):1457–1461.

[31] Gatson JW, Barillas J, Hynan LS, Diaz-Arrastia R, Wolf SE, Minei JP. Detection of neurofilament-H in serum as a diagnostic tool to predict injury severity in patients who have suffered mild traumatic brain injury. J Neurosurg. 2014; 121(5):1232–1238.

[32] Ziebell JM, Morganti-Kossmann MC. Involvement of pro- and anti-inflammatory cytokines and chemokines in the pathophysiology of traumatic brain injury. Neurotherapeutics. 2010; 7(1):22–30.

[33] Bell MJ, Kochanek PM, Doughty LA, et al. Interleukin-6 and interleukin-10 in cerebrospinal fluid after severe traumatic brain injury in children. J Neurotrauma. 1997; 14(7):451–457.

[34] Fonteh AN, Harrington RJ, Huhmer AF, Biringer RG, Riggins JN, Harrington MG. Identification of disease markers in human cerebrospinal fluid using lipidomic and proteomic methods. Dis Markers. 2006; 22(1–2):39–64.

[35] Buonora JE, Mousseau M, Jacobowitz DM, et al. Autoimmune profiling reveals peroxiredoxin 6 as a candidate traumatic brain injury biomarker. J Neurotrauma. 2015; 32(22):1805–1814.

[36] Mondello S, Buki A, Barzo P, et al. CSF and plasma amyloid-β temporal profiles and relationships with neurological status and mortality after severe traumatic brain injury. Sci Rep. 2014; 4:6446.

[37] Neselius S, Brisby H, Theodorsson A, Blennow K, Zetterberg H, Marcusson J. CSF-biomarkers in Olympic boxing: diagnosis and effects of repetitive head trauma. PLoS One. 2012; 7(4):e33606.

[38] Anderson KJ, Scheff SW, Miller KM, et al. The phosphorylated axonal form of the neurofilament subunit NF-H (pNF-H) as a blood biomarker of traumatic brain injury. J Neurotrauma. 2008; 25(9):1079–1085.

[39] Copin JC, Rebetez MM, Turck N, et al. Matrix metalloproteinase 9 and cellular fibronectin plasma concentrations are predictors of the composite endpoint of length of stay and death in the intensive care unit after severe traumatic brain injury. Scand J Trauma Resusc Emerg Med. 2012; 20:83.

[40] Ottens AK, Stafflinger JE, Griffin HE, Kunz RD, Cifu DX, Niemeier JP. Postacute brain injury urinary signature: a new resource for molecular diagnostics. J Neurotrauma. 2014; 31(8):782–788.

[41] Madura SA, McDevitt JK, Tierney RT, et al. Genetic variation in SLC17A7 promoter associated with response to sport-related concussions. Brain Inj. 2016; 30(7):908–913.

[42] Zetterberg H, Hietala MA, Jonsson M, et al. Neurochemical aftermath of amateur boxing. Arch Neurol. 2006; 63(9):1277–1280.

[43] Ost M, Nylén K, Csajbok L, et al. Initial CSF total tau correlates with 1-year outcome in patients with traumatic brain injury. Neurology. 2006; 67 (9):1600–1604.

[44] Conti A, Sanchez-Ruiz Y, Bachi A, et al. Proteome study of human cerebrospinal fluid following traumatic brain injury indicates fibrin(ogen) degradation products as trauma-associated markers. J Neurotrauma. 2004; 21(7):854–863.

[45] Tagliaferri F, Compagnone C, Korsic M, Servadei F, Kraus J. A systematic review of brain injury epidemiology in Europe. Acta Neurochir (Wien). 2006; 148(3):255–268, discussion 268.

[46] Xydakis MS, Ling GS, Mulligan LP, Olsen CH, Dorlac WC. Epidemiologic aspects of traumatic brain injury in acute combat casualties at a major military medical center: a cohort study. Ann Neurol. 2012; 72(5):673–681.

[47] Randall J, Mörtberg E, Provuncher GK, et al. Tau proteins in serum predict neurological outcome after hypoxic brain injury from cardiac arrest: results of a pilot study. Resuscitation. 2013; 84(3):351–356.

[48] Wilson DH, Rissin DM, Kan CW, et al. The Simoa HD-1 Analyzer: a novel fully automated digital immunoassay analyzer with single-molecule sensitivity and multiplexing. J Lab Autom. 2016; 21(4):533–547.

[49] Olivera A, Lejbman N, Jeromin A, et al. Peripheral total tau in military personnel who sustain traumatic brain injuries during deployment. JAMA Neurol. 2015; 72(10):1109–1116.

[50] Berger RP, Ta'asan S, Rand A, Lokshin A, Kochanek P. Multiplex assessment of serum biomarker concentrations in well-appearing children with inflicted traumatic brain injury. Pediatr Res. 2009; 65(1):97–102.

[51] Di Battista AP, Buonora JE, Rhind SG, et al. Blood biomarkers in moderate-to-severe traumatic brain injury: potential utility of a multimarker approach in characterizing outcome. Front Neurol. 2015; 6:110.

[52] Shi M, Sui YT, Peskind ER, et al. Salivary tau species are potential biomarkers of Alzheimer's disease. J Alzheimers Dis. 2011; 27(2):299–305.

[53] Gao W, Emaminejad S, Nyein HYY, et al. Fully integrated wearable sensor arrays for multiplexed in situ perspiration analysis. Nature. 2016; 529 (7587):509–514.

[54] Brain Trauma Foundation, American Association of Neurological Surgeons, Congress of Neurological Surgeons. Guidelines for the management of severe traumatic brain injury. J Neurotrauma. 2007; 24 Suppl 1:S1–S106.

[55] Kochanek PM, Carney N, Adelson PD, et al. American Academy of Pediatrics-Section on Neurological Surgery, American Association of Neurological Surgeons/Congress of Neurological Surgeons, Child Neurology Society, European Society of Pediatric and Neonatal Intensive Care, Neurocritical Care. Society, Pediatric Neurocritical Care Research Group, Society of Critical Care Medicine, Paediatric Intensive Care Society UK, Society for Neuroscience in Anesthesiology and Critical Care, World Federation of Pediatric Intensive and Critical Care Societies. Guidelines for the acute medical management of severe traumatic brain injury in infants, children, and adolescents–second edition. Pediatr Crit Care Med. 2012; 13 Suppl 1:S1–S82.

[56] Food and Drug Administration. Guidance for Industry: E16 Biomarkers Related to Drug or Biotechnology Product Development: Context, Structure, and Format of Qualification Submissions. Silver Spring, MD: Food and Drug Administration; 2011.

[57] Cummins BM, Ligler FS, Walker GM. Point-of-care diagnostics for niche applications. Biotechnol Adv. 2016; 34(3):161–176.

[58] North SH, Shriver-Lake LC, Taitt CR, Ligler FS. Rapid analytical methods for on-site triage for traumatic brain injury. Annu Rev Anal Chem (Palo Alto, Calif). 2012; 5:35–56.

[59] Papa L, Brothy G, Welch R, et al. Time course and diagnostic accuracy of glial and neuronal blood biomarkers GFAP and UCH-L1 in a large cohort of trauma patients with and without mild traumatic brain injury. JAMA Neurol. 2016; 73(5):551–560.

[60] Chen XH, Meaney DF, Xu BN, et al. Evolution of neurofilament subtype accumulation in axons following diffuse brain injury in the pig. J Neuropathol Exp Neurol. 1999; 58(6):588–596.

[61] Papa L, Lewis LM, Falk JL, et al. Elevated levels of serum glial fibrillary acidic protein breakdown products in mild and moderate traumatic brain injury are associated with intracranial lesions and neurosurgical intervention. Ann Emerg Med. 2012; 59(6):471–483.

[62] Ren C, Kobeissy F, Alawieh A, et al. Assessment of serum UCH-L1 and GFAP in acute stroke patients. Sci Rep. 2016; 6:24588.

[63] Michetti F, Corvino V, Geloso MC, et al. The S100B protein in biological fluids: more than a lifelong biomarker of brain distress. J Neurochem. 2012; 120(5):644–659.

[64] Bazarian JJ, Blyth BJ, He H, et al. Classification accuracy of serum Apo A-I and S100B for the diagnosis of mild traumatic brain injury and prediction of abnormal initial head computed tomography scan. J Neurotrauma. 2013; 30 (20):1747–1754.

[65] Vos PE, Jacobs B, Andriessen TM, et al. GFAP and S100B are biomarkers of

traumatic brain injury: an observational cohort study. Neurology. 2010; 75 (20):1786–1793.

[66] Vos PE, Lamers KJ, Hendriks JC, et al. Glial and neuronal proteins in serum predict outcome after severe traumatic brain injury. Neurology. 2004; 62 (8):1303–1310.

[67] Undén J, Romner B. Can low serum levels of S100B predict normal CT findings after minor head injury in adults?: an evidence-based review and meta-analysis. J Head Trauma Rehabil. 2010; 25(4):228–240.

[68] Jagoda AS, Bazarian JJ, Bruns JJ, Jr, et al. American College of Emergency Physicians, Centers for Disease Control and Prevention. Clinical policy: neuroimaging and decisionmaking in adult mild traumatic brain injury in the acute setting. Ann Emerg Med. 2008; 52(6):714–748.

[69] Pelinka LE, Hertz H, Mauritz W, et al. Nonspecific increase of systemic neuron-specific enolase after trauma: clinical and experimental findings. Shock. 2005; 24(2):119–123.

[70] de Kruijk JR, Leffers P, Menheere PP, Meerhoff S, Twijnstra A. S-100B and neuron-specific enolase in serum of mild traumatic brain injury patients. A comparison with health controls. Acta Neurol Scand. 2001; 103(3):175–179.

[71] Papa L, Brophy GM, Welch RD, et al. Time course and diagnostic accuracy of glial and neuronal blood biomarkers GFAP and UCH-L1 in a large cohort of trauma patients with and without mild traumatic brain injury. JAMA Neurol. 2016; 73(5):551–560.

[72] Bodanapally UK, Sours C, Zhuo J, Shanmuganathan K. Imaging of traumatic brain injury. Radiol Clin North Am. 2015; 53(4):695–715, viii.

[73] Perrot R, Berges R, Bocquet A, Eyer J. Review of the multiple aspects of neurofilament functions, and their possible contribution to neurodegeneration. Mol Neurobiol. 2008; 38(1):27–65.

[74] Posti JP, Takala RS, Runtti H, et al. The levels of glial fibrillary acidic protein and ubiquitin C-terminal hydrolase-L1 during the first week after a traumatic brain injury: correlations with clinical and imaging findings. Neurosurgery. 2016; 79(3):456–464.

[75] Bazarian JJ, McClung J, Cheng YT, Flesher W, Schneider SM. Emergency department management of mild traumatic brain injury in the USA. Emerg Med J. 2005; 22(7):473–477.

[76] Hall RC, Hall RC, Chapman MJ. Definition, diagnosis, and forensic implications of postconcussional syndrome. Psychosomatics. 2005; 46(3):195–202.

[77] Williams WH, Potter S, Ryland H. Mild traumatic brain injury and Postconcussion Syndrome: a neuropsychological perspective. J Neurol Neurosurg Psychiatry. 2010; 81(10):1116–1122.

[78] Anderson JM, Hampton DW, Patani R, et al. Abnormally phosphorylated tau is associated with neuronal and axonal loss in experimental autoimmune encephalomyelitis and multiple sclerosis. Brain. 2008; 131(Pt 7):1736–1748.

[79] Neselius S, Zetterberg H, Blennow K, et al. Olympic boxing is associated with elevated levels of the neuronal protein tau in plasma. Brain Inj. 2013; 27 (4):425–433.

[80] Al Nimer F, Thelin E, Nyström H, et al. Comparative assessment of the prognostic value of biomarkers in traumatic brain injury reveals an independent role for serum levels of neurofilament light. PLoS One. 2015; 10(7): e0132177.

[81] Diaz-Arrastia R, Kochanek PM, Bergold P, et al. Pharmacotherapy of traumatic brain injury: state of the science and the road forward: report of the Department of Defense Neurotrauma Pharmacology Workgroup. J Neurotrauma. 2014; 31(2):135–158.

[82] Choi DW. Ionic dependence of glutamate neurotoxicity. J Neurosci. 1987; 7 (2):369–379.

[83] Habgood MD, Bye N, Dziegielewska KM, et al. Changes in blood-brain barrier permeability to large and small molecules following traumatic brain injury in mice. Eur J Neurosci. 2007; 25(1):231–238.

[84] Knoblach SM, Nikolaeva M, Huang X, et al. Multiple caspases are activated after traumatic brain injury: evidence for involvement in functional out-

come. J Neurotrauma. 2002; 19(10):1155–1170.

[85] Larner SF, McKinsey DM, Hayes RL, W Wang KK. Caspase 7: increased expression and activation after traumatic brain injury in rats. J Neurochem. 2005; 94(1):97–108.

[86] Chambers IR, Treadwell L, Mendelow AD. The cause and incidence of secondary insults in severely head-injured adults and children. Br J Neurosurg. 2000; 14(5):424–431.

[87] Singhal A, Baker AJ, Hare GM, Reinders FX, Schlichter LC, Moulton RJ. Association between cerebrospinal fluid interleukin-6 concentrations and outcome after severe human traumatic brain injury. J Neurotrauma. 2002; 19 (8):929–937.

[88] Morganti-Kossmann MC, Satgunaseelan L, Bye N, Kossmann T. Modulation of immune response by head injury. Injury. 2007; 38(12):1392–1400.

[89] Stein DM, Lindell A, Murdock KR, et al. Relationship of serum and cerebrospinal fluid biomarkers with intracranial hypertension and cerebral hypoperfusion after severe traumatic brain injury. J Trauma. 2011; 70(5):1096–1103.

[90] Kellermann I, Kleindienst A, Hore N, Buchfelder M, Brandner S. Early CSF and serum S100B concentrations for outcome prediction in traumatic brain injury and subarachnoid hemorrhage. Clin Neurol Neurosurg. 2016; 145:79–83.

[91] Unterberg AW, Stover J, Kress B, Kiening KL. Edema and brain trauma. Neuroscience. 2004; 129(4):1021–1029.

[92] Tate CC, Tate MC, LaPlaca MC. Fibronectin and laminin increase in the mouse brain after controlled cortical impact injury. J Neurotrauma. 2007; 24 (1):226–230.

[93] Bogoslovsky T, Wilson D, Chen Y, et al. Increases of plasma levels of glial fibrillary acidic protein, tau and amyloid β 42 up to 90 days following traumatic brain injury. J Neurotrauma. 2016; 34(1):66–73.

[94] Raheja A, Sinha S, Samson N, et al. Serum biomarkers as predictors of long-term outcome in severe traumatic brain injury: analysis from a randomized placebo-controlled phase II clinical trial. J Neurosurg. 2016; 125(3):631–641.

[95] Management of Concussion/mTBI Working Group. VA/DoD clinical practice guideline for management of concussion/mild traumatic brain injury. J Rehabil Res Dev. 2009; 46(6):CP1–CP68.

[96] Shively S, Scher AI, Perl DP, Diaz-Arrastia R. Dementia resulting from traumatic brain injury: what is the pathology? Arch Neurol. 2012; 69(10):1245–1251.

[97] Baugh CM, Stamm JM, Riley DO, et al. Chronic traumatic encephalopathy: neurodegeneration following repetitive concussive and subconcussive brain trauma. Brain Imaging Behav. 2012; 6(2):244–254.

[98] Gandy S, Ikonomovic MD, Mitsis E, et al. Chronic traumatic encephalopathy: clinical-biomarker correlations and current concepts in pathogenesis. Mol Neurodegener. 2014; 9:37.

[99] Stern RA, Tripodis Y, Baugh CM, et al. Preliminary study of plasma exosomal tau as a potential biomarker for chronic traumatic encephalopathy. J Alzheimers Dis. 2016; 51(4):1099–1109.

[100] Annegers JF, Hauser WA, Coan SP, Rocca WA. A population-based study of seizures after traumatic brain injuries. N Engl J Med. 1998; 338(1):20–24.

[101] Pugh MJ, Orman JA, Jaramillo CA, et al. The prevalence of epilepsy and association with traumatic brain injury in veterans of the Afghanistan and Iraq wars. J Head Trauma Rehabil. 2015; 30(1):29–37.

[102] Englander J, Bushnik T, Wright JM, Jamison L, Duong TT. Mortality in late post-traumatic seizures. J Neurotrauma. 2009; 26(9):1471–1477.

[103] Vezzani A, Ravizza T, Balosso S, Aronica E. Glia as a source of cytokines: implications for neuronal excitability and survival. Epilepsia. 2008; 49 Suppl 2:24–32.

[104] Diamond ML, Ritter AC, Failla MD, et al. IL-1β associations with posttraumatic epilepsy development: A genetics and biomarker cohort study. Epilepsia. 2015; 56(7):991–1001.

第6章
无创神经监测在重度颅脑创伤中的应用

Noninvasive Neuromonitoring in Severe Traumatic Brain Injury

Huy Tran, Mark Krasberg, Edwin M. Nemoto, and Howard Yonas

摘要 无创神经监测技术在神经重症监护病房内颅脑创伤（TBI）患者的诊疗中扮演着日益重要的角色。本章论述了多种可供选择的无创监测技术或辅助手段来评估颅内压和脑氧合，回顾总结并分析了这些技术的优点和不足之处。

关键词 无创神经监测，颅内压（ICP）监测，近红外光谱（NIRS），脑血氧测定法，经颅多普勒超声检查（TCD），视神经鞘直径（ONSD），搏动指数

引　言

颅脑创伤（TBI）是一个世界性的重大公共卫生问题。TBI是导致人类死亡，尤其是青壮年死亡的主要原因，同时也是导致众多幸存者遗留终身残疾的元凶。据流行病学调查显示，美国[1]TBI相关致残的人数约为550万，而欧盟则约为770万[2]。

众所周知，急性原发性脑损伤后随之而来的继发性脑损伤（secondary brain injury，SBI）会导致病死率和致残率的增加。原发损伤后的数小时、数天甚至数周内，脑缺血、电解质平衡紊乱、兴奋性中毒、神经元凋亡、神经炎症、线粒体功能障碍和脑水肿都会导致持续性的神经元损伤。TBI后早期常常发生出血性休克，从而导致动脉血压下降、脑灌注压降低、脑供氧不足。当脑血流量不足时，患者更易出现发热和癫痫发作，这严重地增加了病死率和发病率。供需平衡的失调引发了代谢危机、能量衰竭、内环境紊乱、脑水肿和颅内压升高。

TBI患者诊疗的基本目标是预防或改善SBI。为此，人们已经研发了多种用于持续监测脑生理和早期病理变化的工具以指导治疗。在TBI患者的现代神经重症治疗中，侵入性ICP监测依旧是得到专家指南支持的主要方法[3]。自从50多年前Lundberg推广脑室外引流（external ventricular drain，EVD）

ICP监测以来[4]，这项技术的使用日益广泛。结合动脉血压，颅内压（ICP）监测就可以计算脑灌注压（cerebral perfusion pressure，CPP）[CPP=平均动脉压（mean arterial pressure，MAP）-ICP]。已有数个以CPP为导向的TBI患者诊疗方案发表。在此引入最佳CPP（optimal CPP，CPPopt）的概念，对于大多数患者CPPopt的定义（Rosner概念[5] vs. Lund概念[6]）仍存在争议，但人们认识到可以根据患者脑自主调节状态计算患者的个体CPP，以此作为CPPopt。颅内压力反应指数（pressure reactivity index，PRx）可以作为大脑顺应性变化的标志，用来综合反映脑血容量和脑组织体积的顺应性变化。归功于多模式监测技术的最近进展，PRx已经可被在线实时监测。有研究认为CPPopt可以通过持续的PRx监测来确定[7]。当PRx与CPP相关性最弱时或低PRx时的CPP为CPPopt。但需要警惕的是，当大脑处于受损、低灌注和水肿等状态的终末期时，在这些状态下升高的CPP与大脑顺应性间并不存在一致性，此时PRx是降低的，升高的CPP并不能反映大脑呈现高顺应性。

TBI患者治疗的一个重要目标是维持细胞代谢稳态、避免脑组织缺血，而监测脑氧合对此至关重要，相应的，多种脑氧合监测的床旁设备已被研发。有创实质导管（Licox, Integra neurosciences,

Plainsboro，NJ）脑组织氧分压（PbtO$_2$）监测仪能够评估以导管尖端为中心的直径约500 μm的周围局部小组织的情况。颈静脉球血氧饱和度（SjvO$_2$）监测仪能够评估全脑氧利用率[8、9]。经氙气CT测得的脑血流量（cerebral blood flow，CBF）结果证实，实质热扩散探头（Hemedex，Cambridge，MA）能够测量CBF[10]。另外，脑微透析能够直接评估大脑代谢和神经化学。这些有创监测技术将在下一章节详细介绍。

无创神经监测

侵入性神经监测仪是治疗TBI的基本措施，然而有创性限制了其在特定的神经重症监护病房和特定的适应证以外领域的广泛应用。颅内监测装置需要在颅骨上打洞并穿透硬脑膜，有引起出血、感染等严重不良并发症的风险。随着装置在颅内时间的延续，感染的风险愈发增加，从而无法长期监测。这些装置还需要由神经外科医师或经过特别训练的神经外科专护放置，因此有创性神经监测的应用仅限于有重症医学医师支持的医学中心。凡此种种的限制鞭策着人们不懈努力研发无创监测技术，以满足前文所述的TBI患者所需的每种神经监测模式的需求。在本章中，我们将回顾已经研发的抑或尚处于早期研发阶段的能够用于ICP、脑氧合与CBF无创监测的技术。

我们首先回顾用于ICP监测的无创技术——经颅多普勒（transcranial Doppler，TCD）和视神经鞘直径（optic nerve sheath diameter，ONSD）超声。研究较少的是使用鼓膜移位和瞳孔测量来评估ICP。然后我们将介绍使用近红外光谱（near-infrared spectroscopy，NIRS）评估脑氧合与脑代谢的方法。最后，我们将以脑电图的讨论结束本章。

无创颅内压监测装置

在过去的25年间，已有30项无创ICP检测设备的专利申请，然而很少在临床上得到广泛应用。截至目前，没有一项可以达到有创性检测装置的准确度与精确度；然而，无创监测领域仍在持续发展，当有创性检测装置由于如凝血功能障碍等情况而禁忌使用或轻度脑损伤患者需通过ICP监测获益时，无创技术作为辅助或替代方案仍有所帮助。对于患有暴发性肝衰竭、脑膜炎、心搏骤停和器官移植等有颅内高压风险的患者而言，无创监测装置就有了用武之地。

经颅多普勒超声检查

Rune Aslid等[11]首先研发了2 MHz超低频（传统的5～10 MHz）的超声探针来测量50名健康患者基底动脉血流速。更低频率的超声波的信号更不容易被组织和骨削弱。他们成功地将"超声波探测窗口"定位在耳前颧弓上方1～1.5 cm的颞骨上。自报道以来，该项技术迅速被用于各种神经系统疾病，评估脑血管血流动力学。自问世以来，由于其诸多优势，TCD超声因其安全、无创、经济、便携等优势被广泛应用于临床。TCD超声检测既快捷又有高的时间分辨率，还适用于重复检测。该技术目前的应用包括镰状细胞贫血症中的风险检测、蛛网膜下腔出血（subarachnoid hemorrhage，SAH）引发的血管痉挛的检测、卒中和围手术期微小栓塞的检测、脑死亡评估，以及TBI中的脑血流动力学和ICP的估计。

经颅多普勒原理

TCD超声检查运用了多普勒效应，即用在移动的红细胞上入射和反射的超声波之间的频移来测量血管内的流速（flow velocity，FV）。血液的移动速度可以从以下公式导出：

$$\text{多普勒频移 } \Delta F = (2 \times F_0 \times v \times \cos\theta)/c$$

其中F_0是超声波传输频率，v是血流速度，θ是超声波探头对血流轴线的入射角度，c是声速（软组织中为1 150 m/s）。

重复的血液FV数据在视觉上呈现为波形，描绘了整个心脏周期中的收缩期峰值速度（peak systolic velocity，PSV）（以cm/s为单位）和舒张末期速度（end diastolic velocity，EDV）（以cm/s为单位）。

根据这两个参数，可以推导其他TCD指数，从而能深入了解血管血流动力学。平均流速（mean flow velocity，MFV）=［PSV+（EDV×2）］/3，以cm/s为单位］，它是TCD中最核心的参数。固然，MFV不提供CBF的定量数据；然而，假设血管直径恒定，MFV的相关变化与CBF的变化直接相关。平均流速大于200 cm/s表明存在血管痉挛。

Gosling的搏动指数[12]（pulsatility index，PI）是通过计算收缩速度和舒张速度之差与平均速度之比得到的［PI=（PSV−EDV）/MFV］。PI是无量纲比率，其与探头角度、载波频率和组织中的声速无关，正常介于 0.5 和 1.19 之间，反映了来自声导血管的下游脑血管系统的阻力。

Pourcelot 的电阻率指数（resistivity index，RI），RI=（PSV−EDV）/PSV。与 PI 相一致，RI 随着下游脑血管阻力（cerebral vascular resistance，CVR）的改变而变化。

大脑中动脉（middle cerebral artery，MCA）中 MFV 的增加可以反映血管痉挛或高动力流状态。Lindegaard 比率[13]（LR=MFV 或 MCA/ICA）被设想用于反映这两者之间的关系，其中，LR<3 意味着在 MCA 的平均血流速度>120 m/s 时发生充血肿胀；LR 3～6 时代表轻度血管痉挛；当 LR>6 时则认为血管严重痉挛[13]。

经颅彩色编码双重超声检查

经颅彩色编码双功能超声检查（transcranial color-coded duplex sonography，TCCS）能够结合二维（2D）超声成像以及多普勒频谱波形信息。与传统多普勒超声检查相比，其优势在于能够运用声波辨认组织结构，调整血管定位，并且能够进行角度校正以改进 FV 计算。

经颅多普勒在重度颅脑创伤中的应用

众所周知，重度 TBI 患者可能会经历脑血流动力学紊乱，其中包括伤后第一天的低灌注与缺血，紧随其后的是一系列充血和（或）血管痉挛与高 ICP[14]。通过氙气 CT 脑血流量检测到的低灌注经证实与不良预后有关[15]。类似地，一项运用低流速状态 TCD 的研究表明，脑损伤后 72 小时内大脑中动脉平均流速小于 35 cm/s 的患者，在伤后 6 个月的格拉斯哥预后评分（Glasgow Outcome Scale，GOS）较差[16]。在另一项针对 50 名头部受伤患者的研究发现，伤后前 7 天出现血管痉挛或充血和大脑中动脉平均流速最快纪录的患者，均在伤后 6 个月内表现出更差的 GOS（1～3 分）预后[17]。

研究人员描述了在头部受伤患者中 Gosling 搏动指数与 ICP 间呈正相关性[18-20]，使人们开始对使用 PI 作为 ICP 的无创监测指标充满了憧憬。在 2004 年，Bellner 等人[21]首次对 81 名同时接受 TCD 监测和有创性脑室内置管的头部受伤患者进行了前瞻性研究，共评估了 658 例 TCD 测量结果，并报道了 PI 与 ICP 之间存在高相关系数 0.938（$P<0.000\,1$）。他们得出了回归函数，ICP=（11.1×PI）−1.43，可用于计算误差在 ±4.2 mmHg 范围内的 ICP。在一项对 125 例严重颅脑损伤患者的前瞻性研究中，据

Moreno 等人[22]的报道，入院后 24 小时内 PI 和 ICP 之间存在显著相关性（r^2=0.6；P=0.000 1），在首个 24 小时内检测到 PI 为 1.56 预示了在伤后 6 个月较差的预后（GOS 1～3 分）。Voulgaris 通过比较入院后 48 小时内的 PI 与用 Codman 脑实质光纤导管所测的 ICP 相比较发现，在 20 mmHg 以上时 PI 和 ICP 间存在相关性，相关系数 r^2=0.82（$P<0.000\,1$），但是 ICP 在 20 mmHg 以下时不适用[23]。他们还发现，当 CPP 在 70 mmHg 以下时，PI 与 CPP 存在很强的负相关性（r^2=0.86；$P<0.000\,1$），而当 CPP 极低时可用 TCD 来探测 CPP。

其他人报道的结果不尽相同[24]。Behrens 等人通过 CSF 输注试验研究 35 个交通性脑积水患者中 ICP 与 PI 的关系，发现通过 PI 估量 ICP 并不可靠。同样地，Figaji 等人为 34 名儿童做了 275 项 TCD 研究[25]，发现 PI 和 ICP 间相关性较差（r^2=0.36；P=0.04）。他们得出结论，PI 并不是重度 TBI 患儿 ICP 升高的可靠指标。Zweifel 等人[26]对同时接受 TCD 和有创 ICP 监测的 290 例脑损伤患者进行回顾性分析，发现 PI 与 ICP 之间的相关性较弱（r^2=0.31，P=0.001），并得出 PI 在无创 ICP 监测方面的应用有限的结论。

尽管面临着这些模棱两可抑或不利的研究信息，使用 PI 来近似替代 ICP 仍在研究中有着乐观的前景。Wang 等[27]研究了 93 例施行外科减压手术的 TBI 患者，报道称 PI 和 RI 都与用 Codman 监测仪所测的 ICP 呈正相关（r^2 分别为 0.90 和 0.89；$P<0.1$）。此外，受试者工作特征（ROC）曲线上最佳阈值显示 PI 为 1.335，RI 为 0.705，灵敏度为 0.885，特异性为 0.970，可以用于预测颅内高压。Wakerley 等人在腰椎穿刺前 5 分钟测量了 78 名患者的 TCD 变量，而患者的 CSF 压力通过 CSF 测压获得[28]。据其报道称，当患者 CSF 压力>20 cmH_2O 时，由 TCD 所得的 PI 和 RI 能够敏感地预测 CSF 压力［ROC 曲线下面积：0.840（95% CI：0.737～0.944；$P<0.001$）；敏感度 81.1%；特异度 96.3%；阳性预测值 93.8%；阴性预测值 88.1%；总体准确度 90.1%］。

虽然对于 PI 无创监测 ICP 的可靠性仍存在争议，人们普遍认为，由脑血管流速计算所得的 PI 受诸多因素影响，除 ICP 以外尚有血管直径、血管弹性、脑顺应性、CO_2 分压及全身动脉压。虽然 TCD 所得的 PI 难以可靠量化 ICP，在需要持续 ICP 监测的情况下也无法替代有创监测仪的地位，但正如 Wakerley 等人所言，对于患者个体而言 PI 仍能用于

在纳入有关混杂因素（如通气和血流动力学变化的状态）的影响后，评估颅内压的相对变化。图6.1展示了运用TCD测速和PI指导TBI患者诊疗并使其直接获益的病例。

经颅多普勒对脑自动调节功能的评估

TCD已被广泛应用于脑自主调节的研究，所谓脑自主调节能力即当动脉血压维持在50～150 mmHg时脑血管通过收缩和舒张来应对动脉血压的波动以使脑血流维持在每100 g脑组织50～60 ml/ min的能力。脑自主调节能力的丧失往往发生于重度TBI患者，最终会增加致死率和致残率[29]。TCD流速的变化已经被用作脑血管自主调节能力的标志物来反映血压和二氧化碳分压的变化。研究中为引起CPP的变化，可以通过多种机械操作来引起平均动脉压动态变化，诸如大腿袖带释放、颈动脉按压、Valsalva动作、头上仰或下身负压等。最近研究中，通过TCD检测获得的CBF流速和CPP或MAP的自发低频波动之间的相关系数，作为脑自主调节能力的指标，被分别定义为Mx或Mxa[30]。经证实，用TCD平均流速评价脑自主调节能力可以作为TBI患者的预后评估[31, 32]。

先进的经颅多普勒方法

Ragauskas等人[33]发明了基于TCD评估ICP的方法，逐级递增眼眶周围组织的外部压力（external pressure，Pe）的同时用两个TCD装置分别测量颅外段与颅内段眼动脉（ophthalmic artery，OA）流速，由此可以推导出ICP。当Pe与ICP相等时，通过TCD所获得的眼动脉颅外段与颅内段的PI也是相等的。在针对健康志愿者的一项研究中，用这个装置所测得的ICP与有创方法所获得的ICP间有显著相关性（r^2=0.996）。通过另一项与ONSD超声检查的对比研究发现，在ICP>14.7 mmHg时基于TCD评估ICP方法的检测结果更具优越性，其灵敏度、特异性和AUC（曲线下面积）分别为68%、84.3%和0.87[34]。

TCD超声检查已被广泛应用于指导TBI患者的治疗。它既能应用于早期筛查脑血流动力学受损的患者，又能监测血管痉挛。虽然PI等TCD参数无法替代有创监测仪用于有强适应证需要持续ICP检测的TBI患者，但是TCD流速波谱仍能获得颅内压升高时所表现出的低灌注和脑血管对血流极高阻力等重要信息。

鼓室膜移位

1998年，Marchbanks等报道了一项无创评估脑积水分流患儿ICP的听力测定技术[35]。鼓室膜移位（tympanic membrane displacement，TMD）通过评估耳蜗内外淋巴液的压力间接估算CSF的压力。高ICP可通过特定的耳蜗导水管传导使外淋巴液压力升高。升高的外淋巴液压使静息状态下的镫骨足板移位，当声音频率超过1 kHz时，声音传导会引起镫骨收缩从而引起镫骨的高度内移。基于计算机的敏感仪器——TMD分析仪（MMS-11, Marchbanks

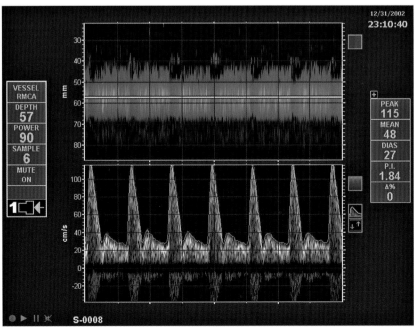

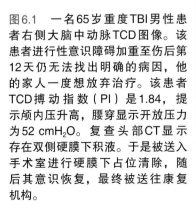

图6.1　一名65岁重度TBI男性患者右侧大脑中动脉TCD图像。该患者进行性意识障碍加重至伤后第12天仍无法找出明确的病因，他的家人一度想放弃治疗。该患者TCD搏动指数（PI）是1.84，提示颅内压升高，腰穿显示开放压力为52 cmH₂O。复查头部CT显示存在双侧硬膜下积液。于是被送入手术室进行硬膜下位清除，随后其意识恢复，最终被送往康复机构。

测量系统）能测量低至 1 nl 的体积位移（volume displacement，Vm），以此测得的 TMD 与所测的 ICP 变化是一致的。作者报道称 TMD 测量能够反映 CSF 压力的升高，其敏感度为 83%，特异性为 100%。其他研究者们[36]将 TMD 与有创 ICP 测量值相比较时发现个体间变异性较高、预测价值较低。

TMD 检测的优势在于无痛性、可重复性、便携性，但是它很难获得一个确切的 ICP 值。其他的劣势在于 TMD 要基于镫骨反射链的完整性并排除脑干功能障碍，当患者使用呼吸机或处于全麻状态时，因为镇静或肌松剂的应用而没有声反射。除此以外，它还需要一名经验丰富的听力学专家来解释 TMD 检测的某些结果。

视神经鞘直径

视神经鞘（optical nerve sheath，ONS）为硬脑膜的延续，包绕视神经的眶内段并通过一层脑脊液与蛛网膜小梁和视神经分界。此处的蛛网膜下隙与颅内的蛛网膜下隙是相通的，尸检研究也证实了 ICP 与视神经周围脑脊液压力间存在线性关系。ICP 升高会导致 ONS 扩张，尤其是位于球后的前部鞘膜，因为此处的小梁网密度较低。Hansen 等人[37]首次报道使用 B 超检查测量视神经鞘直径（optical nerve sheath diameter，ONSD），以评估患者的颅内压。他们比较了 16 名急性重度脑损伤患者与健康对照组间不同的测量结果，发现平均 ONSD 存在显著差异。他们发现 ONSD>5 mm 时提示其队列中颅内出血（intracranial hemorrhage，ICH）的敏感度达到了 100%。他们指出，ONSD 早在创伤后 4 小时就扩大了。他们继续通过针对 12 名进行鞘内输注试验患者的研究证实升高的 ICP 与 ONSD 间存在线性关系[38]。从此，许多研究人员使用相同的方案重复他们的研究，用于超声检查测定 ONSD 并且获得了相似的优质结果[39-44]。Dubourg 等[45]发现，在比较超声检查 ONSD 与有创 ICP 检测研究的 meta 分析中，合并敏感性为 0.9，合并特异性为 0.85，汇总比值比为 51（95% CI：22 ～ 121），总 ROC 下面积为 0.94（95% CI：0.91 ～ 0.96）。他们得出结论，针对颅内高压检测的 ONSD 超声测量具有高度的准确性。在 2015 年，Ohle 等发表了另一项 meta 分析，其中囊括了 12 篇论文，涵盖了 468 名患者，比较 ICH 的 ONSD 超声与 CT 成像[46]。他们发现与头颅 CT 相比，ONSD 超声检查监测 ICH 的表现格外出色，敏感性为 0.956（95% CI：0.877 ～ 0.985），特异性为 0.923（95% CI：0.779 ～ 0.984）。诊断比值比为 319.34（95% CI：79.04 ～ 1 290.3），阳性似然比为 12.5（95% CI：4.2 ～ 37.5），阴性似然比为 0.05（95% CI：0.016 ～ 0.14）。

ONSD 超声检查的价格低、应用广、便携带、易上手。据报道，观察者个体间的差异为 0.2 ～ 0.3 mm。与其他无创技术相比，ONSD 超声检查对于监测 ICP 升高高度敏感，这对于不符合有创监测标准的高风险患者而言，如中度 TBI 患者，使用 ONSD 超声来排除可能的 ICP 升高至关重要（图 6.2）。

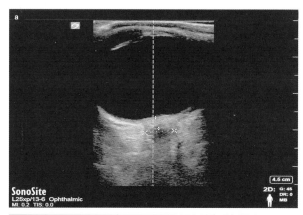
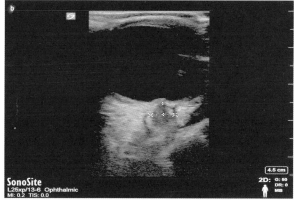

图 6.2 一名 31 岁男性患者的 ONSD 图像，显示该患者有中度 TBI、额叶挫伤、跨越横窦的硬膜外血肿，并不适合手术或置入有创性颅内压监测装置。该患者在住院第 3 天出现持续头痛、恶心。（a）施用乙酰唑胺前（OSND：6.3 mm）；（b）给予乙酰唑胺后一天（ONSD：5.3 mm）。患者恶心、头痛症状改善。

视神经眼底检查

通过眼底镜观察到视盘肿胀或视神经乳头水肿，可以用来估计 ICP。视神经乳头的水肿程度可以通过 Frisén 评分[47]评定，其中 0 级为正常，而 5 级最严重。此技术对于监测重度脑损伤患者 ICP 升高似乎很敏感，然而由于观察者的高度个体差异性，其实用性大打折扣。重度脑损伤的患者临床上需要根据严重程度快速分级以采取适当诊治，但视盘肿胀往往出现在重度脑损伤发生数小时后，使得该技术无法满足要求。

红外瞳孔测量

众所周知，急性脑损伤伴 ICP 增高会出现瞳孔光敏减弱、瞳孔直径扩大、双侧瞳孔不对称的体征。与使用光笔手动测量瞳孔评分相比，自动红外瞳孔计具有更高的准确度，也能够更可靠地测量瞳孔的收缩大小。

Chen 等[48] 借助市售的手持设备 NeurOptics 瞳孔测量仪（NeurOptics，Irvine，CA）研究了包括 TBI、蛛网膜下腔出血、实质内出血在内的 134 例患者的瞳孔反应性降低与 ICP 升高之间的关系。NeurOptics 瞳孔计采用专有算法来计算神经瞳孔指数（neurological pupil index，NPi），该指数基于瞳孔大小、收缩程度、反应延迟期、收缩速度和应对光刺激的扩瞳速度。据他们报道，NPi<3 时异常的瞳孔光敏反射可能预示着 ICP 增高。Park 等报道称，在对 117 例急性脑损伤患者的研究发现，当 ICP<30 mmHg 时，NPi 与 ICP 的相关性并不好。另一方面，初始 NPi 以 3.4 为阈值可以预测不良预后，其特异性为 84.2%，敏感度为 86.0%。

近红外光谱

维持充足的脑组织氧供是颅脑外伤者治疗的基本目标。近红外光谱（near-infrared spectroscopy，NIRS）是一种监测脑血氧含量的无创技术，而脑血氧含量对于静脉来说比动脉氧合占有更大的比重[50]。

NIRS 是利用氧合血液和缺氧血液拥有不同的光吸收波谱的理论。不过可见光只能穿透非常薄层的组织，而波谱范围在 700～1 100 nm 的近红外光则可以穿透数厘米的较厚组织，并且该能量水平的光线还可以区分氧合血红蛋白和脱氧血红蛋白。所以，局部血氧检测设备在粘贴有阻隔周围光线的垫片处皮肤产生相应波长的光源。无创并且对组织无副作用的经颅反射 NIRS 因此被研究开发。当 NIR 能量穿过组织时分别被不同的颜色吸收，而不同颜色的反射率可以用 NIR 高敏检测仪来收集处理。将两个稍微分开的探测器放置于距离光源几厘米处，利用氧合血红蛋白和脱氧血红蛋白的已知反射率，可以记录脑内几厘米已知深度处的组织氧合血红蛋

白/脱氧血红蛋白的数据。通过放置发光垫片和将两个光探测器分别置于距光源 3 cm 和距前额 4 cm 处来增加空间分辨率和去除皮肤色斑和毛囊所致的皮肤异常信号，从而获得可靠的反射信号。大多数商用 NIRS 设备配有至少两个垫片，用于在前额外侧进行双向监测，从而避开大脑前动脉与大脑中动脉的分水岭区和额窦。

NIRS 在反射模式中主要测定脑静脉氧合血红蛋白，因此对 CBF 和代谢的变化较敏感，从而通常可以反映氧供与需求之间的平衡，如同测定脑组织氧合一样。恒定代谢时 CBF 的增加将导致 NIRS 脑氧合的增加，而 CBF 的减少将导致脑氧合的减少。最后需要重点理解是，因为 NIRS 主要测定脑静脉的血氧饱和度，如果死亡或无功能的大脑没有氧气可摄取，由于没有氧摄取率那么 NIRS 可能在读取动静脉混合血，则 NIRS 值可以是正常的。在对濒临脑死亡的昏迷患者进行的早期研究中并未过多地关注 NIRS 是否能够测定脑血氧含量[51]。有研究表明在颈动脉内膜剥脱手术期间测定 NIRS 并与体感诱发电位进行比较，NIRS 从 65% 的正常值降至 25%，这一现象与体感诱发电位的抑制相关[52]。研究还表明该技术的空间分辨率可以过滤主要的，但并非全部皮下组织来源的信号。

NIRS 神经监测的应用已经扩展到评估 CBF 自动调节[53, 54] 和癫痫发作的监测[55]，但 NIRS 被最广泛使用并且或许最有应用价值的是在心脏外科行体外循环时。该应用在新生儿体外循环手术期间向大脑提供 "涓流"，从而在整个手术过程中调控部分血流灌注给脑组织[56, 57]。NIRS 也用于成年人体外循环的术中监测及评估手术预后[58, 59]。

因为在心脏手术过程中体表面积和脑代谢是相对恒定的，所以近红外能量的变化很小，故可以确切地得到氧合血红蛋白和脱氧血红蛋白变化的可靠数据。外科医师也利用这些可靠数据用于颈动脉手术的术中监测。NIRS 用于颈动脉手术术中监测的优势在于它不仅能够可靠地提供颈动脉阻断时可能发生缺氧的有用信息，而且对于监测再灌注充血时可能发生的脑血氧含量升高也特别灵敏，后者是术后头痛的常见原因，而这种头痛可能是 ICH 的先兆症状。通过降低颈动脉内膜剥脱患者术后的血压而使 NIRS 信号更接近正常，从而尽量减少过度灌注所导致的相关并发症。随着两个以上 NIRS 垫片的监测技术的应用，将 NIRS 放置在身体其他部位被证明是有效的，特别是对儿童。

视觉诱发电位

视觉诱发电位（visual-evoked potential，VEP）是一种神经电生理检测技术，其内容包括给予一个短暂的视觉刺激（通常是棋盘图案）并记录枕叶电极的反应电位，进而评估从视网膜到枕叶的视觉通路的完整性。颅内病变包括颅内压升高，会导致波形的潜伏期延长。

York 等[60, 61]研究了脑积水患者和疑似分流系统故障的脑积水患者的 ICP 与 VEP 潜伏期之间的关系，在严重脑损伤患者中，他们观察到 N2 波潜伏期和 ICP 升高之间呈正相关。Zhao 等[62]同样在152 名接受甘露醇给药的各种颅内病变患者的研究中发现，ICP 与 N2 波潜伏期之间存在良好的相关性（相关系数为 0.97）。对这种令人乐观的无创 ICP 监测技术，如个体本身和个体间在潜伏期、波幅和波形的变化[63]。VEP 对鉴别某些颅内病变诸如双侧额叶挫伤脑内血肿、视网膜损伤或视神经病变存在困难。

动态脑电图

早期创伤后癫痫发作在 TBI 患者中经常发生并且与不良预后相关[64, 65]。大多数创伤后癫痫发作是非惊厥性或亚临床性的，因此只能通过脑电图检测出。然而，非惊厥性癫痫发作（nonconvulsive seizure，NCS）可加剧继发性损伤导致不良预后，因此建议选择性地对 TBI 患者进行动态脑电图监测[66]。

Vespa 等[67]报道，1/5 中重度 TBI 患者的动态脑电图提示癫痫发作，其中大部分为 NCS。NCS 已被证明与代谢危象、继发性兴奋性毒性症状和持续的颅内高压有关[68]。NCS 被认为是造成长期神经元损伤的原因之一，因为受伤程度类似的 TBI 患者中，合并 NCS 的患者头部 MRI 显示海马萎缩比对照组更为明显。此外，癫痫发作同侧的海马萎缩得更严重。在 NICU（神经重症监护病房）接受治疗的 170 例患者中，21% 的患者被发现存在 NCS，这些患者的病死率比没有 NCS 的患者增加一倍[69]。

由于隐匿性 NCS 的负面影响及其在 TBI 患者中的高患病率，所以建议对所有不明原因意识水平反复变化的重度 TBI 患者进行脑电图监测。广泛脑皮质挫伤、大量脑内血肿、凹陷性颅骨骨折或颅脑贯通伤的重度 TBI 患者发生 NCS 的风险甚至更高，建议对该类患者进行长达 48 小时的动态脑电图监测。因为 48 小时动态脑电图监测对癫痫发作检出的敏感性为 90%，相较而言，周期为 30 分钟的脑电图记录的敏感性仅为 50%。

（沈　睿　孙一睿）

参考文献

[1] Langlois JA, Sattin RW. Traumatic brain injury in the United States: research and programs of the Centers for Disease Control and Prevention (CDC). J Head Trauma Rehabil. 2005; 20(3):187–188.

[2] Tagliaferri F, Compagnone C, Korsic M, Servadei F, Kraus J. A systematic review of brain injury epidemiology in Europe. Acta Neurochir (Wien). 2006; 148(3):255–268, discussion 268.

[3] Brain Trauma Foundation, American Association of Neurological Surgeons. Congress of neurological surgeons. Guidelines for the management of severe traumatic brain injury. J Neurotrauma. 2007; 24:S1–S106.

[4] Lundberg N. Continuous recording and control of ventricular fluid pressure in neurosurgical practice. Acta Psychiatr Scand Suppl. 1960; 36(149):1–193.

[5] Rosner MJ, Rosner SD, Johnson AH. Cerebral perfusion pressure: management protocol and clinical results. J Neurosurg. 1995; 83(6):949–962.

[6] Nordström CH. Physiological and biochemical principles underlying volume-targeted therapy: the "Lund concept". Neurocrit Care. 2005; 2(1):83–95.

[7] Steiner LA, Czosnyka M, Piechnik SK, et al. Continuous monitoring of cerebrovascular pressure reactivity allows determination of optimal cerebral perfusion pressure in patients with traumatic brain injury. Crit Care Med. 2002; 30(4):733–738.

[8] Schell RM, Cole DJ. Cerebral monitoring: jugular venous oximetry. Anesth Analg. 2000; 90(3):559–566.

[9] De Deyne CSI, Struys MRF. New developments in cerebral monitoring. Curr Opin Anaesthesiol. 2000; 13(5):517–521.

[10] Vajkoczy P, Roth H, Horn P, et al. Continuous monitoring of regional cerebral blood flow: experimental and clinical validation of a novel thermal diffusion microprobe. J Neurosurg. 2000; 93(2):265–274.

[11] Aaslid R, Markwalder TM, Nornes H. Noninvasive transcranial Doppler ultrasound recording of flow velocity in basal cerebral arteries. J Neurosurg. 1982; 57(6):769–774.

[12] Gosling RG, King DH. Arterial assessment by Doppler-shift ultrasound. Proc R Soc Med. 1974; 67(6, Pt 1):447–449.

[13] Lindegaard KF, Nornes H, Bakke SJ, Sorteberg W, Nakstad P. Cerebral vasospasm after subarachnoid haemorrhage investigated by means of transcranial Doppler ultrasound. Acta Neurochir Suppl (Wien). 1988; 42:81–84.

[14] Martin NA, Patwardhan RV, Alexander MJ, et al. Characterization of cerebral hemodynamic phases following severe head trauma: hypoperfusion, hyperemia, and vasospasm. J Neurosurg. 1997; 87(1):9–19.

[15] Jaggi JL, Obrist WD, Gennarelli TA, Langfitt TW. Relationship of early cerebral blood flow and metabolism to outcome in acute head injury. J Neurosurg. 1990; 72(2):176–182.

[16] van Santbrink H, Schouten JW, Steyerberg EW, Avezaat CJJ, Maas AIR. Serial transcranial Doppler measurements in traumatic brain injury with special focus on the early posttraumatic period. Acta Neurochir (Wien). 2002; 144(11):1141–1149.

[17] Zurynski YA, Dorsch NWC, Fearnside MR. Incidence and effects of increased cerebral blood flow velocity after severe head injury: a transcranial Doppler ultrasound study II. Effect of vasospasm and hyperemia on outcome. J Neurol Sci. 1995; 134(1–2):41–46.

[18] Hassler W, Steinmetz H, Gawlowski J. Transcranial Doppler ultrasonography in raised intracranial pressure and in intracranial circulatory arrest. J Neurosurg. 1988; 68(5):745–751.

[19] Sanker P, Richard KE, Weigl HC, et al. Transcranial Doppler sonography and intracranial pressure monitoring in children and juveniles with acute brain injuries or hydrocephalus. Child Nerv Syst. 1991; 7(7):391–393.

[20] Homburg AM, Jakobsen M, Enevoldsen E. Transcranial Doppler recordings in raised intracranial pressure. Acta Neurol Scand. 1993; 87(6):488–493.

[21] Bellner J, Romner B, Reinstrup P, Kristiansson KA, Ryding E, Brandt L. Transcranial Doppler sonography pulsatility index (PI) reflects intracranial pressure (ICP). Surg Neurol. 2004; 62(1):45–51, discussion 51.

[22] Moreno JA, Mesalles E, Gener J, et al. Evaluating the outcome of severe head injury with transcranial Doppler ultrasonography. Neurosurg Focus. 2000; 8(1):e8.

[23] Voulgaris SG, Partheni M, Kaliora H, Haftouras N, Pessach IS, Polyzoidis KS. Early cerebral monitoring using the transcranial Doppler pulsatility index in patients with severe brain trauma. Med Sci Monit. 2005; 11(2):CR49–CR52.

[24] Behrens A, Lenfeldt N, Ambarki K, Malm J, Eklund A, Koskinen LO. Transcranial Doppler pulsatility index: not an accurate method to assess intracranial pressure. Neurosurgery. 2010; 66(6):1050–1057.

[25] Figaji AA, Zwane E, Fieggen AG, Siesjo P, Peter JC. Transcranial Doppler pulsatility index is not a reliable indicator of intracranial pressure in children with severe traumatic brain injury. Surg Neurol. 2009; 72(4):389–394.

[26] Zweifel C, Czosnyka M, Carrera E, de Riva N, Pickard JD, Smielewski P. Reliability of the blood flow velocity pulsatility index for assessment of intracranial and cerebral perfusion pressures in head-injured patients. Neurosurgery. 2012; 71(4):853–861.

[27] Wang Y, Duan YY, Zhou HY, et al. Middle cerebral arterial flow changes on transcranial color and spectral Doppler sonography in patients with increased intracranial pressure. J Ultrasound Med. 2014; 33(12):2131–2136.

[28] Wakerley BR, Kusuma Y, Yeo LL, et al. Usefulness of transcranial Doppler-derived cerebral hemodynamic parameters in the noninvasive assessment of intracranial pressure. J Neuroimaging. 2015; 25(1):111–116.

[29] Panerai RB, Kerins V, Fan L, Yeoman PM, Hope T, Evans DH. Association between dynamic cerebral autoregulation and mortality in severe head injury. Br J Neurosurg. 2004; 18(5):471–479.

[30] Czosnyka M, Smielewski P, Kirkpatrick P, Menon DK, Pickard JD. Monitoring of cerebral autoregulation in head-injured patients. Stroke. 1996; 27(10):1829–1834.

[31] Sorrentino E, Budohoski KP, Kasprowicz M, et al. Critical thresholds for transcranial Doppler indices of cerebral autoregulation in traumatic brain injury. Neurocrit Care. 2011; 14(2):188–193.

[32] Smielewski P, Czosnyka M, Kirkpatrick P, Pickard JD. Evaluation of the transient hyperemic response test in head-injured patients. J Neurosurg. 1997; 86(5):773–778.

[33] Ragauskas A, Matijosaitis V, Zakelis R, et al. Clinical assessment of noninvasive intracranial pressure absolute value measurement method. Neurology. 2012; 78(21):1684–1691.

[34] Ragauskas A, Bartusis L, Piper I, et al. Improved diagnostic value of a TCD-based non-invasive ICP measurement method compared with the sonographic ONSD method for detecting elevated intracranial pressure. Neurol Res. 2014; 36(7):607–614.

[35] Samuel M, Burge DM, Marchbanks RJ. Tympanic membrane displacement testing in regular assessment of intracranial pressure in eight children with shunted hydrocephalus. J Neurosurg. 1998; 88(6):983–995.

[36] Shimbles S, Dodd C, Banister K, Mendelow AD, Chambers IR. Clinical comparison of tympanic membrane displacement with invasive intracranial pressure measurements. Physiol Meas. 2005; 26(6):1085–1092.

[37] Hansen HC, Helmke K, Kunze K. Optic nerve sheath enlargement in acute intracranial hypertension. Neuroophthalmology. 1994; 14(6):345–354.

[38] Hansen HC, Helmke K. Validation of the optic nerve sheath response to changing cerebrospinal fluid pressure: ultrasound findings during intrathecal infusion tests. J Neurosurg. 1997; 87(1):34–40.

[39] Geeraerts T, Launey Y, Martin L, et al. Ultrasonography of the optic nerve sheath may be useful for detecting raised intracranial pressure after severe brain injury. Intensive Care Med. 2007; 33(10):1704–1711.

[40] Geeraerts T, Merceron S, Benhamou D, Vigué B, Duranteau J. Non-invasive assessment of intracranial pressure using ocular sonography in neurocritical care patients. Intensive Care Med. 2008; 34(11):2062–2067.

[41] Kimberly HH, Shah S, Marill K, Noble V. Correlation of optic nerve sheath diameter with direct measurement of intracranial pressure. Acad Emerg Med. 2008; 15(2):201–204.

[42] Soldatos T, Karakitsos D, Chatzimichail K, Papathanasiou M, Gouliamos A, Karabinis A. Optic nerve sonography in the diagnostic evaluation of adult brain injury. Crit Care. 2008; 12(3):R67.

[43] Moretti R, Pizzi B. Optic nerve ultrasound for detection of intracranial hypertension in intracranial hemorrhage patients: confirmation of previous findings in a different patient population. J Neurosurg Anesthesiol. 2009; 21(1):16–20.

[44] Moretti R, Pizzi B, Cassini F, Vivaldi N. Reliability of optic nerve ultrasound for the evaluation of patients with spontaneous intracranial hemorrhage. Neurocrit Care. 2009; 11(3):406–410.

[45] Dubourg J, Javouhey E, Geeraerts T, Messerer M, Kassai B. Ultrasonography of optic nerve sheath diameter for detection of raised intracranial pressure: a systematic review and meta-analysis. Intensive Care Med. 2011; 37(7):1059–1068.

[46] Ohle R, McIsaac SM, Woo MY, Perry JJ. Sonography of the Optic Nerve Sheath Diameter for Detection of Raised Intracranial Pressure Compared to Computed Tomography: A Systematic Review and Meta-analysis. J Ultrasound Med. 2015; 34(7):1285–1294.

[47] Frisén L. Swelling of the optic nerve head: a staging scheme. J Neurol Neurosurg Psychiatry. 1982; 45(1):13–18.

[48] Chen JW, Gombart ZJ, Rogers S, Gardiner SK, Cecil S, Bullock RM. Pupillary reactivity as an early indicator of increased intracranial pressure: the introduction of the neurological pupil index. Surg Neurol Int. 2011; 2:82.

[49] Park JG, Moon CT, Park DS, Song SW. Clinical utility of an automated pupillometer in patients with acute brain lesion. J Korean Neurosurg Soc. 2015; 58(4):363–367.

[50] Pellicer A, Bravo Mdel C. Near-infrared spectroscopy: a methodology-focused review. Semin Fetal Neonatal Med. 2011; 16(1):42–49.

[51] Nemoto EM, Yonas H, Kassam A. Clinical experience with cerebral oximetry in stroke and cardiac arrest. Crit Care Med. 2000; 28(4):1052–1054.

[52] Cho H, Nemoto EM, Yonas H, Balzer J, Sclabassi RJ. Cerebral monitoring by means of oximetry and somatosensory evoked potentials during carotid endarterectomy. J Neurosurg. 1998; 89(4):533–538.

[53] Highton D, Ghosh A, Tachtsidis I, Panovska-Griffiths J, Elwell CE, Smith M. Monitoring cerebral autoregulation after brain injury: multimodal assessment of cerebral slow-wave oscillations using near-infrared spectroscopy. Anesth Analg. 2015; 121(1):198–205.

[54] Papademetriou MD, Tachtsidis I, Elliot MJ, Hoskote A, Elwell CE. Multichannel near infrared spectroscopy indicates regional variations in cerebral autoregulation in infants supported on extracorporeal membrane oxygenation. J Biomed Opt. 2012; 17(6):067008.

[55] Adelson PD, Nemoto EM, Yonas H, et al. Noinvasive continuous monitoring of cerebral oxygenation peri-ictally using near infrared spectroscopy. Epilepsia. 1999; 40:1484–1489.

[56] Pigula FA, Siewers RD, Nemoto EM. Regional perfusion of the brain during neonatal aortic arch reconstruction. J Thorac Cardiovasc Surg. 1999; 117(5):1023–1024.

[57] Pigula FA, Nemoto EM, Griffith BP, Siewers RD. Regional low-flow perfusion provides cerebral circulatory support during neonatal aortic arch reconstruction. J Thorac Cardiovasc Surg. 2000; 119(2):331–339.

[58] Edmonds HL, Jr. Protective effect of neuromonitoring during cardiac surgery. Ann N Y Acad Sci. 2005; 1053:12–19.

[59] Slater JP, Guarino T, Stack J, et al. Cerebral oxygen desaturation predicts cognitive decline and longer hospital stay after cardiac surgery. Ann Thorac Surg. 2009; 87(1):36–44, discussion 44–45.

[60] York DH, Pulliam MW, Rosenfeld JG, Watts C. Relationship between visual evoked potentials and intracranial pressure. J Neurosurg. 1981; 55(6):909–916.

[61] York D, Legan M, Benner S, Watts C. Further studies with a noninvasive method of intracranial pressure estimation. Neurosurgery. 1984; 14(4):456–461.

[62] Zhao YL, Zhou JY, Zhu GH. Clinical experience with the noninvasive ICP monitoring system. Acta Neurochir Suppl (Wien). 2005; 95:351–355.

[63] Andersson L, Sjölund J, Nilsson J. Flash visual evoked potentials are unreliable as markers of ICP due to high variability in normal subjects. Acta Neurochir (Wien). 2012; 154(1):121–127.

[64] Young GB, Jordan KG, Doig GS. An assessment of nonconvulsive seizures in the intensive care unit using continuous EEG monitoring: an investigation of variables associated with mortality. Neurology. 1996; 47(1):83–89.

[65] Vespa PM, Nuwer MR, Nenov V, et al. Increased incidence and impact of nonconvulsive and convulsive seizures after traumatic brain injury as detected by continuous EEG in the intensive care unit. J Neurosurg. 1999; 91:750–760.

[66] Claassen J, Taccone FS, Horn P, Holtkamp M, Stocchetti N, Oddo M, Neurointensive Care Section of the European Society of Intensive Care Medicine. Recommendations on the use of EEG monitoring in critically ill patients: consensus statement from the neurointensive care section of the ESICM. Intensive Care Med. 2013; 39(8):1337–1351.

[67] Vespa PM, McArthur DL, Xu Y, et al. Nonconvulsive seizures after traumatic brain injury are associated with hippocampal atrophy. Neurology. 2010; 75(9):792–798.

[68] Vespa PM, Miller C, McArthur D, et al. Nonconvulsive electrographic seizures after traumatic brain injury result in a delayed, prolonged increase in intracranial pressure and metabolic crisis. Crit Care Med. 2007; 35(12):2830–2836.

[69] Laccheo I, Sonmezturk H, Bhatt AB, et al. Non-convulsive status epilepticus and non-convulsive seizures in neurological ICU patients. Neurocrit Care. 2015; 22(2):202–211.

第 7 章
神经重症监护中的多模态监测

Multimodality Monitoring in Neurocritical Care

Bhuvanesh Govind, Syed Omar Shah, Shoichi Shimomato, and Jack Jallo

摘要 原发性脑损伤后的继发性脑损伤可引起缺血、水肿、炎症等级联反应，进而导致不同程度的组织损伤和细胞死亡。而监测技术所提供的更深层次的客观数据，有助于结合体格检查和血流动力学情况指导临床诊治决策，以避免不可逆的神经损伤。本章节提供了每种技术的应用范围，介绍每种监测技术的优点和缺点。对于每位神经重症患者而言，结合各种临床数据和相关信息针对患者个体化进行综合分析后制订决策是非常重要的。

关键词 神经重症监护，多模态监测，急性脑损伤

引 言

多模态监测（multimodality monitoring，MMM）给神经重症监护团队提供了大量有关昏迷患者的数据，尤其是对脑损伤的患者，伤后的细胞功能障碍、组织缺血和代谢紊乱机制视患者的情况，具有较大的差异性。因此，MMM 在神经重症监护中的目的是做到以下几点：

○ 确定原发伤的程度。
○ 在永久性损伤发生前及时发现继发性损伤。
○ 评估治疗干预的影响。

一个包括临床评估和影像学评估以及 MMM 的综合方法可以为每一个患者提供更详细的个体化病理生理的信息，进而能够为严重脑损伤患者提供更好的诊治策略。尽管 MMM 在提供高时间分辨率的信息方面具有优势，但其仍然面临许多挑战，比如医师如何使用这些数据来进行治疗干预，以及 MMM 对患者的预后影响如何。目前，我们并不知道这些数据是如何影响患者预后的。

急性脑损伤（acute brain injury，ABI）通常触发多种病理生理机制，进而在脑内产生高度异质性的变化模式。缺血性脑损伤可由原发性或继发性损害引起[1, 2]，包括颅内压增高、动脉性低血压、血管痉挛、低氧血症、播散性去极化等多种现象[3-5]。急性脑损伤治疗的主要目的之一是识别继发性损伤的机制并审慎干预，以防止进一步的永久性损伤以及生理性负反馈调节被转化为恶性循环[6]。在重度 TBI 患者中，由于内皮功能障碍、血管痉挛和自由基生成等潜在作用，脑血管自动调节功能可能失效[7]。在自动调节受损的情况下，大脑更易受到继发性损害的影响，进而无法提供最佳的脑血流量（CBF）和稳定的血容量以维持正确的代谢平衡，导致更差的结局[8, 9]。最初自身调节失败可能导致脑血容量（cerebral blood volume，CBV）增加、颅内压增高、缺血和更多的内皮应激，以及更多的调节异常。

在神经重症监护室对昏迷的脑外伤患者进行持续的监测，可得到关于脑血流动力学和代谢功能自发波动的信息[10]。获取和理解这些信息需要可靠的监测，以及对内部复杂信号的整合分析[11]。由于继发性损伤经常发生，以及此类损伤一般具有持续时间不到几分钟的特点[7, 12]，特别是对于昏迷的脑损伤患者来说，连续监测在缺乏影像和临床检查的重症监护管理中将继续发挥至关重要的作用。

一个理想的监测系统不仅应监测继发性损伤，

同时应能够识别使大脑更容易受到这种损伤的脑功能障碍状态。有关脑自动调节和血管反应性的信息反映了脑损伤的当前状态，并能够作为任何神经功能恶化之前的早期标志物。在过去的 10 年中，出现了多种利用各种压力和体积参数以连续评估脑自动调节相关的储备能力的方法[13]。这些各种类型的精密监测设备，部分可通过手术将探头置入脑实质内，部分可在病床边将监测探头置入颅内。根据创伤指南的指导原则，在具备下列条件的脑损伤患者中，置入监测装置以追踪 ICP 可能是必要的[14]：

○ 格拉斯哥昏迷评分（GCS）8 分以下。
○ 异常的头部 CT 表现。
○ 年龄小于 40 岁，收缩压小于 90 mmHg 和故做的姿势（甚至无异常头颅 CT 表现）。
○ 无法通过临床查体进行随访的神经损伤。

可以使用脑实质和脑室外引流管（extraventricular drain，EVD）实现颅内压监测，但通常在需要有颅内监护仪的情况下进行 EVD 放置。EVD 放置的适应证包括但不限于：蛛网膜下腔出血（SAH；Hunt and Hess 3 级）、梗阻性脑积水、脑水肿和占位性病变。EVD 可作为治疗的一部分，因为能够排出脑脊液（CSF）以及使用鞘内注射药物［溶栓治疗脑室内出血（IVH）的血凝块或中枢神经系统（CNS）感染时给予抗生素］。不过只有当引流系统关闭时才发生压力传导。脑实质内的监测是连续的 ICP 测量，但由于无法重新校准和测量来反映局部组织压力，可能

会提供更多不可靠的数据，如果不明智地放置在占位性病变附近，则可能导致数据的不准确[15, 16]。

对于连续监测颅内压（ICP）、动脉血压（ABP）和颈静脉球血氧饱和度（SjvO$_2$）等多项指标的价值，已有多年的研究所证实。连续监测 CBF 的相对变化，可使用间接方法，如经颅多普勒（TCD）[17, 18]和激光多普勒血流仪（laser Doppler flowmeter，LDF）[19]。神经重症监护中其他实时监测脑氧合和代谢状态的监护方式包括近红外光谱（NIRS）[20]、直接脑组织氧合[4, 21, 22]和微透析也被广泛应用[5, 23]（表 7.1）。

重症监护团队利用 MMM 系统的时候经常面对大量的影像学和临床信息相关的数据。临床分析和应用是至关重要的，MMM 提供的数据不应被孤立地分析，而需要在患者的整体临床背景下进行分析。目前检测得到的数据是多样的[12, 13]。大脑监测技术和其他任何技术模式一样，都会经常产生误差。然而，由于每种监测方法测量的是独立变量，它们的误差不可能在时间上重合。因此，多模态监测系统可以帮助区分贴切的数据与受干扰的读数。

脑成像技术提供的是高空间分辨率和特定时间的数据，床旁监测提供的动态数据空间分辨率较差，但具有较高的时间分辨率，因此可以监测到短暂的脑事件，这些事件通常可影响幕上脑组织。临床医师必须知道某些特定数值背后的含义，而且仅使用一种监测方式可能会误导治疗策略的制定。

表 7.1　脑监测方式概述

方　　法	连　　续	分 辨 率	侵 袭 性	定　　量
ICP	是	全脑	是	是
CPP	是	全脑	是	是
CBF 流速	是	MCA	否	否
CBF 颈静脉球	是	全脑	是	是
CBF 激光多普勒	是	局部	是	否
CBF 热扩散	是	局部	是	是
NIRS	是	区域的	否	否
SjvO$_2$	是	全脑	是	否
脑组织 PO$_2$	是	局部	是	是
微透析	否	区域的	是	否

注：CBF，脑血流；CPP，脑灌注压；ICP，颅内压；MCA，大脑中动脉；NIRS，近红外光谱；SjvO$_2$，颈静脉球血氧饱和度。

本章的目的是对可用的各种神经重症监护方法进行简要概述。通过对监测脑压力、脑血流量、代谢和生化等基本生理学和临床方面的描述，提供监测脑自动调节的多种方法。

脑 压

ICP 及 CPP 的监测已经成为神经重症研究中的重要指标。除了脑室内监测 ICP，脑实质压的监测可以使用脑实质内置入微传感器的方式代替[24]。

脑静脉压是皮质或桥静脉静脉血的压力，在稳定的 CBF 下脑静脉压遵循 ICP 的变化[25]。在某些情况下，脑静脉压和 ICP 之间的偶联可以被破坏，例如，当脑脊液过度引流时，ICP 下降到低于矢状窦压力[26]。

硬脑膜静脉窦压力很少被检测。在特发性颅内压增高的患者中，静脉窦压力的增加，有时与矢状窦后部或横窦的狭窄有关[27]。在其他颅内病变中，可能需要对颅内空间进一步区分，不同区域出现不同的压力可提示与临床病变相关，例如，非交通性脑积水中的跨脑实质压力梯度，Arnold-Chiari 畸形中枕大池与腰大池脑脊液的压力梯度，或脊髓空洞症中脊髓中央管的压力。

使用适当放置的压力传感器可以测得上文列出的所有压力，无论这种测量在临床上是否可行。还有一些压力纯粹是概念性的。它们来自描述脑循环的各种模型或估计方法。这里最好的例子是临界闭合压（critical closing pressure，CCP），即 CBF 接近零时的 ABP 值，可用 TCD 超声检查进行评估[28]。在生理情况下不能直接测量，只能根据血流速度和动脉压的波形估计（图 7.1）[29]。本文根据相关文献和作者的经验总结了头部创伤后脑压与各种脑压相关的重要因素。

颅内压

ICP 监测对于脑积水、脑肿瘤等有脑压升高的患者是重要的监测方法。持续性和病理性的高 ICP 与不良预后和病死率增加相关[15]。已经有机构研究了几种非侵入性方法来监测 ICP，但是准确性不如通过有创方法获得的 ICP[30, 31]。

Monroe-Kellie 学说表述了 3 个主要的颅内成分即脑实质、脑血流和脑脊液在颅内固定空间中总体积的相互关系。这 3 种成分均不可被压缩，它们可以在急性脑损伤（ABI）中彼此影响，但

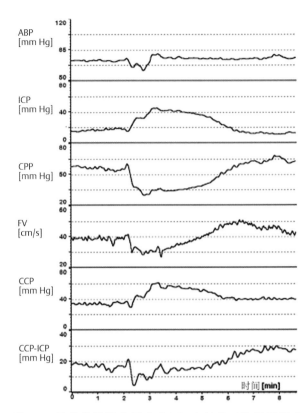

图 7.1 虽然临界闭合压力（CCP）的绝对值近似颅内压（ICP），CCP 的时间相关变化和 ICP 高原波中 CCP 与 ICP 的差异反映了潜在的生理现象。动脉壁张力（理论上可用 CCP 与 ICP 的差值估计动脉壁张力）出现代表血管舒张的波形时降低，进而导致 ICP 升高。ABP，动脉血压；CPP，脑灌注压；FV，流量。

是当代偿机制不能保持压力恒定时，则可能导致颅内压升高。所有间室内压力和容积的情况导致脑自动调节机制改变 CBF。当 ICP 增加脑灌注压（CPP）随之下降，脑血管自动调节失败时导致脑血流量减少。随后，持续升高的 ICP 超过临界阈值会导致神经功能损伤和脑疝。表 7.2 描绘了 ICP 的组成部分。

正常 ICP 的范围为 7.5 ~ 20 mmHg，当然也可能存在个体差异。发表的文献中已经描述了几种不同的 ICP 阈值，但在临床实践中没有明确的适用于所有神经系统疾病的共同阈值范围[32-34]。定义颅内高压的阈值也是不确定的，但通常认为是大于 20 ~ 25 mmHg，也有人认为该阈值应该更低或更高[35]。2007 年版的脑外伤基金会指南建议 Ⅱ 级创伤的 TBI 患者 ICP 应低于 20 mmHg。

在脑损伤时循环系统和血管内成分的组合决定了 ICP 的高低[36]。ICP 定义的金标准是脑室中的脑脊液压力[24, 37]。然而，在临床实践中也可用脑实质微传感器的数据来反映[2, 37, 38]。脑室内压可能

表 7.2　颅内压：ICP=ICP$_{vasc}$+ICP$_{CSF}$（正常值为 7.5 ～ 20 mmHg）

组 成 成 分	特　　　点
CSF 部分（ICP$_{CSF}$）	• 遵守 Davson 方程：ICP$_{CSF}$=（CSF 生成率 ×R$_{CSF}$）+ 矢状窦压 • 平均 CSF 生成率为 0.3 ～ 0.4 ml/min • 正常阻力 CSF out-flow=6 ～ 10 mmHg/（ml/min） • 正常矢状窦内压为 5 ～ 8 mmHg
血管部分（ICP$_{vasc}$）	• 源于脑血流搏动的部分 • 大小取决于血管张力、心率、自动调节储备等

注：CSF，脑脊液；ICP，颅内压。

与脑室内脑脊液压力不同，因为它不符合 Pascal 定律。压力在脑室内不是在所有方向上均匀传播，因此脑室内的压力不再是标量，而是力的矢量。该矢量相对于压力传感器表面的方向可能影响压力读数。脑实质内压力的区域梯度可以通过实验证明，但其临床意义不大[39, 40]。

Lundberg 波

ICP 波形包含了重要的诊断信息[2, 41, 42]。ICP 测量产生如图 7.2a 所示的具有 3 个经典定义的峰值的波形。冲击波（P1）是反映颅内大动脉动脉搏动的第一峰。潮汐波（P2）是第二峰，反映脑组织弹性。第三峰被称为重搏波（P3）。只有 P1 和 P2 具有临床应用价值。

随着颅内高压所致的脑顺应性下降，出现病理 "A" 波（平台波或 Lundberg 波）以及 P2 持续升高。ICP 升高超过 20 mmHg，意味着峰值范围 50 ～ 80 mmHg，若不紧急处理即将发生脑疝。Lundberg 波表示 ICP 升高到 CBF 受损状态，是一个自动调节曲线恶化的警告标志（图 7.2b）。此时 ICP 持续增加导致 CPP 降低，直至进入 Lundberg 波进一步升高和脑缺血加重的恶性循环（图 7.3）。Lundberg 的 B 波一般持续时间较短，此时 ICP 一般已上升到 20 ～

50 mmHg。在 CPP 处于压力自动调节能力下限时，B 波的振荡是有节律的，可能与血管舒缩不稳定引起的血管张力的改变有关。

脑血流和颅内压的次级指标

ICP 监测的次级指标可以作为临床恶化前的早期指标更好地协助脑血管状态的评估，并有助于预测近期和远期结局。严重的 TBI 和不良的自动调节更可能导致较差的结局[43-47]。波形分析技术可以用来观察更长的 ICP 趋势以推断脑血管状况，可提供更多有关患者脑顺应性和自动调节的信息。

压力反应指数（pressure reactivity index，PRx）描述了生理性的血管反应对动脉压力变化的反应程度（图 7.4）[48, 49]，从根本上说，它是动脉压力向 ICP 转换的相关系数。无论是血管壁张力降低（ABP）还是脑顺应性降低导致的 ICP 升高，都导致血压波形更多地传递给 ICP。PRx 阳性患者的病死率（缺乏反应性的值为 1.0）高于维持反应性的患者（数值接近–1.0）[50]。低脑氧耗代谢率（low cerebral metabolic rate of oxygen consumption，CMRO$_2$）和更高的氧提取分数可引起 PRx 的紊乱[51]。PRx 与 PET CBF[52]和 TCD 超声显像评估所得的脑自主调节能力密切相关（表 7.3）。

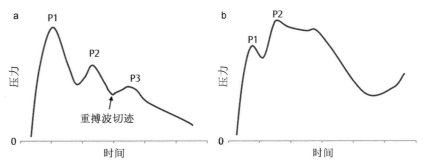

图 7.2　（a）颅内压（ICP）波形显示正常顺应状态的 3 个峰。（b）顺应性受到破坏时 ICP 波形。P2 高于 P1。随着临床恶化，波形图不能完全恢复到基线状态，并且最低 ICP 不断升高（ICP 危象）。

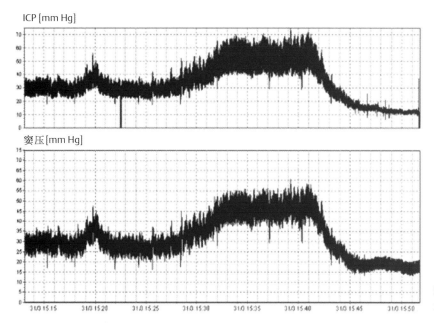

ICP [mm Hg]

窦压 [mm Hg]

图7.3　持续颅内压（ICP）记录显示随时间推移逐渐升高的脑压。

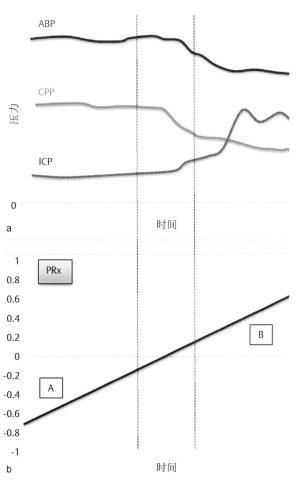

图7.4　颅内压慢波（ICP）与动脉血压（ABP）的关系。（a）压力反应指数（PRx）在曲线的一端为负值，显示活跃的脑血管自动调节反应。（b）ABP和ICP之间的被动变化关系表示血管反应性受损（PRx阳性）。

通过监测60个连续的5～10秒片段，可以计算平均CPP和平均BFV之间的相关系数。这个系数被称为平均指数（mean index，Mx）。正系数表明BFV与CPP呈正相关，即自动调节受损。零或负相关系数表示无关联或负关联，意味着自动调节完好。临床解释类似于PRx。基于传递函数、相干函数或相移分析，所获得的类似指数在神经重症监护病房的临床应用中变得越来越流行，以更好地解决自动调节状态的分辨率和特异性等问题[11, 47, 53, 54]。Mx似乎是监测大脑内自动调节短时变化的理想指标。组间分析表明，自动调节指数的日平均值与颅脑损伤后的临床结局相关，阳性Mx（自动调节紊乱）与较差的预后相关[9, 55]。

代偿性储备可以用一个派生数据来评价，即在颅内压主要成分（译者注：即动脉搏动波）的波幅（A）和平均压力（P）之间的相关系数（R），或者方便地称为"RAP"指数。该值基于颅内压及其主要成分的波幅在数个周期的平均值来计算，并研究它们的相关性。基本上，压力-容积曲线（图7.5）表明了CBV和ICP之间的相关性。理想情况下，CBV和ICP之间变化缺乏同步性提示RAP值为0，是最佳的（自动调节功能完整）。进一步沿着曲线，当CBV在一组严重脑损伤患者中随着脑顺应性的降低而增加时，压力波形向CSF的传递增加（RAP值接近+1.0）。在临界或高ICP的设定中，零甚至负的RAP值表明自动调节被耗尽，并且有小动脉扩张、水肿和可能存在的神经功能受损[55]，这时，Lundberg波开始显现。次优的RAP值与颅脑损

表 7.3 压力反应指数（PRx）

定 义	颅内压（ICP）慢波与平均动脉压（MAP）的相关系数 慢波：周期为 20 秒到 3 分钟
功 能	提示脑血管对动脉压变化的反应紊乱程度
结 局	与阴性 PRx（有反应性）相比，PRx 阳性患者（无反应性）的预后更差
受损的 PRx	与低 $CMRO_2$ 和较大的 O_2 提取分数有关。发生在 ICP 高原波、难治性颅内高压、过高或过低的 CPP 状态
相关性	PET-CBF 和 TCD 测得的脑血管自动调节情况相关性良好

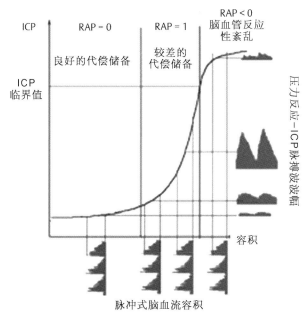

图 7.5 压力-容积曲线显示颅内压（ICP）脉搏幅度与脑血流容积变化的关系。该曲线显示了 3 个区域：曲线两端的平坦区域，RAP=0 和 <0，左侧平坦区域表明具有良好的代偿储备，右侧的平坦区域表明在极高 ICP 下表现出正常的脑血管反应被扰乱。曲线中部的一个指数区显示代偿储备不足。第一个平坦区域内，ICP 的脉搏波波幅较低，不依赖于平均 ICP，导致 RAP 值接近于零。在代偿储备不足的情况下，脉搏波波幅与平均 ICP 呈线性关系，导致 RAP 接近 +1。在第三个区域，脉搏波波幅随着 ICP 的增加而开始减小；理论上 RAP 变为负值。引自：Avezaat et al 1979[41].

伤后病死率增加有关[50, 55]。

颅脑损伤后的近期预后取决于平均 ICP[50, 56-58]。虽然 TBI 患者 ICP 增高的临界范围已被确定为约 20 mmHg，而较高的 ICP 往往与神经功能损伤和死亡率增加相关[59]，有些患者的 ICP 尽管接近"正常"也可能会出现脑疝，而另一些超出"临界"ICP 阈值的患者神经功能可能完好。因此，ICP 监测，像任何其他神经监护仪一样，不应该作为指导诊疗和制订临床决策的唯一依据，而应考虑到

患者的个体因素[60]。最近，来自南美的临床试验［颅内压治疗（BEST-TRIP）试验］已依据对两种诊疗策略的比较，对 ICP 监测的作用提出质疑：一种由 ICP 为导向的治疗，另一种由临床检查和影像学检查提示的颅内压增高的治疗。研究结果显示以 ICP 为导向的治疗与单独依靠临床和影像学的方法相比，在其研究人群中没有优势，但该试验实际上提供了更多的证据支持临床决策不应该基于唯一的数据来源（如 ICP 监测仪）单独进行[61]。对重度脑损伤连续性的救治需要结合临床检查、影像学和监测数据。通过专家共识的推荐，以及众多有经验的机构，也包括我们自己的机构，反复地报道其利用 MMM 在昏迷脑损伤患者中应用的临床经验，考虑脑损伤患者个体因素的流程化诊疗策略需要将这些不同的数据结合到一起。换句话说，MMM 已不仅仅是监测手段，还可以根据监测数据进一步得出治疗策略。

持续难以控制的高 ICP 一直被证明是与病死率呈正相关的，但不应作为判断预后的独立性功能指标。急性发作期平均 ICP 对脑损伤后远期结局无明显影响。重要的是，我们需要注意到平均 ICP 并不能区分患者达到良好的预后、中等的预后或持续处于严重残疾状态。值得注意的是，较降低致残率，定义临界 ICP 的阈值对降低病死率可能更有价值[62]。

脑灌注压

脑灌注压（CPP）定义为平均动脉压（MAP）与 ICP 之间的二者关系（表 7.4）。CPP 是驱动血液通过脑血管床的压力[63]。

$$CPP=MAP-ICP$$

CPP 和 CBV 不表现出直接的线性相关，它们的关系取决于不同的疾病状态。脑自动调节在 CPP 大范围变化的情况下维持恒定的 CBV。自动调节

表 7.4　脑灌注压（CPP=MAP−mean ICP）

定义	平均动脉压与平均 ICP 的差异
功能	通过脑血管床的驱动压力
含义	• 自动调节在上限和下限 CPP 范围内有效 • 过高的 CPP 可导致充血、脑水肿和颅内压增高 • CPP 的降低可引起脑缺血，进而引起继发性脑损伤级联反应
治疗	• CPP 导向：降低受伤后缺血的风险 • Lund 方案：降低 ICP 的备选思路
最优的 CPP	• 何处脑血管反应性最强 • 在个体情况下通过绘制 PRx 和 CPP 图标来识别

注：ICP，颅内压；MAP，平均动脉压；PRx，压力反应指数。

曲线的末端由于血管床自动调节机制的丧失而引起神经功能障碍。多年来各种研究的总体公认将 CPP 的下限定义为 60 mmHg，将低于 50 mmHg 的任何指标作为 CBF 明显受损而容易发生缺血的临界阈值。在上限，CPP>160 mmHg 也会出现导致自动调节功能丧失的临界点，典型的原因是由于动脉血压克服了血管床的代偿性血管壁收缩。自动调节丧失导致 CBF 以线性方式直接与动脉压相关（图 7.6）[8]。

最佳脑灌注压

界定 CPP 目标值一直是一个备受争议的问题。严重的低 CPP 导致受损大脑进一步缺血和梗死，加重神经功能障碍[64]。虽然大于 70 mmHg 的 CPP 靶向治疗显示了结局的改善，但随后的试验已经证实

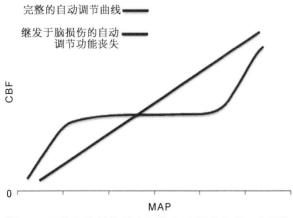

完整的自动调节曲线 ▬▬
继发于脑损伤的自动
　　调节功能丧失 ▬▬

CBF

0

MAP

图 7.6　正常和脑损伤状态下的自动调节曲线。在损伤情况下，脑血流量（CBF）随动脉压的变化而呈线性增加。

用血管加压素和液体疗法以维持 CPP 大于 70 mmHg 的治疗干预对改善患者预后的益处是以系统性风险和并发症为代价的。在高 CPP 目标治疗组中，急性呼吸窘迫综合征的风险增加了 5 倍[65]。

"Lund 概念"是一种通过缩小颅腔内容物体积来降低 ICP 的方法。Lund 方案认为保持 CPP 在一定水平（放弃某些标准化方案中维持 CPP>60 mmHg 的方法）以避免增加脑水肿的风险，从而降低了 ICP 增加的风险[62]。与此同时应注意 CPP 阈值设定过低的问题，因为 CPP 过低也能升高 ICP（动脉床血管扩张的结果导致 CBV 增加）。监测 CPP 生化反应的研究已经确定，50 mmHg 似乎是导致缺血结果的临界阈值[65, 66]。多年来其他的一些回顾性和前瞻性研究进一步表明，基于当前证据的临界低阈值和高阈值分别为 50 mmHg 和 70 mmHg[14, 67]。虽然 CPP 的最佳目标似乎为 50 ～ 70 mmHg，但在单个个体上确定准确的目标阈值是具有挑战性的。最优 CPP 管理还必须考虑代偿储备的实际情况。自动调节功能是否完善至关重要，是防止继发性损伤最重要的保护机制[8, 10, 68]。

次级指标有助于确定最优 CPP 目标。PRx（或使用 TCD 评估的自动调节[9]）与 CPP 之间的关系呈 U 形曲线（图 7.7）。曲线表明，太低或太高的 CPP 与脑血管自动调节的受损有关。因此，我们可以通过绘制个体化的 PRx 和 CPP 曲线图来找到最佳的 CPP，此时脑自动调节处于最优状态[49]。那些平均 CPP 和最佳 CPP 之间差异较大的脑外伤患者预后更差[49]。

CPP 监测的管理策略可以利用其他方式指导选

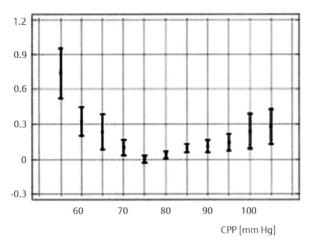

图7.7　根据脑灌注压（CPP；n=220例脑外伤后患者）的压力反应性指数显示，当CPP过低（<65 mmHg）和CPP过高，自动调节将恶化。

择个性化的CPP目标。通过脑组织氧合和CPP关系的研究，我们发现PbtO₂随着动脉氧含量的增加而增加，也被称为脑组织氧合反应性，它受脑损伤中受损的自身调节机制控制。PbtO₂相对稳定，不受CPP变化影响，可以被指定为合适的监测目标[15]。

脑血流与自动调节

直接法

热弥散

热弥散（thermal diffusion，TD）技术通过颅骨钻孔置入探头感兴趣区域（半暗带）来监测皮质血流。最近，在脑损伤患者中开始使用该技术的改进版本，即利用带热敏电阻的脑实质探头进行监测，经评估该技术可降低出血率和感染率[69]。该技术最常用的监视器是HEMEDEX设备，它在皮质下白质区中导入热量，并计算弥散率作为局部CBF的标志。虽然干预的确切阈值和具体的治疗方法还没有很好地建立，但一般认为CBF低于20 cm³/（100 g·min）与离子失衡、缺血和血管痉挛有关[15, 70]。

多普勒血流：经颅多普勒超声与经颅彩色双超声

TCD是一种实用的方法，便携且经济，常用于探查ABI、SAH和缺血性脑卒中患者的血流速度。多普勒技术是一种无电离辐射的探查方式，常用于经颞部、经枕下和经眶途径进行血流速度的评估[18]。该技术的可靠性取决于操作者的技术并保持取样容积的深度、传感器位置的选择和超声波入射角度的一致性。该技术实际测得的是血流速率（blood flow

velocity，BFV）而不是CBF。CBF和BFV之间的线性关系（CBF=BFV×血管的截面积×超声波入射角度的余弦）仅在检查时实测血管的直径和超声波入射角度的均不发生改变时才是有效的。

结合连续血压监测和呼气末CO₂监测，TCD可以进一步了解血管自动调节的能力和对CO₂的反应性。该技术在脑自动调节的连续监测和提供无创性CPP或ICP评估方面非常有用[43, 71]。

经颅彩色双功能超声（transcranial color-coded duplex sonography，TCCS）是另一种基于多普勒方式来获得更多血管解剖信息的技术，这是传统TCD无法做到的[72]。虽然使用和传统TCD类似的探查窗口，但是TCCS通过B超和后续颜色编码技术的结合，可以更好地勾画基底脑动脉的血流情况。

间接法

脑组织 PO₂（PbtO₂）

脑缺氧导致继发性损伤，与脑损伤的不良预后相关[15, 73]。可以通过在感兴趣区域植入有创装置的方式直接连续监测脑氧合，并提供良好的时间分辨率。LICOX脑氧监测器（Integra Neuroscience, Plainsboro，NJ）利用极谱法，通过Clark电极测量氧浓度。根据损伤的类型，将装置放置在硬脑膜下2～3 cm特定的区域。不同患者装置放置的区域可能有所不同。通常，探头被放置在受伤较严重的大脑半球的额叶，如患者系弥漫性损伤则放置在非优势半球。在SAH中，探头可被放置在更容易发生血管痉挛的区域。此外，探头放置相关的穿刺道血肿和感染的风险是很罕见的[73]。

通过以往对脑血管外科手术患者的研究和动物模型的研究，我们已经记录得到脑氧张力值。结合PET的研究可推断出随时间变化的缺血阈值。基于大量的前期研究，通常PbtO₂<20 mmHg被认为是必需干预的数值，而在如阈值设定为10～15 mmHg的范围内则会导致更差的预后。一篇发表于2009年的综述总结了3项涉及150例重度TBI患者的研究，不仅观察得到临界PbtO₂值，而且还观察了缺血的持续时间。PbtO₂水平低于10 mmHg超过15分钟的患者有较高的致残率（73%）和病死率（55%），而没有缺氧事件的患者发病率为43%，病死率为22%（OR：4.0；95% CI：1.9～8.2病死率；OR：4.6；95% CI：2.2～9.6病死率）[74]。缺氧持续时间也是患者30天不良预后的独立危险因素。

旨在解决脑组织临界低氧水平的干预措施必须

考虑到影响脑氧合的局部和全身因素。CBF、氧扩散、毛细血管灌注和消耗率仅是影响 $PbtO_2$ 许多因素中的一小部分。通过临床研究可试图了解结合 $PbtO_2$ 治疗策略是如何影响脑损伤临床过程的。一项 2011 年的系统回顾性研究对 TBI 患者使用 $PbtO_2$ 监测联合 ICP/CPP 为导向治疗的方案与 ICP/CPP 单独治疗的方案进行了比较。联合 $PbtO_2$ 监测的方案预后良好的比例较 ICP/CPP 单独治疗方案高 19%（$PbtO_2$ 61% vs. ICP/CPP 单独方案 42%；OR：2.1；95% CI：1.4～3.1）[75]。尽管系统性评价有其局限性，但基于 $PbtO_2$ 的干预措施可致明确的结局差异，这提供了强有力的证据来支持其临床使用。

最近美国国立卫生研究院 / 国立神经疾病和卒中研究所（NIH-NINDS）资助的 TBI 脑组织氧监测（BOOST 2）试验是首个随机对照试验，不仅回答 $PbtO_2$ 监测的疗效问题，也回答结合脑氧监测技术的治疗方案的可行性问题。这项多中心试验的主要结局是降低 $PbtO_2$ 低于 20 mmHg 的时间，并且在研究人群中根据个体情况启动的特定治疗方法可能提供如何针对某些情况调整诊疗方案的启示。该试验还评估了安全性和可行性以及长期功能结局，本研究的结果仍在审查中。

基于一些观察性研究和最近的系统评价，$PbtO_2$ 监测在改善预后方面是有前景的。值得注意的是，我们有能力获取更多的参数，但可能并不总是转化为更好的结局。另外，脑氧合的目标管理指的是患者的整体临床状况，而不是某个特定的指标。

微透析

继发性损伤的后果用微透析技术在细胞水平进行监测是安全和有效的[76]。经过多年的临床应用，几项有关人体微透析的实验模型和文章已经发表，该技术用于监测与 CPP、血流、缺氧标志物改变相关的生化变化[5, 77-81]。该技术可以测定细胞外葡萄糖、乳酸、丙酮酸、谷氨酸和甘油的浓度，并且可

以监测早期变化的趋势，从而主动干预，以避免继发性损伤的发生。

当人工生产的 CSF 透析液通过含有半透膜的微透析导管时，体积小于透膜通道的细胞外分子可通过半透膜析出。然后可对被收集的透析液进一步分析神经元和神经胶质细胞的微量营养素和代谢环境。根据该装置可测量代谢物的类型，我们知道微透析是反映置管部位局部环境的神经监测装置，因此需根据微透析导管放置的位置来进行临床判断（损伤的脑组织 vs. 存留的正常脑组织）[82, 83]。较公认的正常值见表 7.5。常用监测指标中低葡萄糖与组织损伤相关，而甘油是细胞应激的标志物，并且可能与进一步的缺氧、细胞膜破裂和磷脂降解相关[81]。谷氨酸通常是晚期损伤的标志物。

微透析监测与其他参数如 CPP 和 $PbtO_2$ 结合，可作为监测组织损伤发生之前缺血早期变化的一种方法[81]。通过脑微透析研究分析不同 CPP 情形下的生化变化，已经发现了一个具有很强相关性的结果，即 CPP 低于 50 mmHg 时脑组织表现为持续缺血。在一个高分级 SAH 病例系列，需依据微透析监测调整 CPP 的阈值，甚至 CPP 小于 70 mmHg 就会导致代谢危机和缺氧的时间延长，以及预后变差的风险增加[84]。

自 2004 年微透析专家们首次发表了微透析共识以来，几家机构的相关临床经验让我们进一步了解了微透析提供实时监测组织状况的能力。在 2014 年最新的共识中，脑微透析已被认为是一种可靠和安全的技术，可以用来测量葡萄糖、乳酸和乳酸与丙酮酸的比值（lactate-to-pyruvate ratio，LPR），并作为显著的组织损伤发生前，早期识别缺血或血管痉挛的手段[82]。微透析应该有效地结合到 MMM 系统中，并在其相关领域对临床现象提供科学的解释。

表 7.5　脑微透析值

项　　　目	正常范围	意　　　义
葡萄糖	1.5～2 mmol	低葡萄糖导致缺氧、高糖酵解
乳酸盐	2 mmol	
丙酮酸盐	120 μmol	
乳酸与丙酮酸比值（LPR）	15～20	增加缺氧敏感性，线粒体功能障碍，细胞窘迫
甘油	50～100 μmol	细胞膜降解标志物
谷氨酸盐	10 μmol	兴奋性毒性标记物

根据自 2004 年以来的最新共识，回顾目前关于微透析技术和临床应用的建议和进展，概括如下：

○ 使用 100 kDa 膜和胶体灌注液让大分子的监测更为可行。

○ 更好地了解 TBI 和 SAH 后的病理机制。葡萄糖和 LPR 在 TBI 和 SAH 患者的预后判断中更有意义。依据现在更为明确的正常值判别，在脑组织葡萄糖降低或 LPR 增加的情况下进行治疗干预。

○ 确立了微透析导管放置的主要适应证，即对机械通气患者作为主要的监测装置，对存在继发性神经损伤风险的患者作为辅助监测装置。

颈静脉球血氧饱和度测定

颈静脉球血氧饱和度（$SjvO_2$）监测提供了全脑血流量与脑代谢需求是否相关的依据。$SjvO_2$ 的正常值介于 55% 和 75% 之间[15, 85]。$SjvO_2$ 监测采用类似中心静脉导管置管技术，将导管头端放置到颈静脉球内。氧饱和度的可靠性取决于采血时导管应位于距离颈静脉球 2 cm 内的正确位置，同时采血速率应小于 2 ml/min[85]。当人体耗氧超过供给时，可导致 $SjvO_2$ 减小。CBF 下降到某一点之前增加氧提取可以代偿组织氧需求，但任何进一步的 CBF 减少可导致无氧代谢与乳酸的产生。另一方面，过多的氧供（充血）超过脑代谢则会升高 $SjvO_2$。

在对有组织缺血风险的头部受伤患者的监测中，在某些特定情况下，比如需要对过度通气策略、氧合和灌注压进行优化时，$SjvO_2$ 可作为候选方案，尽管它对脑缺血的敏感性很低。因为 $SjvO_2$ 是针对全脑 CBF 的监测，当存在局部缺血区域时，正常氧合值也可能出现。但低 $SjvO_2$ 对于低流量和组织缺血风险增加具有高度敏感性。$SjvO_2$ 监测的优点在于它能够识别氧合值变化趋势的显著变化，这可能提示亚临床改变与其他可能提示缺血的参数相关。

目前的指南推荐利用 $SjvO_2$ 与其他氧合参数如 $PbtO_2$ 相结合用于监测，但其使用受到技术限制（需要最佳的导管定位、取样和血栓形成的风险）[15, 72, 85]。虽然 $SjvO_2$ 可用于指导治疗，但仍缺乏广泛的针对 SAH、ICH 和缺血性卒中患者的研究，最新的证据显示 TBI 患者的结局并没有得到改善[76]。

近红外光谱

近红外光谱（NIRS）通过光子散射测量氧合和脱氧血红蛋白（即脑血红蛋白饱和度）的发色团含量，但目标体积并不能得到准确标定[20]。NIRS 监测已经应用于血管外科和心脏外科领域，监测神经麻醉下的全局灌注变化。这种方法在脑损伤患者中没有显示出显著的优势，可能与灌注的区域差异相关。脑组织中氧合血红蛋白水平可能在脑损伤过程中被改变，进行主动干预的阈值尚未得到很好的验证[85]。颅内病变，如硬膜下出血和水肿，也可能干扰 NIRS 装置的光传输路径，混淆真实的氧合参数[15]。患者颅骨的厚度也可能影响测量结果。颅内变异的动静脉系统也可使结果变得难以解释。由于其非侵入性的优点，随着神经重症监护技术的不断改进，NIRS 监测仍然充满吸引力。未来的临床研究将需要阐明阈值以下的脑缺血和可能导致的不良结局，以及可能需要如何改进诊疗，以改善结局。

激光多普勒血流仪

激光多普勒血流仪（laser Doppler flowmetry, LDF）可无创地、连续地、实时地测量局部灌注（红细胞通量）且具有优异的动态分辨率[19, 44]。因为测量时利用的是大脑的单个较小区域，所以评估流量的范围是有限的。尽管目标是评估组织的缺血风险，但仍然不能确定最佳位置。这些探头的侵入性则是该技术的另一个缺点。该技术可对 CBF 和自动调节的连续评估提供帮助，但是目前还没有足够的数据就其具体的临床应用进行推荐[44, 76]。

脑自动调节

脑自动调节是一种脑内适应性功能，从而面对不同的 CPP 可以保持恒定的 CBF（表 7.6）。TBI、SAH 其他原发性神经损害可导致继发性自动调节能力受损，提示预后较差[73, 76, 82]。需记住以下重要的术语以及表示的意义[86]：

○ 代偿储备可以理解为假定的最大脑容量负荷，在这个负荷范围内 ICP 没有任何实质性的（指数）增加。如前所述，RAP 指数是研究代偿性储备的一个很好的方法。

○ 自动调节储备的概念是当前 CPP 均值和血管自动调节曲线下限的差值，即在 CBF 没有显著下降的情况下 CPP 最多可以降低多少。

代偿性储备可以用脑顺应性连续监测[87]和 ICP 脉冲波形分析评估[48]，而脑自动调节状态可通过 TCD 超声评估。尽管头部外伤后大脑的自主调节经常受到干扰，这种干扰的程度尚可能随时间而波动[45, 88]。因此，对于这种评估必须采用定期评估的方式，这在下一节将以不同的方式进一步讨论。

表 7.6　代偿与自动调节

项　目	类　型	方　法
代偿性储备	不导致 ICP 实质性升高的假设最大脑容量负荷	连续监测脑顺应性或 ICP 的波形分析
自动调节储备	无 CBF 显著变化的 CPP 减少下限	颅多普勒超声检查或压力反应性监测

注：CBF，脑血流；CPP，脑灌注压；ICP，颅内压。

静态自动调节试验

静态自动调节试验是记录在输注血管升压药后诱导的 MAP（平均 ABP）变化过程中 MCA 流速的变化情况。静态自动调节率（static rate of autoregulation，SRoR）的计算方法为血管阻力增加的百分比除以 CPP 上升的百分比。SRoR 为 100% 表示完全的自动调节，而 SRoR 为 0 表示自动调节完全耗尽[89]。常见的错误是只考虑 MAP 的变化而不是 CPP 的变化：当 ICP 与测试步骤——MAP 升高成比例变化时，则可能导致"假性自动调节"。考虑到危重患者输注血管加压剂的风险和安全性，静态测试可进行的药物刺激是有限的。该技术的限制性还包括对操作者技术的依赖，因为 CBV 和流量的计算取决于整个测量中一致的血管横断面面积。尽管有这些挑战，TCD 静态测试提供了一个相对快速和无创的方法来评估自动调节、代偿储备和预后。

CO$_2$ 脑血管反应性

CO$_2$ 脑血管反应性的测试已被证明无论在重度颅脑损伤还是在其他脑血管疾病的评估中都有重要应用。虽然脑血管对 PaCO$_2$ 的变化存在反应性，但即使在脑压自动调节受损时，受干扰的 CO$_2$ 反应性与颅脑损伤后的不良预后仍显著相关[46]。对于代偿储备可能受到限制的患者应考虑安全性（RAP 指数为 1），因为 PaCO$_2$ 的增加可能导致 ICP 的显著增加。

动态自动调节率

通过收缩腿部袖带来降低 ABP，同时测量 MCA 中 TCD 流速的方法，可以计算得到所谓的动态自动调节率（rate of autoregulation，RoR）[89]。它描述了脑血管对血压突然下降的反应速度。RoR 有助于评估自动调节储备，但在血压快速变化时，改变 ICP 的各种混杂因素也同样决定了其局限性。基于 TCD 的研究指出，静息和动态测试在 TBI 以外的人群中的作用，如卒中和 ICA 狭窄，可用于提示手术干预的必要性、神经功能的恶化和长期预后[90]。

瞬时充血反应试验

颈总动脉的短期压迫使同侧 MCA 流速显著降低。如果自动调节功能是完整的，在压迫过程中远端脑血管床可出现扩张。在释放压迫后，会发生持续几秒钟的短暂充血，直到远端脑血管床收缩到之前的直径为止。这一过程是瞬时充血反应试验（transient hyperemic response test，THRT）的基础，表明了一个正性的自动调节反应。充血反应的存在和头部损伤后较好预后之间呈现正相关[91]。

重叠呼吸波和动脉血压波之间的相移

通过 MCA 流速的自然波动，可得到一种无创的获得自动调节状态的方法，此方法在深慢呼吸期间评估呼吸波叠加于 ABP 波时的相位移动。零度相移表示没有自动调节，而 90 度相移表示完整的自动调节[47]。

电生理学

在重症监护病房（ICU）行连续脑电图（continuous electroencephalography，cEEG）监测能提供及时、重要的脑功能数据，用以指导临床决策。无创的头皮电极在床边就能放置，并且可以在没有太多技术难度的情况下进行记录。从纸质格式到计算机化数字格式 EEG 的演变，便于床边采集，通过计算机网络传输数据进行实时定量分析。cEEG 的广泛应用开创了 cEEG 监护在 ICU 中临床应用的时代，尤其在癫痫持续状态（status epilepticus，SE）的管理中发挥重要作用。

ICU 的 SE 管理通常要求使用 cEEG 监测来指导治疗。cEEG 应在怀疑 SE 的 1 小时内启动[92]。cEEG 的启动时机是一个重要的考虑因素，因为 SE 的累积持续时间会影响病死率和临床结局[93]。对于难治性癫痫持续状态（refractory status epilepticus，RSE），监测 EEG 上癫痫发作终点是非常关键的，因为大多数患者处于非惊厥性癫痫持续状态（nonconvulsive status epilepticus，NCSE），无法提供可靠的神经检查。虽然神经重症监护学会指南（2012）给出了Ⅰ级水平的癫痫发作停止的推荐，但是对于cEEG表现的其他发作（暴发性抑制、完全抑制、弥漫性β活动）没有一致的建议[92, 94]。

cEEG可以用于高级别SAH患者监测迟发性脑缺血（delayed cerebral ischemia，DCI）。以前的研究已经确定了几种定量分析方法来阐明波谱特征，后者是预测血管痉挛临床发作中最可靠的方法[95, 96]。最近，我们关注到α/δ比和α变异率可作为描述参数在临床DCI诊断之前约24小时由cEEG测得[97-99]。此外，cEEG对于重度TBI也具有临床价值。癫痫发作的早期发现和终止可明显改善临床预后[60]。当药物诱导昏迷在ICP升高的TBI患者治疗中是必要的时候，cEEG监测是评估脑功能的一种选择。通常，调整镇静剂可以在cEEG上产生暴发抑制的模式。此外，cEEG可作为缺氧后昏迷患者的预后判断依据，无反应的脑电图是心搏骤停后接受低温治疗的患者预后不良的重要预测指标[100]。最近的一项研究还表明，癫痫发作和广泛周期性放电也与疾病预后较差有关[101]。

结　　论

在脑损伤患者身上往往展现出复杂的继发性脑损伤机制。在过去的10年中，MMM领域取得了重大进展，以安全有效的方式使用有创和无创装置，以促进临床决策的制定。在进一步发生永久性神经损伤之前，通过MMM所获得的临床数据可以成为预警系统，也可以用于评估对治疗干预的反应。应该依据患者的整体临床情况，对MMM每个指标的大量数据进行解读。尽管近几十年来技术进步显著，但我们还不清楚MMM将如何转化为更好的长期临床预后，旨在衡量MMM对功能结局和恢复的影响的研究是非常必要的。

（沈照立　李　刚　梁红娟）

参考文献

[1] Miller JD, Becker DP. Secondary insults to the injured brain. J R Coll Surg Edinb. 1982; 27(5):292-298.

[2] Pickard JD, Czosnyka M. Management of raised intracranial pressure. J Neurol Neurosurg Psychiatry. 1993; 56(8):845-858.

[3] Robertson CS, Contant CF, Narayan RK, Grossman RG. Cerebral blood flow, AVDO2, and neurologic outcome in head-injured patients. J Neurotrauma. 1992; 9 Suppl 1:S349-S358.

[4] Unterberg AW, Kiening KL, Härtl R, Bardt T, Sarrafzadeh AS, Lanksch WR. Multimodal monitoring in patients with head injury: evaluation of the effects of treatment on cerebral oxygenation. J Trauma. 1997; 42(5) Suppl: S32-S37.

[5] Ungerstedt U. Microdialysis: principles and applications for studies in animals and man. J Intern Med. 1991; 230(4):365-373.

[6] Rosner MJ, Becker DP. Origin and evolution of plateau waves. Experimental observations and a theoretical model. J Neurosurg. 1984; 60(2):312-324.

[7] Lassen NA. Cerebral blood flow and oxygen consumption in man. Physiol Rev. 1959; 39(2):183-238.

[8] Czosnyka M, Smielewski P, Piechnik S, Steiner LA, Pickard JD. Cerebral autoregulation following head injury. J Neurosurg. 2001; 95(5):756-763.

[9] Overgaard J, Tweed WA. Cerebral circulation after head injury. 1. Cerebral blood flow and its regulation after closed head injury with emphasis on clinical correlations. J Neurosurg. 1974; 41(5):531-541.

[10] Czosnyka M, Whitehouse H, Smielewski P, Kirkpatrick P, Guazzo EP, Pickard JD. Computer supported multimodal bed-side monitoring for neuro intensive care. Int J Clin Comput. 1994; 11(4):223-232.

[11] Smielewski P, Czosnyka M, Steiner L, Belestri M, Piechnik S, Pickard JD. ICM+: software for on-line analysis of bedside monitoring data after severe head trauma. Acta Neurochir Suppl (Wien). 2005; 95:43-49.

[12] Howells TP, Piper IR, Jones PA, Souter M, Miller JD. Design of a research database for the study of secondary insults following head injury. J Neurotrauma. 1995; 12:471.

[13] Panerai RB, White RP, Markus HS, Evans DH. Grading of cerebral dynamic autoregulation from spontaneous fluctuations in arterial blood pressure. Stroke. 1998; 29(11):2341-2346.

[14] Brain Trauma Foundation; American Association of Neurological Surgeons; Congress of Neurological Surgeons. Guidelines for the management of severe yraumatic brain injury. J Neurotrauma 2007;24:S1-S106.

[15] Roh D, Park S. Brain multimodality monitoring: updated perspectives. Curr Neurol Neurosci Rep. 2016; 16(6):56.

[16] Akbik O, Carlson A, Yonas H. The roles of ventricular and parenchymal intracranial pressure monitoring. Curr Neurobiol. 2016; 7(1):1-6.

[17] Chan KH, Dearden NM, Miller JD, Midgley S, Piper IR. Transcranial Doppler waveform differences in hyperemic and nonhyperemic patients after severe head injury. Surg Neurol. 1992; 38(6):433-436.

[18] Manno EM. Transcranial Doppler ultrasonography in the neurocritical care unit. Crit Care Clin. 1997; 13(1):79-104.

[19] Kirkpatrick PJ, Smielewski P, Czosnyka M, Pickard JD. Continuous monitoring of cortical perfusion by laser Doppler flowmetry in ventilated patients with head injury. J Neurol Neurosurg Psychiatry. 1994; 57(11):1382-1388.

[20] Kirkpatrick PJ, Smielewski P, Czosnyka M, Menon DK, Pickard JD. Near-infrared spectroscopy use in patients with head injury. J Neurosurg. 1995; 83(6):963-970.

[21] Gupta AK, Hutchinson PJ, Fryer T, et al. Measurement of brain tissue oxygenation performed using positron emission tomography scanning to validate a novel monitoring method. J Neurosurg. 2002; 96(2):263-268.

[22] van den Brink WA, van Santbrink H, Steyerberg EW, et al. Brain oxygen tension in severe head injury. Neurosurgery. 2000; 46(4):868-876, discussion 876-878.

[23] Hutchinson PJ, O'Connell MT, Al-Rawi PG, et al. Clinical cerebral microdialysis: a methodological study. J Neurosurg. 2000; 93(1):37-43.

[24] Zhong J, Dujovny M, Park HK, Perez E, Perlin AR, Diaz FG. Advances in ICP monitoring techniques. Neurol Res. 2003; 25(4):339-350.

[25] Pedley TJ, Luo XY. Modelling flow and oscillations in collapsible tubes. Theor Comput Fluid Dyn. 1998; 10(1-4):277-294.

[26] Piechnik SK, Czosnyka M, Richards HK, Whitfield PC, Pickard JD. Cerebral venous blood outflow: a theoretical model based on laboratory simulation. Neurosurgery. 2001; 49(5):1214-1222, discussion 1222-1223.

[27] Higgins JN, Cousins C, Owler BK, Sarkies N, Pickard JD. Idiopathic intracranial hypertension: 12 cases treated by venous sinus stenting. J Neurol Neurosurg Psychiatry. 2003; 74(12):1662-1666.

[28] Czosnyka M, Smielewski P, Piechnik S, et al. Critical closing pressure in cerebrovascular circulation. J Neurol Neurosurg Psychiatry. 1999; 66(5):606-611.

[29] Richards HK, Czosnyka M, Pickard JD. Assessment of critical closing pressure in the cerebral circulation as a measure of cerebrovascular tone. Acta Neurochir (Wien). 1999; 141(11):1221-1227, discussion 1226-1227.

[30] Klingelhöfer J, Conrad B, Benecke R, Sander D, Markakis E. Evaluation of

intracranial pressure from transcranial Doppler studies in cerebral disease. J Neurol. 1988; 235(3):159–162.

[31] Schmidt B, Klingelhöfer J, Schwarze JJ, Sander D, Wittich I. Noninvasive prediction of intracranial pressure curves using transcranial Doppler ultrasonography and blood pressure curves. Stroke. 1997; 28(12):2465–2472.

[32] Marshall LF, Smith RW, Shapiro HM. The outcome with aggressive treatment in severe head injuries. Part I: the significance of intracranial pressure monitoring. J Neurosurg. 1979; 50(1):20–25.

[33] Marmarou A, Saad A, Aygok G, Rigsbee M. Contribution of raised ICP and hypotension to CPP reduction in severe brain injury: correlation to outcome. Acta Neurochir Suppl (Wien). 2005; 95:277–280.

[34] Ratanalert S, Phuenpathom N, Saeheng S, Oearsakul T, Sripairojkul B, Hirunpat S. ICP threshold in CPP management of severe head injury patients. Surg Neurol. 2004; 61(5):429–434, discussion 434–435.

[35] Resnick DK, Marion DW, Carlier P. Outcome analysis of patients with severe head injuries and prolonged intracranial hypertension. J Trauma. 1997; 42(6):1108–1111.

[36] Marmarou A. Increased intracranial pressure in head injury and influence of blood volume. J Neurotrauma. 1992; 9 Suppl 1:S327–S332.

[37] Narayan RK, Kishore PR, Becker DP, et al. Intracranial pressure: to monitor or not to monitor? A review of our experience with severe head injury. J Neurosurg. 1982; 56(5):650–659.

[38] Piper I, Barnes A, Smith D, Dunn L. The Camino intracranial pressure sensor: is it optimal technology? An internal audit with a review of current intracranial pressure monitoring technologies. Neurosurgery. 2001; 49(5):1158–1164, discussion 1164–1165.

[39] Chambers IR, Kane PJ, Signorini DF, Jenkins A, Mendelow AD. Bilateral ICP monitoring: its importance in detecting the severity of secondary insults. Acta Neurochir Suppl (Wien). 1998; 71:42–43.

[40] Wolfla CE, Luerssen TG, Bowman RM. Regional brain tissue pressure gradients created by expanding extradural temporal mass lesion. J Neurosurg. 1997; 86(3):505–510.

[41] Avezaat CJ, van Eijndhoven JH, Wyper DJ. Cerebrospinal fluid pulse pressure and intracranial volume-pressure relationships. J Neurol Neurosurg Psychiatry. 1979; 42(8):687–700.

[42] Piper IR, Miller JD, Dearden NM, Leggate JRS, Robertson I. Systems analysis of cerebrovascular pressure transmission: an observational study in head-injured patients. J Neurosurg. 1990; 73(6):871–880.

[43] Schmidt EA, Czosnyka M, Steiner LA, et al. Asymmetry of pressure autoregulation after traumatic brain injury. J Neurosurg. 2003; 99(6):991–998.

[44] Lam JM, Hsiang JN, Poon WS. Monitoring of autoregulation using laser Doppler flowmetry in patients with head injury. J Neurosurg. 1997; 86(3):438–445.

[45] Muizelaar JP, Ward JD, Marmarou A, Newlon PG, Wachi A. Cerebral blood flow and metabolism in severely head-injured children. Part 2: autoregulation. J Neurosurg. 1989; 71(1):72–76.

[46] Lee JH, Kelly DF, Oertel M, et al. Carbon dioxide reactivity, pressure autoregulation, and metabolic suppression reactivity after head injury: a transcranial Doppler study. J Neurosurg. 2001; 95(2):222–232.

[47] Diehl RR, Linden D, Lücke D, Berlit P. Spontaneous blood pressure oscillations and cerebral autoregulation. Clin Auton Res. 1998; 8(1):7–12.

[48] Czosnyka M, Guazzo E, Whitehouse M, et al. Significance of intracranial pressure waveform analysis after head injury. Acta Neurochir (Wien). 1996; 138(5):531–541, discussion 541–542.

[49] Steiner LA, Czosnyka M, Piechnik SK, et al. Continuous monitoring of cerebrovascular pressure reactivity allows determination of optimal cerebral perfusion pressure in patients with traumatic brain injury. Crit Care Med. 2002; 30(4):733–738.

[50] Balestreri M, Czosnyka M, Hutchinson P, et al. Impact of intracranial pressure and cerebral perfusion pressure on severe disability and mortality after head injury. Neurocrit Care. 2006; 4(1):8–13.

[51] Steiner LA, Coles JP, Czosnyka M, et al. Cerebrovascular pressure reactivity is related to global cerebral oxygen metabolism after head injury. J Neurol Neurosurg Psychiatry. 2003; 74(6):765–770.

[52] Steiner LA, Coles JP, Johnston AJ, et al. Assessment of cerebrovascular autoregulation in head-injured patients: a validation study. Stroke. 2003; 34(10):2404–2409.

[53] Hu HH, Kuo TB, Wong WJ, et al. Transfer function analysis of cerebral hemodynamics in patients with carotid stenosis. J Cereb Blood Flow Metab. 1999; 19(4):460–465.

[54] Steinmeier R, Bauhuf C, Hübner U, et al. Slow rhythmic oscillations of blood pressure, intracranial pressure, microcirculation, and cerebral oxygenation. Dynamic interrelation and time course in humans. Stroke. 1996; 27(12):2236–2243.

[55] Frontera J, Ziai W, O'Phelan K, et al. Second Neurocritical Care Research Conference Investigators. Regional brain monitoring in the neurocritical care

unit. Neurocrit Care. 2015; 22(3):348–359.

[56] Balestreri M, Czosnyka M, Steiner LA, et al. Intracranial hypertension: what additional information can be derived from ICP waveform after head injury? Acta Neurochir (Wien). 2004; 146(2):131–141.

[57] Saul TG, Ducker TB. Effect of intracranial pressure monitoring and aggressive treatment on mortality in severe head injury. J Neurosurg. 1982; 56(4):498–503.

[58] Uzzell BP, Obrist WD, Dolinskas CA, Langfitt TW. Relationship of acute CBF and ICP findings to neuropsychological outcome in severe head injury. J Neurosurg. 1986; 65(5):630–635.

[59] Haddad SH, Arabi YM. Critical care management of severe traumatic brain injury in adults. Scand J Trauma Resusc Emerg Med. 2012; 20:12.

[60] Citerio G, Oddo M, Taccone FS. Recommendations for the use of multimodal monitoring in the neurointensive care unit. Curr Opin Crit Care. 2015; 21(2):113–119.

[61] Chesnut RM, Temkin N, Carney N, et al. Global Neurotrauma Research Group. A trial of intracranial-pressure monitoring in traumatic brain injury. N Engl J Med. 2012; 367(26):2471–2481.

[62] Eker C, Schalén W, Asgeirsson B, Gründe PO, Ranstam J, Nordström CH. Reduced mortality after severe head injury will increase the demands for rehabilitation services. Brain Inj. 2000; 14(7):605–619.

[63] Miller JD, Stanek A, Langfitt TW. Concepts of cerebral perfusion pressure and vascular compression during intracranial hypertension. Prog Brain Res. 1972; 35:411–432.

[64] Aaslid R, Lash SR, Bardy GH, Gild WH, Newell DW. Dynamic pressure: flow velocity relationships in the human cerebral circulation. Stroke. 2003; 34(7):1645–1649.

[65] Prabhakar H, Sandhu K, Bhagat H, Durga P, Chawla R. Current concepts of optimal cerebral perfusion pressure in traumatic brain injury. J Anaesthesiol Clin Pharmacol. 2014; 30(3):318–327.

[66] Nordström CH. Assessment of critical thresholds for cerebral perfusion pressure by performing bedside monitoring of cerebral energy metabolism. Neurosurg Focus. 2003; 15(6):E5.

[67] Rosner MJ, Rosner SD, Johnson AH. Cerebral perfusion pressure: management protocol and clinical results. J Neurosurg. 1995; 83(6):949–962.

[68] Obrist WD, Langfitt TW, Jaggi JL, Cruz J, Gennarelli TA. Cerebral blood flow and metabolism in comatose patients with acute head injury. Relationship to intracranial hypertension. J Neurosurg. 1984; 61(2):241–253.

[69] Sioutos PJ, Orozco JA, Carter LP, Weinand ME, Hamilton AJ, Williams FC. Continuous regional cerebral cortical blood flow monitoring in head-injured patients. Neurosurgery. 1995; 36(5):943–949, discussion 949–950.

[70] Vajkoczy P, Horn P, Thome C, Munch E, Schmiedek P. Regional cerebral blood flow monitoring in the diagnosis of delayed ischemia following aneurysmal subarachnoid hemorrhage. J Neurosurg. 2003; 98(6):1227–1234.

[71] Kumar A, Schmidt EA, Hiler M, Smielewski P, Pickard JD, Czosnyka M. Asymmetry of critical closing pressure following head injury. J Neurol Neurosurg Psychiatry. 2005; 76(11):1570–1573.

[72] Bartels E. Transcranial color-coded duplex ultrasonography in routine cerebrovascular diagnostics. Perspectives in Medicine. 2012; 1(1–12):325–330.

[73] Torbey M, Miller C. Cerebral oxygenation. In: Torbey M, Miller C, eds. 1st ed. Neurocritical Care Monitoring. New York, NY: Demos Medical; 2015:50–58.

[74] Maloney-Wilensky E, Gracias V, Itkin A, et al. Brain tissue oxygen and outcome after severe traumatic brain injury: a systematic review. Crit Care Med. 2009; 37(6):2057–2063.

[75] Nangunoori R, Maloney-Wilensky E, Stiefel M, et al. Brain tissue oxygen-based therapy and outcome after severe traumatic brain injury: a systematic literature review. Neurocrit Care. 2012; 17(1):131–138.

[76] Le Roux P, Menon DK, Citerio G, et al. The International Multidisciplinary Consensus Conference on Multimodality Monitoring in Neurocritical Care: a list of recommendations and additional conclusions: a statement for healthcare professionals from the Neurocritical Care Society and the European Society of Intensive Care Medicine.. Neurocrit Care. 2014; 21 Suppl 2:S282–S296.

[77] Hutchinson PJ, Gupta AK, Fryer TF, et al. Correlation between cerebral blood flow, substrate delivery, and metabolism in head injury: a combined microdialysis and triple oxygen positron emission tomography study. J Cereb Blood Flow Metab. 2002; 22(6):735–745.

[78] Hutchinson PJ, O'Connell MT, Kirkpatrick PJ, Pickard JD. How can we measure substrate, metabolite and neurotransmitter concentrations in the human brain? Physiol Meas. 2002; 23(2):R75–R109.

[79] Kett-White R, Hutchinson PJ, Al-Rawi PG, et al. Cerebral oxygen and microdialysis monitoring during aneurysm surgery: effects of blood pressure, cerebrospinal fluid drainage, and temporary clipping on infarction. J Neurosurg. 2002; 96(6):1013–1019.

[80] Nordström CH, Reinstrup P, Xu W, Gärdenfors A, Ungerstedt U. Assessment of the lower limit for cerebral perfusion pressure in severe head injuries by

bedside monitoring of regional energy metabolism. Anesthesiology. 2003; 98(4):809-814.

[81] Bellander BM, Cantais E, Enblad P, et al. Consensus meeting on microdialysis in neurointensive care. Intensive Care Med. 2004; 30(12):2166-2169.

[82] Hutchinson PJ, Jalloh I, Helmy A, et al. Consensus statement from the 2014 International Microdialysis Forum. Intensive Care Med. 2015; 41(9):1517-1528.

[83] Goodman JC, Robertson CS. Microdialysis: is it ready for prime time? Curr Opin Crit Care. 2009; 15(2):110-117.

[84] Schmidt JM, Ko SB, Helbok R, et al. Cerebral perfusion pressure thresholds for brain tissue hypoxia and metabolic crisis after poor-grade subarachnoid hemorrhage. Stroke. 2011; 42(5):1351-1356.

[85] Schell RM, Cole DJ. Cerebral monitoring: jugular venous oximetry. Anesth Analg. 2000; 90(3):559-566.

[86] Czosnyka M, Pickard JD. Monitoring and interpretation of intracranial pressure. J Neurol Neurosurg Psychiatry. 2004; 75(6):813-821.

[87] Kiening KL, Schoening WN, Stover JF, Unterberg AW. Continuous monitoring of intracranial compliance after severe head injury: relation to data quality, intracranial pressure and brain tissue PO2. Br J Neurosurg. 2003; 17(4):311-318.

[88] Kirkpatrick PJ, Smielewski P, Piechnik S, Pickard JD, Czosnyka M. Early effects of mannitol in patients with head injuries assessed using bedside multimodality monitoring. Neurosurgery. 1996; 39(4):714-720, discussion 720-721.

[89] Strebel S, Lam AM, Matta B, Mayberg TS, Aaslid R, Newell DW. Dynamic and static cerebral autoregulation during isoflurane, desflurane, and propofol anesthesia. Anesthesiology. 1995; 83(1):66-76.

[90] Naqvi J, Yap KH, Ahmad G, Ghosh J. Transcranial Doppler ultrasound: a review of the physical principles and major applications in critical care. Int J Vasc Med. 2013; 2013:629378.

[91] Smielewski P, Czosnyka M, Kirkpatrick P, Pickard JD. Evaluation of the transient hyperemic response test in head-injured patients. J Neurosurg. 1997; 86(5):773-778.

[92] Brophy GM, Bell R, Claassen J, et al. Neurocritical Care Society Status Epilepticus Guideline Writing Committee. Guidelines for the evaluation and management of status epilepticus. Neurocrit Care. 2012; 17(1):3-23.

[93] Young GB, Jordan KG, Doig GS. An assessment of nonconvulsive seizures in the intensive care unit using continuous EEG monitoring: an investigation of variables associated with mortality. Neurology. 1996; 47(1):83-89.

[94] Krishnamurthy KB, Drislane FW. Depth of EEG suppression and outcome in barbiturate anesthetic treatment for refractory status epilepticus. Epilepsia. 1999; 40(6):759-762.

[95] Vespa PM, Nuwer MR, Juhász C, et al. Early detection of vasospasm after acute subarachnoid hemorrhage using continuous EEG ICU monitoring. Electroencephalogr Clin Neurophysiol. 1997; 103(6):607-615.

[96] Labar DR, Fisch BJ, Pedley TA, Fink ME, Solomon RA. Quantitative EEG monitoring for patients with subarachnoid hemorrhage. Electroencephalogr Clin Neurophysiol. 1991; 78(5):325-332.

[97] Rots ML, van Putten MJ, Hoedemaekers CW, Horn J. Continuous EEG monitoring for early detection of delayed cerebral ischemia in subarachnoid hemorrhage: a pilot study. Neurocrit Care. 2016; 24(2):207-216.

[98] Rathakrishnan R, Gotman J, Dubeau F, Angle M. Using continuous electroencephalography in the management of delayed cerebral ischemia following subarachnoid hemorrhage. Neurocrit Care. 2011; 14(2):152-161.

[99] Kondziella D, Friberg CK, Wellwood I, Reiffurth C, Fabricius M, Dreier JP. Continuous EEG monitoring in aneurysmal subarachnoid hemorrhage: a systematic review. Neurocrit Care. 2015; 22(3):450-461.

[100] Rossetti AO, Oddo M, Logroscino G, Kaplan PW. Prognostication after cardiac arrest and hypothermia: a prospective study. Ann Neurol. 2010; 67(3):301-307.

[101] Lamartine Monteiro M, Taccone FS, Depondt C, et al. The prognostic value of 48-h continuous EEG during therapeutic hypothermia after cardiac arrest. Neurocrit Care. 2016; 24(2):153-162.

第8章
颅脑损伤的影像学检查
Brain Injury Imaging

Vahe M. Zohrabian, Paul Anthony Cedeño, and Adam E. Flanders

摘要 世界范围内，颅脑损伤具有高发病率和高致死率，影像学检查在颅脑创伤（TBI）的诊断中不可或缺。CT相比MRI，在急诊中拥有更多优势。CT能够迅速地提供手术区域的信息，尤其适用于血流动力学不稳定或神经功能恶化的患者。MRI更有助于显示损伤的全部范围，并能估计预后康复的信息。MRI对一些颅内病变的显示，如非出血性脑挫裂伤、弥散性轴索损伤（DAI）更为敏感。原发伤产生于外伤发生即刻，包括脑外出血（如硬膜外血肿、硬膜下血肿）、DAI、脑挫裂伤、脑内出血以及血管损伤。其中血管损伤包括瘘、夹层、血管断裂及假性动脉瘤。继发伤发生在外伤之后，被认为是原发伤的后遗症，或者是全身损伤的神经系统表现，这些损伤有时可以预防。继发伤包括弥漫性脑水肿、脑疝、脑缺血/脑梗死及感染。急性继发性损伤有时甚至比原发伤带来的危害更大。目前，新的先进的神经影像技术越来越普及，尤其在轻度TBI的诊断中，所显示的内容超出CT平扫及MRI，能够显示微观结构及功能的改变。

关键词 创伤，颅脑创伤，CT，MRI，原发伤，继发伤，脑出血

引 言

影像学检查在头部外伤患者的诊疗中不可或缺，不仅在TBI的诊断中发挥着重要作用，而且对制订治疗方案也起着重要作用。头颅X线平片在头部外伤中的作用有限，除了在一些线性、非凹陷性颅骨骨折中有用。CT检查在急诊情况下是首选。CT检查能多层面地提供相同的高分辨率影像，能够迅速、准确地描述损伤情况，如骨折、穿透伤、脑挫裂伤以及脑内、脑外出血。CT检查也是神经功能恶化及血流动力学不稳定患者的不二选择。可以在薄层和多种窗宽设置中查看CT图像，包括脑组织窗、硬膜下窗及骨窗，有助于病变的准确诊断。此外，CT血管成像及灌注成像有助于显示血管损伤、脑挫裂伤及继发性脑损伤，比如脑缺血/脑梗死。CT检查也有一定不足，例如，出血在亚急性期及慢性期，表现为等密度到低密度影，CT检查对这些出血的敏感性下降。在严重贫血或弥散性血管内凝血（disseminated intravascular coagulopathy，DIC）患者，出血也同样难以显示。体内的金属异物在CT影像上会产生严重的条带状伪影，限制了周围结构的显像。

相比CT检查，MRI检查在检测损伤的严重程度上更有价值，并能提供预期康复过程的信息[1-5]。以往可行性、费用、时间和安全性限制了MRI检查在创伤中的应用，然而，随着MRI技术的进步，这种限制逐渐减少。如今，对创伤患者实施MRI检查耗时只需不到15分钟，就能够提供高质量的T1序列成像（T1-weighted images，T1WI）、T2序列成像（T2-weighted images T2WI）、液体衰减反转恢复序列（fluid-attenuated inversion recovery，FLAIR）和T2加权GRE序列。弥散加权成像（diffusion-weighted images，DWI）及磁敏感加权成像（susceptibility-weighted images，SWI）能提供脑组织的病理信息。MRI检查弥补了CT检查在颞下、额下及后颅窝区域显像的不足。MRI检查也可用于那些临床症状超出了CT表现的情况，比如弥散性轴索损伤（diffuse axonal injury，DAI）。

MRI 检查相比 CT 检查，对于各阶段出血的敏感性更高，除了超急性期出血。MRI 检查对于非出血性脑挫裂伤、小的脑外出血、脑干病变、少量的蛛网膜下腔出血（subarachnoid hemorrhage，SAH）更为敏感。此外，MRI 检查能帮助显示创伤的迟发性改变，如脑萎缩、脑软化。虽然 MRI 血管成像（MR angiography，MRA）非常适合用于诊断动脉夹层，但是 CTA 的可行性更强，因此在急诊中，除非肾功能不全或对造影剂过敏影响了静脉碘造影剂的安全注射，对于怀疑夹层的患者常选用 CTA。在治疗创伤性动静脉瘘前，会先行数字减影血管造影（digital subtraction angiography，DSA）来了解瘘的解剖结构，DSA 也用于诊断血管夹层及假性动脉瘤。

神经影像学指南及分类

　　轻度颅脑损伤很常见，发病率为每十万人每年 100 ～ 300 人[6]。它被定义为头部的钝性损伤，伤后患者可能出现短暂的意识丧失，经历短暂的伤后遗忘，抑或两者都有。轻度颅脑损伤可能不影响或轻度影响意识水平（GCS 13 ～ 15 分）[7, 8]。对于轻度颅脑损伤的低危患者肆意实施影像学检查会导致治疗费用的增加和接受额外的辐射。6% ～ 10% 的轻度颅脑损伤患者会出现并发症，但是只有很少一部分（0.4% ～ 1.0%）的并发症是威胁生命并需要外科手术干预的[8-13]。制定临床决策规范来筛选潜在相关并发症的高危患者，可以减少不必要的影像学检查。目前出版了很多国家和国际指南，一些指南建立在某些标准流程之上，如加拿大颅脑 CT 准则（表 8.1）和新奥尔良标准（表 8.2）[8, 12]。大部分指南把以下几个因素列为轻度颅脑损伤后出现并发症的高危因素：意识丧失、短暂的记忆功能障碍、与创伤相关的遗忘、伤后的抽搐、呕吐、头痛、乙醇或药物中毒的临床证据、接受抗凝治疗或凝血功能障碍、锁骨以上躯体的外伤征象及神经功能缺损。许多指南，包括加拿大头部 CT 准则和新奥尔良标准，都经受了外部验证[14-17]。

　　根据头部外伤严重程度进行分级来选取合适的患者进行影像学检查也很重要，这有助于预测临床预后。通常来说，损伤可分为原发伤和继发伤。原发伤源自外伤发生时，包括脑外出血（如硬膜外出血、硬膜下出血）、DAI、脑挫裂伤、脑实质内血肿（intraparenchymal hematomas，IPH）及血管损伤。

表 8.1　加拿大头部 CT 准则

轻度颅脑损伤患者出现以下表现时推荐行头颅 CT：
高危（可能需要手术干预） • 伤后 2 小时 GCS<15 分 • 怀疑开放性 / 凹陷性颅骨骨折 • 颅底骨折征象（鼓室积血、"熊猫眼"征、脑脊液鼻漏 / 耳漏、Battle 征） • 呕吐 ≥ 2 次 • 年龄 ≥ 65 岁 **中危（CT 图像上可能有阳性表现）** • 伤后遗忘 >30 分钟 • 危险的受伤机制 　○ 行人被车辆撞到 　○ 乘客从车辆中弹出 　○ 摔落高度 ≥ 3 英尺或 5 级台阶 **排除标准** • 非创伤性 • GCS<13 分 • 年龄 <16 岁 • 接受抗凝治疗或凝血功能障碍 • 明显的开放性颅骨骨折

注：CT，计算机断层扫描；CSF，脑脊液。

表 8.2　新奥尔良标准

• 头痛 • 呕吐 • 年龄 >60 岁 • 药物或乙醇中毒 • 短期记忆缺失 • 锁骨以上躯体部位的损伤征象 • 癫痫

注：伴随意识丧失、GCS 为 15 分、神经系统查体阴性的钝性头部外伤患者，拥有大于以上 1 条的表现时，应行头颅 CT。

血管损伤包括瘘、夹层、血管断裂和假性动脉瘤。另一方面，继发伤发生在外伤之后，是原发伤的后遗症，或者是全身损伤的神经系统表现，是潜在的、可预防的。继发伤包括弥漫性脑水肿、脑疝、脑缺血/脑梗死及感染。Marshall 分级（表 8.3）是最早的根据 CT 表现来进行颅脑损伤严重程度的分级[18]。它首次发表于 1992 年，基于 1990 年的创伤性昏迷数据库中大量的严重颅脑损伤的病例[19]，这个分级系统根据损伤的严重程度及患者的预后/存活率把患者分成 6 类。它主要根据 CT 上的两个特点来进行分级：① 根据中线移位及脑池的消失来评估脑肿胀程度。② 脑挫裂伤及血肿大小，后者主要根据高密度或混杂密度区域来判定。Rotterdam CT

表 8.3　Marshall 分级

分　级	MLS	脑　池	高或混杂密度区	备　注
I	无	完　整	不超过 25 cm³	头颅 CT 上未见异常
II	0～5 mm	完　整	不超过 25 cm³	
III	0～5 mm	受压，甚至消失	不超过 25 cm³	
IV	>5 mm		不超过 25 cm³	
V	任　意	任　意	任　意	病变能手术清除
VI			大于 25 cm³	病变无法手术清除

注：MLS，中线移位。病死率：I 级，9.6%；II 级，13.5%；III 级，34%；IV 级，56.2%。

表 8.4　Rotterdam CT 评分

预测因子	得　分
基底池	
● 正常	0
● 受压	1
● 消失	2
中线移位	
● ≤ 5 mm	0
● > 5 mm	1
硬膜外血肿	
● 有	0
● 无	1
IVH/SAH	
● 无	0
● 有	1
总分调整	+1

注：IVH，脑室内出血；SAH，蛛网膜下腔出血。最终得分为 6 个月的病死率：1（0%）；2（7%）；3（16%）；4（26%）；5（53%）；6（61%）。

评分（表 8.4）首次发表于 2005 年，是更先进的分类方式，它弥补了 Marshall 分级的一些不足，如多发伤的分级[20-24]。Rotterdam CT 评分由 4 项独立的评分标准组成，包括基底池受压程度、中线移位程度、硬膜外血肿的压迫效应及脑室内或蛛网膜下腔出血。这些得分相加，再加上 1 分以调整，分成 1（完全正常）到 6（最差）六类。Rotterdam CT 评分主要用于预测患者 6 个月的病死率。

原　发　伤

脑外病变

理解脑膜的解剖结构和它的支持保护功能，对于准确诊断颅脑损伤后的脑外病变至关重要。硬脑膜是一层厚实的紧贴于颅骨的膜状结构，位于骨内膜下，分为外层（骨内膜层）和内层（脑膜层）。内层贴于外层下，除了在一些特定的反折中，这些反折包括大脑镰、小脑幕、小脑镰和鞍隔。硬膜组成了一个囊性结构，包裹住蛛网膜及硬膜窦。硬膜的血供主要来自脑膜中动脉，感觉受三叉神经的分支支配。硬膜外腔是内层颅骨和外层硬膜之间的腔隙，硬膜下腔是一个潜在的腔隙，在病理情况下能够分离，它包含皮质的桥静脉，这些桥静脉汇入静脉窦。蛛网膜是一层薄的中间结缔组织层，缺乏血管和神经，蛛网膜突入硬脑膜窦内，形成蛛网膜颗粒，脑脊液通过这些颗粒渗入静脉窦，回流入静脉。最内层的脑膜为软脑膜，非常薄，紧贴于脑表面，并伸入脑的沟回中。它与蛛网膜连接不紧密。蛛网膜、软脑膜及两者中间的蛛网膜下隙统称为柔脑膜。蛛网膜下隙是蛛网膜和软脑膜之间的空间，富含脑脊液。

硬膜外血肿

硬膜外血肿（epidural hematoma，EDH）发生在颅骨内板和硬脑膜之间，可以跨过硬膜的反折但不会超过骨缝。当血肿位于矢状缝前方或后方时，血肿可以越过中线。有时血肿也可以向天幕两侧延伸。EDH 通常位于直接受力点，或对冲伤处，常可见典型的颅骨骨折，血肿最常位于颞叶和顶叶凸面，伴随着相应血管的损伤（通常为脑膜中动脉或静脉）[25-27]。婴幼儿的颅骨具有较好的延展性，老年人的硬膜与颅骨粘贴紧密，导致 EDH 在这些人群中的发生率降低。因此，婴幼儿脑膜动脉受到拉伸甚至撕裂但不伴有相应区域的颅骨骨折。静脉性出血导致的 EDH 相对少见，是由于静脉窦损伤引起，常见于枕骨或蝶骨大翼骨折[28]。后颅窝 EDH 常源自枕骨骨折，通常伴有窦汇或横窦撕裂，血肿向天幕两侧延伸，因此出血仅限于后颅窝，或幕下及幕上均有。

急性期 EDH 的 CT 图像表现为双凸形的颅外高密度影（图 8.1）。有时可能出现混杂密度影，这是由于血肿中的血浆外渗形成低密度影（"漩涡征"）。漩涡征预示着动脉性 EDH 的迅速扩大，常需要外科干预[29, 30]（图 8.2）。混杂密度也可见于凝血功能障碍、贫血或血中混杂着脑脊液成分的患者。CT 也可显示血肿上方的颅骨骨折。慢性期 EDH 表现为低密度影，血肿的内侧缘可以表现为凹陷形。在增强 CT 上血肿的周边可有强化。在 MRI 图像上，内层硬膜的边界在所有序列中都表现为低信号，可以显示皮质动静脉受压而向内移位。急性期 EDH 在 T1 图像上呈现和灰质相同的等信号，T2 图像上表现为低信号。亚急性期 EDH 在 T1 图像上的信号会逐渐增强。

硬膜下血肿

硬膜下血肿（subdural hematoma，SDH）位于软脑膜和被覆盖的硬膜内表面之间，脑组织在减速力或旋转力作用下产生位移，皮质的桥静脉受到牵拉而撕裂，引起静脉性出血，血液进入硬膜下间隙，形成 SDH。桥静脉的硬脑膜部分不受蛛网膜小梁的保护，是该静脉的脆弱部分，容易在外力作用下被撕裂。软脑膜血管、蛛网膜颗粒、皮质动脉穿支的损伤可导致 SDH。SDH 更常见于遭受轻微头部外伤的老年人，因为脑萎缩增加了脑组织和周围颅骨的空隙。梗阻性脑积水的患者，脑积水的纠正可以导致脑组织表面缩离硬膜的速度远快于脑实质的再膨速度，导致桥静脉撕裂而引起出血。

SDH 最多见于大脑凸面，其次见于小脑幕及大脑镰[31]。SDH 在 CT 和 MRI 的影像学表现取决于血肿形成的时间和血肿的成分，通常分为急性期、亚急性期和慢性期，分别为伤后 3 天、3 天至 3 周以及 3 周以上。超急性期 SDH 的影像比较少见，常发生在伤后 1 小时内，在 CT 常表现为相对等密度影。等密度影也可见于严重贫血、DIC 以及损伤同时伴有

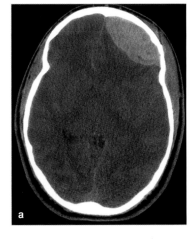
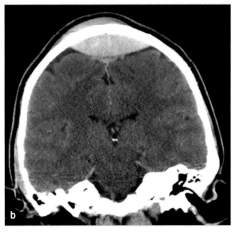

图 8.1　急性硬膜外血肿。(a) 轴位 CT 显示左侧额叶巨大的硬膜外血肿，不越过骨缝，很有可能是动脉性;(b) 冠状位 CT 显示顶部越过中线的硬膜外血肿，血肿不越过骨缝并沿着上矢状窦分布，很可能是静脉性的。

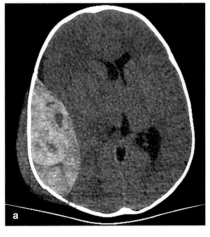
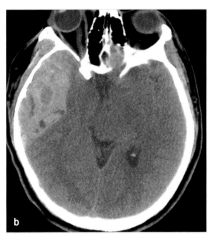

图 8.2　漩涡征。轴位 CT 显示了右侧额顶部（a）和右侧颞叶（b）凸面的巨大硬膜外血肿。血肿中混杂有低密度区。漩涡征不只限于硬膜外血肿，也可见于硬膜下血肿。注意到图 a 中形成了大脑镰下疝，图 b 中形成了颞叶沟回疝。

蛛网膜撕裂的患者，后者的脑脊液混入血肿，导致血肿被稀释[32]。典型的急性SDH在CT表现为内侧缘呈凹陷状的新月形高密度影（图8.3），硬膜与蛛网膜之间的疏松结构使血肿分布在大脑凸面。与EDH不同，SDH不越过中线及硬膜反折，并且不受骨缝限制（表8.5）。SDH常见于创伤性脑实质损伤，占位效应的程度可以远远超过脑外血肿的大小。

由于血块凝缩，急性SDH密度值比正常脑组织高，随着时间的推移，蛋白质变性，血肿的密度值逐渐下降。亚急性期SDH可表现为等密度影，使其在CT图像上难以分辨，尤其在血肿量少或双侧SDH的情况下[33]。因此，识别其他的影像学征象至关重要，包括两侧脑组织的不对称、皮质灰质的移位、沟回结构的消失及中线移位（图8.4）。慢性SDH在CT上表现为略高于脑脊液的低密度影，在

脑萎缩、蛛网膜下隙扩大的患者中难以辨别。在这些情况下，增强CT有助于鉴别，表现为血肿壁的强化及皮质静脉的移位。血肿演变过程中反复的再出血会导致血肿信号混杂，新鲜出血表现为高密度影，陈旧液化的血肿表现为低密度影。血液成分的沉降导致血肿出现分层，产生血细胞比容效应，这是再出血或凝血功能障碍患者SDH的重要影像学特征（图8.5）。

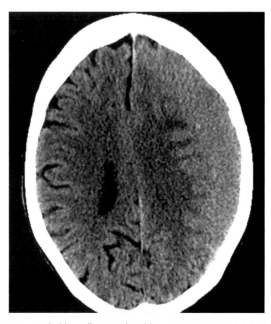

图8.4 亚急性硬膜下血肿。轴位CT显示了左侧大脑半球亚急性硬膜下血肿，血肿表现为与脑组织密度相同的等密度影。识别该血肿的关键是发现脑组织沟回结构的消失及皮质灰质向内移位。

表 8.5　硬膜外血肿与硬膜下血肿比较

类型	血肿来源	形状	中线	骨缝
硬膜外血肿	脑膜中动脉/静脉，静脉窦	凸透镜状	有	无
硬膜下血肿	桥静脉	新月形	无	有

注：中线和骨缝指血肿有没有越过这些结构。

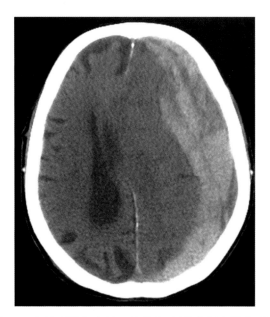

图8.3　急性硬膜下血肿。轴位CT显示左侧大脑半球巨大的新月形高密度影，血肿产生占位效应，导致脑室受压和中线移位。

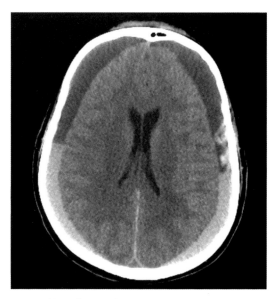

图8.5　慢性硬膜下血肿的急性改变。轴位CT显示双侧大脑半球慢性硬膜下血肿，再出血导致血肿分层。

在MRI图像上，急性期SDH在T1序列表现为等信号，在T2序列表现为低信号；亚急性期SDH在T1序列表现为高信号，在T2序列的表现多变，取决于血肿内的正铁血红蛋白位于细胞内（T2序列低信号）还是细胞外（T2序列高信号）。随着时间的推移，T1序列图像上的高信号会逐步减弱，最终与周围的脑回结构信号相同。

硬膜下积聚的液体，在CT及MRI显示与脑脊液相同的信号，称为硬膜下水瘤（图8.6）。它可能来源于蛛网膜的撕裂，也被称为创伤性硬膜下积液[34]。硬膜下水瘤也会随着脑脊液的积聚而扩大并产生占位效应。在CT图像上很难与脑萎缩相区分，但在MRI的FLAIR序列图像上，因为蛋白质成分更多，硬膜下水瘤的信号更高。

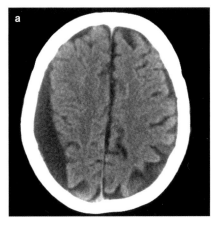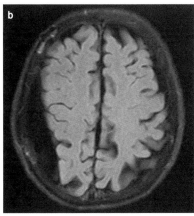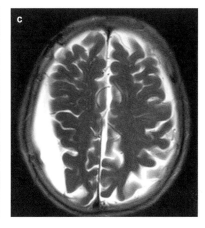

图8.6 硬膜下水瘤。轴位CT（a）、轴位FLAIR序列（b）和轴位T2序列（c）显示了右侧额顶部硬膜下大脑凸面液体的聚集，形成硬膜下水瘤。液体的信号与脑脊液相一致。硬膜下水瘤与慢性硬膜下血肿鉴别比较困难，T2加权GRE序列和SWI序列能够显示慢性硬膜下血肿中陈旧的血液分解产物，在这些序列上表现为低信号（图中未显示）。

蛛网膜下腔出血

创伤性蛛网膜下腔出血（SAH）常来源于小的软脑膜血管的撕裂或周围脑实质内血肿的吸收，导致血液进入蛛网膜下隙。轻中度颅脑损伤导致的创伤性SAH主要位于大脑凸面脑组织沟回周围，脑沟表面局灶孤立的少量SAH通常在1～2天内吸收。创伤性椎动脉夹层可以导致大量的基底池SAH，不引起脑实质内血肿或脑外血肿。SAH可以导致急性或慢性脑积水，急性脑积水源自蛛网膜下出血反流到脑室系统内，导致蛛网膜炎；慢性脑积水源自蛛网膜颗粒对脑脊液的吸收能力下降。

急性SAH在CT表现为脑沟内线样或迂曲的高密度影或侧裂及脑池内的高密度影（图8.7）。相比CT，MRI的FLAIR序列图像对于SAH的显示更为敏感，但特异性不如CT[35]，具体表现为蛛网膜下隙的高信号影[36]。FLAIR序列中蛛网膜下隙的高

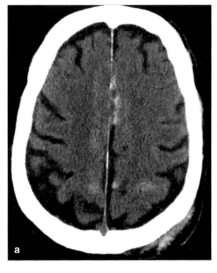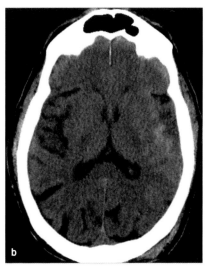

图8.7 蛛网膜下腔出血。(a，b)轴位CT显示了脑沟及左侧侧裂线形迂曲的高密度影。

信号影可见于多种情况，如软脑膜的肿瘤、感染和炎症。也可能是因为金属的伪影或氧合过度，因为氧气是顺磁性的。亚急性和慢性 SAH 在 CT 表现为相对低密度影，在 MRI 上更容易显示。亚急性 SAH 表现为 T1 序列的高信号，慢性 SAH 在 T1、T2、T2 加权 GRE 序列上表现为低信号。

脑内病变

脑挫裂伤和脑实质内出血

脑挫裂伤是脑组织与硬膜边缘或骨性凸起结构摩擦接触后产生的损伤，表浅灰质受外力作用延伸到邻近的皮质下白质。静止的头部在凹陷性颅骨骨折中可能发生脑挫裂伤，运动的头部遭受加速/减速损伤，会产生脑挫裂伤。在一些受伤机制中，脑挫裂伤源自脑组织对坚硬粗糙的内层颅骨板边缘的冲击，这些结构包括前颅底、蝶骨翼和岩嵴[2]。脑挫裂伤也可发生在脑疝的边缘，邻近大脑镰、小脑幕及枕骨大孔的区域。滑动性脑挫裂伤实际上是一种剪切性损伤，常见于矢状面旁邻近皮质的高位额叶白质。从影像学上区分创伤性脑实质内出血（intraparenchymal hemorrhage，IPH）与出血性脑挫裂伤非常困难，创伤性 IPH 源自脑内血管在旋转力作用下产生的剪切性损伤，偶然也可见于血管的穿透伤，血肿常位于额颞叶白质或基底节区，范围比出血性脑挫裂伤大。

脑挫裂伤可为楔形，常位于额下回前方及颞叶，在严重外伤的病例中，挫裂伤可多处出现甚至双侧。因为灰质有较多的血管，挫裂伤可表现为出血性，表现为从小的出血点到脑实质内血肿的融合，伴随着周围脑组织大面积的水肿。脑挫裂伤一开始在 CT 上很难辨别，表现为小片低密度水肿区域伴随着点状高密度的出血灶。数小时到数天后，这些出血灶会更加明显[37, 38]（图 8.8），因此，对于脑挫裂伤患者，应该复查头颅 CT 来确保颅内情况稳定，即使患者临床症状没有恶化。少数情况下，血肿会延伸到附近的硬膜下及蛛网膜下间隙。血液液平可见于严重损伤或凝血功能异常的患者。在 MRI 图像上，FLAIR 序列最适用于显示皮质的水肿，因为脱氧血红蛋白的作用，急性出血性脑挫裂伤在 T2 序列图像上可表现为低信号。T2 加权 GRE 及 SWI 序列对于出血的显示更为敏感，这可能是因为细胞死亡导致的弥散受限。经过数周时间，脑挫裂伤被逐渐吸收，导致局部脑萎缩，并在 T2 及 FLAIR 序列图像上表现为高信号区域，这是脑软化及胶质增生的结果。

随着脑内血肿的演变，血肿在 CT 及 MRI 上的影像学表现会经历几个阶段。超急性期和急性期（0 ~ 3 天），血肿在 CT 表现为高密度区域（密度值 50 ~ 70），几天后，血肿周围将出现低密度水肿灶（图 8.9a）。出血最初的几小时后，血肿内血凝块形成并回缩，导致血肿中心出现更高密度影。"漩涡征"，就像之前提及的那样，可能是持续性出血和血肿扩大的征象，并与不良预后相关。血肿中心成熟的速度远慢于周围。在亚急性期（3 ~ 10 天），血肿在 CT 上的密度值逐渐下降，水肿高峰大约在 5 天出现（图 8.9b）。慢性期（大于 10 天），血肿在 CT 上表现为等密度或低密度区域，血肿的占位效应逐渐解除。在增强 CT 上，亚急性期脑内出血可表现为血肿边缘的强化，这种增强需要 2 ~ 6 个月才会完全消失。CTA 上的"点征"表现为血肿内点状的造影剂强化，与活动性出血的部位一致，是血肿扩大与不良预后的独立预测因子（图 8.10）。脑内血

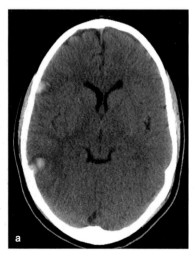
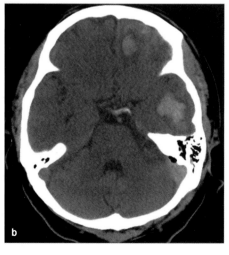

图 8.8　脑挫裂伤。(a) 轴位 CT 显示右侧额叶和颞叶高密度的团块影，即小的出血性脑挫裂伤，同时伴有周围轻度的低密度区，代表了血管性水肿；(b) 轴位 CT 显示了左侧额叶下方和左侧颞叶前方小片的脑挫裂伤，左侧乳突也可见小片的硬膜外血肿和少量的颅内积气。

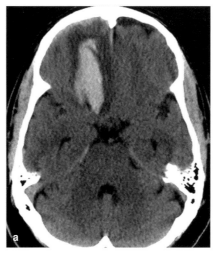
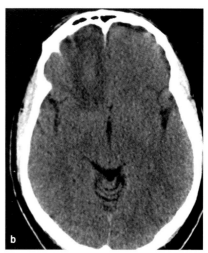

图8.9 脑内血肿在CT上的演变。（a）轴位CT显示了右侧额叶下方的急性脑实质内出血；（b）10天后，血肿密度显著降低。

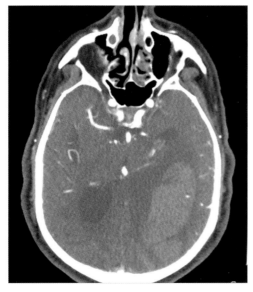

图8.10 "点征"。轴位CTA图像显示了左侧颞叶大量脑实质内血肿中点状高密度的动脉强化影。

肿在MRI上的演变更为复杂，并且受到各种内部因素的影响，比如血块的结构、部位、红细胞的完整性，此外很多外部因素也会影响血肿在MRI上的影像。血肿信号的改变从周边开始逐步向血肿中心发展，各个阶段往往会有重叠。通常来说，超急性期（<24小时）和急性期（1～3天），血肿在T1序列图像上表现为等信号或稍低信号；超急性期，因为顺磁性的胞内脱氧血红蛋白的影响，血肿在T2序列图像上表现为高信号，T2加权的GRE序列图像上表现为边缘低信号；急性期，血肿在T2序列图像上表现为明显的低信号，T2加权的GRE序列图像上，这种低信号更加明显。随着血肿进入亚急性期早期（3～7天）和亚急性晚期/慢性期早期（1～2周至

4周），从血肿的周边开始，T1序列图像上的信号逐渐增强，表明正铁血红蛋白从胞内转移到胞外。T2序列图像上血肿的信号也逐步增强，但是血肿周边仍保持低信号（图8.11）。在这一阶段，血肿边缘在CT和MRI上会出现显著的强化。在慢性期晚期，脑内血肿在含铁血黄素的作用下，在T1和T2序列图像上都表现为低信号（表8.6）。最后，血块被完全吸收，凋亡的组织被清除，囊性空腔形成。这一阶段需要数月时间。

弥散性轴索损伤

加速或减速外力作用在轴索上，导致其受到拉伸甚至剪切，称为弥散性轴索损伤（DAI）。常见于严重的闭合性头部外伤，常发生在高速行驶的机动车相撞或行人与机动车相撞的事故中。DAI会导致昏迷和严重的神经功能障碍，相比其他类型的原发伤，大多数DAI患者在受伤即刻就会意识丧失，多数患者会陷入持续性认知损害。剪切伤一词可以更准确地描述DAI的损伤范围，因为轴索在MRI上不能直接显示，并且病变也不总是很广泛。

DAI通常发生在灰白质交界处，大部分位于皮质下，病变大小多为5～15 mm，典型的损伤为多发或双侧、卵圆形的病灶，以及病变的长轴与受累的轴突束平行。有时病变也会涉及深部中央白质（放射冠）。轻度DAI常位于额叶矢状窦旁及颞叶侧脑室旁区域（Ⅰ型DAI），随着损伤的加重，更多的脑组织受损，比如胼胝体体部后方和胼胝体压部（Ⅱ型DAI），以及中脑背外侧、脑桥上方及周围的小脑上脚（Ⅲ型DAI，表8.7）[39]。除了DAI，脑组织与小脑幕缘的挤压会导致脑干挫裂伤，基底动脉穿孔或脑疝导致脑干回流静脉受压会引起脑干出

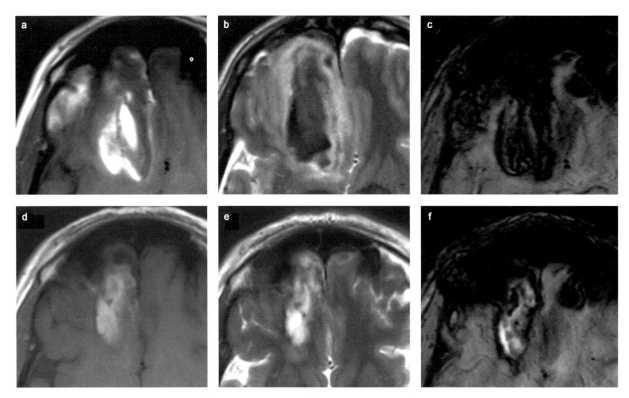

图 8.11　脑内血肿在 MRI 上的演变。轴位 T1 序列（a）、轴位 T2 序列（b）和轴位 SWI 序列（c）显示了右侧额叶下方亚急性早期的血肿。d～f 显示了血肿到亚急性晚期的演变，血肿在 T1、T2 序列上的信号都增加。

表 8.6　脑实质内血肿在 MRI 上信号的演变

阶　段	血红蛋白	T1 序列	T2 序列	时　间
超急性期	氧合血红蛋白	等信号	高信号	<12 小时
急性期	脱氧血红蛋白	等信号	低信号	1～3 天
亚急性早期	胞内高铁血红蛋白	高信号	低信号	3～10 天
亚急性晚期	胞外高铁血红蛋白	高信号	高信号	10～14 天
慢性期	含铁血黄色	低信号	低信号	14 天以上

血（这种出血被称为 Duret 出血），这些损伤也会影响脑干功能。大脑镰的后部比前部更宽广，能够阻止大脑半球越过中线，大脑镰后方局部产生的剪切张力更大，因此 DAI 更常发生在胼胝体的后方。胼胝体体部的损伤常位于半球的一侧并沿着下表面分布，局部轻微的损伤就可以损伤透明隔，引起室管膜下毛细血管或静脉破裂出血，造成脑室内出血。

　　DAI 的影像学标志为微出血，微出血来自多根毛细血管的同时破裂。CT 检查对于 DAI 的敏感性不高，因为很多损伤是微小的，非出血性的[40]。CT 图像上，出血性病变表现为典型部位的小卵圆形

表 8.7　DAI 分型[39]

分　型	部　位
Ⅰ	额颞叶灰白质交界处
Ⅱ	Ⅰ 型 + 胼胝体受累
Ⅲ	Ⅱ 型 + 脑干受累

或线形高密度影，周围伴有低密度的水肿。MRI 检查对于非出血性和出血性病变的检测都更为敏感。非出血性病灶表现为 T2 和 FLAIR 序列图像上的小

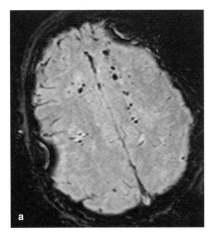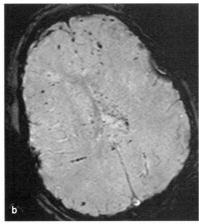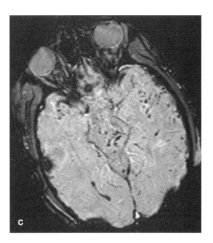

图 8.12　弥散性轴索损伤。(a～c) 轴位 SWI 序列显示了Ⅲ型 DAI 灰白质交界处、胼胝体、脑干的多发小的线样或结节样低信号灶。

片状高信号。在对出血敏感的 T2 加权 GRE 和 SWI 序列图像上，出血性病灶表现为低信号（图 8.12 ）。SWI 序列比 T2 加权 GRE 序列对于 DAI 的显示更为敏感。病变数目的多少与预后密切相关。在受伤 48 小时内，DWI 序列比快速自旋回波 T2 序列及 T2 加权 GRE 序列的敏感性更高，表明表观扩散系数（ apparent diffusion coefficient，ADC ）的降低[41-44]。

脑穿透伤

脑穿透伤（ penetrating brain injury，PBI ）指穿透颅骨并撕裂硬膜的损伤，相比钝性头部外伤更为少见，但脑穿透伤具有高致死率和高致残率。常见于枪弹伤。PBI 可导致颅内大范围的损伤，可导致气颅、脑内 / 脑外出血、创伤性假性动脉瘤及感染等（图 8.13 ）。脑组织被直接撕裂、冲击波传导以及空化损伤会引起脑组织受损。子弹会在颅内反弹，在停下之前会导致大范围的损伤。除了在没有头颅 CT 的情况下，不推荐使用头颅 X 线平片检查，以免延误诊疗。因为 CT 可以获取与平片相同的信息。

CT 能够描述异物的成分和确切位置，然而 CT 检查对于木质材料的显像并不敏感，金属在 CT 图像上也会产生条状伪影。调整 CT 的工作角度和重复扫描有助于减少误差。CT 检查也能显示重要结构和手术区域的病变（如急性出血）。异物穿透颅外的气房，如副鼻窦，导致颅内环境与外界相通。"球阀机制"可能导致颅内积气的扩大，甚至形成气瘤。不推荐常规实行 MRI 检查，因为异物可能是铁磁性的，即使大多数子弹都是非铁磁性的。考虑到 PBI 中脑血管损伤的可能性大，当怀疑血管断裂或假性动脉瘤时，推荐进行 CTA 扫描。

血管损伤

CT 平扫能够很好地筛选并识别那些血管损伤高危因素的患者，CT 能够准确地显示延伸到枕骨大孔的颅底骨折。颅底骨折导致骨片移位，引起颅内动脉的直接撕裂，是最常见的动脉损伤类型。夹层、假性动脉瘤、血栓形成、动静脉瘘也可能出现。颅内血管夹层见于穿透伤或剪切力作用导致的钝性损

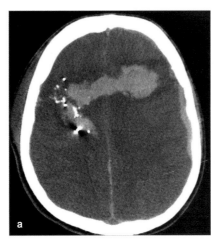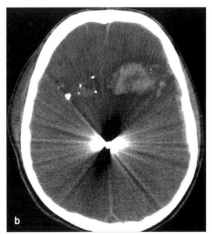

图 8.13　脑穿透伤。(a、b) 轴位 CT 显示右侧额叶多发小的金属影及沿着弹道的脑实质内血肿，大脑镰后方可见一个大的子弹碎片，伴随着显著的金属条状伪影。左侧大脑凸面还可见小的硬膜下血肿。

伤，伴或不伴邻近区域的颅骨骨折。CTA 是怀疑血管损伤最常用的检查方式，无论是动脉还是静脉损伤；MRI/MRA 是其次的选择，或者当 CTA 的结果模棱两可时。DSA 主要用于一些微小血管损伤的确诊及创伤性血管损伤的治疗。

剪切型颅内动脉夹层好发于靠近颅底的椎动脉远端，但夹层很少延伸到基底动脉。其次常见于颈动脉孔和颈动脉分叉部之间的床突上段，夹层有时会延伸到大脑中动脉或大脑前动脉。普通 CT 平扫可以看到夹层附近基底池的大量 SAH（图 8.14a），在 MRI FLAIR 序列图像上表现为脑沟及脑池的高信号。CT 也可以显示急性血管栓塞，表现为血管分布区域的低密度灶。CTA、MRA、DSA 也可以显示内膜瓣、锥形的狭窄或血管闭塞（图 8.14b 和图 8.14c）。在一些夹层动脉瘤的病例中，可以见到血管壁局部的、不规则的宽颈的瘤样扩张。瘤样扩张仅由一层动脉外膜组成。在 MRI/MRA 图像上，血管的残腔因为内部的高铁血红蛋白而显示出来，亚急性期血管残腔在脂肪抑制 T1 序列上表现为新月形的高信号。

当颈动脉全层撕裂时将导致颈动脉-海绵窦瘘（carotid-cavernous fistula，CCF），常伴随颅底骨折，导致动脉血直接与海绵窦相沟通（典型为高流量或直接沟通型，Barrow A 型）。血液可通过上、下眼静脉进入眼眶，向后进入岩静脉，向下进入卵圆孔周围的静脉，或者向上进入大脑中静脉。CTA 和 MRA 的影像学特点表现为眼静脉、海绵窦及岩窦的显著扩大。CCF 的典型临床表现包括凸眼、眼外肌的增粗和眶前组织肿胀。DSA 是诊断的金标准（图 8.15）。有些 CCF 在影像学上是不对称的，尽管瘘可能

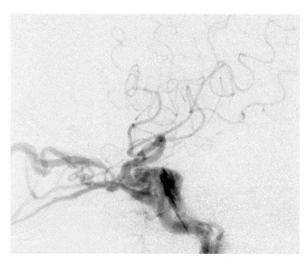

图 8.15　颈动脉-海绵窦瘘。DSA 侧位影像显示了上、下眼静脉的扩大，海绵窦、岩窦的造影剂早期充盈，即直接的高流量的颈动脉-海绵窦瘘。

是双侧的，这是因为两侧的海绵窦由海绵间窦相连。

继 发 伤

急性：脑水肿

脑水肿是继发于外伤后，由谷氨酸介导的兴奋性毒性及细胞损伤的动态过程，脑水肿常伴随着脑肿胀及脑膨出。在颅脑损伤中，多种水肿机制常并存，包括血管源性水肿即血脑屏障破坏导致的细胞外水肿、细胞毒性水肿即细胞内水肿。血管源性水肿在白质中更明显，细胞毒性水肿在灰质中更为突出。弥漫性脑肿胀更多见于儿童，尤其是在 5 岁以下的儿童。脑水肿的影像学特征表现为脑室受压及沟回结构消失，可能会出现脑疝和梗死等继发性改

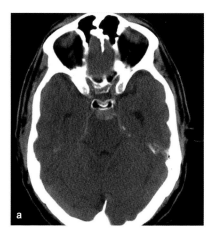 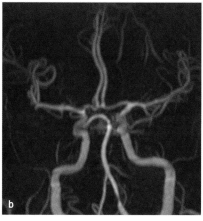 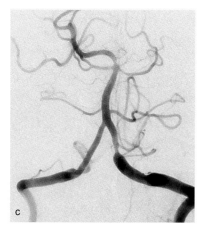

图 8.14　椎动脉夹层。（a）轴位 CT 显示基底池的蛛网膜下腔出血；（b）时间飞跃 MRA 上 3D 最大强度投影（MIP）影像和 DSA 正位影像显示了左侧颅内段椎动脉局部光滑的管腔狭窄，即创伤性夹层。

变。Monro-Kellie学说证明了封闭颅腔结构中脑组织、血流和脑脊液的压力–容积关系，一种成分压力的增高会通过其他成分压力的降低来代偿。弥漫性脑水肿在CT平扫图像上的表现为低密度灶，这种低密度在皮质下白质比灰质更多见，CT检查还会表现为灰白质边界不清及"白色小脑征"。"白色小脑征"是由于幕上灌注显著不足而幕下灌注相对保持完好的结果。在MRI图像上表现为T2/FLAIR序列上的高信号，代表脑水肿及弥散受限，血管性水肿的ADC值较高，细胞毒性水肿的ADC值较低。如果血脑屏障被破坏，在增强T1序列图像上表现为不均一的强化，在T2加权GRE和SWI序列图像上会表现为多发点状出血灶。随着颅内压的持续增加，脑血流减慢甚至消失，在严重颅内压增高的病历中，甚至可以导致脑死亡，在CTA、MRA表现

为没有造影剂通过，在核素锝-99 m扫描中表现为脑组织无灌注。脑死亡更侧重于临床诊断。

急性：脑疝综合征

脑疝是指脑组织从它原来的位置机械移动到邻近的空间中去，这些空间往往由骨骼或硬膜分隔开。脑疝最常见于颅脑损伤，病变在密闭的空间中扩大，超过了颅腔容积所能承受的范围，引起脑疝。多种因素会影响脑疝的类型和严重性，包括病变的部位、大小、病变扩大的速度以及脑萎缩的程度。脑疝可分为多种类型，最常见的是大脑镰下疝、小脑幕裂孔疝和小脑扁桃体疝。小脑幕裂孔疝又可根据脑组织移位的方向，分为小脑幕裂孔上疝和小脑幕裂孔下疝（表8.8）。

一侧的额、顶、颞部占位可以引起大脑镰下

表 8.8　脑疝综合征

大脑镰下疝	• "中线移位" • 最常见 • 扣带回沿着大脑镰前方游离缘向对侧移位 • 测量透明隔向对侧移位的程度来评估中线移位的程度 • 对侧侧脑室扩大 • 压迫大脑前动脉引起相应区域的脑梗死 • 单侧小脑幕切迹下疝
颞叶沟回疝	• 颞中回经天幕游离缘移位 • 早期：患侧环池及鞍上池外侧消失 • 压迫同侧动眼神经（瞳孔散大） • 引起大脑后动脉供血区的梗死 • 脑疝的进展可以压迫中脑及对侧大脑脚 • 双侧小脑幕切迹下疝
中央型小脑幕切迹下疝	• 间脑、双侧颞叶及中脑通过天幕切迹向下方移位 • 基底池消失 • 基底动脉受到牵拉，Duret 出血
小脑幕切迹上疝	• 小脑蚓部经天幕裂孔向上移位 • 小脑蚓上池、环池、四叠体池消失 • 幕上梗阻性脑积水 • 中脑受压，引起大脑后动脉、小脑上动脉供血区的梗死
小脑扁桃体疝	• 小脑扁桃体经枕骨大孔向下移位 • 枕大池消失 • 延髓受压，引起小脑后下动脉供血区的梗死

疝，又常被称为"中线移位"。大脑镰在前纵裂前部向下延伸较浅，因此下方的扣带回可以向对侧移位，大脑前动脉的胼周动脉支可以受到移位的额叶压迫，导致矢状窦旁的额叶后部脑梗死[45]。影像学表现为，通过测量透明隔向对侧移位的程度来评估中线移位的程度。测量应该在显示Monro孔的层面进行。更严重的大脑镰下疝可以压迫Monro孔引起阻塞，使同侧脑室受压、对侧脑室扩大，产生脑脊液滞留（图8.16）。

小脑幕裂孔下疝中，移位的方向指向内侧和下方。单侧/外侧型小脑幕裂孔下疝，常被称为钩回疝，是指颞中回（钩回、海马回、海马旁回）经过天幕游离缘移位，产生一系列表现，包括压迫动眼神经及其副交感纤维、引起同侧瞳孔散大、压迫大脑后动脉及脉络膜前动脉、引起相应区域

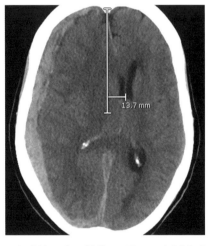

图8.16 大脑镰下疝。轴位CT显示了右侧大脑半球急性硬膜下血肿，血肿产生明显的占位效应，引起右侧脑室受压，Monro孔层面上中线左偏约1.4 cm。

的脑梗死和引起中脑受压[46]。影像学表现为，轻、中度外侧小脑幕裂孔下疝只显示同侧鞍上池的外侧份受到移位的钩回压迫而消失；中重度外侧小脑幕裂孔下疝会出现同侧四叠体池的消失，以及脑干的轻度受压。随着脑疝的进展，对侧大脑脚被推向对侧的天幕游离缘，导致病灶同侧偏瘫，称为Kernohan-Woltman现象（假定位征）。双侧/中央型小脑幕裂孔下疝是指严重的幕上占位效应，导致间脑、双侧颞叶及中脑通过天幕切迹向下方移位。此时，鞍上池、中脑周围池结构消失，双侧大脑脚受压，有时脑干的脑桥穿支动脉受牵拉并被撕裂，导致脑桥被盖的出血，即Duret出血（图8.17）。

后颅窝的占位效应压迫第四脑室，引起幕上梗阻性脑积水。幕下占位效应的增加或幕上显著的占位效应，导致小脑扁桃体经枕骨大孔向下移位，称为小脑扁桃体疝。影像学表现为，枕骨大孔周围的脑池结构消失。矢状位CT或MRI图像最有助于显示扁桃体向下移位的程度。小脑扁桃体疝需要被快速识别并进行治疗，不然会造成延髓受压、小脑后下动脉受压，会引起相应区域的脑梗死。小脑上方显著的占位效应或幕上占位效应解除速度过快，可能导致小脑蚓部经天幕裂孔向上移位，小脑蚓上池、环池、四叠体池消失，大脑导水管受压导致幕上梗阻性脑积水。随着小脑幕裂孔上疝的进展，中脑受到压迫，大脑后动脉及小脑上动脉受压引起脑梗死（图8.18）。

急性：脑缺血/脑梗死

颅脑损伤后导致脑梗死的机制有很多，包括直接的动脉损伤或撕裂、动脉受压、血管痉挛、动脉

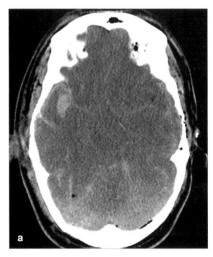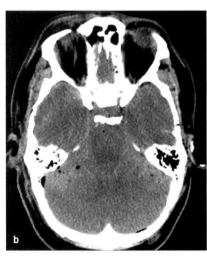

图8.17 双侧小脑幕切迹下疝。（a、b）轴位CT显示弥漫性蛛网膜下腔出血、颅内积气，基底池结构完全消失。

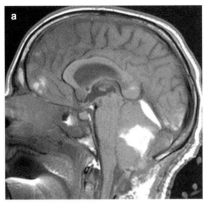
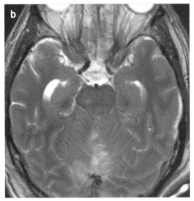
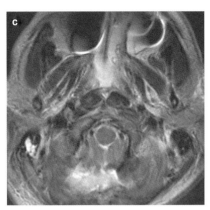

图 8.18　小脑幕切迹上疝及小脑扁桃体疝。矢状位 T1 序列（a）和轴位 T2 序列（b，c）显示了小脑的脑内血肿及硬膜下血肿，在 T1 序列图像上为高信号，血肿的占位效应压迫第四脑室、小脑蚓上池和枕骨大孔。中脑顶盖及大脑导水管也轻度受压。

夹层、静脉血栓形成、缺血缺氧性脑病及脂肪栓塞。之前已经提到，脑疝时会导致大脑前动脉及大脑后动脉供血区的梗死。

　　血管痉挛是指颅内动脉直接暴露在血液分解产物中，产生可逆性的狭窄，主要见于 SAH。任何颅内动脉都可能受累。血管痉挛的发病机制多样，主要机制是氧合血红蛋白及其他血液分解产物引起的血管壁自由基释放。大部分血管痉挛是无症状的，但是迟发性缺血性神经功能障碍可能在起病后一周出现。血管痉挛通常发生于 SAH 后 3～4 天，于 7～10 天最明显，之后逐渐消退。诊断血管痉挛的金标准是 DSA，敏感性为 100%，经颅超声多普勒检查可用于筛查，表现为平均血流流速的增高。更常用 CTA 来诊断血管痉挛，表现为血管表面平滑、狭窄范围相对较长或者动脉管腔多发的形态不规则或粗细不均。有时 MRA 也用于显示血管痉挛（图 8.19）。

　　创伤相关性低血压或心搏骤停引起脑血流（cerebral blood flow，CBF）消失及血液供氧停止，脑组织从有氧代谢变为无氧代谢，引起谷氨酸介导的细胞毒性反应，称为缺血缺氧性脑病。MRI 在损伤后几小时就能显示这种改变。轻度缺血缺氧性脑病在 MRI 上表现为分水岭区梗死，因为弥散受限导致 T2/FLAIR 序列图像上出现高信号；重度缺血缺氧性脑病表现为皮质、基底节、丘脑、海马和小脑灰质结构的不清（图 8.20）。

　　创伤性静脉窦血栓的患者不全都伴有延伸至静脉窦或颈静脉球的颅骨骨折[47-50]。创伤性静脉窦血栓的确切病因不明，可能的病因包括：骨折、颅内血肿、水肿的脑组织压迫静脉窦引起局部血栓形成；血管内皮损伤激活凝血级联反应；小血窦破裂引起静脉窦内血肿形成[48, 51]。静脉窦血栓影像学上的直接征象表现为 CT 平扫的静脉窦高密度影，增强 CT 表现的 "空 δ 征"，CT 及 MR 静脉成像显示的静脉窦内充盈缺损（图 8.21）。静脉窦血栓的间接征象包括静脉闭塞引起的脑缺血/脑梗死和静脉回流受阻引起的出血。

慢性：脑软化

　　脑软化是陈旧性颅脑损伤的演变，是指脑实质及其周围组织液化坏死引起的相应区域的软化，伴或不伴有胶质细胞的增生。脑软化通常是无症状

图 8.19　血管痉挛。（a）时间飞跃 MRA 上 3D-MIP 冠状位图像显示了一位蛛网膜下腔出血（未显示）患者 Willis 环的结构。在图像中可以发现，大脑前动脉 A1 段、左侧颈内动脉床突上段及左侧颈内动脉末端动脉管腔局部不规则的狭窄，即血管痉挛;（b）两周后 MRA 随访，血管痉挛消失，血管形态恢复正常。

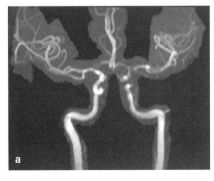
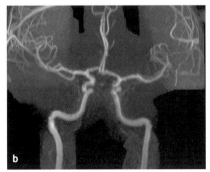

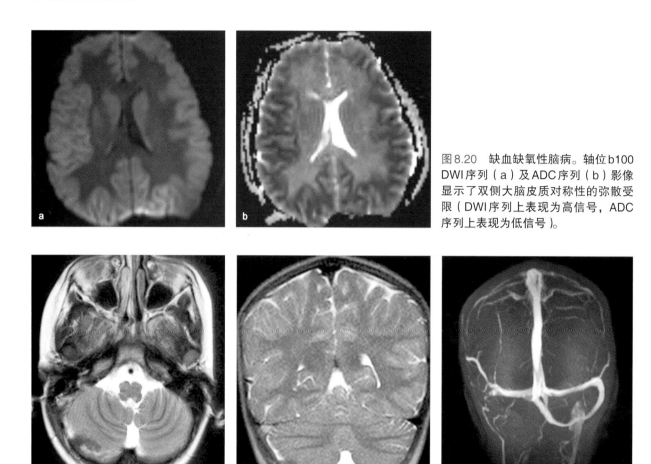

图 8.20　缺血缺氧性脑病。轴位 b100 DWI 序列（a）及 ADC 序列（b）影像显示了双侧大脑皮质对称性的弥散受限（DWI 序列上表现为高信号，ADC 序列上表现为低信号）。

图 8.21　静脉窦血栓。轴位（a）和冠状位 T2 序列（b）显示了右侧小脑的硬膜外血肿。T2 序列显示右侧乙状窦的异常高信号;（c）时间飞跃 MRV 3D-MIP 冠状位图像显示了横窦远端及乙状窦的充盈缺损，说明局部静脉窦血栓形成。

的，但是软化灶有时会变成癫痫病灶。脑软化并非颅脑外伤的特异性表现，但是在一些典型部位，如额下回前方及颞叶，可见创伤后脑软化。在 CT，脑软化表现为边界清楚的低密度区，伴随脑组织体积的缩小。在 MRI，脑软化在各个序列都与脑脊液信号一致（图 8.22）。软化灶周围的胶质增生在 MRI 图像上表现为 T2、FLAIR 序列的高信号。典型的脑软化常伴有邻近脑室系统的扩张。在 CT 和 MRI 图像上也可见到 Wallerian 变性，Wallerian 变性是指沿着白质传导束周围脑组织的萎缩及细胞死亡。

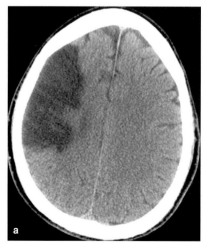
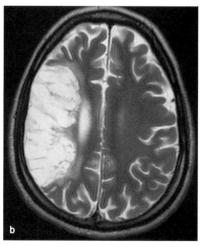

图 8.22　脑软化。轴位 CT（a）及相应的轴位 MRI T2 序列（b）图像显示右侧额顶部继发于陈旧性右侧大脑中动脉区脑梗死的囊状脑软化。

高级影像技术

绝大多数的TBI患者损伤程度较轻，他们的CT平扫和MRI图像表现很可能是阴性的。高级影像技术，如CT、MRI灌注成像、MRI弥散成像、MRI功能成像和MR波普技术（MR spectroscop，MRS），能够显示脑部微观结构和功能的改变，尤其适用于伤后神经功能持续恶化的患者。

氙增强CT、单光子发射CT（single-photon emission CT，SPECT）、灌注CT以及具有动态磁敏对比增强和动脉自旋标记的灌注MRI能够进行脑灌注成像，TBI患者在灌注成像上可表现为脑血容量（cerebral blood volume，CBV）、脑血流（CBF）和平均通过时间（mean transit time，MTT）的改变。在急诊中，CT灌注成像要优于MRI灌注成像，因为CT灌注成像更容易实施，可以对CT平扫和CT血管成像的影像进行补充，仅需额外使用少量造影剂，安装专门的图像处理软件即可实施。研究显示，脑外伤后脑灌注正常或升高（高CBV和CBF值）的患者预后比低灌注者好[24]。又有研究显示CT灌注成像对脑挫裂伤的敏感性高于CT平扫[52-54]。局部低CBV区域的数目是功能预后的独立预测因子[52]。

DWI序列通过检测水分子随意运动（布朗运动）的运动速率来进行成像。静止的分子表现为高信号，运动的水分子通过扩散敏感梯度磁场时，因为磁场强度的变化引起信号衰减。水分子在组织内的弥散分为各向同性（在各个方向速度相同）和各向异性（往某个方向优先运动）。水分子在白质纤维束中的弥散是各向异性的，因为轴突及其髓鞘的限制，水分子只能沿着纤维束方向进行运动。因此，最大弥散速率的方向与白质纤维束方向一致[55]。弥散张量成像（diffusion tensor imaging，DTI）通过多个方向（至少6个）获得弥散系数，以获取水分子弥散受限的总体方向及程度[56]，以弥散张量的形式在三维图像中描述出来，表现为椭球形。部分各向异性指数（fractional anisotropy，FA）度量的是椭球体的形状，即弥散各向异性的程度。平均弥散系数（mean diffusivity，MD；又被称为ADC）用于度量椭球体的大小，即组织中的整体弥散率。完整的轴突具有较高的FA值，水分子沿着轴突方向的弥散速度（轴向弥散系数）远快于垂直于轴突的速度（径向弥散系数）。除了显示体素、目标区域、以直方图对数据进行定量分析以外，3D纤维束成像还能把主要体征向量方向相似的邻近体素串接在一起，形成代表轴突纤维的图像。许多研究显示TBI后FA值降低，MD值增加[57-66]。也有研究显示在TBI后FA值既可能降低又可能升高，尤其见于亚急性期。在损伤的急性期和慢性期，FA值会增加，表明白质微观结构的损伤是异质的[57, 67-71]。有研究显示，在轻度颅脑损伤中，FA及其他DTI衍生参数对胼胝体后部区域的损伤最敏感（图8.23）[72]。

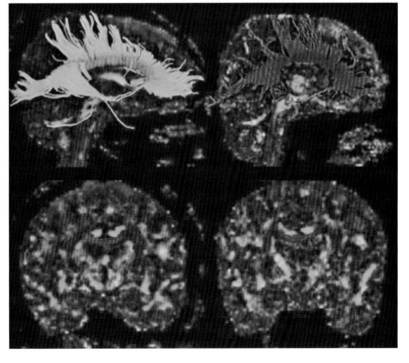

图8.23　弥散张量成像。在3-T磁场中在3个切面上使用流线示踪技术获取弥散张量影像。图片为前职业拳击手右侧大脑40 s影像，他是左利手。上面两幅图是矢状位图像，显示了胼胝体纤维束。值得注意的是拳击手的纤维束比正常人明显要短。下面两幅图是两个人同一冠状层面的图像，可以发现运动员的胼胝体纤维束（大脑中间的红色结构）比正常人明显要薄。引自：Baugh CM, Stamm JM, Riley DO, et al. Chronic traumatic encephalopathy: neurodegeneration following repetitive concussive and subconcussive brain trauma. Brain Imaging Behav 2012; 6: 244–254.

血氧水平依赖技术（blood oxygen level dependent，BOLD）最常用于功能磁共振[73-77]。脱氧血红蛋白是顺磁性的，其产生的磁场是不均匀的。GRE 序列对磁化系数的改变很敏感，因此图像在 GRE 序列图像上表现为低信号。此外，随着大脑一些区域代谢的需求及神经元活动的增加，相应区域脑血流增加，导致局部脱氧血红蛋白数量减少，进而在 GRE 图像上表现为高信号。没有充足的证据显示 BOLD fMRI 能够常规用于 TBI 的诊断和预后判断，但是已经有研究显示，与健康对照组相比，轻度 TBI 患者在多种活动中存在脑组织激活的差异[78-81]。

MR 波谱技术（MRS）能够非侵入性地检测细胞代谢产物，在传统影像技术发现问题之前就能检测出异常。最常检测的细胞代谢产物包括：N-乙酰-天门冬氨酸（N-acetylaspartate，NAA）、胆碱、乳酸和肌酐（creatinine，Cr）。NAA 是反应神经元和轴索完整性的生物标志物，研究表明 TBI 中 NAA 含量会减低[82, 83]。也有研究表明轻、中度 TBI 患者 NAA 水平显著降低而胆碱水平升高[84]。NAA/Cr 比值的降低与不良预后相关[85]。

（陈刘炜　杜倬婴）

参考文献

[1] Gentry LR, Godersky JC, Thompson B, Dunn VD. Prospective comparative study of intermediate-field MR and CT in the evaluation of closed head trauma. AJR Am J Roentgenol. 1988; 150(3):673–682.

[2] Gentry LR, Godersky JC, Thompson B. MR imaging of head trauma: review of the distribution and radiopathologic features of traumatic lesions. AJR Am J Roentgenol. 1988; 150(3):663–672.

[3] Gentry LR, Thompson B, Godersky JC. Trauma to the corpus callosum: MR features. AJNR Am J Neuroradiol. 1988; 9(6):1129–1138.

[4] Gentry LR, Godersky JC, Thompson BH. Traumatic brain stem injury: MR imaging. Radiology. 1989; 171(1):177–187.

[5] Gentry LR. Imaging of closed head injury. Radiology. 1994; 191(1):1–17.

[6] Cassidy JD, Carroll LJ, Peloso PM, et al. WHO Collaborating Centre Task Force on Mild Traumatic Brain Injury. Incidence, risk factors and prevention of mild traumatic brain injury: results of the WHO Collaborating Centre Task Force on Mild Traumatic Brain Injury. J Rehabil Med. 2004(43) Suppl:28–60.

[7] Carroll LJ, Cassidy JD, Holm L, Kraus J, Coronado VG, WHO Collaborating Centre Task Force on Mild Traumatic Brain Injury. Methodological issues and research recommendations for mild traumatic brain injury: the WHO Collaborating Centre Task Force on Mild Traumatic Brain Injury. J Rehabil Med. 2004(43) Suppl:113–125.

[8] Stiell IG, Wells GA, Vandemheen K, et al. The Canadian CT Head Rule for patients with minor head injury. Lancet. 2001; 357(9266):1391–1396.

[9] af Geijerstam JL, Britton M. Mild head injury: mortality and complication rate: meta-analysis of findings in a systematic literature review. Acta Neurochir (Wien). 2003; 145(10):843–850, discussion 850.

[10] Fabbri A, Servadei F, Marchesini G, et al. Prospective validation of a proposal for diagnosis and management of patients attending the emergency department for mild head injury. J Neurol Neurosurg Psychiatry. 2004; 75(3):410–416.

[11] Borg J, Holm L, Cassidy JD, et al. WHO Collaborating Centre Task Force on Mild Traumatic Brain Injury. Diagnostic procedures in mild traumatic brain injury: results of the WHO Collaborating Centre Task Force on Mild Traumatic Brain Injury. J Rehabil Med. 2004; 36(43) Suppl:61–75.

[12] Haydel MJ, Preston CA, Mills TJ, Luber S, Blaudeau E, DeBlieux PM. Indications for computed tomography in patients with minor head injury. N Engl J Med. 2000; 343(2):100–105.

[13] Miller EC, Holmes JF, Derlet RW. Utilizing clinical factors to reduce head CT scan ordering for minor head trauma patients. J Emerg Med. 1997; 15(4):453–457.

[14] Smits M, Dippel DWJ, de Haan GG, et al. External validation of the Canadian CT Head Rule and the New Orleans Criteria for CT scanning in patients with minor head injury. JAMA. 2005; 294(12):1519–1525.

[15] Stiell IG, Clement CM, Rowe BH, et al. Comparison of the Canadian CT Head Rule and the New Orleans Criteria in patients with minor head injury. JAMA. 2005; 294(12):1511–1518.

[16] Smits M, Dippel DWJ, de Haan GG, et al. Minor head injury: guidelines for the use of CT: a multicenter validation study. Radiology. 2007; 245(3):831–838.

[17] Papa L, Stiell IG, Clement CM, et al. Performance of the Canadian CT Head Rule and the New Orleans Criteria for predicting any traumatic intracranial injury on computed tomography in a United States Level I trauma center. Acad Emerg Med. 2012; 19(1):2–10.

[18] Marshall LF, Marshall SB, Klauber MR, et al. The diagnosis of head injury requires a classification based on computed axial tomography. J Neurotrauma. 1992; 9 Suppl 1:S287–S292.

[19] Eisenberg HM, Gary HE, Jr, Aldrich EF, et al. Initial CT findings in 753 patients with severe head injury. A report from the NIH Traumatic Coma Data Bank. J Neurosurg. 1990; 73(5):688–698.

[20] Saatman KE, Duhaime A-C, Bullock R, Maas AIR, Valadka A, Manley GT, Workshop Scientific Team and Advisory Panel Members. Classification of traumatic brain injury for targeted therapies. J Neurotrauma. 2008; 25(7):719–738.

[21] Munakomi S, Bhattarai B, Srinivas B, Cherian I. Role of computed tomography scores and findings to predict early death in patients with traumatic brain injury: a reappraisal in a major tertiary care hospital in Nepal. Surg Neurol Int. 2016; 7(1):23.

[22] Mata-Mbemba D, Mugikura S, Nakagawa A, et al. Early CT findings to predict early death in patients with traumatic brain injury: Marshall and Rotterdam CT scoring systems compared in the major academic tertiary care hospital in northeastern Japan. Acad Radiol. 2014; 21(5):605–611.

[23] Deepika A, Prabhuraj AR, Saikia A, Shukla D. Comparison of predictability of Marshall and Rotterdam CT scan scoring system in determining early mortality after traumatic brain injury. Acta Neurochir (Wien). 2015; 157(11):2033–2038.

[24] Maas AIR, Hukkelhoven CWPM, Marshall LF, Steyerberg EW. Prediction of outcome in traumatic brain injury with computed tomographic characteristics: a comparison between the computed tomographic classification and combinations of computed tomographic predictors. Neurosurgery. 2005; 57(6):1173–1182, discussion 1173–1182.

[25] Borczuk P. Mild head trauma. Emerg Med Clin North Am. 1997; 15(3):563–579.

[26] Zimmerman RA, Bilaniuk LT. Computed tomographic staging of traumatic epidural bleeding. Radiology. 1982; 144(4):809–812.

[27] Bullock MR, Chesnut R, Ghajar J, et al. Surgical Management of Traumatic Brain Injury Author Group. Surgical management of acute epidural hematomas. Neurosurgery. 2006; 58(3) Suppl:S7–S15, discussion Si–iv.

[28] Gean AD, Fischbein NJ, Purcell DD, Aiken AH, Manley GT, Stiver SI. Benign anterior temporal epidural hematoma: indolent lesion with a characteristic CT imaging appearance after blunt head trauma. Radiology. 2010; 257(1):212–218.

[29] Al-Nakshabandi NA. The swirl sign. Radiology. 2001; 218(2):433.

[30] Selariu E, Zia E, Brizzi M, Abul-Kasim K. Swirl sign in intracerebral haemorrhage: definition, prevalence, reliability and prognostic value. BMC Neurol. 2012; 12(1):109.

[31] Aiken AH, Gean AD. Imaging of head trauma. Semin Roentgenol. 2010; 45(2):63–79.

[32] Reed D, Robertson WD, Graeb DA, Lapointe JS, Nugent RA, Woodhurst WB. Acute subdural hematomas: atypical CT findings. AJNR Am J Neuroradiol. 1986; 7(3):417–421.

[33] Lee KS, Bae WK, Bae HG, Doh JW, Yun IG. The computed tomographic attenuation and the age of subdural hematomas. J Korean Med Sci. 1997; 12(4):353–359.

[34] Naffziger HC. Subdural fluid accumulations following head injury. JAMA. 1924; 82(22):1751–1758.

[35] Noguchi K, Ogawa T, Inugami A, et al. Acute subarachnoid hemorrhage: MR imaging with fluid-attenuated inversion recovery pulse sequences. Radiology. 1995; 196(3):773–777.

[36] Maeda M, Yagishita A, Yamamoto T, Sakuma H, Takeda K. Abnormal hyperintensity within the subarachnoid space evaluated by fluid-attenuated inversion-recovery MR imaging: a spectrum of central nervous system diseases. Eur Radiol. 2003; 13 Suppl 4:L192–L201.

[37] Pierallini A, Pantano P, Fantozzi LM, et al. Correlation between MRI findings and long-term outcome in patients with severe brain trauma. Neuroradiology. 2000; 42(12):860–867.

[38] Huneidi AH, Afshar F. Delayed intracerebral haematomas in moderate to severe head injuries in young adults. Ann R Coll Surg Engl. 1992; 74(5):345–349, discussion 349–350.

[39] Adams JH, Doyle D, Ford I, Gennarelli TA, Graham DI, McLellan DR. Diffuse axonal injury in head injury: definition, diagnosis and grading. Histopathology. 1989; 15(1):49–59.

[40] Orrison WW, Gentry LR, Stimac GK, Tarrel RM, Espinosa MC, Cobb LC. Blinded comparison of cranial CT and MR in closed head injury evaluation. AJNR Am J Neuroradiol. 1994; 15(2):351–356.

[41] Liu AY, Maldjian JA, Bagley LJ, Sinson GP, Grossman RI. Traumatic brain injury: diffusion-weighted MR imaging findings. AJNR Am J Neuroradiol. 1999; 20(9):1636–1641.

[42] Huisman TA, Sorensen AG, Hergan K, Gonzalez RG, Schaefer PW. Diffusion-weighted imaging for the evaluation of diffuse axonal injury in closed head injury. J Comput Assist Tomogr. 2003; 27(1):5–11.

[43] Le TH, Mukherjee P, Henry RG, Berman JI, Ware M, Manley GT. Diffusion tensor imaging with three-dimensional fiber tractography of traumatic axonal shearing injury: an imaging correlate for the posterior callosal "disconnection" syndrome: case report. Neurosurgery. 2005; 56(1):189.

[44] Niogi SN, Mukherjee P, Ghajar J, et al. Extent of microstructural white matter injury in postconcussive syndrome correlates with impaired cognitive reaction time: a 3 T diffusion tensor imaging study of mild traumatic brain injury. AJNR Am J Neuroradiol. 2008; 29(5):967–973.

[45] Rothfus WE, Goldberg AL, Tabas JH, Deeb ZL. Callosomarginal infarction secondary to transfalcial herniation. AJNR Am J Neuroradiol. 1987; 8(6):1073–1076.

[46] Wernick S, Wells RG. Sequelae of temporal lobe herniation: MR imaging. J Comput Assist Tomogr. 1989; 13(2):323–325.

[47] Delgado Almandoz JE, Kelly HR, Schaefer PW, Lev MH, Gonzalez RG, Romero JM. Prevalence of traumatic dural venous sinus thrombosis in high-risk acute blunt head trauma patients evaluated with multidetector CT venography. Radiology. 2010; 255(2):570–577.

[48] Lakhkar B, Lakhkar B, Singh BR, Agrawal A. Traumatic dural sinus thrombosis causing persistent headache in a child. J Emerg Trauma Shock. 2010; 3(1):73–75.

[49] Hsu PJ, Lee CW, Tang SC, Jeng JS. Pearls & Oy-sters: delayed traumatic intracerebral hemorrhage caused by cerebral venous sinus thrombosis. Neurology. 2014; 83(14):e135–e137.

[50] Awad AW, Bhardwaj R. Acute posttraumatic pediatric cerebral venous thrombosis: case report and review of literature. Surg Neurol Int. 2014; 5:53.

[51] Weimar C, Masuhr F, Hajjar K. Diagnosis and treatment of cerebral venous thrombosis. Expert Rev Cardiovasc Ther. 2012; 10(12):1545–1553.

[52] Wintermark M, van Melle G, Schnyder P, et al. Admission perfusion CT: prognostic value in patients with severe head trauma. Radiology. 2004; 232(1):211–220.

[53] Soustiel JF, Mahamid E, Goldsher D, Zaaroor M. Perfusion-CT for early assessment of traumatic cerebral contusions. Neuroradiology. 2008; 50(2):189–196.

[54] Garnett MR, Blamire AM, Corkill RG, et al. Abnormal cerebral blood volume in regions of contused and normal appearing brain following traumatic brain injury using perfusion magnetic resonance imaging. J Neurotrauma. 2001; 18(6):585–593.

[55] Moseley ME, Cohen Y, Kucharczyk J, et al. Diffusion-weighted MR imaging of anisotropic water diffusion in cat central nervous system. Radiology. 1990; 176(2):439–445.

[56] Basser PJ, Mattiello J, LeBihan D. Estimation of the effective self-diffusion tensor from the NMR spin echo. J Magn Reson B. 1994; 103(3):247–254.

[57] Wilde EA, Ramos MA, Yallampalli R, et al. Diffusion tensor imaging of the cingulum bundle in children after traumatic brain injury. Dev Neuropsychol. 2010; 35(3):333–351.

[58] Arfanakis K, Haughton VM, Carew JD, Rogers BP, Dempsey RJ, Meyerand ME. Diffusion tensor MR imaging in diffuse axonal injury. AJNR Am J Neuroradiol. 2002; 23(5):794–802.

[59] Kumar R, Gupta RK, Husain M, et al. Comparative evaluation of corpus callosum DTI metrics in acute mild and moderate traumatic brain injury: its correlation with neuropsychometric tests. Brain Inj. 2009; 23(7):675–685.

[60] Miles L, Grossman RI, Johnson G, Babb JS, Diller L, Inglese M. Short-term DTI predictors of cognitive dysfunction in mild traumatic brain injury. Brain Inj. 2008; 22(2):115–122.

[61] Newcombe VFJ, Williams GB, Nortje J, et al. Concordant biology underlies discordant imaging findings: diffusivity behaves differently in grey and white matter post acute neurotrauma. Acta Neurochir Suppl (Wien). 2008; 102(102):247–251.

[62] Newcombe VFJ, Williams GB, Nortje J, et al. Analysis of acute traumatic axonal injury using diffusion tensor imaging. Br J Neurosurg. 2007; 21(4):340–348.

[63] Wozniak JR, Lim KO. Advances in white matter imaging: a review of in vivo magnetic resonance methodologies and their applicability to the study of development and aging. Neurosci Biobehav Rev. 2006; 30(6):762–774.

[64] Wozniak JR, Krach L, Ward E, et al. Neurocognitive and neuroimaging correlates of pediatric traumatic brain injury: a diffusion tensor imaging (DTI) study. Arch Clin Neuropsychol. 2007; 22(5):555–568.

[65] Aoki Y, Inokuchi R, Gunshin M, Yahagi N, Suwa H. Diffusion tensor imaging studies of mild traumatic brain injury: a meta-analysis. J Neurol Neurosurg Psychiatry. 2012; 83(9):870–876.

[66] Brandstack N, Kurki T, Tenovuo O. Quantitative diffusion-tensor tractography of long association tracts in patients with traumatic brain injury without associated findings at routine MR imaging. Radiology. 2013; 267(1):231–239.

[67] McAllister TW, Ford JC, Ji S, et al. Maximum principal strain and strain rate associated with concussion diagnosis correlates with changes in corpus callosum white matter indices. Ann Biomed Eng. 2012; 40(1):127–140.

[68] Henry LC, Tremblay J, Tremblay S, et al. Acute and chronic changes in diffusivity measures after sports concussion. J Neurotrauma. 2011; 28(10):2049–2059.

[69] Bazarian JJ, Zhong J, Blyth B, Zhu T, Kavcic V, Peterson D. Diffusion tensor imaging detects clinically important axonal damage after mild traumatic brain injury: a pilot study. J Neurotrauma. 2007; 24(9):1447–1459.

[70] Bazarian JJ, Zhu T, Blyth B, Borrino A, Zhong J. Subject-specific changes in brain white matter on diffusion tensor imaging after sports-related concussion. Magn Reson Imaging. 2012; 30(2):171–180.

[71] Eierud C, Craddock RC, Fletcher S, et al. Neuroimaging after mild traumatic brain injury: review and meta-analysis. Neuroimage Clin. 2014; 4:283–294.

[72] Baugh CM, Stamm JM, Riley DO, et al. Chronic traumatic encephalopathy: neurodegeneration following repetitive concussive and subconcussive brain trauma. Brain Imaging Behav. 2012; 6(2):244–254.

[73] Logothetis NK, Pauls J, Augath M, Trinath T, Oeltermann A. Neurophysiological investigation of the basis of the fMRI signal. Nature. 2001; 412(6843):150–157.

[74] Heeger DJ, Ress D. What does fMRI tell us about neuronal activity? Nat Rev Neurosci. 2002; 3(2):142–151.

第3部分

诊断与治疗

Management

第9章
颅脑创伤患者的院前急救

Prehospital Care for Patients with Traumatic Brain Injury

Cole T. Lewis, Keith Allen Kerr, and Ryan Seiji Kitagawa

摘要 颅脑创伤（TBI）可发生于任何年龄段，并造成潜在的灾难性后果，因此成为严峻的医疗难题。无论是否伴有全身其他部位损伤，始于院前阶段的早期急救均可降低其致残率及病死率。这一急救流程首先从一般评估和心肺功能复苏开始，并继之以神经系统检查。一旦患者情况稳定，应尽快将患者转运至最近的具备救治能力的医疗中心。血压及氧合等因素对神经功能损伤患者的预后转归至关重要。如怀疑脑疝可考虑选择过度通气或高渗治疗等方案，但尚缺乏充分证据。目前对包括神经保护制剂如糖皮质激素、黄体酮以及氨甲环酸、低温治疗在内的多种TBI治疗手段进行了大量研究，但迄今尚无证据显示其中任何一类医疗手段能明显提高TBI的院前治疗效果。本章节总结了神经损伤患者院前急救过程中现有证据。

关键词 颅脑创伤，院前，创伤，复苏，神经保护

引 言

在全球范围内，每年发生约1 000万例TBI，是造成发病及死亡的重要原因。在美国，每年有170万人受伤，29万人入院接受治疗，5万人因此而死亡[1, 2]。多种因素与TBI患者远期预后不佳有关，包括年龄、较高的损伤严重程度评分（ISS）、高血糖、凝血病、低氧血症、休克及瞳孔散大[3]。

对创伤患者的救护应就地进行，早期实施医疗干预可降低致残率和致死率。对患者的初始评估可能被事故发生地点所限制，但仍应当尽快实施撤离、复苏，转运至合适的医疗中心。Berlot等发现即便将患者转运至医院耗时增加，如在现场即实施早期医疗干预仍可改善其预后[4]。这些医疗措施旨在稳定患者的全身情况，避免继发损伤加重。

全美创伤救治体系整合了不同医疗水准和资源的医学中心。美国外科医师协会（American College of Surgeons，ACS）将各大创伤中心分为 I ～ V级。其中，I 级中心提供24小时全覆盖的紧急和专业服务，而V级中心应具备急诊高级创伤生命支持（advanced trauma life support，ATLS）服务和将患者转运至更高级别医疗中心的能力。具备ATLS资格需要所有向创伤患者常规提供救治服务的医疗人员掌握相关基础知识并能够在入院或外科干预前给予程序化处置从而稳定创伤患者的能力。

院前急救对于TBI至关重要，包括ACS及脑创伤基金会（Brain Trauma Foundation，BTF）等在内的全国性组织均已发布了关于实施院前急救的相关指南。最新一版BTF指南对现场生命体征评估、神经功能检查如Glasgow昏迷量表（Glasgow Coma Scale，GCS）评分、院前处置、可疑脑疝的治疗及转运决策的制订均做出了相应推荐[5]。

转运至医院

美国目前急诊处置体从当地紧急调度中心接到"911"电话开始。对于某些治疗时间对预后有直接

影响的疾病如心肌梗死，调度中心已可通过标准化问询指引将患者直接转运至该类疾病专科中心，有利于改善预后[6]。此外，调度中心人员也可在紧急医疗服务（emergency medical services，EMS）人员到达现场之前通过电话给予患者身边的人员一些基本的处置建议。但目前尚无针对TBI的标准化问询或处置建议。

对患者的救护过程从首批EMS反应人员到达现场开始。一些研究发现患者由医师团队进行处置和转运与由其他团队如护士或EMS人员完成这一过急救过程的转归并无明显差别。这些研究可能存在一定偏倚，原因可能是医师团队往往被调度去处理受伤更为严重的患者，当然这些特殊需要医师团队直接进行干预的院前TBI情况较少[7, 8]。但对于其他一些疾病如非创伤性、非完全停搏患者如由医师首先进行处置则其存活出院的可能性更大[9]。

急救转运模式在EMS系统中影响甚大。一些研究对创伤及TBI患者实施救护车或直升机转运的效果进行了比较，发现尽管显示通过直升机转运病死率出现降低，且在病例系列中生存可能更高，但2015年Cochrane对5项关于直升机转运成人TBI患者的EMS研究回顾后发现这一方式与改善生存率之间并无显著相关性[10, 11]。其中一项最大规模的研究纳入了10 314名患者，在去除了潜在混杂因素后出现直升机转运可改善生存率。在初始GCS 3～8分的患者中也可观察到这类患者生存率的显著改善[11]。

一旦TBI患者情况稳定满足转运要求，则需要确定合适的转运目的地。将TBI患者直接转运至Ⅰ级创伤中心可降低病死率[12]。此外，与Ⅱ级中心相比，严重多发伤患者在Ⅰ级创伤中心进行治疗其预后更好[13]。

Ⅰ级创伤中心出现这种预后显著改善部分可能归因于创伤发生至神经外科干预时间较短。创伤导致颅内出血患者如在创伤发生后2小时内接受开颅手术其预后更好[14, 15]。另外，如昏迷至开颅手术间隔超过2小时，病死率将增加40%[14]。另一项研究发现在双侧瞳孔散大、对光反射消失发生后3小时内实施手术，其生存率可达70%，而在6小时以上再实施手术其生存率则为0[16]。因此，建立能够筛选并转运适合患者的区域性创伤救治体系显得尤为重要。

［推荐意见1］ 对于怀疑TBI患者，应当由具备资质的急救团队将其直接快速转运至开设神经外科的创伤救治中心。

患者评估：早期评估与生命体征

在到达创伤现场后，无论神经功能检查结果如何，早期创伤评估均应从ABC（气道、呼吸及循环）开始，保证患者的气道通畅及生命体征平稳与其长期预后息息相关[17-19]。因此，应当重复测量血压并严密持续监测血氧饱和度[5]。是否对患者行气管插管取决于包括神经功能状态在内的众多考量因素，但对于气道情况不稳定的患者无论其神经功能检查结果如何均应当插管。对于GCS评分<9分、存在脑疝征象、严重颌面部骨折、机械性梗阻以及存在误吸风险的患者也应当考虑气管插管。

然而，一些研究也发现由某些原因院前气管插管也可能造成病死率的明显增高[20]。Bossers等人的一项meta分析显示现场救护人员的技术能力决定了院前插管后的转归[21]。因此，在缺少相应资质人员在场的情况下，如通气尚能保证则应尽可能选择采用无创手段。而在成功实施插管后，需进行呼气末二氧化碳（end tidal carbon dioxide，$ETCO_2$）的监测，以减少不恰当的过度通气[22]。过度通气及低氧血症均可增加病死率[23]，在快速序贯性插管过程中需避免此类情况发生。

此外，低血压及低氧血症也可影响脑灌注压，并最终阻碍大脑氧供，从而造成继发性神经系统（central nervous system，CNS）损伤。Yan等人研究显示TBI患者出现低氧血症可引起炎性反应并导致神经毒性，是其转归不良的重要预测因素[17]。Chesnut等人认为在低血压［收缩压（SBP）<90 mmHg］及低氧血症（$PaO_2 \leq 60$ mmHg）的患者中，其致残率和致死率可大幅上升[18]。另一些近期研究证据表明在SBP<110 mmHg甚至<120 mmHg的患者中病死率可显著上升[19, 24-26]。但与此同时高血压（SBP>150 mmHg）在TBI患者中也是高病死率的预测因素[27]。

识别低血压的原因对于制订合适的治疗方案得当并避免继发性脑损伤十分关键。在多发伤患者中，休克原因可包括出血、张力性气胸或心脏压塞。对所有休克昏迷或合并有神经功能障碍的患者还应考虑到脊髓损伤的可能。而在老年人群或以往发生过类似情况的患者中，院前救治阶段还应考虑

表 9.1　创伤患者休克的原因

出血性休克	出血过多引起血管内容量大量减少,从而导致低血容量状态
心源性休克	由于心功能不全或功能障碍而导致心排出功能障碍
神经源性休克	因中枢神经系统自主调节功能障碍而导致的休克

到心源性休克的可能性（表 9.1）。

［推荐意见 2］　对所有气道不稳定的患者均应进行气管插管,而对 TBI 患者如 GCS 评分<9 分或存在脑疝证据时均需要实行气管插管。在缺少具备相应资质人员在场时,如通气功能尚可维持则应采用无创手段。

［推荐意见 3］　为尽可能降低继发性脑损伤,在 TBI 患者中需避免低血压（SBP<100 mmHg）及低氧血症（$PaO_2 \leqslant 60$ mmHg）。

患者评估：神经功能评估

早期神经功能评估可采用 GCS 评分量表。这一评分系统由语言、运动及睁眼反应组成,为 TBI 评估的标准方式（表 9.2）。首先到达现场的应急救护人员应尽快进行 GCS 评分,据此观察其变化趋势。Winkler 等人认为相比于 GCS 评分不变而言,患者在被送至急诊室时如 GCS 评分较初始时上升,其预后更好[29]。此外,GCS 评分量表中的运动部分以及瞳孔反射与远期转归相关[30]。然而,GCS 评分的判定往往受制于多重因素,如中毒、脑震荡及癫痫发作；而 GCS 评分的改变则容易受到气管插管及镇静药物的影响[31, 32]。

在 TBI 患者中,瞳孔检查应当联合 GCS 评分进行,并也需要进行动态观察。瞳孔反射消失可源于多方面原因包括脑疝、直接眼部损伤、药物及既往手术史。但在昏迷患者中,瞳孔反射消失应被视为紧急神经功能变化进行处理。另外,多项研究显示由于瞳孔检查在气管插管过程或镇静药物使用过程中更为可靠,因此其对于早期评估以及远期预后具有重要意义[33, 34]。

在轻度 TBI 患者中,应当进行更为全面的神经系统检查,包括定向力、语言流利及准确程度、肌力及感觉功能。相反,对于重度 TBI 患者应在早期

表 9.2　格拉斯哥昏迷评分量表（GCS）

GCS 评分	睁眼反应	语言功能评估	运动功能评估
1	不睁眼	不能发音	刺激无反应
2	刺痛睁眼	可发音但无意义	刺激后四肢强直
3	呼唤睁眼	用词错乱	刺激后肢体屈曲
4	自发睁眼	答非所问	刺痛后可躲避
5	—	应答切题	对疼痛能够定位
6	—	—	按指示运动

稳定后再对包括角膜反射、呛咳反射、头眼反射、呼吸驱动力等脑干反射进行评估。

在现场评估过程中,不能忽视对头部及头皮的全面检查,以免漏诊任何撕裂伤、脑脊液漏征象或开放性颅骨损伤。头皮撕裂伤可导致大量失血并可能导致低血压。在有条件进行处理前应使用敷料压迫。脑脊液耳漏或鼻漏、鼓室积血或脑神经麻痹表现均可能提示潜在的颅底骨折。另一些颅底骨折征象还包括熊猫眼（双侧眶周瘀斑）及 Battle 征（乳突瘀斑）。

颅内损伤患者经常合并有颈椎损伤,后者也可影响神经功能检查结果[35]。Fujii 等在包括 187 709 例 TBI 患者的创伤数据库中发现约 8.5% 的患者合并有另外的颈椎损伤[35]。因此,颈椎的稳定性及脊柱整体预防保护措施是早期评估中的重要组成部分。对于配合患者应进行简要的脊柱检查以查明有无神经功能缺损。在脊髓损伤的急性处理中可采用美国脊柱损伤协会（American Spinal Injury Association, ASIA）量表评估运动及感觉功能（表 9.3）。尽管进行全面的 ASIA 运动及感觉功能评估已超过了院前评估的范畴,但对于存在明显神经功能障碍如感觉缺失平面或偏瘫情况下仍应对运动及感觉功能做出初步评估。

［推荐意见 4］　对所有创伤患者在现场均应进行 GCS 评分及瞳孔检查。对于清醒患者,可进行简要的运动及感觉功能检查以评估脊髓损伤。

表 9.3　美国脊柱损伤协会（ASIA）损伤分级

A	完全性损伤，在损伤平面以下感觉、运动功能无保留
B	不完全性损伤，损伤平面以下感觉功能保留，但无运动功能
C	不完全性损伤，损伤平面以下 ≥ 50% 的关键肌肌力 <3 级
D	不完全性损伤，损伤平面以下 ≥ 50% 的关键肌肌力 ≥ 3 级
E	感觉运动检查正常

治疗：液体复苏

创伤后出血在机体代偿机制出现障碍时可导致低血压，脑灌注压及脑血流随之减少，继而可发生继发性神经功能损害。因此，低血压已被证实为 TBI 发生后预后不良的独立危险因素[18, 36-38]。液体复苏的目的正是在于通过补充前负荷提高心输出量，并向脑及重要器官维持输送足够的氧气。

目前，高级创伤生命支持指南推荐将乳酸林格液（lactated Ringer's，LR）或生理盐水（NS）作为复苏过程中使用的基础液体。但在 TBI 患者进行院前复苏时使用 LR 与使用 NS 相比，前者的 30 日病死率却高于后者[39]。其原因可能是 NS 的渗透压相对高于 LR，可在血管内腔与脑组织之间建立渗透压梯度，从而使得水分从水肿脑组织中净流入血管内，最终减轻了脑水肿。

胶体同样被研究是否可作为液体复苏的选择之一。在一项前瞻性随机对照研究中，492 例患者在住院期间被给予白蛋白或生理盐水以进行复苏治疗。比较显示，GCS 3 ～ 8 分的白蛋白治疗组患者 24 个月时的病死率及预后不良发生显著增加[40]。进一步分析显示白蛋白组在住院首周内的平均颅内压（ICP）更高，并需要针对高 ICP 的更多干预，从而可能导致了预后不良[41]。

此外，在创伤患者院前阶段还可采用输血、血小板及血浆进行液体复苏。Holcomb 等对创伤患者现场分别给予血浆和（或）红细胞和给予晶体液进行复苏并进行比较研究发现，使用血制品进行复苏能够改善酸碱状态，减少 24 小时后血制品的使用，并在前 6 小时内降低死亡风险，但在 24 小时或 30 日的病死率并无显著差别[42]。在

2016 年发表的一篇综述中提及，通过对有关院前使用血制品的文献复习发现，这一方式对创伤患者的远期预后并无明显改善证据。但对于表现为出血性休克的患者而言，使用血制品进行复苏仍不失为一种合理的选择。

[推荐意见 5]　在 TBI 患者中应当避免低血压；推荐对于出血患者使用 NS 或输血来进行复苏以维持脑灌注，并避免使用胶体。

治疗：神经功能复苏

对于可能的脑水肿及 ICP 升高进行院前急救，目前也有所研究。有些研究比较了 NS 与高渗溶液如 3% 盐水，结果不一。但一项大型随机试验在严重 TBI 患者中比较了分别使用高渗盐水或普通生理盐水进行院前复苏，结果显示两者在 6 个月时的神经功能转归或病死率方面并无差别[43]。目前 BTF 指南在有关 TBI 患者院前治疗方面推荐对低血压患者应使用等渗液体进行治疗，并将高渗复苏作为 GCS 评分低于 9 分的 TBI 患者的治疗选择之一。

脑疝的临床体征包括瞳孔反射的改变、瞳孔不对称、屈曲和强直姿态，或 GCS 评分下降 2 分或以上[44]。在脑疝发生时，可采用许多干预措施，如过度通气[45, 46]、甘露醇[47-49]及高渗盐水[50-52]。

过度通气可引起脑血管收缩，从而降低 ICP，减少脑血流[45]。此外，过度通气还可诱导组织碱中毒，缓冲细胞损伤后的酸中毒发生。但长时间过度通气患者已被证实短期预后更差，因此这种干预措施应一般仅在急性期采取以降低 ICP。在院前阶段，如存在脑疝的客观证据，过度通气是另一可选择的手段之一。这一干预措施的终点目标应使得 $ETCO_2$ 降至 30 ～ 35，而更低的 $ETCO_2$ 值（20 ～ 25）已被证实对预后存在不利影响[53]。在成人中，过度通气应从呼吸频率每分钟 20 次开始，并根据 $ETCO_2$ 测量结果调整呼吸频率。

甘露醇及不同浓度的高渗盐水是重症监护病房及手术室中用于治疗高 ICP 患者的常规药物。这些药物也被研究用于院前阶段。如前所述，高渗盐水在被评估用于 TBI 患者的特殊液体复苏时，与普通生理盐水相比其神经功能预后并无明显优势[41]。一项在小样本中重度 TBI 患者中对比使用甘露醇及安慰剂溶液的研究发现，前者在预后或病死率方面并无明显改善[54]。迄今尚无证据支持在院前阶段

使用甘露醇及高渗盐水治疗。

癫痫作为TBI中的一种独特表现，也应得到及时而有效的处理。尽管在院前阶段对此治疗可能受限，但早期仍应从ABC开始，以确保气道得到保护（必要时可插管）、血压维持稳定。可考虑使用苯二氮䓬类药物治疗未自行缓解的癫痫发作，但应对其在TBI阶段具有镇静作用的特点有所预见。目前，苯妥英及左乙拉西坦是在TBI患者中抗惊厥治疗的最常用药物。

[推荐意见6] 对一般TBI患者应避免院前使用甘露醇或高渗盐水。如存在脑疝征象可采用这类药物及过度通气措施。

院前使用"神经保护剂"的系列试验

尽管院前复苏对于改善预后十分重要，但仍有许多研究着眼于干预保护受损脑组织并防止进一步损伤。目前有众多相关药物已进行了研究，但至今尚无一种药物在随机对照试验中显示在院前或在院期间使用有效。其中一些以往及正在进行的试验性治疗包括糖皮质激素、黄体酮、氨甲环酸（TXA）及低温治疗。

糖皮质激素曾被作为TBI患者早期干预治疗开展了广泛研究。由于炎性反应引起继发性脑损伤被认为在神经元损害中起到重要作用，因此糖皮质激素曾被作为标准化治疗药物之一[55, 56]。但在一项对超过10 000例TBI患者使用甲泼尼龙治疗48小时的随机对照研究中发现，使用糖皮质激素的患者在前2周内病死率显著升高[55]。鉴于此项结果及其他因素，糖皮质激素在TBI的治疗中已成为禁忌。

如同甲泼尼龙一样，黄体酮也曾被认为在CNS中具有神经活性，引起神经甾体反应[57, 58]，动物实验研究表明在TBI后使用黄体酮可减轻脑水肿，减少神经元死亡[59-61]。但一些针对在TBI患者中使用该类激素的随机对照研究结果及一项meta分析结果却显示并无证据支持黄体酮治疗可降低TBI患者的病死率风险[62-64]。其中最大规模的一项随机、双盲研究共纳入了超过800例TBI患者，并在伤后4小时内通过静脉使用黄体酮；但鉴于与安慰剂组相比黄体酮使用组患者的转归并无明显差别，研究者提前终止了实验[64]。

氨甲环酸也被研究用于TBI的院前药物治疗。TXA可抑制纤溶酶原活性及纤溶酶介导的血栓溶解。TXA还被认为可抑制组织纤溶酶原激活物的活性，后者与血肿周围水肿的发生有关[65]。在一项共纳入超过20 000例创伤患者的随机对照CRASH-2研究中，使用TXA被发现与各种因素引起的病死率降低及出血相关的死亡风险下降有关[66]。在这一研究及其他关于TXA治疗的随机对照研究中，均发现降低颅内出血进展的趋势[56, 66, 67]。TXA的良好安全性及成本效益性特点使得其成为院前药物治疗的选择之一，目前仍有其他相关研究正在进行[68, 69]。

已知低温治疗具有神经保护作用，这种作用是通过在缺血发生时及发生后抑制生物合成，减少某些分子如谷氨酸盐的释放及摄取，维持血脑屏障，降低ICP而得以实现。目前控制性低温治疗院外心脏停搏是其最佳的临床实践，并被明确推荐具有改善神经功能结局的作用。2016年发表的一篇汇总6项对随机对照研究的Cochrane综述表明，通过降温方法诱导轻度低温可改善心脏停搏后的神经功能转归[70]。然而有不少验证院外阶段启动低温治疗效果的研究认为，并无可确切证据显示其具有有利或有害效果[71]，两项针对成人TBI人群使用低温治疗的随机对照研究显示其并无明确益处[72, 73]。但亚组分析显示TBI患者在接受外科手术清除创伤性颅内血肿后采用低温治疗的确可从中获益，针对这部分患者的研究仍在进行中[74-77]。

[推荐意见7] 不建议在TBI中使用糖皮质激素。

推荐意见汇总

对TBI患者的救护应从现场评估ABC及患者的基础神经功能状态开始。通过维持血压、血氧充分保证脑部供氧最有可能改善TBI患者的预后。应完善院前气道管理、充分复苏并尽快就近转运至具备处理TBI能力的医疗中心，从而改善患者预后。尽管目前尚无任何药物证明在院前阶段使用可改善TBI的转归，但对于明确存在脑疝的患者可选择给予过度通气、甘露醇或高渗盐水。糖皮质激素不应当用于TBI人群。表9.4汇总了全部推荐意见。

表 9.4　推荐意见汇总

推荐意见 1：对于怀疑 TBI 患者，应当由具备资质的急救反应团队将其直接快速转运至具备神经外科的创伤救治中心

推荐意见 2：对所有气道不稳定的患者均应进行气管插管，而对 TBI 患者如 GCS 评分 <9 分或存在脑疝证据时均需要行气管插管。在缺少具备相应资质人员在场时，如通气功能尚可维持则应采用无创手段

推荐意见 3：为尽可能降低继发性脑损伤，在 TBI 患者中应避免低血压（SBP<100 mmHg）及低氧血症（$PaO_2 \leqslant$ 60 mmHg）

推荐意见 4：对所有创伤患者在现场均应进行 GCS 评分及瞳孔检查。对于清醒患者，可进行简要的运动及感觉功能检查以评估脊髓损伤

推荐意见 5：在 TBI 患者中应当避免低血压；推荐对于出血患者使用生理盐水或输血来进行复苏以维持脑灌注，并避免使用胶体

推荐意见 6：对一般 TBI 患者应避免院前使用甘露醇或高渗盐水。如存在脑疝征象可采用这类药物及过度通气措施

推荐意见 7：不建议在 TBI 中使用糖皮质激素

（张　翔）

参考文献

[1] Faul M, Xu L, Wald MM, Coronado VG. Traumatic brain injury in the United States: Emergency department visits, hospitalizations, and deaths 2002–2006. Available at: http://www.cdc.gov/traumaticbraininjury/pdf/blue_book.pdf. Accessed November 17, 2017.

[2] Coronado VG, Xu L, Basavaraju SV, et al. Centers for Disease Control and Prevention (CDC). Surveillance for traumatic brain injury-related deaths–United States, 1997–2007. MMWR Surveill Summ. 2011; 60(5):1–32.

[3] Frutos Bernal E, Rubio Gil FJ, Martín Corral JC, Marcos Prieto LA, González Robledo J. Prognostic factors in severe traumatic brain injury [in Spanish]. Med Intensiva. 2013; 37(5):327–332.

[4] Berlot G, La Fata C, Bacer B, et al. Influence of prehospital treatment on the outcome of patients with severe blunt traumatic brain injury: a single-centre study. Eur J Emerg Med. 2009; 16(6):312–317.

[5] Badjatia N, Carney N, Crocco TJ, et al. Guidelines for prehospital management of traumatic brain injury. 2nd ed. Prehosp Emerg Care. 2008; 12 (Suppl 1):S1–52.

[6] Heward A, Damiani M, Hartley-Sharpe C. Does the use of the Advanced Medical Priority Dispatch System affect cardiac arrest detection? Emerg Med J. 2004; 21(1):115–118.

[7] Di Bartolomeo S, Sanson G, Nardi G, Scian F, Michelutto V, Lattuada L. Effects of 2 patterns of prehospital care on the outcome of patients with severe head injury. Arch Surg. 2001; 136(11):1293–1300.

[8] Lee A, Garner A, Fearnside M, Harrison K. Level of prehospital care and risk of mortality in patients with and without severe blunt head injury. Injury. 2003; 34(11):815–819.

[9] Dickinson ET, Schneider RM, Verdile VP. The impact of prehospital physicians on out-of-hospital nonasystolic cardiac arrest. Prehosp Emerg Care. 1997; 1 (3):132–135.

[10] Baxt WG, Moody P. The impact of advanced prehospital emergency care on the mortality of severely brain-injured patients. J Trauma. 1987; 27(4):365–369.

[11] Davis DP, Peay J, Serrano JA, et al. The impact of aeromedical response to patients with moderate to severe traumatic brain injury. Ann Emerg Med. 2005; 46(2):115–122.

[12] McConnell KJ, Newgard CD, Mullins RJ, Arthur M, Hedges JR. Mortality benefit of transfer to level I versus level II trauma centers for head-injured patients. Health Serv Res. 2005; 40(2):435–457.

[13] Demetriades D, Martin M, Salim A, et al. Relationship between American College of Surgeons trauma center designation and mortality in patients with severe trauma (injury severity score > 15). J Am Coll Surg. 2006; 202(2):212–215, quiz A45.

[14] Haselsberger K, Pucher R, Auer LM. Prognosis after acute subdural or epidural haemorrhage. Acta Neurochir (Wien). 1988; 90(3–4):111–116.

[15] Seelig JM, Becker DP, Miller JD, Greenberg RP, Ward JD, Choi SC. Traumatic acute subdural hematoma: major mortality reduction in comatose patients treated within four hours. N Engl J Med. 1981; 304(25):1511–1518.

[16] Sakas DE, Bullock MR, Teasdale GM. One-year outcome following craniotomy for traumatic hematoma in patients with fixed dilated pupils. J Neurosurg. 1995; 82(6):961–965.

[17] Yan EB, Satgunaseelan L, Paul E, et al. Post-traumatic hypoxia is associated with prolonged cerebral cytokine production, higher serum biomarker levels, and poor outcome in patients with severe traumatic brain injury. J Neurotrauma. 2014; 31(7):618–629.

[18] Chesnut RM, Marshall LF, Klauber MR, et al. The role of secondary brain injury in determining outcome from severe head injury. J Trauma. 1993; 34 (2):216–222.

[19] Fuller G, Hasler RM, Mealing N, et al. The association between admission systolic blood pressure and mortality in significant traumatic brain injury: a multi-centre cohort study. Injury. 2014; 45(3):612–617.

[20] Bukur M, Kurtovic S, Berry C, et al. Pre-hospital intubation is associated with increased mortality after traumatic brain injury. J Surg Res. 2011; 170(1):e117–e121.

[21] Bossers SM, Schwarte LA, Loer SA, Twisk JW, Boer C, Schober P. Experience in prehospital endotracheal intubation significantly influences mortality of patients with severe traumatic brain injury: a systematic review and meta-analysis. PLoS One. 2015; 10(10):e0141034.

[22] Davis DP, Dunford JV, Ochs M, Park K, Hoyt DB. The use of quantitative end-tidal capnometry to avoid inadvertent severe hyperventilation in patients with head injury after paramedic rapid sequence intubation. J Trauma. 2004; 56(4):808–814.

[23] Davis DP, Dunford JV, Poste JC, et al. The impact of hypoxia and hyperventilation on outcome after paramedic rapid sequence intubation of severely head-injured patients. J Trauma. 2004; 57(1):1–8, discussion 8–10.

[24] Berry C, Ley EJ, Bukur M, et al. Redefining hypotension in traumatic brain injury. Injury. 2012; 43(11):1833–1837.

[25] Kristensen AK, Holler JG, Mikkelsen S, Hallas J, Lassen A. Systolic blood pressure and short-term mortality in the emergency department and prehospital setting: a hospital-based cohort study. Crit Care. 2015; 19:158.

[26] Hasler RM, Nuesch E, Jüni P, Bouamra O, Exadaktylos AK, Lecky F. Systolic blood pressure below 110 mm Hg is associated with increased mortality in blunt major trauma patients: multicentre cohort study. Resuscitation. 2011; 82(9):1202–1207.

[27] Barmparas G, Liou DZ, Lamb AW, et al. Prehospital hypertension is predictive of traumatic brain injury and is associated with higher mortality. J Trauma Acute Care Surg. 2014; 77(4):592–598.

[28] Teasdale G, Jennett B. Assessment of coma and impaired consciousness. A practical scale. Lancet. 1974; 2(7872):81–84.

[29] Winkler JV, Rosen P, Alfry EJ. Prehospital use of the Glasgow Coma Scale in severe head injury. J Emerg Med. 1984; 2(1):1–6.

[30] Marmarou A, Lu J, Butcher I, et al. Prognostic value of the Glasgow Coma Scale and pupil reactivity in traumatic brain injury assessed pre-hospital and on enrollment: an IMPACT analysis. J Neurotrauma. 2007; 24(2):270–280.

[31] Stocchetti N, Pagan F, Calappi E, et al. Inaccurate early assessment of neurological severity in head injury. J Neurotrauma. 2004; 21(9):1131–1140.

[32] Gabbe BJ, Cameron PA, Finch CF. The status of the Glasgow Coma Scale. Emerg Med (Fremantle). 2003; 15(4):353–360.

[33] Hoffmann M, Lefering R, Rueger JM, et al. Trauma Registry of the German Society for Trauma Surgery. Pupil evaluation in addition to Glasgow Coma Scale components in prediction of traumatic brain injury and mortality. Br J Surg. 2012; 99 Suppl 1:122–130.

[34] Majdan M, Steyerberg EW, Nieboer D, Mauritz W, Rusnak M, Lingsma HF. Glasgow coma scale motor score and pupillary reaction to predict six-month mortality in patients with traumatic brain injury: comparison of field and admission assessment. J Neurotrauma. 2015; 32(2):101–108.

[35] Fujii T, Faul M, Sasser S. Risk factors for cervical spine injury among patients with traumatic brain injury. J Emerg Trauma Shock. 2013; 6(4):252–258.

[36] Fearnside MR, Cook RJ, McDougall P, McNeil RJ. The Westmead Head Injury Project outcome in severe head injury. A comparative analysis of pre-hospital, clinical and CT variables. Br J Neurosurg. 1993; 7(3):267–279.

[37] Luerssen TG, Klauber MR, Marshall LF. Outcome from head injury related to patient's age. A longitudinal prospective study of adult and pediatric head injury. J Neurosurg. 1988; 68(3):409–416.

[38] White JR, Farukhi Z, Bull C, et al. Predictors of outcome in severely head-injured children. Crit Care Med. 2001; 29(3):534–540.

[39] Rowell SE, Fair KA, Barbosa RR, et al. The impact of pre-hospital administration of lactated ringer's solution versus normal saline in patients with traumatic brain injury. J Neurotrauma. 2016; 33(11):1054–1059.

[40] Myburgh J, Cooper DJ, Finfer S, et al. SAFE Study Investigators, Australian and New Zealand Intensive Care Society Clinical Trials Group, Australian Red Cross Blood Service, George Institute for International Health. Saline or albumin for fluid resuscitation in patients with traumatic brain injury. N Engl J Med. 2007; 357(9):874–884.

[41] Cooper DJ, Myburgh J, Heritier S, et al. SAFE-TBI Investigators, Australian and New Zealand Intensive Care Society Clinical Trials Group. Albumin resuscitation for traumatic brain injury: is intracranial hypertension the cause of increased mortality? J Neurotrauma. 2013; 30(7):512–518.

[42] Holcomb JB, Donathan DP, Cotton BA, et al. Prehospital transfusion of plasma and red blood cells in trauma patients. Prehosp Emerg Care. 2015; 19(1):1–9.

[43] Bulger EM, May S, Brasel KJ, et al. ROC Investigators. Out-of-hospital hypertonic resuscitation following severe traumatic brain injury: a randomized controlled trial. JAMA. 2010; 304(13):1455–1464.

[44] Servadei F, Nasi MT, Cremonini AM, Giuliani G, Cenni P, Nanni A. Importance of a reliable admission Glasgow Coma Scale score for determining the need for evacuation of posttraumatic subdural hematomas: a prospective study of 65 patients. J Trauma. 1998; 44(5):868–873.

[45] Raichle ME, Plum F. Hyperventilation and cerebral blood flow. Stroke. 1972; 3(5):566–575.

[46] Lundberg N, Kjallquist A, Bien C. Reduction of increased intracranial pressure by hyperventilation. A therapeutic aid in neurological surgery. Acta Psychiatr Scand Suppl. 1959; 34(139):1–64.

[47] Eisenberg HM, Frankowski RF, Contant CF, Marshall LF, Walker MD. High-dose barbiturate control of elevated intracranial pressure in patients with severe head injury. J Neurosurg. 1988; 69(1):15–23.

[48] James HE. Methodology for the control of intracranial pressure with hypertonic mannitol. Acta Neurochir (Wien). 1980; 51(3–4):161–172.

[49] Schwartz ML, Tator CH, Rowed DW, Reid SR, Meguro K, Andrews DF. The University of Toronto head injury treatment study: a prospective, randomized comparison of pentobarbital and mannitol. Can J Neurol Sci. 1984; 11(4):434–440.

[50] Suarez JI, Qureshi AI, Bhardwaj A, et al. Treatment of refractory intracranial hypertension with 23.4% saline. Crit Care Med. 1998; 26(6):1118–1122.

[51] Sharma SK, McGuire GP, Cruise CJ. Stability of the arterial to end-tidal carbon dioxide difference during anaesthesia for prolonged neurosurgical procedures. Can J Anaesth. 1995; 42(6):498–503.

[52] Doyle JA, Davis DP, Hoyt DB. The use of hypertonic saline in the treatment of traumatic brain injury. J Trauma. 2001; 50(2):367–383.

[53] Muizelaar JP, Marmarou A, Ward JD, et al. Adverse effects of prolonged hyperventilation in patients with severe head injury: a randomized clinical trial. J Neurosurg. 1991; 75(5):731–739.

[54] Sayre MR, Daily SW, Stern SA, Storer DL, van Loveren HR, Hurst JM. Out-of-hospital administration of mannitol to head-injured patients does not change systolic blood pressure. Acad Emerg Med. 1996; 3(9):840–848.

[55] Roberts I, Yates D, Sandercock P, et al. CRASH Trial Collaborators. Effect of intravenous corticosteroids on death within 14 days in 10008 adults with clinically significant head injury (MRC CRASH trial): randomised placebo-controlled trial. Lancet. 2004; 364(9442):1321–1328.

[56] CRASH-2 Collaborators, Intracranial Bleeding Study. Effect of tranexamic acid in traumatic brain injury: a nested randomised, placebo controlled trial (CRASH-2 Intracranial Bleeding Study). BMJ. 2011; 343:d3795.

[57] Roof RL, Hall ED. Gender differences in acute CNS trauma and stroke: neuroprotective effects of estrogen and progesterone. J Neurotrauma. 2000; 17(5):367–388.

[58] Djebaili M, Guo Q, Pettus EH, Hoffman SW, Stein DG. The neurosteroids progesterone and allopregnanolone reduce cell death, gliosis, and functional deficits after traumatic brain injury in rats. J Neurotrauma. 2005; 22(1):106–118.

[59] Asbury ET, Fritts ME, Horton JE, Isaac WL. Progesterone facilitates the acquisition of avoidance learning and protects against subcortical neuronal death following prefrontal cortex ablation in the rat. Behav Brain Res. 1998; 97(1–2):99–106.

[60] Roof RL, Duvdevani R, Braswell L, Stein DG. Progesterone facilitates cognitive recovery and reduces secondary neuronal loss caused by cortical contusion injury in male rats. Exp Neurol. 1994; 129(1):64–69.

[61] Shear DA, Galani R, Hoffman SW, Stein DG. Progesterone protects against necrotic damage and behavioral abnormalities caused by traumatic brain injury. Exp Neurol. 2002; 178(1):59–67.

[62] Lu XY, Sun H, Li QY, Lu PS. Progesterone for traumatic brain injury: a meta-narrative review of randomized controlled trials. World Neurosurg. 2016; 90:199–210.

[63] Skolnick BE, Maas AI, Narayan RK, et al. SYNAPSE Trial Investigators. A clinical trial of progesterone for severe traumatic brain injury. N Engl J Med. 2014; 371(26):2467–2476.

[64] Wright DW, Yeatts SD, Silbergleit R, et al. NETT Investigators. Very early administration of progesterone for acute traumatic brain injury. N Engl J Med. 2014; 371(26):2457–2466.

[65] Figueroa BE, Keep RF, Betz AL, Hoff JT. Plasminogen activators potentiate thrombin-induced brain injury. Stroke. 1998; 29(6):1202–1207, discussion 1208.

[66] Shakur H, Roberts I, Bautista R, et al. CRASH-2 Trial Collaborators. Effects of tranexamic acid on death, vascular occlusive events, and blood transfusion in trauma patients with significant haemorrhage (CRASH-2): a randomised, placebo-controlled trial. Lancet. 2010; 376(9734):23–32.

[67] Yutthakasemsunt S, Kittiwatanagul W, Piyavechvirat P, Thinkamrop B, Phuenpathom N, Lumbiganon P. Tranexamic acid for patients with traumatic brain injury: a randomized, double-blinded, placebo-controlled trial. BMC Emerg Med. 2013; 13:20.

[68] Roberts I, Shakur H, Ker K, Coats T, CRASH-2 Trial Collaborators. Antifibrinolytic drugs for acute traumatic injury. Cochrane Database Syst Rev. 2012; 12: CD004896.

[69] Guerriero C, Cairns J, Perel P, Shakur H, Roberts I, CRASH 2 Trial Collaborators. Cost-effectiveness analysis of administering tranexamic acid to bleeding trauma patients using evidence from the CRASH-2 trial. PLoS One. 2011; 6(5):e18987.

[70] Arrich J, Holzer M, Havel C, Müllner M, Herkner H. Hypothermia for neuroprotection in adults after cardiopulmonary resuscitation. Cochrane Database Syst Rev. 2016; 2:CD004128.

[71] Arrich J, Holzer M, Havel C, Warenits AM, Herkner H. Pre-hospital versus in-hospital initiation of cooling for survival and neuroprotection after out-of-hospital cardiac arrest. Cochrane Database Syst Rev. 2016; 3:CD010570.

[72] Clifton GL, Drever P, Valadka A, Zygun D, Okonkwo D. Multicenter trial of early hypothermia in severe brain injury. J Neurotrauma. 2009; 26(3):393–397.

[73] Clifton GL, Valadka A, Zygun D, et al. Very early hypothermia induction in patients with severe brain injury (the National Acute Brain Injury Study: Hypothermia II): a randomised trial. Lancet Neurol. 2011; 10(2):131–139.

[74] Clifton GL, Coffey CS, Fourwinds S, et al. Early induction of hypothermia for evacuated intracranial hematomas: a post hoc analysis of two clinical trials. J Neurosurg. 2012; 117(4):714–720.

[75] Suehiro E, Koizumi H, Kunitsugu I, Fujisawa H, Suzuki M. Survey of brain temperature management in patients with traumatic brain injury in the Japan neurotrauma data bank. J Neurotrauma. 2014; 31(4):315–320.

[76] Bratton SL, Chestnut RM, Ghajar J, et al. Brain Trauma Foundation, American Association of Neurological Surgeons, Congress of Neurological Surgeons, Joint Section on Neurotrauma and Critical Care, AANS/CNS. Guidelines for the management of severe traumatic brain injury. III. Prophylactic hypothermia. J Neurotrauma. 2007; 24 Suppl 1:S21–S25.

[77] Maekawa T, Yamashita S, Nagao S, Hayashi N, Ohashi Y, Brain-Hypothermia Study Group. Prolonged mild therapeutic hypothermia versus fever control with tight hemodynamic monitoring and slow rewarming in patients with severe traumatic brain injury: a randomized controlled trial. J Neurotrauma. 2015; 32(7):422–429.

第 10 章
急性意识丧失的评估
Assessment of Acute Loss of Consciousness

T. Forcht Dagi

摘要 急性意识丧失（loss of consciousness，LOC）是一种需要立即处理的具有挑战性的急症。它是根据时间来定义的，意识丧失持续时间在 1 小时以内的称为急性 LOC，超出 1 小时则称为昏迷，因此 LOC 和昏迷这两个词都不是从特定的病因学命名的。本章节略过 LOC 后期的诊疗和处理，主要对急性患者的初步评估进行介绍。神经外科医师在初级阶段的任务就是保证患者安全，防止发生继发性损伤，寻找病因，以及对症治疗。尽管初始阶段、早期及晚期阶段的治疗存在明显差别，但本章对超出 1 小时即昏迷阶段的治疗不予以详细讨论。意识丧失意味着一个已经发生的病理生理学事件，它是一种征象或一种过去性现象，但它本质上并不是一种诊断。需要对患者做出诊断，医师需要找到意识丧失的病因。然而在某些情况下意识丧失的病因是无法确定的，因此本章还对非创伤性意识丧失患者的初步评估和鉴别诊断进行了论述。我们主要进行以下几个方面的讨论：意识复苏、格拉斯哥昏迷量表（GCS）及其意义、实验室检查、颅内压监测、自身调节和影像学检查，其他如并发症以及脑震荡后综合征也进行了讨论。爆炸伤、缺血性或出血性脑卒中、儿童期虐待性脑损伤、被发现的倒地患者及癫痫和晕厥的发生发展等特殊情况也因为其复杂性而受到重视。意识丧失的初步评估为接下来的诊治速度、顺序及治疗程度提供了基础。通过优化初步评估，神经外科医师不仅可以给予患者最佳的治疗护理，甚至能够改变治疗结果。

关键词 意识丧失，急性意识丧失，初步评估，脑震荡，脑震荡后综合征，影像学，继发性损伤，爆炸伤，优化结局

引 言

急性意识丧失是一种需要立即处理的具有挑战性的急症。意识丧失的经典定义为自我意识丧失、环境意识丧失及对外界刺激反应显著降低。神经外科医师的任务就是保证患者安全，防止发生继发性损伤，寻找病因，以及对症治疗。

本章主要介绍 TBI 患者发生急性意识丧失的初步评估，然而在某些情况下，神经外科医师需要识别除外伤原因之外的意识丧失的患者，因此本章节也涉及了非外伤性意识丧失的患者的初步评估及鉴别诊断。相比较于其他情况，由于创伤对患者的影响常存在争议，所以本章对晕厥的介绍更加详细。

成人和儿童脑震荡的研究较为详细，其通用术语一般是"脑震荡"或者"轻度脑外伤（mild traumatic brain injury，mTBI）"，同时也对运动场上疑似脑震荡患者的管理以及新技术对意识丧失的运动员的检测等方面进行了讨论。本书也对战争中发生意识丧失的一个主要原因即爆炸伤进行了总结，而穿通性脑损伤的初步评估则在其他章节进行阐述（第 15 章）。

儿科患者的检查需要减少辐射而成为一个特殊的挑战性问题，因此关于儿童意识丧失的讨论包括临床决策规则（CDR）的开发，CDR 已被验证可用于鉴定结构性脑损伤风险极低的儿童。

意 识 丧 失

意识丧失意味着一个已经发生的病理生理学事件，它是一种标志或者一种过去性现象，但它本质上并不是一种诊断。需要对患者做出诊断，医师需要找到意识丧失的病因。

大多数情况下很容易判断患者是否意识丧失，但有时可能很难确定，这时最谨慎的处理就是假定患者已经发生了意识丧失。

意识

意识包括觉醒功能和警觉功能两部分，真正的意识丧失表现为两者均发生变化，但事实上可能其中一项的变化比另一项更大。觉醒是指静眼和闭眼的周期间隔，而警觉则是至少有能力参与到意志活动和综合认知功能中来[1]。觉醒与脑干、上行网状激活系统以及丘脑投射等有关，而警觉则依赖于一个涉及皮质连接的更大的网络系统[2-9]。然而这种被安眠药、麻醉药及镇静药物干扰所表现出来的功能并不一定能被很好评估[8]，这一概念是1972年由 Plum 和 Posner 两位提出的[1, 10]。

意识丧失的分型

意识丧失可以根据诱发因素、病因、发病程度及持续时间进行分类。本章主要强调神经病学方面的原因，尤其是头部创伤。大多数情况下意识丧失的诱发因素是清楚的，但有时事件的发生顺序以及真正的病因是不确定的，因此神经外科医师必须清楚地掌握非创伤性和非神经病学原因导致的意识丧失，并且对患者的评估和评价做出初步判断。

颅脑损伤

颅脑损伤是造成意识丧失持续时间超过24小时的最常见原因，那些来自家属、队友、朋友、同事、目击者或者急救人员提供的信息都是有帮助的。

从流行病学方面看，据报道，在英国每10万人中就有453人发生 TBI，在这10万人中有40人（10.9%）属于中度至重度[11]。在美国，2013年急诊科患者 TBI 记录大约有250万人，其中住院人数是28.2万，死亡人数是5.6万。急诊就诊、住院及死亡发生率最高的年龄阶段分别是≥75岁（2 232.2/10万）、0～4岁（1 591.5/10万）、15～24岁（1 080.7/10万）。其中最主要的原因是跌倒[11]。在1岁以上的儿童中，TBI 也是导致死亡和残疾的主要原因[12, 13]。

轻度脑外伤一般指 GCS 13～15分且意识丧失在30分钟以内的情况，中度脑外伤通常指用于初始 GCS 在9～13分之间的、意识丧失在30分钟到24小时之内的情况，重度脑外伤指意识丧失持续超过24小时并且最初 GCS 在8分及以下的情况。

非创伤性意识丧失

非创伤性意识丧失的原因包括脑卒中（中风）、癫痫、晕厥、颅内肿瘤、急性脑积水（包括分流失败）、心肌缺血、心律失常、主动脉夹层、血管迷走神经性事件、感染、脱水、低体温和高热、缺氧、高碳酸血症、精神性疾病、过度疲劳、神经退行性疾病终末期及药物毒物的影响。

慢性及亚急性硬膜下血肿和延迟发生的创伤后血肿（延迟卒中）虽然最初属于创伤性事件，但可能不会以创伤性事件表现出来。

鉴别诊断

就突发性而言，可能涉及外伤、癫痫、神经血管性事件、心血管事件或暴露于有毒环境中，而在战争中就要考虑化学试剂的原因。

缓慢发病是一个渐进性的过程，因此应该考虑代谢或感染性疾病、肿瘤或者代谢失调性脑积水等情况。颅内肿瘤出血、颈动脉和椎基底动脉解剖以及外伤性动脉瘤破裂也会突然发生，后者甚至会在贯通伤之后很长时间才发生破裂。

药物的不良反应、药物之间的相互作用、剂量过高、主观或客观性等问题在这里不予以考虑。

本章重点

本章着重介绍意识丧失的神经病学病因，尤其是头部创伤；其他非创伤性和非神经性病因已经在鉴别诊断部分介绍过。意识丧失的特点是觉醒丧失、自我意识及环境意识丧失[1]。昏迷一词用于意识丧失持续超过1小时，而且昏迷一词并不以特定的病因为前提。

本章主要关注意识丧失持续时间少于1小时的患者的初步评估。虽然初始诊疗与早期及晚期诊疗是必然存在差别的，但是在入院后的第一个小时就会确定诊疗方式，超出1小时的诊疗方式在这里我们不予以详细讨论。对于那些昏迷、植物状态的患者以及微小意识状态的患者则不属于我们讨论的范围。

其他特定的情况也应该引起我们的注意，包括爆炸伤、缺血性和出血性脑卒中、儿童虐待性脑外伤、被发现的倒地患者以及癫痫和晕厥的发生发展等，儿科的意识丧失也会单独的讨论。

TBI 的急诊神经生命支持

早期干预对于 TBI 患者的转归具有重要影响，并且在紧急情况下有必要形成一套治疗体系去诊治这些患者，神经急症生命支持（emergency neurological life support，ENLS）方案的目的是患者在受伤后的第一个小时内及时确定治疗方式，因此它应该是与初始评估步骤紧密联系在一起的，并且 LOC 的病因并不影响 ENLS 体系[14]。图 10.1 是稍作修改的脑损伤患者于第一个小时内应完成的 ENLS 检查清单[12]。

下图就是在第一个小时内需要完成的初步评估步骤。

复苏、稳定及实验室检查

对于无意识的患者，气道、呼吸和循环等管理需要立即评估和优化，因此包括麻醉师在内的复苏团队是至关重要的，其他插管及呼吸机辅助治疗可能也会涉及。

稳定生命体征：纠正低血糖及避免药物过量；如果怀疑中枢神经系统之外有严重的出血或外伤可能，则应进行补液准备，但是大量补液的方法是存在争议的[17-23]；其他内外科疗法在必要时也应及时采取。

为了优化大脑自动调节功能，应当及时控制高血压（详见后述）。颈椎的固定和保护应当持续到患者意识清醒。患者一旦苏醒并且生命体征稳定，就可以开始神经系统的评估。需采集突发事件的详细过程及既往病史、检查外伤相关体征，尤其注意是否存在潜在外伤、中枢神经系统外并发症以及非创伤性意识丧失等病因。对于上述发现的疑似体征立即进行实验室检查，包括生化检验、动脉血气分析以及尿液有毒物质的检测。如果患者处于意识丧失状态，需要及时建立足够、有效的静脉通道并且监测血糖变化，如果血糖 <70 mg/dl，则需注射 50% 葡萄糖 50 ml；有硫胺素缺乏危险的患者，应在输注葡萄糖前给予 100 mg 的硫胺素静脉注射。如果根据病史或者检查结果怀疑阿片类药物中毒的患者，可使用纳洛酮 0.04 ～ 0.4 mg 反复注射治疗，最终总量为 4 mg。另外心电图的检查对于患者也是必需的。

体格检查

入院时以及其后的一个小时内需要重复监测生命体征，当然为了谨慎应适当延长监测时间。标准的神经系统查体是为了筛选神经系统损伤。某些情况下神经外科医师也会进行笼统的急诊评估和创伤检查，但这不属于常见的典型情况，本

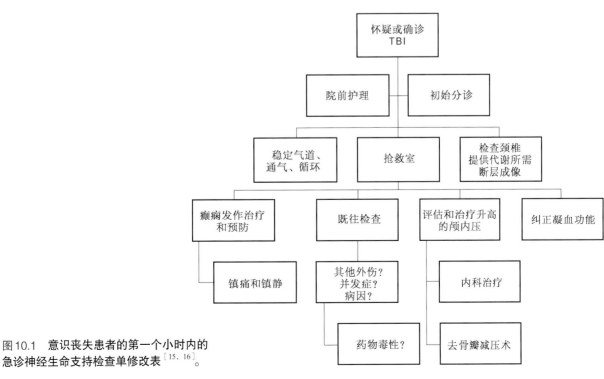

图 10.1　意识丧失患者的第一个小时内的急诊神经生命支持检查单修改表[15, 16]。

节不予以讨论。

对于清醒和有意识的患者，应当测试他们的定向能力、语言功能、近期记忆及远期记忆；对于没有完全清醒和意识恢复的患者，需要进一步通过局部功能障碍来寻找全身功能障碍的迹象。

患者的反应能力水平测试是通过逐渐增加刺激强度来评估的，从最开始的言语暗示开始，逐渐升级到简单的触觉如面部或者手部，最后是高强度刺激如胸骨按压或者压眶。

假装意识丧失的患者表现为拒绝睁眼以及手臂高举过脸时会偏转到一侧，即自发运动和反射退缩，因此区分反射和目的性活动是至关重要的，潜在性中枢神经系统创伤可以通过检查头颈部、眼球及其运动以及颈背部发现，即对脑神经的检查。眼部检查项目为眼球运动、视野及瞳孔反射；视网膜检查有视神经乳头水肿、视网膜出血及其他视网膜病变；在眼部检查过程中有可能发现玻璃体出血，此时需进行专科评估；婴儿视网膜出血可能因为摇晃婴儿综合征或者其他形式的虐待事件。

应特别注意寻找局灶性神经系统异常检查结果。不对称的评估包括瞳孔大小和反应，眼球运动以及运动、感觉和反射等；这些现象可表明脑疝形成可能、颅内压增高（如瞳孔不对称、脉压增加、呼吸功能受损、轻偏瘫或偏瘫、强迫姿势及状态恶化）或其他结构损伤进行的急诊颅脑断层扫描结果。局灶性表现可能包括癫痫发作。对称性异常，如双侧伸肌或屈肌姿势，也同样重要。

格拉斯哥昏迷量表

格拉斯哥昏迷量表从入院时开始评估，在气道、呼吸及循环稳定后继续定期评估。GCS并不能代替详细的神经系统检查，但是可以作为一种交流病情的辅助手段，同时也是追踪病情恶化的有效手段。在有效通气、呼吸及循环前提下，GCS是最有效、有用及可预测病情的方式，最优情况详见表10.1。GCS应当在复苏后通过详细神经系统检查同时记录下来。其他评分系统，如全面无反应性量表（full outline of unresponsiveness，FOUR）有更多的脑干功能评估，但并没有研究表明其作为初始评估量表比GCS更好，因此在这里并不予以考虑[24, 25]。

血压、自身调节及脑灌注压

平均动脉压（mean arterial blood pressure，MAP）在早期复苏阶段用来代替脑灌注压（cerebral

表 10.1 在意识丧失初始评估期间最佳生理数值

项 目	参 数 值
血氧饱和度	≥ 90%
二氧化碳分压	$35 \sim 45$ mmHg
收缩压	≥ 90 mmHg
颅内压	≤ 20 mmHg
成人脑灌注压	$50 \sim 70$ mmHg
儿童脑灌注压	$40 \sim 60$ mmHg
体 温	$36 \sim 38$℃
血 糖	$80 \sim 180$ mg/dl
血清钠	$135 \sim 145$ mmol/L

来源：目标导向TBI护理的生理指标调整[12]。

perfusion pressure，CPP），而脑灌注压的计算公式就是平均动脉压与颅内压（intracranial pressure，ICP）之差（CPP=MAP−ICP）。正常脑灌注压大约是50 ml/（100 g·min），发生局部缺血时<20 ml/（100 g·min），脑损伤时是少于5 ml/（100 g·min）。

在自身调节范围内，只要ICP较低或正常，MAP就会随着CPP变化而变化。虽然越来越多的证据表明自身调节的维持是一个动态的、个体化的不仅仅依靠于公式计算的过程，但在急诊过程中并没有确认自身调节或脑灌注的测量方法，另外动脉血压的标准化要求必须满足[26, 27]，推荐标准[12]是成人收缩压>90 mmHg或者同龄人中第五百分位数（收缩压=70 mmHg+年龄×2）。

另外TBI单独造成全身性低血压是很罕见的，但脑出血和脊髓外伤除外。

影像学

计算机断层扫描（computed tomography，CT）以它快速、敏感、特异性以及实用性广泛应用于脑外伤时的急诊脑成像或因结构性原因发生的意识丧失，如大脑或小脑的脑出血、脓肿和肿瘤等[28]。CT可用于检测骨折、出血、肿块占位效应、颅内积气、脑积水、异物以及其他表明需要手术减压或修复或者颅内压监测的表现，也可用于指导患者的后续诊疗。一般来说，平扫几乎就可以诊断上述所有的疾病，因此磁共振成像（magnetic resonance imaging，MRI）在目前的诊疗指南中并没替代CT。

CT可以检测大部分脑部结构异常，包括脑出血、脑水肿、急性脑积水及颅内肿块，CT血管造影和灌注也能提供血管完整性、治疗结果以及脑卒中（中风）后的区域灌注信息。对缺血及脑卒中、转移性疾病、脓肿和慢性硬脑膜下血肿的诊断更倾向于使用对比增强扫描，因为平扫CT中可能呈现出与大脑相同的密度。另外，值得注意的是X线平片在胸部以及颈椎的检测也具有重要作用。

患者的初步评估应包括对骨折和颈椎损伤的评估，在高达10%的头部创伤患者中报道存在骨折和颈椎损伤[29-31]。在存在包括贯通伤、静脉窦损伤、不明原因的神经功能缺损、颈椎、颅底及面部骨折，以及不明原因的蛛网膜下腔出血和颅内出血等情况时，可以联合应用CT或MR血管造影和（或）超声检查颅内和颅外循环损伤或缺损。这些并不一定与初步评估同时进行。蛛网膜下腔出血也可由椎管和颅外血管系统的血管异常引起，因此考虑到这两种可能是非常重要的[32, 33]。外伤后可能需要对骨盆、腹部、胸部进行CT检查。

腰椎穿刺

腰椎穿刺（lumbar puncture，LP）很少在CT之前做，在CT正常的情况下，如果怀疑脑膜炎或蛛网膜下腔出血则应该进行腰椎穿刺，否则推迟在第一个小时之后进行该项检查。

颅内压监测和调控

ICP监测在LOC的初始评估中是否发挥作用？我们知道ICP升高在临床很难评估[34-36]，虽然通过神经影像检查可以粗略评估ICP升高，但是确切数值（需要评估CPP）并不能可靠地推断出来[37]，研究发现TBI后的结局似乎与整体治疗强度以及监测的总体程度有关[38, 39]。

虽然关于ICP监测的总体统计学受益仍存在争议，但无论是支持还是反对意见对其都是有力的参考和证据，而且这些数据可能对贯通性脑损伤非常有利[40]。尽管目前常规ICP监测的必要性仍存在争议，但仍不建议脑外伤后终止院内常规监测ICP的方案[41-46]。

目前指南推荐，在怀疑ICP升高或者不能接受神经系统查体时应当进行ICP监测。许多医院已经对GCS≤8分的患者进行常规的ICP监测[40, 47]。在初始评估阶段就实行ICP监测不太现实，在这种情况下权宜之计就是依据经验来评估ICP。虽然治疗方法存在差异，但一般来讲就是抬高头部、气管插管、镇静及过度通气来维持二氧化碳分压在30～35 mmHg，然后通过用1 g/kg甘露醇作为负荷剂量之后每6小时以0.25 g/kg的剂量输注，或者用3%高渗生理盐水，控制血钠在140 mmHg以上。

关于ICP测量方法和适应证的进一步讨论不属于本章讨论范围。

实验室检查

常规进行血气分析，注意一氧化碳浓度，如果病史符合，则应进行减压病和高压氧治疗的评估。重要的是要记住，减压病可能是由于潜水后不久即开始飞行而引起，即使是相对较浅的潜水深度也有可能出现[48-52]。

血液样本应该进行以下检查：血型检测、配型、电解质、毒理测试、HIV，如果有临床指证，则送去进行血液培养；初次毒理学检测可能无法确定结果。应留取尿液分析和培养。血培养也有可能需要进行。关于凝血功能障碍将在下一节讨论。

凝血功能障碍

止血和凝血功能障碍的检测和逆转必须优先考虑[53]，重度TBI的凝血功能障碍的患病率估计为40%～50%[12]。凝血功能障碍的危险因素包括年龄、外伤后低血压、饮酒、GCS≤8分、脑实质内损伤、贯通伤、通过头部简略损伤评分测量的TBI严重程度及通过损伤严重度评分测量的非神经系统损伤程度等[54-59]。除此之外，还有肝肾疾病患者以及服用抗凝药和抗血小板药物的患者。

无论是创伤性还是医源性凝血功能障碍都会使TBI进一步恶化，因此必须及时发现。相关实验室检查包括凝血酶原时间、国际标准化比值（international normalized ratio，INR）、部分凝血活酶时间、血小板计数及纤维蛋白原水平。血栓弹力图（thromboelastography，TEG）最初被认为可以提高凝血功能障碍的初始检出率，但是并没有实践证明TEG优于凝血功能的常规检测[58-62]。

其他检查

在急性LOC患者的初步评估中，对大脑活动的专门生理性测试通常并不进行，尽管它对寻找病因以及后续治疗结果可能会有帮助。脑电图（electroencephalography，EEG）、体感诱发电位、特殊的神经影像学，如功能性MRI、正电子发射断层成像以及单光子发射计算机断层成像技术在研究慢性意识丧失中也很重要[8]。然而，与其他检查相比，脑电图在短期内可能在阐明亚临床癫痫发作、癫痫持续状态、非惊厥性癫痫持续状态、肝脏疾病以及其他代谢疾病等可能的病因中发挥作用[63-67]。

初步评估的限制

神经外科医师可能会被要求对任何病因的意识丧失进行初步评估的会诊，尤其强烈怀疑外伤可能的时候。在初步评估期间（此处定义为就诊后的第一个小时），将存在无法明确排除或确认的诊断。尽管如此，指南应该帮助医师保证患者的生命安全直到明确诊断、病因及其他方面的评估。

脑　震　荡

脑震荡在成人和儿童的临床诊断中都会出现[68]，但有时候也会不可避免地出现模糊诊断，该词广泛地用于描述由于击打、跌倒或者类似原因造成的头部受伤，同时伴随短暂性意识丧失和失忆，然后恢复的情况。简单来说，脑震荡意味着大脑并没有受到实质性损伤，它是一种临床病情描述而不是一个临床诊断。

近年来，这一概念发生了变化，主要是因为人们发现职业运动员在其职业生涯中经历多次"脑震荡"，但却在他们职业生涯后期才出现中度至重度脑损伤的症状和体征，因此脑震荡现象成为一种更复杂的一系列事件、体征、症状和后果的集合体。

脑震荡后初步评估的重要性在于确认损伤造成了只有震荡，而没有其他的伴随伤、混合伤或者间接伤的发生和存在[69]，假设那些看起来像脑震荡的患者明确发生了脑震荡或者用现代术语讲是较轻的mTBI，那么为患者及其家属提供适当护理、建议以及随访同样很重要。必须考虑患者在学校、家庭以及工作单位的需求，如精神支持、康复时间以及恢复全面活动。当然这些都不是本章讨论内容，但无论是脑震荡还是mTBI患者都需要受到关注。由于病因学的重要性以及对mTBI研究的兴趣的增加，本章更强调"脑震荡"和"mTBI"两个词的定义及用法，而不是其他方面。

因此，本章从讨论脑震荡定义开始，并将其与经常混淆与合并在一起的mTBI一词做比较。

定义

脑震荡和mTBI两个词经常交替使用，通俗讲，脑震荡通常用于或至少被理解为不存在脑损伤的情况。然而，在2010年加拿大一项研究表明"脑震荡"的这个标签给父母、孩子和运动员传递了错误的信息，它最小化了后续事件的严重性，妨碍了恰当的治疗和康复方法以及后续疾病的预防（如运动员过早地回到比赛中）和运动员头部外伤事件报道数据降低[70]。因此，CT检查对脑震荡来说是必要的，而且认为不存在脑损伤的概念是错误的，但是这个词仍然被广泛应用，尤其在儿科文献中经常出现[71]。人们认为脑震荡和mTBI就是由头部、面部及颈部直接受到打击或者由身体其他部分受到冲击力间接传递到头部造成的[72]。

1993年美国康复医学学会（American Congress of Rehabilitation Medicine，ACRM）脑外伤跨学科兴趣小组中的轻度TBI委员会首先指出了定义中的不足，他们重新关注mTBI，制定了更加精确的标准，即必须满足下列条件中至少一条，在概括其他症状时没有使用"脑震荡"一词，并且留意到有时被称为"脑震荡后综合征"：① LOC持续时间在30分钟内。② PTA少于24小时。③ 短暂性或持续性局灶性神经功能缺损。④ 事故发生时精神状态的改变，表现为意识模糊、定向障碍和思维迟缓[73]。

另外，该定义还包含了以下情况即头部受到打击、头部撞击和除撞击外的加速和减速运动等，mTBI（或脑震荡后综合征）的症状包括：①"脑损伤的体征：其他外伤或者病因不能解释的症状"，如恶心、呕吐、头晕、头痛、视力模糊、睡眠障碍、疲劳、嗜睡或者感觉丧失等。②"认知障碍中包括注意力、语言、记忆和执行功能：情绪状态或其他病因不能解释的"，包括注意力、记忆力、语言及执行功能等。③"行为变化和情感反应程度变化：不能用身体精神压力或其他病因解释的心理反应"，如易怒、暴躁、去抑制或情绪不稳等。

从疾病分类学角度来看，mTBI的定义是为了减少歧义，调整和巩固既往被列为轻微头部损伤、脑震荡后综合征、头部创伤综合征、创伤性头痛、头部外伤后综合征及创伤后综合征的诊断[73]。其他定义也是为了降低差异性[15, 69, 74-76]，这些也是为了创建最低的诊断标准（minimal diagnostic criteria，MDC）。

ACRM标准可以说是第一个在定义中剔除

了 LOC 要求的标准，有证据指出其患病率为 8%～19%，但并不具有决定性[77, 78]，美国神经病学学会将脑震荡定义为"一种影响大脑记忆和定向功能的生物力学诱发的临床综合征"[79]。美国疾病控制和预防中心（Centers for Disease Control，CDC）对轻度 mTBI 的定义包括观测到的或者自我陈述的短暂性意识混乱、定向障碍或意识受损、事故发生前后出现的记忆功能障碍以及意识丧失持续时间少于 30 分钟等。神经或神经精神系统功能障碍的症状如头痛、眩晕，以及疲劳等并不是重点[80]。

世界卫生组织（World Health Organization，WHO）创伤中心轻度创伤性脑损伤工作组规定的 mTBI 标准包括那些就诊于专业卫生保健机构时 GCS 为 13～15 分的患者。在这方面不同于 ACRM 标准即伤后 30 分钟内 GCS 为 13～15 分，而 WHO 关注的是 30 分钟内无法获得医疗救治的患者[75]。

美国退伍军人协会制定了与 ACRM 在战争中诊断脑损伤标准平行的标准，不同的是意识改变时间少于 24 小时以及脑影像学正常，因此也把 mTBI 和脑震荡合并使用了[81]。

最后，MDC 方法是有记录的创伤后仅存在失忆的患者被诊断为 mTBI[82]，然而这种方法和其他依赖于病史采集的方法一样会受到抽样误差和来源不准确的影响[83]。

另外，mTBI 并没有描述患者症状的强度和意义，也不能预测恢复情况，并且不能具体说明损伤机制。从长远来看，治疗医师记录的相关细节是非常重要的。

虽然脑震荡的定义存在不足，但这个词在日常生活中因为它传达的信息是大众所熟悉的而存在价值，由于脑震荡在校园竞技运动中发病率很高，所以这个概念很容易被理解，并且在病患、家属、学校以及工作场所的交流中很方便。这个词也可以进一步提炼而实现患者的个体化管理，另外所有的脑震荡都属于 mTBI，但并不是所有的 mTBI 都属于脑震荡。

初步评估

在现场，当怀疑急性脑震荡或者 mTBI 时应首先考虑两个问题：第一，是否有指标推荐急诊留观和初步评估，包括影像学检查？第二，是否有怀疑颈椎损伤的理由？如果有则应当立即送往急诊。

怀疑有频发性脑震荡的运动员应当被停赛，运用症状自评量表进行随访和记录症状是非常有用

的，同时进行认知评估（包括定向、记忆、延迟回忆、注意及焦点等）、平衡测试，以及详细的神经系统检查。如果进行了基线测试那么这种测试结果就非常有帮助，当没有进行基线测试时，这些在不同年龄组以及不同文化和临床背景下测试的可靠性、敏感性和特异性都不可信。

最常用于辅助测试的包括症状评分、Maddocks 问题、脑震荡标准化评估（standardized assessment of concussion，SAC）、平衡误差评分系统（balance error scoring system，BESS）或者 BESS 的修改版等。运动性脑震荡评估工具 2（sport concussion Assessment Tool 2，SCAT2）和 NFL 边线脑震荡评估工具这两个工具整合了多个评估系统，目的就是通过提供一个整体得分来提高测试的灵敏度和特异性[84, 85]。

运动员由于后续易发生外伤不应该当天回到比赛[84]，相应的他们应该被检测，以发现增加的症状或者神经系统病情的恶化。

神经心理学的基线测试应用广泛，但是在预测康复方面比初始评估更具有价值，但测试的理想时间和范围还没有确定。电子化和书面化的神经心理测试都可以使用，某些书面化测试具有灵活性的优点。总之，它只能由经过培训的人进行管理和解释执行，并且只用于 mTBI 患者，另外它们也应该作为脑震荡后管理的一部分而不是孤立化存在[86-93]。

虽然平衡性的改变是脑震荡的有效体征，但是它们既不具体也不敏感而且可能出现假阳性，因为运动员被测试的表面，或者鞋型、支撑带、支架或者其他下肢疼痛或背部创伤等[94-96]，都可能影响测试结果。

虽然目前辅助指南推荐怀疑颅内出血的运动员进行影像学检查，但神经外科医师也会因为其他体征进行断层扫描[97-99]。脑震荡后恢复时期的扫描是另外一个问题，不属于本章范畴[100, 101]。

此外，美国运动医学学会发布了关于运动性脑震荡的详细指南。

现场检测脑震荡的方法

mTBI 和脑震荡是临床诊断，大多数内科医师可以在没有客观测试的情况下进行诊断，但是在没有医师的情况下，测试和简单设备检测对于现场判定脑震荡或 mTBI 以及评估是否需要急诊检查来讲非常有用。

检测技术也可用于资料收集、咨询、重返社

会、重返学校、重返工作岗位及流行病学的研究，也能够提供法医学检测证据。仪器和测试方法用来评估生理和认知参数的影响及量化参数，包括平衡、反应时间、眼球共轭运动、语言和神经心理测试[102-109]。当获得基线测试比较后发现神经心理学测试最有价值[88, 110-114]，基于复杂脑电图信号分析和其他神经生理学数据的生理测试也是有用的[115-119]。生物标记还处于开发和验证过程中，还未进入常规使用[120]。

美国 FDA 发布了一份关于该领域技术发展的指导文件[102]。虽然这些方法都不能提供明确的诊断，但有几个方法也能够可观地检测出 mTBI 的变化。它们也有助于克服运动员反对离开赛场的发生以及随后警觉性的提高。从长远来看，这些方法可能有助于更好地理解体育性 mTBI 的流行病学，而且运动员也会从中获益。

脑震荡和脑震荡后综合征的症状

神经外科医师有时需要评估处于亚临床期的 mTBI 患者，本章对有关事项进行概述。65%～93% 的患者出现头痛，其次是疲劳（55%～82%）、头晕和平衡不良（32%～75%）、精神迟缓（44%～60%）、困倦（27%～60%）、注意力不集中（30%～57%），以及恶心（29%～55%）。其他显著性症状包括畏光（15%～52%）、畏声（17%～49%）、健忘（34%～42%）、视觉障碍（23%～39%）、睡眠障碍（12%～38%）、易怒、抑郁或悲伤（9%～34%）、耳鸣（8%～19%）及呕吐（5%～23%）[68]。这些症状发生的时间是可变的：它们可以在数小时至数日内发展为急性或亚急性，恶化后低于基线水平则需进行重新评估，以排除延迟出血或其他原因。

症状的持续时间各不相同。大多数既往没有脑震荡的患者 1～2 周内就会恢复，某些症状会持续 5 周甚至更长的时间，20%～25% 的儿童和青少年在受伤 1 个月后出现持续症状，15% 的儿童在 3 个月后仍有症状，有些患者似乎持续存在，这在成人中也有发生。到底是什么构成了脑震荡后综合征"正常"持续时间仍有待讨论[68, 121-124]。

急性脑震荡和脑震荡后综合征时期存在的一个问题是最常表现的症状并不具有特异性，它们也可以出现在没有脑震荡病史的人群中，超过一半的健康大学运动员，无论男女，都至少存在其中的一个症状[125]。性格差异对症状报告存在影响，有人认为脑震荡应该归类于"可能""大概"以及"确定"

的顺序，但这种分类优点是有限的[126]。这使得对脑震荡和脑震荡后综合征的绝对分类诊断和在边缘情况下评估是否真的发生了 LOC 一样困难。

事实上，急诊留观患者从担心 mTBI 发展到持续性 LOC、重度头痛、持续性创伤后失忆，上述症状持续性和恶化，以及更加严重的神经系统恶化症状包括姿态、ICP 增高可能、局限化、脑脊液漏、癫痫或嗜睡增加等。无论患者的既往史是否强烈支持 mTBI 或脑震荡的诊断，那些有症状的患者均应当持续监测和评估，那些无意识或部分无意识的患者也应当监测。

外科医师通常会受到来自患者、家属、护士及其他医师的压力，所以他们会适当放宽检查指标，依赖于具体情况的选择，包括短期内持续治疗，这可能是一个合理的要求。

爆 炸 伤

无论是军事爆炸还是民用爆炸，爆炸伤在 TBI 的病因中越来越是一个独立的存在，不仅因为它可以结合开放性和闭合性损伤要素（或同时伴随发生），还因为虽然能生存但致残性严重[127, 128]。多发性创伤常见于军事爆炸伤，为了与本章的重点保持一致，不予以详细讨论病理生理学或临床特征，关于这类主题的观点也很容易获得[129-134]。

初步评估必须假定隐匿性和复杂化的创伤存在，需要进行细致的复苏、稳定生理及疾病监测，可能涉及多个外科手术和放射团队，患者可能被隐藏或停留的时间超过理想状态，尤其在战争或出现大规模伤亡时。在这种情况下应当保证气管内导管、导丝、导尿管及其他设备的安全性并且经常性检查，同时也建议进行早期全面的影像学检测。

由于患者可能分开转运，所以应当详细地记录好病情并且保留副本。最后尽管这些损伤发生的环境及对这些患者进行评估和治疗通常是混乱的，但必须对患者进行定期检查和复查。在发生严重的爆炸伤时（见下文），当出现长时间手术、转运或其他复杂化因素发挥作用时，应当立即考虑 ICP 监测，另外还要考虑影像学复查。

许多治疗方式都来自战时经验，在市区和城乡中发生的爆炸伤可能有所不同，例如，乡民很少穿防护服，贯通性和非贯通性损伤比例也有所不同，但是初步评估的原则本质上是一样的。

损伤的严重程度和神经系统损伤程度以及精神

状态改变持续的时间有关，mTBI一词用于爆炸后LOC持续时间在30分钟内以及GCS在13～15分的情况；中度TBI用于初始GCS为9～13分并且LOC持续时间在30分钟到24小时之间；重度TBI用于初始GCS在8分以下并且LOC持续时间超过24小时。严重的爆炸伤会造成昏迷、GCS ≤8分、颅骨骨折、颅内出血、弥漫性脑水肿及充血。GCS评分在诊断标准中占主导地位，在该疾病患者队列中，死亡率较高且致残率更严重[132, 135]。

在初始评估阶段中，一个重要的考虑因素是需要假设存在多发伤，其中一些可能是隐匿性的，没有明显的外部体征。在战争中，患者可能没有意识到他们的伤势，或者试图隐藏自己的伤情[132]。因此，在军事环境中，除了寻找头颈部周围的严重创伤，还有必要寻找躯干和四肢、眼睛、耳、喉及血管损伤，此类损伤可能是钝性的或贯穿性的，烧伤并不少见，多发性创伤增加了凝血功能障碍的风险。

基底池和环池中存在血液是爆炸伤严重程度的标志，在接受血管造影检查的患者中，有47%的人存在血管痉挛，它降低了脑血流量并且在病理生理中起了重要的作用。它可以在伤后48小时内延迟发展，并且严重程度与爆炸的严重程度相互对应[132, 135, 136]。其他血管并发症包括静脉窦血栓和假性动脉瘤，两者都可能导致严重并发症[136]。患者在第一次就诊时这些症状可能并不明显，但在最初稳定及治疗后以及在亚急性期时应当排除这些并发症，静脉窦血栓形成可能是ICP增加的原因。急性和延迟性ICP升高常见于严重爆炸伤后，但在较轻的损伤在也可以发生[135]。控制ICP的方法是维持循环血容量以及受到严重损害的自身调节功能的支持[27]。因此，正如本章描述的那样，战时的头部创伤中渗透性利尿剂的使用很大程度上由高渗性生理盐水替代。

大规模临床输血应当在严重出血的适宜情况下进行[137-145]，然而正如指出的那样，大规模输血的应用在某些情况下引发了争议。

儿科意识丧失

脑外伤是儿童和青少年发生LOC的一个主要原因[68]，据全国急诊样本数据库统计，在2006—2013年间有215 204 932名儿童急诊就诊，其中有2.83%的诊断为TBI，发病率从开始到最后增加了34.1%[146]。一项国家创伤数据库抽样调查显示，mTBI代表了17岁之前的儿童运动相关性损伤总数的87.1%[147]。跌倒是导致幼儿TBI最常见的原因，而机动车事故、自行车事故及运动性损伤在较大儿童中占主导地位。

儿童和成人的治疗目标是一样的，因此神经外科医师的任务也是类似的。事实上，急性LOC的初始评估在成人和儿童人群之间并无实质差异，但合并症和损伤原因除外，并且许多损伤（即使不是大多数）存在目击者。这是在儿科LOC中的一个特殊问题：不可靠的病史或令人难以置信的无人见证的创伤增加了虐待儿童和虐待性头部创伤（AHT）的可能性，这就需要采用不同的、更全面的方法进行评估、记录和通报[148-152]。

另儿童和青少年的脑震荡主题在"脑震荡"章节讨论。

虐待性头部创伤

虐待性头部创伤（abusive head trauma，AHT）是儿童神经创伤的一个相对常见的原因，具有严重的社会和医学影响。发病率估计在每10万1岁以下儿童中就有14～40个病例出现，据估计15%～23%的儿童在事件发生后的数小时至数日内死亡[153, 154]。几乎所有的司法管辖区都能从急诊触发相关体制来调查虐待儿童事件，以及怀疑虐待儿童的法定报告要求。为了保护儿童，考虑AHT的诊断是非常重要的[155]。对头部创伤的儿童采取综合团队方法，可以同时解决医疗问题和社会问题，对同时存在LOC和头部创伤的儿童评估时，不仅要对他们目前状况评估，还要考虑到当前或过去的额外创伤。多发伤需要一个解释，有一些决策支持工具可用于协助评估和管理可疑的虐待，但是它们在实时中的作用仍在研究中[156, 157]。

医学评估

和成人一样，评估和复苏的重点是气道、呼吸和循环。必须遵守预防保持脊柱流程，限制轴向牵引是很重要的，尤其在罕见的情况下，它会加剧不稳定的小儿脊柱的损伤。评估包括详细的一般体格检查和神经系统检查，遵循与成人相同的原则。

对于学话前的儿童，更适用儿科GCS评分，并且已经得到了验证。对于2～3岁以上的儿童，很难在儿科GCS评分和标准GCS评分中做出选择。

实验室检查也与成人相同。

初步评估中的 CT 扫描和临床决策规定

关于 18 岁以下儿童轻度颅脑损伤（GCS 为 13 ～ 15 分）是否需要 CT 扫描存在争议，在这些儿童中，最终只有不到 1% 的人接受外科手术治疗。在急诊就诊的儿童中，只有不到 5% 的儿童存在临床上严重的头部损伤[160]。然而在加拿大，大约有 1/3 的儿童进行 CT 检查，其他地方的情况也类似。脑成像的获益能够抵消辐射的危险吗[160-164]？当然不会。因此，一些也被称为 CDR 的基于预测算法的决策指南提出应当减少假阴性扫描并且只选择有临床 TBI 风险的儿童。应用最广泛的是加拿大的运用 X 线断层摄影术对儿童脑损伤进行评估（the Canadian Assessment of Tomography for Childhood Head Injury，CATCH）、基于重要临床事件的儿童头部损伤预测算法（the Children's Head Injury Algorithm for the Prediction of Important Clinical Events，CHALICE）及小儿科急诊护理应用研究网（the Pediatric Emergency Care Applied Research Network，PECARN）。

CDR 是提高医疗决策准确性的临床支持工具。它们用来识别任何特定应用程序的高或低风险组。有效的 CDR 是基于严格的方法学标准得到的。它是根据经验和现有数据得到的，需要检测和验证，并且需要评估其对医师行为（如果医师为评估目标，其他卫生医疗提供者或卫生系统同样也作为目标）和临床结果的影响，在这种普适情况下，成本效率、成本效益及成本效益问题都能够提升[158, 165-171]。

验证性结果需要在守则适应的环境中对规则性能进行前瞻性评估，从哪种或由何种准则推导出来的设定是不符合条件的，因此验证步骤也叫外部验证。外部验证可能难以实施，而且也有可能是 CDR 开发的限制因素，最终验证步骤必须有足够的效力以提供统计学上可接受的结论[172]。

一项有 10 000 名儿童的比较研究显示，PECARN 方式成功确定了其中 21 名严重外伤的患者。标准如下：LOC 持续时间 5 秒及以上；对家属表现出行为异常；重度机械损伤；精神状态异常；GCS ≤ 15 分及非前额部颅内血肿。重度机械损伤包括机动车事故造成的患者弹出、乘客死亡或翻车；行人或者未戴头盔的骑行者与机动车发生碰撞时；2 岁以下从 0.9 m 高及以上的地方跌落或 >2 岁从 1.5 m 及以上的地方跌落；高速抛射撞击到头部等[160, 173]。CHALICE 和 CATCH 的标准稍微不同但发现不太具有预测性[174-176]。

尽管由于实验规模较小无法得出确切的结论，但结果显示 CDR（预测算法）对小儿患者作用很明显，并且能对儿童 TBI 的初步评估中提供相关的临床决策，包括很有可能的虐待风险。改进数据收集和分析方式可能会获得越来越有用的实时应用算法，它们也可能有助于减少这一人群的辐射暴露，并在临床结果和成本方面取得改善[84, 166, 172, 177-180]。

CDR 被期望可以越来越多地用于帮助急诊科的临床决策制定。

非创伤性意识丧失

小儿晕厥是儿童和青少年意识丧失的一个常见原因，据报道在这个年龄范围内，大约有 1% 的儿童因为晕厥来急诊就诊。这种情况有两个高峰期：一是在 6 ～ 18 个月，最常见的是屏气导致的短暂性 LOC；青少年时期是该病的第二个高峰期[181]。大多数情况下，儿童晕厥不会表现为创伤或者其他神经外科问题，但是不排除特殊情况。

病史和前驱症状是初始评估的最重要方面[182]，婴儿通常会戏剧性地发生屏住呼吸的病史，有时出现发绀、定向障碍或肌震颤。青少年则会出现血管迷走神经综合征，表现为恶心、轻微头痛、视野缩小、灰色视觉、听力改变、呼吸困难及腹部症状[183-185]。事件发生的背景和相关情况也有助于鉴别诊断，对家族史的详细记录（特别是心律失常和猝死）以及对药物使用情况的了解（包括处方药和娱乐性药物）等[186, 187]。

晕厥作为头部创伤的原因和结果是不同的，前者应作为前驱事件进行调查，区别于癫痫发作或急性颅内事件。尽管对于后者来说也是如此，但创伤后晕厥必须从创伤后后遗症的角来看待和进行相应的调查。在轻度头部创伤后仅出现呕吐（不伴随其他症状和体征）症状对于患者来讲是一件令人担忧的事件，但是如果没有发生头部创伤，单独出现呕吐症状那么结果就没有如此严重[188]。只有 0.2% 的儿童出现了单独呕吐的症状，也就是说并未有发现其他 TBI 的潜在表现，最终确诊为了临床 TBI，对比来看有 2.5% 的人并不仅有呕吐症状。一项研究显示，298 名单独出现呕吐症状的患者有 5 人通过 CT 确诊为 TBI，而对于非单独性呕吐症状则在 3 286 名患者中发现 211 人为 TBI，因此在非单独出现的呕吐症状情况下，应积极进行 CT 检查。

体格检查只是偶尔具有成效，在进行循环系统检查的同时寻找创伤的证据，包括体位性生命体征、心电图及神经系统检查，检查癫痫发作的可能性、评估脉搏，以及在颈部、眼部和头部听诊杂音同样重要。就像 AHT，对儿科晕厥的评估应该包括一个在心脏病学、神经病学和相关专业方面有专长的团队，另外如果有的话，应包括精神病学。

从神经病学的角度来看，良性病史和常规的检查会降低急性或恶性的神经病学事件的风险，后续评估通常是在门诊进行。

儿童期的非神经病学病因包括低血糖、体温过低、酸碱平衡失调和电解质紊乱、糖尿病、中毒、败血症、脑膜炎、癫痫发作，以及某些地方的疟疾和其他热带疾病，但这些并不会在这里讨论。

脑 卒 中

虽然脑卒中的诊断通常与创伤很容易区分，但可能会有脑卒中伴随创伤，或创伤可能伴随脑卒中的情况[16, 190-194]。

脑出血

脑出血（intracerebral hemorrhage，ICH）占脑卒中病因的 10% ～ 15%，并且可能以 LOC 形式出现，脑出血可能既是 LOC 的病因，也可能是 LOC 的结果。在某些情况下，神经外科医师需要问诊患者相关情况，但有时候则会直接进行初步评估，下面综述仅适用于 LOC 伴脑出血患者的初步评估。

大多数 ICH 患者会出现头痛、突然出现的稳定性、局灶性神经系统功能缺陷、渐进性口吃或步速变化、高血压及意识减退。常见病因有高血压、抗凝药物治疗、滥用药物、动静脉血管异常、静脉或毛细血管瘤、海绵状血管瘤、血管炎、动脉瘤破裂、缺血性脑卒中及创伤后迟发性血肿（延迟性脑卒中）。

初步评估包括就像与那些危及生命的神经系统事件一样的稳定气道、呼吸和循环系统，控制血压、急诊神经系统影像学，通常由于效率的优势选择 CT 而不是 MRI。

凝血功能障碍和脑水肿是急诊问题，对于是否需要进行清除血肿、进行减压性颅骨切除术或者植入颅内压监测器一般都是根据神经影像学的结果来进行决定。血肿体积应该在术后及时记录，确定患者是否有任何血肿生长或再出血表现同样重要。

最终的保守和外科治疗通常是在影像学检查完成后决定的。手术减压的绝对适应证很少见，除了直径>3 cm 的小脑血肿引起脑干压迫或脑积水时，该情况下手术可能可以挽救生命，如果诊断明确应立即急诊手术。一般来说，患者最好收治于重症监护室，另外术后管理以及保守治疗的详情不属于本章讨论内容。

缺血性脑卒中

脑卒中占非创性昏迷病因的 6% ～ 54%，在非创伤性神经功能缺陷突然发作的鉴别诊断中居首位[195]。脑卒中一词经常包括蛛网膜下腔出血、脑出血以及缺血性脑卒中三种情况，所以在流行病学上不易确定。很难分析缺血性脑卒中占意识丧失的百分比。然而，即使考虑到急性后循环血栓形成或夹层，或者 Percheron 动脉双侧闭塞等相对少见情况，缺血性脑卒中也很少表现为急性意识丧失[196, 197]。

在确认新的、突发的、典型的新近起源的局灶性神经功能缺陷后进行诊断。与脑卒中具有类似症状的疾病有癫痫发作、低血糖、败血症、偏头痛、Bell 麻痹、颈动脉或椎动脉夹层（事实上会导致脑卒中）、多发性硬化及眼部疾病（尤其是一过性单眼失明）。

对于无明显诱因的非创伤性昏迷应立即进行影像学检查，重度缺血性脑卒中导致的包括 LOC 在内的精神状态的改变可以通过影像学检查识别。在无法确定创伤性病因或者并发症的情况下，神经外科医师将排除缺血性脑卒中的诊断，除外超出本章讨论范围的机械性溶栓、ICP 监测或减压性颅骨切除术，一般情况下缺血性脑卒中不会与 LOC 的创伤性病因混淆。

晕 厥

晕厥是突然发生的短暂的或一过性 LOC（transient LOC，tLOC），无须电化学心脏复苏即可自然恢复的体位性意识丧失[198]。加拿大心血管协会对晕厥的定义更加狭义，即先发生 tLOC，然后迅速自发的恢复，而不存在其他形式的 tLOC，如癫痫[186]。1982 年的一项经典研究对布列根和妇女医院的 198 名 tLOC 患者进行评估发现他们可以分为 5 组[199]：① 中枢神经系统 tLOC，包括短暂性脑缺血发作、脑血管意外、偏头痛及癫痫发作。② 心血管系统 tLOC，通常病因为主动脉狭窄、急性心肌梗死、肺栓塞及心律失常。③ 不伴癫痫发作的代谢性或药物性 tLOC，如异常代谢方面的低血糖、药物或酒精摄入。④ 血管迷走神经或精神性 tLOC，包括过度通气、精神性或情绪病因、癔症，以及排尿、咳嗽或排便后 tLOC，以及收缩压 <80 mmHg 或不明原因的血压降低 33 mmHg 或久坐、久站相关的体位性 tLOC。⑤ 不属于以上分组的不明原因的 tLOC。

以下情况的晕厥通常不属于神经外科医师的评估范围，如房子装修时从梯子上跌落发生的短暂性 LOC 和短期失忆症，以及在粉刷墙壁时出现眩晕等。那么应该如何进行评估呢？如果在良性评估之后入院，那应该进入内科还是外科呢？

LOC 最终可以归因于大脑的低灌注，需鉴别的诊断包括头晕、眩晕、癫痫发作、嗜睡症及 mTBI。非心源性病因包括排尿排便性晕厥、咳嗽和吞咽性晕厥、直立性低血压、药物作用、精神性晕厥、脑血管疾病、颈动脉窦综合征，以及罕见的外伤性疼痛、舌咽神经痛和三叉神经痛等。心源性病因包括心律失常、急性心肌梗死、左心室流出道和肺血流量受限、泵衰竭和主动脉夹层[198]。妊娠、潜在性失血导致的低血压、硬膜下血肿和脑卒中也应考虑，以上只是粗略列举。

在对晕厥的评估中，初始评估尤其重要，因为潜在的病因经常建立在临床数据的基础上[198-202]。初始评估主要集中于 4 个方面：心血管系统，中枢神经系统、精神和情感状态，以及既往史（如怀孕、使用新药、异常的运动量、高温环境及疲劳等）[203, 204]。

晕厥在内科入院以及急诊就诊患者中分别占 1%～6% 和 3%，据统计在健康人群中，有12%～48% 的人在他们一生中会出现一次或者多次的 LOC[198]，其中最常见的病因是血管迷走神经（58%）和心源性（8%～39%）因素，但其中仍有13%～47% 的人不能确诊[198, 199]。在 50% 的晕厥患者中出现异常心电图（EKG），但被证明具有特定事件原因的患者数量要少得多[199, 205]。癫痫发作是晕厥常见的原因（一项研究显示该病因占 29%）[199-201]。

儿科人群中晕厥的诊断略有不同[206, 207]。

尽管在大多数患者中，tLOC 的病因是血管迷走神经或精神心理性因素，但并不应该满足于这个统计数据。问题包括：tLOC 是否应该被视为良性的、有征兆性的或诊断性的情况；患者能否放心出院，或者同意接受全面检查，以及在文献中经常出现的如何平衡准确诊断和快速诊断和如何有效利用昂贵的医疗资源等问题。

对具有高危因素的可以治疗的 tLOC 患者实施治疗是指南推荐的，如未确诊的心源性晕厥相关病死率非常高，因此 40 岁以上的患者最好进行心电图检查以及其他推荐性治疗[199]。从神经外科的角度看，即使患者存在隐性内科问题仍可以维持 mTBI 的诊断。

其他本章不包括的体格检查（非神经外科的检查）指出了全部既往史和体格检查、心脏影像检查、详细用药史（包括处方药和娱乐性用药），以及无明显病因的高度怀疑的复发性晕厥的必要性。体格检查应侧重于直立性低血压、心血管事件及神经系统异常，常规体格检查和心电图后的检查是基于患者分层的。因此，有心脏病的老年患者通常与已确诊心脏病的年轻患者有不同的治疗方式，症状复发的患者的治疗方式与首次事件容易解释的患者不同。除诊断低血糖、低钠血症、低钙血症或肾衰竭外，心肌酶以外的常规实验室检查很少有帮助。这些常见于癫痫发作导致的 LOC 患者中，而不是单纯的晕厥[199]。

晕厥患者常规入院治疗并没有必要，通过急诊留观对中度危险的晕厥患者运用留观方式进行的观察与其入院后的结果一致[208]。最近一项研究显示美国 36% 的急诊都具有观察室[209]。高危患者、疑似 TBI 患者或晕厥病因等的结果仍未全面进行评估的，这类患者可能需要住院治疗，并有内外科团队共同进行留观检查。

如果出现 mTBI 问题，无论作为晕厥的病因还是结果，最好的处理方式是同时进行神经内外科的评估。这种情况下建议早期行 CT 检查，特别是当有证据表明神经系统受损或者是癫痫作为一种鉴别诊断的情况下，此时大脑结构损伤应当立即解决。

儿科晕厥

大多数儿科患者（年龄 <19 岁）都会发生血管迷走神经性晕厥。加拿大心血管学会为儿科晕厥制定了一个有用的儿科晕厥临床路径[186]。

LOC 发作的病史和环境对诊断最有帮助，对于体位性生命体征进行重点体格检查也很重要，中度劳累性晕厥、心脏体格检查异常、心律失常或结构性心脏病病史或不明原因死亡的家族史等都需要心脏检查。仰卧位时，前驱症状或意识消失持续超过5 分钟应在其他条件相同的情况下进行癫痫发作检查。阴性癫痫发作提示可能存在心因性事件。缺乏心脏危险因素，加上无前驱症状和其他癫痫发作指征，最符合血管迷走性事件。

晕厥与癫痫

首次区分作为 LOC 病因的癫痫和晕厥时是具有挑战性的，除非在此之前发生过 TBI 或者 TBI 作为该事件的结果，神经外科医师很少介入。在这种情况下，病史和体格检查都不是诊断的必要条件，尿失禁也不是。相反的，发生咬舌症状则指的是癫痫而不是晕厥，这具有较高的特异性（99%），但敏感性很低（24%）[210-215]。侧面咬舌则一定是癫痫大发作[210]。TBI 的评估方式如前所述。

说话着死亡（Talk and Die）患者

1975 年《柳叶刀》的一篇题为"头部创伤患者的说话着死亡（Talk and Die）"的文章首次强调了无明显损伤患者最终死亡的问题[216]。这项研究回顾了 151 例致死性颅脑创伤患者中 66 例的亚群，其中有 44 人（75%）有颅内血肿，22 人（25%）不存在颅内血肿，存在血肿的患者昏迷时间通常超过 1 小时（P<0.001），其他差异并不显著，诊断是在尸检中做出的。在无血肿的 22 例患者中其死亡原因包括 6 例脑挫伤、2 例双侧脑肿胀、2 例局部缺血性脑挫伤、4 例脑缺血、3 例癫痫持续状态后的脑缺氧、4 例脑膜炎及 1 例脂肪栓塞。

最近的研究证实了这一小群患者的存在，尽管总体上颅脑损伤的死亡率已经有所下降[217, 218]，其中一个系列报道了 569 名轻度头部损伤患者中的 15 例（2.6%），他们 GCS 评分为 13～15 分，符合"说话着死亡（Talk and Die）"的标准。他们在受伤后 48 小时内恶化到 GCS 8 分及以下，大部分人（53%）年龄>70 岁，27% 的人年龄在 17～30 岁。其风险因素包括延迟性 CT 检查、沟通能力差、延迟性神经外科治疗、早期出院、血小板减少症治疗延迟和凝血功能障碍。另一项规模更大的研究发现，早期死亡发生在具有严重的颅脑创伤、休克及可能性低血压的年轻患者中，而晚期死亡则发生在中枢神经系统外损伤不太严重老年患者中。年轻患者中早期死亡与抗凝治疗有关，老年患者发生的晚期死亡与肺栓塞有关，这些人中 1/3 在入院后第 1 日死亡，1/3 在第 5 日之后死亡，另外 1/3 在第 1 日到第 5 日死亡[219]。

说话着死亡 Talk and Die 患者会经历一系列复杂的事件，这些事件可能涉及几乎所有的脑组织成分。问题是，较小系列中的大多数患者最初似乎并未被怀疑有严重损伤，并且难以预测哪些患者将以这种方式受到影响。尽管缺乏最初的症状和体征，但他们主要因为原发伤及其继发性损伤而死亡。

初始评估的一个关键目标是确定原发性损伤、预测疾病恶化的可能性，并采取相应措施来阻止或减轻继发性损伤的发生及进展。

因此，持续观察和再评估以及持续监测生命体征和 GCS 是管理 LOC 患者的主要方法。

被发现的倒地患者

送往急诊的不清楚病史的无意识患者称为"被发现的倒地患者"。几乎一半的患者存在创伤性损伤，无论是被收治进内科还是外科，这类患者都属于棘手的患者[220]。

在对美国 7 个创伤中心的 661 名患者进行的回顾调查中发现，47.4% 的患者曾急诊就诊，21.2% 的人无家可归，26% 的人有过精神病史，33% 的人有酒精中毒史，18.9% 的人有过滥用药物的经历。EMS 人员在现场就发现外伤症状的有 35.4%，到急诊发现外伤的有 56.1%。最重要的是几乎 50% 的人同时有内科诊断和外伤，另有 11.4% 的人被误诊。患者年龄越大越容易被误诊，年龄>70 岁时误诊率会翻倍[220, 221]。此外，大规模的流行病学研究表明，老年 TBI 患者数量呈上升趋势[222, 223]。

有很多有用的标准来量化与晕厥和心脏疾病相关的风险[224-228]，在"被发现的倒地患者"中，关于头部损伤类似的标准还没有出现（相关内容可以参考儿科患者决策规范）[229]，这一群体尤其脆弱。因此，对严重颅内事件应保持高度怀疑。一旦患者病情稳定，应立即进行头部影像学检查[28]。

沟通和交接

在急诊室与接诊的医疗人员进行沟通，随后与医师和护士对 LOC 患者的诊疗进行的交流，这是个经常被忽视的领域，这个过程对患者护理的质量和结果会产生深远的影响。无论是口头上、书面上、通过 EMR 还是替他方式，以下内容都应涉及：

○ 相关的内外科病史，包括年龄、当前治疗以及院前状态。

○ 创伤病史或撞击事件的发生。

○ 药物使用情况包括娱乐性药物。

○ 时间过程，包括症状发作或发现时的状况，以及最后一次被认为是正常时的状态。

○ 院前 GCS 以及包括体温在内的生命体征。

○ 到达急诊时的 GCS 和生命体征。

○ 到达急诊时的神经系统检查。

○ 与创伤有关的其他体格检查（如果可以获得）。

○ 心电图和心脏相关疾病。

○ 包括平扫和增强在内的影像学检查结果（X 线平片和 CT）。

○ 相关实验室检查包括 INR、血小板计数及肌酐水平。

○ 院前和急诊室处理措施，包括机械通气（肌松药和镇静）、HTN 管理、纠正凝血功能和输血（PCC、FFP、血小板）。

○ 血管通路。

○ 急性和可识别病理状况的治疗详情（气胸、休克、复苏、低体温、电复律、主动脉球囊、起搏）。

○ 组织纤溶酶原激活剂（tissue plasminogen activator，tPA）和神经介入放射性治疗。

○ ICP 和 ICP 监测。

○ 情况恶化或改善，间歇性神经系统检查结果的情况。

○ 遗留问题和新兴问题。

○ 目前的神经系统状况和时间节点（患者在急诊的时间）。

○ 病史采集（姓名和职业）。

○ 与入院或基础疾病（如透析等）相关的计划性干预措施。

○ 补充不全的病史和治疗计划。

○ 转出急诊后接诊的医师和医疗团队。

○ 家庭和社会问题。

○ 转诊交接（如护理问题）。

○ 预期时间点。

结　论

本章回顾了包括头部创伤及成人和儿童中有头部创伤症状的或有类似诱因情况所导致的 LOC 的初步评估。LOC 患者神经性和非神经性的病因都应当考虑。初步评估的进行为病情治疗进度、步骤和治疗范围奠定了基础，因此神经外科医师就有机会优化患者护理和临床治疗结果的质量。

（陈一凡）

参考文献

[1] Plum F, Posner JB. The Diagnosis of Stupor and Coma. 3rd ed. Philadelphia, PA: F.A: Davis Co.; 1980.

[2] Agnati LF, Guidolin D, Cortelli P, Genedani S, Cela-Conde C, Fuxe K. Neuronal correlates to consciousness. The "Hall of Mirrors" metaphor describing consciousness as an epiphenomenon of multiple dynamic mosaics of cortical functional modules. Brain Res. 2012; 1476:3–21.

[3] Bekinschtein T, Cologan V, Dahmen B, Golombek D. You are only coming through in waves: wakefulness variability and assessment in patients with impaired consciousness. Prog Brain Res. 2009; 177:171–189.

[4] Coleman MR, Bekinschtein T, Monti MM, Owen AM, Pickard JD. A multimodal approach to the assessment of patients with disorders of consciousness. Prog Brain Res. 2009; 177:231–248.

[5] Demertzi A, Antonopoulos G, Heine L, et al. Intrinsic functional connectivity differentiates minimally conscious from unresponsive patients. Brain. 2015; 138(Pt 9):2619–2631.

[6] Di Perri C, Stender J, Laureys S, Gosseries O. Functional neuroanatomy of disorders of consciousness. Epilepsy Behav. 2014; 30:28–32.

[7] Evans BM. Sleep, consciousness and the spontaneous and evoked electrical activity of the brain. Is there a cortical integrating mechanism? Neurophysiol Clin. 2003; 33(1):1–10.

[8] Trist, á, n B, Gleichgerrcht E, Manes F. Acute loss of consciousness. Handb Clin Neurol. 2015; 127:195–204.

[9] Weber F, Dan Y. Circuit-based interrogation of sleep control. Nature. 2016; 538(7623):51–59.

[10] Koehler PJ, Wijdicks EF. Historical study of coma: looking back through medical and neurological texts. Brain. 2008; 131(Pt 3):877–889.

[11] Gardner AJ, Zafonte R. Neuroepidemiology of traumatic brain injury. Handb Clin Neurol. 2016; 138:207–223.

[12] Garvin R, Venkatasubramanian C, Lumba-Brown A, Miller CM. Emergency Neurological Life Support: traumatic brain injury. Neurocrit Care. 2015; 23 Suppl 2:S143–S154.

[13] Taylor CA, Bell JM, Breiding MJ, Xu L. Traumatic brain injury-related emergency department visits, hospitalizations, and deaths - United States, 2007 and 2013. MMWR Surveill Summ. 2017; 66(9):1–16.

[14] Stevens RD, Cadena RS, Pineda J. Emergency neurological life support: approach to the patient with coma. Neurocrit Care. 2015; 23 Suppl 2:S69–S75.

[15] Holm L, Cassidy JD, Carroll LJ, Borg J, Neurotrauma Task Force on Mild Traumatic Brain Injury of the WHO Collaborating Centre. Summary of the WHO Collaborating Centre for Neurotrauma Task Force on Mild Traumatic Brain Injury. J Rehabil Med. 2005; 37(3):137–141.

[16] Liu SW, Huang LC, Chung WF, et al. Increased risk of stroke in patients of concussion: a nationwide cohort study. Int J Environ Res Public Health. 2017; 14(3):14.

[17] Langston A, Downing D, Packard J, et al. Massive transfusion protocol simulation: an innovative approach to team training. Crit Care Nurs Clin North Am. 2017; 29(2):259–269.

[18] Meyer DE, Vincent LE, Fox EE, et al. Every minute counts: time to delivery of initial massive transfusion cooler and its impact on mortality. J Trauma Acute Care Surg. 2017; 83(1):19–24.

[19] Ngwenya LB, Suen CG, Tarapore PE, Manley GT, Huang MC. Safety and cost efficiency of a restrictive transfusion protocol in patients with traumatic brain injury. J Neurosurg. 2017; Jun 23:1–8.

[20] Nunn A, Fischer P, Sing R, Templin M, Avery M, Christmas AB. Improvement of treatment outcomes after implementation of a massive transfusion protocol: a Level I trauma center experience. Am Surg. 2017; 83 (4):394–398.

[21] Prat NJ, Meyer AD, Ingalls NK, Trichereau J, DuBose JJ, Cap AP. ROTEM significantly optimizes transfusion practices for damage control resuscitation in combat casualties. J Trauma Acute Care Surg. 2017; 83(3):373–380.

[22] Savage SA, Zarzaur BL, Brewer BL, et al. 1: 1 Transfusion strategies are right for the wrong reasons. J Trauma Acute Care Surg. 2017; 82(5):845–852.

[23] Tran A, Matar M, Steyerberg EW, Lampron J, Taljaard M, Vaillancourt C. Early identification of patients requiring massive transfusion, embolization, or hemostatic surgery for traumatic hemorrhage: a systematic review protocol. Syst Rev. 2017; 6(1):80.

[24] Baratloo A, Shokravi M, Safari S, Aziz AK. Predictive value of Glasgow Coma

Score and full outline of unresponsiveness score on the outcome of multiple trauma patients. Arch Iran Med. 2016; 19(3):215–220．

[25] Wijdicks EF, Rabinstein AA, Bamlet WR, Mandrekar JN. FOUR score and Glasgow Coma Scale in predicting outcome of comatose patients: a pooled analysis. Neurology. 2011; 77(1):84–85．

[26] Petkus V, Preiksaitis A, Krakauskaite S, et al. Benefit on optimal cerebral perfusion pressure targeted treatment for traumatic brain injury patients. J Crit Care. 2017; 41:49–55．

[27] Preiksaitis A, Krakauskaite S, Petkus V, et al. Association of severe traumatic brain injury patient outcomes with duration of cerebrovascular autoregulation impairment events. Neurosurgery. 2016; 79(1):75–82．

[28] Stenberg M, Koskinen LD, Jonasson P, Levi R, St, à, lnacke BM. Computed tomography and clinical outcome in patients with severe traumatic brain injury. Brain Inj. 2017; 31(3):351–358．

[29] Drew J, Chou VB, Miller C, Borg B, Ingalls N, Shackelford S. Clearing the cervical spine in a war zone: what other injuries matter? Mil Med. 2015; 180 (7):792–797.

[30] Mulligan RP, Mahabir RC. The prevalence of cervical spine injury, head injury, or both with isolated and multiple craniomaxillofacial fractures. Plast Reconstr Surg. 2010; 126(5):1647–1651.

[31] Thesleff T, Kataja A, Ö, hman J, Luoto TM. Head injuries and the risk of concurrent cervical spine fractures. Acta Neurochir (Wien). 2017; 159(5):907–914．

[32] Kim BJ, Kim SH, Lim DJ, Ha SK. Traumatic subarachnoid hemorrhage originating from mid-cervical arterial injury. World Neurosurg. 2015; 84 (4):1177.e13–1177.e16.

[33] Koszyca B, Gilbert JD, Blumbergs PC. Traumatic subarachnoid hemorrhage and extracranial vertebral artery injury: a case report and review of the literature. Am J Forensic Med Pathol. 2003; 24(2):114–118.

[34] Jinadasa S, Boone MD. Controversies in the management of traumatic brain injury. Anesthesiol Clin. 2016; 34(3):557–575.

[35] Martin GT. Acute brain trauma. Ann R Coll Surg Engl. 2016; 98(1):6–10.

[36] Stocchetti N, Maas AI. Traumatic intracranial hypertension. N Engl J Med. 2014; 370(22):2121–2130.

[37] Pappu S, Lerma J, Khraishi T. Brain CT to assess intracranial pressure in patients with traumatic brain injury. J Neuroimaging. 2016; 26(1):37–40.

[38] Talving P, Karamanos E, Teixeira PG, et al. Intracranial pressure monitoring in severe head injury: compliance with Brain Trauma Foundation guidelines and effect on outcomes: a prospective study. J Neurosurg. 2013; 119 (5):1248–1254.

[39] Tasneem N, Samaniego EA, Pieper C, et al. Brain multimodality monitoring: a new tool in neurocritical care of comatose patients. Crit Care Res Pract. 2017; 2017:6097265.

[40] Gilhooly J, Siu A, Beare M, Ecklund JM. Acute management of military-related injury. Handb Clin Neurol. 2015; 127:379–393．

[41] Aiolfi A, Khor D, Cho J, Benjamin E, Inaba K, Demetriades D. Intracranial pressure monitoring in severe blunt head trauma: does the type of monitoring device matter? J Neurosurg. 2017; May 26:1–6.

[42] Alice P, Meghan L, Elizabeth B, Alberto A, Kenji I, Demetrios D. Intracranial pressure monitoring in severe traumatic brain injuries: a closer look at level 1 trauma centers in the United States. Injury. 2017; 48(9):1944–1950.

[43] Dawes AJ, Sacks GD, Cryer HG, et al. Los Angeles County Trauma Consortium. Intracranial pressure monitoring and inpatient mortality in severe traumatic brain injury: A propensity score-matched analysis. J Trauma Acute Care Surg. 2015; 78(3):492–501, discussion 501–502.

[44] Forsyth RJ, Raper J, Todhunter E. Routine intracranial pressure monitoring in acute coma. Cochrane Database Syst Rev. 2015(11):CD002043.

[45] Forsyth RJ, Wolny S, Rodrigues B. Routine intracranial pressure monitoring in acute coma. Cochrane Database Syst Rev. 2010(2):CD002043.

[46] Marehbian J, Muehlschlegel S, Edlow BL, Hinson HE, Hwang DY. Medical management of the severe traumatic brain injury patient. Neurocrit Care. 2017; 27(3):430–446.

[47] Intracranial pressure monitoring in the management of penetrating brain injury. J Trauma Inj Infect Crit Care. 2001; 51(2):S12–S15.

[48] Livingstone DM, Smith KA, Lange B. Scuba diving and otology: a systematic review with recommendations on diagnosis, treatment and post-operative care. Diving Hyperb Med. 2017; 47(2):97–109.

[49] Mahon RT, Regis DP. Decompression and decompression sickness. Compr Physiol. 2014; 4(3):1157–1175.

[50] Permentier K, Vercammen S, Soetaert S, Schellemans C. Carbon dioxide poisoning: a literature review of an often forgotten cause of intoxication in the emergency department. Int J Emerg Med. 2017; 10(1):14.

[51] Pollock NW, Buteau D. Updates in decompression illness. Emerg Med Clin North Am. 2017; 35(2):301–319.

[52] Vigilante JA, DiGeorge NW. Sickle cell trait and diving: review and recommendations. Undersea Hyperb Med. 2014; 41(2):223–228.

[53] Galvagno SM, Jr, Fox EE, Appana SN, et al. Outcomes following concomitant traumatic brain injury and hemorrhagic shock: a secondary analysis from the PROPPR Trial. J Trauma Acute Care Surg. 2017; Jun 6: doi:. DOI: 10.1097/TA.0000000000001584.

[54] Beynon C, Unterberg AW, Sakowitz OW. Point of care coagulation testing in neurosurgery. J Clin Neurosci. 2015; 22(2):252–257.

[55] Chang R, Cardenas JC, Wade CE, Holcomb JB. Advances in the understanding of trauma-induced coagulopathy. Blood. 2016; 128(8):1043–1049.

[56] Epstein DS, Mitra B, O, ', Reilly G, Rosenfeld JV, Cameron PA. Acute traumatic coagulopathy in the setting of isolated traumatic brain injury: a systematic review and meta-analysis. Injury. 2014; 45(5):819–824.

[57] Gaddam SS, Buell T, Robertson CS. Systemic manifestations of traumatic brain injury. Handb Clin Neurol. 2015; 127:205–218.

[58] Gozal YM, Carroll CP, Krueger BM, Khoury J, Andaluz NO. Point-of-care testing in the acute management of traumatic brain injury: identifying the coagulopathic patient. Surg Neurol Int. 2017; 8:48.

[59] Sillesen M. Coagulation changes following traumatic brain injury and shock. Dan Med J. 2014; 61(12):B4974．

[60] Ali JT, Daley MJ, Vadiei N, et al. Thromboelastogram does not detect pre-injury anticoagulation in acute trauma patients. Am J Emerg Med. 2017; 35 (4):632–636．

[61] Goodman MD, Makley AT, Hanseman DJ, Pritts TA, Robinson BR. All the bang without the bucks: defining essential point-of-care testing for traumatic coagulopathy. J Trauma Acute Care Surg. 2015; 79(1):117–124, discussion 124.

[62] Hunt H, Stanworth S, Curry N, et al. Thromboelastography (TEG) and rotational thromboelastometry (ROTEM) for trauma induced coagulopathy in adult trauma patients with bleeding. Cochrane Database Syst Rev. 2015(2):CD010438.

[63] Betjemann JP, Lowenstein DH. Status epilepticus in adults. Lancet Neurol. 2015; 14(6):615–624.

[64] Lawton B, Deuble N. Seizures in the paediatric emergency department. J Paediatr Child Health. 2016; 52(2):147–150.

[65] Teran F, Harper-Kirksey K, Jagoda A. Clinical decision making in seizures and status epilepticus. Emerg Med Pract. 2015; 17(1):1–24, quiz 24–25.

[66] Woodford HJ, George J, Jackson M. Non-convulsive status epilepticus: a practical approach to diagnosis in confused older people. Postgrad Med J. 2015; 91(1081):655–661.

[67] Yigit O, Eray O, Mihci E, Yilmaz D, Eray B, Ö, zkaynak S. EEG as a part of the decision-making process in the emergency department. Eur J Emerg Med. 2013; 20(6):402–407.

[68] Rose SC, Weber KD, Collen JB, Heyer GL. The diagnosis and management of concussion in children and adolescents. Pediatr Neurol. 2015; 53(2):108–118.

[69] Ruff RM, Iverson GL, Barth JT, Bush SS, Broshek DK, NAN Policy and Planning Committee. Recommendations for diagnosing a mild traumatic brain injury: a National Academy of Neuropsychology education paper. Arch Clin Neuropsychol. 2009; 24(1):3–10.

[70] Dematteo CA, Hanna SE, Mahoney WJ, et al. My child doesn't have a brain injury, he only has a concussion. Pediatrics. 2010; 125(2):327–334．

[71] Halstead ME, Walter KD, Council on Sports Medicine and Fitness. American Academy of Pediatrics. Clinical report–sport-related concussion in children and adolescents. Pediatrics. 2010; 126(3):597–615.

[72] McCrory P, Meeuwisse WH, Aubry M, et al. Consensus statement on concussion in sport: the 4th International Conference on Concussion in Sport held in Zurich, November 2012. Br J Sports Med. 2013; 47(5):250–258.

[73] Mild Traumatic Brain Injury Committee of the Head Injury Interdisciplinary Special Interest Group of the American Congress of Rehabilitation Medicine. Definition of mild traumatic brain injury. J Head Trauma Rehabil. 1993; 8:86–87.

[74] Carroll LJ, Cassidy JD, Holm L, Kraus J, Coronado VG, WHO Collaborating Centre Task Force on Mild Traumatic Brain Injury. Methodological issues and research recommendations for mild traumatic brain injury: the WHO Collaborating Centre Task Force on Mild Traumatic Brain Injury. J Rehabil Med. 2004(43) Suppl:113–125.

[75] Carroll LJ, Cassidy JD, Peloso PM, et al. WHO Collaborating Centre Task Force on Mild Traumatic Brain Injury. Prognosis for mild traumatic brain injury: results of the WHO Collaborating Centre Task Force on Mild Traumatic Brain Injury. J Rehabil Med. 2004(43) Suppl:84–105.

[76] von Holst H, Cassidy JD. Mandate of the WHO Collaborating Centre Task Force on Mild Traumatic Brain Injury. J Rehabil Med. 2004(43) Suppl:8–10.

[77] Collins MW, Iverson GL, Lovell MR, McKeag DB, Norwig J, Maroon J. On-field predictors of neuropsychological and symptom deficit following sports-related concussion. Clin J Sport Med. 2003; 13(4):222–229.

[78] Schulz MR, Marshall SW, Mueller FO, et al. Incidence and risk factors for concussion in high school athletes, North Carolina, 1996–1999. Am J Epidemiol.

2004; 160(10):937–944.

[79] Giza CC, Kutcher JS, Ashwal S, et al. Summary of evidence-based guideline update: evaluation and management of concussion in sports: report of the Guideline Development Subcommittee of the American Academy of Neurology. Neurology. 2013; 80(24):2250–2257.

[80] Centers for Disease Control and Prevention (CDC) National Center for Injury Prevention and Control. Report to Congress on Mild Traumatic Brain Injury in the United States: Steps to Prevent a Serious Public Health Problem. Atlanta, GA: Centers for Disease Control and Prevention; 2003.

[81] Minneapolis Veterans Affairs Medical Center. The Assessment and Treatment of Individuals with History of Traumatic Brain Injury and Post-Traumatic Stress Disorder: A Systematic Review of the Evidence. Minneapolis, MN: Department of Veterans Affairs, Veterans Health Administration Health Services Research & Development Service; 2009:7.

[82] Ruff R. Two decades of advances in understanding of mild traumatic brain injury. J Head Trauma Rehabil. 2005; 20(1):5–18.

[83] Menon DK, Schwab K, Wright DW, Maas AI, Demographics and Clinical Assessment Working Group of the International and Interagency Initiative toward Common Data Elements for Research on Traumatic Brain Injury and Psychological Health. Position statement: definition of traumatic brain injury. Arch Phys Med Rehabil. 2010; 91(11):1637–1640.

[84] Harmon KG, Drezner JA, Gammons M, et al. American Medical Society for Sports Medicine position statement: concussion in sport. Br J Sports Med. 2013; 47(1):15–26.

[85] Lau BC, Collins MW, Lovell MR. Sensitivity and specificity of subacute computerized neurocognitive testing and symptom evaluation in predicting outcomes after sports-related concussion. Am J Sports Med. 2011; 39(6):1209–1216.

[86] Arnett P, Meyer J, Merritt V, Guty E. Neuropsychological testing in mild traumatic brain injury: what to do when baseline testing is not available. Sports Med Arthrosc Rev. 2016; 24(3):116–122.

[87] Asken BM, Clugston JR, Snyder AR, Bauer RM. Baseline neurocognitive performance and clearance for athletes to return to contact. J Athl Train. 2017; 52(1):51–57.

[88] Cole WR, Arrieux JP, Ivins BJ, Schwab KA, Qashu FM. A comparison of four computerized neurocognitive assessment tools to a traditional neuropsychological test battery in service members with and without mild traumatic brain injury. Arch Clin Neuropsychol. 2017; Apr 24:1–18.

[89] Echemendia RJ, Herring S, Bailes J. Who should conduct and interpret the neuropsychological assessment in sports-related concussion? Br J Sports Med. 2009; 43 Suppl 1:i32–i35.

[90] Sandel NK, Schatz P, Goldberg KB, Lazar M. Sex-based differences in cognitive deficits and symptom reporting among acutely concussed adolescent lacrosse and soccer players. Am J Sports Med. 2017; 45(4):937–944.

[91] Schatz P, Moser RS, Solomon GS, Ott SD, Karpf R. Prevalence of invalid computerized baseline neurocognitive test results in high school and collegiate athletes. J Athl Train. 2012; 47(3):289–296.

[92] Sufrinko A, McAllister-Deitrick J, Womble M, Kontos A. Do sideline concussion assessments predict subsequent neurocognitive impairment after sport-related concussion? J Athl Train. 2017; 52(7):676–681.

[93] Sufrinko AM, Marchetti GF, Cohen PE, Elbin RJ, Re V, Kontos AP. Using acute performance on a comprehensive neurocognitive, vestibular, and ocular motor assessment battery to predict recovery duration after sport-related concussions. Am J Sports Med. 2017; 45(5):1187–1194.

[94] Finnoff JT, Peterson VJ, Hollman JH, Smith J. Intrarater and interrater reliability of the Balance Error Scoring System (BESS). PM R. 2009; 1(1):50–54.

[95] McCrory P, Meeuwisse WH, Echemendia RJ, Iverson GL, Dvor, á, k J, Kutcher JS. What is the lowest threshold to make a diagnosis of concussion? Br J Sports Med. 2013; 47(5):268–271.

[96] Murray N, Salvatore A, Powell D, Reed-Jones R. Reliability and validity evidence of multiple balance assessments in athletes with a concussion. J Athl Train. 2014; 49(4):540–549.

[97] Amyot F, Arciniegas DB, Brazaitis MP, et al. A review of the effectiveness of neuroimaging modalities for the detection of traumatic brain injury. J Neurotrauma. 2015; 32(22):1693–1721.

[98] Currie S, Saleem N, Straiton JA, Macmullen-Price J, Warren DJ, Craven IJ. Imaging assessment of traumatic brain injury. Postgrad Med J. 2016; 92(1083):41–50.

[99] Roguski M, Morel B, Sweeney M, et al. Magnetic resonance imaging as an alternative to computed tomography in select patients with traumatic brain injury: a retrospective comparison. J Neurosurg Pediatr. 2015; 15(5):529–534.

[100] Pulsipher DT, Campbell RA, Thoma R, King JH. A critical review of neuroimaging applications in sports concussion. Curr Sports Med Rep. 2011; 10(1):14–20.

[101] Raji CA, Tarzwell R, Pavel D, et al. Clinical utility of SPECT neuroimaging in the diagnosis and treatment of traumatic brain injury: a systematic review. PLoS One. 2014; 9(3):e91088.

[102] Food and Drug Administration, HHS. Medical devices; neurological devices; classification of the computerized cognitive assessment aid for concussion. Final order. Fed Regist. 2016; 81(234):87810–87812.

[103] Daudet L, Yadav N, Perez M, Poellabauer C, Schneider S, Huebner A. Portable mTBI assessment using temporal and frequency analysis of speech. IEEE J Biomed Health Inform. 2017; 21(2):496–506.

[104] King D, Hume P, Gissane C, Clark T. Head impacts in a junior rugby league team measured with a wireless head impact sensor: an exploratory analysis. J Neurosurg Pediatr. 2017; 19(1):13–23.

[105] Makdissi M, Davis G. The reliability and validity of video analysis for the assessment of the clinical signs of concussion in Australian football. J Sci Med Sport. 2016; 19(10):859–863.

[106] Merchant-Borna K, Jones CM, Janigro M, Wasserman EB, Clark RA, Bazarian JJ. Evaluation of Nintendo Wii Balance Board as a tool for measuring postural stability after sport-related concussion. J Athl Train. 2017; 52(3):245–255.

[107] O, ', Connor KL, Rowson S, Duma SM, Broglio SP. Head-impact-measurement devices: a systematic review. J Athl Train. 2017; 52(3):206–227.

[108] Vargas BB, Shepard M, Hentz JG, Kutyreff C, Hershey LG, Starling AJ. Feasibility and accuracy of teleconcussion for acute evaluation of suspected concussion. Neurology. 2017; 88(16):1580–1583.

[109] Williams RM, Dowling M, O, ', Connor KL. Head impact measurement devices. Sports Health. 2016; 8(3):270–273.

[110] Davis GA, Purcell L, Schneider KJ, et al. The Child Sport Concussion Assessment Tool. 5th ed. (Child SCAT5). Br J Sports Med. 2017; 51(11):859–861.

[111] LeMonda BC, Tam D, Barr WB, Rabin LA. Assessment trends among neuropsychologists conducting sport-related concussion evaluations. Dev Neuropsychol. 2017; 42(2):113–126.

[112] Merritt VC, Meyer JE, Cadden MH, et al. Normative data for a comprehensive neuropsychological test battery used in the assessment of sports-related concussion. Arch Clin Neuropsychol. 2017; 32(2):168–183.

[113] Tsushima WT, Ahn HJ, Siu AM, Fukuyama T, Murata NM. Computerized neuropsychological test performance of youth football players at different positions: a comparison of high and low contact players. Appl Neuropsychol Child. 2017; Feb 28:1–7.

[114] Tsushima WT, Tsushima VG, Oshiro RO, Murata NM. Role of native language in Immediate Post-Concussion Assessment and Cognitive Testing (ImPACT) of youth athletes. Arch Clin Neuropsychol. 2017; 32(4):450–455.

[115] Kutcher JS, McCrory P, Davis G, Ptito A, Meeuwisse WH, Broglio SP. What evidence exists for new strategies or technologies in the diagnosis of sports concussion and assessment of recovery? Br J Sports Med. 2013; 47(5):299–303.

[116] Moore RD, Sauve W, Ellemberg D. Neurophysiological correlates of persistent psycho-affective alterations in athletes with a history of concussion. Brain Imaging Behav. 2016; 10(4):1108–1116.

[117] Nuwer MR, Hovda DA, Schrader LM, Vespa PM. Routine and quantitative EEG in mild traumatic brain injury. Clin Neurophysiol. 2005; 116(9):2001–2025.

[118] Oster I, Shamdeen GM, Ziegler K, Eymann R, Gortner L, Meyer S. Diagnostic approach to children with minor traumatic brain injury. Wien Med Wochenschr. 2012; 162(17–18):394–399.

[119] Reches A, Kutcher J, Elbin RJ, et al. Preliminary investigation of Brain Network Activation (BNA) and its clinical utility in sport-related concussion. Brain Inj. 2017; 31(2):237–246.

[120] Papa L, Edwards D, Ramia M. Frontiers in neuroengineering exploring serum biomarkers for mild traumatic brain injury. In: Kobeissy FH, ed. Brain Neurotrauma: Molecular, Neuropsychological, and Rehabilitation Aspects. Boca Raton, FL: CRC Press/Taylor & Francis; 2015.

[121] Edmed SL, Sullivan KA. Method of symptom assessment influences cognitive, affective and somatic post-concussion-like symptom base rates. Brain Inj. 2014; 28(10):1277–1282.

[122] Kraus JF, Hsu P, Schafer K, Afifi AA. Sustained outcomes following mild traumatic brain injury: results of a five-emergency department longitudinal study. Brain Inj. 2014; 28(10):1248–1256.

[123] Mittenberg W, Strauman S. Diagnosis of mild head injury and the postconcussion syndrome. J Head Trauma Rehabil. 2000; 15(2):783–791.

[124] Rose SC, Fischer AN, Heyer GL. How long is too long? The lack of consensus regarding the post-concussion syndrome diagnosis. Brain Inj. 2015; 29(7–8):798–803.

[125] Valovich McLeod TC, Bay RC, Lam KC, Chhabra A. Representative baseline values on the Sport Concussion Assessment Tool 2 (SCAT2) in adolescent athletes vary by gender, grade, and concussion history. Am J Sports Med. 2012; 40(4):927–933.

[126] Kutcher JS, Giza CC. Sports concussion diagnosis and management. Continuum (Minneap Minn). 2014; 20 6 Sports Neurology:1552–1569.

[127] Mac Donald CL, Johnson AM, Cooper D, et al. Detection of blast-related traumatic brain injury in U.S. military personnel. N Engl J Med. 2011; 364(22):2091–2100.

[128] Rosenfeld JV, McFarlane AC, Bragge P, Armonda RA, Grimes JB, Ling GS. Blast-related traumatic brain injury. Lancet Neurol. 2013; 12(9):882–893.

[129] Cernak I. Frontiers in neuroengineering blast injuries and blast-induced neurotrauma: overview of pathophysiology and experimental knowledge models and findings. In: Kobeissy FH, ed. Brain Neurotrauma: Molecular, Neuropsychological, and Rehabilitation Aspects. Boca Raton, FL: CRC Press/ Taylor & Francis; 2015.

[130] Chandra N, Sundaramurthy A. Frontiers in neuroengineering acute patho-physiology of blast injury-from biomechanics to experiments and computa-tions: implications on head and polytrauma. In: Kobeissy FH, ed. Brain Neurotrauma: Molecular, Neuropsychological, and Rehabilitation Aspects. Boca Raton, FL: CRC Press/Taylor & Francis; 2015.

[131] de Lanerolle NC, Kim JH, Bandak FA. Neuropathology of traumatic brain injury: comparison of penetrating, nonpenetrating direct impact and explo-sive blast etiologies. Semin Neurol. 2015; 35(1):12–19.

[132] Ling G, Ecklund JM, Bandak FA. Brain injury from explosive blast: description and clinical management. Handb Clin Neurol. 2015; 127:173–180.

[133] Reid MW, Velez CS. Discriminating military and civilian traumatic brain injuries. Mol Cell Neurosci. 2015; 66 Pt B:123–128.

[134] Tschiffely AE, Ahlers ST, Norris JN. Examining the relationship between blast-induced mild traumatic brain injury and posttraumatic stress-related traits. J Neurosci Res. 2015; 93(12):1769–1777.

[135] Ling G, Bandak F, Armonda R, Grant G, Ecklund J. Explosive blast neuro-trauma. J Neurotrauma. 2009; 26(6):815–825.

[136] Armonda RA, Bell RS, Vo AH, et al. Wartime traumatic cerebral vasospasm: recent review of combat casualties. Neurosurgery. 2006; 59(6):1215–1225, discussion 1225.

[137] Brinck T, Handolin L, Lefering R. The effect of evolving fluid resuscitation on the outcome of severely injured patients: an 8-year experience at a tertiary trauma center. Scand J Surg. 2016; 105(2):109–116.

[138] Chang R, Holcomb JB. Optimal fluid therapy for traumatic hemorrhagic shock. Crit Care Clin. 2017; 33(1):15–36.

[139] Larson CR, White CE, Spinella PC, et al. Association of shock, coagulopathy, and initial vital signs with massive transfusion in combat casualties. J Trauma. 2010; 69 Suppl 1:S26–S32.

[140] McDaniel LM, Etchill EW, Raval JS, Neal MD. State of the art: massive trans-fusion. Transfus Med. 2014; 24(3):138–144.

[141] Morrison JJ, Dubose JJ, Rasmussen TE, Midwinter MJ. Military Application of Tranexamic Acid in Trauma Emergency Resuscitation (MATTERs) study. Arch Surg. 2012; 147(2):113–119.

[142] Neff LP, Cannon JW, Morrison JJ, Edwards MJ, Spinella PC, Borgman MA. Clearly defining pediatric massive transfusion: cutting through the fog and friction with combat data. J Trauma Acute Care Surg. 2015; 78(1):22–28, dis-cussion 28–29.

[143] Nosanov L, Inaba K, Okoye O, et al. The impact of blood product ratios in massively transfused pediatric trauma patients. Am J Surg. 2013; 206 (5):655–660.

[144] Paterson TA, Stein DM. Hemorrhage and coagulopathy in the critically ill. Emerg Med Clin North Am. 2014; 32(4):797–810.

[145] Waters JH. Role of the massive transfusion protocol in the management of haemorrhagic shock. Br J Anaesth. 2014; 113 Suppl 2:ii3–ii8.

[146] Chen C, Shi J, Stanley RM, Sribnick EA, Groner JI, Xiang H. U.S. trends of ED visits for pediatric traumatic brain injuries: implications for clinical trials. Int J Environ Res Public Health. 2017; 14(4):14.

[147] Yue JK, Winkler EA, Burke JF, et al. Pediatric sports-related traumatic brain injury in United States trauma centers. Neurosurg Focus. 2016; 40(4):E3.

[148] Berkowitz CD. Physical abuse of children. N Engl J Med. 2017; 376 (17):1659–1666.

[149] Borg K, Hodes D. Guidelines for skeletal survey in young children with frac-tures. Arch Dis Child Educ Pract Ed. 2015; 100(5):253–256.

[150] Hinds T, Shalaby-Rana E, Jackson AM, Khademian Z. Aspects of abuse: abu-sive head trauma. Curr Probl Pediatr Adolesc Health Care. 2015; 45(3):71–79.

[151] van der Put CE, Bouwmeester-Landweer MBR, Landsmeer-Beker EA, et al. Screening for potential child maltreatment in parents of a newborn baby: the predictive validity of an Instrument for early identification of Parents At Risk for child Abuse and Neglect (IPARAN). Child Abuse Negl. 2017; 70:160–168.

[152] Wootton-Gorges SL, Soares BP, Alazraki AL, et al. Expert Panel on Pediatric Imaging. ACR Appropriateness Criteria(®) suspected physical abuse-child. J Am Coll Radiol. 2017; 14 5S:S338–S349.

[153] Narang S, Clarke J. Abusive head trauma: past, present, and future. J Child Neurol. 2014; 29(12):1747–1756.

[154] Sieswerda-Hoogendoorn T, Boos S, Spivack B, Bilo RA, van Rijn RR. Educa-tional paper: abusive head trauma part I. Clinical aspects. Eur J Pediatr. 2012; 171(3):415–423.

[155] King AJ, Farst KJ, Jaeger MW, Onukwube JI, Robbins JM. Maltreatment-related emergency department visits among children 0 to 3 years old in the United States. Child Maltreat. 2015; 20(3):151–161.

[156] Macdonald G, Lewis J, Macdonald K, et al. THE SAAF STUDY: evaluation of the Safeguarding Children Assessment and Analysis Framework (SAAF), compared with management as usual, for improving outcomes for children and young people who have experienced, or are at risk of, maltreatment: study protocol for a randomised controlled trial. Trials. 2014; 15:453.

[157] Putnam-Hornstein E, Wood JN, Fluke J, Yoshioka-Maxwell A, Berger RP. Pre-venting severe and fatal child maltreatment: making the case for the expanded use and integration of data. Child Welfare. 2013; 92(2):59–75.

[158] Atabaki SM, Hoyle JD, Jr, Schunk JE, et al. Comparison of prediction rules and clinician suspicion for identifying children with clinically important brain injuries after blunt head trauma. Acad Emerg Med. 2016; 23(5):566–575.

[159] Borgialli DA, Mahajan P, Hoyle JD, Jr, et al. Pediatric Emergency Care Applied Research Network (PECARN). Performance of the pediatric Glasgow Coma Scale score in the evaluation of children with blunt head trauma. Acad Emerg Med. 2016; 23(8):878–884.

[160] Easter JS, Bakes K, Dhaliwal J, Miller M, Caruso E, Haukoos JS. Comparison of PECARN, CATCH, and CHALICE rules for children with minor head injury: a prospective cohort study. Ann Emerg Med. 2014; 64(2): 145–152, 152.e1–152.e5.

[161] Berrington de Gonzalez A, Salotti JA, McHugh K, et al. Relationship between paediatric CT scans and subsequent risk of leukaemia and brain tumours: assessment of the impact of underlying conditions. Br J Cancer. 2016; 114 (4):388–394.

[162] Brenner DJ, Hall EJ. Computed tomography–an increasing source of radiation exposure. N Engl J Med. 2007; 357(22):2277–2284.

[163] Hennelly KE, Mannix R, Nigrovic LE, et al. Pediatric traumatic brain injury and radiation risks: a clinical decision analysis. J Pediatr. 2013; 162(2):392–397.

[164] Pearce MS, Salotti JA, Little MP, et al. Radiation exposure from CT scans in childhood and subsequent risk of leukaemia and brain tumours: a retrospec-tive cohort study. Lancet. 2012; 380(9840):499–505.

[165] Bent C, Lee PS, Shen PY, Bang H, Bobinski M. Clinical scoring system may improve yield of head CT of non-trauma emergency department patients. Emerg Radiol. 2015; 22(5):511–516.

[166] Easter JS, Haukoos JS, Meehan WP, Novack V, Edlow JA. Will neuroimaging reveal a severe intracranial injury in this adult with minor head trauma?: The Rational Clinical Examination Systematic Review. JAMA. 2015; 314 (24):2672–2681.

[167] Grossman SA, Fischer C, Bar JL, et al. The yield of head CT in syncope: a pilot study. Intern Emerg Med. 2007; 2(1):46–49.

[168] Kuppermann N. Pediatric head trauma: the evidence regarding indications for emergent neuroimaging. Pediatr Radiol. 2008; 38 Suppl 4:S670–S674.

[169] Mitsunaga MM, Yoon HC. Journal Club: Head CT scans in the emergency department for syncope and dizziness. AJR Am J Roentgenol. 2015; 204 (1):24–28.

[170] Palchak MJ, Holmes JF, Kuppermann N. Clinician judgment versus a decision rule for identifying children at risk of traumatic brain injury on computed tomography after blunt head trauma. Pediatr Emerg Care. 2009; 25(2):61–65.

[171] Stern RA, Seichepine D, Tschoe C, et al. Concussion care practices and utiliza-tion of evidence-based guidelines in the evaluation and management of con-cussion: a survey of New England Emergency Departments. J Neurotrauma. 2017; 34(4):861–868.

[172] Lorton F, Poullaouec C, Legallais E, et al. Validation of the PECARN clinical decision rule for children with minor head trauma: a French multicenter prospective study. Scand J Trauma Resusc Emerg Med. 2016; 24:98.

[173] Kuppermann N, Holmes JF, Dayan PS, et al. Pediatric Emergency Care Applied Research Network (PECARN). Identification of children at very low risk of clinically-important brain injuries after head trauma: a prospective cohort study. Lancet. 2009; 374(9696):1160–1170.

[174] Dunning J, Daly JP, Lomas JP, Lecky F, Batchelor J, Mackway-Jones K, Children's Head Injury Algorithm for the Prediction of Important Clinical Events Study Group. Derivation of the children's head injury algorithm for the prediction of important clinical events decision rule for head injury in chil-dren. Arch Dis Child. 2006; 91(11):885–891.

[175] Lyttle MD, Crowe L, Oakley E, Dunning J, Babl FE. Comparing CATCH, CHA-LICE and PECARN clinical decision rules for paediatric head injuries. Emerg Med J. 2012; 29(10):785–794.

[176] Osmond MH, Klassen TP, Wells GA, et al. Pediatric Emergency Research Can-ada (PERC) Head Injury Study Group. CATCH: a clinical decision rule for the use of computed tomography in children with minor head injury. CMAJ. 2010; 182(4):341–348.

[177] Echemendia RJ, Giza CC, Kutcher JS. Developing guidelines for return to play: consensus and evidence-based approaches. Brain Inj. 2015; 29(2):185–194.

[178] Hawryluk GW, Bullock MR. Past, present, and future of traumatic brain injury research. Neurosurg Clin N Am. 2016; 27(4):375–396.

[179] Hymel KP, Herman BE, Narang SK, et al. Pediatric Brain Injury Research Net-work (PediBIRN) Investigators, Pediatric Brain Injury Research Network Ped-

iBIRN Investigators. Potential impact of a validated screening tool for pediatric abusive head trauma. J Pediatr. 2015; 167(6):1375–81.e1.

[180]　National Clinical Guideline C. National Institute for Health and Clinical Excellence: Guidance. In: Head Injury: Triage, Assessment, Investigation and Early Management of Head Injury in Children, Young People and Adults. London: National Institute for Health and Care Excellence (UK); 2014.

[181]　Wieling W, Ganzeboom KS, Saul JP. Reflex syncope in children and adolescents. Heart. 2004; 90(9):1094–1100.

[182]　Steinberg LA, Knilans TK. Syncope in children: diagnostic tests have a high cost and low yield. J Pediatr. 2005; 146(3):355–358.

[183]　Hurst D, Hirsh DA, Oster ME, et al. Syncope in the pediatric emergency department - can we predict cardiac disease based on history alone? J Emerg Med. 2015; 49(1):1–7.

[184]　Massin MM, Malekzadeh-Milani S, Benatar A. Cardiac syncope in pediatric patients. Clin Cardiol. 2007; 30(2):81–85.

[185]　Noizet-Yverneau O, Hue V, Vaksmann G, et al. [Syncope and pre-syncope in children and adolescents: a prospective study in a pediatric emergency care unit]. Arch Pediatr. 2009; 16(8):1111–1117.

[186]　Sanatani S, Chau V, Fournier A, Dixon A, Blondin R, Sheldon RS. Canadian Cardiovascular Society and Canadian Pediatric Cardiology Association Position Statement on the Approach to Syncope in the Pediatric Patient. Can J Cardiol. 2017; 33(2):189–198.

[187]　Walsh CA. Syncope and sudden death in the adolescent. Adolesc Med. 2001; 12(1):105–132.

[188]　Dayan PS, Holmes JF, Atabaki S, et al. Traumatic Brain Injury Study Group of the Pediatric Emergency Care Applied Research Network (PECARN). Association of traumatic brain injuries with vomiting in children with blunt head trauma. Ann Emerg Med. 2014; 63(6):657–665.

[189]　Strieper MJ. Distinguishing benign syncope from life-threatening cardiac causes of syncope. Semin Pediatr Neurol. 2005; 12(1):32–38.

[190]　Albrecht JS, Liu X, Smith GS, et al. Stroke incidence following traumatic brain injury in older adults. J Head Trauma Rehabil. 2015; 30(2):E62–E67.

[191]　Belavić M, Jančić E, Mišković P, Brozović-Krijan A, Bakota B, Žunić J. Secondary stroke in patients with polytrauma and traumatic brain injury treated in an Intensive Care Unit, Karlovac General Hospital, Croatia. Injury. 2015; 46 Suppl 6:S31–S35.

[192]　Chen GS, Liao KH, Bien MY, Peng GS, Wang JY. Increased risk of post-trauma stroke after traumatic brain injury-induced acute respiratory distress syndrome. J Neurotrauma. 2016; 33(13):1263–1269.

[193]　Khokhar B, Simoni-Wastila L, Albrecht JS. Risk of stroke among older Medicare antidepressant users with traumatic brain injury. J Head Trauma Rehabil. 2017; 32(1):E42–E49.

[194]　Kowalski RG, Haarbauer-Krupa JK, Bell JM, et al. Acute ischemic stroke after moderate to severe traumatic brain injury: incidence and impact on outcome. Stroke. 2017; 48(7):1802–1809.

[195]　Horsting MW, Franken MD, Meulenbelt J, van Klei WA, de Lange DW. The etiology and outcome of non-traumatic coma in critical care: a systematic review. BMC Anesthesiol. 2015; 15:65.

[196]　Bailey J, Khadjooi K. Lesson of the month 1: Artery of Percheron occlusion - an uncommon cause of coma in a middle-aged man. Clin Med (Lond). 2016; 16(1):86–87.

[197]　Merwick Á, Werring D. Posterior circulation ischaemic stroke. BMJ. 2014; 348:g3175.

[198]　Kapoor WN. Diagnostic evaluation of syncope. Am J Med. 1991; 90(1):91–106.

[199]　Day SC, Cook EF, Funkenstein H, Goldman L. Evaluation and outcome of emergency room patients with transient loss of consciousness. Am J Med. 1982; 73(1):15–23.

[200]　Sheldon R. How to differentiate syncope from seizure. Cardiol Clin. 2015; 33(3):377–385.

[201]　Shmuely S, van der Lende M, Lamberts RJ, Sander JW, Thijs RD. The heart of epilepsy: current views and future concepts. Seizure. 2017; 44:176–183.

[202]　van Dijk N, Boer KR, Colman N, et al. High diagnostic yield and accuracy of history, physical examination, and ECG in patients with transient loss of consciousness in FAST: the Fainting Assessment study. J Cardiovasc Electrophysiol. 2008; 19(1):48–55.

[203]　Long B, Koyfman A. Clinical mimics: an emergency medicine-focused review of stroke mimics. J Emerg Med. 2017; 52(2):176–183.

[204]　Sharma S, Agarwal A. Algorithm for evaluation and disposition of a single episode of loss of consciousness. Aviat Space Environ Med. 2005; 76(9):863–868.

[205]　Kapoor WN. Evaluation and outcome of patients with syncope. Medicine (Baltimore). 1990; 69(3):160–175.

[206]　Courtheix M, Jalal Z, Bordachar P, et al. Syncope unit in the paediatric population: a single-centre experience. Arch Cardiovasc Dis. 2016; 109(3):199–206.

[207]　Fant C, Cohen A. Syncope in pediatric patients: a practical approach to differential diagnosis and management in the emergency department. Pediatr Emerg Med Pract. 2017; 14(4):1–28.

[208]　Sun BC, McCreath H, Liang LJ, et al. Randomized clinical trial of an emergency department observation syncope protocol versus routine inpatient admission. Ann Emerg Med. 2014; 64(2):167–175.

[209]　Wiler JL, Ross MA, Ginde AA. National study of emergency department observation services. Acad Emerg Med. 2011; 18(9):959–965.

[210]　Benbadis SR, Wolgamuth BR, Goren H, Brener S, Fouad-Tarazi F. Value of tongue biting in the diagnosis of seizures. Arch Intern Med. 1995; 155 (21):2346–2349.

[211]　Benton TJ, Narayanan D. Differentiating seizure and convulsive syncope: the importance of history taking. Postgrad Med. 2008; 120(1):50–53.

[212]　Brigo F, Bongiovanni LG, Nardone R. Lateral tongue biting versus biting at the tip of the tongue in differentiating between epileptic seizures and syncope. Seizure. 2013; 22(9):801.

[213]　Brigo F, Nardone R, Ausserer H, et al. The diagnostic value of urinary incontinence in the differential diagnosis of seizures. Seizure. 2013; 22(2):85–90.

[214]　Brigo F, Nardone R, Bongiovanni LG. Value of tongue biting in the differential diagnosis between epileptic seizures and syncope. Seizure. 2012; 21 (8):568–572.

[215]　McKeon A, Vaughan C, Delanty N. Seizure versus syncope. Lancet Neurol. 2006; 5(2):171–180.

[216]　Reilly PL, Graham DI, Adams JH, Jennett B. Patients with head injury who talk and die. Lancet. 1975; 2(7931):375–377.

[217]　Goldschlager T, Rosenfeld JV, Winter CD. 'Talk and die' patients presenting to a major trauma centre over a 10 year period: a critical review. J Clin Neurosci. 2007; 14(7):618–623, discussion 624.

[218]　Reilly PL. Brain injury: the pathophysiology of the first hours. 'Talk and Die revisited'. J Clin Neurosci. 2001; 8(5):398–403.

[219]　Davis DP, Kene M, Vilke GM, et al. Head-injured patients who "talk and die": the San Diego perspective. J Trauma. 2007; 62(2):277–281.

[220]　Howard BM, Kornblith LZ, Conroy AS, et al. Western Trauma Association Multicenter Study Group. The found down patient: A Western Trauma Association multicenter study. J Trauma Acute Care Surg. 2015; 79(6):976–982, discussion 982.

[221]　Rogers A, Rogers F, Bradburn E, et al. Old and undertriaged: a lethal combination. Am Surg. 2012; 78(6):711–715.

[222]　Coronado VG, Xu L, Basavaraju SV, et al. Centers for Disease Control and Prevention (CDC). Surveillance for traumatic brain injury-related deaths–United States, 1997–2007. MMWR Surveill Summ. 2011; 60(5):1–32.

[223]　Harvey LA, Close JC. Traumatic brain injury in older adults: characteristics, causes and consequences. Injury. 2012; 43(11):1821–1826.

[224]　Colivicchi F, Ammirati F, Melina D, Guido V, Imperoli G, Santini M, OESIL (Osservatorio Epidemiologico sulla Sincope nel Lazio) Study Investigators. Development and prospective validation of a risk stratification system for patients with syncope in the emergency department: the OESIL risk score. Eur Heart J. 2003; 24(9):811–819.

[225]　Kozinski M, Krintus M, Kubica J, Sypniewska G. High-sensitivity cardiac troponin assays: From improved analytical performance to enhanced risk stratification. Crit Rev Clin Lab Sci. 2017; 54(3):143–172.

[226]　Saccilotto RT, Nickel CH, Bucher HC, Steyerberg EW, Bingisser R, Koller MT. San Francisco Syncope Rule to predict short-term serious outcomes: a systematic review. CMAJ. 2011; 183(15):E1116–E1126.

[227]　Stopyra JP, Miller CD, Hiestand BC, et al. Chest pain risk stratification: a comparison of the 2-hour Accelerated Diagnostic Protocol (ADAPT) and the HEART pathway. Crit Pathw Cardiol. 2016; 15(2):46–49.

[228]　Stopyra JP, Miller CD, Hiestand BC, et al. Validation of the no objective testing rule and comparison to the HEART pathway. Acad Emerg Med. 2017; 24 (9):1165–1168.

[229]　Wasserman EB, Shah MN, Jones CM, et al. Identification of a neurologic scale that optimizes EMS detection of older adult traumatic brain injury patients who require transport to a trauma center. Prehosp Emerg Care. 2015; 19 (2):202–212.

第11章
颅脑创伤指南的应用

Guidelines Application for Traumatic Brain Injury

Peter Le Roux

摘要 颅脑创伤（TBI）是一个全球性的健康挑战。为了提高诊治质量和减少治疗差异，自20世纪90年代初以来，基于证据的TBI救治指南已经逐步形成。世界各地的许多政府机构和专业学会已经发布了涉及成人和儿童TBI诊治不同方面的指南。例如：脑震荡和轻度TBI、重度TBI、院前急救、影像、监测、手术和静脉血栓栓塞的预防。与此同时，研究者已经开发出了多种工具来帮助制订指南和评估指南的质量，包括提出制订特定学科的临床问题的PICO过程，进行系统综述或meta分析时需要逐条核对的PRISMA检查表，系统综述的PROSPERO国际前瞻性注册，还有评价文献质量和由此而来推荐强度的方法，如来自牛津循证医学中心的牛津量表和GRADE量表。指南既有优点也有缺点，但在卫生经济学上似乎是一种有效的策略。尽管有良好的趋势，但是指南是否影响了TBI患者的预后仍需要进一步研究。

关键词 颅脑创伤，循证医学，诊治质量，指南，系统综述，依从性，遵循，方案

引　言

TBI是世界范围内导致死亡和残疾的一个首要原因，也是一个重大的公共卫生问题。据估计，全世界每年有1 000多万人因TBI住院或死亡。TBI的发病率正在上升，它的流行病学模式也在发生变化；目前，随着高收入国家（HIC）的人口老龄化，老年人的跌伤不断增加，新兴经济体中机动车的数量也在增加[1]。世界卫生组织（WHO）的数据表明，到2030年，道路交通事故将成为世界范围内的第五大死亡原因。在美国，TBI每年至少导致250万患者至急诊室（ER）就诊；其中15%～20%的患者入院治疗。据估计，相关的年度经济成本接近765亿美元[2]。

尽管在诊断和治疗方面取得了进步，并且对病理生理学有了更好的认识，但TBI救治的特点是通常应用经验性的、疗效有限或不确定的治疗方法。此外，在过去的30年里，TBI患者的预后几乎没有变化[3, 4]。有限的进展可能有几个原因。首先，TBI的诊治，特别是那些需要重症监护的患者极为复杂。其次，由于伤前存在更严重的合并症，老年人的增加可能会抵消预期中预后的改善。第三，TBI的复杂性和异质性，以及传统统计分析的局限性可能解释了为什么TBI试验并未获得明显的临床获益[5]。另一方面，对TBI诊治的经济学评估已经确定了3种具有卫生经济学上有效的TBI治疗策略：① 阈值指导下的计算机断层扫描（CT）扫描，特别是儿童和轻度TBI患者；② 根据指南，如脑创伤基金会指南，对罹患重度TBI的成人患者进行诊治；③ 在专门的医疗环境中对TBI患者，包括治疗无需手术干预的病变。例如，Ⅰ级创伤中心，最好是专门的神经重症监护室（NCCU）而不是综合的重症监护病房，以及将TBI患者早期转运至神经医学中心[6-8]。

在本章中，笔者将回顾临床实践指南（Clinical Practice Guideline，CPG）和TBI指南的应用，包括指南是如何形成的，随机对照临床试验（RCT）在循证医学（EBM）和指南制订中的作用，指南的优

缺点；简要回顾部分 TBI 的指南；对质量控制进行回顾；并讨论指南，特别是在遵循指南上的差异性是否改变了 TBI 的诊治。尽管有越来越多文献关注儿童患者群体，但本章仍重点聚焦于成人[9-12]。

什么是指南

近年来，CPG 成为临床实践的通行指导。CPG 每日都会影响床旁的临床决策、医院手术的准则、政府和保险公司的医疗支出。根据医学研究所（Institute of Medicine，IOM）的定义，临床指南是"系统制订的声明，协助医疗从业者和患者针对特定临床情况做出适当的医疗决策"[13]。CPG 可以提供采用何种诊断测试的指导，如何提供医疗或手术服务，患者需要多长的住院时间，或临床实践的其他方面。临床医师、政策制订者和纳税人将 CPG 视为一种工具，使诊治更加一致和有效，并缩小临床医师的实践和科学证据支持的实践之间的差距。然而，重要的是要认识到临床医师、医院和纳税人可能以不同的方式查看和使用相同的 CPG。

为什么指南会形成

临床实践指南起源于大多数医疗保健系统所面临的问题：成本更高，诊治需求增加，更昂贵的技术和人口老龄化。此外，还有提供服务的差异，如即使是在病例组合控制之后，在不同医务人员、专科、医院和地理区域中进行的一个特定操作的频率也是有差异的；有种观点认为其中的一些差异是由不恰当的诊治引起的；使医疗从业者提供和让患者接受最好诊治的愿望推动了 CPG 的制订。

医学指南

世界各地均有指南的颁布，通常是由专业委员会和政府机构联合颁布。例如，在荷兰，荷兰全科医师协会从 1987 年以来就开始出版指南。在法国，由国家卫生保健鉴定与评估局来颁布指南，就如同英国的国家卫生与保健医学研究所一样。在美国，由专业委员会和政府机构颁布 CPG 很常见，常用于医院诊疗和卫生计划的质量提升和成本控制。循证管理方案也已被用于促进临床实践的改进（如 http://www.east.org/resources/treatment-guidelines）。诚然，美国联邦医疗保险和医疗补助服务中心（CMS）和医疗卫生机构认证联合委员会（JCAHCO）现在要求遵守几项 EBM 守则作为质量

评价，如充血性心力衰竭和外科治疗（http://www.medicare.gov/hospitalcompare/search.html）。

虽然不同的指南中存在共同点，但重要的是要认识到地区间的差异：在一个国家中的相关内容可能在另一个国家就不相关或不可行[14]。此外，CPG 的执行也会因其医疗环境的不同而有所调整。

指南潜在的优点和缺点

优点

指南对患者、医疗从业者和医疗保健系统具有潜在的益处[15]。CPG 主要的（假定的）优点在于改善患者诊治和预后（至少是某些疾病）。这有几个原因：① 鼓励已证明获益的干预措施，而不鼓励无效的治疗措施；② 提高诊疗的一致性；③ 如果指南的消费者版本是可获取的，患者可以做出更明智的选择。指南也可能会影响公共政策，识别此前未发现的健康问题或高风险群体，因此给有需要的患者增加了诊治机会。同样地，在一个资源有限的医疗保健系统中，指南可能会提高治疗效果，并开放或更好地分配医疗服务。

通过批判性文献评价产生的 CPG 可以帮助医师（和医院）改善诊治的质量和一致性，并为质量改进工作提供参照点。此外，指南可能帮助研究人员发现研究设计中的知识差距或缺陷。这允许在证据有限的情况下重新制订研究方向，并且可以鼓励基金资助机构支持适当的研究。在医疗保健系统或医疗机构内，采用 CPG 通常可以通过治疗的标准化进而提高诊治效率，因此能改善诊疗的经济价值或成本控制。此外，一个机构通过发布它的 CPG 可以提升其"投身于追求卓越和品质"的公众形象，而这样做可能带来收益。

许多人认为，前文叙述的经济学动机是 CPG 流行的主要原因。从表面上看这可以被认为是一种优势，但如果是经济问题而非患者预后推动了 CPG 的使用可能也是一种缺陷。最大的危险是，经济学动机出现在相关机构的潜意识里。另一方面，随着 CPG 的应用，医疗保健系统的成本可能会受到负面影响。

缺点

CPG 有几个潜在的缺点，最为重要的是有些推荐可能是错误的，或者说至少对某些患者来说是错误的[15]。原因有以下几个。首先，一个推荐背后

的科学证据可能是有限的或者被曲解的。例如，推荐脑灌注压（CPP）阈值背后的证据并未在如何校准血压上取得一致，而且临床实践中的平均动脉压（MAP）的测量和CPP的目标值似乎是高度变异的[16, 17]。第二，TBI治疗方法中仅有一小部分已经得到严谨的研究验证。第三，即使是来自RCT的数据，由于方法学上的缺陷或缺乏外部效度也可能带来误导，如南美试验的基准证据：治疗颅内压试验（benchmark evidence from South American trials: treatment of intracranial pressure，BEST TRIP）[18, 19]。第四，CPG制订小组可能会受到时间或资源的限制，因此可能无法审阅所有的文献。虽然随着"动态更新指南"的发展[20]，这可能不再是一个问题。第五，推荐常常涉及主观判断，即使数据是可及的，也会受到CPG制订小组的构成、观念和经验的影响。最后，CPG的优先级别可能受到控制成本的影响，这样做可能导致特定患者个体被忽视。

临床实践指南通常是公众可获取的，编著或解释不当的版本会扰乱医患关系。尤其是当RCT数据有限时，保险公司或者政策制订者也可能得出不同的结论，因此减少可能有效的干预措施对特定患者的覆盖。转诊模式也可能随着经济影响而改变。有关机构、医疗保健系统或保险公司可以使用CPG来判断诊疗质量，因此可能不公平地评判临床医师的一些不同做法，即便该做法可能适合于特定患者。方案将诊治变为简单的二元问题（是/否），淡化患者诊治过程的复杂性，仅仅是"应该"或"可能"这样词汇的不同可以限制特定患者得到诊治。不遵循一项CPG的事实也可以用作医疗法律问题或诉讼的证据。

来自不同专业机构的不同CPG可以是令人疑惑的或互相冲突的、过时或难以应用的。这些问题在TBI CPG中真实存在。例如，Hoogmartens等人[21]最近检查了12项重度TBI的临床救治CPG。其中的内容有很大的差异度，特别是在院前和初始治疗上，而且并不是所有的证据都被纳入了指南，也并不是所有的CPG都是最新的。因此，有关最好或最合适的临床决定可能并不总是切实可行的，甚至遵循CPG亦会有诊治的差异[22]。最后，如果不能灵活应用CPG可能会危害患者，因为指南几乎没有给医疗从业者提供足够的调整空间以便为患者制订个体化的诊疗方案。也就是说，对患者群体最好（CPG推荐）的对某个个体来说可能不

是最好的。因此，一项CPG潜在的优势，即实践的一致性和差异度的减少，可能会以牺牲个体化诊疗和精准医疗为代价，换言之对个别患者的预后产生不利影响；并且在研究层面上限制或阻碍疗效比较研究（comparative effectiveness research，CER）。

指南如何形成

创建临床实践指南制订小组

制订CPG的过程和必需要素在图11.1和框11.1中进行阐释。制订CPG的第一步是要认识到存在知识差距和（或）在最佳实践上缺乏共识。这可能发生在全国会议、国家或政府机构或专业协会会议等。下一步是成立一个CPG指南制订小组。理想情况下，对于神经创伤这样的主题，尽管可能因为具体问题而变化，但成立的小组应该：① 是多学科的，如医师、护士和药剂师。② 包括来自不同的专科的医师，如麻醉科、急诊科、普外科、整形外科、公共卫生、神经重症监护、神经放射科、神经外科、康复科、脊柱外科、外科重症监护，以及创伤和急诊外科。③ 包括来自不同社团的代表，除非CPG来自特定组织。理想情况下，该组应该包括从世界各地招募的专家，他们拥有制订指南所需的、与每个主题相关的专业知识和出版记录。

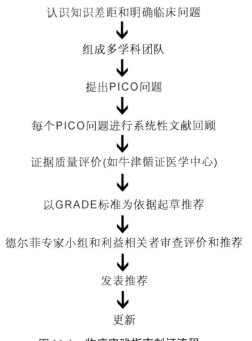

认识知识差距和明确临床问题

↓

组成多学科团队

↓

提出PICO问题

↓

每个PICO问题进行系统性文献回顾

↓

证据质量评价(如牛津循证医学中心)

↓

以GRADE标准为依据起草推荐

↓

德尔菲专家小组和利益相关者审查评价和推荐

↓

发表推荐

↓

更新

图11.1　临床实践指南制订流程。

框 11.1　指南制订的重要因素

- 建立透明度
- 利益冲突的管理
- 指南制订小组的成立
- 临床实践指南—系统评价的交叉
- 建立证据基础和推荐强度
- 清晰的表达推荐
- 外部评审
- 更新

CPG 制订小组的初始任务

CPG团队的首要任务是决定目标群体，也就是说，它将会联络谁和如何传播信息。接下来，应该分配不同的主题给作者们。然后是关键词和短语的列表提供给一名图书管理员，调研人员基于关键词进行初步文献检索。常见的、已有明确定义的数据元将起到重要的作用。基于初步证据，小组可以使用人群、干预措施、对照、预后（Population, Intervention, Control, Outcome，PICO）流程（框11.2）制订有专科特色的临床问题。为了方便起见，这需要定义研究的人群，如成人 TBI 患者；回顾指定时间段的文献；决定入选标准，如纳入超过5个患者并以英文出版的临床文章，回顾干预措施，主要结局指标和选择的研究方法，并提取数据。理想情况下，这应该在PROSPERO前瞻性注册后进行系统评价[23]。

框 11.2　使用 PICO 方法文献检索

- 患者群体，如患有 TBI 的重症患者
- 提供干预措施，如全身血流动力学监测
- 对照组，如没有血流动力学监测的 ABI 患者，或没有 ABI 但正在进行血流动力学监测的患者，或用两种不同设备进行监测的 ABI 患者
- 终点结局，如病死率、生存且神经功能完整的患者比例，并发症（心脏、肺、感染）或治疗中的改变（包括治疗强度或药物选择）

文献回顾

使用公认的数据库对每个问题进行系统性的文献回顾，例如PubMed、CINAHL、PsycInfo、Allied Health Evidence、EMBASE 和Cochrane临床对照试验中心注册（CENTRAL）数据库等。一旦完成相关文献汇编（理想情况下由图书管理员完成），指定的作者可以进一步筛选摘要来确定哪些出版物符合纳入标准。这个过程可以使用系统评价和meta分析优先报告的条目（preferred reporting items for systematic review and meta-analyses，PRISMA）流程图记录，PRISMA 也提供了包括何时报告系统评价或meta分析的检查表[24]。

所有纳入的研究都需要评估潜在的偏倚，这是一种评估内部效度或研究质量的系统方法。有4个领域来评估质量：① 研究的综合质量。② 结果的一致性。③ 提供的证据是直接的还是间接的。④ 证据的准确性。研究的数量和包括的患者数量也需要纳入考虑。基于这些方面，证据主体的质量是高、中、低或不足得到全面的评估。

推荐意见的形成

从文献中获得的信息汇总于表格中，尚需包括具体推荐意见的初步总结。接下来是依据临床研究的专长，挑选出一个由经验丰富的临床医师组成的专家小组，为制订CPG审查最初的草案和总结。其目标是评估质量、水平和适用性（例如推荐意见的目标）的证据。这可以通过以下方法之一实现，比如来自牛津循证医学中心的修订版牛津量表[25]（表11.1）；美国医疗保健研究与质量管理局方法指导；或者修改后的推荐意见分级、评价、发展和评估（grading of recommendations, assessment, development, and evaluation，GRADE）评分（框11.3）。证据质量低的主题，特别是如果存在适用性方面的问题，那么将证据转化为推荐意见是受限制的。

作者被分配到某个主题（或PICO问题），然后创建一个有证据等级排序、研究人群的适用性、证据的质量评价和推荐的证据列表。这允许草拟最佳的实践推荐意见。有几种不同的方法来进一步精炼这些推荐意见。例如，为达成共识，草拟的推荐意见可以向临床医师代表组成的德尔菲小组和利益相关者提出外部同行评议。理想情况下，可以通过一个面对面的会议完成，或者通过电话会议或使用在线网络系统。可以通过专业组织招募德菲尔小组的成员，并且理想情况下应该邀请每一个签署该指南的组织代表，并且在可能的情况下应该避免企业代表的参与以防止出现任何伦理问题。在一次会议上，每个作者向德尔菲小组（或评判委员会）和其他参与者展示数据和推荐意见的总结，接下来通过讨论来完善每一个提出的推荐意见。参与者然后采用4分制的Likert量表对他们草拟推荐意见的同意

程度进行评分。这也可以使用兼容 HIPAA 的网络调查工具和邮件在网上完成。如果超过 70%～75% 的专家组成员意见一致（接受或拒绝草拟的推荐意见），则最终确定推荐意见。如果少于 70% 的小组成员意见不一致，小组成员则被要求回顾这些结果和第一次投票的反馈，并基于新信息重新评判草拟的推荐意见。如果第二轮超过 70%～75% 的小组成员意见一致，则最终确定推荐意见。如果没有达成一致，这个结果仍然应该被报告：其含义是该特定临床（PICO）问题的证据质量不足，也就是说，需要进一步研究。最终分发总结和推荐意见给 CPG 团队的成员和签署指南的机构和组织并进行审核，并在正式接收出版前做出修正。

表 11.1　证据级别（牛津循证医学中心）[25]

级别	标　　准
Ⅰ级	对随机对照试验或单病例随机对照试验（N-of-1 trial）的系统评价
Ⅱ级	随机试验或具有显著效应的观察性研究，包括交叉研究
Ⅲ级	非随机对照队列 / 随访研究
Ⅳ级	系列病例、病例对照或历史对照研究
Ⅴ级	基于机制的推理

框 11.3　推荐意见分级、评价、发展和评估（GRADE）

　　GRADE 标准是一种对系统评价和期刊文章的证据质量进行评价，并指南推荐意见强度进行分级评级的透明系统 [25, 26]（http://www.gradeworkinggroup.org）
● GRADE 系统提供两个等级的推荐意见
　○ 强：我们推荐
　○ 弱：我们建议
● 证据质量定义为
　○ 高质量
　○ 中等质量
　○ 低质量
　○ 极低质量

评判指南质量

　　良好指南的特点列在框 11.4 中。CPG 是一组推荐意见，它不像一个方案，它是系统性制订的、帮助医疗从业者和患者做出干预措施的合适决定。可能有多个 CPG 并存，这些 CPG 质量和全面性可能会有所不同，以致难以对诊疗、改进和执行进行规范化，特别是在资源有限的环境中 [28]。指南研究与评价（appraisal of guidelines for research and evaluation，AGREE）Ⅱ工具可以用来评价 CPG 的质量 [29, 30]。这个工具是目前最被广泛接受的、经过验证的 CPG 评价工具。它包含在 6 个领域中组织的 23 个关键条目，其次是 2 个条目作为总体评分（"总体评价"）：① 范围和目的。② 利益相关者的参与。③ 制订的严谨性。④ 表达的明晰性。⑤ 可应用性。⑥ 编辑独立性。

　　一些研究试图评价 TBI CPG 的质量 [31-33]。例如，Alarcon 等人 [31] 评估了在欧洲、美国、澳大利亚和新西兰政府组织、科学学会和研究机构制订的 12 个 TBI CPG。大多数被评为中等质量。该领域得分最高的是表达的明晰性（64.3%）、范围、目的（57.8%）和利益相关者的参与（43.6%）。该领域得分最低的是制订的严谨性（36.3%）、可应用性（25%）和编辑独立性（26.1%）。制订的严谨性上的低分可能会妨碍临床应用，因为它涉及与制订推荐意见方式相关的方法学问题。缺乏对现有最佳证据系统性和严谨性评价是 CPG 最大的缺点，因为这可能导致不可靠的甚至有害的推荐意见。

　　自从 AGREE 工具发表后，随着时间推移 CPG 的质量已经得到改善 [30]。最近的 CPG 具有更新和更严谨的 EBM 方法的优势。然而，仍然缺乏最好的更新指南进而改善质量的方法。动态更新的系统性回顾可能会解决这个问题。依据当地情况改编 CPG 可能是在全球范围内实现高质量 CPG 的一种更有效和更经济的方式 [34]。一个重要的问题是，Patel 等人 [32] 回顾了 24 个 CPG，发现 23 个制订于 HIC 而 1 个制订于低收入和中等收入国家（LMIC），也就是说，许多 CPG 的适用性或效用在资源有限的环境中均受限。这一点很重要，因为 TBI 在世界各地的发病率预计将继续上升；并且 HIC 和 LMIC 人口统计资料是不同的，如 LMIC 的道路交通伤害发生率是 HIC 的 2 倍。然而，最近的尝试表明在一个环境中设计好的 CPG 应用到另一个环境仍然是复杂并充满挑战的，需要仔细规划和实施来避免额外使用花费高的资源 [34]。特别是，当 CPG 的推荐意见需要的资源在一个既定地域是不存在的，必须提供推荐意见"最佳"替代方案的建议。

框 11.4 良好指南的特点

- 基于对现有证据的系统评价
- 由知识渊博的多学科专家小组和主要受影响群体的代表共同制订
- 适当考虑重要的患者亚组和患者的偏好
- 基于一个明确而透明的过程，最小化失真、偏倚和利益冲突
- 对可选诊疗方案和预后之间的逻辑关系提供一个清晰的解释，并提供对证据质量和推荐意见强度的评价
- 当重要的新证据需要修改推荐意见时，应重新考虑和修订

循证医学、随机临床试验和指南

循证医学

指南，在很大程度上或应该以 EBM 为基础，可以被定义为"认真、明确、审慎的使用当前最佳证据为个体患者进行诊治决策"[35]。来自 RCT 的证据被认为是最优的。RCT 被认为是临床研究的"金标准"，因此对 CPG 和日常患者诊疗有重大影响。然而，重要的是要意识到许多我们认为"基于证据"的治疗策略还没有接受过前瞻性 RCT 的检验，并且因为伦理原因可能永远不会进行 RCT。即便确实存在，在 TBI 中也很少有 RCT 带来任何可以确定的重大进展[5]，所以我们不能忽视观察性研究的数据，在某些情况下观察性试验是解答特定问题的唯一选择。事实上，随着复杂统计方法的进步，有人认为采用倾向评分匹配法和适当的多元回归分析法的大型观察性试验可能比在均质性患者亚组中进行一项 RCT 能更好地反映"真实的临床世界"[36]。

重要的是，要了解 RCT（效力研究）和观察性研究（疗效研究）的优势和局限性。所有的研究设计都不应该孤立考虑，因为所有类型的证据都主要依赖于每项研究执行过程的严谨性（无论何种方法）和对诊疗的阐释[37]。只有了解包括对照组在内的患者群体特征和使用的方法才能解读 RCT 和观察性研究中获得的结果。不管何种研究类型，明智地评价研究方法、外部效度、结果和在任何出版物中的结论仍然是临床医师的责任。观察性研究已经对 TBI 诊疗有了深远影响，如创伤性昏迷数据库[38]、欧洲脑损伤协会（EBIC）[39]、英国的创伤审核和研究网（TARN）[40] 搜集的数据。此外，对患者数据的 meta 分析取得了重大进展，特别是在了解预后和试验设计方面。例如，IMPACT 研究将来自 8 个 RCT 和 3 项观察性研究的患者（n=9 205）数据整合在一起[41, 42]。

重症监护随机临床试验

我们每日在重症监护中所做的大部分工作都是基于我们对病理生理学的理解，任何干预措施可能如何影响病理生理学。这些并不是都有来自 RCT 的数据的支持。此外，许多重症监护的 RCT 失败了，或者结果在后续试验中未得到证明或遭到反驳[43-45]。例如，Ospina-Tascón 等[44] 通过 Cochrane 临床对照试验注册中心和在 MEDLINE 找到了 72 项重症监护 RCT，这些试验中的 55 项是无效的，7 项是有害的，10 项已证明是有"积极"作用的。然而这些 RCT 中的一部分在后续试验中引发争议。例如，虽然初始的 RCT 发现强化胰岛素治疗是有益的，后续的研究表明更温和的方法更优越[46, 47]。

有很多原因可以解释为什么 RCT 在重症患者诊疗中失败（同样的在 TBI 中，框 11.5）。首先，这可能涉及患者特异性的因素，比如在基础疾病和发病状态（患者表型）的异质性、诊断与治疗的变化、机制上的靶点、试验设计和方法论、干预的时机选择、终点的选择和结局评价等。第二，高排除率或患者入组谬误（例如，TRICC）可能会限制其数据的可推广性[48]。第三，医学不断发展，如两个时间间隔数年、使用相同方法的观察性研究（ABC 和 SOAP）对重症患者输血的研究结果大相径庭，因为随着时间的推移输注血制品的质量改善[49, 50]。第四，现代重症监护室（ICU）的病例组合与 20 年前有巨大差异。收治患者的平均年龄、合并症的数量和严重程度均有增加。第五，诊断和干预措施的复杂性已经发生了变化。最后，新的严重程度评分是比老版本更复杂，并且用更复杂的建模技术通过更大的数据库制订。例如，急性生理和慢性健康评价（APACHE）Ⅰ～Ⅳ、简化版急性生理评分（simplified acute physiology score）1～3、入院死亡概率模型（mortality probability admission model，MPM）。

一个试验设计者必须面对的挑战是在风险最合适的人群中如何指导和检验一种治疗方法。Vincent 描述了一种钟形曲线（译者注：即正态分布曲线），经过检验的治疗方法较可能使处于风险-收益比中间部分的患者受益。如何决定谁可以参加一项试验会对结果有重大影响。常规的严重程度评分经常被使用，但这些评分通常不是为该目的而设计的。事

实上，一些观察性研究表明，急性期生理学似乎对结局的影响并没有通常想象中大；也就是说，患者基础疾病可能更重要[43]，并且更应该注意导致患者罹患危重症的基础疾病及其特征。缺乏对患者特征进行严格的基线评估，可能导致某种干预措施（或干预措施的组合）在看起来类似的研究中取得了不同的结果。

TBI 随机临床试验

TBI诊疗的RCT已经投入了相当多的资源，但很少产生可转化的证据。这可能是研究工作的广泛分布、样本小、单中心RCT占多数和方法学的缺陷造成的。例如，Bragge等[51]在2015年3月通过搜索WHO国际临床RCT注册平台，找到207项RCT并进行分析，其中67%为自2000年以后发表的。其中，共计191项合计纳入35 340名患者的RCT已经完成；72%是单中心RCT，69%登记了不到100名的参与者，只有26个可以被认为是稳健的RCT（即多中心，偏倚风险低，并且超过100名患者）。RCT进行了392项比较，其中至少3/4表明既定的治疗没有任何益处。神经保护试验中亦有类似的结果，甚至是基于良好的临床前数据、方案执行严谨的RCT（例如，PROTECT）[5, 52]。这在很大程度上是因为临床环境、患者和疾病的异质性比实验室环境更复杂（框11.5）。

框 11.5　随机临床试验可能失败原因

- 干预措施无效吗
- 检验效能不足吗
- 这是一个严谨的问题吗
- 干预的时机是否正确
- 终点是错的吗
- 没有识别正确的患者群体吗（这被广泛认为是重症监护病房患者 RCT 失败的最重要原因）
- 未设盲试验有产生偏倚的风险
- 排除率高导致临床适用性受限

- 神经保护作用的 RCT 可能失败的原因
- 在临床前准备工作不充分
- 将实验结果转化到临床环境的问题（差异度的管理）
- 时间窗的不确定性
- Ⅱ期试验的不足
- 药效学（PD）和药动学（PK）的不足
- 人口的异质性
  ○ 机制相关（多个机制）
  ○ 预后相关
- 结局评估：没有早期的理论性终点
不切实际的期望——什么是最低程度的重要差异

另一方面，RCT可能会有误导性的或不具有可推广性的。这些试验提出关于当前临床实践的问题，因此通常会推动进一步的研究。例如，BEST TRIP和弥漫性颅脑创伤去骨瓣减压术（decompressive craniectomy in diffuse traumatic brain injury，DECRA）试验试图回答TBI中两个重要的问题，但是产生的问题多于答案。这很大程度上是因为这些试验有方法学上的限制，有限的外部效度或可推广性，生理学基础有限，并没有具体回答临床医师最感兴趣的问题[18, 19, 53, 54]。然而，将一项"做得很差"的试验和我们不希望得知的结果区分开来是很重要的。

BEST TRIP 试验

颅内压（ICP）管理是TBI诊疗的核心。ICP与病死率之间的联系，特别是顽固性ICP增高的治疗[55]已有众多文献报道。然而，ICP似乎与预后没有关联。尽管有大量文献报道，但由于指征混乱，有创ICP监测的作用仍然存在争论。对合计纳入25 229名重度TBI[56]患者的18项研究的meta分析研究表明，自2007年BTF CPG发布以来，ICP监测的患者的病死率得到改善。BEST TRIP试验试图解决这个重要的问题[19]。这是在玻利维亚及厄瓜多尔ICU进行的一项多中心RCT。重度TBI患者（>13岁）（n=324）被随机分配到ICP监测或基于临床查体的监测。两组的预后和病死率相似，但ICP监测组的诊疗更有效率。该试验的发表引发了许多讨论、辩论和争议，以至于该试验研究者组织了一个由23名国际TBI意见领袖组成的共识小组，他们重新组织了该试验产生的许多争议性问题，并呼吁对该研究进行更有批判性的评估和更全面的解读[18]。7项共识声明被制订出来。例如，虽然该试验题为"颅脑创伤中颅内压监测的一项试验"，实际上它测试了（全体）重度TBI患者两种治疗方案的效力，不是一个ICP监测或其效力的试验，并且甚至都不是ICP管理的试验。其次，该试验的外部效度是低的，主要是关于可推广性的问题。但是，该试验有高水平内部效度。它有两个重要的启示。首先，对那些应监测ICP的患者，本试验结果不应该改变此类患者的临床实践。第二，该试验的主要影响是研究导向性的；有必要更进一步研究ICP监测的患者选择、ICP阈值的确定和治疗方法的发展。事实上，研究优先级排名第一的问题（100%达成共识）是要定义颅内高压的一个"剂量"[18]。从临床的角度来看，ICP监测必须作为对患者的多模态诊疗方案的一部分，并将其视为临床医师诊治TBI患者的另一种可用工具。

去骨瓣减压术中的随机临床试验

外科手术的RCT有很多挑战（框11.6），并且问题非常明确，绝不可能进行RCT研究（如开颅治疗硬膜外血肿）。另一方面，去骨瓣减压术（decompressive craniectomy，DCC）的作用，这一在生理机制上具有良好基础的术式仍有争议[57]。两个近期的试验：DECRA和RESCUEicp试图解决这个问题[53, 58]。DECRA纳入了155名患者并且将脑肿胀和ICP增高（定义为1小时内ICP>20 mmHg持续超过15分钟）的患者随机分配到DCC组或保守治疗组；接受保守治疗的患者预后更好[53]。有一类对DERCA的回应是批评[54, 59]，并且一些审稿人认为"关于采用DCC治疗TBI患者是无法从这项试验中得出结论的，并且临床实践不应该基于这些结果而改变。"然而，DECRA所证明的是在顽固性颅内高压形成前早期减压，将ICP较低的患者暴露于DCC手术的风险而从中获益极少。因此，应首先考虑对脑水肿患者进行升阶梯治疗。DECRA的结果并不排除在积极的保守治疗后，有弥漫性损伤而ICP仍升高的患者可能从DCC中受益。

RESCUEicp试验[58]在DECRA发表之前开始；评估了2 008名患者的试验资格后，52个中心的408（20.3%）名患者被随机化分组。顽固性颅内高压ICP（>25 mmHg）的患者接受DCC或保守治疗。双侧瞳孔散大固定的患者，有出血倾向的患者，或伤情被认为无法生存的患者被排除在外。手术患者ICP>25 mmHg的小时数明显少于保守治疗的患者（中位数，5.0小时 vs. 17.0小时），存活患者的出院时间更短（中位数：15日 vs. 23日），病死率更低（26.9% vs. 48.9%），但不良事件发生率更高（16.3%

框 11.6 TBI中外科手术随机化临床试验的挑战

- 不同的临床均势性
- 强烈的患者偏好
- 手术技术不均衡
- 对分配的治疗依从性差（交叉）
- 难以设盲
- 难以在急诊/重症监护病房进行临床研究
- 患者往往缺乏知情同意的能力
- 重度TBI诊治是多方面的
- 患者和资源的异质性

vs. 9.2%）。伤后12个月，手术患者的预后更好；更多患者（13.4% vs. 3.9%）达到严重残疾状态（在家中自理，但出行需他人帮助）。但是，中度残疾和恢复良好的比例类似。

为什么这两个试验的结果不同？首先，尽管进行类似的诊疗，这两个试验涉及两个不同的患者群体。DECRA研究广泛水肿患者的早期手术治疗，而RESCUEicp研究中的患者则既有占位性病变或也有广泛水肿，并使用广泛接受（即更适用于临床）的顽固性颅内压增高概念。其次，在筛选患者时DECRA招募了4%的患者（n=155），而RESCUEicp入组了20.3%的患者（n=408）。第三，DECRA中27%接受手术治疗的患者双侧瞳孔光反应消失，而非手术组中为12%。在RESCUEicp中，这些患者被排除在外。第四，RESCUEicp试验允许提供者在一定范围内酌情制订临床决策，包括允许外科医师选择DCC的方法。最后，在RESCUEicp保守治疗组中有37%的患者治疗失败，最终进行了DCC。这一交叉的比例可能会淡化观察到治疗效果。相比之下，手术组中只有9%的患者难以控制其ICP，需要输注巴比妥类药物。在DECRA中，保守治疗组中23%的患者交叉。众多观察性的和生理学的研究显示DCC的潜在益处，那我们如何解释这些不同RCT？重要的是，我们应该认识到临床实践和DCC的RCT是不一致的。例如，Kramer等人[60]对644例连续患者进行了一项基于人群的队列研究：51例（8%）患者接受了DCC，66%患者为"原发"DCC同时进行血肿清除；只有18%是基于ICP测量值进行DCC（通常还有额外的因素，如中线偏移加重、瞳孔光反应消失或基底池受压加重）。该研究发现分布只有10%和16%的患者符合DECRA和RESCUEicp试验的入组条件。还有很多尚未解决的争议，比如关于谁是外科手术"最佳"的候选患者，进行DCC治疗的TBI患者具体的时机、术式和术后管理；必须进一步了解手术干预的病理生理学和神经生理学后果，以及预后良好的确切定义。

DECRA试验（类似于BEST TRIP）也表明我们对TBI中ICP控制和患者预后的概念过于简化。一个主要缺点是可能是整个过程中将一个单一数值（>20 mmHg）作为所有患者的治疗阈值。早在1977年，Miller等[61]的观察结果就强调了任何阈值的不确定性以及灵活处理的需求。如果我们赞成许多患者并没有一个必须积极控制ICP的临界阈值，可以想象DECRA使用了生理基础不足的指征，因此无法发现 DCC（降低 ICP 的一种非常有效的方法）的获益。

循证医学的角度

正如 Sackett 等[35]所写的那样："循证医学不是一本食谱"或"外部临床证据可以提供信息，但永远不会取代个人的临床专业知识"和"是专业知识决定了外部证据究竟是否适用于个体患者，以及在适用时如何将其整合到临床决策中"。此外，重要的是认识到 EBM（分级系统）是基于专家对出版文献的意见，同时 EBM 在很大程度上将科学的方法论减少到一个步骤：避免偏倚。因为 EBM 如此依赖 RCT，EBM 通过混淆统计数据与科学（可能因此忽略了科学理论），将准确的统计与正确的科学等同起来。许多有关 ICU 的 RCT 是无效的[44, 51]或有方法学上的缺陷，或随后的试验无法证实第一次试验（的结论）。当然，"随着时间的推移，即使是被引用最多的随机化研究可能会受到挑战和反驳"[62, 63]。

阻碍 TBI CPG 发展的问题是缺乏方法学可靠的高质量研究。基于所谓的 I 级证据，避免使用类固醇可以算作一条最好的推荐意见。在 TBI 诊疗中随机对照试验还没有带来任何确定的重大进展[5]。RCT 的本质是简化论者试图分离出一个单一的治疗因素；这忽略了 TBI 作为一种疾病在病因、病理生理学、诊疗和预后上的异质性。通常，单中心研究证明了一项特定干预措施的益处，但没有一个可以推广到多中心 RCT，这可能源于选择偏倚。甚至在试图控制差异度的 RCT 中也是如此，不同中心临床的诊治差异可对结果中产生重大干扰（例如，NABISH-I 研究）[64]。IMPACT 研究的最新发现表明，不同中心的不良预后风险可能不同，并且在调整基线预后风险因素之后仍比预期的高 3 倍[65]。在 ICU，我们基于普适的原则和为特定患者量身定制的临床智慧做出决策；试验反而可以引入实践的偏差。

TBI 中缺乏严谨的 RCT，对神经创伤的 CPG 有几个启示。第一，应该认识到在 TBI 诊疗中取得的进步源于良好的观察研究和 meta 分析。例如，IMPACT 有助于数据收集的标准化；有助于人口统计学、基础临床数据、生物标志物、神经影像学和结局等通用数据元（common data elements，CDE）的改进；增强了预后分析和预后模型的开发；并且改进了 RCT 的设计和分析。然而，没有明确金标准的或广泛承认的方法来评估系统综述中观察性研究

的质量[66]。知晓度较高的 MOOSE 指南是用于指导如何发表对观察性研究的 meta 分析，而不是评估他们的质量[66, 67]。Cochrane 协作组还提出了其他的工具；但是和其他工具一样，研究质量"高"或"低"的检查表没有预先确定的截断值[68, 69]。第二，在某些情况下，采用 GRADE 标准的共识声明可能比 CPG 更有价值。通过生理学知识，即使是低质量的证据也可以使用 GRADE 标准制订强烈推荐。第三，在 TBI 中转为使用 RCT 以外的其他策略进行研究（如大型前瞻性研究数据库，比如 CENTER-TBI、TRACK TBI 和 CER）[5, 10]。这些范例提供了利用国家间、中心间和 TBI 患者间现存的异质性和差异来确定最佳实践的机会。严谨的方案和严格选择的患者群体限制了 RCT 的可推广性，但对 CER 和大型观察性研究指南和标准化 CPG 可能会造成损害，原因如下：① 当有证据支持时，对类似的患者进行标准化诊治是合适的；但是当最佳的治疗方法还不清楚时，通过 CPG 减少诊治的差异度可能是不合适的，因为它可能限制创新和进步。② CER 和观察性数据库利用现有的差异来比较不同治疗策略的预后；CPG 限制了这一点。CPG 也可能对 RCT 有不利影响，因为它们的存在会改变任何已知的均衡，并且因此可以影响那些将被随机化的患者。因此，整合最佳证据、个人临床专业知识及患者特异性因素，针对特定患者制订个性化的目标化诊疗方案非常重要。同样，研究也不能将复杂的问题概括化为简单的教条；需要时刻考虑患者的生理情况。

神经创伤指南

在 20 世纪 90 年代初出现了针对 TBI 基于证据的诊治指南。BTF 在 20 世纪 90 年代初进行了后续的研究，在这项研究对美国 45 个州的 261 个创伤中心的 TBI 治疗进行了调查[71]。数据表明不同机构之间以及同一个机构的不同医师之间的诊治存在差异。此外，不仅诊治是不一致的，众多患者接受了在文献证明价值有限的或过时的疗法。因此，为了优化 TBI 诊治并推广最优方法，BTF 在 1995 年发布了重度颅脑创伤的救治指南。其后，由不同的组织并且在不同的国家发布了各种CPG[72-77]。虽然有重度和轻度 TBI 的 CPG，针对中度 TBI 的专门 CPG 仍有限；此类患者可使用重度 TBI 的 CPG[78]。

重度 TBI 指南

最初的BTF指南集中于证据为基础，旨在减少重度TBI患者继发性损伤和继发性脑损伤的诊疗方案。其目的是推进对所有医院的TBI患者进行一致且高质量的诊治并获得最佳的恢复。与美国神经外科医师协会（AANS）和神经外科医师大会（CNS）合作，这些指南已经3次修订，为了体现治疗进度最近的一次修订[76]是2016年。另外，院前急救、开放性TBI、儿童TBI和手术治疗的专门指南已被制订出来。例如，第1版关于婴儿、儿童和青少年重度TBI急性期诊治的指南于2003年出版[79]，并于2013年更新[80]。手术治疗的CPG发布于2006年；具体的推荐意见超出了本章讨论的范围，读者可以参考2006年*Neurosurgery*增刊发布的专门主题[81]和本书的第14章。在一般来说，手术治疗指南阐明为确定哪个患者需要手术，需要考虑的临床和影像学因素。另外，从临床恶化开始计算的时间，而不是从受伤开始计算的时间，是预测结局的关键因素。对于开放性TBI，手术治疗的证据都源自回顾性研究，并且常常受到外科医师对神经功能恢复的观念的影响，因此限制了指南的严谨性。

最新的第4版重度TBI指南[76]，纳入189篇参考文献作为证据支持18个主题的28条推荐意见。基于证据的质量，推荐分为ⅡA级、ⅡB级或Ⅲ级，而不是纳入研究的种类（框11.7）。Ⅰ级推荐是基于高质量的证据群体。ⅡA级推荐是基于一个中等质量的证据群体，而ⅡB级和Ⅲ级推荐是基于低质量证据群体。完整的文档可于https://www.braintrauma.org/coma/guidelines获得。该指南确实没有提供一项完整的诊治方案。它仅在有"证据"支持的情况下提供了建议。相反，该指南希望其

> **框 11.7　第 4 版脑创伤基金会重度 TBI 指南[76] 中使用的证据** https://www.braintrauma.org/coma/guidelines
>
> - 1 类是最高级别，仅限于优质随机试验
> - 2 类包括中等质量的随机对照试验和优质的队列或病例对照研究
> - 3 类是最低等级，是低质量随机对照试验，中到低质量队列，或病例对照研究，病例系列及其他非对照设计
> - 在第 4 版指南中，有 5 项第 1 类研究，46 项 2 类研究，136 项 3 类研究，2 项 meta 分析

读者在理想情况下基于证据，即辨明治疗方法是否得到当前文献支持而制订诊治方案。目前并没有制订第5版指南的明确的意图。相反，作者建议继续不断地检索文献，当可获得新的证据时，应该迅速修改推荐（即"动态更新指南"模型）。例如，第4版未纳入RESCUEicp的数据，因为其在指南制订之后发表[58]；希望将来能将其纳入以增强DCC的推荐。

第4版BTF指南受到批评的部分原因是他们主要依赖RCT[82-84]。然而，RCT本质上是简化论的，往往忽略TBI的异质性。由此产生的建议可能产生混乱。例如，在脊髓损伤（SCI）中使用类固醇的考量。两篇最近的文献分析了来自RCT的相似数据却得出了不同的结论：一个建议使用类固醇，另一个反对使用类固醇[85, 86]。

长期以来颅内压的控制一直被认为是重度TBI诊疗的核心[72]，然而第4版的BTF指南没有对ICP监测提出Ⅰ级或Ⅱa级推荐，因为没有关于这个主题的RCT[72]。新的ICP阈值（22 mmHg vs. 20 mmHg）也受到批评。该推荐似乎表明ICP为21 mmHg的患者是安全的，但ICP为23 mmHg的患者则不安全。这让人很难相信，因为微小而且临床上可忽略不计的测量值变异在现实中经常发生。此外，这些推荐的基础——观察性研究针对正在接受治疗的患者（即没有关于ICP如何影响患者的自然病程的数据）。诚然，ICP的负荷（即颅内高压的持续时间和严重程度）可能比简单的阈值更有意义[87, 88]。

此外，与基于患者群体的阈值相比，患者特异性阈值已经被证实与预后有更加稳健的关系[89]。医学的个体化诊疗越来越常见，并且影响TBI的诊疗理念，如ICP控制[90, 91]。在许多方面TBI的RCT失败了，因为它们基于患者的群体而不是个体，现在这个问题推动了TRACK-TBI和CENTER-TBI这类的研究。因此，患者诊疗仍需要理性且实用的办法将已发表的实用性推荐同基于证据的指南相结合，并对每个患者个体进行目标化诊疗。

TBI指南已由许多其他专业组织制订的，如神经重症学会[73]、东部创伤外科协会（eastern association for the surgery of trauma，EAST）[74]、非营利组织、国际委员会［如苏黎世共识工作组（体育运动所致脑震荡，92）］、国家机构或政府组织（例如，美国退伍军人事务部/国防部、新南威尔士州（译者注：澳大利亚的一个州）卫生部或英国国家卫生与

保健优化研究所[75]或学术机构（例如，渥太华神经创伤基金会）。多数指南都聚焦于成人TBI急性期和ICU的诊疗，关于儿童TBI或康复的文献则较少。亦有聚焦专门主题的指南比如脑震荡［例如，美国运动医学学会、美国神经病学学会（AAN）］或影像学［例如，美国放射学院和美国急救医师学会（ACEP）][93]。此外，针对与TBI诊疗相关的特定主题的指南或共识声明［微透析[94]、多模态监测[95-97]、静脉血栓栓塞预防[98, 99]、脑室外引流（EVD）使用[100]、癫痫持续状态[101]、脑电图的使用[101, 102]或创伤中心的分级][103]均已发表。

脑震荡

脑震荡患者可能不会去急诊室就诊甚至找医师就诊。然而，尽管是预后明显较好的患者，包括那些轻度TBI的患者，可能表现出持久而轻微临床神经功能缺陷。更好地理解脑震荡及其后果带来了平民、军人和运动员的脑震荡（和轻度TBI）的诊治指南，但仍需要在急诊室和社区医疗卫生服务的临床诊治中更为广泛地传播这些指南[104]。这些指南经常更新[92, 105-107]。但是尽管如此，指南发布和文献回顾之间可能存在最多3年的延迟[106, 107]。动态更新指南的制订应能克服这一局限性。

几个组织（例如，国际体育运动脑震荡组织、AAN、国家体育运动教练协会、美国运动医学学会、新南威尔士卫生部、苏格兰校际指南网络和体育运动教练协会等）已经制订了脑震荡CPG。最近的总结包括第四届国际运动脑震荡共识会议（在苏黎世举行，并得到IOC、FIFA、IRB和HL的支持）及2013年随队医师共识声明更新[92]。多数脑震荡指南都集中在运动相关的脑震荡，包括诊治、重返赛场的指导和持续性脑震荡后遗症[105, 106]。McCrea和Guskiewicz[107]最近总结了几个国家及国际脑震荡指南和运动相关脑震荡共识和指南中评估与诊治的一些发现和推荐意见。用于制订共识声明的不同方法学各有利弊。重要的是，无论采用基于共识的或正规的基于证据的方法，运动相关的脑震荡诊治的总体方法非常类似[108]。然而，证据主体受到RCT相对缺乏的限制，脑震荡CPG往往是基于专家共识。尽管如此，这改善了脑震荡的诊治。然而调查仍然显示，知晓脑震荡的家庭医师、儿科医师和急诊医师对脑震荡立法和共识指南了解有限，在脑震荡指南的认识和治疗运动相关脑震荡的推荐意见的执行之间仍有巨大差距[109, 110]。

关于如何最好地救治非体育运动相关的脑震荡文献较少。在美国，CPG已经由国防部（例如，陆军军医总监办公室）与美国退伍军人事务部联合制订。重返军事行动的指南也已得到制订，这些在很大程度上是基于苏黎世脑震荡共识中关于重返赛场的相关指导。

轻度 TBI

在ER就诊的大多数TBI患者（75% ~ 90%）为轻度TBI。一些研究表明那些到医院就诊的患者，大约80%的人直接从急诊室出院。由于急诊室通常是这些人唯一的医疗接触，因此他们接受的诊治可能影响预后[111]。例如，轻度TBI患者可能会出现创伤后症状（如头痛、头晕和记忆困难，常常随着时间推移才能缓解）。研究显示分发出院须知和安排例行随访可以减少这些创伤后症状[112, 113]。有数个有共同的关键推荐意见的CPG：① 创伤后遗忘应在ER应用经过验证的工具进行前瞻性评估。② 采用指南制订的标准或临床决策规则来确定CT扫描的合理使用及其时机。③ 在出院时提供应口头和书面信息。④ 简要的日常随访应该包括应有的建议、教育和安慰。

尽管有基于证据的轻度TBI诊疗指南适用于ER，关于轻度TBI的理想诊治并未达成共识，临床实践的差异度依旧存在[114-116]。此外，关于轻度TBI的定义也没有达成共识。例如，在欧洲颅脑创伤疗效比较研究（CENTER-TBI）最近对71个中心的调查中，40个中心（59%）将轻度TBI定义为格拉斯哥昏迷量表（GCS）评分在13 ~ 15，26个中心（38%）定义为GCS评分14 ~ 15[117]。此外，CPG在应用范围上较重度TBI明显受限，并且更可能集中在诊疗的一个或两个方面（例如，何种患者需要进行影像学检查，但并不一定是如果影像学结果是阳性时该要做什么）[118]。值得注意的是，一系列问题如何处置存在差异：何种患者需要进行CT扫描，何种患者需要收治入院，收入ICU或普通病房，影像学检查随访的作用，逆转伤前口服抗凝药的作用，因脑脊液（CSF）漏使用抗生素，使用抗癫痫药物等[117-120]。

研究还发现，只有10% ~ 50%的轻度TBI患者在出院时收到过书面信息或具体的随访建议[111, 117, 121]。此外，还有一些所提供的信息内容上的差异，关于可能发生的脑震荡后综合征的信息通常很少或根本没有。在某种程度上，这种差异可能是由于使用不同的CPG、诊治上的地区差异或者患者是否收治入院导致的。例如，在CENTER-TBI的71个中心中，32个中心（49%）使用国家指南，10个中心（15%）使用当地指南和14个中心（21%）根本不使用任何指南[117]。诊治的构架和流程（例如，环境资源、明确的诊治职责或对后果的认识）影响诊治的差异度[122]。然而，这些中心之间的策略差异，可以促进CER。最后，由于诊治上的差异，当CENTER-TBI研究完成后整合的数据可能发现有效的治疗策略。

TBI 影像学

绝大多数TBI患者不需要神经外科手术治疗。例如，Sweeney等人[123]分析了国家创伤数据库中50 496例TBI患者——8.8%需要神经外科干预。尽管在某种程度上这取决于人口统计学资料和具体病变，其他研究表明该风险在轻度TBI中可能低至1%。轻度TBI诊疗主要取决于是否要进行头部CT扫描。关键问题是不会错过可能需要神经外科手术干预的患者。鉴于颅内出血的风险较低，这些患者进行头颅CT扫描或住院并不总是必要的。为了评估轻度TBI患者颅内异常的风险，在不同的临床实践背景下已制订出多种预测规程和指南，如加拿大头颅CT规程、NICE头部损伤指南、新奥尔良标准、ACEP标准、美国放射学会头部创伤适宜性标准和头部损伤患者的CT（CHIP）规则等[75, 93, 124-127]。基于一系列次要和主要风险因素（框11.8），这些预测规程建议是否应该进行头部CT扫描。CT扫描的结果影响了随后患者是否应该住院或者可以安全出院回家的决定。多个指南也对成本效益分析和多中心外部验证进行了比较。美国放射学院头部创伤适宜性标准[126]是一个基于证据的指南，该指南针对具体临床问题，由多学科专家小组每3年审查一次，包括中度或重度闭合性头部损伤；无恶化患者的短期随访；或者无恶化或没有持续不明原因的神经功能缺损；亚急性或慢性期出现新的神经功能缺损；疑似的血管损伤——动脉或静脉型；脑脊液漏等。CDC基于2008年临床原则：成人轻度TBI急性期的神经影像和决策，联合ACEP制作并可在线获取的"注意"系列出版物[128]。

尽管有预测规程和指南，医师对轻度TBI患者的决策大约2/3与影像学指南一致[129]。这包括扫描不足和过度扫描。一些研究包括在Ⅰ级创伤中心1/4

的患者进行了"不必要的"CT[130]。因此，医师不恰当地应用这些指南或者不知道相关推荐。许多因素影响指南制订标准的使用或适当CT扫描的决定规程：知识；对于后果的认识；环境背景和资源；记忆、注意力和决策过程；关于能力的认识；社会影响；技能和行为规范[122]。环境背景和资源对推荐的临床实践有影响，在急诊室工作负荷重时，未按指南标准或临床决策规程进行CT扫描是一个让患者出院或空出一张床位的迅捷方法。它还解释了不同的地区或中心城市医院（即人员配比和夜间是否放射科的支持）的差异。

框 11.8　轻度 TBI[124] 患者何时行头部 CT 检查的加拿大规程

高风险（可能需要神经外科干预）：
- 受伤后 2 小时内未达到 GCS 15 分
- 可疑开放性颅骨骨折
- 任何颅底骨折的迹象
- 呕吐 ≥ 2 次
- 年龄 ≥ 65 岁

中危因素（CT 发现脑损伤）：
- 受伤前的记忆丧失 >30 分钟
- 危险的损伤机制（例如，行人、从汽车被弹出、从高处坠落）

轻度 TBI 何时进行头部 CT 扫描，还有很多其他的指南（例如，NICE 头部损伤指南、新奥尔良标准、ACEP 标准、美国放射学会头部创伤适宜性标准和CHIP 规程等[75, 93, 124-127]）。在很大程度上，这些规则包括与加拿大头部 CT 规程相似的风险因素，还列出了其他因素，如头痛、药物/酒精中毒、锁骨以上部位外伤的阳性体征、创伤后癫痫、局灶性神经功能缺损或凝血病

颈椎损伤

颈椎损伤可能伴发于TBI，颈椎损伤（cervical spinal injury，CSI）的总体患病率为4%。CSI在清醒的患者中患病率是2.8%；而意识改变或无法评估的患者中患病率是7.7%。近一半的CSI患者存在颈椎不稳定性[131]。关键问题是颈椎损伤的鉴别，而做到这一点取决于临床评估的可靠性。现有基于证据的标准，依据两项大型前瞻性试验的结果，根据病史和体格检查可以不依赖于影像学排除颈椎损伤。但是，这些标准[国家急诊X线应用研究（NEXUS[132]）和加拿大C-Spine规程][133]适用于清醒的和可接受检查的患者，即没有会影响他们的评估的因素（如中毒）。

在昏迷或意识改变的成人患者中，随着影像学技术和许多系统综述、meta 分析的进步，已经制订出颈椎损伤排除指南并解答了该问题[134-138]。

脊柱损伤预防措施的主要原因不是使有脊柱损伤的患者保持制动，而是要保护不稳定损伤的患者伤情进展或加重 SCI。因此，长期以来建议不要移除在一个醉酒、反应迟钝患者，或者有神经功能缺损但颅脑 CT 正常患者的颈托，并且后者应该进行MRI 以排除损伤[134, 139]。担心错过韧带损伤导致广泛长期制动或其他影像学检查的使用。这些规程在可得到高质量的颈椎 CT 扫描时不再适用。2015 年，EAST 基于纳入 1 718 患者的 11 项研究的回顾，发布了一项新的临床实践指南；在钝性创伤且反应迟钝的成人患者，只有在高质量颈椎 CT 扫描结果是阴性之后，才建议去除颈托[140]。这种方法已在中毒患者的前瞻性研究中得到验证[141]。采用这种方法，很少有颈椎损伤被遗漏，但更重要的是不会错过不稳定的损伤，或在得到正常 CT 扫描后撤除脊柱保护措施会带来不良的神经系统后遗症。如何救治 SCI 在由 AANS/CNS 出版的 SCI 指南中有详细描述。这些准则涵盖了许多主题：院前急救、转运、临床和放射学评估、药物治疗、营养支持、椎动脉损伤、脊髓中央损伤综合征、DVT、不同的损伤类型，以及手术等[142]。

指南的遵循和依从性

指南旨在改善医疗质量同时减少治疗的差异度。但是，TBI CPG 在临床实践中的应用到何种程度尚未明确。虽然总体上遵循 BTF 指南被证明在美国改善 TBI 诊治[143]，差异仍是常态且全国层面对 BTF 指南的遵循仍然较差[9, 20, 129, 144-146]。例如，Shafi 等[145]调查了在 11 个 I 级创伤中心对 6 项基于证据的核心非手术操作的依从情况（气管插管、复苏、纠正凝血功能、ICP 监测、维持 CPP ≥ 50 mmHg 和出院康复）。整体依从性为 73%，不同机构之间差异很大（12% ~ 92%）。只有 3 个中心实现了超过 80% 的依从。依从性最高的是气管插管（92%），依从性最低的是 ICP 监测（52%）[145]。操作的差异度也很大，例如 ICP 监测的比率在不同的中心从 23% 到 85% 不等。Cnossen 等[20]在一项动态更新的系统回顾中纳入 22 个回顾性和前瞻性观察性队列研究，研究了 13 项指南建议的遵循情况。指南的遵循情况在研究之间差异很大（范围：

18% ~ 100%），最高的是对于 NICE CT 扫描指南（平均值：87%，范围：70% ~ 100%）的遵循而BTF ICP 监测指南是最低的（平均值：31%，范围：18% ~ 83%）。这种差异和低依从性并非 TBI 独有；在其他急性和慢性疾病中也可见差异，总的来说患者接受了大约一半推荐的医疗流程[147]。

重度 TBI：ICP 和 CPP

基于证据的诊疗方案旨在减少继发性损伤进而达到最大限度的恢复，这已成为重度 TBI BTF 指南的主体并且以 ICP 和 CPP 为中心。但是，对 BTF 指南中 ICP 和 CPP 目标的总体依从性较差[9, 144-146]，大多数研究表明不到一半符合 ICP 监测推荐的成人患者确实接受了 ICP 监测[9, 148, 149]，甚至参与调查的大多数中心都没有 ICP 目标化诊治的书面方案。在儿童 TBI 中，接受 ICP 监测的患者人数甚至更少。Alkhri 和 Kyriakides[9]查询了国家创伤数据库，在符合建议监测推荐的儿科患者（<19 岁）中，只有 7% 的患者进行了 ICP 监测。BTF 指南更推荐脑室型导管监测 ICP[72]。最近的监测指南建议可以使用脑实质 ICP 监测探头或脑室外引流导管，两者都用于"标准化的置入和维护方案以确保安全和可靠性。"[95, 96] 尽管有这些推荐，此类方案仍未被常规使用。例如，研究者最近对拥有 7 217 名 AANS 会员的数据库进行了调查，不到一半受访者（n=1 143）表示他们的机构使用了 EVD 置入的正式方案。如果受访者的机构有一个方案，只有 36.1% 的人总是依从该方案[150]。ICP 监测的使用允许 CPP 管理，这是 TBI 重症监护中的一个要点。然而，尽管放置了 ICP 监测，仍然许多患者没有达到目标 CPP[145, 148]。例如，Griesdale 等人[148]在一个单中心回顾性队列研究中分析了同一 ICU 收治的 127 名患者，发现 CPP 达到推荐范围的时间百分比为 31.6%——大部分偏差是 CPP 超过 70（63.9%）而不是低 CPP（<50，4.5%）。

什么影响了对 CPG 的遵循

有几个因素会影响对 CPG 的遵循[20, 151]。① 利益相关者的影响，即制订 CPG 的专业组织或者机构的声誉对于采用最佳证据的实践很重要[152]。② 依从性随着指南的类型变化，例如，不给予类固醇或应用抗癫痫药物接近 100%，而 ICP 探头的置入率低于 50%[153]。一般而言，有创手术对 CPG 的依从性更差。③ 基于高质量证据的 CPG 推荐与基于低质量证据的相比，对前者的依从性更强。④ 患者相关因素，包括年龄和颅内病变，都与CPG依从性相关。⑤ 从已发表的研究中得出更新的推荐较少常规应用于临床[154]。⑥ CPG依从性是一种管理或结构特征，可能受医院和科室文化、沟通及可用资源的影响[155]。

关于CPG依从性及其影响的数据主要来源于此来自高收入国家和三级转诊中心。LMIC的情况又如何呢？ Gupta等[153]比较了在印度和美国高容量Ⅰ级创伤中心在第一个72小时内，对17项ICU CPG指标的依从性；对存活超过48小时的成人重度TBI患者，印度和美国的依从比率类似，分别为74.9%和71.6%。

中心间 CPG 差异

尽管制订CPG的目的是减少TBI患者诊治的差异性，但各中心之间治疗方法的差异的报道屡见不鲜[20, 156-158]。例如，Bulger等人[156]调查了美国34个大学附属创伤中心，并且发现各个中心在院前插管、ICP监测、以ICP为导向的治疗和头部CT扫描有相当大的差异。Wijayatilake等通过电话访谈也发现了英国NCCU在TBI患者救治的实践中存在相当大的差异[158]。

目前还不完全了解中心之间治疗方法的差异在多大程度上反映了患者群体的不同（病例组合）、医院政策的差异（组织构成和流程）或与医师有关的因素。患者的临床特征，比如年龄和GCS等，与治疗方法和TBI指南的依从性有关，但也无法很好地预测各中心间的治疗差异[20, 144, 146]。差异性也取决于干预措施，至少在一定程度上是受当地诊疗常规[157]和医疗政策[159]、地理因素和专业培训影响的一项医院特性[160-162]。

提高 CPG 依从性的方法

有几种方法可以加强对CPG的遵循，包括证据是如何产生的（即研究环境）、CPG是如何制订的及当地因素。首先，CPG依从性可以通过加强指南的证据和使用通用数据元而提高。例如，关于理想CPP目标因为证据质量低（Ⅱ和Ⅲ类）存在争论。在某种程度上，这与在不同的研究中MAP和CPP测量方法的差异有关[16, 17, 20, 148]。第二，CPG发布的刊物可以影响依从性。例如，许多TBI CPG发布在神经外科或重症监护杂志上。然而，许多干预措施对围手术期有影响，而麻醉师可能并不知晓这

类CPG。第三，加强对CPG和推荐意见的传播，可以选择通过专业学会、会议、互联网及传单进行宣传。例如，ACEP"明智抉择"宣传活动针对何时获取头部CT是合理的，可加强影像学检查的合理利用[118, 163]。第四，计算机化临床决策的技术支持研发，并且检查清单已经被证明可以提高对指南的依从性[164]。依据患者伤情选择适当临床诊疗流程的检查清单，可使医务工作者常规在床边监控这些流程。这样的检查清单也可以用作效能改进工具。第五，更好地了解环境和资源有助益的。例如，在较小的医院夜间的人员配置和资源较少（例如，CT扫描的可及性和CT技师），故其依从性受到影响。在这种情况下，在临床观察和CT可及性受限的条件下，相应的制订指南标准或临床决策规程可能是有价值的。

最后，CPG依从性是一种受医院和病房文化以及交流影响的管理或结构性特征[155]。在这方面，电子化方案的可及性、临床决策依据的标准化套餐、教育、提示和审计反馈系统都是重要的指南依从性决定因素。在地区水平进一步内改善CPG依从性的技术包括：① 当地利益相关者的会议。② 建立当地的意见领袖小组。③ 对当地意见领袖进行培训者所需的培训研讨会。④ 由经过培训的当地意见领袖牵头进行培训研讨会。⑤ 提供工具和材料鼓励推荐的行为[165]。

指南影响预后

头部外伤的CPG是在20世纪90年代中期开始被制订出来，并且自那时起多个组织已发布并修订了这些CPG以反映医疗进步。在很大程度上，CPG通过对可用文献的系统综述，以提供一个基于证据的TBI诊疗方法。但是TBI指南的证据水平，总体仅有低质量证据，且仅有不到3%的推荐意见是基于严谨的Ⅰ类证据。

研究者已经应用多种方法研究指南是否影响预后，例如在一个中心使用历史对照或观察性队列、通过大型专业学会或国家管理数据库或者经济学分析，但不是一个稳健的RCT。在许多此类研究中，CPG的遵循（例如，ICP监测的使用频率）可反映诊治的积极性或CPG依从性。一般来说，基于ICP监测的频率，在积极中心治疗的患者预后比那些以非积极治疗中心的患者更好[12, 20, 144, 145, 166, 167]。但是，那"积极-预后"的关联取决于诊治的具体

定义，并且该关联看起来患者特征和治疗干预措施之间的关系并不是线性的，而是"倒U形"曲线。此外，"激进"治疗通常在预后较差的患者中进行，而不是那些预后极差的人（无治疗获益的预期）或者是预后良好的患者（治疗不是必需的）。通过比较激进和非激进的中心分析治疗效果在很大程度上有优点和局限性，因为激进与否分界点是主观的。试图评价CPG与预后之间关系的研究中还有其他几个方法学问题：① 使用不同的CPG。② 并不总是报告依从性。③ 不同的预后评价。④ 指征有内在的偏倚和混杂因素。⑤ 大多数研究是在HIC和三级转诊中心进行的，因此可能不适用于LMIC和社区医院。此外，不专门针对TBI的CPG（如呼吸机相关肺炎治疗、VTE预防、呼吸机的撤机、败血症等）的影响尚不清楚。需要考虑这些方法学的局限性，才能理解任何观察到的TBI CPG和预后之间的关联在是否为因果关系。

神经创伤CPG专注于院内和ICU治疗。虽然有基于证据的院前TBI治疗指南，但这些CPG的有效性研究较少。这个问题目前正受到损伤院前诊治的优势（excellence in prehospital injury care，EPIC）[168-170]，一项全国范围内急救医疗服务实施TBI指南的研究评估。有趣的是，EPIC的早期结果发现来自TBI CPG的普适性推荐（比如，维持SBP>90 mmHg）可能过于简单，可能存在患者依赖性和特异性的几个阈值[170]。

TBI预后还取决于康复和全面的损伤后诊治[171]。但是，在这种诊治的差异度甚至存在于TBI模型系统（TBIMS）的康复中心，那里提供最先进的多学科系统康复诊疗[172]。这种差异度与医院特征、患者特征、临床医师的经验和诊治流程（例如，目标和治疗计划、治疗干预措施的选择）的差异有关。因此，来自这些中心的TBI患者的风险调整后的功能结局有显著的差异[172-176]。

大多数报告显示采用TBI指南对预后有积极的影响（表11.2）。然而，有报告表明CPG对预后存在不利影响或没有影响，而其他研究只提示对诊治的效力（例如，住院时间和费用，但不是预后）有益[12, 144-146, 151, 153, 156, 167, 177-184]。对预后的影响主要是死亡而不是神经功能状态，并且尚不清楚这种关系是否是因果关系[20, 144, 146, 156, 166, 167, 183, 185]。例如，Cnossen等人[20]在动态更新系统综述中的回顾22项观察性队列研究，发现BTF指南依从性似乎与较低的病死率有关。这与其他TBI患者基于方案的ICU救治的系统综述[151]、"积极诊疗"的经济分析[186]和关于BTF指南有效性的成本效益分析[187]结果是一致的。虽然各种研究表明，CPG总的来说可以改善诊治质量和预后，但CPG是否在日常临床实践中实现了这一点尚不够明确[188]。这有一部分是因为患者、医师、医疗保险公司和管理者以不同的方式定义质量，另外也因为目前关于指南有效性的证据尚不充分。

表 11.2　筛选研究指南依从性和预后关联的文章

作者（年份）	研究类型	数据来源和患者数量	CPG 依从性	结　果	评　论
Shafi 等（2014）[145]	官方数据库的回顾性研究	11 个 I 级中心 2 056 例患者	整体依从性73%，但差异度较大	每增加10%的依从性与死亡风险降低12% 相关（OR：0.88，95% CI：0.81～0.96）	回顾性分析，不能确定不依从的原因
Talving 等（2013）[146]	前瞻性观察研究	216 例患者	ICP 监测比例46.8%	未接受 ICP 监测的患者总体住院病死率更高（53.9% 比 32.7%，调整后 P=0.019）	
Gerber 等（2013）[161]	前瞻性数据库的回顾性分析	纽约州官方数据库，2001 年 1 月 1 日至 2009 年 12 月 31 日	随着时间的推移，对CPG 的依从性逐渐增加：ICP 监测比例从56% 增加至75%；遵循 CPP 治疗阈值从15% 提高至48%	年龄调整后的 2 周病死率由22% 下降至13%（P<0.000 1）	

作者（年份）	研究类型	数据来源和患者数量	CPG 依从性	结　果	评　论
Alali 等（2013）[144]	美国外科医师协会创伤质量改进计划（TQIP），回顾性队列研究	在 2009—2011 年，来自 155 个 TQIP 中心的 10 628 例成人重度 TBI 患者	适合 ICP 监测的患者中 18% 置入探头	在使用率最高和最低的四分位数统计中，其调整后病死率的 OR 为 0.52（95% CI，0.35 ～ 0.78）	
Fakhry 等（2004）[181]	前瞻性队列与历史对照	分为 3 组患者的单中心研究：在方案应用前（1991—1994 年，n=219），低依从性（1995—1996 年，n=188），高依从性（1997—2000 年，n=423）	1995—1996 年：50% 依从性 1997—2000 年：88% 依从性	在 1991 年至 1994 年间及 1997 年至 2000 年间，ICU 住院时间（1.8 日）、总住院时间（5.4 日）及成本均减少。预后有改善的趋势	遵循 CPG 可能提高诊治效力，但并不一定能改善预后
Vavilala 等（2014）[12]	官方数据库的回顾性分析	5 个地区性儿童创伤中心（n=236）	不同中心整体依从性在从 68% 到 78%	遵循儿童指南的急性期诊治指标与出院存活率和格拉斯哥预后评分的显著改善相关	排除了 48 小时内死亡的患者
O'Lynnger 等（2016）[11]	回顾性，实施方案前后比较	在实施标准 ICU 方案前的 99 例重度 TBI 患儿和实施标准 ICU 方案后的 29 例患儿		方案实施前 63 例患儿出院状况不良（64%），死亡 31 例。在方案实施后，9 例患儿（31%）出院状况不良，6 例患者（21%）死亡	
Gupta 等（2016）[153]	回顾性和前瞻性观察队列研究	印度的 I 级创伤中心（n=200）与美国的（n=200）比较	指南依从率为 74.9%（SD ± 11.0）和 71.6%（SD ± 10.4）	总体在院病死率分别为 24% 和 27%。在印度的中心，而不是美国中心，低于 65% 的 ICU CPG 依从性与较高的住院病死率有关	
Bulger 等（2002）[156]	回顾性的数据收集	34 个美国大学附属创伤中心。对比积极治疗中心（定义为超过 50% 的患者适合 ICP 监测置入探头）与非积极治疗中心的预后	43% 遵循院前插管，58% 置入 ICP	在积极的中心的治疗与低病死率有关（风险比：0.43；95% CI，0.27 ～ 0.66）。存活患者出院时的神经功能状态相似	
Clayton 等（2004）[178]	回顾性纵向观察研究	单中心 669 例患者		CPG 实施与 ICU 病死率降低有关：19.95% ～ 13.5%（OR：0.47；95% CI：0.29 ～ 0.75），住院病死率从 24.55% 降至 20.8%（OR：0.48；95% CI：0.31 ～ 0.74）	在研究期间，ICU 和总体的中位住院时间保持不变

（续表）

作者（年份）	研究类型	数据来源和患者数量	CPG 依从性	结　　果	评　论
Elf 等（2002）[179]	具有历史对照的前瞻性观察队列	单中心（n=275）		GCS 运动评分 ≥ 4 分的患者病死率从 40%（1987—1988 年，神经外科 ICU 建立前）降至 27%（1987—1988 年早期，神经外科 ICU）到 2.8% 以基于诊治方案的队列（1996—1997 年）。较预后良好的比例从 40% 升至 68%～84%	
Cremer 等（2005）[180]	对回顾性队列的预后进行前瞻性评估	两家 I 级创伤中心，333 例存活且昏迷时间超过 24 小时的患者	ICP 监测分别在每个中心的 122 例患者中的 0 例（0）和 211 例患者中的 142 例（67%）	住院病死率为 41（34%）和 69（33%；P=0.87）。在靶向 ICP/CPP 的治疗有更好的功能预后，OR 为 0.95（95% CI：0.62～1.44）	靶向 ICP/CPP 的重症诊治提高了机械通气时间与治疗强度
Palmer 等（2001）[183]	前瞻性与历史对照	社区医院，37 例在实施 CPG 前接受治疗的患者及 56 例实施方案后接受治疗的患者		CPG 实施后预后良好（与死亡或不良预后相比）的概率增加 3 倍	每位患者医疗费用增加 97 000 美元
Shafi 等（2008）[184]	官方数据库	分析国家创伤数据库（1994—2001 年）。接受 ICP 监测的患者（n=708）和未接受 ICP 监测的患者（n=938）进行比较	符合 BTF 标准的患者中 43% 接受 ICP 监测	调整后，ICP 监测与存活率减低 45% 相关（OR=0.55；95% CI：0.39～0.76；P<0.001）	
Tarapore 等（2016）[194]	历史对照	I 级创伤中心832 例实施方案前患者和 211 例实施方案后的患者	实施方案后队列中，回顾指标显示 84%～100% 的依从性	实施 CPG 之前的历史对照组中，6 个月的病死率为 49%，而在实施后为 38%	在 IMPACT 中预测病死率为 ≤ 50% 的患者病死率降幅最大
Lee 等（2015）[149]	回顾性创伤数据库查询	单一 II 级创伤中心185 例患者	CPG 依从性从 28.6%～94.4% 不等	依据年龄和损伤严重程度调整后，同低于 55% 依从性对比，55%～57% 依从性的患者和大于 75% 依从性的患者的死亡概率降低。但依从性超过 75% 后病死率不会进一步降低	完全依从推荐可能并不必要

（续表）

作者（年份）	研究类型	数据来源和患者数量	CPG 依从性	结　果	评　论
Shafi 等（2014）[185]	回顾性观察研究	5 家 I 级创伤中心 3 867 例中度或重度 TBI 患者	依从性从 12% ～ 94% 之间不等	每增加 10% 的 CPG 依从性与死亡风险降低 14% 有关。接受所有推荐治疗的患者比未接受的患者病死率降低 58%（OR=0.42；95% CI，0.28 ～ 0.62）	
Dawes 等（2015）[219]	前瞻性注册	14 家医院区域联盟 734 例患者	不同医院 ICP 监测的依从率在 9.6% ～ 65.2%	不同医院的依从率与风险调整的住院病死率无相关性	

注：CI，置信区间；CPG，临床实践指南；CPP，脑灌注压；ICP，颅内压；ICU，重症监护室；OR，比值比。

ICP 和 CPP

控制 ICP 和优化 CPP 是重度 TBI 救治的核心内容。然而，ICP 管理尚未在 RCT 中得到评估，它与病死率而非预后有关[55]，而旨在优化 CPP 的 RCT 因治疗所致的不良反应，并未发现结局获益因[189]。然而，大多数但不是所有研究发现，遵循以 ICP 和 CPP 为导向的 CPG 似乎与病死率降低有关[144-146, 156, 166, 167, 190]，尽管不清楚这种关联是否是因果关系。例如，Talving 等[146] 在包括符合 BTF 指南 ICP 监测标准的 216 名患者的前瞻性观察研究中发现，指南依从性为 46.8% 并且整体院内病死率在没有接受 ICP 监测（53.9% vs. 32.7%）的患者中明显较高。类似的观察性研究使用官方（如 NIH 等）数据库。例如，Gerber 等[166] 研究了 2001 年 1 月 1 日和 2009 年 12 月 31 日之间，纽约州遵循 CPG 和经过年龄调整的 2 周病死率的关系，TBI 患者病死率从 22% 降至 13%；在同一时间内，ICP 监测患者的比例增加（从 56% 到 75%），有 ICP 超过 25 mmHg 的患者的数量下降（从 42% 降至 29%），对 CPP 治疗阈值的遵循从 15% 增加到 48%。这些数据提示，但不能证明 ICP 和 CPP CPG 依从性可以改善预后。Alali 等人[144] 检查了在 2009 年和 2011 年之间，在美国外科医师协会创伤质量改进计划（American College of Surgeons Trauma Quality Improvement Program，TQIP）中 155 个中心的 10 628 名成人重度 TBI 患者。具有较高 ICP 监测使用率的医院与较低的病死率相关：在使用率最高和最低的医院四分位数统计中，调整后死亡的 OR 为 0.52（95% CI：0.35 ～ 0.78）。但是，这仅可以解释各中心之间 9.9% 的病死率差异。从这些数据中仅能

进行推论，因为目前还不清楚 ICP 监测的信息是否有效地纳入临床诊治中。此外，很可能因为缺乏效用，很多伤情严重、无法存活的患者没有接受 ICP 监测。

指南建议 CPP 值为 50 ～ 70 mmHg 和 TBI 急性期诊治中 ICP 低于 20 mmHg。单中心观察队列研究显示计时 CPP ≥ 70 mmHg 和 CPP<50 mmHg 分别与病死率的减少和增加有关[148]。但是，如果不了解某个患者的自动调节能力，CPP 目标的选择是很大程度上基于猜测。因此，有研究者引入了基于脑血管压力反应指数（PRx）的最优 CPP（CPPopt）概念。几个病例系列证明，维持 CPP 在最佳 CPP 的上下 5 mmHg 内的患者预后更好，而实际 CPP 和 CPPopt 差异较大的患者（>10 mmHg）更有可能预后不良[191-193]。

比较 CPG 实施前后的研究

在历史队列研究检验了以证据为基础的、以指南为导向的诊治及单纯基于医师个人偏好的诊治同预后的关系。例如，Fakhry 等[181] 在一个 I 级中心进行了单中心研究，比较执行一项由该机构跨学科神经创伤小组基于 BTF 指南制订的诊疗方案前后的患者预后。该研究定义了一个历史对照组，他们的预后与其他两个时段相对比：早期的低依从性和后期的高依从性。随着 CPG 依从性的改善，医院 ICU 的住院时间和治疗费用减低（如 CPG 提高了治疗功效）。该方案有预后更好的趋势。在最近的一项研究中，Tarapore 等[194] 2011 年在 I 级创伤中心实施了一项经联合委员会认证的 TBI 诊治计划。实施 CPG 之前，在历史对照组中 6 个月的病死率为 49%，而在实施后为 38%。用 IMPACT 预后预测模型计算

预期与观察到每个队列的病死率，发现在 CPG 实施后降低了 59% 的早期病死率。而在预测病死率为 ≤ 50% 的患者病死率降幅最大。

对社区医院预后的研究也类似的结果。例如，Palmer 等[183] 在加利福尼亚州的社区医院研究了 1994—1999 年之间的 93 例患者。37 例患者在基于 BTF 指南的方案实施接受治疗，56 例患者在方案实施后接受治疗。在 GCS 评分 <8 分的患者实施方案后，良好预后（与死亡和不良预后相比）的概率至少增加 3 倍。

儿童 CPG 和 TBI

在儿童 TBI 中的研究结果与成人 TBI 相似[11, 12]。例如，Vavilala 等[12] 在回顾性队列研究中，研究了 2003 年儿童重度 TBI 指南在 5 个地区性儿童创伤中心的应用。指南依从性在 68% 到 78% 之间不等。CPG 依从性的急性期诊治指标与存活率有关，包括入院前无缺氧、早期 ICU 营养支持和在没有脑疝的影像学或临床表现时维持超过 30 mmHg 的 $PaCO_2$。在一项单中心的研究，O'Lynnger 等人[11] 研究了在实施标准 ICU 方案前的 99 例和实施标准 ICU 方案后的 29 例重度 TBI 患儿，病死率和出院状态（回家、康复中心等）都受到该方案的有利影响。在方案实施前，有 63 例出院状态不良的患者（64%），死亡 31 例（31%）。在方案实施后，9 例患者（31%）出院状态不良，6 例患者（21%）死亡。

发达国家和中低收入国家

支持 CPG 推荐的数据大多来自高收入国家的 Ⅲ 级诊疗中心，在中低收入国家中，TBI 特点和诊治有所不同。此外，CPG 在质量和全面性方面也各不相同，因此由于财政和物流限制方案可能难以实施，或是根据国情不同需要一些修改建议[28, 195]。在中低收入国家的单中心研究中，实施重度 TBI 诊治方案与病死率降低和更好的出院 GCS 评分有关[196]。研究对比了在高收入的国家（美国）和低收入国家（印度）的社区医院对于 CPG 的依从性，Gupta 等人[153] 发现总体住院病死率分别是 24% 和 27%。在印度，早期 ICU 指南的依从与较低的住院病死率相关，超过 65% 的 ICU 指南依从性与近 2 倍的住院病死率下降相关。然而，这种影响并不存在于美国。若干变量，如不同的数据收集方法、指南依从性之外的诊治方面（如设备、人员配备、质量改进流程、信息系统），以及印度医院多发伤的比例较低可能会影响这些结果。

轻度 TBI

CPG 如何影响轻度 TBI 的预后仅仅才刚开始得到阐释。Joseph 等[197] 在一项为期 2 年的前瞻性研究中，对 796 例患者进行了实施指南前后的比较研究，根据患者的病史、体格检查和初始的头颅 CT 结果来确定谁需要观察、随访影像学或神经外科会诊。这项研究观察到诊治流程和效果的改善，降低了成本，缩短了住院时间；但预后无差异，包括住院病死率、颅内出血进展的比例和 30 日内再入院率。然而，此项结果对神经外科资源有限的医疗环境可能有重要意义[198]。

全面的依从有多重要

增加 CPG 依从性似乎与降低病死率有关，但似乎有剂量效应和天花板效应[149, 153, 185]。例如，Shafi 等[185] 调查了 11 家 Ⅰ 级中心 2 056 例钝性 TBI 的患者。多因素分析显示，EBM 应用的增加与病死率降低有关；每增加 10% 的依从性，死亡风险就降低 12%（可能有剂量依赖效应）。这表明指南依从性的有利影响可能不是全或无的现象，并且除了依从的递增效应外，实现最低程度的依从也可能是有益的。另一方面，似乎有天花板效应。例如，Lee 等[149] 研究了一家成熟的 Ⅱ 级创伤中心内的 185 位患者，发现 CPG 的依从性介于 28.6% 至 94.4% 之间。在调整年龄和损伤严重程度后，较 BTF 指南依从性则低于 55% 的患者，依从性在 55% ~ 75% 和依从性 >75% 的患者的病死率降低。然而，结果还表明，完全依从所有指南是难以实现的，对实现最佳诊治也可能并不必要。事实上，当未经调整的病死率与不同的依从性进行比较时，病死率随着依从性的增加至 75% 而降低，然后逆转。这些数据表明，完全依从所有推荐可能并不必要。

如果 CPG 有偏差，会造成哪些差异

缺乏前瞻性且稳健的 RCT 支持 TBI 临床指南，不同指南的内容也不尽相同[5, 21]。因此，治疗的差异性，无论中心之间的差异性是否反映了诊治质量的差异性，并因此影响患者的预后没有得到很好的研究[65]。此外，与最佳临床实践存在偏差，并不代表"糟糕"的诊治，反而有可能反映为患者量身定制或靶向性的良好诊治。在严重的 TBI 和多发创伤中，患者接受诊治的临床条件和环境存在异质

性、复杂和动态变化的。这就要求医务人员在面对非标准情况时调整或甚至偏离方案。这个启发源于Kahol等[199]，他们针对Ⅰ级创伤中心情况定制了行动-谬误-创新的体系、时间标记和团队成员的专业知识。他们发现医师的经验影响了方案偏差的频率和类型。经验不足的医师的偏差大多数是错误，而经验更为丰富的从业人员的偏差时兼有错误和创新。因此，CPG或临床方案虽然可以改善诊治的许多方面，但他们往往是创新和诊治进步的障碍，因为通常是"不加批判"的采用标准方法。根据CPG的本质，这是针对平均化的患者和源于患者群体的目标。而"平均的"患者并不存在，特别是在TBI中有许多患者表型，并且可能应优选对个体化目标进行滴定。基因组学、神经影像学和生物标志物发展的最新进展会获得更精确的疾病和患者分型，从而更好地提高诊治能力。

集束化诊治

CPG制订中的挑战是整合异质性研究结果（这在某种程度上违背了科学原理，即同质性），并提出临床实践推荐（如将数据转化为推荐）。这就需要充分理解试验的内部和外部效度。内部效度描述了在研究的具体环境中，干预特定患者群体所得结论的准确性的影响——如何进行研究，如何防止偏倚，以及哪些因素可能影响预后。外部效度描述了研究结果可以如何推广到更广泛的人群。CPG制订中的第二个关键点在于某项干预的效力与其临床实践的疗效之间的差异。这点很重要，因为单一干预措施（经典RCT）或复杂的干预措施组套（在结论能被纳入标准治疗前，临床研究的最后一步）的研究存在差异。在权衡所有证据时需要将所有这些因素都考虑在内，因为对数据的错误推断会导致不良的推荐和潜在的危害。改进评估和衡量证据的方法（例如，GRADE系统）有帮助，但很少有研究专注分析如何将不同干预纳入单一的集束化诊疗方案内，更重要的是，哪类患者会从这种单一的集束化诊治方案中获益。

从RCT转移到临床诊治推荐产生了一个悖论：我们检验独立的干预措施；我们将这些干预措施组合在一起并应用于患者。然而，饱受诟病的一点是患者接受的干预措施组套，此前从未被一起评估过。此外，我们通常独立于其原始应用的地点和时间来检验干预措施，通常没有适当解读可能是混杂

因素或影响疗效的患者基线特征，并且在我们预期安慰剂组保持稳定，这意味着医疗实践应该在试验期间和试验结论被纳入"最佳实践"定义的随后几年中保持稳定。然而，医学并不能止步不前。

在TBI（和重症监护）中，每条指南通常是受到独立验证的。然而，尽管缺乏研究，我们总是假设联合每条独立的指南作为一个整体应用时，其单独的益处可转化为相似的良好预后。基于方案的集束化诊治在感染性休克中得到了充分研究。Thompson等人[200]针对这一问题，对密歇根州健康和医院协会脓毒症协作组旗下的87家医院近5 000例感染性休克患者进行研究，并发现参与协作组并不能随当前潮流改善患者的预后。然而，在实施干预措施后病死率较前改善，在集束化诊治遵循程度高的医院中更为明显。早期目标导向治疗（early goal-directed therapy，EGDT）在单中心研究中可降低感染性休克的病死率。然而，最近在美国的31家医院进行，纳入1 341例感染性休克患者的RCT中，基于方案的复苏较基于医师判断进行的床旁诊治未改善根据的预后[201]。毫不奇怪的是，拯救脓毒症活动（surviving sepsis campaign）中的推荐（基于证据的制订过程）一直存在争议，并产生了关于为制订合理指南进行有力研究的能力及我们对证据的评估和分级的争论。

这种"集束化诊治"的概念正在逐步发展（例如：呼吸机相关肺炎，预防导管相关血行感染，疼痛、躁动和谵妄均有集束化诊治措施），并且有越来越多的证据表明集束化的流程可以改善预后[203-207]。医疗保健改善研究所（Institute of Healthcare Improvement）所定义的集束化诊治是指"一组与疾病过程相关的干预措施，一起执行时会比单独执行产生更好的预后。集束化诊治的单一措施建立在以证据为基础的实践之上。集束化背后的科学依据是完善的，它们的实施应当是一种得到广泛接受的实践[208]。"然而，关于这一过程以及预后如何受到影响存在争议，因为研究经常证明单一干预措施对预后的影响，然后假设将阳性研究整合可以进一步改善预后。并非所有的集束化诊治的组分都同等重要[204, 209]。此外，有一个缓慢且持续的运动试图改变集束化诊治的目标，即从改善患者诊治和预后变为评价临床和组织效能的方法。需要更严谨的临床研究验证集束化诊治，否则管理者和医疗保健的资助者将使用这些工具来推动质量控制，提出法律或监管问题，或以牺牲患者预后为代价的补偿。

专业治疗中心和治疗效果

有组织的创伤治疗

临床实践指南的存在，有助于医疗机构提供更好的医疗服务，且对预后产生积极影响。然而，很难衡量并证明在有组织的诊治和预后之间有着因果关系。创伤诊治的复杂性促使美国外科医师协会（American College of Surgeons，ACS）推出了创伤中心验证计划。该计划于 1987 年创立，在美国的分级创伤中心对患者进行有组织的诊治[210]。1992 年，创伤救治系统计划模型（Model Trauma Care System Plan，MTCSP[211]）诞生，这是一个预先计划、全面且由全国和地方性损伤响应的协调网络，纳入所有有创伤救治能力的设施。后来，MTCSP 持续发展，ACS 的创伤患者最佳医疗资源委员会为了向创伤系统中各级别中心的创伤患者提供最先进的诊治，提供了组织、人员和设施详细的说明[212]。这在很大程度上是基于这样一种理念，即如果医院形成有组织的创伤系统，并对所前来就诊的受伤患者进行协调应对，那么诊治可以得到改善。严重的创伤患者存活率在大型创伤中心似乎更高。每年收治 600 ～ 650 名创伤住院患者可能提供最佳的诊治水平。同样的，高容量（每季度 >40 例严重的 TBI 患者）也与病死率的降低有关，并有可能改善重度 TBI 患者的生活质量[8]。然而，如果医院资源不堪重负，过高的容量可能会危及诊治。

在专业神经重症监护室或由神经危重症团队进行诊治

在过去的 10 ～ 15 年，神经危重症治疗已经发展成了一个独特的亚专科。越来越多的证据表明，通常在常规急性脑损伤，尤其是 TBI 之后，在专门 NCCU 或由专业的神经重症团队或方案指导救治对患者的病死率、住院天数及在某些情况下的神经功能预后都有积极影响[7, 182, 213-217]。

可能的解释包括较高的患者容量，以及与之相对的更多的临床经验；更强调并遵循避免继发性脑损伤的方案；预测预后和撤除生命维持措施上的差异；以及神经影像和神经监测数据使用和解释上的差异[215]。尽管是否有着因果关系仍然有待阐明，但有研究表明当有神经外科医师提供有效的电话和影像咨询的情况下，重度 TBI 患者可以在非专门的病房内得到安全的救治[218]。

机构，CPG 依从性和诊治的质量

有学者建议将 TBI 与基于证据的指南的依从性作为医院质量的一个标志。相比患者的预后，这可能更注重构架和流程。事实上，医院的依从性和风险调整的 TBI 临床预后的关联性仍知之甚少。例如，Dawes 等[219]研究了 14 家医院的 734 例患有重度钝性 TBI 的成人患者。进行 ICP 监测的医院依从性在 9.6% ～ 65.2%，开颅手术的医院依从性在 6.7% ～ 76.2%。尽管医院的依从性有所差异，但并未发现医院依从性与调整风险的患者预后之间的相关性。

然而，将 CPG 的依从性作为独立的评判标准之前应该谨慎。考虑到 TBI 治疗的复杂性和异质性，基于预后的指标，包括神经功能恢复，可能比衡量"医院质量"更为准确。而且，一些研究表明，仅仅依靠 CPG 的依从性来衡量医院质量是不准确和不充分的[220-222]。其他因素也需要考虑在内，比如在研究期间在机构内的诊疗实践，尤其是是否有专门的 NCCU、普通外科或神经外科住院医师培训项目。这点可能很重要，因为在引入住院医师工作时间限制后，在教学医院，而不是非教学医院的神经外科（包括神经创伤）出现了更多的并发症和更糟糕的预后[223, 224]。

流程评判，包括指南依从性，提供了评价、对变化敏感和实时反馈的便利，这对于提高质量的倡议者很重要。然而，难以确定哪些流程实际上能加强诊治[219, 225]，因为在许多情况下会问及错误的问题 [比如：ICP 探头是否被置入（易于测量）vs. ICP 监测如何在诊治中使用（难以评判）或是这些被研究的患者是错误的群体吗？（比如：所有重度 TBI 患者 vs. 仅那些会从有创监测中受益的患者）]。

如何定义质量？在 1999 年，IOM 将质量定义为在为个人和群体提供卫生服务时，提高获得期望预后的可能性，并符合当前的专业知识。患者的安全是质量的一部分，很难孤立地看待[226]。如何最好地定义危重症的诊治质量仍存在着争议。2009 年，作为提高专业人士和公众对患者安全问题认知的一系列举措，欧洲重症监护医学会（European Society of Intensive Care Medicine，ESICM）成立了一个工作组，旨在提高危重患者的诊治的安全和质量[227]。其中一项成果便是找到一组指标来评价重症监护的质量，但专家小组对这一评价难以苟同[228]。一般来说，流程和构架[229]更易于达成一致，但以患者为中心的评价，包括预后、及时性和诊治的可及性，以及患者的诊治体验更难以界定[228]（表11.3）。各种实践的修改（例如：实施疾病或治疗的专门方案或者集束化诊治或人员配备要求）证明了普通重症监护预后的时间关联性，但这个问题在神经重症监护上研究较少[230,231]。已知的ICU诊治流程（如压疮、中心静脉导管相关性血流感染或导管相关性尿路感染）可作为普通重症监护的有用指标，但没有一个是神经危重诊治质量的专门指标。而EVD相关感染的发生率可能是NCCU治疗质量的有用指标[95,231]。

现实、精准医疗及未来

自20世纪90年代中期开始，TBI相关的CPG已被制订出来并时常更新，其治疗内容涵盖院前诊治、脑震荡、影像学、手术、重症监护和轻到重度TBI。这些指南尝试着"标准化"治疗，整合多学科方法，为实践提供最佳临床证据。然而，采用证据为依据的指南仅仅是患者诊治的第一步[232,233]。在"现实世界"中，CPG的使用要求训练有素且积极进取的人员、现代化的设施、尽职的机构，以及通过评估和实时跟踪反馈对CPG的持续评估和优化。跟踪诊治指标可提升对遵循指南的认知，并能反映出诊治和预后是否得到提升。在缺少专门定制的EMR的情况下，这样的评估和反馈会非常困难且耗时[194]。此外，仅仅跟踪"完美"的流程评价并不一定能改善患者的预后[234,235]。对这类情况（尤其是复杂如TBI的情况）会产生3个重要的影响[236,237]。首先，每个临床结局可能需要多个相关的流程措施（例如：ICP探头置入及其治疗阈值，加上如何使用数据）。第二，流程评价（如CPG依从性）必须与有重要临床意义的结局指标相结合（如神经功能恢复），以防止医院只为了提升一项指标而忽视了其他。最后，仅仅评价效能和跟踪进度是不够的。相反，医院（和医师）必须建立运用此类数据来影响医师行为和改善患者诊治的系统[238]。

精准医疗的平衡

CPG被政府机构、专业学会和医疗机构所欢迎，它们的使用似乎与医疗一致性的提高和医疗卫生费用的降低有关（例如：它们可以节约诊治的

表 11.3　在重症治疗中提高患者的安全与治疗效果的指标[228]

领域	指标描述	一致性（%）
构架	ICU 符合国家对提供重症监护的规定	100
	一位重症医师 24 小时会诊可及性	94
	不良反应报告系统	100
流程	常规多学科临床查房	100
	出院患者标准化交接程序	100
	按照国家标准保持医学继续教育	77
	床位使用率维持在阈值以下	82
	SMR 报告与分析	100
	ICU 出院 48 小时内再入 ICU 率	94
预后	中心静脉导管相关性血行感染发生率	100
	非计划性气管拔管率	100
	计划性拔管 48 小时内气管再插管率	77
	呼吸机相关性肺炎的发生率	77

注：ICU，重症监护室；SMR，标准化死亡比。
说明：表中所有的指标都在德尔菲流程的最后阶段，获得欧洲重症监护医学会（ESICM）的安全与质量工作小组超过75%的专家赞成。只有赞成专家比例>90%的指标才会列入最终的数据中。这些指标可能不是神经重症监护的专门指标。而EVD相关感染发生率可能是NCCU诊治质量的一个更有用的指标[95,231]。

费用）。然而，CPG是否与TBI患者预后有因果关系仍未完全阐明，但目前研究提供了有趋势的结果[20,144-146,149,151,166,167,185]。这些研究主要是观察性的，有很多方法学的缺陷。此外，CPG具有潜在缺陷，并不是没有争议的。首先，任何CPG都取决于证据的质量，并且在TBI中高质量证据往往是缺乏的。其次，CPG被批评为"盲目的医学"，并未适应不在推荐范围内的其他患者个体性需求，因为CPG针对的是"平均化"的患者。然而，所

谓的"平均化"的患者并不存在，在TBI中，而是有很多表型。基因组学、神经影像学和生物标志物最新的研究进展增加了对患者与疾病表型的认知。这种改进的疾病分类是精准医疗的基础[239]，这是美国国家科学院最近提倡的一种观念，并在TBI诊治中不断发展[70, 90, 91]。在某些方面，CPG与精准医疗不一致，而如何协调两者是一个挑战。这点尤为重要，因为有越来越多的证据表明，特定患者的阈值（精准医疗下的靶向诊治）显示出比基于人群的阈值（以指南为基础的治疗[89]）更稳健的同预后的关系。最后，是否应当为所有的患者一致性优先考虑使用指南，是否应投入资源以改善CPG的依从性[143]，在很大程度上，这取决于患者的合并症、既往史，以及患者和损伤的特点。此外，建议和指南可能因为地域和资源的可用性而不同，特别是在资源有限的环境中100%的依从性可能是不可行的[14]。此外，因为若干研究证明存在天花板效应，100%的依从性可能是不必要的[149]。

未来

高质量的系统性综述是制订基于证据的CPG的必需品。这种综述的撰写方法已有详细描述。然而，这个流程消耗大量的时间和资源。而且，制订最新的CPG是一项挑战。在神经创伤中，将一项试验纳入系统性综述的中位时间是2年半至6年半[51, 240]。与此相一致，Shojania等[241]在一项针对100个神经病学的系统综述中发现，在出版的2年内1/4的内容已过时，而其中7%的内容在出版时已经过时了。近年出现了另一种可能的解决方案，即快速综述，但是必要的方法学捷径可能会使此类综述容易受到偏倚的影响。我们可以在不久的将来使用动态更新的系统性综述，而不是CPG。这些医疗卫生研究的在线摘要，并根据最新研究实时更新。这需要足够的技术基础设施，此类的摘要最近才出现。现在已经有了新的软件工具、开放数据平台和建立好的方法学。这种证据合成的新发展作为CENTER-TBI项目[20, 242]的一部分正在接受检验，并且也是重度TBI救治指南[76]的目标。后者希望动态更新系统性综述的整合能创造出一个"活"的CPG，帮助弥补证据、指南和TBI实践之间在时间上的脱节。

尽管TBI产生了严重的社会经济和医疗问题，但自从首次公布CPG以来，支持治疗推荐的证据强度仍然较低。传统的临床TBI研究方法是简化论的，试图分离出一个单一的治疗因素（如被认为是"金标准"的EBM RCT）。这些方法忽略了TBI作为病因、病理生理、治疗和预后的异质性。这种异质性使得TBI的研究尤其具有挑战性，并且可能帮助解释为什么有那么多RCT没有显著的结果。另外，还有方法论的局限性。最近一项关于急性脑损伤神经保护的综述还突出了假说的缺陷，即将在动物模型中发现的发病机制转化到了人类[243]。

虽然高质量的RCT仍旧对EBM很重要，但它们最适合于对同质性疾病和病理生理机制明确的患者应用不变的干预措施提供指导。然而，RCT在机制不同的环境中提供不完善的指导，并且治疗可能需要复杂的滴定（例如：TBI诊治），且随着时间推移还会发生变化。目前对于TBI分类和研究方法仍是欠理想的，所以在疾病分型和替代性研究策略方面需要付出更多努力[5, 244]。比如大规模多中心研究，像CENTER-TBI那样试图应用精准医疗方法对TBI进行分类，从而确定具有病理生理和治疗反应更加同质化的患者亚群[70, 245]。挑战在于从这些较小的患者亚群得出稳健的证据，进而用于指导救治。然而，研究中患者群体同质性可能允许更小的样本量，而中心之间的差异将允许CER，因此未来的CPG或许可以基于良好的观察性研究数据[36]。

结 论

TBI患者的诊治往往是复杂的和多学科的，疾病和患者是异质的。针对优化TBI患者诊治的普遍共识是在专门的神经创伤中心（有神经重症、神经外科的支持并应用EBM的标准化方案）进行救治。指南的使用与改善的成本和诊治质量以及更好的预后趋势有关。然而，与预后的因果关系仍有待阐明。有效的CPG的使用需要有积极进取的人员、尽职的机构和持续的研究。此外，重要的是要认识到"一刀切"的方法并不总是适合于所有TBI患者。因此，CPG应当提供诊治的基础，但不能偏离以患者为中心的诊治或对患者的病理生理和现有文献的理解。为此，更好的疾病分型、更新的研究方法（例如：CER）和动态更新系统性综述的发展应有助于CPG改善患者的预后，而不仅仅是患者的诊治。

（钱洲棋）

参考文献

[1] Roozenbeek B, Maas AI, Menon DK. Changing patterns in the epidemiology of traumatic brain injury. Nat Rev Neurol. 2013; 9(4):231–236.

[2] Center for Disease Control and Prevention. Severe Traumatic Brain Injury. Atlanta, GA: National Center for Injury Prevention and Control; 2014. Available at: http://www.cdc.gov/TraumaticBrainInjury/severe.htmli. Accessed November 17, 2017.

[3] Manley GT, Maas AI. Traumatic brain injury: an international knowledge-based approach. JAMA. 2013; 310(5):473–474.

[4] Rosenfeld JV, Maas AI, Bragge P, Morganti-Kossmann MC, Manley GT, Gruen RL. Early management of severe traumatic brain injury. Lancet. 2012; 380(9847):1088–1098.

[5] Maas AI, Menon DK, Lingsma HF, Pineda JA, Sandel ME, Manley GT. Re-orientation of clinical research in traumatic brain injury: report of an international workshop on comparative effectiveness research. J Neurotrauma. 2012; 29(1):32–46.

[6] Alali AS, Burton K, Fowler RA, et al. Economic evaluations in the diagnosis and management of traumatic brain injury: a systematic review and analysis of quality. Value Health. 2015; 18(5):721–734.

[7] Fuller G, Bouamra O, Woodford M, et al. The effect of specialist neurosciences care on outcome in adult severe head injury: a cohort study. J Neurosurg Anesthesiol. 2011; 23(3):198–205.

[8] Tepas JJ, III, Pracht EE, Orban BL, Flint LM. High-volume trauma centers have better outcomes treating traumatic brain injury. J Trauma Acute Care Surg. 2013; 74(1):143–147, discussion 147-148.

[9] Alkhoury F, Kyriakides TC. Intracranial pressure monitoring in children with severe traumatic brain injury: National Trauma Data Bank-based review of outcomes. JAMA Surg. 2014; 149(6):544–548.

[10] Davis T, Ings A, National Institute of Health and Care Excellence. Head injury: triage, assessment, investigation and early management of head injury in children, young people and adults (NICE guideline CG 176). Arch Dis Child Educ Pract Ed. 2015; 100(2):97–100.

[11] O, ', Lynnger TM, Shannon CN, Le TM, et al. Standardizing ICU management of pediatric traumatic brain injury is associated with improved outcomes at discharge. J Neurosurg Pediatr. 2016; 17(1):19–26.

[12] Vavilala MS, Kernic MA, Wang J, et al. Pediatric Guideline Adherence and Outcomes Study. Acute care clinical indicators associated with discharge outcomes in children with severe traumatic brain injury. Crit Care Med. 2014; 42(10):2258–2266.

[13] Field MJ, Lohr KN; Committee to Advise the Public Health Service on Clinical Practice Guidelines, Institute of Medicine. Clinical Practice Guidelines: Directions of a New Program. Washington, DC: National Academy Press; 1990.

[14] Figaji A, Puppo C, Participants in the International Multidisciplinary Consensus Conference on Multimodality Monitoring. Multimodality monitoring consensus statement: monitoring in emerging economies. Neurocrit Care. 2014; 21 Suppl 2:S239–S269.

[15] Woolf SH, Grol R, Hutchinson A, Eccles M, Grimshaw J. Clinical guidelines: potential benefits, limitations, and harms of clinical guidelines. BMJ. 1999; 318(7182):527–530.

[16] Rao V, Klepstad P, Losvik OK, Solheim O. Confusion with cerebral perfusion pressure in a literature review of current guidelines and survey of clinical practice. Scand J Trauma Resusc Emerg Med. 2013; 21:78.

[17] Kosty JA, Leroux PD, Levine J, Park S, Kumar MA, Frangos S, Maloney-Wilensky E, Kofke WA. Brief report: a comparison of clinical and research practices in measuring cerebral perfusion pressure: a literature review and practitioner survey. Anesth Analg. 2013; 117(3):694–69-8.

[18] Chesnut R, Bleck T, Citerio G, et al. A consensus-based interpretation of the BEST TRIP ICP trial. J Neurotrauma. 2015; 32(22):1722–1724.

[19] Chesnut RM, Temkin N, Carney N, et al. Global Neurotrauma Research Group. A trial of intracranial-pressure monitoring in traumatic brain injury. N Engl J Med. 2012; 367(26):2471–2481.

[20] Cnossen MC, Scholten AC, Lingsma HF, et al. Adherence to guidelines in adult patients with traumatic brain injury: a living systematic review. J Neurotrauma. 2016; 33(1):1–14.

[21] Hoogmartens O, Heselmans A, Van de Velde S, et al. Evidence-based prehospital management of severe traumatic brain injury: a comparative analysis of current clinical practice guidelines. Prehosp Emerg Care. 2014; 18(2):265–273.

[22] Olson DM, Batjer HH, Abdulkadir K, Hall CE. Measuring and monitoring ICP in neurocritical care: results from a national practice survey. Neurocrit Care. 2014; 20(1):15–20.

[23] Booth A, Clarke M, Dooley G, et al. The nuts and bolts of PROSPERO: an international prospective register of systematic reviews. Syst Rev. 2012; 1:2.

[24] Moher D, Liberati A, Tetzlaff J, Altman DG, PRISMA Group. Preferred reporting items for systematic reviews and meta-analyses: the PRISMA statement. Int J Surg. 2010; 8(5):336–341.

[25] OCEBM Table of Evidence Working Group. The Oxford 2011 Levels of Evidence. UK: Oxford Centre for Evidence-Based Medicine; 2011.

[26] Guyatt G, Oxman AD, Akl EA, et al. GRADE guidelines: 1. Introduction-GRADE evidence profiles and summary of findings tables. J Clin Epidemiol. 2011; 64(4):383–394.

[27] Guyatt GH, Oxman AD, Vist GE, et al. GRADE Working Group. GRADE: an emerging consensus on rating quality of evidence and strength of recommendations. BMJ. 2008; 336(7650):924–926.

[28] Alexander T, Fuller G, Hargovan P, Clarke D, Muckart D, Thomson S. An audit of the quality of care of traumatic brain injury at a busy regional hospital in South Africa. S Afr J Surg. 2009; 47(4):120–12–2, 124–126.

[29] AGREE Collaboration. Development and validation of an international appraisal instrument for assessing the quality of clinical practice guidelines: the AGREE project. Qual Saf Health Care. 2003; 12(1):13–23.

[30] AGREE Next Steps Consortium. The AGREE II instrument. Available at: http://www.agreetrust.org. Accessed November 17, 2017.

[31] Alarcon JD, Rubiano AM, Chirinos MS, et al. Clinical practice guidelines for the care of patients with severe traumatic brain injury: a systematic evaluation of their quality. J Trauma Acute Care Surg. 2013; 75(2):311–319.

[32] Patel A, Vieira MM, Abraham J, et al. Quality of the development of traumatic brain injury clinical practice guidelines: a systematic review. PLoS One. 2016; 11(9):e0161554.

[33] Fervers B, Burgers JS, Haugh MC, et al. Adaptation of clinical guidelines: literature review and proposition for a framework and procedure. Int J Qual Health Care. 2006; 18(3):167–176.

[34] Harrison MB, Graham ID, van den Hoek J, Dogherty EJ, Carley ME, Angus V. Guideline adaptation and implementation planning: a prospective observational study. Implement Sci. 2013; 8(1):49.

[35] Sackett DL, Rosenberg WM, Gray JA, Haynes RB, Richardson WS. Evidence based medicine: what it is and what it isn't. BMJ. 1996; 312(7023):71–72.

[36] Faraoni D, Schaefer ST. Randomized controlled trials vs. observational studies: why not just live together? BMC Anesthesiol. 2016; 16(1):102.

[37] Berger ML, Dreyer N, Anderson F, Towse A, Sedrakyan A, Normand SL. Prospective observational studies to assess comparative effectiveness: the ISPOR good research practices task force report. Value Health. 2012; 15(2):217–230.

[38] Foulkes MA, Eisenberg HM, Jane JA, Marmarou A, Marshall LF, The TCDB Research Group. The traumatic coma data bank: design, methods, and baseline characteristics. J Neurosurg. 1991; 75:8–13.

[39] Murray GD, Teasdale GM, Braakman R, et al. The European Brain Injury Consortium survey of head injuries. Acta Neurochir (Wien). 1999; 141(3):223–236.

[40] Patel HC, Bouamra O, Woodford M, King AT, Yates DW, Lecky FE, Trauma Audit and Research Network. Trends in head injury outcome from 1989 to 2003 and the effect of neurosurgical care: an observational study. Lancet. 2005; 366(9496):1538–1544.

[41] Maas AI, Marmarou A, Murray GD, Teasdale SG, Steyerberg EW. Prognosis and clinical trial design in traumatic brain injury: the IMPACT study. J Neurotrauma. 2007a; 24(2):232–238.

[42] Marmarou A, Lu J, Butcher I, et al. IMPACT database of traumatic brain injury: design and description. J Neurotrauma. 2007; 24(2):239–250.

[43] Moreno R, Jordan B, Metnitz P. The changing prognostic determinants in the critically ill patient. In: Vincent JL, ed. Yearbook of Intensive Care and Emergency Medicine. Berlin, Germany: Springer-Verlag; 2007:899–907.

[44] Ospina-Tasc, ó, n GA, B, ü, chele GL, Vincent JL. Multicenter, randomized, controlled trials evaluating mortality in intensive care: doomed to fail? Crit Care Med. 2008; 36(4):1311–1322.

[45] Vincent JL. We should abandon randomized controlled trials in the intensive care unit. Crit Care Med. 2010; 38(10) Suppl:S534–S538.

[46] Finfer S, Chittock DR, Su SY, et al. NICE-SUGAR Study Investigators. Intensive versus conventional glucose control in critically ill patients. N Engl J Med. 2009; 360(13):1283–1297.

[47] van den Berghe G, Wouters P, Weekers F, et al. Intensive insulin therapy in critically ill patients. N Engl J Med. 2001; 345(19):1359–1367.

[48] H, é, bert PC, Wells G, Blajchman MA, et al. A multicenter, randomized, controlled clinical trial of transfusion requirements in critical care. Transfusion Requirements in Critical Care Investigators, Canadian Critical Care Trials Group. N Engl J Med. 1999; 340(6):409–417– [Erratum in: N Engl J Med

1999; 340(13):1056].

[49] Vincent JL, Baron J-F, Reinhart K, et al. ABC (Anemia and Blood Transfusion in Critical Care) Investigators. Anemia and blood transfusion in critically ill patients. JAMA. 2002; 288(12):1499–1507.

[50] Vincent JL, Sakr Y, Sprung C, Harboe S, Damas P, Sepsis Occurrence in Acutely Ill Patients (SOAP) Investigators. Are blood transfusions associated with greater mortality rates? Results of the Sepsis Occurrence in Acutely Ill Patients study. Anesthesiology. 2008; 108(1):31–39.

[51] Bragge P, Synnot A, Maas AI, et al. A state-of-the-science overview of randomized controlled trials evaluating acute management of moderate-to-severe traumatic brain injury. J Neurotrauma. 2016; 33(16):1461–1478.

[52] Wright DW, Yeatts SD, Silbergleit R, et al. NETT Investigators. Very early administration of progesterone for acute traumatic brain injury. N Engl J Med. 2014; 371(26):2457–2466.

[53] Cooper DJ, Rosenfeld JV, Murray L, et al. DECRA Trial Investigators, Australian and New Zealand Intensive Care Society Clinical Trials Group. Decompressive craniectomy in diffuse traumatic brain injury. N Engl J Med. 2011; 364 (16):1493–1502.

[54] Timmons SD, Ullman JS, Eisenberg HM. Craniectomy in diffuse traumatic brain injury. N Engl J Med. 2011; 365(4):373–, author reply 376.

[55] Treggiari MM, Schutz N, Yanez ND, Romand JA. Role of intracranial pressure values and patterns in predicting outcome in traumatic brain injury: a systematic review. Neurocrit Care. 2007; 6(2):104–112.

[56] Shen L, Wang Z, Su Z, et al. Effects of intracranial pressure monitoring on mortality in patients with severe traumatic brain injury: a meta-analysis. PLoS One. 2016; 11(12):e0168901.

[57] Timofeev I, Czosnyka M, Nortje J, et al. Effect of decompressive craniectomy on intracranial pressure and cerebrospinal compensation following traumatic brain injury. J Neurosurg. 2008; 108(1):66–73.

[58] Hutchinson PJ, Kolias AG, Timofeev IS, et al. RESCUEicp Trial Collaborators. Trial of decompressive craniectomy for traumatic intracranial hypertension. N Engl J Med. 2016; 375(12):1119–1130.

[59] Vashu R, Sohail A. Decompressive craniectomy is indispensible in the management of severe traumatic brain injury. Acta Neurochir (Wien). 2011; 153(10):2065–2066.

[60] Kramer AH, Deis N, Ruddell S, et al. Decompressive craniectomy in patients with traumatic brain injury: are the usual indications congruent with those evaluated in clinical trials? Neurocrit Care. 2016; 25(1):10–19.

[61] Miller JD, Becker DP, Ward JD, Sullivan HG, Adams WE, Rosner MJ. Significance of intracranial hypertension in severe head injury. J Neurosurg. 1977; 47(4):503–516.

[62] Ioannidis JP. Why most published research findings are false. PLoS Med. 2005; 2(8):e124.

[63] Ioannidis JP. Contradicted and initially stronger effects in highly cited clinical research. JAMA. 2005; 294(2):218–228.

[64] Clifton GL, Choi SC, Miller ER, et al. Intercenter variance in clinical trials of head trauma–experience of the National Acute Brain Injury Study: Hypothermia. J Neurosurg. 2001; 95(5):751–755.

[65] Lingsma HF, Roozenbeek B, Li B, et al. Large between- center differences in outcome after moderate and severe traumatic brain injury in the international mission on prognosis and clinical trial design in traumatic brain injury IMPACT study. Neurosurgery. 2011; 68:601–607.

[66] Mallen C, Peat G, Croft P. Quality assessment of observational studies is not commonplace in systematic reviews. J Clin Epidemiol. 2006; 59(8):765–769.

[67] Stroup DF, Berlin JA, Morton SC, et al. Meta-analysis of observational studies in epidemiology: a proposal for reporting. Meta-analysis Of Observational Studies in Epidemiology (MOOSE) group. JAMA. 2000; 283(15):2008–2012.

[68] Downs SH, Black N. The feasibility of creating a checklist for the assessment of the methodological quality both of randomised and non-randomised studies of health care interventions. J Epidemiol Community Health. 1998; 52(6):377–384.

[69] Higgins JPT, Green S. Cochrane handbook for systematic reviews of interventions, Version 5.0.2. 2009 (Online). Available at: http:// www.cochrane.org/ training/cochrane-handbook/. Accessed November 17, 2017.

[70] Maas AI, Menon DK, Steyerberg EW, et al. CENTER-TBI Participants and Investigators. Collaborative European NeuroTrauma Effectiveness Research in Traumatic Brain Injury (CENTER-TBI): a prospective longitudinal observational study. Neurosurgery. 2015; 76(1):67–80.

[71] Ghajar J, Hariri RJ, Narayan RK, Iacono LA, Firlik K, Patterson RH. Survey of critical care management of comatose, head-injured patients in the United States. Crit Care Med. 1995; 23(3):560–567.

[72] Brain Trauma Foundation, American Association of Neurological Surgeons, Congress of Neurological Surgeons, et al. Guidelines for the management of severe traumatic brain injury. J Neurotrauma. 2007; 24 Suppl 1:S1–S106.

[73] Swadron SP, LeRoux P, Smith WS, Weingart SD. Emergency neurological life support: traumatic brain injury. Neurocrit Care. 2012; 17 Suppl 1:S112–

S121.

[74] Barbosa RR, Jawa R, Watters JM, et al. Eastern Association for the Surgery of Trauma. Evaluation and management of mild traumatic brain injury: an Eastern Association for the Surgery of Trauma practice management guideline. J Trauma Acute Care Surg. 2012; 73(5) Suppl 4:S307–S314.

[75] National Collaborating Centre for Acute Care. Head injury: triage, assessment, investigation and early management of head injury in infants, children and adults, Clinical Guideline 4. Developed by the National Collaborating Centre for Acute Care. London: NICE; 2003.

[76] Carney N, Totten AM, O, ', Reilly C, et al. Guidelines for the management of severe traumatic brain injury, fourth edition. Neurosurgery. 2017; 80(1):6–15.

[77] Management of Traumatic Brain Injury. ACS TQIP Best Practice Guidelines. Available at: https://www.facs.org. Accessed November 17, 2017.

[78] Godoy DA, Rubiano A, Rabinstein AA, Bullock R, Sahuquillo J. Moderate traumatic brain injury: the grey zone of neurotrauma. Neurocrit Care. 2016; 25 (2):306–319.

[79] Carney NA, Chesnut R, Kochanek PM, American Association for Surgery of Trauma, Child Neurology Society, International Society for Pediatric Neurosurgery, International Trauma Anesthesia and Critical Care Society, Society of Critical Care Medicine, World Federation of Pediatric Intensive and Critical Care Societies. Guidelines for the acute medical management of severe traumatic brain injury in infants, children, and adolescents. Pediatr Crit Care Med. 2003; 4(3) Suppl:S1.

[80] Kochanek PM, Carney N, Adelson PD, et al. American Academy of Pediatrics-Section on Neurological Surgery, American Association of Neurological Surgeons/Congress of Neurological Surgeons, Child Neurology Society, European Society of Pediatric and Neonatal Intensive Care, Neurocritical Care Society, Pediatric Neurocritical Care Research Group, Society of Critical Care Medicine, Paediatric Intensive Care Society UK, Society for Neuroscience in Anesthesiology and Critical Care, World Federation of Pediatric Intensive and Critical Care Societies. Guidelines for the acute medical management of severe traumatic brain injury in infants, children, and adolescents–second edition. Pediatr Crit Care Med. 2012; 13 Suppl 1:S1–S82.

[81] Bullock MR, Chesnut R, Ghajar J, et al. Surgical management of acute subdural hematomas. Neurosurgery. 2006; 58:S16–S24.

[82] Meyfroidt G, Citerio G. Letter: Guidelines for the management of severe traumatic brain injury, fourth edition. Neurosurgery. 2017; 81(1):E1.

[83] Picetti E, Iaccarino C, Servadei F. Letter: Guidelines for the management of severe traumatic brain injury fourth edition. Neurosurgery. 2017; 81 (1):E2.

[84] Volovici V, Haitsma IK, Dirven CMF, Steyerberg EW, Lingsma HF, Maas AIR. Letter: Guidelines for the management of severe traumatic brain injury, fourth edition. Neurosurgery. 2017; 81(2):E21.

[85] Hurlbert RJ, Hadley MN, Walters BC, et al. Pharmacological therapy for acute spinal cord injury. Neurosurgery. 2013; 72 Suppl 2:93–105.

[86] Bracken MB. Steroids for acute spinal cord injury. Cochrane Database Syst Rev. 2012; 1:CD001046.

[87] G, ü, iza F, Depreitere B, Piper I, et al. Visualizing the pressure and time burden of intracranial hypertension in adult and paediatric traumatic brain injury. Intensive Care Med. 2015; 41(6):1067–1076.

[88] Vik A, Nag T, Fredriksli OA, et al. Relationship of "dose" of intracranial hypertension to outcome in severe traumatic brain injury. J Neurosurg. 2008; 109 (4):678–684.

[89] Lazaridis C, DeSantis SM, Smielewski P, et al. Patient-specific thresholds of intracranial pressure in severe traumatic brain injury. J Neurosurg. 2014; 120(4):893–900.

[90] Chesnut RM. A conceptual approach to managing severe traumatic brain injury in a time of uncertainty. Ann N Y Acad Sci. 2015; 1345(1):99–107.

[91] Le Roux P. Intracranial pressure monitoring and management. In: Grant G, Laskowitz D, eds., Translational Research in Traumatic Brain Injury. CRC Press; 2015:315–317.

[92] McCrory P, Meeuwisse WH, Aubry M, et al. Consensus statement on concussion in sport: the 4th International Conference on Concussion in Sport held in Zurich, November 2012. Br J Sports Med. 2013; 47(5):250–258.

[93] Wintermark M, Sanelli PC, Anzai Y, Tsiouris AJ, Whitlow CT, ACR Head Injury Institute, ACR Head Injury Institute. Imaging evidence and recommendations for traumatic brain injury: conventional neuroimaging techniques. J Am Coll Radiol. 2015; 12(2):e1–e14.

[94] Hutchinson PJ, Jalloh I, Helmy A, et al. Consensus statement from the 2014 International Microdialysis Forum. Intensive Care Med. 2015; 41 (9):1517–1528.

[95] Le Roux P, Menon DK, Citerio G, et al. Consensus summary statement of the International Multidisciplinary Consensus Conference on Multimodality Monitoring in Neurocritical Care: a statement for healthcare professionals from the Neurocritical Care Society and the European Society of Intensive

Care Medicine. Neurocrit Care. 2014; 21 Suppl 2:S1–S26.

[96] Chesnut R, Videtta W, Vespa P, Le Roux P, Participants in the International Multidisciplinary Consensus Conference on Multimodality Monitoring. Intracranial pressure monitoring: fundamental considerations and rationale for monitoring. Neurocrit Care. 2014; 21 Suppl 2:S64–S84.

[97] Stocchetti N, Picetti E, Berardino M, et al. Clinical applications of intracranial pressure monitoring in traumatic brain injury: report of the Milan consensus conference. Acta Neurochir (Wien). 2014; 156(8):1615–1622.

[98] Nyquist P, Bautista C, Jichici D, et al. Prophylaxis of venous thrombosis in neurocritical care patients: an evidence-based guideline: a statement for healthcare professionals from the Neurocritical Care Society. Neurocrit Care. 2016; 24(1):47–60.

[99] Rogers FB, Cipolle MD, Velmahos G, Rozycki G, Luchette FA. Practice management guidelines for the prevention of venous thromboembolism in trauma patients: the EAST practice management guidelines work group. J Trauma. 2002; 53(1):142–164.

[100] Fried HI, Nathan BR, Rowe AS, et al. The insertion and management of external ventricular drains: an evidence-based consensus statement: a statement for healthcare professionals from the Neurocritical Care Society. Neurocrit Care. 2016; 24(1):61–81.

[101] Brophy GM, Bell R, Claassen J, et al. Neurocritical Care Society Status Epilepticus Guideline Writing Committee. Guidelines for the evaluation and management of status epilepticus. Neurocrit Care. 2012; 17(1):3–23.

[102] Claassen J, Taccone FS, Horn P, Holtkamp M, Stocchetti N, Oddo M, Neurointensive Care Section of the European Society of Intensive Care Medicine. Recommendations on the use of EEG monitoring in critically ill patients: consensus statement from the neurointensive care section of the ESICM. Intensive Care Med. 2013; 39(8):1337–1351.

[103] Brown JB, Stassen NA, Cheng JD, Sangosanya AT, Bankey PE, Gestring ML. Trauma center designation correlates with functional deterioration after severe but not moderate traumatic brain injury. J Trauma. 2010; 69(2):263–269.

[104] Levin HS, Diaz-Arrastia RR. Diagnosis, prognosis, and clinical management of mild traumatic brain injury. Lancet Neurol. 2015; 14(5):506–517.

[105] Marshall S, Bayley M, McCullagh S, Velikonja D, Berrigan L. Clinical practice guidelines for mild traumatic brain injury and persistent symptoms. Can Fam Physician. 2012; 58(3):257–267, e128–e140.

[106] Marshall S, Bayley M, McCullagh S, et al. mTBI Expert Consensus Group. Updated clinical practice guidelines for concussion/mild traumatic brain injury and persistent symptoms. Brain Inj. 2015; 29(6):688–700.

[107] McCrea M, Guskiewicz K. Evidence-based management of sport-related concussion. Prog Neurol Surg. 2014; 28:112–127.

[108] Echemendia RJ, Giza CC, Kutcher JS. Developing guidelines for return to play: consensus and evidence-based approaches. Brain Inj. 2015; 29(2):185–194.

[109] Stoller J, Carson JD, Garel A, et al. Do family physicians, emergency department physicians, and pediatricians give consistent sport-related concussion management advice? Can Fam Physician. 2014; 60(6):548, 550–552.

[110] Carl RL, Kinsella SB. Pediatricians' knowledge of current sports concussion legislation and guidelines and comfort with sports concussion management: a cross-sectional study. Clin Pediatr (Phila). 2014; 53(7):689–697.

[111] Bazarian JJ, McClung J, Cheng YT, Flesher W, Schneider SM. Emergency department management of mild traumatic brain injury in the USA. Emerg Med J. 2005; 22(7):473–477.

[112] Borg J, Holm L, Peloso PM, et al. WHO Collaborating Centre Task Force on Mild Traumatic Brain Injury. Non-surgical intervention and cost for mild traumatic brain injury: results of the WHO Collaborating Centre Task Force on Mild Traumatic Brain Injury. J Rehabil Med. 2004(43) Suppl:76–83.

[113] Vos PE, Battistin L, Birbamer G, et al. European Federation of Neurological Societies. EFNS guideline on mild traumatic brain injury: report of an EFNS task force. Eur J Neurol. 2002; 9(3):207–219.

[114] Tavender EJ, Bosch M, Green S, et al. Quality and consistency of guidelines for the management of mild traumatic brain injury in the emergency department. Acad Emerg Med. 2011; 18(8):880–889.

[115] Stern RA, Seichepine D, Tschoe C. Concussion care practices and utilization of evidence-based guidelines in the evaluation and management of concussion: a survey of New England Emergency Departments. J Neurotrauma. 2017;861–868.

[116] De Kruijk JR, Twijnstra A, Meerhoff S, Leffers P. Management of mild traumatic brain injury: lack of consensus in Europe. Brain Inj. 2001; 15(2):117–123.

[117] Foks KA, Cnossen MC, Dippel DWJ, et al. Management of mild traumatic brain injury at the emergency department and hospital admission in Europe: A survey of 71 neurotrauma centers participating in the CENTER-TBI study. J Neurotrauma. 2017 Epub ahead of print.

[118] Jagoda AS, Bazarian JJ, Bruns JJ, Jr, et al. American College of Emergency Physicians, Centers for Disease Control and Prevention. Clinical policy: neuroimaging and decision making in adult mild traumatic brain injury in the acute setting. Ann Emerg Med. 2008; 52(6):714–748.

[119] Heskestad B, Baardsen R, Helseth E, Ingebrigtsen T. Guideline compliance in

management of minimal, mild, and moderate head injury: high frequency of noncompliance among individual physicians despite strong guideline support from clinical leaders. J Trauma. 2008; 65(6):1309–1313.

[120] Nishijima DK, Haukoos JS, Newgard CD, et al. Variability of ICU use in adult patients with minor traumatic intracranial hemorrhage. Ann Emerg Med. 2013; 61:509–517.e4.

[121] Stuart B, Mandleco B, Wilshaw R, Beckstrand RL, Heaston S. Mild traumatic brain injury: are ED providers identifying which patients are at risk? J Emerg Nurs. 2012; 38(5):435–442.

[122] Tavender EJ, Bosch M, Gruen RL, et al. Understanding practice: the factors that influence management of mild traumatic brain injury in the emergency department–a qualitative study using the Theoretical Domains Framework. Implement Sci. 2014; 9:8.

[123] Sweeney TE, Salles A, Harris OA, Spain DA, Staudenmayer KL. Prediction of neurosurgical intervention after mild traumatic brain injury using the national trauma data bank. World J Emerg Surg. 2015; 10:23.

[124] Stiell IG, Wells GA, Vandemheen K, et al. The Canadian CT Head Rule for patients with minor head injury. Lancet. 2001; 357(9266):1391–1396.

[125] Haydel MJ, Preston CA, Mills TJ, Luber S, Blaudeau E, DeBlieux PM. Indications for computed tomography in patients with minor head injury. N Engl J Med. 2000; 343(2):100–105.

[126] Shetty VS, Reis MN, Aulino JM, et al. ACR appropriateness criteria head trauma. J Am Coll Radiol. 2016; 13(6):668–679.

[127] Borg J, Holm L, Cassidy JD, et al. WHO Collaborating Centre Task Force on Mild Traumatic Brain Injury. Diagnostic procedures in mild traumatic brain injury: results of the WHO Collaborating Centre Task Force on Mild Traumatic Brain Injury. J Rehabil Med. 2004(43) Suppl:61–75.

[128] www.cdc.gov/TraumaticBrainInjury, www.acep.org/TraumaticBrainInjury.

[129] Jones LA, Morley EJ, Grant WD, Wojcik SM, Paolo WF. Adherence to head computed tomography guidelines for mild traumatic brain injury. West J Emerg Med. 2014; 15(4):459–464.

[130] Parma C, Carney D, Grim R, Bell T, Shoff K, Ahuja V. Unnecessary head computed tomography scans: a level 1 trauma teaching experience. Am Surg. 2014; 80(7):664–668.

[131] Milby AH, Halpern CH, Guo W, Stein SC. Prevalence of cervical spinal injury in trauma. Neurosurg Focus. 2008; 25(5):E10.

[132] Hoffman JR, Mower WR, Wolfson AB, Todd KH, Zucker MI, National Emergency X-Radiography Utilization Study Group. Validity of a set of clinical criteria to rule out injury to the cervical spine in patients with blunt trauma. N Engl J Med. 2000; 343(2):94–99.

[133] Stiell IG, Wells GA, Vandemheen KL, et al. The Canadian C-spine rule for radiography in alert and stable trauma patients. JAMA. 2001; 286(15):1841–1848.

[134] Como JJ, Diaz JJ, Dunham CM, et al. Practice management guidelines for identification of cervical spine injuries following trauma: update from the eastern association for the surgery of trauma practice management guidelines committee. J Trauma. 2009; 67(3):651–659.

[135] Daffner RH, Hackney DB. ACR appropriateness criteria on suspected spine trauma. J Am Coll Radiol. 2007; 4(11):762–775.

[136] Kanji HD, Neitzel A, Sekhon M, McCallum J, Griesdale DE. Sixty-four-slice computed tomographic scanner to clear traumatic cervical spine injury: systematic review of the literature. J Crit Care. 2014; 29:314.e9–314.e913.

[137] Muchow RD, Resnick DK, Abdel MP, Munoz A, Anderson PA. Magnetic resonance imaging (MRI) in the clearance of the cervical spine in blunt trauma: a meta-analysis. J Trauma. 2008; 64(1):179–189.

[138] Panczykowski DM, Tomycz ND, Okonkwo DO. Comparative effectiveness of using computed tomography alone to exclude cervical spine injuries in obtunded or intubated patients: meta-analysis of 14,327 patients with blunt trauma. J Neurosurg. 2011; 115(3):541–549.

[139] Tomycz ND, Chew BG, Chang YF, et al. MRI is unnecessary to clear the cervical spine in obtunded/comatose trauma patients: the four-year experience of a level I trauma center. J Trauma. 2008; 64(5):1258–1263.

[140] Patel MB, Humble SS, Cullinane DC, et al. Cervical spine collar clearance in the obtunded adult blunt trauma patient: a systematic review and practice management guideline from the Eastern Association for the Surgery of Trauma. J Trauma Acute Care Surg. 2015; 78(2):430–441.

[141] Bush L, Brookshire R, Roche B, et al. Evaluation of cervical spine clearance by computed tomographic scan alone in intoxicated patients with blunt trauma. JAMA Surg. 2016; 151(9):807–813.

[142] https://www.cns.org/guidelines/guidelines-management-acute-cervical-spine-and-spinal-cord-injuries.

[143] Hesdorffer DC, Ghajar J. Marked improvement in adherence to traumatic brain injury guidelines in United States trauma centers. J Trauma. 2007; 63(4):841–847, discussion 847–848.

[144] Alali AS, Fowler RA, Mainprize TG, et al. Intracranial pressure monitoring in severe traumatic brain injury: results from the American College of Surgeons Trauma Quality Improvement Program. J Neurotrauma. 2013; 30

(20):1737–1746.

[145] Shafi S, Barnes SA, Millar D, et al. Suboptimal compliance with evidence-based guidelines in patients with traumatic brain injuries. J Neurosurg. 2014; 120(3):773–777.

[146] Talving P, Karamanos E, Teixeira PG, et al. Intracranial pressure monitoring in severe head injury: compliance with Brain Trauma Foundation guidelines and effect on outcomes: a prospective study. J Neurosurg. 2013; 119 (5):1248–1254.

[147] McGlynn EA, Asch SM, Adams J, et al. The quality of health care delivered to adults in the United States. N Engl J Med. 2003; 348(26):2635–2645.

[148] Griesdale DE, Ö, rtenwall V, Norena M, et al. Adherence to guidelines for management of cerebral perfusion pressure and outcome in patients who have severe traumatic brain injury. J Crit Care. 2015; 30(1):111–115.

[149] Lee JC, Rittenhouse K, Bupp K, et al. An analysis of Brain Trauma Foundation traumatic brain injury guideline compliance and patient outcome. Injury. 2015; 46(5):854–858.

[150] Baum GR, Hooten KG, Lockney DT, et al. EVD Best Practice Team. External ventricular drain practice variations: results from a nationwide survey. J Neurosurg. 2017; 127(5):1190–1197.

[151] English SW, Turgeon AF, Owen E, Doucette S, Pagliarello G, McIntyre L. Protocol management of severe traumatic brain injury in intensive care units: a systematic review. Neurocrit Care. 2013; 18(1):131–142.

[152] McKinlay E, McLeod D, Dowell A, Marshall C. Clinical practice guidelines' development and use in New Zealand: an evolving process. N Z Med J. 2004; 117(1199):U999.

[153] Gupta D, Sharma D, Kannan N, et al. Guideline adherence and outcomes in severe adult traumatic brain injury for the CHIRAG (Collaborative Head Injury and Guidelines) Study. World Neurosurg. 2016; 89:169–179.

[154] Cinibulak Z, Aschoff A, Apedjinou A, Kaminsky J, Trost HA, Krauss JK. Current practice of external ventricular drainage: a survey among neurosurgical departments in Germany. Acta Neurochir (Wien). 2016; 158(5):847–853.

[155] Sinuff T, Cook D, Giacomini M, Heyland D, Dodek P. Facilitating clinician adherence to guidelines in the intensive care unit: a multicenter, qualitative study. Crit Care Med. 2007; 35(9):2083–2089.

[156] Bulger EM, Nathens AB, Rivara FP, Moore M, MacKenzie EJ, Jurkovich GJ, Brain Trauma Foundation. Management of severe head injury: institutional variations in care and effect on outcome. Crit Care Med. 2002; 30(8):1870–1876.

[157] Skoglund K, Enblad P, Marklund N. Monitoring and sedation differences in the management of severe head injury and subarachnoid hemorrhage among neurocritical care centers. J Neurosci Nurs. 2013; 45(6):360–368.

[158] Wijayatilake DS, Talati C, Panchatsharam S. The monitoring and management of severe traumatic brain injury in the United Kingdom: is there a consensus? A national survey. J Neurosurg Anesthesiol. 2015; 27(3):241–245.

[159] Greene NH, Kernic MA, Vavilala MS, Rivara FP. Variation in pediatric traumatic brain injury outcomes in the United States. Arch Phys Med Rehabil. 2014; 95(6):1148–1155.

[160] Hamada SR, Gauss T, Pann J, D, ü, nser M, Leone M, Duranteau J. European trauma guideline compliance assessment: the ETRAUSS study. Crit Care. 2015; 19:423.

[161] Sena MJ, Rivers RM, Muizelaar JP, Battistella FD, Utter GH. Transfusion practices for acute traumatic brain injury: a survey of physicians at US trauma centers. Intensive Care Med. 2009; 35(3):480–488.

[162] Kramer AH, Diringer MN, Suarez JI, Naidech AM, Macdonald LR, Le Roux PD. Red blood cell transfusion in patients with subarachnoid hemorrhage: a multidisciplinary North American survey. Crit Care. 2011; 15(1):R30.

[163] Ip IK, Raja AS, Gupta A, Andruchow J, Sodickson A, Khorasani R. Impact of clinical decision support on head computed tomography use in patients with mild traumatic brain injury in the ED. Am J Emerg Med. 2015; 33 (3):320–325.

[164] Gupta A, Ip IK, Raja AS, Andruchow JE, Sodickson A, Khorasani R. Effect of clinical decision support on documented guideline adherence for head CT in emergency department patients with mild traumatic brain injury. J Am Med Inform Assoc. 2014; 21 e2:e347–e351.

[165] Tavender EJ, Bosch M, Gruen RL, et al. Developing a targeted, theory-informed implementation intervention using two theoretical frameworks to address health professional and organisational factors: a case study to improve the management of mild traumatic brain injury in the emergency department. Implement Sci. 2015; 10:74.

[166] Gerber LM, Chiu YL, Carney N, H, ä, rtl R, Ghajar J. Marked reduction in mortality in patients with severe traumatic brain injury. J Neurosurg. 2013; 119 (6):1583–1590.

[167] Stein SC, Georgoff P, Meghan S, Mirza KL, El Falaky OM. Relationship of aggressive monitoring and treatment to improved outcomes in severe traumatic brain injury. J Neurosurg. 2010; 112(5):1105–1112.

[168] Spaite DW, Bobrow BJ, Stolz U, et al. Evaluation of the impact of implementing the emergency medical services traumatic brain injury guidelines in Arizona: the Excellence in Prehospital Injury Care (EPIC) study methodology.

Acad Emerg Med. 2014; 21(7):818–830.

[169] Spaite DW, Hu C, Bobrow BJ, et al. The effect of combined out-of-hospital hypotension and hypoxia on mortality in major traumatic brain injury. Ann Emerg Med. 2017; 69(1):62–72.

[170] Spaite DW, Hu C, Bobrow BJ, et al. Mortality and prehospital blood pressure in patients with major traumatic brain injury: implications for the hypotension threshold. JAMA Surg. 2017; 152(4):360–368.

[171] Cope DN. The effectiveness of traumatic brain injury rehabilitation: a review. Brain Inj. 1995; 9(7):649–670.

[172] Dahdah MN, Barisa MT, Schmidt K, et al. Comparative effectiveness of traumatic brain injury rehabilitation: differential outcomes across TBI model systems centers. J Head Trauma Rehabil. 2014; 29(5):451–459.

[173] Beaulieu CL, Dijkers MP, Barrett RS, et al. Occupational, physical, and speech therapy treatment activities during inpatient rehabilitation for traumatic brain injury. Arch Phys Med Rehab. 2015; 96(8):S222–S234.e217.

[174] Corrigan JD, Horn SD, Barrett RS, et al. Effects of patient preinjury and injury characteristics on acute rehabilitation outcomes for traumatic brain injury. Arch Phys Med Rehabil. 2015; 96(8):S209–S221.e206.

[175] Horn SD, Corrigan JD, Bogner J, et al. Traumatic Brain Injury–Practice Based Evidence study: design and patients, centers, treatments, and outcomes. Arch Phys Med Rehabil. 2015; 96(8):S178–S196.e115.

[176] Seel RT, Barrett RS, Beaulieu CL, et al. Institutional variation in traumatic brain injury acute rehabilitation practice. Arch Phys Med Rehabil. 2015; 96 (8) Suppl:S197–S208.

[177] Arabi YM, Haddad S, Tamim HM, et al. Mortality reduction after implementing a clinical practice guidelines-based management protocol for severe traumatic brain injury. J Crit Care. 2010; 25(2):190–195.

[178] Clayton TJ, Nelson RJ, Manara AR. Reduction in mortality from severe head injury following introduction of a protocol for intensive care management. Br J Anaesth. 2004; 93(6):761–767.

[179] Elf K, Nilsson P, Enblad P. Outcome after traumatic brain injury improved by an organized secondary insult program and standardized neurointensive care. Crit Care Med. 2002; 30(9):2129–2134.

[180] Cremer OL, van Dijk GW, van Wensen E, et al. Effect of intracranial pressure monitoring and targeted intensive care on functional outcome after severe head injury. Crit Care Med. 2005; 33(10):2207–2213.

[181] Fakhry SM, Trask AL, Waller MA, Watts DD, IRTC Neurotrauma Task Force. Management of brain-injured patients by an evidence-based medicine protocol improves outcomes and decreases hospital charges. J Trauma. 2004; 56 (3):492–499, discussion 499–500.

[182] Patel HC, Menon DK, Tebbs S, Hawker R, Hutchinson PJ, Kirkpatrick PJ. Specialist neurocritical care and outcome from head injury. Intensive Care Med. 2002; 28(5):547–553.

[183] Palmer S, Bader MK, Qureshi A, et al. Americans Associations for Neurologic Surgeons. The impact on outcomes in a community hospital setting of using the AANS traumatic brain injury guidelines. J Trauma. 2001; 50(4):657–664.

[184] Shafi S, Diaz-Arrastia R, Madden C, Gentilello L. Intracranial pressure monitoring in brain-injured patients is associated with worsening of survival. J Trauma. 2008; 64(2):335–340.

[185] Shafi S, Barnes SA, Rayan N, et al. Compliance with recommended care at trauma centers: association with patient outcomes. J Am Coll Surg. 2014; 219(2):189–198.

[186] Whitmore RG, Thawani JP, Grady MS, Levine JM, Sanborn MR, Stein SC. Is aggressive treatment of traumatic brain injury cost-effective? J Neurosurg. 2012; 116(5):1106–1113.

[187] Faul M, Wald MM, Rutland-Brown W, Sullivent EE, Sattin RW. Using a cost-benefit analysis to estimate outcomes of a clinical treatment guideline: testing the Brain Trauma Foundation guidelines for the treatment of severe traumatic brain injury. J Trauma. 2007; 63(6):1271–1278.

[188] Grimshaw JM, Russell IT. Effect of clinical guidelines on medical practice: a systematic review of rigorous evaluations. Lancet. 1993; 342(8883):1317–1322.

[189] Robertson CS, Valadka AB, Hannay HJ, et al. Prevention of secondary ischemic insults after severe head injury. Crit Care Med. 1999; 27(10):2086–2095.

[190] Aiolfi A, Benjamin E, Khor D, Inaba K, Lam L, Demetriades D. Brain Trauma Foundation guidelines for intracranial pressure monitoring: compliance and effect on outcome. World J Surg. 2017; 41(6):1543–1549.

[191] Aries MJ, Czosnyka M, Budohoski KP, et al. Continuous determination of optimal cerebral perfusion pressure in traumatic brain injury. Crit Care Med. 2012; 40(8):2456–2463.

[192] Czosnyka M, Smielewski P, Piechnik S, Steiner LA, Pickard JD. Cerebral autoregulation following head injury. J Neurosurg. 2001; 95(5):756–763.

[193] Dias C, Silva MJ, Pereira E, et al. Optimal Cerebral Perfusion Pressure Management at Bedside: A Single-Center Pilot Study. Neurocrit Care. 2015; 23 (1):92–102.

[194] Tarapore PE, Vassar MJ, Cooper S, et al. Establishing a TBI program of care - benchmarking outcomes after institutional adoption of evidence-based guidelines. J Neurotrauma. 2016; 33(22):2026–2033.

[195] Abdollah Zadegan S, Ghodsi SM, Arabkheradmand J, et al. Adaptation of traumatic brain injury guidelines in Iran. Trauma Mon. 2016; 21(2):e28012.

[196] Kesinger MR, Nagy LR, Sequeira DJ, Charry JD, Puyana JC, Rubiano AM. A standardized trauma care protocol decreased in-hospital mortality of patients with severe traumatic brain injury at a teaching hospital in a middle-income country. Injury. 2014; 45(9):1350–1354.

[197] Joseph B, Pandit V, Haider AA, et al. Improving hospital quality and costs in nonoperative traumatic brain injury: the role of acute care surgeons. JAMA Surg. 2015; 150(9):866–872.

[198] Rao MB, Lerro C, Gross CP. The shortage of on-call surgical specialist coverage: a national survey of emergency department directors. Acad Emerg Med. 2010; 17(12):1374–1382.

[199] Kahol K, Vankipuram M, Patel VL, Smith ML. Deviations from protocol in a complex trauma environment: errors or innovations? J Biomed Inform. 2011; 44(3):425–431.

[200] Thompson MP, Reeves MJ, Bogan BL, DiGiovine B, Posa PJ, Watson SR. Protocol-based resuscitation bundle to improve outcomes in septic shock patients: evaluation of the Michigan Health and Hospital Association Keystone Sepsis Collaborative. Crit Care Med. 2016; 44(12):2123–2130.

[201] Yealy DM, Kellum JA, Huang DT, et al. ProCESS Investigators. A randomized trial of protocol-based care for early septic shock. N Engl J Med. 2014; 370 (18):1683–1693.

[202] Eichacker PQ, Natanson C, Danner RL. Surviving sepsis–practice guidelines, marketing campaigns, and Eli Lilly. N Engl J Med. 2006; 355(16):1640–1642.

[203] Barnes-Daly MA, Phillips G, Ely EW. Improving hospital survival and reducing brain dysfunction at seven California Community Hospitals: implementing PAD guidelines via the ABCDEF bundle in 6,064 patients. Crit Care Med. 2017; 45(2):171–178.

[204] Ferrer R, Artigas A, Levy MM, et al. Edusepsis Study Group. Improvement in process of care and outcome after a multicenter severe sepsis educational program in Spain. JAMA. 2008; 299(19):2294–2303.

[205] Hsin HT, Hsu MS, Shieh JS. The long-term effect of bundle care for catheter-related blood stream infection: 5-year follow-up. Postgrad Med J. 2017; 93 (1097):133–137.

[206] Ista E, van der Hoven B, Kornelisse RF, et al. Effectiveness of insertion and maintenance bundles to prevent central-line-associated bloodstream infections in critically ill patients of all ages: a systematic review and meta-analysis. Lancet Infect Dis. 2016; 16(6):724–734.

[207] Levy MM, Dellinger RP, Townsend SR, et al. The Surviving Sepsis Campaign: results of an international guideline-based performance improvement program targeting severe sepsis. Intensive Care Med. 2010; 36(2):222–231.

[208] Singer M. The Surviving Sepsis guidelines: evidence-based … or evidence-biased? Crit Care Resusc. 2006; 8(3):244–245.

[209] Gao F, Melody T, Daniels DF, Giles S, Fox S. The impact of compliance with 6-hour and 24-hour sepsis bundles on hospital mortality in patients with severe sepsis: a prospective observational study. Crit Care. 2005; 9(6):R764–R770.

[210] American College of Surgeons. Verification process. Available at: http://www.facs.org.

[211] Health Resources and Services Administration. Model Trauma Care System Plan. Rockville, MD; 1992.

[212] Billeter AT, Miller FB, Harbrecht BG, et al. Interhospital transfer of blunt multiply injured patients to a level 1 trauma center does not adversely affect outcome. Am J Surg. 2014; 207(4):459–466.

[213] Kramer AH, Zygun DA. Declining mortality in neurocritical care patients: a cohort study in Southern Alberta over eleven years. Can J Anaesth. 2013; 60 (10):966–975.

[214] Kramer AH, Zygun DA. Do neurocritical care units save lives? Measuring the impact of specialized ICUs. Neurocrit Care. 2011; 14(3):329–333.

[215] Kramer AH, Zygun DA. Neurocritical care: why does it make a difference? Curr Opin Crit Care. 2014; 20(2):174–181.

[216] Suarez JI, Zaidat OO, Suri MF, et al. Length of stay and mortality in neurocritically ill patients: impact of a specialized neurocritical care team. Crit Care Med. 2004; 32(11):2311–2317.

[217] Varelas PN, Eastwood D, Yun HJ, et al. Impact of a neurointensivist on outcomes in patients with head trauma treated in a neurosciences intensive care unit. J Neurosurg. 2006; 104(5):713–719.

[218] Klein Y, Donchik V, Jaffe D, et al. Management of patients with traumatic intracranial injury in hospitals without neurosurgical service. J Trauma. 2010; 69(3):544–548.

[219] Dawes AJ, Sacks GD, Cryer HG, et al. Los Angeles County Trauma Consortium. Compliance with evidence-based guidelines and interhospital variation in mortality for patients with severe traumatic brain injury. JAMA Surg. 2015; 150(10):965–972.

[220] Glance LG, Dick AW, Osler TM, et al. Relationship between Leapfrog Safe Practices Survey and outcomes in trauma. Arch Surg. 2011; 146(10):1170–1177.

[221] Ryan AM, Burgess JF, Jr, Tompkins CP, Wallack SS. The relationship between Medicare's process of care quality measures and mortality. Inquiry. 2009; 46 (3):274–290.

[222] Stulberg JJ, Delaney CP, Neuhauser DV, Aron DC, Fu P, Koroukian SM. Adherence to surgical care improvement project measures and the association with postoperative infections. JAMA. 2010; 303(24):2479–2485.

[223] Babu R, Thomas S, Hazzard MA, et al. Worse outcomes for patients undergoing brain tumor and cerebrovascular procedures following the ACGME resident duty-hour restrictions. J Neurosurg. 2014; 121(2):262–276.

[224] Hoh BL, Neal DW, Kleinhenz DT, Hoh DJ, Mocco J, Barker FG, II. Higher complications and no improvement in mortality in the ACGME resident duty-hour restriction era: an analysis of more than 107,000 neurosurgical trauma patients in the Nationwide Inpatient Sample database. Neurosurgery. 2012; 70(6):1369–1381, discussion 1381–1382.

[225] Birkmeyer JD, Dimick JB, Birkmeyer NJ. Measuring the quality of surgical care: structure, process, or outcomes? J Am Coll Surg. 2004; 198(4):626–632.

[226] Kohn KT, Donaldson MS. To Err Is Human: Building a Safer Health System. Washington, DC: National Academy Press; 2000.

[227] Moreno RP, Rhodes A, Donchin Y, European Society of Intensive Care. Patient safety in intensive care medicine: the Declaration of Vienna. Intensive Care Med. 2009; 35(10):1667–1672.

[228] Rhodes A, Moreno RP, Azoulay E, et al. Task Force on Safety and Quality of European Society of Intensive Care Medicine (ESICM). Prospectively defined indicators to improve the safety and quality of care for critically ill patients: a report from the Task Force on Safety and Quality of the European Society of Intensive Care Medicine (ESICM). Intensive Care Med. 2012; 38(4):598–605.

[229] Donabedian A. The quality of care. How can it be assessed? JAMA. 1988; 260 (12):1743–1748.

[230] Lilly CM, Zuckerman IH, Badawi O, Riker RR. Benchmark data from more than 240,000 adults that reflect the current practice of critical care in the United States. Chest. 2011; 140(5):1232–1242.

[231] McNett MM, Horowitz DA, Participants in the International Multidisciplinary Consensus, Conference on Multimodality Monitoring. International multidisciplinary consensus conference on multimodality monitoring: ICU processes of care. Neurocrit Care. 2014; 21 Suppl 2:S215–S228.

[232] Haynes AB, Weiser TG, Berry WR, et al. Safe Surgery Saves Lives Study Group. A surgical safety checklist to reduce morbidity and mortality in a global population. N Engl J Med. 2009; 360(5):491–499.

[233] Sucher JF, Moore FA, Todd SR, Sailors RM, McKinley BA. Computerized clinical decision support: a technology to implement and validate evidence based guidelines. J Trauma. 2008; 64(2):520–537.

[234] Hawn MT, Itani KM, Gray SH, Vick CC, Henderson W, Houston TK. Association of timely administration of prophylactic antibiotics for major surgical procedures and surgical site infection. J Am Coll Surg. 2008; 206(5):814–819, discussion 819–821.

[235] Urbach DR, Govindarajan A, Saskin R, Wilton AS, Baxter NN. Introduction of surgical safety checklists in Ontario, Canada. N Engl J Med. 2014; 370 (11):1029–1038.

[236] Berenholtz SM, Pronovost PJ, Lipsett PA, et al. Eliminating catheter-related bloodstream infections in the intensive care unit. Crit Care Med. 2004; 32 (10):2014–2020.

[237] Pronovost P, Needham D, Berenholtz S, et al. An intervention to decrease catheter-related bloodstream infections in the ICU. N Engl J Med. 2006; 355 (26):2725–2732.

[238] Berwick DM. Measuring surgical outcomes for improvement: was Codman wrong? JAMA. 2015; 313(5):469–470.

[239] National Research Council. Toward Precision Medicine: Building a Knowledge Network for Biomedical Research and a New Taxonomy of Disease. Washington, DC: The National Academies Press; 2011.

[240] Elliott JH, Turner T, Clavisi O, et al. Living systematic reviews: an emerging opportunity to narrow the evidence-practice gap. PLoS Med. 2014; 11(2): e1001603.

[241] Shojania KG, Sampson M, Ansari MT, Ji J, Doucette S, Moher D. How quickly do systematic reviews go out of date? A survival analysis. Ann Intern Med. 2007; 147(4):224–233.

[242] Synnot A, Gruen RL, Menon D, et al. A new approach to evidence synthesis in traumatic brain injury: a living systematic review. J Neurotrauma. 2016; 33:1–3.

[243] Stocchetti N, Taccone FS, Citerio G, et al. Neuroprotection in acute brain injury: an up-to-date review. Crit Care. 2015; 19:186.

[244] Saatman KE, Duhaime AC, Bullock R, Maas AI, Valadka A, Manley GT, Workshop Scientific Team and Advisory Panel Members. Classification of traumatic brain injury for targeted therapies. J Neurotrauma. 2008; 25(7):719–738.

[245] Menon DK, Maas AI. Traumatic brain injury in 2014. Progress, failures and new approaches for TBI research. Nat Rev Neurol. 2015; 11(2):71–72.

第12章
轻度颅脑创伤
Mild Brain Injury

Brian D. Sindelar, Vimal Patel, and Julian E. Bailes

摘要 轻度颅脑创伤/脑震荡是医疗系统中大多数从业人员所看到的突出问题。本章将尝试将脑震荡与其他程度的脑损伤分开,并将其建立为独立部分。我们将重点关注脑震荡的诊断、急性期的管理和使用多模式方法去创建个体化的长期护理方法,包括监测恢复和恢复活动建议。最后,我们强调了对脑震荡患者进行适当管理的重要性,因为存在急性和慢性重复性震荡性风险很容易导致第二次冲击综合征或甚至慢性创伤性脑病。

关键词 脑震荡,轻度创伤性脑病,慢性创伤性脑病,亚临床脑损伤,二次冲击综合征,脑震荡后综合征,延迟性脑震荡后综合征

引 言

流行病学

据报道,每年大约有380万次与体育活动有关的脑震荡。由于最近公众越来越关注和认识,这一数字继续上升,促使更多运动员参加评估并最终增加诊断出的脑震荡的数量[1]。虽然数字惊人,但由于严重漏报,对脑震荡总数的估量严重低估约50%[2]。由于病情的性质(延迟性或阴性症状、社会压力、收入损失、羞耻心等),许多人未能就医[3]。

定 义

摘要中已经说明了"轻度颅脑创伤(TBI)"和"脑震荡"这两个术语的可互换通用。这两个术语通常用来表示同一种类似的伤害。这最初是通过格拉斯哥昏迷量表(GCS)的分类方案发展来的,这是一种快速的临床指标,由睁眼、言语反应和运动活动决定,总分为3~15分,其中13~15分表示轻度TBI。人们已经认识到,该量表对于脑震荡诊断并不令人满意,并且还包括具有结构性损伤(即血肿)的患者。出于这个原因,后来设计了许多分级量表,根据意识丧失(LOC)和(或)创伤后遗忘进一步将轻度TBI患者分类为亚组[4-9]。随着时间的推移,人们观察到>90%的脑震荡没有LOC时期,并且存在或持续时间与损伤严重程度无关,因此突显以前的分类方案缺乏临床应用[7, 10-15]。这一观点得到了2012年的体育运动脑震荡组织的认可,随着Zurich指南的发布将脑震荡定义为:① 由头部、面部、颈部或身体其他部位直接受到冲击引起的"冲力"传递给头。② 脑震荡通常导致神经功能的短暂损害迅速发作,自发消退。但是,在某些情况下,症状和体征可能会持续数分钟到数小时。③ 脑震荡可能导致神经病理改变,但急性临床症状主要反映功能性紊乱而非结构性损伤,因此标准结构神经影像学研究未见异常。④ 脑震荡导致一系列临床症状,可能会或不会导致意识丧失。临床和认知症状的解决方案通常遵循循序渐进的过程。但是,重要的是,要注意在某些情况下症状持续时间可能会延长。

从那时起,美国神经病学学会和国家运动训练师协会的指导意见强调脑震荡是一个功能性过程,

根据定义，它不需要 LOC 的存在[16, 17]。有些人甚至提倡，如果存在结构性过程（颅内血肿），这应该被称为"复杂的脑震荡"[18]。

生物力学和病理生理学

生物力学

脑震荡是由加速-减速运动引起的相对固定在颅骨内的大脑的一个线性或者旋转力所导致的[19-21]。这种脑的类流体力学被称为"晃荡"，导致初始的、不可逆的原发性损伤，随后是迟发的继发性损伤[22, 23]。通过使用头盔加速度计，人们已经努力量化发生脑震荡的程度，但这个仪器显示出明显的可变性，缺乏可靠性[24-28]。

病理生理学

当对颅骨施加力时，轴突的剪切会引起神经元细胞膜损伤，从而引发细胞内和细胞外反应[29-31]。细胞外兴奋性神经递质，特别是谷氨酸的增加和轴突通透性的增加导致细胞内阳离子的流入，导致大量的神经元去极化/过度兴奋，随后是反应性兴奋性降低、轴突肿胀、轴突运输的破坏、蛋白酶、脂肪酶和钙蛋白酶的激活、自由基释放、线粒体破坏，最终神经元裂解[3, 18, 32-45]。该过程还提示有血脑屏障破坏、大量炎症反应，其特征在于小胶质细胞激活、抗炎、促炎细胞因子和趋化因子的释放，以及脑血流减少[43, 46-48]。这个代谢紊乱、促炎症状态和能量解偶联的窗口将神经元置于易受重复侵犯的状态[49]。对这一证据的了解已被用于指导康复（RTA）建议，以尽量减少更有害结果的风险，如二次冲击综合征（SIS）或慢性创伤性脑病（CTE）。

急性评估和管理

初步评估

初步评估的基本步骤是首先确定脑震荡发生（可能存在或不存在头部创伤），及时有效地评估运动员，使其从运动中退场，以完成更彻底的评估（病史、身体条件、辅助评估工具），并确定推荐的处置（包括可能转运到更高级别的诊疗中心）[6, 50]。初步评估应该是一项快速而有针对性的评估，以确定受伤程度，包括呼吸/心脏状态，查体中发现的严重不对称的神经系统发现（精神状态下降、偏瘫、瞳孔不等大等），其他明显的创伤，或严重或恶化的头

痛。如果存在任何这些情况，应通知紧急医疗服务，并将患者转移到最近的创伤中心进行评估[16, 51-56]。此外，如果出现颈部疼痛、神经系统症状或精神状态改变，必须在运输前进行脊柱固定[5, 15, 51, 52]。在完成初始评估并且确定运动员在状态稳定之后，应该将他（或她）从现场转移并且完成进一步的更复杂的评估。

进一步评估将在更衣室、急诊室或门诊办公室进行，包括病史采集、彻底的神经系统检查、标准化评估，包括症状检查表、神经认知/神经心理测试和平衡/体位评估[2, 9, 16, 17, 53-55]。其他形式如眼球检查、评估和反应时间也可以很容易地在这个过程完成。

关于脑震荡评估的另一个常见讨论是神经影像学在急性环境中的作用。神经影像学的唯一作用是如果担心结构异常，如硬膜下出血、硬膜外出血、创伤性蛛网膜下腔出血和（或）弥漫性脑水肿[50]。回顾性研究显示有 5% 的 GCS 评分 15 分的患者中有异常的计算机断层扫描（CT）头部发现，但实际上只有 0～1% 需要手术干预[56-59]。已经出版了许多指南，其中建议成人和儿科人群进行成像以尽量减少不必要的扫描。所有这些指南中最一致的标准是要求在神经系统检查异常的患者中获得头颅成像[49-75]。进一步的成像技术，如扩散张量成像、功能磁共振成像（MRI）和磁共振光谱，开始揭示功能改变甚至微结构损伤，但目前正在研究，仅在特定情况下使用，并不适用于急性评估。

急性诊断 / 辅助评估工具

已经开发了多种工具来帮助初步评估和诊断脑震荡，其中包括 Sideline 脑震荡评估工具 3（SCAT3）、急性脑震荡评估（ACE）和军事急性脑震荡评估（MACE）[78, 79]。这些测试是有利的，因为它们是多模式的，可以进行基线测试以提高准确性，在急性环境中敏感（<48 小时），并且可以重复以评估恢复过程[18, 80]。已发现这些试验受疲劳影响，因此应在体力消耗后休息时使用，一般休息 10 分钟[50, 81]。

最全面和最新的工具是 SCAT。该测试对年龄敏感，因此 Child-SCAT3 和 SCAT3 分别推荐用于 5～12 岁和 >13 岁的患者[82-85]。SCAT3 由 7 个主要部分组成：GCS、Maddocks 评分（测试记忆和注意力）、10 个分级症状检查表、标准化的脑震荡评估（测试方向、记忆和注意力、发现 48 小时后恢复到基线）[86]、颈部检查（以排除颈部病变）、平衡

测试（其中平衡缺陷甚至存在于无症状的、发生脑震荡的运动员中）[87, 88]和上肢协调性评估。经确定，SCAT2减少3.5分，对于震荡性损伤的敏感性为96%，特异度为81%[89]。

症状

由于脑震荡的异质性，其症候群的症状多样，与其他疾病（脱水、运动引起的症状等）症状大量重叠，并且可能延迟或表现轻微[52, 55]。因此，如果创伤发生了必然会引起脑震荡。平均而言，症状会持续7～10日，83.4%的高中运动员在1周内会缓解，只有1.5%的症状持续时间超过1个月[90]。最常见的症状是头痛（发生率为83%～86%），头痛、疲劳、嗜睡和睡眠障碍是最持久的症状[91-95]。有关震荡症状的详细列表，请参阅表12.1。早期症状量化很重要，因为创伤后偏头痛和"头晕"分别与长期康复的风险有2倍和6倍相关[96, 97]。

辅助工具

反应时间已经显示出对损伤非常敏感，症状消退后反应时间缺陷仍可存在，不受运动影响，并且具有良好的测试可靠性[18, 99, 100]。同样，King-Devick测试是一项快速简便的眼球移动性辅助测试，在一群混合橄榄球运动员中具有100%的灵敏度和94%的特异性[101]。这涉及患者从左到右阅读一系列数字，并且基于速度和错误确定分数。这是一个节省时间的准确测试，可以补充辅助评估量表。如果没有，可以应用具有更多基本技术的全面临床检查。这包括测试全范围的眼球运动、眼睛反射、眼睛会聚和适当的来回眼球扫视运动。

处理

所有患者应在学校/大学或急诊室的医疗服务提供者受伤后进行连续评估（体检和临床症状）监测数小时[2, 15-17, 50-52, 102, 103]。其位置取决于患者的剧烈程度和更高水平的护理需求。如果患者在影像学检查发现颅内血肿或症状长期存在，建议进行夜间留院观察[49]。一旦被视为病情稳定可以便出院（无论是来自学校、急诊室还是住院医院），严格的口头和书面指示必须指明以下内容。

○ 任何遭受脑震荡的运动员将立即从运动中退出并且RTA（学术或身体健康）不符合的话便不予准入，直到按照分级RTA流程完成休息时间[17, 18, 63, 79, 104-107]。

表 12.1 脑震荡的症状[49, 50, 55, 98]

躯体	头痛
	对周围事物的健忘症
	头晕、眩晕、共济失调
	恶心、呕吐
	对光和声音敏感
	耳鸣
	视野模糊
	癫痫发作
	意识丧失
	缓慢的反应时间和精神状态
	感觉"迷糊"
认知	注意力集中困难
	记忆困难
	顺行/逆行性遗忘（通常在数小时内改善）[5]
	定向力障碍
情感	易怒
	情绪不稳定
	人格改变
	焦虑
	沮丧
	影响食欲
睡眠相关性	睡眠障碍
	失眠
	疲劳、嗜睡

○ 避免恶化症状的活动（压力、学术活动、短信、电脑等）[2, 14, 16, 17]。

○ 建议在急性期使用对乙酰氨基酚镇痛（由于潜在的出血风险，不要服用阿司匹林或非甾体抗炎药）。

○ 避免使用酒精或非法药物等神经毒性物质[16, 18, 52, 108]。

○ 如果出现神经系统状态改变、症状急剧发作或脑脊液鼻漏，则进行紧急评估。

○ 一旦症状基本消失，患者应该在初级保健提供者外或专门的脑震荡诊所进行复查[49, 51]。这不会超过伤后1～2周，因为最近文献都表明长期休息会有不利的影响。

长 期 管 理

脑震荡管理的多模式方法

脑震荡患者的门诊管理应涉及多模式方法，包括神经认知和神经心理测试、反复症状评估和临床访谈、前庭功能/动眼功能/全身状况评估、精神病学干预和康复，以便测量康复和安全加快RTA[14, 17]。由于每种模态的敏感性和特殊性各不相同，因此通过使用多种工具可以提高测量恢复的准确性[17, 109]。具体而言，建议对患有长期症状或危险因素的患者增加神经心理学测试以帮助确定RTA[14]。如果容易获得神经心理学测试，所有运动员都将受益于使用这种模式来确定正确的回归运动（return to play RTP）。由Meehan等人证实，神经心理学测试暴露了持续性缺陷，尽管患者无症状，导致RTP进展延长[90, 110]。神经心理学测试可以采用书面或基于计算机的测试形式，如CogSport、HeadMinder、Impact（立即后脑震荡评估和认知测试）[111]和ANAM（自动神经心理学评估），当单独使用时，不能完成对于脑震荡的诊断，但是特别评估脑震荡后的微妙认知变化，即使是详细的神经系统检查也会被忽视[55, 80]。

虽然神经心理学测试在急性期间（<48小时）是敏感的，一旦患者无症状或症状轻微就很重要[16, 52]。神经心理学家必须了解每个特定测试的益处和缺陷，以便最大限度地获得一致和可靠的结果[112-118]。根据年龄，神经心理测试通常的时间在高中为10～14日，大学为5～7日，职业运动员为2～5日[119-121]。

脑震荡后综合征

总共10%～15%的脑震荡导致持续症状，每年有32万至76万运动员患病[14, 122]。我们将脑震荡综合征（PCS）定义为超过3个持续超过1个月的脑震荡症状，并且如果症状持续超过3个月则被认为是延长的PCS[123]。注意，这些时间框架与文献不一致并且不统一公认[123-126]。

脑震荡后持续恢复的危险因素是两极年龄组（老年人和年轻人）[17, 127-131]、女性[81, 127-133]、受伤意识改变[134]、症状延迟或早期症状严重[135, 136]、先前脑震荡史[17, 93, 130, 135, 137, 138]和病前精神病史（抑郁、焦虑、创伤后应激障碍、注意力缺陷多动障碍、学习障碍、情绪障碍和偏头痛病史）[14, 17, 81, 135-137, 139, 140]。找到这些发现的全过程将需要更加谨慎的方法来管理他们的恢复和使用多模式方法与神经心理学测试。同样重要的是要注意到症状恢复时间长于1～2年的患者已经证明几乎没有完全康复的机会。

对于PCS没有特定的治疗方法，但只针对每种特定疾病进行针对性治疗，无论是前庭、精神病（抑郁、焦虑、创伤后应激）、眼部、颈部疼痛、头痛、疲劳或认知问题[18, 122, 141, 142]。最常见的长期症状是头痛[134]。

各种治疗方法包括生物反馈、针灸[143]、物理治疗、前庭运动[144]；抗抑郁药和精神疾病患者的认知行为疗法[5, 145]；注射、按摩疗法，颈部/枕部疼痛的肌肉松弛剂[146, 147]；止吐药、镇痛药、5-羟色胺-去甲肾上腺素再摄取抑制剂（阿米替林）、曲坦类、治疗头痛的抗惊厥药[5, 18, 92, 148]；或循序渐进锻炼计划、睡眠卫生训练和处方药物治疗疲劳问题[149]。

重返活动

目前的共识指南建议所有运动员在受伤当日停止比赛，规定休息几日直到症状消失，并进行分级的"恢复学习"（RTL），然后进行RTP过程（表12.2）[16, 17, 49, 50, 55, 150]。在过去的10年中，研究表明，不仅在急性窗口期间早期的身体和认知活动，而且长期缺乏活动对恢复是不利的[17, 18, 122, 151, 152]。目前的休息时间应为几日但不超过1～2周，因为在临床前研究中发现了长期休息时间的不良后果。诊所就诊应在规定的休息时间后进行（一旦患者在休息时症状消失或达到1～2周的时间范围），以重新评估患者及其症状，考虑转诊进行神经心理学测试或进行额外评估，或建立和启动个性化和增量RTL[49, 98, 153]。RTL过程进展的关键组成部分是应根据症状的存在与否来量身定制[98, 153, 154]。这涉及特定的学术安排，以防止过度的认知压力，但也防止离开学校过长时间。

一旦患者进步到完成正常的学习计划后无症状，应该重复进行量表评估（例如，SCAT）以及神经心理学测试（如果可用）以确定运动员是否已经恢复到基线测试水平[155]。如果是这样，启动RTP过程是合理的[79, 105, 156]。RTP再次是一种逐步的方法，其中每次应该花费大约24小时并且包括越

表 12.2 返回运动过程的顺序阶段[50]

康 复 阶 段	康复的每个阶段的功能锻炼	每个阶段的目标
1. 没有活动	受症状限制的躯体和认知休息	恢复
2. 轻度有氧运动	步行、游泳或静止骑行，保持强度 <70% 最大允许心率。没有抗阻力训练	增加心率
3. 专项运动	冰上曲棍球的滑冰练习，在足球比赛中进行练习。没有头部影响活动	增加活动
4. 非对抗性训练	进入更复杂的训练演习，例如通过足球和冰球训练。可以开始进行抗阻力训练	锻炼，协调和认知负荷
5. 全面对抗性训练	体检后，参加正常的培训活动	通过辅导人员恢复信心并评估功能技能
6. 重返比赛	正常的比赛	

来越多的身体活动[14, 17, 102, 157-159]。如果有不良症状，运动员应该停止活动，休息24小时直到症状消退，然后回到他（或她）无症状的上一步[14]。

合 并 症

癫痫发作活动

在震荡性损伤后可能发生单次，短暂的强直-阵挛性运动状态。这被认为是良性事件，并不需要抗惊厥药。如果癫痫发作再次发生或在受伤后几日发生，那么应该使用抗癫痫药物[5, 15, 160]。

二次冲击综合征

二次冲击综合征（SIS）是指运动员在从第一次震荡性损伤中恢复之前再次受伤（甚至是非常轻微的创伤），在几分钟内大脑进入血管失调、大量血管舒张和脑水肿、脑疝和死亡的充血状态[161-165]。到目前为止，共有41例已发表的病例，在初始伤害后0～32日，这种情况青少年比青年人更常见[61, 162, 166, 167]。神经影像学发现严重的脑水肿（脑沟消失、脑池受压、脑疝）和通常很小的（与大脑移位无关的）硬脑膜下出血意义重大[162, 166]。

SIS的管理需要稳定呼吸和循环，其次是药物（高渗盐水、甘露醇等）和（或）手术措施（放置颅内压监测器、去骨瓣减压）以减少ICP升高。由于这一过程进展快速和高度致命性（50%），重点是确定适当的RTP指南，以通过减少发病率来对抗SIS[167]。

值得注意的是，SIS是一种非常罕见的现象，由于缺乏合理的临床证据而很难理解。在一个由50名球员组成的球队中，4 100个赛季才发生1例[167]。虽然没有彻底驳斥SIS，但作者强调了进行SIS诊断的注意事项以及完整记录运动员初始脑震荡的重要性[167]。通过回顾我们自己的病例和缺乏记录的初次脑震荡，考虑该病理生理过程在初次损伤后即可发生，即不需要作为诱因的初次脑震荡可能是恰当的。

亚临床脑震颤的慢性后遗症

亚临床脑震荡

亚临床脑震荡与脑震荡的生物力学相同，但是临床上是"无声"的事件[168]。作为一个单一的事件，这些轻微的局部可能并不等同于任何重要的事件，但是多年运动的累积效应已经显示出与慢性创伤性脑病（CTE）的发展相关[169-173]。有大量的行为，组织学和影像学证据显示动物模型中重复性、亚临床脑震荡性损伤的负面影响[174-189]，以及与运动员流行病学研究中神经认知能力降低的相关性[190-193]。关于脑震荡的有害影响的最有说服力的数据通过MRI扩散张量成像的实质性白质变化来说明，其与非脑震荡运动员一赛季的表现的认知功能障碍相关[194-198]。在更先进的神经影像学技术中[199, 200]，以及临床无症状患者的尸检阳性CTE仍然有更多的证据，这些患者具有累积性亚临床脑震荡的前期病史[168, 173, 201]。据推测，在神经元的继发性损伤阶段，重复的损伤/亚临床脑震荡导致永久性代谢紊乱和神经炎症，最终导致神经退行性疾病CTE。

慢性创伤性脑病

2005 年，Bennet Omalu 博士发表了一篇开创性的论文，描述了死亡的 NFL 球员中所谓的 CTE 的病理证据，该球员表现出大量认知、行为和情绪症状[205, 206]。现在，经过 Bennet Omalu 博士和 Ann Mckee 博士领导的10年研究，1954—2013年，共有153例病理诊断的CTE病例[171]。这些运动员之间的一致联系是多年来重复性头部受伤[207]。出于这个原因，CTE 已被发现在任何有这种危险因素的人[172]：美式足球、拳击、摔跤、混合武术、冰球、足球、橄榄球、军事人员、癫痫患者、有头部撞击史的精神残疾人，以及身体虐待受害者[205-218]。

目前，CTE 的诊断只能在事后进行[219]。这种神经退行性疾病以皮层和皮下多灶性神经纤维缠结和神经纤维网线为特征的 Tau 蛋白病（图 12.1），尤其好发于脑沟、表浅皮质层的第 Ⅱ / Ⅲ 层，并最常见于血管周围（血管周围）[170, 172, 173, 204-206, 216, 220-222]。2015年，McKee 等人开发了一个基于 Tau 沉积总体严重程度的四阶段CTE分期系统，有趣的是，这与接触运动的年数相关（表 12.3）[3, 173, 216, 223]。该分类方案尚未经过彻底验证，并假设CTE病理学与临床表现类似，是逐步进展的病变。

出现临床表现的平均年龄在35 ～ 45岁（范围在24 ～ 65岁）[173]，退休后约8年[221]。CTE的症状可分为3个主要特征：认知（受损的记忆/注意力集中/注意力/痴呆）、行为（自杀倾向、性格变化）和情绪障碍（抑郁、愤怒、不稳定情绪）[201, 224-227]。已经尝试制定诊断的临床标准，但尚未通过前瞻性研究进行验证[224, 228, 229]。应用正电子发射断层扫描（PET）技术检测放射性核苷酸标记的淀粉样蛋白和Tau蛋白，表明非尸检的CTE诊断工具有更好的前景，已经说明了CTE的预先诊断工具的更大前景，但是这种技术目前仅仅是研究性的，而不是标准临床实践的一部分[230-233]。

预防措施

虽然围绕CTE存在许多问题并且缺乏前瞻性试验，但所提供的证据确实强调了不仅需要对RTA相关推荐进行更多研究，还需要对预防措施进行更多研究。

预防伤害的重点是减少过度危险因素暴露、预防危险运动。具体而言，在竞技足球、足球和曲棍球的各个层面，规则减少了实践中的头与头间对抗，并消除了危险的比赛风格，如头部接触，"用曲棍球棒戳人""马颈圈"攻击，以及从身后接触。

迄今尚未有成功的预防措施来减轻施加于大脑的震荡加速–减速力。头盔非常适合降低颅骨骨折的风险，但已显示出改变暴露于大脑的总能量的能力有限，因此预防脑震荡有局限性[234, 235]。一种新

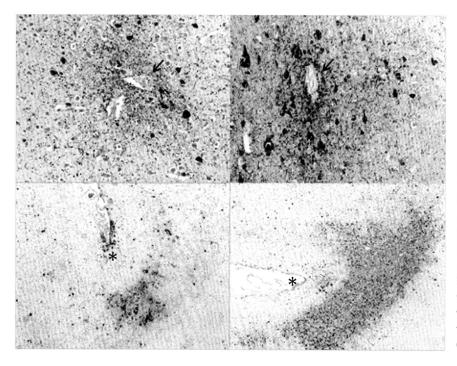

图12.1　特异性CTE病理学。血管周围（箭头指向血管）的神经元和神经突的Tau抗体染色。低倍镜下照片说明了在脑沟深处的Tau染色的局灶性特质（星号所示为脑沟深部）。经第一届NIH共识会议的报告许可转载，以确定慢性创伤性脑病的诊断神经病理学标准。http：//www.ninds.nih.gov/research/tbi/Report FirstNIHConsensus Conference.htm.

表 12.3　慢性创伤性脑病的 4 个阶段

阶段	有肉眼可见的异常（脑室扩张、脑和乳头体萎缩、黑质区苍白）	间隔缺损的病例（透明隔间腔、透明隔穿通）	存在 β 淀粉样蛋白的病例	神经原纤维缠结和神经纤维网线	Tau 分布示意图
1	最小的	无	无	局灶区，主要是脑室周围和脑沟深部	
2	50%	50%	无	多个病灶，表面扩展	
3	100%，轻微的	50%	13%	弥漫性扩散，涉及内侧颞叶结构，33% 伴有小脑受累。除去中央沟和扣带回	
4	100%，严重的	66%		密集，广泛的沉积	

注：图中插入来自 Stein et al [216]（经许可转载）。

的震荡管理方法是通过"减缓晃动"。认为通过颈圈装置的颈内静脉压迫和近端静脉充血使大脑变硬并因此减少固定头骨内的相对运动。此前，两项临床前研究显示TBI的组织学标志物显著减少，并且正在进行进一步的临床前和临床研究以解决安全性和临床疗效问题[22, 23]。

（陈　振　黄齐兵）

参考文献

[1] Marin JR, Weaver MD, Yealy DM, Mannix RC. Trends in visits for traumatic brain injury to emergency departments in the United States. JAMA. 2014; 311(18):1917-1919.

[2] Harmon KG, Drezner J, Gammons M, et al. American Medical Society for Sports Medicine. American Medical Society for Sports Medicine position statement: concussion in sport. Clin J Sport Med. 2013; 23(1):1-18.

[3] Mckee AC, Daneshvar DH. The neuropathology of traumatic brain injury. Handb Clin Neurol. 2015; 127:45-66.

[4] Denny-Brown DE, Russell WR. Experimental concussion: (section of neurology). Proc R Soc Med. 1941; 34(11):691-692.

[5] Ropper AH, Gorson KC. Clinical practice. Concussion. N Engl J Med. 2007; 356(2):166-172.

[6] Warren WL, Jr, Bailes JE. On the field evaluation of athletic head injuries. Clin Sports Med. 1998; 17(1):13-26.

[7] Cantu RC. Return to play guidelines after a head injury. Clin Sports Med. 1998; 17(1):45-60.

[8] Collins MW, Lovell MR, Mckeag DB. Current issues in managing sports-related concussion. JAMA. 1999; 282(24):2283-2285.

[9] Echemendia RJ, Giza CC, Kutcher JS. Developing guidelines for return to play: consensus and evidence-based approaches. Brain Inj. 2015; 29(2):185-194.

[10] Maddocks DL, Dicker GD, Saling MM. The assessment of orientation following concussion in athletes. Clin J Sport Med. 1995; 5(1):32-35.

[11] Leininger BE, Gramling SE, Farrell AD, Kreutzer JS, Peck EA, III. Neuropsychological deficits in symptomatic minor head injury patients after concussion and mild concussion. J Neurol Neurosurg Psychiatry. 1990; 53(4):293-296.

[12] Lovell MR, Iverson GL, Collins MW, McKeag D, Maroon JC. Does loss of consciousness predict neuropsychological decrements after concussion? Clin J Sport Med. 1999; 9(4):193-198.

[13] Purcell L, Kissick J, Rizos J, Canadian Concussion Collaborative. Concussion. CMAJ. 2013; 185(11):981.

[14] McCrory P, Meeuwisse W, Aubry M, et al. Consensus statement on Concussion in Sport - The 4th International Conference on Concussion in Sport held in Zurich, November 2012. Phys Ther Sport. 2013; 14(2):e1-e13.

[15] Concussion (mild traumatic brain injury) and the team physician: a consensus statement. Med Sci Sports Exerc. 2006; 38(2):395-399.

[16] Broglio SP, Cantu RC, Gioia GA, et al. National Athletic Trainer's Association. National Athletic Trainers' Association position statement: management of sport concussion. J Athl Train. 2014; 49(2):245-265.

[17] Giza CC, Kutcher JS, Ashwal S, et al. Summary of evidence-based guideline update: evaluation and management of concussion in sports: report of the Guideline Development Subcommittee of the American Academy of Neurology. Neurology. 2013; 80(24):2250-2257.

[18] Choe MC, Giza CC. Diagnosis and management of acute concussion. Semin Neurol. 2015; 35(1):29-41.

[19] Dashnaw ML, Petraglia AL, Bailes JE. An overview of the basic science of concussion and subconcussion: where we are and where we are going. Neurosurg Focus. 2012; 33(6):E5-, 1-9.

[20] Ommaya AK, Gennarelli TA. Cerebral concussion and traumatic unconsciousness. Correlation of experimental and clinical observations of blunt head injuries. Brain. 1974; 97(4):633-654.

[21] Parkinson D, Jell RM. Concussion. Acceleration limits causing concussion. Surg Neurol. 1988; 30(2):102-107.

[22] Smith DW, Bailes JE, Fisher JA, Robles J, Turner RC, Mills JD. Internal jugular vein compression mitigates traumatic axonal injury in a rat model by reducing the intracranial slosh effect. Neurosurgery. 2012; 70(3):740-746.

[23] Turner RC, Naser ZJ, Bailes JE, Smith DW, Fisher JA, Rosen CL. Effect of slosh

mitigation on histologic markers of traumatic brain injury: laboratory investigation. J Neurosurg. 2012; 117(6):1110-1118.

[24] Pellman EJ, Viano DC, Tucker AM, Casson IR, Waeckerle JF. Concussion in professional football: reconstruction of game impacts and injuries. Neurosurgery. 2003; 53(4):799-812, discussion 812-814.

[25] Mihalik JP, Bell DR, Marshall SW, Guskiewicz KM. Measurement of head impacts in collegiate football players: an investigation of positional and event-type differences. Neurosurgery. 2007; 61(6):1229-1235, discussion 1235.

[26] Zhang L, Yang KH, King AI. A proposed injury threshold for mild traumatic brain injury. J Biomech Eng. 2004; 126(2):226-236.

[27] McCaffrey MA, Mihalik JP, Crowell DH, Shields EW, Guskiewicz KM. Measurement of head impacts in collegiate football players: clinical measures of concussion after high- and low-magnitude impacts. Neurosurgery. 2007; 61(6):1236-1243, discussion 1243.

[28] Morrison AL, King TM, Korell MA, Smialek JE, Troncoso JC. Acceleration-deceleration injuries to the brain in blunt force trauma. Am J Forensic Med Pathol. 1998; 19(2):109-112.

[29] Giza CC, Hovda DA. The new neurometabolic cascade of concussion. Neurosurgery. 2014; 75 Suppl 4:S24-S33.

[30] Giza CC, Hovda DA. The neurometabolic cascade of concussion. J Athl Train. 2001; 36(3):228-235.

[31] Hovda DA. The neurophysiology of concussion. Prog Neurol Surg. 2014; 28:28-37.

[32] Smith DH, Meaney DF, Shull WH. Diffuse axonal injury in head trauma. J Head Trauma Rehabil. 2003; 18(4):307-316.

[33] Siedler DG, Chuah MI, Kirkcaldie MT, Vickers JC, King AE. Diffuse axonal injury in brain trauma: insights from alterations in neurofilaments. Front Cell Neurosci. 2014; 8:429.

[34] Povlishock JT, Pettus EH. Traumatically induced axonal damage: evidence for enduring changes in axolemmal permeability with associated cytoskeletal change. Acta Neurochir Suppl (Wien). 1996; 66:81-86.

[35] Pettus EH, Povlishock JT. Characterization of a distinct set of intra-axonal ultrastructural changes associated with traumatically induced alteration in axolemmal permeability. Brain Res. 1996; 722(1-2):1-11.

[36] Maxwell WL, McCreath BJ, Graham DI, Gennarelli TA. Cytochemical evidence for redistribution of membrane pump calcium-ATPase and ecto-Ca-ATPase activity, and calcium influx in myelinated nerve fibres of the optic nerve after stretch injury. J Neurocytol. 1995; 24(12):925-942.

[37] Maxwell WL, Graham DI. Loss of axonal microtubules and neurofilaments after stretch-injury to guinea pig optic nerve fibers. J Neurotrauma. 1997; 14(9):603-614.

[38] Patt S, Brodhun M. Neuropathological sequelae of traumatic injury in the brain. An overview. Exp Toxicol Pathol. 1999; 51(2):119-123.

[39] van Landeghem FK, Stover JF, Bechmann I, et al. Early expression of glutamate transporter proteins in ramified microglia after controlled cortical impact injury in the rat. Glia. 2001; 35(3):167-179.

[40] Katayama Y, Becker DP, Tamura T, Hovda DA. Massive increases in extracellular potassium and the indiscriminate release of glutamate following concussive brain injury. J Neurosurg. 1990; 73(6):889-900.

[41] McDonald JW, Johnston MV. Physiological and pathophysiological roles of excitatory amino acids during central nervous system development. Brain Res Brain Res Rev. 1990; 15(1):41-70.

[42] Inci S, Ozcan OE, Kilinç K. Time-level relationship for lipid peroxidation and the protective effect of alpha-tocopherol in experimental mild and severe brain injury. Neurosurgery. 1998; 43(2):330-335, discussion 335-336.

[43] Barkhoudarian G, Hovda DA, Giza CC. The molecular pathophysiology of concussive brain injury. Clin Sports Med. 2011; 30(1):33-48, vii-iii.

[44] Kampfl A, Posmantur RM, Zhao X, Schmutzhard E, Clifton GL, Hayes RL. Mechanisms of calpain proteolysis following traumatic brain injury: implications for pathology and therapy: a review and update. J Neurotrauma. 1997; 14(3):121-134.

[45] MacFarlane MP, Glenn TC. Neurochemical cascade of concussion. Brain Inj. 2015; 29(2):139-153.

[46] Shlosberg D, Benifla M, Kaufer D, Friedman A. Blood-brain barrier breakdown as a therapeutic target in traumatic brain injury. Nat Rev Neurol. 2010; 6(7):393-403.

[47] Korn A, Golan H, Melamed I, Pascual-Marqui R, Friedman A. Focal cortical dysfunction and blood-brain barrier disruption in patients with Postconcussion syndrome. J Clin Neurophysiol. 2005; 22(1):1-9.

[48] Glushakova OY, Johnson D, Hayes RL. Delayed increases in microvascular pathology after experimental traumatic brain injury are associated with prolonged inflammation, blood-brain barrier disruption, and progressive white matter damage. J Neurotrauma. 2014; 31(13):1180-1193.

[49] Caskey RC, Nance ML. Management of pediatric mild traumatic brain injury. Adv Pediatr. 2014; 61(1):271-286.

[50] McCrory P, Meeuwisse W, Aubry M, et al. Consensus statement on Concussion in Sport-the 4th International Conference on Concussion in Sport held in Zurich, November 2012. J Sci Med Sport. 2013; 16(3):178-189.

[51] National Institute for Health and Care Excellence. Head injury: assessment and early management. Guidance and guidelines. NICE. Available at: https://www.nice.org.uk/guidance/cg176. Published January 22, 2014. Accessed May 10, 2016.

[52] Putukian M. The acute symptoms of sport-related concussion: diagnosis and on-field management. Clin Sports Med. 2011; 30(1):49-61, viii.

[53] Putukian M, Raftery M, Guskiewicz K, et al. Onfield assessment of concussion in the adult athlete. Br J Sports Med. 2013; 47(5):285-288.

[54] Guskiewicz KM, Broglio SP. Acute sports-related traumatic brain injury and repetitive concussion. Handb Clin Neurol. 2015; 127:157-172.

[55] Graham R, Rivara FP, Ford MA, Spicer CM, eds. Concussion recognition, diagnosis, and acute management. In: Sports-Related Concussions in Youth: Improving the Science, Changing the Culture. Washington, DC: National Academies Press; 2014.

[56] Stein SC, Ross SE. Mild head injury: a plea for routine early CT scanning. J Trauma. 1992; 33(1):11-13.

[57] Zyluk A, Mazur A, Piotuch B, Safranow K. Analysis of the reliability of clinical examination in predicting traumatic cerebral lesions and skull fractures in patients with mild and moderate head trauma. Pol Przegl Chir. 2013; 85(12):699-705.

[58] Albers CE, von Allmen M, Evangelopoulos DS, Zisakis AK, Zimmermann H, Exadaktylos AK. What is the incidence of intracranial bleeding in patients with mild traumatic brain injury? A retrospective study in 3088 Canadian CT head rule patients. BioMed Res Int. 2013; 2013:453978.

[59] Borg J, Holm L, Cassidy JD, et al. WHO Collaborating Centre Task Force on Mild Traumatic Brain Injury. Diagnostic procedures in mild traumatic brain injury: results of the WHO Collaborating Centre Task Force on Mild Traumatic Brain Injury. J Rehabil Med. 2004(43) Suppl:61-75.

[60] Guskiewicz KM, Bruce SL, Cantu RC, et al. National Athletic Trainers' Association position statement: management of sport-related concussion. J Athl Train. 2004; 39(3):280-297.

[61] Guskiewicz KM, Bruce SL, Cantu RC, et al. National Athletic Trainers' Association. Research based recommendations on management of sport related concussion: summary of the National Athletic Trainers' Association position statement. Br J Sports Med. 2006; 40(1):6-10.

[62] Guskiewicz KM, Bruce SL, Cantu RC, et al. National Athletic Trainers Association. Recommendations on management of sport-related concussion: summary of the National Athletic Trainers' Association position statement. Neurosurgery. 2004; 55(4):891-895, discussion 896.

[63] Rose SC, Weber KD, Collen JB, Heyer GL. The diagnosis and management of concussion in children and adolescents. Pediatr Neurol. 2015; 53(2):108-118.

[64] Jagoda AS, Bazarian JJ, Bruns JJ, Jr, et al. American College of Emergency Physicians, Centers for Disease Control and Prevention. Clinical policy: neuroimaging and decisionmaking in adult mild traumatic brain injury in the acute setting. Ann Emerg Med. 2008; 52(6):714-748.

[65] Stiell IG, Wells GA, Vandemheen K, et al. The Canadian CT Head Rule for patients with minor head injury. Lancet. 2001; 357(9266):1391-1396.

[66] Kavalci C, Aksel G, Salt O, et al. Comparison of the Canadian CT head rule and the New Orleans Criteria in patients with minor head injury. World J Emerg Surg. 2014; 9:31.

[67] Stiell IG, Clement CM, Rowe BH, et al. Comparison of the Canadian CT Head Rule and the New Orleans Criteria in patients with minor head injury. JAMA. 2005; 294(12):1511-1518.

[68] Smits M, Dippel DW, de Haan GG, et al. External validation of the Canadian CT Head Rule and the New Orleans Criteria for CT scanning in patients with minor head injury. JAMA. 2005; 294(12):1519-1525.

[69] Schachar JL, Zampolin RL, Miller TS, Farinhas JM, Freeman K, Taragin BH. External validation of the New Orleans Criteria (NOC), the Canadian CT Head Rule (CCHR) and the National Emergency X-Radiography Utilization Study II (NEXUS II) for CT scanning in pediatric patients with minor head injury in a non-trauma center. Pediatr Radiol. 2011; 41(8):971-979.

[70] Korley FK, Morton MJ, Hill PM, et al. Agreement between routine emergency department care and clinical decision support recommended care in patients evaluated for mild traumatic brain injury. Acad Emerg Med. 2013; 20(5):463-469.

[71] Haydel MJ, Preston CA, Mills TJ, Luber S, Blaudeau E, DeBlieux PM. Indications for computed tomography in patients with minor head injury. N Engl J Med. 2000; 343(2):100-105.

[72] Osmond MH, Klassen TP, Wells GA, et al. Pediatric Emergency Research Canada (PERC) Head Injury Study Group. CATCH: a clinical decision rule for the use of computed tomography in children with minor head injury. CMAJ. 2010; 182(4):341-348.

[73] Kuppermann N, Holmes JF, Dayan PS, et al. Pediatric Emergency Care

Applied Research Network (PECARN). Identification of children at very low risk of clinically-important brain injuries after head trauma: a prospective cohort study. Lancet. 2009; 374(9696):1160–1170.

[74] Mihindu E, Bhullar I, Tepas J, Kerwin A. Computed tomography of the head in children with mild traumatic brain injury. Am Surg. 2014; 80(9):841–843.

[75] Dunning J, Daly JP, Lomas JP, Lecky F, Batchelor J, Mackway-Jones K, Children's head injury algorithm for the prediction of important clinical events study group. Derivation of the children's head injury algorithm for the prediction of important clinical events decision rule for head injury in children. Arch Dis Child. 2006; 91(11):885–891.

[76] Gioia GA, Collins M, Isquith PK. Improving identification and diagnosis of mild traumatic brain injury with evidence: psychometric support for the acute concussion evaluation. J Head Trauma Rehabil. 2008; 23 (4):230–242.

[77] Zuckerbraun NS, Atabaki S, Collins MW, Thomas D, Gioia GA. Use of modified acute concussion evaluation tools in the emergency department. Pediatrics. 2014; 133(4):635–642.

[78] Luoto TM, Silverberg ND, Kataja A, et al. Sport concussion assessment tool 2 in a civilian trauma sample with mild traumatic brain injury. J Neurotrauma. 2014; 31(8):728–738.

[79] Terrell TR, Cox CB, Bielak K, Casmus R, Laskowitz D, Nichols G. Sports concussion management: part II. South Med J. 2014; 107(2):126–135.

[80] McCrea M, Iverson GL, Echemendia RJ, Makdissi M, Raftery M. Day of injury assessment of sport-related concussion. Br J Sports Med. 2013; 47(5):272–284.

[81] Dessy A, Rasouli J, Gometz A, Choudhri T. A review of modifying factors affecting usage of diagnostic rating scales in concussion management. Clin Neurol Neurosurg. 2014; 122:59–63.

[82] Guskiewicz KM, Register-Mihalik J, McCrory P, et al. Evidence-based approach to revising the SCAT2: introducing the SCAT3. Br J Sports Med. 2013; 47(5):289–293.

[83] Schneider KJ, Emery CA, Kang J, Schneider GM, Meeuwisse WH. Examining Sport Concussion Assessment Tool ratings for male and female youth hockey players with and without a history of concussion. Br J Sports Med. 2010; 44 (15):1112–1117.

[84] Glaviano NR, Benson S, Goodkin HP, Broshek DK, Saliba S. Baseline SCAT2 assessment of healthy youth student-athletes: preliminary evidence for the use of the child-SCAT3 in children younger than 13 years. Clin J Sport Med. 2015; 25(4):373–379.

[85] Snyder AR, Bauer RM, Health IMPACTS for Florida Network. A normative study of the sport concussion assessment tool (SCAT2) in children and adolescents. Clin Neuropsychol. 2014; 28(7):1091–1103.

[86] McCrea M. Standardized mental status assessment of sports concussion. Clin J Sport Med. 2001; 11(3):176–181.

[87] Okonkwo DO, Tempel ZJ, Maroon J. Sideline assessment tools for the evaluation of concussion in athletes: a review. Neurosurgery. 2014; 75 Suppl 4: S82–S95.

[88] Guskiewicz KM, Riemann BL, Perrin DH, Nashner LM. Alternative approaches to the assessment of mild head injury in athletes. Med Sci Sports Exerc. 1997; 29(7) Suppl:S213–S221.

[89] Putukian M, Echemendia R, Dettwiler-Danspeckgruber A, et al. Prospective clinical assessment using Sideline Concussion Assessment Tool-2 testing in the evaluation of sport-related concussion in college athletes. Clin J Sport Med. 2015; 25(1):36–42.

[90] Meehan WP, III, d'Hemecourt P, Comstock RD. High school concussions in the 2008–2009 academic year: mechanism, symptoms, and management. Am J Sports Med. 2010; 38(12):2405–2409.

[91] Makdissi M, Darby D, Maruff P, Ugoni A, Brukner P, McCrory PR. Natural history of concussion in sport: markers of severity and implications for management. Am J Sports Med. 2010; 38(3):464–471.

[92] Bramley H, Heverley S, Lewis MM, Kong L, Rivera R, Silvis M. Demographics and treatment of adolescent posttraumatic headache in a regional concussion clinic. Pediatr Neurol. 2015; 52(5):493–498.

[93] Guskiewicz KM, McCrea M, Marshall SW, et al. Cumulative effects associated with recurrent concussion in collegiate football players: the NCAA Concussion Study. JAMA. 2003; 290(19):2549–2555.

[94] Guskiewicz KM, Weaver NL, Padua DA, Garrett WE, Jr. Epidemiology of concussion in collegiate and high school football players. Am J Sports Med. 2000; 28(5):643–650.

[95] McCrory PR, Ariens T, Berkovic SF. The nature and duration of acute concussive symptoms in Australian football. Clin J Sport Med. 2000; 10(4):235–238.

[96] Lau BC, Kontos AP, Collins MW, Mucha A, Lovell MR. Which on-field signs/ symptoms predict protracted recovery from sport-related concussion among high school football players? Am J Sports Med. 2011; 39(11):2311–2318.

[97] Kontos AP, Elbin RJ, Lau B, et al. Posttraumatic migraine as a predictor of recovery and cognitive impairment after sport-related concussion. Am J Sports Med. 2013; 41(7):1497–1504.

[98] Gioia GA. Multimodal evaluation and management of children with concussion: using our heads and available evidence. Brain Inj.2015;29(2):195–206.

[99] Reddy S, Eckner JT, Kutcher JS. Effect of acute exercise on clinically measured reaction time in collegiate athletes. Med Sci Sports Exerc. 2014; 46(3):429–434.

[100] Eckner JT, Whitacre RD, Kirsch NL, Richardson JK. Evaluating a clinical measure of reaction time: an observational study. Percept Mot Skills. 2009; 108 (3):717–720.

[101] King D, Gissane C, Hume PA, Flaws M. The King-Devick test was useful in management of concussion in amateur rugby union and rugby league in New Zealand. J Neurol Sci. 2015; 351(1–2):58–64.

[102] Graham R, Rivara FP, Ford MA, Spicer CM, eds. Treatment and management of prolonged symptoms and post-concussion syndrome. In: Sports-Related Concussions in Youth: Improving the Science, Changing the Culture. Washington, DC: National Academies Press; 2014.

[103] West TA, Marion DW. Current recommendations for the diagnosis and treatment of concussion in sport: a comparison of three new guidelines. J Neurotrauma. 2014; 31(2):159–168.

[104] Rivera RG, Roberson SP, Whelan M, Rohan A. Concussion evaluation and management in pediatrics. MCN Am J Matern Child Nurs. 2015; 40(2):76–86, quiz E5–E6.

[105] Terrell TR, Nobles T, Rader B, et al. Sports concussion management: part I. South Med J. 2014; 107(2):115–125.

[106] Levin HS, Diaz-Arrastia RR. Diagnosis, prognosis, and clinical management of mild traumatic brain injury. Lancet Neurol. 2015; 14(5):506–517.

[107] Herring SA, Cantu RC, Guskiewicz KM, et al. American College of Sports Medicine. Concussion (mild traumatic brain injury) and the team physician: a consensus statement–2011 update. Med Sci Sports Exerc. 2011; 43 (12):2412–2422.

[108] Simma B, Lütschg J, Callahan JM. Mild head injury in pediatrics: algorithms for management in the ED and in young athletes. Am J Emerg Med. 2013; 31 (7):1133–1138.

[109] Erlanger D, Kaushik T, Cantu R, et al. Symptom-based assessment of the severity of a concussion. J Neurosurg. 2003; 98(3):477–484.

[110] Meehan WP, III, d'Hemecourt P, Collins CL, Taylor AM, Comstock RD. Computerized neurocognitive testing for the management of sport-related concussions. Pediatrics. 2012; 129(1):38–44.

[111] Scorza KA, Raleigh MF, O'Connor FG. Current concepts in concussion: evaluation and management. Am Fam Physician. 2012; 85(2):123–132.

[112] De Marco AP, Broshek DK. Computerized cognitive testing in the management of youth sports-related concussion. J Child Neurol. 2016; 31(1):68–75.

[113] Resch JE, McCrea MA, Cullum CM. Computerized neurocognitive testing in the management of sport-related concussion: an update. Neuropsychol Rev. 2013; 23(4):335–349.

[114] Rabinowitz AR, Merritt VC, Arnett PA. The return-to-play incentive and the effect of motivation on neuropsychological test-performance: implications for baseline concussion testing. Dev Neuropsychol. 2015; 40(1):29–33.

[115] Webbe FM, Zimmer A. History of neuropsychological study of sport-related concussion. Brain Inj. 2015; 29(2):129–138.

[116] Schatz P, Glatts C. "Sandbagging" baseline test performance on ImPACT, without detection, is more difficult than it appears. Arch Clin Neuropsychol. 2013; 28(3):236–244.

[117] Szabo AJ, Alosco ML, Fedor A, Gunstad J. Invalid performance and the ImPACT in national collegiate athletic association division I football players. J Athl Train. 2013; 48(6):851–855.

[118] Ott S, Schatz P, Solomon G, Ryan JJ. Neurocognitive performance and symptom profiles of Spanish-speaking Hispanic athletes on the ImPACT test. Arch Clin Neuropsychol. 2014; 29(2):152–163.

[119] Field M, Collins MW, Lovell MR, Maroon J. Does age play a role in recovery from sports-related concussion? A comparison of high school and collegiate athletes. J Pediatr. 2003; 142(5):546–553.

[120] Grady MF. Concussion in the adolescent athlete. Curr Probl Pediatr Adolesc Health Care. 2010; 40(7):154–169.

[121] Pellman EJ, Lovell MR, Viano DC, Casson IR. Concussion in professional football: recovery of NFL and high school athletes assessed by computerized neuropsychological testing–part 12. Neurosurgery. 2006; 58(2):263–274, discussion 263–274.

[122] Reynolds E, Collins MW, Mucha A, Troutman-Ensecki C. Establishing a clinical service for the management of sports-related concussions. Neurosurgery. 2014; 75 Suppl 4:S71–S81.

[123] Tator CH, Davis HS, Dufort PA, et al. Postconcussion syndrome: demographics and predictors in 221 patients. J Neurosurg. 2016; 125(5):1206–1216.

[124] Meehan WP, III. Medical therapies for concussion. Clin Sports Med. 2011; 30 (1):115–124, ix.

[125] Sedney CL, Orphanos J, Bailes JE. When to consider retiring an athlete after sports-related concussion. Clin Sports Med. 2011; 30(1):189–200, xi.

[126] Rose SC, Fischer AN, Heyer GL. How long is too long? The lack of consensus regarding the post-concussion syndrome diagnosis. Brain Inj. 2015; 29(7–8):798–803.

[127] King NS. A systematic review of age and gender factors in prolonged post-concussion symptoms after mild head injury. Brain Inj. 2014; 28(13–14):1639–1645.

[128] Lannsjö M, Backheden M, Johansson U, Af Geijerstam JL, Borg J. Does head CT scan pathology predict outcome after mild traumatic brain injury? Eur J Neurol. 2013; 20(1):124–129.

[129] Foley C, Gregory A, Solomon G. Young age as a modifying factor in sports concussion management: what is the evidence? Curr Sports Med Rep. 2014; 13(6):390–394.

[130] Makdissi M, Davis G, Jordan B, Patricios J, Purcell L, Putukian M. Revisiting the modifiers: how should the evaluation and management of acute concussions differ in specific groups? Br J Sports Med. 2013; 47(5):314–320.

[131] Williams RM, Puetz TW, Giza CC, Broglio SP. Concussion recovery time among high school and collegiate athletes: a systematic review and meta-analysis. Sports Med. 2015; 45(6):893–903.

[132] Covassin T, Swanik CB, Sachs ML. Sex differences and the incidence of concussions among collegiate athletes. J Athl Train. 2003; 38(3):238–244.

[133] Covassin T, Elbin RJ. The female athlete: the role of gender in the assessment and management of sport-related concussion. Clin Sports Med. 2011; 30(1):125–131, x.

[134] Ganti L, Khalid H, Patel PS, Daneshvar Y, Bodhit AN, Peters KR. Who gets post-concussion syndrome? An emergency department-based prospective analysis. Int J Emerg Med. 2014; 7:31.

[135] Morgan CD, Zuckerman SL, Lee YM, et al. Predictors of postconcussion syndrome after sports-related concussion in young athletes: a matched case-control study. J Neurosurg Pediatr. 2015; 15(6):589–598.

[136] Stulemeijer M, van der Werf S, Borm GF, Vos PE. Early prediction of favourable recovery 6 months after mild traumatic brain injury. J Neurol Neurosurg Psychiatry. 2008; 79(8):936–942.

[137] Tator CH, Davis H. The postconcussion syndrome in sports and recreation: clinical features and demography in 138 athletes. Neurosurgery. 2014; 75 Suppl 4:S106–S112.

[138] Mannix R, Iverson GL, Maxwell B, Atkins JE, Zafonte R, Berkner PD. Multiple prior concussions are associated with symptoms in high school athletes. Ann Clin Transl Neurol. 2014; 1(6):433–438.

[139] Reddy CC, Collins MW. Sports concussion: management and predictors of outcome. Curr Sports Med Rep. 2009; 8(1):10–15.

[140] Yang J, Peek-Asa C, Covassin T, Torner JC. Post-concussion symptoms of depression and anxiety in division I collegiate athletes. Dev Neuropsychol. 2015; 40(1):18–23.

[141] Eisenberg MA, Meehan WP, III, Mannix R. Duration and course of post-concussive symptoms. Pediatrics. 2014; 133(6):999–1006.

[142] Cooper DB, Bunner AE, Kennedy JE, et al. Treatment of persistent post-concussive symptoms after mild traumatic brain injury: a systematic review of cognitive rehabilitation and behavioral health interventions in military service members and veterans. Brain Imaging Behav. 2015; 9(3):403–420.

[143] Khusid MA. Clinical indications for acupuncture in chronic post-traumatic headache management. Mil Med. 2015; 180(2):132–136.

[144] Wells EM, Goodkin HP, Griesbach GS. Challenges in determining the role of rest and exercise in the management of mild traumatic brain injury. J Child Neurol. 2016; 31(1):86–92.

[145] Broshek DK, De Marco AP, Freeman JR. A review of post-concussion syndrome and psychological factors associated with concussion. Brain Inj. 2015; 29(2):228–237.

[146] Fredriksen TA, Antonaci F, Sjaastad O. Cervicogenic headache: too important to be left un-diagnosed. J Headache Pain. 2015; 16(1):6.

[147] Zaremski JL, Herman DC, Clugston JR, Hurley RW, Ahn AH. Occipital neuralgia as a sequela of sports concussion: a case series and review of the literature. Curr Sports Med Rep. 2015; 14(1):16–19.

[148] Pinchefsky E, Dubrovsky AS, Friedman D, Shevell M. Part II–Management of pediatric post-traumatic headaches. Pediatr Neurol. 2015; 52(3):270–280.

[149] Baker JG, Freitas MS, Leddy JJ, Kozlowski KF, Willer BS. Return to full functioning after graded exercise assessment and progressive exercise treatment of postconcussion syndrome. Rehabil Res Pract. 2012; 2012:705309.

[150] Baker JG, Rieger BP, McAvoy K, et al. Principles for return to learn after concussion. Int J Clin Pract. 2014; 68(11):1286–1288.

[151] Silverberg ND, Iverson GL. Is rest after concussion "the best medicine?": recommendations for activity resumption following concussion in athletes, civilians, and military service members. J Head Trauma Rehabil. 2013; 28(4):250–259.

[152] de Kruijk JR, Leffers P, Meerhoff S, Rutten J, Twijnstra A. Effectiveness of bed rest after mild traumatic brain injury: a randomised trial of no versus six days of bed rest. J Neurol Neurosurg Psychiatry. 2002; 73(2):167–172.

[153] Halstead ME, McAvoy K, Devore CD, Carl R, Lee M, Logan K, Council on Sports Medicine and Fitness, Council on School Health. Returning to learning following a concussion. Pediatrics. 2013; 132(5):948–957.

[154] Meehan WP, III, Bachur RG. The recommendation for rest following acute concussion. Pediatrics. 2015; 135(2):362–363.

[155] Hall EE, Ketcham CJ, Crenshaw CR, Baker MH, McConnell JM, Patel K. Concussion management in collegiate student-athletes: return-to-academics recommendations. Clin J Sport Med. 2015; 25(3):291–296.

[156] Chermann JF, Klouche S, Savigny A, Lefevre N, Herman S, Bohu Y. Return to rugby after brain concussion: a prospective study in 35 high level rugby players. Asian J Sports Med. 2014; 5(4):e24042.

[157] Master CL, Gioia GA, Leddy JJ, Grady MF. Importance of 'return-to-learn' in pediatric and adolescent concussion. Pediatr Ann. 2012; 41(9):1–6.

[158] McClain R. Concussion and trauma in young athletes: prevention, treatment, and return-to-play. Prim Care. 2015; 42(1):77–83.

[159] McCrory P, Meeuwisse W, Johnston K, et al. Consensus statement on concussion in sport - The 3rd international conference on concussion in sport held in Zurich, November 2008. PM R. 2009; 1(5):406–420.

[160] Schwartzkroin PA, Baraban SC, Hochman DW. Osmolarity, ionic flux, and changes in brain excitability. Epilepsy Res. 1998; 32(1–2):275–285.

[161] Cantu RC. Second-impact syndrome. Clin Sports Med. 1998; 17(1):37–44.

[162] Cantu RC, Gean AD. Second-impact syndrome and a small subdural hematoma: an uncommon catastrophic result of repetitive head injury with a characteristic imaging appearance. J Neurotrauma. 2010; 27(9):1557–1564.

[163] Bey T, Ostick B. Second impact syndrome. West J Emerg Med. 2009; 10(1):6–10.

[164] Bruce DA, Alavi A, Bilaniuk L, Dolinskas C, Obrist W, Uzzell B. Diffuse cerebral swelling following head injuries in children: the syndrome of "malignant brain edema". J Neurosurg. 1981; 54(2):170–178.

[165] McQuillen EN, McQuillen JB, Morrow P. Trauma, sport, and malignant cerebral edema. Am J Forensic Med Pathol. 1988; 9(1):12–15.

[166] Mori T, Katayama Y, Kawamata T. Acute hemispheric swelling associated with thin subdural hematomas: pathophysiology of repetitive head injury in sports. Acta Neurochir Suppl (Wien). 2006; 96:40–43.

[167] Hebert O, Schlueter K, Hornsby M, Van Gorder S, Snodgrass S, Cook C. The diagnostic credibility of second impact syndrome: A systematic literature review. J Sci Med Sport. 2016; 19(10):789–794.

[168] Bailes JE, Petraglia AL, Omalu BI, Nauman E, Talavage T. Role of subconcussion in repetitive mild traumatic brain injury. J Neurosurg. 2013; 119(5):1235–1245.

[169] Bailes JE, Dashnaw ML, Petraglia AL, Turner RC. Cumulative effects of repetitive mild traumatic brain injury. Prog Neurol Surg. 2014; 28:50–62.

[170] Omalu B, Bailes J, Hamilton RL, et al. Emerging histomorphologic phenotypes of chronic traumatic encephalopathy in American athletes. Neurosurgery. 2011; 69(1):173–183, discussion 183.

[171] Maroon JC, Winkelman R, Bost J, Amos A, Mathyssek C, Miele V. Chronic traumatic encephalopathy in contact sports: a systematic review of all reported pathological cases. PLoS One. 2015; 10(2):e0117338.

[172] McKee AC, Stein TD, Kiernan PT, Alvarez VE. The neuropathology of chronic traumatic encephalopathy. Brain Pathol. 2015; 25(3):350–364.

[173] McKee AC, Stern RA, Nowinski CJ, et al. The spectrum of disease in chronic traumatic encephalopathy. Brain. 2013; 136(Pt 1):43–64.

[174] Laurer HL, Bareyre FM, Lee VM, et al. Mild head injury increasing the brain's vulnerability to a second concussive impact. J Neurosurg. 2001; 95(5):859–870.

[175] Bolton AN, Saatman KE. Regional neurodegeneration and gliosis are amplified by mild traumatic brain injury repeated at 24-hour intervals. J Neuropathol Exp Neurol. 2014; 73(10):933–947.

[176] Friess SH, Ichord RN, Ralston J, et al. Repeated traumatic brain injury affects composite cognitive function in piglets. J Neurotrauma. 2009; 26(7):1111–1121.

[177] Longhi L, Saatman KE, Fujimoto S, et al. Temporal window of vulnerability to repetitive experimental concussive brain injury. Neurosurgery. 2005; 56(2):364–374, discussion 364–374.

[178] Goddeyne C, Nichols J, Wu C, Anderson T. Repetitive mild traumatic brain injury induces ventriculomegaly and cortical thinning in juvenile rats. J Neurophysiol. 2015; 113(9):3268–3280.

[179] Raghupathi R, Mehr MF, Helfaer MA, Margulies SS. Traumatic axonal injury is exacerbated following repetitive closed head injury in the neonatal pig. J Neurotrauma. 2004; 21(3):307–316.

[180] Donovan V, Kim C, Anugerah AK, et al. Repeated mild traumatic brain injury results in frontal white-matter disruption. J Cereb Blood Flow Metab. 2014; 34(4):715–723.

[181] Creeley CE, Wozniak DF, Bayly PV, Olney JW, Lewis LM. Multiple episodes of mild traumatic brain injury result in impaired cognitive performance in mice. Acad Emerg Med. 2004; 11(8):809–819.

[182] Kane MJ, Angoa-Pérez M, Briggs DI, Viano DC, Kreipke CW, Kuhn DM. A mouse model of human repetitive mild traumatic brain injury. J Neurosci Methods. 2012; 203(1):41–49.

[183] Shitaka Y, Tran HT, Bennett RE, et al. Repetitive closed-skull traumatic brain injury in mice causes persistent multifocal axonal injury and microglial reactivity. J Neuropathol Exp Neurol. 2011; 70(7):551–567.

[184] Mannix R, Berglass J, Berkner J, et al. Chronic gliosis and behavioral deficits in mice following repetitive mild traumatic brain injury. J Neurosurg. 2014; 121(6):1342–1350.

[185] Aungst SL, Kabadi SV, Thompson SM, Stoica BA, Faden AI. Repeated mild traumatic brain injury causes chronic neuroinflammation, changes in hippocampal synaptic plasticity, and associated cognitive deficits. J Cereb Blood Flow Metab. 2014; 34(7):1223–1232.

[186] Xu L, Nguyen JV, Lehar M, et al. Repetitive mild traumatic brain injury with impact acceleration in the mouse: multifocal axonopathy, neuroinflammation, and neurodegeneration in the visual system. Exp Neurol. 2016; 275(Pt 3):436–449.

[187] Petraglia AL, Plog BA, Dayawansa S, et al. The pathophysiology underlying repetitive mild traumatic brain injury in a novel mouse model of chronic traumatic encephalopathy. Surg Neurol Int. 2014; 5:184.

[188] Mannix R, Meehan WP, Mandeville J, et al. Clinical correlates in an experimental model of repetitive mild brain injury. Ann Neurol. 2013; 74(1):65–75.

[189] Mouzon BC, Bachmeier C, Ferro A, et al. Chronic neuropathological and neurobehavioral changes in a repetitive mild traumatic brain injury model. Ann Neurol. 2014; 75(2):241–254.

[190] Gronwall D, Wrightson P. Cumulative effect of concussion. Lancet. 1975; 2 (7943):995–997.

[191] Iverson GL, Gaetz M, Lovell MR, Collins MW. Cumulative effects of concussion in amateur athletes. Brain Inj. 2004; 18(5):433–443.

[192] Ford JH, Giovanello KS, Guskiewicz KM. Episodic memory in former professional football players with a history of concussion: an event-related functional neuroimaging study. J Neurotrauma. 2013; 30(20):1683–1701.

[193] Collins MW, Lovell MR, Iverson GL, Cantu RC, Maroon JC, Field M. Cumulative effects of concussion in high school athletes. Neurosurgery. 2002; 51 (5):1175–1179, discussion 1180–1181.

[194] Bazarian JJ, Zhu T, Zhong J, et al. Persistent, long-term cerebral white matter changes after sports-related repetitive head impacts. PLoS One. 2014; 9(4): e94734.

[195] Davenport EM, Whitlow CT, Urban JE, et al. Abnormal white matter integrity related to head impact exposure in a season of high school varsity football. J Neurotrauma. 2014; 31(19):1617–1624.

[196] McAllister TW, Ford JC, Flashman LA, et al. Effect of head impacts on diffusivity measures in a cohort of collegiate contact sport athletes. Neurology. 2014; 82(1):63–69.

[197] Koerte IK, Ertl-Wagner B, Reiser M, Zafonte R, Shenton ME. White matter integrity in the brains of professional soccer players without a symptomatic concussion. JAMA. 2012; 308(18):1859–1861.

[198] Lipton ML, Kim N, Zimmerman ME, et al. Soccer heading is associated with white matter microstructural and cognitive abnormalities. Radiology. 2013; 268(3):850–857.

[199] Lin AP, Ramadan S, Stern RA, et al. Changes in the neurochemistry of athletes with repetitive brain trauma: preliminary results using localized correlated spectroscopy. Alzheimers Res Ther. 2015; 7(1):13.

[200] Abbas K, Shenk TE, Poole VN, et al. Alteration of default mode network in high school football athletes due to repetitive subconcussive mild traumatic brain injury: a resting-state functional magnetic resonance imaging study. Brain Connect. 2015; 5(2):91–101.

[201] Stern RA, Daneshvar DH, Baugh CM, et al. Clinical presentation of chronic traumatic encephalopathy. Neurology. 2013; 81(13):1122–1129.

[202] Baugh CM, Robbins CA, Stern RA, McKee AC. Current understanding of chronic traumatic encephalopathy. Curr Treat Options Neurol. 2014; 16 (9):306.

[203] Montenigro PH, Corp DT, Stein TD, Cantu RC, Stern RA. Chronic traumatic encephalopathy: historical origins and current perspective. Annu Rev Clin Psychol. 2015; 11:309–330.

[204] Mez J, Stern RA, McKee AC. Chronic traumatic encephalopathy: where are we and where are we going? Curr Neurol Neurosci Rep. 2013; 13(12):407.

[205] Omalu BI, DeKosky ST, Minster RL, Kamboh MI, Hamilton RL, Wecht CH. Chronic traumatic encephalopathy in a National Football League player. Neurosurgery. 2005; 57(1):128–134, discussion 128–134.

[206] Omalu BI, DeKosky ST, Hamilton RL, et al. Chronic traumatic encephalopathy in a national football league player: part II. Neurosurgery. 2006; 59 (5):1086–1092, discussion 1092–1093.

[207] Maroon JC, Winkelman R, Bost J, Amos A, Mathyssek C, Miele V. Correction: chronic traumatic encephalopathy in contact sports: a systematic review of all reported pathological cases. PLoS One. 2015; 10(6):e0130507.

[208] Geddes JF, Vowles GH, Nicoll JA, Révész T. Neuronal cytoskeletal changes are an early consequence of repetitive head injury. Acta Neuropathol. 1999; 98 (2):171–178.

[209] Lepreux S, Auriacombe S, Vital C, Dubois B, Vital A. Dementia pugilistica: a severe tribute to a career. Clin Neuropathol. 2015; 34(4):193–198.

[210] Omalu B, Hammers JL, Bailes J, et al. Chronic traumatic encephalopathy in an Iraqi war veteran with posttraumatic stress disorder who committed suicide. Neurosurg Focus. 2011; 31(5):E3.

[211] Omalu BI, Bailes J, Hammers JL, Fitzsimmons RP. Chronic traumatic encephalopathy, suicides and parasuicides in professional American athletes: the role of the forensic pathologist. Am J Forensic Med Pathol. 2010; 31(2):130–132.

[212] Omalu BI, Fitzsimmons RP, Hammers J, Bailes J. Chronic traumatic encephalopathy in a professional American wrestler. J Forensic Nurs. 2010; 6(3):130–136.

[213] Omalu BI, Hamilton RL, Kamboh MI, DeKosky ST, Bailes J. Chronic traumatic encephalopathy (CTE) in a National Football League Player: case report and emerging medicolegal practice questions. J Forensic Nurs. 2010; 6(1):40–46.

[214] Aotsuka A, Kojima S, Furumoto H, Hattori T, Hirayama K. Punch drunk syndrome due to repeated karate kicks and punches [in Japanese]. Rinsho Shinkeigaku. 1990; 30(11):1243–1246.

[215] Baugh CM, Stamm JM, Riley DO, et al. Chronic traumatic encephalopathy: neurodegeneration following repetitive concussive and subconcussive brain trauma. Brain Imaging Behav. 2012; 6(2):244–254.

[216] Stein TD, Alvarez VE, McKee AC. Chronic traumatic encephalopathy: a spectrum of neuropathological changes following repetitive brain trauma in athletes and military personnel. Alzheimers Res Ther. 2014; 6(1):4.

[217] Roberts GW, Allsop D, Bruton C. The occult aftermath of boxing. J Neurol Neurosurg Psychiatry. 1990; 53(5):373–378.

[218] Roberts GW, Whitwell HL, Acland PR, Bruton CJ. Dementia in a punch-drunk wife. Lancet. 1990; 335(8694):918–919.

[219] Saigal R, Berger MS. The long-term effects of repetitive mild head injuries in sports. Neurosurgery. 2014; 75 Suppl 4:S149–S155.

[220] Clinton J, Ambler MW, Roberts GW. Post-traumatic Alzheimer's disease: preponderance of a single plaque type. Neuropathol Appl Neurobiol. 1991; 17(1):69–74.

[221] McKee AC, Cantu RC, Nowinski CJ, et al. Chronic traumatic encephalopathy in athletes: progressive tauopathy after repetitive head injury. J Neuropathol Exp Neurol. 2009; 68(7):709–735.

[222] Tartaglia MC, Hazrati LN, Davis KD, et al. Chronic traumatic encephalopathy and other neurodegenerative proteinopathies. Front Hum Neurosci. 2014; 8:30.

[223] McKee AC, Daneshvar DH, Alvarez VE, Stein TD. The neuropathology of sport. Acta Neuropathol. 2014; 127(1):29–51.

[224] Montenigro PH, Baugh CM, Daneshvar DH, et al. Clinical subtypes of chronic traumatic encephalopathy: literature review and proposed research diagnostic criteria for traumatic encephalopathy syndrome. Alzheimers Res Ther. 2014; 6(5):68.

[225] Gavett BE, Cantu RC, Shenton M, et al. Clinical appraisal of chronic traumatic encephalopathy: current perspectives and future directions. Curr Opin Neurol. 2011; 24(6):525–531.

[226] Bernick C, Banks S. What boxing tells us about repetitive head trauma and the brain. Alzheimers Res Ther. 2013; 5(3):23.

[227] Daneshvar DH, Goldstein LE, Kiernan PT, Stein TD, McKee AC. Post-traumatic neurodegeneration and chronic traumatic encephalopathy. Mol Cell Neurosci. 2015; 66 Pt B:81–90.

[228] Jordan BD. The clinical spectrum of sport-related traumatic brain injury. Nat Rev Neurol. 2013; 9(4):222–230.

[229] Victoroff J. Traumatic encephalopathy: review and provisional research diagnostic criteria. NeuroRehabilitation. 2013; 32(2):211–224.

[230] Mitsis EM, Riggio S, Kostakoglu L, et al. Tauopathy PET and amyloid PET in the diagnosis of chronic traumatic encephalopathies: studies of a retired NFL player and of a man with FTD and a severe head injury. Transl Psychiatry. 2014; 4:e441.

[231] Small GW, Kepe V, Siddarth P, et al. PET scanning of brain tau in retired national football league players: preliminary findings. Am J Geriatr Psychiatry. 2013; 21(2):138–144.

[232] Yang ST, Hsiao IT, Hsieh CJ, et al. Accumulation of amyloid in cognitive impairment after mild traumatic brain injury. J Neurol Sci. 2015; 349(1–2):99–104.

[233] Barrio JR, Small GW, Wong KP, et al. In vivo characterization of chronic traumatic encephalopathy using [F-18]FDDNP PET brain imaging. Proc Natl Acad Sci U S A. 2015; 112(16):E2039–E2047.

[234] Tong DC, Winter TJ, Jin J, Bennett AC, Waddell JN. Quantification of subconcussive impact forces to the head using a forensic model. J Clin Neurosci. 2015; 22(4):747–751.

[235] Hoshizaki TB, Post A, Oeur RA, Brien SE. Current and future concepts in helmet and sports injury prevention. Neurosurgery. 2014; 75 Suppl 4:S136–S148.

第 13 章
中度颅脑创伤
Moderate Traumatic Brain Injury

Amrit Chiluwal and Jamie S. Ullman

摘要 中度颅脑创伤（TBI）是指患者存在TBI，且复苏后最佳GCS评分9～12分，估计占所有TBI的10%～20%。由于尚缺乏专门针对中度TBI的治疗指南，因此早期、及时、有效的处理对于阻止继发脑损伤和最大限度地恢复神经功能至关重要。急性期管理包括动态颅脑影像学、频繁的神经查体和必要时及时的手术干预。在入院期间其他方面治疗包括创伤后早期癫痫的预防、合理的营养供应、内分泌异常的纠正和住院相关并发症（如静脉血栓形成、肺炎）的防治。中度TBI患者出院后进行神经认知功能康复已经被证明有益于其认知水平提高。由于中度TIB患者的受伤机制和临床特质存在异质性，目前其远期预后难以预测。总体来讲，高龄、严重损伤和存在ApoE4基因表达均不利于中度TBI患者恢复。患者长期随访过程中存在头痛、情绪异常、易激惹和认知下降等常见问题。儿童中度TBI应在专门儿童创伤中心被悉心照顾，联合儿童神经创伤医师、急诊外科医师、儿童神经外科医师、神经内科和儿童重症科医师共同治疗。

关键词 中度颅脑创伤，治疗，预后，儿童颅脑创伤，康复

流行病学

每年美国TBI的发病率为506/10万[1]。根据TBI患者受伤的严重程度和神经功能状态分为轻度、中度和重度。中度TBI是指颅脑外伤后患者GCS评分9～12分，占美国TBI患者的10%～20%[1, 2]。由于目前缺乏专门针对中度TBI的研究，因此我们很多的经验源于其他类型TBI患者的推断。

一般来说，TBI多见于年龄<25岁或>75岁人群。对于年轻人群，受伤原因通常为机动车交通事故，然而高龄患者通常是由于跌倒[1, 3]。更进一步来说，TBI患者中男性居多，研究统计表明男性发病率为女性的4.6倍[3]。非洲裔美国人和美国当地居民的TBI发病率较其他种群高，包括中度TBI[1]。在一项调查研究中发现，中度TBI患者多见于社会经济地位低、失业人群、有酗酒史和既往有颅脑外伤病史人群（表13.1）[4]。

表 13.1 中度 TBI 的易发因素

男性
非洲裔美国人
美国当地居民
低社会经济地位
酗酒史
失业者
既往颅脑外伤史
儿童，尤其<2岁
<25岁
>75岁

病理生理

外伤导致的神经损害分为两个方面。初始机械

损伤导致直接神经损伤，这种类型损伤往往是即刻发生并永久存在[5]。该损伤来源于撞击颅骨后对脑实质的直接影响和对神经组织、血管的机械损伤。旋转暴力产生剪切力损伤神经元，从而导致弥漫性轴索损伤[5]。阻止原发损伤的唯一途径是防止初始不良事件的发生。

TBI后继发脑损害往往是迟发的，并可以通过及时恰当的医疗手段得以减轻。该类型损伤是缘于低氧血症、缺血、炎症反应和初始受伤部位周围兴奋性神经递质的释放[5]。神经递质的释放与皮质广泛去极化（cortical spreading depolarization，CSD）相关。目前研究已证明CSD可以加剧脑缺血和消耗受伤部位周围脑组织的葡萄糖[6]。这些继发脑损害可通过避免低血压、控制ICP、预防癫痫来阻止其发生，这些方面目前已成为中度、重度TBI患者治疗的焦点[5, 7]。

临床表现

按照目前定义，通常认为GCS 9～12分者为中度TBI。但目前对于是否将GCS评分作为TBI分类的唯一标准尚存争议。部分学者认为应综合创伤后遗忘、意识丧失、CT影像和GCS评分进行TBI分类[8]。还有部分学者认为应将GCS 13分患者纳入中度TBI，因为该类患者通常存在神经系统功能恶化和颅内创伤性病变[9]。

大部分中度TBI患者可以遵嘱动作，但通常在就诊时存在多发伤[1]。患者可表现出进行性加重的头痛、恶心和呕吐，也可存在局灶的神经功能障碍。近一半患者在初始CT扫描中有异常，从细微的创伤性蛛网膜下腔出血至脑实质或轴外血肿，这些出血可能需要外科手术[1]。1/4患者存在颅骨骨折，其中1/3是开放性的[4]。通常在受伤最初24小时内可以观察到GCS评分的改善，但是这种改善在高GCS评分组更为常见[4]。因此，部分专家认为中度TBI应分为两组，GCS 9～10分为一组，通常更容易出现病情恶化，而GCS 11～12分为另外一组，预后结局相对良好[4]。

部分中度TBI患者存在中间清醒期，当时患者似乎神经思路清楚，但随着病情进展出现快速的神经系统功能恶化[1]。近乎3/4存在中间清醒期患者表现为脑内血肿、硬膜外或硬膜下出血，此类患者需要及时进行神经外科手术评估[1]。

临床管理

初始评估

正如TBI患者常规处理，在到达急诊室时，应当启动高级创伤生命支持措施（advanced trauma life support，ATLS），并且优先进行气道管理和血流动力学稳定[1]。然而根据定义，中度TBI患者GCS评分>8分，通常不需要气管插管进行气道保护，但也可能由于其他原因而进行插管。比如急诊多发伤患者的紧急处理、呼吸窘迫等[9]。在这种情况下进行准确的神经功能评估通常是困难的，因为该类患者需要进行麻醉和肌松，但是仍应在气管插管前尽可能进行完善的神经功能评估。同时，如果患者未行颈托固定，必须在插管前进行颈托固定后再行插管，这是因为在急诊室内2%～6% TBI患者存在颈椎骨折[5]。因此，为防止出现进一步神经损伤，TBI患者必须被假设其存在颈椎损伤，直至通过准确的临床评估或影像学检查排除[5]。在患者经过创伤单元内最初的稳定之后，应立即行头颅和颈椎CT扫描。

作为评估的一部分，基本生化检查、血常规、凝血功能、血型、毒理学检测应该尽快进行，因为它们可以彻底改变患者的治疗方案[5, 9]。比如，凝血功能异常合并最初CT影像学出血病变可能是非常令人担心的，并且需要及时纠正。TBI患者合并酒精或其他药物中毒并不少见。在一项研究中，73%TBI患者存在血清酒精水平升高[9]。酒精可能会降低患者的初始GCS评分。随着酒精作用的去除，临床评分可能升高，该患者可能从中度TBI患者演变为轻度TBI。如果怀疑存在阿片类药物中毒，可以通过纳洛酮进行拮抗。患者救治过程中应避免低血压和低氧血症。根据美国颅脑创伤协会制定的第4版重度颅脑创伤指南，年龄50～79岁患者收缩压应维持≥100 mmHg，而15～49岁或者70岁以上患者收缩压应维持≥110 mmHg[10]。第3版指南推荐血氧饱和度处于90%以上（表13.2、表13.3）[11]。

住院治疗

与轻度或重度TBI患者相比，针对中度TBI患者的临床指南有限[8]。根据来自北欧神经创伤协会指南制定的中度TBI患者初始治疗流程（图13.1）[12]，GCS 9～13分患者应强制性行头颅CT扫描。前期研究已经发现12%～40%中度TBI患者存在头颅CT异常，8%需行神经外科手术处理[4, 9, 13]。不考

表 13.2　中度 TBI 患者临床和影像学表现[1]

GCS<12 分合并 CT 异常	12%～40%
酒精中毒	24%～73%
最常见受伤机制	机动车事故（年轻人），摔伤（老年人）
合并颈椎损伤	2%～6%
需手术病变	8%
创伤后早期癫痫	高达 23%
创伤后晚期癫痫	12%～50%

表 13.3　院前处理原则

采取高级生命支持（ATLS）措施 　必要时进行气管插管
转入符合下列条件的医院： 　重症监护能力 　全天候 CT 检查 　神经外科专科水平 　全天候手术室

来源：经授权摘自 Timmon 和 Winestone[9]。

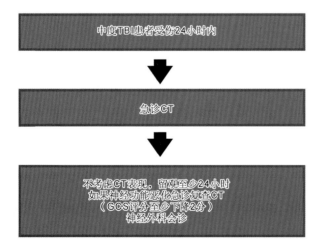

图 13.1　中度 TBI 患者初始处理（摘自 Unden et al[12]）

虑头颅 CT 情况，该类患者应至少留观 24 小时，同时应该请神经外科会诊，特别是 CT 检查提示存在颅内损伤。如果该医院不包括神经外科，患者应当被转运至具有神经外科专科资质的医院。

在住院观察期间，患者应在 ICU 内每小时评估神经功能状态。如果患者出现意识水平下降，比如 GCS 评分下降 ≥ 2 分或出现局灶神经功能障碍，应立即复查头颅 CT[14]。即使患者未出现神经功能恶化，也应间隔 12～24 小时复查 CT 来确认病变范围情况，因为多达 1/3 患者存在影像学进展[9]。若患者存在位于额叶、颞叶或枕叶邻近骨质突起部位脑挫伤，病灶可能在 24～48 小时内出现进展，出现血肿扩大、神经功能恶化和需要急诊神经外科手术[15]。因此，该类患者需要至少 2 日留院密切观察。

与 TBI 指南明确推荐重度 TBI 患者行 ICP 监测不同，ICP 监测在中度 TBI 患者治疗中的地位尚不明确[11]。尽管如此，在特定情况下 ICP 监测可变成必需和恰当的。例如，神经外科医师可能选择存在颅内创伤病灶或 CT 环池受压且连续神经功能评估困难的患者置入 ICP 探头，比如该患者由于特殊原因处于持续镇静状态时（比如多发伤患者需要进行颅外病变手术）[11]。

TBI 患者易于出现癫痫。创伤后癫痫发生率（posttraumatic seizures，PTS）在开放伤中高达 50%，在闭合型颅脑损伤中占 12%。更重要的是，多达 23% 中度、重度 TBI 患者在急性期存在非惊厥性癫痫发作[5]。因此，当影像学检查稳定但出现神经功能评分恶化的患者应考虑连续脑电图监测[5, 7]。PTS 可导致低氧血症、高碳酸血症、ICP 升高、兴奋性神经递质释放而引起受伤脑组织的继发损伤。因此，预防性抗癫痫药物应当尽早开始。目前指南推荐创伤后预防性抗癫痫药物应用 1 周来防止早发 PTS（表 13.4）[10]。

该类患者的院内治疗还包括合理的营养支持、静脉血栓预防、电解质和内分泌紊乱的纠正。目前已经明确 TBI 患者，尤其中度、重度 TBI 患者存在代谢需求增加，升高幅度可在 87%～200%[16]。这种高代谢水平可维持至受伤 30 日后。其原因在于伤后皮质激素、儿茶酚胺、细胞因子和其他促炎症因子水平升高，同时多发伤患者的创伤愈合能力也加强[16]。因此，识别中度 TBI 患者存在营养不良的风险非常重要，并应尽早开放饮食[16]。一些研究发现早期进食不但可以缩短 ICU 滞留和整体住院时间，而且可导致患者整体病死率下降和 3 个月内 GOS 评分改善。目前 TBI 指南推荐入院 24～48 小时内开始肠内营养，目标提供至少 140% 的日常生理需要量[5, 16]。在某些情况下，如果患者需要外科手术，早期进食也许无法实现。一旦外科手术干预结束，应尽早开放饮食（表 13.5）。

表 13.4　急性期处理原则

ATLS 措施
　避免低氧血症
　避免低血压

尽早进行 CT 扫描

进行毒理学或酒精筛查

纠正凝血病

系统的进行神经系统查体

收治 ICU

神经外科会诊

颈托固定

复查 CT
　GCS 未改善至 12 分以上
　存在占位性病变

考虑 ICP 监测
　非神经外科处理病灶
　无法进行神经系统查体

考虑 EEG
　无法解释的神经评分下降

病灶进行外科评估

其他外科手术

营养支持

DVT 预防

癫痫预防

发热处理

垂体功能评估

来源：经允许摘自 Timmons 和 Winestone [9]。

表 13.5　中度 TBI 患者代谢需求和进食目标

代谢需求增加	87%～200%
开放饮食时间	入院 24～48 小时
进食目标	140% 的基础代谢需求

　　TBI患者的深静脉血栓或静脉血栓的预防需提前采取措施来改善静脉血流淤滞状态。应该采用间歇性压力装置，当临床怀疑深静脉血栓时行静脉超声检查。中度TBI患者中很大一部分存在CT出血病灶，从而使得应用低剂量肝素或依诺肝素来预防静脉血栓变得复杂。目前尚无合并颅内出血病灶的TBI患者化学性抗凝的指南。但是学者目前认为，在24小时复查CT确认颅内出血稳定后，应用肝素或依诺肝素抗凝通常被认为是安全的[17]。我们的经验是在最后一张CT稳定后24小时开始化学性抗凝预防静脉血栓形成。对于颅内病变不稳定合并DVT的患者，尤其血栓位于近端静脉，强烈推荐下腔静脉滤器来预防肺栓塞[5]。TBI患者禁忌应用激素。激素使用明确增加感染和导致代谢紊乱，并且对于ICP控制和患者整体预后没有任何改善[5]。

　　目前认为发热可加重中度、重度TBI患者神经损伤从而导致整体预后不良[5]。因此，发热应该被积极处理。对乙酰氨基酚药物作为一线治疗，冰毯则通常用于顽固性体温升高患者。更进一步的，应采取合适的流程来筛选致热源，包括X线、尿液分析、下肢超声、脑脊液检查（如果患者存在脑室引流）和血培养。在很多病例中无法找到明确原因，可能是中枢性发热。目前推测中枢性发热是由于下丘脑的生理性体温调节能力丧失所致[18]。尽然如此，仍需要应用合适的退热药来处理中枢性发热，从而阻止其进一步神经损害[5, 18]。

　　中度TBI患者其他方面的院内治疗包括凝血病纠正、创伤后血管痉挛和肺炎的预防[5, 19]。应鼓励进行侵袭性肺泡灌洗和患者早期活动，因为已经有资料表明上述措施可以显著降低肺炎发生率，缩短患者ICU和整体住院时间。进行机械通气且没有脱机迹象的患者应考虑早期气管切开。气管切开使得肺泡灌洗变得容易，改善肺功能而易于脱机[20]。

　　已经明确证明高血糖与TBI患者不良预后相关。但是，严格血糖控制可能导致神经微环境中低血糖。因此，极端的血糖水平都应避免，尽可能维持其处于140～180 mg/dl[5]。

　　中度和重度TBI患者可能出现垂体功能减退，这一点在早期经常忽略。发生创伤后垂体功能减退的风险因素如下：颅骨骨折、GCS<10分、脑水肿、低血压、低氧血症、长时程意识丧失和影像学异常[9]。但在绝大部分病例中，患者这些改变都是暂时的，并且在外伤后12个月内可以恢复正常垂体功能。在急性期推荐行ACTH缺乏的筛查，并予以

恰当的治疗。TBI患者低皮质激素水平可导致低血压和更高剂量的血管活性药物、更长的ICU滞留时间[21]。应根据患者临床状态对糖皮质激素替代剂量进行滴定。对于稳定期患者，生理剂量（30 mg/d）可能是足够的。但对于血流动力学不稳定的TBI患者，应激剂量的氢化可的松（每8小时50～100 mg）可能是必需的[21]。

TBI后长时间垂体功能低下似乎存在激素种类的特异性。在一项研究中，TBI患者5年后出现生长激素缺乏的发生率为28%，而ACTH或促性腺激素缺乏的发生率为4%[21]。进一步的研究表明，受伤严重程度与患者出现长时间垂体功能低下直接相关[21]。中度、重度TBI患者的垂体功能异常的识别至关重要，因为TBI患者的很多症状与低垂体激素水平者临床表现相似，比如认知下降、易疲劳。生长激素缺乏的TBI患者较正常者存在更严重的认识功能异常[22]。外伤后患者垂体功能的恢复通常发生在1年内。中度、重度TBI患者在此之后发生垂体功能恢复的可能性很小。因此，如图13.2所示，患者1年后的持续激素水平低下应采取替代治疗（表13.6）[21]。

院后管理

中度TBI患者在出院后需要关注认知功能重

表 13.6　中度 TBI 后发生垂体功能低下的危险因素

颅骨骨折
严重损伤（GCS<10 分）
脑损伤 / 水肿
低血压
低氧血症
长时程昏迷

建。这些患者存在记忆力、信息处理能力、行为、人格、情绪的改变，从而导致其难以融入社会和重返工作岗位[23]。需要指出的是，他们的康复治疗必须包含神经认知功能康复。在此类型康复中，首先对患者进行彻底的神经心理评估，判断其功能障碍的程度，这对于指导康复治疗和鉴别其他方面对认知康复的干扰是必需的。绝大多数TBI康复包括缺失-关注途径，以此来设计治疗特定的认知障碍[23]。这一方面包括恢复性和补偿性措施。恢复性策略的目的是通过不同的训练和锻炼来减少特定缺失，而补偿性措施则集中于教育患者如何应用残存的认知功能来补偿功能缺陷[23]。

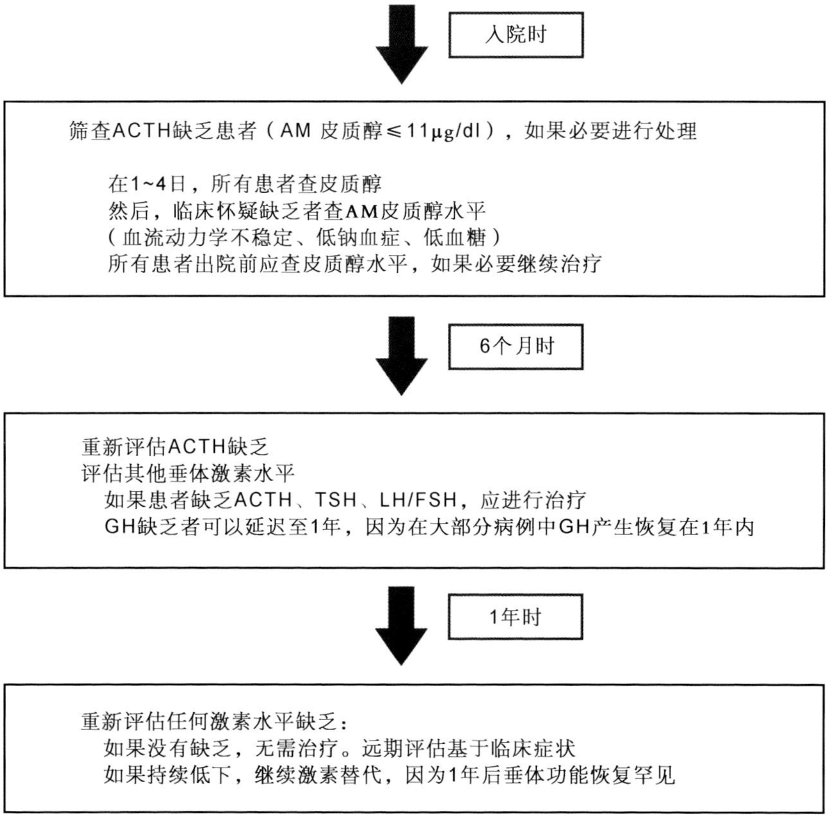

入院时

筛查ACTH缺乏患者（AM 皮质醇≤11μg/dl），如果必要进行处理

在1~4日，所有患者查皮质醇
然后，临床怀疑缺乏者查AM皮质醇水平
（血流动力学不稳定、低钠血症、低血糖）
所有患者出院前应查皮质醇水平，如果必要继续治疗

6个月时

重新评估ACTH缺乏
评估其他垂体激素水平
如果患者缺乏ACTH、TSH、LH/FSH，应进行治疗
GH缺乏者可以延迟至1年，因为在大部分病例中GH产生恢复在1年内

1年时

重新评估任何激素水平缺乏：
如果没有缺乏，无需治疗。远期评估基于临床症状
如果持续低下，**继续激素替代**，因为1年后垂体功能恢复罕见

图13.2　中度TBI患者垂体功能异常的短期和长期处理（摘自 Tanriverdi et al[21]）。

应用认知康复已经被证明可以改善中度 TBI 患者的认知障碍[23]。Sarajuuri 等人将中度、重度 TBI 患者分为两组。一组接受全面的神经心理康复，另一组接受常规康复，其中不包含神经心理治疗。2 年后随访发现，第一组中 89% 患者可以参与生产性活动（比如，工作、学习等），而接受常规康复中只有 55% 可以从事生产性活动[24]。因此，中度 TBI 患者在出院后接受神经认知干预作为他们整个康复过程的一部分是必需的。

结局 / 预后

中度 TBI 患者由于其受伤机制和患者特质的多样性，特定的认知或行为结局是非常难以预测的。一般来说，受伤严重程度与认知缺陷的严重程度和持续时间相关[23, 25, 26]。在长期随访中，受伤程度越轻、神经查体快速改善的患者预后良好，但中度、重度 TBI 患者仍然在精神运动能力、非文字记忆、智力和信息处理方面存在明显缺陷[23, 27]。中度、重度 TBI 患者中需要大脑半球间和大脑半球内处理的功能明显受损，比如语言流畅度、记忆力和信息处理速度[9, 27]。尽管认知功能可能部分恢复，但大部分发生在受伤 1 年内，并且在伤后 2 年进入停滞期[23]。

同样存在一些危险因素不利于中度 TBI 患者恢复。通常来说，高龄患者较年轻者预后差，表现出认知障碍和情绪异常的比例更高，并且出现神经功能状态下降[26]。目前同样存在证据表明遗传因素在中度、重度 TBI 患者恢复中发挥作用。在中枢神经系统，载脂蛋白 E（Apolipoprotein E，APOE）在 TBI 后突触修复、细胞膜合成、神经再生方面发挥作用[28]。携带 APOE E4 等位基因的人群在 TBI 后更不容易修复损伤神经组织和再生[29]。因此，携带 APOE E4 基因比 APOE E2 或 E3 基因的人群更可能出现更差的认知和行为结局（表 13.7）[29]。

除了认知功能缺陷，中度 TBI 患者还可能存在其他方面健康问题。比如前面提到的，中度 TBI 患者存在出现晚发癫痫（或者创伤后癫痫）的风险，

表 13.7　成人中度 TBI 不良预后的风险因素

高龄
存在 APOE4 亚型
严重损伤（比如，GCS 评分）

5 年和 30 年累积发生率分别为 1.2% 和 4.2%[30]。最终导致创伤后癫痫的危险因素包括脑挫伤、硬膜下血肿、贯通伤、颅骨骨折和长时间意识丧失[30]。此类患者中长时间的内分泌异常已经在前面讨论过了，这些异常需要相应的处理（表 13.8）。

表 13.8　成人出现创伤后癫痫危险因素

存在脑挫伤
贯通伤
颅骨骨折
硬膜下血肿
长时间意识丧失

其他长期后遗症包括创伤后头痛、易疲劳、攻击行为和情绪异常。创伤后头痛是此类患者中最常见的慢性疼痛问题，发生率为 18% ～ 93%[4, 31]。但是大部分患者可以在外伤 6 个月内出现完全缓解或频率显著下降[31]。易疲劳是另一个常见报道问题，尽管在受伤急性期更加普遍，但是可以持续至伤后数年[32]。患者主观症状和受伤严重程度方面不存在直接联系，比如头痛和疲劳[9]。抑郁和焦虑同样也显著并存折磨着中度 TBI 患者，不利于其最终预后和融入社会（表 13.9）[25]。

表 13.9　成人中度 TBI 长期后遗症

攻击行为
头痛
易疲劳
癫痫
认知下降 　精神运动能力 　语言流畅度 　记忆力 　信息处理能力

儿童中度 TBI

儿童中度 TBI 的处理与成人有相似之处。急性期处理需要多个部门协作，包括急诊科医师、儿童

神经外科医师和儿童重症医师。如同成人一样，需要急诊CT检查，并且存在任何创伤病变应保证即刻神经外科评估[33]。另一种针对此人群及时的颅脑影像学选择是快速序列MRI。这一特殊MRI扫描只需大概1～4分钟来获取影像，大部分患者无须镇静。该序列可以高度敏感和特异地发现创伤性病变，并且最重要的是避免了年轻、发育中脑组织的放射性暴露[34]。尽管目前不是所有儿童创伤中心可以进行该项检查，但快速MRI在儿童TBI中发挥着越来越重要作用。如果儿童行CT扫描，也是需要通过低剂量射线来获取影像，从而最小限度地降低有害电离辐射[35]。

儿童TBI中特殊的一点考虑是对非创伤性损伤的担心。所有TBI患者，特别是<2岁或离异家庭，应该评估是否存在家庭暴力的可能。这种情况下，需进行全面查体来寻找身体其他部位擦伤、眼底镜检查和骨骼检查（表13.10）[33]。

表 13.10　儿童非事故性外伤评估

颅脑 CT/MRI
全面系统查体
眼底镜检查
骨骼扫描

中度TBI儿童应入住ICU进行严密观察[33]。连续动态影像学检查对于评估颅内病变是否稳定可能是必需的[33]。应当避免低血压和低氧血症。这些儿童存在创伤后早发癫痫风险，发病率为12%～53%[36, 37]。通常来说，低龄儿童较成人更易出现创伤后早期癫痫[37]。其他早期癫痫的危险因素包括：非事故性创伤、贯通伤和硬膜下血肿[36, 38, 39]。在该病人群体中，大部分创伤后早期癫痫是局灶性发作，发生于创伤12小时以内[37]。与成人类似，儿童癫痫可导致代谢增加、神经兴奋性递质释放、低氧和ICP增高而加剧脑组织损害[38, 39]。目前存在证据表明，创伤后早期癫痫显著增加儿童创伤性癫痫的风险，因为多项研究显示，创伤后癫痫导致外伤性癫痫的相关风险在5.5%～9.02%[39-42]。因此，在急性期患者应预防性使用抗癫痫药物（表13.11）。

与成人类似，儿童中度TBI远期预后参差不齐，从早期近似完全恢复到死亡不等[33]。在最初外伤后大部分儿童会存活，但在结束康复项目出院时存在明

表 13.11　儿童创伤后早期癫痫的危险因素

非事故性创伤
贯通伤
硬膜下血肿
年龄 <2 岁

显认知缺陷，这些损害可能长期存在[33, 43]。同时这些儿童易出现癫痫、行为和情绪异常、自主神经紊乱和睡眠障碍[33]。这些因素严重影响其社会和职业功能，加重家庭负担[9, 33, 44]。低水平社会经济状态和低水平外伤前适应能力是中度TBI患者不良预后的危险因素。反之，家庭和睦、社会支持和受伤前适应能力与良好预后相关（表13.12）[45-47]。

表 13.12　儿童中度 TBI 长期后遗症

认知缺陷
癫痫
行为异常，如攻击行为
情绪异常，如抑郁、焦虑等
自主神经紊乱
睡眠障碍

与传统观点不同，目前并没有证据显示儿童TBI表现出更好的神经结局[47]。这些损伤往往是永久和深入的。事实上，儿童TBI预后比成人差：出现更高的癫痫发生率、攻击性行为和整体不良结局[9, 37, 44, 47, 48]。更重要的一点，康复在其神经损伤修复中发挥着重要但有限的作用。他们应该学习新的方法来弥补其缺陷，使得他们可以重新融入社会（表13.13）[49]。

表 13.13　儿童中度 TBI 预后预测因素

良好预后	不良预后
家庭和睦	低社会经济地位
可得到社会支持	低水平受伤前适应能力
高水平受伤前适应能力	低年龄

来源：经允许摘自 Timmons 和 Winestone[9]。

结　论

　　中度TBI患者仅代表TBI中一小部分群体，但是其整体预后却千差万别。神经外科医师在该人群治疗中发挥着重要作用。在经过院内初始治疗之后，此类人群可以从神经认知康复中获益。儿童中度TBI构成了其中一个特殊亚群，在他们的急性期治疗和后续康复管理中必须给予特殊关注。

（曹响元　黄齐兵）

参考文献

[1] Decuypere M, Klimo P, Jr. Spectrum of traumatic brain injury from mild to severe. Surg Clin North Am. 2012; 92(4):939–957, ix.

[2] Colohan AR, Oyesiku NM. Moderate head injury: an overview. J Neurotrauma. 1992; 9 Suppl 1:S259–S264.

[3] Peeters W, van den Brande R, Polinder S, et al. Epidemiology of traumatic brain injury in Europe. Acta Neurochir (Wien). 2015; 157(10):1683–1696.

[4] Rimel RW, Giordani B, Barth JT, Jane JA. Moderate head injury: completing the clinical spectrum of brain trauma. Neurosurgery. 1982; 11(3):344–351.

[5] Frattalone AR, Ling GS. Moderate and severe traumatic brain injury: pathophysiology and management. Neurosurg Clin N Am. 2013; 24(3):309–319.

[6] Lauritzen M, Dreier JP, Fabricius M, Hartings JA, Graf R, Strong AJ. Clinical relevance of cortical spreading depression in neurological disorders: migraine, malignant stroke, subarachnoid and intracranial hemorrhage, and traumatic brain injury. J Cereb Blood Flow Metab. 2011; 31(1):17–35.

[7] Maas AIR, Stocchetti N, Bullock R. Moderate and severe traumatic brain injury in adults. Lancet Neurol. 2008; 7(8):728–741.

[8] Bergman K, Maltz S, Fletcher J. Evaluation of moderate traumatic brain injury. J Trauma Nurs. 2010; 17(2):102–108.

[9] Timmons SD, Winestone JS. Moderate brain injury. In: Jallo J, Loftus CM, eds. Neurotrauma and Critical Care of the Brain. New York, NY: Thieme; 2009:208–219.

[10] Carney N, Totten AM, O'Reilly C, et al. Guidelines for the Management of Severe Traumatic Brain Injury, Fourth Edition. Neurosurgery. 20 17; 80(1):6–15.

[11] The Brain Trauma Foundation. The American Association of Neurological Surgeons. The Joint Section on Neurotrauma and Critical Care. Prognosis and management of severe traumatic brain injury. J Neurotrauma. 2000; 17:S6–S7.

[12] Undén J, Ingebrigtsen T, Romner B, Scandinavian Neurotrauma Committee (SNC). Scandinavian guidelines for initial management of minimal, mild and moderate head injuries in adults: an evidence and consensus-based update. BMC Med. 2013; 11:50.

[13] Stein SC, Ross SE. Moderate head injury: a guide to initial management. J Neurosurg. 1992; 77(4):562–564.

[14] Ingebrigtsen T, Romner B, Kock-Jensen C, The Scandinavian Neurotrauma Committee. Scandinavian guidelines for initial management of minimal, mild, and moderate head injuries. J Trauma. 2000; 48(4):760–766.

[15] Alahmadi H, Vachhrajani S, Cusimano MD. The natural history of brain contusion: an analysis of radiological and clinical progression. J Neurosurg. 2010; 112(5):1139–1145.

[16] Costello LA, Lithander FE, Gruen RL, Williams LT. Nutrition therapy in the optimisation of health outcomes in adult patients with moderate to severe traumatic brain injury: findings from a scoping review. Injury. 2014; 45 (12):1834–1841.

[17] Farooqui A, Hiser B, Barnes SL, Litofsky NS. Safety and efficacy of early thromboembolism chemoprophylaxis after intracranial hemorrhage from traumatic brain injury. J Neurosurg. 2013; 119(6):1576–1582.

[18] Thompson HJ, Tkacs NC, Saatman KE, Raghupathi R, McIntosh TK. Hyperthermia following traumatic brain injury: a critical evaluation. Neurobiol Dis. 2003; 12(3):163–173.

[19] Sheriff FG, Hinson HE. Pathophysiology and clinical management of moderate and severe traumatic brain injury in the ICU. Semin Neurol. 2015; 35(1):42–49.

[20] Vitaz TW, Jenks J, Raque GH, Shields CB. Outcome following moderate traumatic brain injury. Surg Neurol. 2003; 60(4):285–291, discussion 291.

[21] Tanriverdi F, Schneider HJ, Aimaretti G, Masel BE, Casanueva FF, Kelestimur F. Pituitary dysfunction after traumatic brain injury: a clinical and pathophysiological approach. Endocr Rev. 2015; 36(3):305–342.

[22] Kelly DF, McArthur DL, Levin H, et al. Neurobehavioral and quality of life changes associated with growth hormone insufficiency after complicated mild, moderate, or severe traumatic brain injury. J Neurotrauma. 2006; 23 (6):928–942.

[23] Eapen BC, Allred DB, O'Rourke J, Cifu DX. Rehabilitation of moderate-to-severe traumatic brain injury. Semin Neurol. 2015; 35(1):e1–e3.

[24] Sarajuuri JM, Kaipio ML, Koskinen SK, Niemelä MR, Servo AR, Vilkki JS. Outcome of a comprehensive neurorehabilitation program for patients with traumatic brain injury. Arch Phys Med Rehabil. 2005; 86(12):2296–2302.

[25] Goldstein FC, Levin HS, Goldman WP, Clark AN, Altonen TK. Cognitive and neurobehavioral functioning after mild versus moderate traumatic brain injury in older adults. J Int Neuropsychol Soc. 2001; 7(3):373–383.

[26] Rapoport MJ, Herrmann N, Shammi P, Kiss A, Phillips A, Feinstein A. Outcome after traumatic brain injury sustained in older adulthood: a one-year longitudinal study. Am J Geriatr Psychiatry. 2006; 14(5):456–465.

[27] Mathias JL, Bigler ED, Jones NR, et al. Neuropsychological and information processing performance and its relationship to white matter changes following moderate and severe traumatic brain injury: a preliminary study. Appl Neuropsychol. 2004; 11(3):134–152.

[28] Pruthi N, Chandramouli BA, Kuttappa TB, et al. Apolipoprotein E polymorphism and outcome after mild to moderate traumatic brain injury: a study of patient population in India. Neurol India. 2010; 58(2):264–269.

[29] Ariza M, Pueyo R, Matarín MdelM, et al. Influence of APOE polymorphism on cognitive and behavioural outcome in moderate and severe traumatic brain injury. J Neurol Neurosurg Psychiatry. 2006; 77(10):1191–1193.

[30] Annegers JF, Hauser WA, Coan SP, Rocca WA. A population-based study of seizures after traumatic brain injuries. N Engl J Med. 1998; 338(1):20–24.

[31] Walker WC, Seel RT, Curtiss G, Warden DL. Headache after moderate and severe traumatic brain injury: a longitudinal analysis. Arch Phys Med Rehabil. 2005; 86(9):1793–1800.

[32] Borgaro SR, Baker J, Wethe JV, Prigatano GP, Kwasnica C. Subjective reports of fatigue during early recovery from traumatic brain injury. J Head Trauma Rehabil. 2005; 20(5):416–425.

[33] Guilliams K, Wainwright MS. Pathophysiology and management of moderate and severe traumatic brain injury in children. J Child Neurol. 2016; 31(1):35–45.

[34] Sheridan DC, Newgard CD, Selden NR, Jafri MA, Hansen ML. QuickBrain MRI for the detection of acute pediatric traumatic brain injury. J Neurosurg Pediatr. 2017; 19(2):259–264.

[35] Yu L, Liu X, Leng S, et al. Radiation dose reduction in computed tomography: techniques and future perspective. Imaging Med. 2009; 1(1):65–84.

[36] Chung MG, O, ', Brien NF. Prevalence of early posttraumatic seizures in children with moderate to severe traumatic brain injury despite levetiracetam prophylaxis. Pediatr Crit Care Med. 2016; 17(2):150–156.

[37] Liesemer K, Bratton SL, Zebrack CM, Brockmeyer D, Statler KD. Early posttraumatic seizures in moderate to severe pediatric traumatic brain injury: rates, risk factors, and clinical features. J Neurotrauma. 2011; 28(5):755–762.

[38] Bennett KS, DeWitt PE, Harlaar N, Bennett TD. Seizures in children with severe traumatic brain injury. Pediatr Crit Care Med. 2017; 18(1):54–63.

[39] Arango JI, Deibert CP, Brown D, Bell M, Dvorchik I, Adelson PD. Posttraumatic seizures in children with severe traumatic brain injury. Childs Nerv Syst. 2012; 28(11):1925–1929.

[40] Angeleri F, Majkowski J, Cacchiò G, et al. Posttraumatic epilepsy risk factors: one-year prospective study after head injury. Epilepsia. 1999; 40(9):1222–1230.

[41] Annegers JF, Coan SP. The risks of epilepsy after traumatic brain injury. Seizure. 2000; 9(7):453–457.

[42] Emanuelson I, Uvebrant P. Occurrence of epilepsy during the first 10 years after traumatic brain injury acquired in childhood up to the age of 18 years in the south western Swedish population-based series. Brain Inj. 2009; 23 (7):612–616.

[43] Catroppa C, Godfrey C, Rosenfeld JV, Hearps SS, Anderson VA. Functional recovery ten years after pediatric traumatic brain injury: outcomes and predictors. J Neurotrauma. 2012; 29(16):2539–2547.

[44] Finnanger TG, Olsen A, Skandsen T, et al. Life after adolescent and adult moderate and severe traumatic brain injury: self-reported executive, emotional, and behavioural function 2–5 years after injury. Behav Neurol. 2015; 2015:329241.

[45] Anderson VA, Morse SA, Catroppa C, Haritou F, Rosenfeld JV. Thirty month outcome from early childhood head injury: a prospective analysis of neurobehavioural recovery. Brain. 2004; 127(Pt 12):2608–2620.

[46] Anderson VA, Catroppa C, Haritou F, et al. Predictors of acute child and family outcome following traumatic brain injury in children. Pediatr Neurosurg. 2001; 34(3):138–148.

[47] Anderson V, Catroppa C, Morse S, Haritou F, Rosenfeld J. Functional plasticity or vulnerability after early brain injury? Pediatrics. 2005; 116(6):1374–1382.

[48] Anderson V, Godfrey C, Rosenfeld JV, Catroppa C. Predictors of cognitive function and recovery 10 years after traumatic brain injury in young children. Pediatrics. 2012; 129(2):e254–e261.

[49] Zonfrillo MR, Durbin DR, Winston FK, Zhang X, Stineman MG. Residual cognitive disability after completion of inpatient rehabilitation among injured children. J Pediatr. 2014; 164(1):130–135.

第 14 章
重度颅脑创伤
Severe Traumatic Brain Injury

Shelly D. Timmons

摘要　颅脑创伤（TBI）在美国儿童与青年人群死因中占首位，同时在全球范围内也是一类重大的公共健康问题。据美国CDC估计，美国每年发生约150万例TBI，其中约52 000人直接死于TBI，另外每年约有80 000～90 000人遗留终身残疾。据估计，在美国有超过500万人因TBI遗留各种形式的残疾。重度TBI（sTBI）要达到最佳的预后需要及时和细致的管理。为了增加更有意义的康复治疗，所有参与TBI救治的医疗专业人员必须详细了解有关TBI的解剖学、生理学及处置原则，从而为预防继发性脑损伤提供最佳的环境及治疗时机。本章节重点探讨在重症监护治疗阶段对于TBI的医疗处置。重度TBI的重症管理是错综复杂、多因素及综合性的，应以神经解剖学、神经病理学、神经生理学和神经影像学方面的坚实基础为指导，坚持组织管理、治疗颅内病变及ICP的合理外科原则。ICU的许多治疗措施都是针对ICP和CPP的管理，所有这些都基于这样一个理念，即通过预防继发性损伤和减轻神经毒性、炎症、缺血、水肿和细胞代谢功能障碍等继发性损伤过程，提供最佳的治疗环境。

关键词　TBI，继发性脑损伤，颅内压，脑灌注压，脑疝，减压手术，神经监测，神经护理，复苏，神经保护

引　言

重度TBI要达到最佳的预后需要及时和细致的管理[1]。为了增加有意义的康复机会，以及提供预防继发性脑损伤的最佳环境和最好的治疗时机，所有参与TBI患者救治的医疗专业人员都必须详细了解解剖学、生理学和TBI的管理原则。本章重点讨论在重症监护治疗阶段，TBI患者的非手术处理。外科处置将在别处讨论。

流 行 病 学

TBI是美国儿童和年轻人死亡的主要原因，并且是全球性的重大公共卫生问题[2, 3]。据美国CDC估计，TBI每年发生150万例。每年约有52 000人死于TBI，每年有80 000～90 000名患者因TBI导致长期生活残疾[4, 5]。据估计，有超过500万美国人生活在TBI引起的各种形式残疾中[6]。虽然TBI造成的真实损失难以计算，但据估计每年有超过500亿～600亿美元的损失[7]。在欧洲，每年约有160万例头部外伤接受治疗，年死亡例数约66 000人[3]。特别是在低收入国家，随着机动化和工业化的扩大发展，TBI的发生率呈指数级增长，尤其是使更多的人面临交通事故受伤的风险。

损伤和预后的分类

脑损伤的严重程度常由格拉斯哥昏迷评分（GCS）及影像学检查（如CT检查）所示的颅内结构性损伤来进行评判[8]。Teasdale 和 Jennett 于 1974 年引入GCS作为评估损伤和昏迷程度的"实用量表"，采用标准化术语描述高度可重复的结果（表14.1）[9]。GCS迅速成为公认的脑损伤严重程度分级和预后评估的方法。GCS评分由3个部分组成，

表 14.1　GCS 评分

睁眼反应（E）	4分：正常睁眼	
	3分：呼唤睁眼	
	2分：疼痛刺激睁眼	
	1分：无反应	
运动反应（M）	6分：遵嘱动作	
	5分：疼痛定位	
	4分：疼痛刺激肢体回缩	
	3分：疼痛刺激肢体屈曲（去皮质强直）	
	2分：疼痛刺激肢体伸直（去大脑强直）	
	1分：无反应	
语言反应（V）	5分：定向力存在（人、地点、时间）	
	4分：回答错误但连贯	
	3分：回答含糊不清	
	2分：呻吟	
	1分：无反应	

注：GCS 评分通过各项检查的最佳分值累加计算而得。最佳运动评分基于上臂反应。

例如：1 例病例能自动睁眼，遵嘱、交流定向良好，则最大分值 $E_4M_6V_5=15$；1 例病例能在刺痛后睁眼，并定位动作过中轴，发出不可理解的声音，GCS 评分 $E_2M_5V_2=9$；1 例病例能在足够强的痛刺激后无任何反应，则最低分值 $E_1M_1V_1=3$。当存在明显混淆因素时，GCS 评分应予以注明：T-气管插管患者；S-镇静治疗患者；P-瘫痪患者。例如，插管患者，能自动睁眼，能遵嘱，GCS 评分 $E_4M_6V_1=11T$。每一反应的最佳分值应记录在册，并且如上所述进行交流。

分别是睁眼反应（1～4分）、运动反应（1～6分）和语言反应（1～5分）。这些评分需分别计算，并根据总分分为"轻度""中度"和"重度"（总计3～15分）。复苏术后 GCS 评分为3～8分，对应于重度 TBI 的初始分型。

自 GCS 评分首次出现以来，随着现场复苏和转运的快速发展，TBI 的病死率大幅下降。然而，随着越来越多的人在受伤后早期进行麻醉和插管，如无法以可靠的方式获得 GCS 评分，也就降低了 GCS 及运动评分的预后价值[10-12]。而一些其他的因素如中毒、面部和颈部创伤以及脊髓损伤也会影响评分。

结构性损伤的评估独立于上述各种影响因素，并可以提供额外的评分标准。损伤的形式分为局灶性损伤和弥漫性损伤[13]，但大多数患者在一定程度上都合并两种损伤，特别是那些具有明显外伤史的患者。局灶性损伤包括脑挫伤、脑裂伤和颅内出血，而弥漫性损伤包括脑震荡、剪切损伤和弥漫性轴索损伤。

为了通过影像学分类来预测预后，Marshall 及其同事在1991年引入了基于 CT 检查的新分类系统。该系统根据不同的 CT 特征，将 TBI 的患者分为6组[14, 15]，具体根据有无局灶性血肿、弥漫性损伤中 ICP 是否增高（即基底池受压）及中线是否移位对患者进行分类（表14.2）。

表 14.2　Marshall CT 分类

弥漫性损伤 I	CT 检查未见病变
弥漫性损伤 II	脑池存在，中线移位 0～5 mm 和（或）非高密度或混合密度病损 < 25 ml，可能合并骨片或异物
弥漫性损伤 III（肿胀）	脑池受压或消失，中线移位 0～5 mm，且非高密度或混合密度病损 <25 ml
弥漫性损伤 IV（移位）	中线移位 >5 mm，且非高密度或混合密度病损 <25 ml
血肿（清除）	需外科清除血肿
血肿（未清除）	高密度或混合密度病损 >25 ml，未行外科清除血肿

影像学分类的缺陷在于仅能显示出在某一时间点的图像。在 TBI 中，这个问题则表现为 CT 上可见的持续进展的继发性损伤，如出血的进展、脑水肿和占位效应，这些过程往往随着时间的推移不断发展。尽管，早期 CT 可能会低估结构损伤的严重程度，但早期 CT 检查对于快速识别具有血肿清除手术指征的出血，以及通过评估损伤程度来指导神经监测和制定各种治疗方案都至关重要。

虽然 Marshall 分类在判断预后方面很有价值，但在判断个体预后时，结合个体影像学检查结果则可以获得更细致的分类[16]。

当影像学检查结果与某些重要临床数据相结合时，可以作为评判预后的指标，这些已知的会影响 TBI 结果的重要临床数据，包括 GCS、年龄、瞳孔反射、低血压及缺氧（如 IMPACT 的研究）[17]。

为了预测 TBI 的预后，必须对 TBI 的结局有完整的描述。因为检查所见的局限性，评估的主观性，以及患者对于良好预后评价的差异，这是 TBI

研究和临床实践中的一个重要问题。于是1975年引入格拉斯哥预后量表（GOS）作为TBI预后恢复的评价标准（表14.3）[18]。临床和科研中也使用了许多其他功能性结果评分，但GOS量表在过去的脑损伤研究中仍然是一个有用的标准。GOS评分满分为5分，通常分为两类：预后不良和预后良好，预后不良包括"死亡"和"植物人状态"，预后良好包括"中度残疾"和"良好恢复"，一部分中重度功能障碍的分类一直存有争议。根据GOS评分，"严重残疾"的患者实际上可能具有部分功能性的生活。因此，最近的一些研究将一部分严重残疾（高度严重残疾）作为良好预后[19]。此外，这种两分法的使用降低了GOS对疗效评估的敏感性，故在临床上的作用有限。

表 14.3　GOS 评分

1	死亡
2	持续植物生存状态：患者对外界刺激无应答、无言语，持续数周至数月
3	严重伤残（有意识但不能自理）：患者因身心功能受限，依赖日常护理
4	中度伤残（可以自理）：日常生活可以自理。患者可使用公共交通工具出行，能够在残疾弱智者福利场所工作。伤残包括不同程度的失语、偏瘫、共济失调、智力或记忆力障碍、人格改变等
5	恢复良好：重返正常生活。可能遗留轻微的神经或心理障碍。评价结果应包括社会功能

实际上，为了弥补GOS评分缺乏敏感性的问题，引入了总分为8分的扩展GOS评分（GOS-E）（表14.4）。由于评估过程会在一定程度上带有主观性，建议使用系统问诊法以获得更加可靠的结果[20]。通过深入探索GOS评分并建立患者初始危险因素与实际结局的联系，将有助于提高其敏感性[21]。

TBI的预后受多种因素影响，应该强调GOS是一种全球的评价标准。有关TBI的各种研究还包括其他评价体系，如功能独立性评定量表（FIM）、残疾评定量表（DRS）、生活质量评估的各种指标、用于"脑卒中"患者的功能测试及神经心理学测试。一些试验采用了包含多种认知和功能测试的综合测量[22-24]。在解释试验结果时，掌握各种试验的局限性和优势是很重要的。包含所有功能领域的理

表 14.4　扩展 GOS 评分

1	死亡
2	植物生存状态
3	低度严重伤残
4	高度严重伤残
5	低度中度伤残
6	高度中度伤残
7	低度恢复良好
8	高度恢复良好

想量表是不存在的，因此研究人员必须尝试取得一定的平衡，要获得可靠的、离散分布且有意义的数据，可能会牺牲检测更微妙差异所需的敏感性。使用高级数据库，提高数据收集技术将有助于改善这一过程。

损伤机制及病理生理学

原发性脑损伤的定义为由于撞击瞬间产生的对大脑的损害。虽然没有办法改变这一点，但可以采用许多干预措施来减少继发性脑损伤，并阻止可能导致继发性脑损伤的因素。人们普遍认为，原发性损伤会引发一系列反应并导致持续性细胞损伤。继发性损伤可能包括细胞膜破坏和分解、脑代谢需求改变和线粒体功能障碍、神经递质紊乱和神经毒性、有害离子产生及炎症的级联反应，所有这些都可能导致神经元、神经胶质细胞死亡和组织破坏。减轻继发性脑损伤成为许多重症监护病房（ICU）治疗的基础，如体温和血糖控制。

除了由原发性损伤导致的内在病理生理过程外，全身性或迟发性颅内损伤也可能引发或加重继发性损伤[25, 26]。这些损伤可能通过减少细胞氧或葡萄糖转运、脑代谢的改变、多种复合的炎症反应或其他机制作用。研究最多的可逆的继发性损伤包括低血压、缺氧和ICP升高。许多因素可导致低血压和缺氧，如急性失血、伴有神经源性休克的脊髓损伤、肺损伤、静脉血栓栓塞、脂肪栓塞、钝性脑血管损伤（BCVI）、心脏损伤等。因此，有必要针对这些和其他潜在的损伤因素采取积极的监测和治疗方式。其他继发性损伤可能发生在ICU治疗期间或者后，包括营养不良、癫痫发作和感染或其他炎

症反应事件。通过减轻继发性损伤进而避免二次伤害，可以为患者提供最好的恢复时机。

重度 TBI 的管理

院前处理

在大多数病例中，急救与护理人员担负着评估和治疗重度 TBI、预防继发性脑损伤的重任，并最终影响患者的预后。《颅脑创伤院前处理指南》于 2002 年由美国交通部支持的脑创伤基金会出版[27]，并于 2008 年进行了修订[28]。该指南基于循证医学证据编写，强调了 EMS 评估的重要性以及现场分类和其治疗决策的潜在意义。EMS 评估应遵循院前创伤生命支持指南，强调首先关注气道、呼吸和循环（ABCs）。在 TBI 中，维持氧合和灌注（血压）对于预防继发性脑损伤至关重要。准确记录神经系统状态（GCS、瞳孔、局灶性神经异常）对于后续医师和其他转运人员检查神经功能恶化或改善也是必不可少的。

通过气管插管（ETI）建立气道供氧，同时连续脉搏血氧饱和度监测都旨在避免低氧血症，这是重度 TBI 不良预后的重要的独立危险因素[27, 28]。重度脑损伤的患者往往难以维持呼吸道通畅。EMS 急救医疗人员在现场插管的安全性和有效性方面存在相互矛盾的数据[29]，只有在情况合适且有插管经验的医疗人员才能做到安全有效的气管插管。虽然建立安全气道可以改善血氧饱和度，但重要的是要避免与多次插管失败相关的潜在的短暂低氧血症。此外，当需要药物来抑制保护性反射（咳嗽和呕吐）时，可能会增加误吸和低氧血症的风险。然而，在尝试插管之前，在重度 TBI 患者受伤时经常发生误吸。所以是否插管应取决于患者脉搏血氧饱和度、GCS 意识水平、急救医疗人员的经验及将患者运送到医院所需的时间和距离[27]。

低血压的定义是成人任意测量收缩压（SBP）< 90 mmHg，会使重度 TBI 后病死率加倍[26]。院前液体复苏的目标是纠正低血压并维持心排血量和脑血管血流量（CBF）及脑组织灌注（用于输送氧气和葡萄糖）。最常用的液体是等渗晶体溶液（即生理盐水和乳酸林格液）。近年来，人们开始重新关注使用高渗盐水（HTS）作为 TBI 患者的初始复苏液。对最佳复苏液体的研究受到各种混杂以及不可控因素的影响，因此获得的数据难以用预测。然而，一般情况下等渗或高渗溶液甚至血液是重度 TBI 中优

选的复苏液。HTS 已被证明比传统液体（乳酸林格液）在进入医院途中复苏有一定的优势（6 个月病死率和住院时 ICP 的无显著差异）[30]。

当存在神经功能恶化现象（GCS 下降 ≥ 2 分）并可能出现脑疝（去大脑强直、瞳孔散大、光反射消失）时，急救人员可以使用一些针对性的治疗措施，如过度通气或使用甘露醇。过度通气是患者出现脑疝前兆时的一线治疗手段，具体通气频率（bpm）为成人 20 次 / 分，儿童 30 次 / 分，1 岁以下婴儿 35 ～ 40 次 / 分[27]。然而，更为重要的是要经常检查神经系统状态，如果患者不再需要过度通气，则应立即停止过度通气。过度通气导致脑血管收缩（其降低 ICP 的机制），在维持 CBF 至关重要的时刻，导致 CBF 降低。因此，这种操作实际上可能加剧脑缺血和损伤，所以它用于即将发生的神经系统危象的保守治疗。

甘露醇是降低 ICP 的有效药物。在院前急救中，其作用受到限制，因为它可能导致血压急剧下降，特别是在尚未充分复苏的患者中。另一方面，HTS 已被证明具有降低 ICP 的作用，并具有辅助复苏的作用。

有助于协助患者转运的药物，如镇静剂和麻醉剂，通常用于那些具有攻击性的患者，从而进行安全有效的护理。这些药物可能具有降低 ICP 的效果，但是存在低血压和抑制保护性咳嗽和呕吐反射的风险，使患者易于发生误吸。因此，应始终使用短效的镇静剂，并且只在患者插管［如果需要和（或）固定运输］后重复给药。

低血糖是潜在的可逆性昏迷的原因，但是不推荐常规对具有明显头部创伤的昏迷患者预防性使用葡萄糖，因为高血糖可能具有潜在的有害影响。已有证据证明，院前葡萄糖测量是准确的，特别是在测试静脉样本时[31]。急救人员应该测量血糖，并将葡萄糖用于严重低血糖的患者，因为严重低血糖也可能对大脑有害。在没有血糖监测的情况下，临床高度怀疑低血糖所致昏迷的情况下，可以预防性地给予葡萄糖。

众所周知，转运会延误患者神经外科会诊和治疗，从而导致预后变差。在具有组织创伤应急系统的地区，重度 TBI 患者直接运送到最好的神经外科急救中心，以优化 TBI 的预后。治疗重度 TBI 的急救中心必须具备即时 CT 检查，迅速神经外科诊疗，ICP 监测和处理 ICP 升高的能力。在美国，指南的落实明显地降低了 TBI 的病死率。欧洲系统的不同之处在于神经创伤治疗资源通常集中在大型医疗中

心。患者可能首先被带到区域医疗机构，如果没有能力应对其伤势，将它们快速安全地转移到神经创伤医疗中心，在转运前，首先确保患者已经充分的复苏，并采取适当的措施以防止继发性损伤在转运期间对大脑造成损害。无论何种情况下，在运送患者时都应进行必要的监测（心电图、脉搏血氧饱和度监测、呼气末CO_2监测等）。

创伤的初步处理

　　医院对重型脑外伤的患者处理应从ABCs开始（气道、呼吸、循环管理）。与世界上大多数国家一样，美国外科协会创伤分会提出，创伤后应进行高级创伤生命支持措施（ATLS）[32]。"创伤治疗团队"通常由外科医师、急诊内科医师、护士、呼吸科专家及其他医院工作人员组成，进行快速识别并治疗威胁生命的创伤。

　　初步检查：ABCDE程序。

● 气道保护

　　主要外伤检查（表14.5）从评估和建立通畅气道开始，同时采取预防性保护脊柱措施。所有严重脑外伤患者和大多数中度脑外伤患者应尽快建立通畅的气道以预防低氧血症。这些严重脑外伤患者的意识不清，无法保证自身气道通畅，有误吸和缺氧的风险。

表 14.5　ABCDE 处理

保护颈椎，保持气道通畅（A）

建立呼吸与通气（B）

建立循环，控制出血（C）

伤残评估（D）

暴露与环境控制（E）

　　严重脑损伤患者常合并面部相关的损伤，如骨折。因此在插管（或放置胃管）时必须小心，以免加剧软组织损伤、骨骼移位、穿透颅骨或其他的空腔。在重度TBI的合并症中颈椎损伤有高发病率，因此还应注意防止颈椎过度活动。在所有昏迷创伤患者中应使用颈托，并且在排除脊髓损伤之前必须保证颈椎稳定，以防医源性损伤。

　　硬质喉镜辅助直视下气管插管是建立气道的首选方法。然而，患者的特殊性及维持颈椎稳定的必要性可能造成标准喉镜气管下插管困难。视频辅助

插管设备可以在不需要伸展颈部的情况下为操作者提供更为清晰的图像，即使在缺乏经验的操作者的手中也相对快速和安全[33-35]，这些新设备有可能最终取代标准喉镜在创伤中的应用。

● 呼吸和通气

　　一旦建立了合适的气道，就必须进行呼吸系统检查以确保充分的气体交换。通过肺部听诊、胸壁运动检查、持续氧饱和度监测和呼气末CO_2分压来评估呼吸情况。此外，必须对肺部损伤，如肺挫伤、血胸、气胸或其他伤害进行评估，并及时处理。

● 建立循环和控制出血

　　出血是创伤后导致死亡的主要的可预防因素。需要对出血进行快速甄别，并通过直接压迫、充气夹板、缝合伤口、急诊血管栓塞术或外科手术治疗控制出血。除非有其他原因，伤后低血压应首先考虑是低血容量。通过皮肤颜色、脉搏和血压测量快速评估循环状态，并且通过静滴预温的等渗或高渗液体进行复苏来紧急纠正低血压（低渗补液可引起脑水肿，应避免在TBI患者中使用）。

　　所有昏迷的创伤患者都应至少开放2路外周静脉通道（针头口径16号或更大），以便快速输注液体。容量评估和多种液体、血液制品及药物的输注大多通过中心静脉通道实现，连续血压和脑灌注压（CPP）监测常使用有创动脉通道。重度TBI患者的标准实验室检查包括全血细胞计数、血常规、生化、凝血和毒理学检查（包括酒精）、血型鉴定和交叉配血，并应在置针时常规完成。所有育龄期妇女都应检查β-hCG（β-人绒毛膜促性腺激素）以排除妊娠。应在特殊患者中进行个体化的实验室检查评估，如抗癫痫药物浓度测定。应在所有重度TBI患者中留置Foley尿管，以监测总体液体平衡和容量状态，测量渗透性疗法后尿量情况，并便于辅助诊断TBI中常见的液体失衡和电解质紊乱，如脑性盐耗（CSW）、尿崩症（DI）和抗利尿激素异常分泌综合征（SIADH）。

● 伤残评估

　　初步评估的这一部分应包括迅速全面的神经系统检查。包括评估患者的意识水平（GCS评分）、瞳孔直径和对光反射，以及脑干反射（角膜、咳嗽、呕吐）的存在。尤其是那些怀疑伴有脊髓损伤的患者，应尽可能测试肌力、感觉、深反射、病理反射和肠鸣音。如果可能的话，应该在保护脊髓的基础上检查有无脊髓压痛（只能轴式翻身）。如果

急救人员尚未完成评估，则应使用硬质颈托，如 Philadelphia、Aspen 或 Miami-J 颈托，并选择为短期使用而设计的现场颈托。

当全身性损伤严重影响神经系统检查时，简单记录患者的 GCS 评分、瞳孔直径，以及患者在干预前是否能够移动他（或她）的四肢（运动的类型）是很重要的。昏迷创伤受害者的瞳孔散大提示存在颅内血肿占位，从而加速神经外科评估和干预（有关颅内血肿手术治疗的处理指南，请参见表 14.6）。

表 14.6　TBI 的外科处理指南

名　称	手　术　指　征	时　机	术　式
硬膜外血肿（EDH）	• 无论 GCS 评分多少，EDH>30 ml 患者，应手术清除血肿 • GCS>8 分、EDH<30 ml、厚度 <15 mm、中线移位 <5 mm、无局灶性功能异常患者，可在神经外科中心进行非手术治疗，但应进行 CT 复查与严密的神经系统检查	急性 EDH 昏迷患者（GCS<9 分），瞳孔不等大，则应尽快行血肿清除术	开颅手术
硬膜下血肿（SDH）	• 无论 GCS 评分多少，SDH 厚度 >10 mm 或中线移位 >5 mm 的患者，应手术 • GCS<9 分的所有急性 SDH 昏迷患者均应行 ICP 监测 • 对于 GCS<9 分、SDH 厚度 <10 mm、中线移位 <5 mm 的昏迷患者：当 GCS 从受伤至入院下降 ≥ 2 分和（或）单侧瞳孔散大固定或瞳孔不对称，和（或）ICP>20 mmHg，应行手术减压	急性 SDH 与符合指征的患者应尽快手术	开颅手术或颅骨切除术加硬膜成形术
脑实质损伤	• 脑实质血肿、损伤造成的神经症状进行性恶化、ICP 增高或 CT 检查存在 ICP 增高征象的患者，应手术减压或清除血肿 • GCS 为 6～8 分、额颞叶挫裂伤 >20 ml、中线移位 ≥ 5 mm，或脑池受压，或任何类型损伤 >50 ml 的患者，应手术减压或清除血肿 • 无神经系统功能缺失，ICP 稳定且 CT 检查无占位效应的脑实质出血患者，可在密切监护与影像学系列复查前提下进行非手术治疗	• 局灶性病损符合手术指征，应尽快手术 • ICP 难以控制，48 小时内应行开颅减压术	• 局灶性病损符合手术指征，应开颅清除血肿 • 难治性弥漫性脑实质水肿与颅内高压的患者，应选择双额去骨瓣减压术 • 出现脑疝临床或影像学征象者，应手术减压
颅后窝血肿占位	• CT 检查示颅后窝血肿伴占位效应[a]，或患者出现损伤相关的神经功能障碍或加重，应手术干预 • 患者未见占位效应，或未出现损伤相关的神经功能障碍或加重，可在密切监护与影像学复查前提下进行非手术治疗	• 符合指征应尽快手术 • 颅后窝血肿患者的病情可能迅速恶化，预后差	枕下入路开颅清除血肿
颅骨凹陷骨折	• 开放性（复杂性）颅骨骨折凹陷超过颅骨厚度的患者，应手术以预防感染 • 开放性（复杂性）颅骨骨折凹陷 <1 mm，且无临床或影像学硬膜破损表现、无明显颅内血肿、不累及额窦、无肉眼可见畸形、无伤口感染、无颅内积气、无伤口污染的患者，可进行非手术处理闭合性（单纯性）颅骨凹陷骨折的患者可进行非手术处理	符合手术指征应早期手术以减少感染概率	• 清创复位 • 手术时如无感染证据，原位骨瓣复位可供选择 • 对所有开放性骨折患者均建议使用抗生素

注：a 占位效应，第四脑室变形，移位或闭塞，基底池受压或消失，或出现梗阻性脑积水。

来源：Bullock MR, Chesnut R, Ghajar, et al. Guidelines for the surgical management of traumatic brain injury. Neurosurgery 2006; 58: S1-60; discussion Si-iv.

● 暴露与环境控制

初步评估的最后，应在完成脊柱保护的基础上，对患者进行从头到脚的全身评估，用创伤剪去除患者所有的衣物。在充分暴露和检查其他的合并伤后，切勿将患者持续暴露于环境中，应当及时用毛毯来维持患者体温以避免体温过低。

● 进一步检查

进一步检查包括更详细的病史采集、体格检查及对患者的更细致的重新评估。如果之前尚未完成，应在此时收集有关受伤机制、患者发病前的情况及其他复杂因素（如抗血小板或抗凝药物、酒精或其他药物摄入）等信息。由于重度脑外伤患者往往无法回答这些问题，因此病史采集将依赖于急救人员、目击者和家属。对于重度脑外伤患者，评估受伤时间至关重要，因为手术和其他决策取决于受伤的时间。获取此类信息的最佳时间是急救人员抵达时。进一步检查最重要的一点是对所有系统进行更详细的系统的重新评估。如果患者病情恶化，医疗团队必须重新开始ABCDE程序，并进行针对性的急救措施。

影像学评估

一旦患者情况稳定（或经持续复苏稳定的情况下），应获取影像学资料以确定颅内诊断。CT检查是诊断重度TBI的金标准。对于所有颅内出血，包括硬膜外、硬膜下、蛛网膜下腔、脑实质内和脑室内出血，CT是一种非常敏感的检测方法。它对检测颅骨、颅底和面部骨折均有高灵敏性，还可用于检查脑脊液（CSF）、脑沟和脑室的状态，测量其大小并显示脑水肿，其成为在评估损伤方面的应用最广泛的工具。当血管内存在血栓时，有时可以在CT检查中看到钝性脑血管损伤（BCVI），或者针对高度怀疑的患者进行CT血管造影（CTA）[36, 37]。对疑似TBI的患者应首先进行头部CT检查，并且应该在静脉使用造影剂之前进行，以免混淆结果。

除了能检测与昏迷重度TBI患者高度相关的BCVI外，CTA还可以帮助区分创伤性出血与潜在动脉瘤或动脉静脉畸形破裂导致的自发性出血。CTA适用于那些可疑病例，包括出血位置不典型或在受伤前有发作病史（例如，患者在出事前昏倒在车辆方向盘上面，或者在受伤时诉头痛继续昏倒或者感觉不适）。CT灌注成像检查也有助于TBI诊断，尤其是CT检查与神经系统表现不相符或有钝性脑血管损伤的患者。

全新多排CT检查的出现使脊柱扫描的分辨率更高，速度更快、操作更简单。可以快速完成颈椎在矢状面和冠状面重建后的薄层轴位CT评估。相比X线平片，CT检查颈椎损伤更灵敏，更具特异性，即使是在体型较大或者上肢和肩部受伤的患者中也适用。在治疗的初始阶段，更精细和耗时的检查很少使用，如磁共振成像（MRI）或数字减影脑血管造影（DSA）[38]。对于急性TBI患者，MRI检查可能是一个相当不安全的环境，其原因在于定位和移动患者很困难，生命体征监测更难以实现，并且检查期间可能影响液体复苏或脑部的治疗。DSA通常用于CTA检查中高度怀疑BCVI的患者，或者存在BCVI且需要其他诊断信息或需要干预治疗的患者。

神经外科评估与干预

应在受伤后尽快开始神经外科评估，通常在急诊室内进行。在重度TBI中，患者的主诉、查体和最初的CT发现可以有助于指导处理措施和手术与否。硬膜外血肿、硬膜下血肿、脑实质出血等局灶性损伤需要急诊手术清除血肿，一些颅骨骨折需要修复。此外，提示ICP增高（如基底池压迫和中线移位）的弥漫性损伤，需要紧急手术减压才能提供患者生存和功能恢复的最佳机会。TBI手术处理指南的关键要素显示在表14.6中，并在其他章节进一步详细说明。重度TBI的手术目标包括缓解血肿局部压迫，降低ICP，恢复脑血流，维持脑灌注和氧合，从而保护脑组织。

对于那些尚无手术指征的患者，严重脑损伤的非手术管理包括在专门的神经外科ICU、创伤或外科ICU中进行特殊的护理。决定患者的去向及其最终护理部门应视不同医疗机构情况而定。合并其他创伤和非外科处理程序也将对这一决定产生影响。无论如何，重度TBI患者应被视为医院中病情最严重的患者，其医护质量将影响预后。

ICU 的处理及预防继发性损伤

神经监测的指征

重度TBI患者存在颅内高压（ICH）或ICP增高的风险。颅内高压、脑灌注不足和脑氧合不良与不良预后有关。GCS 3～8分的患者和部分GCS 9～12分的患者应考虑使用针对ICP（和CPP）的神经监测。由于缺乏有效监测数据可能会漏掉某些生理活动并导致持续继发性损伤，针对有异常CT

影像，存在低氧或低血压、异常姿势、无酒精或其他药物影响的意识水平下降，以及希望进行积极治疗的患者进行神经监测。扫描结果越有异常，越要选择神经监测。脑血肿、脑挫伤、脑水肿、基底池受压和脑疝是监测 ICP 和 CPP 的指标。若多发伤（尤其是肺损伤），吸入性肺炎合并头颅 CT 异常，以及其他因素（见下文关于使用过度通气和失去自动调节的情况）导致脑灌注不足或氧合问题的风险增加的患者，可考虑增加脑氧和脑温的监测。

可以通过多种手段监测 ICP（和衍生的 CPP）值。其中通过与外部压力计连接的脑室置管的监测手段是最准确、最可靠、经济的方式。脑室置管具有通过 CSF 引流从而降低 ICP 的作用。但是与脑实质光纤感受器相比，该方法出血和感染的并发症的概率更高。除了较低的并发症外，实质感受器还具有连续监测的优点，因为在使用 EVD 释放脑脊液时，ICP 数值就会变得不精确。然而最新发布的在尖端带有光纤导管的 EVD 导管通过整合液压耦合和光纤测量解决了这个问题。

可以通过实质感受器测量血氧和温度。颈静脉球血氧定量法（Sa_jvO_2）可用于确定从大脑回流血液的氧合情况。由于可能存在一侧动脉向大脑输氧不足的情况，或者由于高代谢大脑的氧气摄取率很高，该数值可能偏低，因此该数值的解读必须谨慎，并应与其他现有数据相结合分析。在一个严重受损、摄氧不能满足其需求且代谢紊乱的大脑中，该数值可能偏高。

组织微透析是一种更先进的神经监测方法，它可以用来测量大脑组织中乳酸丙酮酸的比值，作为缺血的标志；谷氨酸的含量，作为神经毒性的标志，以及其他代谢产物的测量。这项技术目前主要在研究中心开展，但它可以与其他形式的神经监测手段相结合，用于指导复杂患者的治疗决策。

最后，需要运用整合多模态神经监测和其他生理指标的技术。多模态监测系统的特点是在不同时间彼此分开记录生理指标，并且记录那些有影响的事件，如呼吸机参数改变、翻身和吸痰的护理干预、液体和药物的输注，以及实验室检查结果。出于临床和科研目的，这对于床边快速评估患者各自显示器上的生理参数、事件回顾、治疗及对患者护理的影响均有帮助。

将指南纳入患者的救治

最初于 1996 年发布的《重度脑损伤管理指南》[39]

是由美国神经外科医师协会（AANS）、脑创伤基金会（BTF）、［AANS 和神经外科医师学会（CNS）下属的］神经创伤和重症监护分会联合部分联合发起。这些指南在 2000 年被修订[40-59]，重新命名为《重度颅脑创伤的管理和预后》，作为 3 个组织的联合尝试。第 3 版于 2007 年出版[60]，增加了神经外科医师协会对原有 3 个组织的正式认可，但不包括先前文献中的预后部分。最近，在 2016 年，脑创伤基金会发布了第 4 版的管理指南[61]，并采用了一种改进的文献评估方法，并计划以一种持续的方式来维护未来的建议和证据列表。这些指南为临床医师提供了为重度 TBI 患者做出治疗决定的证据。它们不是规定处理方式，而是为使用者提供当前证据的状态，以支持或反对不同的治疗和目标。无论采用何种分类评判标准，证据质量均不足以产生明确的推荐。

出于伦理、后勤和成本方面的考量，多种疗法无法应用随机、前瞻性、双盲研究评价进而得到高质量证据，因此鲜有 I 类推荐。这会导致基于证据的严谨系统性回顾在所得结论和实际应用之间存在巨大差距。欧洲脑损伤联合会（EBIC）在 1997年提出了一套类似的重度 TBI 管理指南[62]。这份文件和美国外科医师创伤质量改进项目重度 TBI 最佳实践文档（2014 年发布）[63]是基于共识和专家意见制定的，而不是在其他结果中使用的更严格的证据分类，可以在缺乏证据的情况下提供实用的指导方案。这两种类型的指南都可以为治疗提供信息。

综上所述，所有这些指南的目标是防止继发性损伤，阻止进一步加重的脑组织功能障碍，为患者恢复提供最佳条件。对指南内容的详尽重申并不是本章的目的，但本文所涉及的许多主题在指南文献中都有对比分析，感兴趣的读者可以自行查阅。

机械通气

应当避免缺氧（定义为任何 $PaO_2<60$ mmHg，$SaO_2<90\%$，或有发绀的证据），根据较早的研究，当氧分压低于临界水平时，患者病死率有所增加。EBIC 建议调整机械通气，使 $PaCO_2$ 达到 $30 \sim 35$ mmHg、$PaO_2>75$ mmHg 及 $SaO_2>95\%$。TQIP（创伤质量改进项目）最佳临床实践（几年后发表的额外研究组织氧化是可用的）包括建议维持 $PaCO_2\ 35 \sim 45$ mmHg，$PaO_2>100$ mmHg，$SaO_2>95\%$，当监控脑组织氧和（$PbtO_2$）时，将其维持在15 mmHg以上。许多临床医师的 $PbtO_2$ 目标是>20 mmHg，并努力避免低于15 mmHg，同时与护理人员沟通一致，设置常用的ICP目标<20 mmHg。由于不同的损伤形式和生理需要，个别患者的治疗目标略微不同，但要避免极端的组织缺氧情况。

近几十年来，在脑出血和TBI的治疗过程中，已积极应用过度通气以降低ICP。过度通气通过化学受体的作用，引起脑血管收缩，降低脑血容量，从而达到降低ICP的作用机制。然而，由于长期或极端的过度通气和低碳酸血症，CBF的减少可能会减少氧气输送到受损的大脑组织。理想情况下，氧气的摄取会随着氧气输送的减少而增加，从而使呼吸的效率最大化，这在受伤的大脑中可能不会发生，从而使组织或多或少地依赖于含氧的血液的输送。由于CBF在TBI后的数小时内已经减少了一段时间[64]，因此CBF的进一步减少可能会导致脑组织缺血。

尽管在采取其他措施期间，临时的过度通气可能会防止脑疝和压迫损伤，临床医师应避免使用预防及长时间的过度通气。预防性使用过度通气来控制ICP的患者，其预后不良[65]。如果需要过度通气，最好在受伤后24小时内进行，并使用颈静脉氧饱和度（ Sa_jvO_2 ）或脑组织氧气分压（ $PbtO_2$ ）等监测技术。

循环、血压和脑灌注压管理

血压和氧合情况是重度脑损伤后的病残率和病死率的重要的独立预测指标。血压<90 mmHg的单次记录事件次数是提示重度TBI预后五大最有效指标之一。这个低血压的定义是建立在成人的统计范畴基础上的，创伤昏迷数据库证明血压低于这个临界值会增加病残率并导致病死率翻倍[26]。

因此，在初期的护理中，要极力避免低血压的情况（定义为收缩压<90 mmHg）。为了避免低血压的出血，血压的控制为实现治疗目的设置了更高的要求。事实上，有可能存在理想的血压和氧饱和度范围，如果低于临界值则是有害的，临界值以上是有益的（至少在一定程度上，特别高的情况下也可能有负面影响）[66]。换句话说，尽管90 mmHg的收缩压可能被认为是一个绝对最低临界值，而实际上要选择更高的阈值。EBIC指南建议尽快实现和维持血压在120 mmHg[8]，而TQIP建议将收缩压100 mmHg和脑灌注压60 mmHg作为治疗目标。

前瞻性研究尚未确定血压复苏的最终目标。血压影响脑灌注压，从而影响预后。通过维持血压较高，而增加脑灌注压，进而改善预后，但实际上既不知道最佳的治疗时间，也不知道血压的理想上限。很有可能是因为理想血压上限直接受到患者年龄和之前存在的原发性高血压的影响。

机体系统性地调节血压以持续维持CBF和组织灌注在其理想的范围内被称为脑自动调节。在重度TBI中，部分患者自动调节功能可能会受损，但对于任何一个患者来说，它可能在某些时间点上受到损害。因此，重要的是要对个别患者自我调节能力进行反复评估，并根据这些评估结果不断调整治疗目标。这就需要不断地测量ICP。当ICP波动和血压系统性波动相同时，表明脑的自动调节已经丢失。

在过去几年中，通过扩容和使用血管活性药物（如多巴胺和肾上腺素）提高脑灌注压的方式已经被广泛采用。通常CPP应该维持在至少50 mmHg以上，个别患者最佳的范围可能会有所不同。在一项大型研究中，高容量治疗可导致负面的全身反应，如成人呼吸窘迫综合征（ARDS），这些不良反应更常见于CPP需要维持在>70 mmHg的患者。通常相比与ICP增高，ARDS更难以治疗，发生这些不良反应的患者可能预后不良。

因此，为了避免低于50 mmHg，CPP的目标通常是60 ~ 70 mmHg。那些有完整的自动调节能力的人能接受CPP值>70 mmHg，因为他们的ICP并不会随之相应增加。只要ICP允许，且没有高血压相关的全身不良反应，有时可以允许高血压的存在。

液体和容量管理

一般来说，重度TBI患者应该维持正常血容量状态。对于那些最初接受液体复苏的人来说，这可能是一项挑战，尤其是使用大量的晶体扩容同时又需要使用降颅压药物治疗，如甘露醇和呋塞米的患者。使用这些药物可能会减少血管内容量，有助于缓解脑水肿[67]。

可以使用多种方法来评估容量状态，但是没有一个方法是足够完善的，仅依靠临床经验来判断容量状况是不准确的。这些评估容量的方法中包括物理方式（皮肤弹性、毛细血管再充盈、皮肤灌注、肢体末端温度和尿量）。在危重重度TBI患者早期治疗阶段留置导尿管监测出入量十分重要。生命体征数据（心率、血压和每日体重）也应该用以评估容量状态。而血细胞比容、尿比重、钠和尿素的代谢、血清乳酸盐、混合静脉氧饱和等实验室结果的变化趋势可进一步提示容量状态。此外，还可以采用中心静脉压力或肺动脉楔形压来评估，但需要侵入式中心静脉导管。可以通过侵入性或非侵入性的辅助技术来测量每搏输出量或脉冲压力变化，同时必须考虑患者的年龄和并发症情况（即心脏和肾脏情况）。

仔细监测并识别在重度 TBI 中常见的电解质及液体平衡紊乱，并及时纠正。常见的水电解质紊乱包括 CSW（特征是通过浓缩尿液、低钠血症和血液浓缩引起血容量减少）、DI（特征是通过稀释尿液、高钠血症和血液浓缩引起的血容量减少）、SIADH（特征是血容量正常、低钠血症和血液稀释）与医源性或特发性电解质紊乱或其他病因（如原发性肾功能不全）。许多电解质紊乱会降低癫痫发作的阈值，因此应及时处理。

全血、浓缩红细胞、新鲜冷冻血浆、冷沉淀物和凝血因子制剂的输注在重度 TBI 人群中很常见，纠正急性失血或其他损伤引起的低血压，纠正凝血功能障碍，优化携氧能力来避免末端器官缺血。有很多关于某些器官（如大脑和心脏等终末器官缺血）对轻度贫血易感性的文献，应该谨慎解读一般 ICU 人群中支持限制性输血策略的文献（即不一定符合重度 TBI 人群）[68]。脑组织氧合监测是确定何时需要输血的有用辅助手段，总体上需要对脑氧合、氧输送和扩散以及受损大脑中的氧代谢进行更多研究，以确定哪些患者最易受到损伤，以及制定最佳治疗策略。已有研究描述了不同解剖结构对局部缺血的易感性的差异，其中海马、尾状核和丘脑的细微结构最易受影响。

颅内压和脑灌注压治疗

成人的正常 ICP<10 ～ 20 mmHg，儿童则更低，儿童 ICP 的治疗目标值尚未确定。既往研究测试了 ICP 阈值为 20 ～ 25 mmHg 的治疗方案，根据不同患者选择不同的 ICP 阈值，最常用的阈值是 20 mmHg。当重度 TBI 患者 ICP 升高时，可能会对脑组织产生多种有害影响，包括 CPP 减少、静脉充血和重要脑结构受压，尤其是脑干受压［由于弥漫性水肿和（或）多发性实质病变］。较早的研究表明，重度 TBI 患者的 ICP 长时间超过 20 mmHg 与预后不良直接相关[69]。

通过平均动脉压（MAP）减去 ICP 来计算 CPP。

$$CPP=MAP-ICP$$

要进行连续的 CPP 记录，必须连续监测 ICP 和 BP，需要对两者进行有创监测。鉴于 CPP 由 MAP 和 ICP 确定，因此可以通过调整这些参数中的任意一个（即通过提高 MAP 或降低 ICP）来影响该值。如前所述，脑灌注的减少通过减少脑组织氧合作用导致继发性损伤。CPP 降低至 50 mmHg 以下与不良预后也相关。

静脉充血会导致液体进一步渗入脑组织，加重脑水肿。为了减少静脉充血和降低 ICP，可以通过确保颈部处于中立位并且床头抬高[70]（通常为 30°～ 45°），来增强静脉回心血量，避免胸内和腹内压力增加。床头过分抬高可能会降低 CPP，因此必须达到平衡。呼吸机设置应该最大限度地满足全身氧合和肺泡换气而不增加胸内压，并且需要紧急治疗导致胸内和腹内压力增加的疾病。

发生脑疝的绝对值或"脑疝压"尚未确定。虽然当 ICP<20 mmHg 时患者可能已经发生脑疝，但是当 ICP 持续高于该水平时，也并不总是会发生脑疝。然而脑出血长期压迫脑组织可能在临床不良预后中发挥重要作用。

在探讨如何最好地治疗 ICP 升高的重度 TBI 患者的治疗方案时，必须综合考虑多种因素。这些因素包括 ICP 和 CPP 值的趋势、ICP 波形特点、临床检查、影像表现、脑组织氧合和温度值，以及复杂多发伤的存在。如上所述，脑疝可能发生在 ICP< 20 mmHg 的情况下（如来自大量迅速扩大的硬膜外血肿），因此无论 ICP 如何，必须迅速对 CT 扫描证明有出血且瞳孔散大的患者进行手术。应首先对显示器进行故障排除，以确保测量准确，然后快速评估患者头颈部位置（见上文），并快速调查颅外可矫正原因（例如，张力性气胸或长骨骨折引起的疼痛）。

初始治疗包括使用镇痛、镇静、CSF 引流、渗透治疗［使用甘露醇和（或）襻利尿剂和（或）高渗治疗］及体温控制。还应考虑对可能的亚临床癫痫发作进行评估和治疗。当 ICP 升高且难以控制时，可以考虑更积极的治疗方式，包括手术减压、戊巴比妥治疗和亚低温治疗。在临床实践中，多种干预通常同时或以叠加的方式进行。虽然治疗通常被分为一级、二级，但在任何给定时间，对于任何给定患者，没有一种适当的逐步连续的治疗方法。在选择哪种疗法可能实现 ICP 降低并持续调整控制 ICP

在正常范围时，有必要采用系统的方法分析患者的状态（例如，评估完整的自动调节、发热、肺炎、容量状态、癫痫发作等）。基于患者的个体临床和影像表现进展、生理和实验室参数，随时调整控制ICP的方法。

高渗性治疗

甘露醇已经使用了数十年，并且对TBI后ICP、CPP、CBF、脑代谢和短暂的神经功能具有积极作用。在人体上其作用机制似乎是双重的。最初，甘露醇通过渗透梯度提升血浆容积，从而降低血细胞压积，使红细胞更大的变形，以通过毛细血管来增强CBF，改善微循环和氧输送，从而起到脱水的作用。除了CBF的增加之外，这种效应通常与ICP的快速减少有关。在后期作用阶段，甘露醇可作为渗透剂，将液体从肿胀的脑组织吸入循环系统，从而通过减少脑水肿来降低ICP。

甘露醇降低ICP的效果随着时间的推移而降低，并且快速推注似乎优于连续输注。甘露醇常用剂量为0.25 ~ 1.0 g/kg，在降低ICP方面取得了很好的效果。2007年的一项研究表明，0.5 mg/kg的甘露醇剂量（输注20分钟）可以有效地将ICP降低至30 mmHg而不会损害脑氧合作用[71]。

甘露醇可导致急性肾衰竭，如果血清渗透压超过320 mOsm/L，则应限制其使用。甘露醇还可以导致血压急剧下降，进而降低CPP。因此，在放置ICP监测装置和足量的容量复苏之前，甘露醇的使用仅局限于急性脑疝或不明原因的病情迅速恶化的患者。最后，在血脑屏障被破坏的情况下反复使用甘露醇，会导致其渗入脑组织，降低渗透梯度，将水吸入组织并加剧脑水肿，长时间重复使用甘露醇应慎重。

HTS可用于降低ICP并改善CPP和CBF，此外还观察到改善PbtO$_2$的作用，所有这些都可能有助于改善ICU住院时间、总体液体需求量和接受HTS治疗的重度TBI患者的存活率。其作用机制包括通过在完整的血脑屏障上渗透性转移脑组织水含量来降低血液黏度和减轻脑水肿。此外，HTS可能通过减少有害的炎症反应而具有潜在的神经保护作用。静脉给药通常是有利的，但尚未确定HTS给药的最佳剂量和方案。必须注意监测总体容量状态（器官灌注）、肾功能、血浆渗透压和血清钠，以防止并发症。HTS是治疗重度TBI的有效治疗药物，具有一些优于甘露醇的效果。但是，根据临床情况，两种药物可以同时或先后用于同一患者，或用于不同的患者，并且应避免单独使用"一种或另一种"的心态。

镇痛药和镇静剂

常使用麻醉剂和异丙酚（丙泊酚）来管理重度TBI和ICP升高的患者。这些药物通过减少疼痛和躁动，降低血压，更好地进行机械通气，同时提高患者安全性，降低ICP。异丙酚是一种具有镇静和催眠功能的麻醉剂，起效快，持续时间相对较短，可以暂停用药以连续检查神经系统功能。此外，异丙酚可降低脑代谢，从而降低大脑的氧利用率，并被认为具有神经保护作用。然而其使用具有一定的风险，并且持续的高剂量异丙酚与并发症和病死率相关，尤其是儿童。异丙酚输注综合征与"高钾血症、肝大、脂血症、代谢性酸中毒、心肌衰竭、横纹肌溶解和肾衰竭导致的死亡有关"[72]。

芬太尼或吗啡可用于机械通气的重度TBI患者，以获得更均一的镇痛效果。在受伤的患者群体中不能忽视疼痛的控制。没有足够镇静和镇痛，是ICU患者心率、血压和ICP升高的常见原因，给予足够的镇静和镇痛可以使这些参数立即正常化，应限制短效苯二氮䓬类药物（如咪达唑仑）的使用范围，因为随着时间的延长副作用和药物蓄积具有长期影响。右美托咪定的使用尚未在重度TBI患者中进行任何大规模的安全性或有效性的研究，并且其可导致局部CBF降低，因此应谨慎使用并且仅在完全不能耐受异丙酚的患者中使用。

巴比妥类药物（通常是戊巴比妥）长期以来一直用于重度TBI患者ICP管理，但它们的使用越来越少。虽然戊巴比妥在许多患者中有效降低ICP，降低脑代谢，并提供一定程度的神经保护作用，但它也偶尔会引起相当严重的低血压，并且有可能导致心脏并发症。巴比妥盐诱导的昏迷患者感染发生率较高，易患肺炎、压疮和深静脉血栓。由于患者基本上处于全身麻醉状态，因此肠内营养有一定的禁忌，需要肠外营养，而肠外营养伴随较高的并发症发生率。在那些进展为脑死亡的患者中，直到血清药物浓度水平充分减低之前，可能无法正常确定脑死亡天数。更重要的是，任何被考虑进行连续戊巴比妥治疗的患者在使用前和使用过程中都必须维持血流动力学稳定。对于戊巴比妥昏迷的诱导和维持，需要连续脑电图（EEG）监测以确保爆发抑制。诸如Swan-Ganz导管植入术的有创心脏监测可有助于优化血流动力学参数。在开始戊巴比妥诱导昏迷之前，常给1 ~ 3倍剂量的药物，观察患者的

ICP 是否能在血压没有降低的情况下得到控制。

其他神经保护剂

基础研究已经确定了许多公认用于 TBI 的治疗药物，但到目前为止还没有大规模的三期临床试验证明这些药物可以在重度 TBI 患者群体中获得更好的预后。目前已经完成了几项试验，但是产生了一些可能会阻碍所研究的神经保护药物潜在影响的主要问题：① 包含各种结构损伤模式、多发伤损伤模式，以及有生理差异的患者。② 在许多试验中包含真实的（非药理学）GCS 3 分（生存率明显较差）的患者。③ 实验所获得的结果不够敏感。TBI 中神经保护的潜力巨大，必须采用替代研究方法来确定最能敏感的从神经保护剂中获益并改善预后的亚群 [73-75]。在确定这些药物之前，治疗的主要方法是预防颅内高压、脑缺氧、凝血功能障碍和一系列全身并发症的负面影响。

癫痫发作与预防

创伤后癫痫发作（PTS）可分为即刻（伤后 24 小时内）、早期 [伤后 7 日（1 周）] 或晚期（7 日后发生）。已经在文献中对抗早期和晚期 PTS 预防性使用抗癫痫药物进行了评估，仅苯妥英钠和丙戊酸钠提示有预防早期（而不是晚期）PTS 的功效。然而，丙戊酸钠与较高的病死率相关并且不常用。近年来已经逐渐普及将左乙拉西坦作为常规的抗癫痫药，但值得注意的是，支持其用于预防癫痫的数据是模棱两可的，并且最新版的指南指出"没有足够的证据推荐左乙拉西坦在预防创伤后早期癫痫发作的疗效和毒性方面超过苯妥英" [61]。

预防创伤后癫痫发作的优点需要与这些药物的潜在有害的全身副作用进行权衡。减少 TBI 后癫痫发作应减少神经毒性、过度兴奋、临床或亚临床癫痫持续状态、ICP 升高和其他直接的负面生理事件。因此，直接预防早期癫痫发作可以改善最终预后。有趣的是，早期 PTS 尚未被证实与较差的长期预后相关。很可能检测长期有害因素的方法不够敏感。尽管文献中存在这种差距，但广泛认为预防早期 PTS 是可取的。苯妥英钠的使用降低了早期 PTS 的发生率，几乎没有药物副作用的风险 [76]，因此建议在重度 TBI 后使用 1 周预防性抗癫痫药物。持续使用超过 1 周与药物副作用的发生率显著增加有关 [76]。此外，即使使用治疗剂量与降低晚期 PTS 的发生率亦无关。因此，除非患者在某时间点后出现癫痫症状，否则不建议使用超过 1 周的苯妥英钠（或其他抗癫痫药）[77, 78]。

在中重度 TBI 患者中开始 7 日预防使用抗癫痫药物的适应证包括硬膜外血肿、硬膜下血肿、脑实质内挫伤 / 血肿、穿透性脑损伤、颅骨骨折、伤后即刻癫痫发作和 GCS<10 分的患者，因为这些患者可能早期发生 PTS。对于 GCS 评分为 10 分或更高的 TBI 患者的适应证是不明确的。此外，考虑到慢性硬膜下血肿患者有癫痫发作的倾向，那些有机会转变为慢性的急性硬膜下血肿的老年患者可能会因长期使用抗癫痫药物而受益。在 1990 年以前，Temkin 等人的研究中没有特别分析这一部分患者，研究人群也没有代表存在急性或慢性硬膜下血肿但 GCS 评分良好的老年人。

静脉推注给予苯妥英钠可能会导致低血压或心律失常，较慢的给药速度可在一定程度上消除这些影响。只有在充分的液体复苏后才可以使用苯妥英钠。也可以改为单次使用磷苯妥英钠（1∶1 当量剂量）。在昏迷患者中，不建议改为肠内给药，肠内给药可能是有害的，因为鼻饲可能影响其吸收，导致功效降低。此外，鼻饲应在给药后进行，因为药物会影响患者的鼻饲营养治疗。苯妥英负荷剂量：18 mg/kg 静推，速率不超过 50 mg/min。苯妥英维持剂量：4～6 mg/（kg·d），每 8 小时一次静滴。每 8 小时静滴 100 mg。

如果监测血药浓度水平，应使用游离苯妥英浓度水平（与总量相反）来评估有效范围。有疗效的总血药浓度水平为 10～20 μg/ml，游离苯妥英钠有效范围为 1～2 μg/ml。越来越多的实验室能够直接测量游离血药浓度，而无须根据血清白蛋白水平进行计算校正。总血药浓度超过 20 μg/ml 时可能发生副反应，但最常见的血药浓度超过 30 μg/ml，而这一浓度在 7 日内通过上述给药方案难以实现。昏迷患者不会发生包括复视、共济失调、构音障碍、意识模糊和认知减慢的副作用。此外，药物半衰期在 9～140 小时，达到稳定状态的时间可以是 7～14 日，从而避免在 1 周的时间内进行剂量调整。因此，除非临床发现问题，否则不严格要求监测血药浓度水平。然而，当需要进行药物剂量的微小调整时，需检测血清浓度水平，因为药代动力学，小的剂量变化可能导致较大的血清药物水平波动。可能产生的症状包括眼球震颤（甚至可能在治疗时发生，但可能预示神经事件）、癫痫发作（如果辅助治疗，患者需要增加剂量，如果治疗，患者需要额外追加药物）和扑翼样震颤（见于负荷治疗水平，可能与癫痫发作或肌阵挛混淆）。苯妥英钠皮疹或全面史蒂文斯-约翰逊综合征的发病率很少见。如果发生简单的斑丘疹（通常是躯干）皮疹，停止药物后并重新开始给药通常不会复发。

低温治疗

大量的临床前证据和人体试验证明了低温对神经保护的益处。与正常体温相比，在重度 TBI 患者早期预防性予以轻度至中度低温（范围 $32 \sim 35$℃）可能对预后（GOS 评分）产生有利作用。然而，病死率的降低尚未得到统计学上的结果。当目标温度维持超过 48 小时，可能会有更大程度降低死亡的风险。因此，在重度 TBI 患者中进行预防性低温是一种治疗选择，通常仅用于实验研究或熟练使用该方法的临床中心。虽然需要进一步的研究是否需要预防性低温，但很明显，避免高温是很重要的[67]。

类固醇类药物

严重脑损伤管理指南唯一的 I 类建议是禁忌使用皮质类固醇来减轻重度 TBI 中的继发性损伤。这项建议是在进行大规模国际多中心研究中评估甲泼尼龙对 TBI 患者的潜在益处后做出的。CRASH（严重颅脑损伤后皮质类固醇随机化）试验因安全问题提前终止，与对照组相比，5 年以上入组的中期数据显示，类固醇组 2 周内死亡风险增加（21% 对 18%，相对风险 $=1.18$；$P=0.000\ 1$）[79]。

营养和全身并发症预防

关于各种并发症预防的详细讨论超出了本章的范畴，但必须注意严格的并发症预防。应尽早提供足够的营养（如果可能，尽量通过肠内手段），包括足够的量和成分需求，以满足昏迷患者的超常代谢需求。重度 TBI 患者存在肺炎、尿路感染、败血症和导管相关感染，伤口感染和脑膜炎/脑室炎的风险具体取决于昏迷持续的时间、损伤情况和所采用的治疗方法。此外，长期制动可导致深静脉血栓形成、静脉血栓栓塞、压疮溃疡和挛缩，这些应通过适当的活动和支撑来预防。

对患有自主神经功能障碍的患者群体进行鉴别诊断是关键，特别早期心率和血压的高动力效应可能与其混淆。使用麻醉剂和（或）β 受体阻滞剂的早期治疗可消除或减少积极的体温管理和镇静方案，从而来促进整体的治疗。

脑外手术的时机必须考虑到与手术失血、麻醉相关的低血压、缺氧、转运引起的 ICP 升高和脂肪栓塞导致继发性损伤恶化的可能性。一般而言，非危及生命的手术至少延后 1 ~ 3 日，择期手术更应推迟。威胁肢体的伤害通常需要进行临时处理（例如，外部固定、清创和灌洗），直到能够进行更安全的手术修复。

结　　论

重度 TBI 患者的重症管理是错综复杂的、多因素的、综合的，应该在神经解剖学、神经病理学、神经生理学和神经影像学的扎实基础上，同时坚持合理外科的组织器官管理原则、颅内病变治疗原则及 ICP 的管理原则。ICU 的许多治疗干预措施都针对 ICP 和 CPP 管理，所有这些干预都源于预防二次打击和减轻神经毒性、炎症、缺血、水肿和细胞的继发性损伤过程，从而为纠正代谢紊乱提供最佳的治疗环境。

（王展鹏　黄齐兵）

参考文献

[1] Biffl WL, Harrington DT, Majercik SD, Starring J, Cioffi WG. The evolution of trauma care at a level I trauma center. J Am Coll Surg. 2005; 200(6):922-929.

[2] Vukic M, Negovetic L, Kovac D, Ghajar J, Glavic Z, Gopcevic A. The effect of implementation of guidelines for the management of severe head injury on patient treatment and outcome. Acta Neurochir (Wien). 1999; 141(11):1203-1208.

[3] Berg J, Tagliaferri F, Servadei F. Cost of trauma in Europe. Eur J Neurol. 2005; 12 Suppl 1:85-90.

[4] Corso P, Finkelstein E, Miller T, Fiebelkorn I, Zaloshnja E. Incidence and lifetime costs of injuries in the United States. Inj Prev. 2006; 12(4):212-218.

[5] Thurman DJ, Alverson C, Dunn KA, Guerrero J, Sniezek JE. Traumatic brain injury in the United States: a public health perspective. J Head Trauma Rehabil. 1999; 14(6):602-615.

[6] Guerrero JL, Sniezek JE, Sehgal M. The prevalence of disability from chronic conditions due to injury among adults ages 18-69 years: United States, 1994. Disabil Rehabil. 1999; 21(4):187-192.

[7] Finkelstein E, Corso PS, Miller TR. The Incidence and Economic Burden of Injuries in the United States. New York, NY: Oxford University Press; 2006.

[8] Narayan RK, Wilberger JE, Poblishock JT. Neurotrauma. New York, NY: McGraw-Hill Health Professions Division; 1996.

[9] Teasdale G, Jennett B. Assessment of coma and impaired consciousness. A practical scale. Lancet. 1974; 2(7872):81-84.

[10] Buechler CM, Blostein PA, Koestner A, Hurt K, Schaars M, McKernan J. Variation among trauma centers' calculation of Glasgow Coma Scale score: results of a national survey. J Trauma. 1998; 45(3):429-432.

[11] Moskopp D, Stähle C, Wassmann H. Problems of the Glasgow Coma Scale with early intubated patients. Neurosurg Rev. 1995; 18(4):253-257.

[12] Stocchetti N, Pagan F, Calappi E, et al. Inaccurate early assessment of neurological severity in head injury. J Neurotrauma. 2004; 21(9):1131-1140.

[13] Gennarelli TA, Spielman GM, Langfitt TW, et al. Influence of the type of intracranial lesion on outcome from severe head injury. J Neurosurg. 1982; 56 (1):26-32.

[14] Marshall LF, Marshall SB, Klauber MR, et al. A new classification of head injury based on computerized tomography. J Neurosurg. 199 1; 75 1:S:14-S-20.

[15] Marshall LF, Marshall SB, Klauber MR, et al. The diagnosis of head injury requires a classification based on computed axial tomography. J Neuro-

trauma. 1992; 9 Suppl 1:S287–S292.

[16] Maas AI, Hukkelhoven CW, Marshall LF, Steyerberg EW. Prediction of outcome in traumatic brain injury with computed tomographic characteristics: a comparison between the computed tomographic classification and combinations of computed tomographic predictors. Neurosurgery. 2005; 57(6):1173–1182, discussion 1173–1182.

[17] Maas AI, Marmarou A, Murray GD, Teasdale SG, Steyerberg EW. Prognosis and clinical trial design in traumatic brain injury: the IMPACT study. J Neurotrauma. 2007; 24(2):232–238.

[18] Jennett B, Bond M. Assessment of outcome after severe brain damage. Lancet. 1975; 1(7905):480–484.

[19] Hutchinson PJ, Corteen E, Czosnyka M, et al. Decompressive craniectomy in traumatic brain injury: the randomized multicenter RESCUEicp study (www.RESCUEicp.com). Acta Neurochir Suppl (Wien). 2006; 96:17–20.

[20] Wilson JT, Pettigrew LE, Teasdale GM. Structured interviews for the Glasgow Outcome Scale and the extended Glasgow Outcome Scale: guidelines for their use. J Neurotrauma. 1998; 15(8):573–585.

[21] Murray GD, Barer D, Choi S, et al. Design and analysis of phase III trials with ordered outcome scales: the concept of the sliding dichotomy. J Neurotrauma. 2005; 22(5):511–517.

[22] Temkin NR, Anderson GD, Winn HR, et al. Magnesium sulfate for neuroprotection after traumatic brain injury: a randomised controlled trial. Lancet Neurol. 2007; 6(1):29–38.

[23] Zafonte R, Friedewald WT, Lee SM, et al. The citicoline brain injury treatment (COBRIT) trial: design and methods. J Neurotrauma. 2009; 26(12):2207–2216.

[24] Zafonte RD, Bagiella E, Ansel BM, et al. Effect of citicoline on functional and cognitive status among patients with traumatic brain injury: Citicoline Brain Injury Treatment Trial (COBRIT). JAMA. 2012; 308(19):1993–2000.

[25] Engel DC, Slemmer JE, Vlug AS, Maas AI, Weber JT. Combined effects of mechanical and ischemic injury to cortical cells: secondary ischemia increases damage and decreases effects of neuroprotective agents. Neuropharmacology. 2005; 49(7):985–995.

[26] Chesnut RM, Marshall LF, Klauber MR, et al. The role of secondary brain injury in determining outcome from severe head injury. J Trauma. 1993; 34(2):216–222.

[27] Gabriel EJ, Ghajar J, Jagoda A, Pons PT, Scalea T, Walters BC, Brain Trauma Foundation. Guidelines for prehospital management of traumatic brain injury. J Neurotrauma. 2002; 19(1):111–174.

[28] Badjatia N, Carney N, Crocco TJ, et al. Guidelines for prehospital management of traumatic brain injury 2nd edition. Prehosp Emerg Care. 2008; 12(Suppl 1):S1–52.

[29] Davis DP, Hoyt DB, Ochs M, et al. The effect of paramedic rapid sequence intubation on outcome in patients with severe traumatic brain injury. J Trauma. 2003; 54(3):444–453.

[30] Cooper DJ, Myles PS, McDermott FT, et al. HTS Study Investigators. Prehospital hypertonic saline resuscitation of patients with hypotension and severe traumatic brain injury: a randomized controlled trial. JAMA. 2004; 291(11):1350–1357.

[31] Holstein A, Kühne D, Elsing HG, et al. Practicality and accuracy of prehospital rapid venous blood glucose determination. Am J Emerg Med. 2000; 18(6):690–694.

[32] American College of Surgeons. Advanced Trauma Life Support Training Manual.

[33] Lai HY, Chen IH, Chen A, Hwang FY, Lee Y. The use of the GlideScope for tracheal intubation in patients with ankylosing spondylitis. Br J Anaesth. 2006; 97(3):419–422.

[34] Biro P, Weiss M. Comparison of two video-assisted techniques for the difficult intubation. Acta Anaesthesiol Scand. 2001; 45(6):761–765.

[35] Weiss M, Hartmann K, Fischer JE, Gerber AC. Use of angulated video-intubation laryngoscope in children undergoing manual in-line neck stabilization. Br J Anaesth. 2001; 87(3):453–458.

[36] Miller PR, Fabian TC, Bee TK, et al. Blunt cerebrovascular injuries: diagnosis and treatment. J Trauma. 2001; 51(2):279–285; discussion 285–2–8–6.

[37] Miller PR, Fabian TC, Croce MA, et al. Prospective screening for blunt cerebrovascular injuries: analysis of diagnostic modalities and outcomes. Ann Surg. 2002; 236(3):386–393; discussion 393–395.

[38] Timmons SD. An update on traumatic brain injuries. J Neurosurg Sci. 2012; 56(3):191–202.

[39] Bullock R, Chesnut RM, Clifton G, et al. Brain Trauma Foundation. Guidelines for the management of severe head injury. Eur J Emerg Med. 1996; 3(2):109–127.

[40] The Brain Trauma Foundation. The American Association of Neurological Surgeons. The Joint Section on Neurotrauma and Critical Care. Computed tomography scan features. J Neurotrauma. 2000; 17(6)(−)(7):597–627.

[41] The Brain Trauma Foundation. The American Association of Neurological Surgeons. The Joint Section on Neurotrauma and Critical Care. Hypotension. J

Neurotrauma. 2000; 17(6)(−)(7):591–595.

[42] The Brain Trauma Foundation. The American Association of Neurological Surgeons. The Joint Section on Neurotrauma and Critical Care. Pupillary diameter and light reflex. J Neurotrauma. 2000; 17(6)(−)(7):583–590.

[43] The Brain Trauma Foundation. The American Association of Neurological Surgeons. The Joint Section on Neurotrauma and Critical Care. Age. J Neurotrauma. 2000; 17(6)(−)(7):573–581.

[44] The Brain Trauma Foundation. The Brain Trauma Foundation. The American Association of Neurological Surgeons. The Joint Section on Neurotrauma and Critical Care. Glasgow coma scale score. J Neurotrauma. 2000; 17(6–7):563–571.

[45] The Brain Trauma Foundation. The American Association of Neurological Surgeons. The Joint Section on Neurotrauma and Critical Care. Methodology. J Neurotrauma. 2000; 17(6)(−)(7):561–562.

[46] The Brain Trauma Foundation. The American Association of Neurological Surgeons. The Joint Section on Neurotrauma and Critical Care. Role of antiseizure prophylaxis following head injury. J Neurotrauma. 2000; 17(6)(−)(7):549–553.

[47] The Brain Trauma Foundation. The American Association of Neurological Surgeons. The Joint Section on Neurotrauma and Critical Care. Nutrition. J Neurotrauma. 2000; 17(6)(−)(7):539–547.

[48] The Brain Trauma Foundation. The American Association of Neurological Surgeons. The Joint Section on Neurotrauma and Critical Care. Critical pathway for the treatment of established intracranial hypertension. J Neurotrauma. 2000; 17(6)(−)(7):537–538.

[49] The Brain Trauma Foundation. The American Association of Neurological Surgeons. The Joint Section on Neurotrauma and Critical Care. Role of steroids. J Neurotrauma. 2000; 17(6)(−)(7):531–535.

[50] The Brain Trauma Foundation. The American Association of Neurological Surgeons. The Joint Section on Neurotrauma and Critical Care. Use of barbiturates in the control of intracranial hypertension. J Neurotrauma. 2000; 17(6)(−)(7):527–530.

[51] The Brain Trauma Foundation. The American Association of Neurological Surgeons. The Joint Section on Neurotrauma and Critical Care. Use of mannitol. J Neurotrauma. 2000; 17(6)(−)(7):521–525.

[52] The Brain Trauma Foundation. The Joint Section on Neurotrauma and Critical Care. Hyperventilation. J Neurotrauma. 2000; 17(6)(−)(7):513–520.

[53] The Brain Trauma Foundation. The American Association of Neurological Surgeons. The Joint Section on Neurotrauma and Critical Care. Guidelines for cerebral perfusion pressure. J Neurotrauma. 2000; 17(6)(−)(7):507–511.

[54] The Brain Trauma Foundation. The American Association of Neurological Surgeons. The Joint Section on Neurotrauma and Critical Care. Recommendations for intracranial pressure monitoring technology. J Neurotrauma. 2000; 17(6)(−)(7):497–506.

[55] The Brain Trauma Foundation. The American Association of Neurological Surgeons. The Joint Section on Neurotrauma and Critical Care. Intracranial pressure treatment threshold. J Neurotrauma. 2000; 17(6)(−)(7):493–495.

[56] The Brain Trauma Foundation. The American Association of Neurological Surgeons. The Joint Section on Neurotrauma and Critical Care. Indications for intracranial pressure monitoring. J Neurotrauma. 2000; 17(6)(−)(7):479–491.

[57] The Brain Trauma Foundation. The American Association of Neurological Surgeons. The Joint Section on Neurotrauma and Critical Care. Resuscitation of blood pressure and oxygenation. J Neurotrauma. 2000; 17(6)(−)(7):471–478.

[58] The Brain Trauma Foundation. The American Association of Neurological Surgeons. The Joint Section on Neurotrauma and Critical Care. Initial management. J Neurotrauma. 2000; 17(6)(−)(7):463–469.

[59] The Brain Trauma Foundation. The American Association of Neurological Surgeons. The Joint Section on Neurotrauma and Critical Care. Trauma systems. J Neurotrauma. 2000; 17(6)(−)(7):457–462.

[60] Brain Trauma Foundation, American Association of Neurological Surgeons, Congress of Neurological Surgeons, . . Guidelines for management of severe traumatic brain injury. J Neurotrauma. 2007; 24 Suppl 1:S1–S106.

[61] Carney N, Totten AM, O'Reilly C, , et al. .. Guidelines for the Management of Severe Traumatic Brain Injury, Fourth Edition. Neurosurgery. 2017; 80(1):6–15.

[62] Maas AI, Dearden M, Teasdale GM, et al. European Brain Injury Consortium. EBIC-guidelines for management of severe head injury in adults. Acta Neurochir (Wien). 1997; 139(4):286–294.

[63] American College of Surgeons. Trauma Quality Improvement Program Best Practices in Traumatic Brain Injury. 2014.

[64] Zauner A, Bullock R, Kuta AJ, Woodward J, Young HF. Glutamate release and cerebral blood flow after severe human head injury. Acta Neurochir Suppl (Wien). 1996; 67:40–44.

[65] Contant CF, Valadka AB, Gopinath SP, Hannay HJ, Robertson CS. Adult respiratory distress syndrome: a complication of induced hypertension after severe head injury. J Neurosurg. 2001; 95(4):560–568.

[66] Butcher I, Maas AI, Lu J, et al. Prognostic value of admission blood pressure in traumatic brain injury: results from the IMPACT study. J Neurotrauma. 2007; 24(2):294–302．

[67] Timmons SD. Current trends in neurotrauma care. Crit Care Med. 2010; 38(9) Suppl:S431–S444.

[68] Timmons SD. The life-saving properties of blood: mitigating cerebral insult after traumatic brain injury. Neurocrit Care. 2006; 5(1):1–3.

[69] Marshall LF, Theresa G, Klauber MR, et al. The outcome of severe closed head injury. J Neurosurg. 1991; 75(1):S28–S36.

[70] Feldman Z, Kanter MJ, Robertson CS, et al. Effect of head elevation on intracranial pressure, cerebral perfusion pressure, and cerebral blood flow in head-injured patients. J Neurosurg. 1992; 76(2):207–211.

[71] Sakowitz OW, Stover JF, Sarrafzadeh AS, Unterberg AW, Kiening KL. Effects of mannitol bolus administration on intracranial pressure, cerebral extracellular metabolites, and tissue oxygenation in severely head-injured patients. J Trauma. 2007; 62(2):292–298.

[72] Bratton SL, Chestnut RM, Ghajar J, et al. Brain Trauma Foundation, American Association of Neurological Surgeons, Congress of Neurological Surgeons, Joint Section on Neurotrauma and Critical Care, AANS/CNS. Guidelines for the management of severe traumatic brain injury. XI. Anesthetics, analgesics, and sedatives. J Neurotrauma. 2007; 24 Suppl 1:S71–S76．

[73] Tolias CM, Bullock MR. Critical appraisal of neuroprotection trials in head injury: what have we learned? NeuroRx. 2004; 1(1):71–79．

[74] Maas AI. Neuroprotective agents in traumatic brain injury. Expert Opin Investig Drugs. 2001; 10(4):753–767．

[75] Maas AI, Steyerberg EW, Murray GD, et al. Why have recent trials of neuroprotective agents in head injury failed to show convincing efficacy? A pragmatic analysis and theoretical considerations. Neurosurgery. 1999; 44 (6):1286–1298．

[76] Temkin NR, Dikmen SS, Wilensky AJ, Keihm J, Chabal S, Winn HR. A randomized, double-blind study of phenytoin for the prevention of post-traumatic seizures. N Engl J Med. 1990; 323(8):497–502．

[77] Bratton SL, Chestnut RM, Ghajar J, et al. Brain Trauma Foundation, American Association of Neurological Surgeons, Congress of Neurological Surgeons, Joint Section on Neurotrauma and Critical Care, AANS/CNS. Guidelines for the management of severe traumatic brain injury. XIII. Antiseizure prophylaxis. J Neurotrauma. 2007; 24 Suppl 1:S83–S86．

[78] Chang BS, Lowenstein DH, Quality Standards Subcommittee of the American Academy of Neurology. Practice parameter: antiepileptic drug prophylaxis in severe traumatic brain injury: report of the Quality Standards Subcommittee of the American Academy of Neurology. Neurology. 2003; 60(1):10–16．

[79] Edwards P, Arango M, Balica L, et al. CRASH trial collaborators. Final results of MRC CRASH, a randomised placebo-controlled trial of intravenous corticosteroid in adults with head injury-outcomes at 6 months. Lancet. 2005; 365 (9475):1957–1959．

第15章
战时颅脑穿通伤
Wartime Penetrating Injuries

Kyle Mueller, Randy S. Bell, Daniel Felbaum, Jason E. McGowan, and Rocco A. Armonda

摘要　第一次世界大战以来，对颅脑穿通伤的神经外科诊疗取得显著进步。早期战争中，颅脑穿通伤通常导致死亡。今天，我们已经看到即使是最严重的颅脑穿通伤也能获得前所未有的功能性存活。多种因素结合导致这个结果：使用技术先进的防弹衣、远程神经影像技术、快速将伤员转运到专门的神经外科急救中心。从我们的经验和伊拉克战场上的经验来看，选择积极的干预措施对于最大限度改善患者预后和避免植物状态生存至关重要（不建议对双侧大脑半球、中脑穿通伤进行干预治疗）。此外，对于存活者晚期并发症（如假性动脉瘤破裂、血管痉挛引起的迟发性脑卒中和脑积水）的及时判断或许是颅脑穿通伤患者术后植物生存状态和良好功能恢复之间区别的关键。这一章提供了一个历史的概述，以及从战争时期总结出的颅脑穿通伤的现代诊治原则。

关键词　颅脑创伤，去骨瓣减压术，战争，清创术，深静脉血栓形成，高凝状态

历史背景

目前对于军事冲突中颅脑穿通伤的治疗源自Harvey Cushing医师在第一次世界大战时建立的治疗原则[1]。从那时起，根治性清创术在第一次世界大战、第二次世界大战[2]、朝鲜战争[3]、越南战争、伊朗-伊拉克战争（两伊战争）[4]中已被广泛应用。随后的以色列-黎巴嫩冲突期间改为保守性清创术。在伊拉克战争中，一种使用大骨瓣减压术结合保守性清创术和硬脑膜成形术的早期彻底减压方法开始用于因爆炸诱发的颅脑穿通伤。尽管关于所有伤亡人员的正式分析还没有完成，但初步印象是早期减压可以提高生存率和神经功能改善率[6]。当然，还需要长期随访来明确早期减压是否能确实改善功能预后（图15.1）。

在第一次世界大战中大多数人的头部外伤与战壕作战有关，这不像任何之前的国内军事冲突，它对于早期的神经外科医师是个挑战[7]。神经外科领

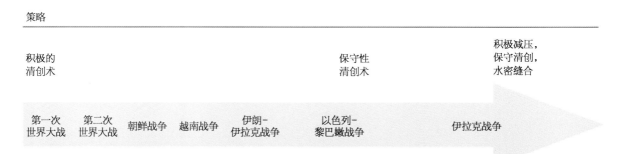

图15.1　神经外科对于战时颅脑穿通伤治疗策略的演变

策略

积极减压，保守清创，水密缝合

保守性清创

积极的清创术

第一次世界大战　第二次世界大战　朝鲜战争　越南战争　伊朗-伊拉克战争　以色列-黎巴嫩战争　伊拉克战争

域正处在它的早期，对处理这些复杂的损伤还没有丰富的经验。在这一时期，Cushing 的观察和报道对于治疗指南是很有帮助的。他那时指出，感染是死亡的主要原因，降低感染率就能避免死亡[1]。然而由于缺乏断层影像学检查和向后方转运过程的延迟，事实上很少能对患者立即进行挽救生命的干预手术。尽管存在这些障碍，Cushing 发展了一套包括头皮、颅骨和导管灌洗在内的根治性清创术的操作程序，试图去除身体内所有异物。此后，头皮严密缝合技术取代了引流。在他的想法中这些技术应该用在装备良好的医学中心，通常远离前线，这样会比冒着极大的感染死亡风险在前线所做手术的效果要好。他对颅脑穿通伤的分类提出了防止继发性损伤的基本概念，并推动了后续的改进（表 15.1）。

这些理念在第二次世界大战中随着神经外科医师的培训和技术进步而完善。通过对第二次世界大战中处理步骤的总结，Donald Matson 明确地指出了远离前线的神经外科治疗的目的[8]。这些原则在今天的医疗实践中仍被证实是对的，总结如下：① 立即拯救生命（清除血肿，进行脑干减压）。② 预防感染。③ 保护神经功能。④ 恢复解剖结构[8]。他还认为第二次世界大战中成功的医疗救护归因于有专业设备的前线神经外科医院、快速转运伤员以获得早期手术、前线有大量的备用血液及抗生素的全面应用。这些经验在当前和将来的地区冲

表 15.2 Maston 原则

Maston 原则[8]	目前应用
I 拯救生命	在前线应用 ATLS/ACLS 维持内环境稳定以及进行大骨瓣减压
II 预防感染	硬脑膜的水密缝合
III 保护神经系统功能	通过先进的神经急救技术、神经介入治疗阻止继发的神经损伤（即脑膜炎、癫痫、脑卒中）
IV 恢复解剖功能	恢复解剖的保护作用和轮廓（即颅骨修补术）

突中的应用将是本章的重点（表 15.2）。

子弹和损伤机制

颅脑穿通伤对神经系统的影响依赖于多种因素（图 15.2）。在最近的军事冲突中可以看到，脑部子弹伤（如 AK-47 子弹）患者的存活率仍然很低。最近的交战已经发展到使用更高速、更长金属弹壳的子弹和更快的初始速度的武器（如 AK-74），它们通常作为狙击手的武器装备。这些武器所致的损伤是更致命的。这种损伤更容易造成穿孔伤、颅骨破碎、颅腔高压。然而在伊拉克战争中的损伤更多地

表 15.1 Cushing 颅脑穿通伤分类（1918 年）[1]

级 别	描 述	第一次世界大战例数	病死率（%）
I	头皮撕裂伤，颅骨完整	22	4.5
II	伴颅骨骨折的伤口，硬膜完整，有或无凹陷	54	9.2
III	伴颅骨凹陷骨折的伤口、硬膜撕裂伤	18	11.8
IV	（沟槽型）伤口伴可控的碎片，通常突出于脑组织	25	24
V	穿通伤，弹片残留，脑组织通常突出	41	36.6
VI	颅骨碎片： 弹片 导致的脑室穿通伤	14 16	42.8 100
VII	累及眶鼻或耳岩骨区域的伤口，伴脑组织挤压	15	73.3
VIII	穿孔性伤口，大脑严重受伤	5	80
IX	伴大块颅骨骨折的颅脑创伤	10	50

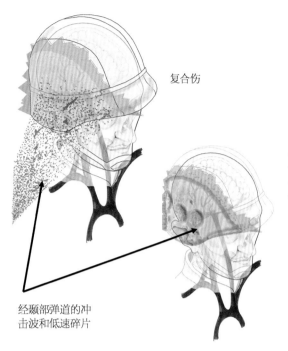

复合伤

— 头盔下外伤
— 超过穿通碎片的冲击波损伤
— 软组织、颅面眶损伤
— 脑血管损伤

经颞部弹道的冲
击波和低速碎片

图 15.2 颅脑穿通伤对于神经系统的影响依赖于多种因素。图中描述了 4 种外伤模式。当头盔内部分层，冲击下面的头皮、颅骨和脑组织，引起头盔下外伤。它会产生一种活塞样的高能量撞击力反射到脑组织和颅腔。冲击波超越肉眼可见的碎片。造成脑组织和周围结构的远距离损伤。这些结构即时和迟发的损伤（受撞击 2 周内）包括选择性的脑动脉受损。它包括外伤性假性动脉瘤，典型者垂直于碎片轨迹，常见于颅底和 Willis 动脉环大的血管受损；特别是颈内动脉床突上段，因为被远端的硬膜环固定，迟发型血管痉挛的发生率很高。

来自路边炸弹或临时爆炸装置，包括汽车炸弹或自杀式袭击者炸弹。这些弹药在设计和引起损伤类型方面是各不相同的。外伤程度取决于所使用的爆炸物、到爆炸点的距离、发射物的形状和受撞击人体组织的弹性。这些发射物由巨大的气流压力推动，这种气流压力甚至超过发射物或最终到达撞击物产生的压力，成为外伤的主要原因。自第二次世界大战以来，气流损伤造成的中枢神经系统功能紊乱已经被识别和分类[9]。在这些装置的爆炸过程中，飞行发射物包括制造炸弹的材料本身（第一发射物）和额外包装在炸弹周围的材料（即钉子和其他金属物、石块、玻璃、身体碎片）（第二发射物）。尽管

它们与狙击手的子弹相比，这些碎片的最终打击速度较低，但因为它们异常的尺寸、形状、多孔性，仍能造成毁灭性的结果。

非金属碎片与之前讨论的金属碎片不同，它可能导致迟发的脓肿形成和继发性败血症。例如，在 1 例汽车炸弹的袭击中，就有来自金属罐头的碎片作为第二发射物（图 15.3）。来自周围建筑的残骸，以玻璃和石头的形式也可以被驱动并且穿透颅骨（图 15.4）。这些"以杀伤地面人员为目的"的装置中最致命的部分包括小的球形螺栓的使用（图 15.5）。根据以色列的报道，当它们穿通颅骨时，这些小圆形的碎片能引起边界清楚的解剖学损害，伤

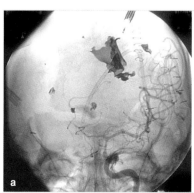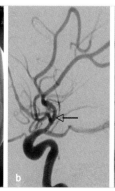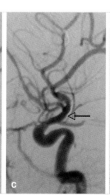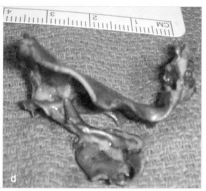

图 15.3 （a）这个病例最初的 GCS 评分为 3 分，伴有严重的烧伤和头皮组织缺损，汽车炸弹产生的一块大碎片穿过中线部位的间脑进入纵裂池。立即给患者进行大骨瓣减压、硬膜下血肿清除和脑室外引流术。（b）该病例发生了迟发的双侧严重的血管痉挛（黑色箭头所示）。（c）用微球囊成形和尼卡地平治疗后的血管情况（黑色箭头所示）。（d）该病例被送到手术室，清除颅内长达 4 cm 的金属碎片。因头皮组织缺损，还对该患者进行了颅骨修补术和背部皮瓣移植。外伤后 36 个月，他能下床活动，能进行有效的交流，饮食也能自理。

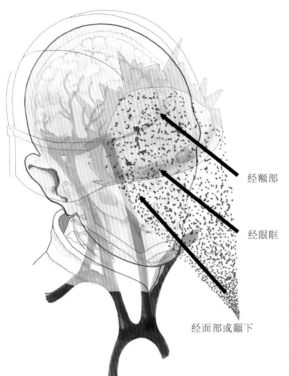

经额部

经眼眶

经面部或颞下

图 15.4　爆炸点周围的碎屑被驱动为继发性碎片。在车辆和建筑物附近，这种碎屑产生于变形的金属、玻璃或路边石头，它能经眼眶和面部穿通颅骨。在额部方向，它能导致前颅底、眼眶、面部、气道和双侧额叶及纵裂池内大脑前动脉复合体的破碎，导致从颅底到颞下窝、支撑面部骨架的软组织以及解剖结构连续性的缺失。

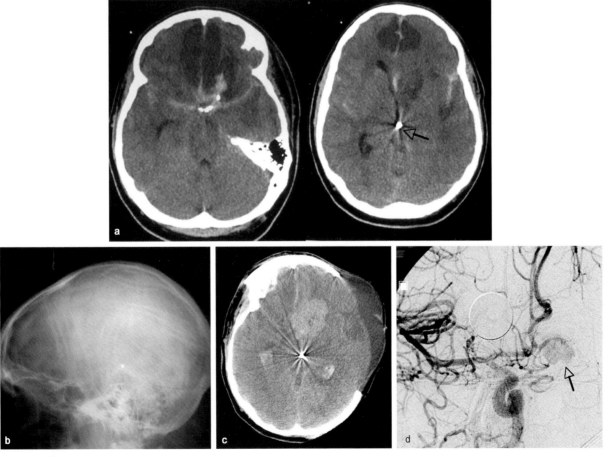

图 15.5　（a、b）这位士兵最初的 GCS 评分为 7 分，一个球状螺栓眶穿通进入松果体区（黑色箭头所示）。（c）他接受了脑室外引流术，以后接受了左侧去骨瓣减压术。（d）此后的脑血管造影显示了一个前交通动脉的假性动脉瘤。这个假性动脉瘤随后快速增大，再次破裂出血，患者因而死亡。

者大都死亡[10]。以色列曾经报道1例球形螺栓阻塞第四脑室引起急性脑积水的病例。另一些病例是，颅底或大脑纵裂被穿通后，这些碎片能够使大血管破裂，形成假性动脉瘤或者聚集在静脉窦内。经过最初的评估，明确患者是被金属还是被非金属异物引起穿通伤后，必须考虑清除异物。位于脑室或脑室旁的这些金属或非金属多孔材料与迟发的感染和之后的神经功能障碍有关[11]。总而言之，如果有证据表明碎片移动，碎片与CSF接触，包括脑池和脑室，或碎片邻近血管结构，建议手术清除这些异物（表15.3）。例外的情况或许是没有血管异常的大脑纵裂内的碎骨片。无论用何种方法，应该通过放射影像学来随访碎骨片，评估有无迟发的骨片移动或脓肿形成，这种保守的治疗方法是可以接受的，因为没有证据表明再次手术清除碎片能减少癫痫或者迟发感染的发生率，相反却增加了神经损伤的发生率[5, 12]。

表 15.3　取出颅内碎片的原则

可移动的碎片
脓肿形成
血管压迫或接触
多孔材料与 CSF 接触（如岩石、木头）

处　理

最初的复苏

　　在受伤即刻就开始应用Matson原则。战时的医务人员要面临多种挑战，不仅要对伤员进行复苏，还要面对敌人的炮火。不像在和平环境中，对军事伤员的救护经常因医务人员受到安全威胁而被阻止。敌人为了降低士兵的士气和战地医疗队的战斗力，经常将医疗队作为特别攻击目标。因此，将伤员从死亡地带转移的一个原则是转移前必须使伤员恢复知觉。在直接交火中，军队卫生员的首要任务或许是在转移伤员之前开枪还击以压制敌人的火力。不像普通人群受伤和以前的军事冲突中的外伤，从致命的炸弹旁迅速撤离是最重要的，因为在伊拉克战争中大多数的外伤来自遥控的路边炸弹，故医疗救护方案显然需要调整。在转移到安全地带后，首先要使伤员恢复知觉，再将其转运到更高一级的医疗中心。

　　早期保持气道通畅和控制出血以及迅速撤离是

严重脑外伤患者恢复知觉的第一步。直接转运到战地医院的神经外科以便迅速采取干预措施，可以提高伤员的生存率。提高生存率的准确数据很难评估，因为在这样的快速撤离过程中，神经外科救治的只是经过挑选的一部分前线伤员。

远程神经影像和神经外科以及深静脉血栓的预防

　　在过去的5年半时间中，我们的经验来自对近200例严重颅脑穿通伤患者的治疗。其中包括38例严重的创伤性血管痉挛、40例外伤性动脉瘤、超过100例接受大骨瓣减压的患者。我们增加了常规脑血管造影和经颅多普勒超声检查，用于患者的监护。我们对病例的详细回顾分析发现，GCS为3～5分的患者中30%有好的功能性预后；GCS>5分的患者中60%有好的功能性预后。

　　在战地医院，复杂的、严重的颅脑穿通伤要由医师、护士和技术员共同努力救治。在美国军事医学模式中，战地医院是伤员转运过程中第一个既有神经外科医师又有CT检查的地方。在最初的清理气道、建立呼吸和循环后，对一个血流动力学稳定的患者必须进行适当的影像学检查。在这一阶段，急需尽快进行开颅减压术，处理威胁生命的病灶。通常，必须首先处理威胁生命的颅外出血。进行影像学检查同时存在切实可行且有效的多种选择，包括头部和躯体治疗的同时检查或者待血流动力学稳定后再进行检查。当面对一个闭合性TBI且神经功能稳定的患者，或经历了长时间颅外科手术的患者立即进行术后影像学检查无任何益处时，可以延迟神经系统影像学检查。

　　颅脑创伤（TBI）和血液的高凝状态之间存在着相关性。然而，静脉血栓的化学预防策略仍然是一个问题。TBI的患者被指出其深静脉血栓形成（DVT）风险将增高4倍[13]。在颅内血肿有进展的TBI患者以及颅内血肿稳定的TBI患者中早期应用依诺肝素预防DVT，其结果与安慰剂组相似[14]。在我们回顾性研究的67名现役军人中，有32名军人在12～48小时内接受了预防深静脉血栓形成的治疗，而有35名军人没有进行预防，最后尽管研究结果表面两组在颅内血肿的进展、DVT或肺栓塞的发生率方面没有显著的差异，但是仍然有观点认为，早期干预可能是有效的。此外，两组间30日病死率或紧急再手术率也没有显著差异。颅脑穿通伤后早期DVT预防的相对禁忌证是颅内血肿与基线状态相比发生进展、临床显著的颅内出血、伤及颅内重要血管的创伤或颅内碎片，以及未经治疗纠正的凝血功能障碍[15]。在这一领域还需要更进一步的研究，以充分阐明该问题的安全性和有效性。

对严重脑外伤患者的处理方法已经在现代军事冲突过程中逐步演变。因为长途飞机转运的出现，处理方法已经变成尽早实施大骨瓣减压术、硬膜成形术及水密缝合。这个观点认为，减压能缓解或减少由恶性 ICP 增高导致的继发性神经功能缺失。不仅如此，对于普通人群的 TBI，大多数治疗方案还包括术后早期影像学检查和恰当的 ICP 监测。

神经血管损伤（创伤性动脉瘤及血管痉挛）

近年来在创伤性脑血管损伤的处理方法上同样取得了重大进展。随着早期实施减压术的患者存活率的提高，人们意识到对迟发性并发症的关注已经变得越来越重要。创伤性脑血管损伤的发生将会对严重颅脑穿通伤患者产生重大影响，以创伤性动脉瘤和创伤性血管痉挛为代表。我们有超过 5 年的严重颅脑穿通伤的治疗经验。经过我们治疗的近 200 名患者中，40 人并发创伤性动脉瘤，38 人并发严重的创伤性血管痉挛，100 多人施行了大骨瓣减压术。从伊拉克战争中所获得的经验已经让我们观察到超过 1/3 的严重颅脑外伤患者同时伴有血管损伤[16]。我们对病例的详细回顾分析发现，GCS 为 3～5 分的患者中 30% 有好的功能性预后；GCS>5 分的患者中 60% 有好的功能性预后。

血管痉挛表现为血管管径的减小。虽然创伤性血管痉挛在临床上通常不明显，但常常会导致迟发性缺血性神经功能缺失[17]。这可能是 TBI 幸存者的主要发病原因。创伤性动脉瘤通常是由某些导弹或发射物引起的血管壁损伤所导致。这些损伤几乎不可预测，但常常需要干预，而干预的时机和策略还没有明确的定义。在我们对 400 余名闭合性颅脑损伤以及颅脑穿通伤患者进行评估期间，对其中 187 名患者施行了 279 次血管造影术，结果发现 48 名患者中共存在 64 处血管损伤（34% 的患病率）[18]。这一结果凸显了早期血管造影的必要性，同时需要注意的是这些患者很可能存在多部位血管损伤。神经外科医师必须高度警惕并及时干预。为了达到这一目的，所有颅脑穿通伤患者及绝大多数爆炸相关的 TBI 患者都必须接受脑血管造影评估。经颅多普勒超声是脑血管痉挛的另一种检测手段，它被用于

辅助这些患者的治疗。在更多的偏远战区，前线医疗资源终将涵盖脑血管造影术，从而减少救治的延迟。目前血管性介入技术也有了显著的提高，使得创伤性血管损伤可以安全有效地进行治疗，直到有更加明确的治疗方法可供选择之前，血管内介入技术将是其主要的治疗手段。随着杂交手术室的发展，它可以同时为各种颅脑损伤患者实施脑血管评估，这将为严重颅脑穿通伤患者带来巨大的好处。

体温控制

体温超过 37℃ 后，每升高 1℃ 对大脑的损伤都是翻倍的。体温过高是一种继发性的损害，它会导致 TBI 病情的恶化。延迟诱导低体温是一种很有必要的防范措施来预防二次损伤以及控制大骨瓣减压术后难治性 ICP。

诱导低体温由 3 个阶段组成。第一阶段是将患者的核心体温在 2 小时内降低到目标温度；第二阶段是保持目标温度；最后，第三阶段是复温。复温时每日体温可以上升约 1℃，并且继续进行 ICP 监测。目前还没有关于专门针对 TBI 军事人员的体温控制的研究。我们的经验来自对难治性 ICP 的 TBI 军事人员进行的回顾性分析，他们的延迟诱导低体温维持在 32～34℃，持续 48 小时。尽管施行了大骨瓣减压术，但是患者平均在伤后的 5～8 日会出现 ICP 的增高。应用体表降温在 2 小时内使患者体温达到目标温度。与既往的同类患者相比，我们看到了病死率和血管痉挛的减少，以及 GCS 评分的改善。关于延迟诱导低体温还需要进一步的研究来确定具体的降温方案以及明确患者的获益。

TBI 患者大脑自动调节功能不良将导致大脑温度比体温高 2℃，这一现象被称为"热池"。因此，大脑相比身体的其他部分来说降温慢而复温快。对于那些战时存在持续性 TBI 的伤员以及尽管施行了大骨瓣减压术但 ICP 仍然升高的伤员来说，降低体温是一种可能提供神经保护和 ICP 控制的治疗方法。未来战时低温治疗的目标应包括建立护理途径以及特定的药物治疗，以选择性地冷却大脑，同时保持身体的其余部分处于常温状态。

医疗转运

目前要将严重受伤的士兵和海军陆战队队员转运到美国，其间需要经过一个德国中转站和超过 7 200 km 的旅程。必须考虑旅途中的医疗风险，包括在转运或飞行途中患者发生的迟发性脑水肿、脑

积水或出血。从巴格达战略性转运伤员到德国或更远的地方，空军运输医疗队在处理这些问题时起了重要作用。他们首先关注的是ICP增高、缺氧及低血压的处理。每个团队由内科医师、护士和呼吸机技术人员组成，很少有神经外科或神经内科医师参与。在超过21 000名伤员中，有超过500名气管插管的脑外伤患者是以这种方式转运的。他们还要面临的挑战包括敌人的活动、天气状况及飞机性能。

外伤的描述

普通人群和军事人员颅脑穿通伤的临床模式已经根据碎片的路径被分类描述。关键因素是不可见的对碎片的驱动力。在炸弹爆炸的过程中，这种力量很难被完全特征化。典型的颅脑穿通伤是可以看到碎片、碎石块或破碎的衣物进入颅腔。全面的体格检查能使我们确认异物进入或者穿过身体的位置。最常忽略的碎片进入颅腔的区域包括耳后和枕下。碎片从这些位置进入头颅是特别危险的，它增加了血管、脑神经或脑干损伤的风险。

颅脑穿孔伤

这种损伤的预后最差，特别是高速度或穿越大脑中线或经过大脑纵裂的损伤。在一组大样本的普通人群的枪弹伤病例中，横向的颅脑穿通伤比前后的颅脑穿通伤预后差。尽管进行了早期急诊手术，这些伤员中很少有功能性存活者。高能量的驱动力使子弹或碎片穿过颅腔，会形成一个巨大的变形力。在某些病例中，这种力量如此巨大以至于使整个颅腔变形，我们能够明显地看出是AK-47步枪子弹造成的损伤（图15.6）。高速度的子弹能产生穿孔伤，这种损伤足以使颅腔爆裂。这种膨胀力能使颅骨变形成卵圆形，造成颅腔内碎骨片残留。外部爆炸的向心力可引起颅腔变形。这种类型损伤的患者最初可以表现为清醒，有自主活动，并且有时能交谈，尽管我们采取了积极的外科干预措施，然而总是预后很差。尽管进行了大骨瓣减压术和双额部减压术，神经元的损伤还是导致了功能缺失。在一些病例，快速减压会导致低血压，特别是低血容量性休克的患者，他们的血压通常会在减压时下降。手术时与麻醉师沟通将会避免这种反应发生。

穿通伤

最致命的颅脑穿通伤是那些穿过脑组织中心区域的损伤（图15.7）。这一区域，包括鞍上区，由第三脑室、下丘脑和丘脑组成。在普通人群的创伤

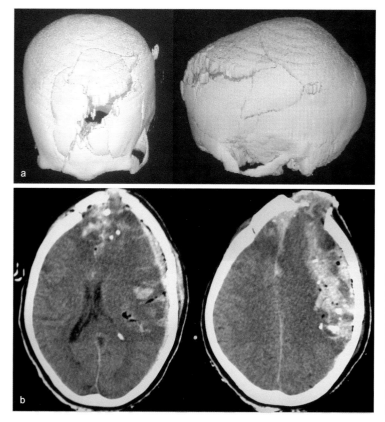

图15.6 （a）这个由AK-47子弹造成的颅脑穿通伤患者没有戴头盔，受伤后20分钟就被运到战地医院，检查发现有复杂的头皮缺损、开放性损伤、脑组织疝出。（b）CT检查显示膨胀式爆炸使头颅球面变形（见a图）。对患者进行左侧去骨瓣减压术、矢状窦前面部分修补术和硬膜成形术，还放置了ICP监测探头。患者在术后第4日因为凝血功能紊乱而病情恶化。

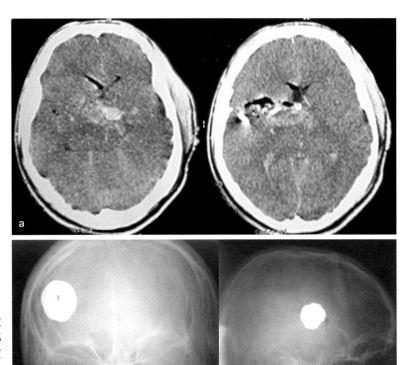

图15.7 （a、b）士兵被一枚由路边遥控炸弹爆炸飞来的六角形铁螺母从左颞部击中头部，穿过间脑，进入右额叶。在现场检查，开始患者能定位，但30分钟后病情恶化，呈肢体伸直反应，并无新出现的局灶性血肿。他在受伤后保守治疗的4小时内死亡。

中，病死率接近100%，而在战时的创伤中，功能性存活率<2%。穿过这一区域的弹道带来明显的外力能够破坏大脑中线部位的血管结构，包括前交通动脉和深部的静脉系统并且导致明显的脑室内出血。然而，最大的伤害来自弹道轨迹的空腔形成，或者对周围网状激活系统、下丘脑和丘脑的直接损伤。这些外伤中存活下来的患者通常处于一种持续的植物生存状态。在普通人群的创伤和战时小口径弹道创伤中，一个特征性的表现是"电车轨迹"征。它表现为弹道轨迹的空腔形成，与显著的能量转移、显著的脑水肿和不良的预后有关。这种不良的预后常常在经纵裂、经脑室的创伤中反复出现。大脑半球多发创伤和胼胝体穿通伤或更低水平的中线穿通伤预示着高病死率和不良功能预后[19]。正如前文所说，这些子弹轨迹与假性动脉瘤有关。典型的病例是发生在与子弹轨迹长轴垂直的地方。如果治疗不当的话，它们与脑缺血和迟发的动脉瘤破裂有关。在这些通路中大脑中动脉M1段特别容易受损。脑深部包埋的金属异物并不需要刻意取出，除非它们位于脑室系统、运动区，压迫大的血管结构，引起脑积水或迟发的脑脓肿。在这类人群中越早采取根治性大骨瓣减压术及硬膜成形术，存活率和功能改善率就越高。在严重的脑水肿、脑移位和

脑功能障碍发生之前，这些病例中的许多患者最初还能够交谈。通常在48～72小时之后，这些患者因为迟发的脑水肿和脑积水而病情加重。有些病例还会发生迟发的血管痉挛，但是这种现象通常是发生在1周以后。

外伤模式和处理

复杂的颅面创伤在伊拉克战争中很典型。与第一次世界大战中的堑壕战相比，头部和颈部区域更易受伤。颅颈结合部的外伤、眶面部的外伤及颈部外伤对于治疗来说是特别的挑战。颅底创伤容易引起神经血管损伤，从而导致迟发的脑卒中和死亡。此外，这个区域的创伤也和脑脊液漏、瘘管形成及感染密切相关。颅底结构的破坏引起颅腔与眼眶、咽部和颞下窝沟通，可能导致神经损伤、失明及眼球破裂。为了避免这些并发症，一开始就要高度怀疑这类患者存在上述问题，进行神经血管影像检查、脑膜炎监测和脑神经功能评估方面的积极随访（表15.4）。

眶面部损伤

在这类冲突中，眶面部损伤与神经血管损伤、脑脊液漏及死亡[20]密切相关（图15.5）。对上颌

表 15.4　战时颅脑穿通伤的并发症

时 间	并发症类型	治 疗
0～24 小时	ICP 增高	大骨瓣减压术
	血肿	清除血肿，纠正凝血功能
	缺血	减压
	解剖结构缺损	使解剖结构闭合
	缺氧	改善气道或肺功能
	低血压	估算失血量，输注浓缩红细胞、新鲜冰冻血浆、血小板或全血或低渗盐水
24～48 小时	ICP 增高	大骨瓣减压术
	血肿	清除血肿，纠正凝血功能
	脑积水	脑室造瘘
	脑水肿	减压
	癫痫	抗癫痫药，持续 EEG 监测
72 小时至 1 周	脑水肿	内科药物治疗或外科手术减压
	颅内血肿（脑挫伤）	纠正凝血功能紊乱
	脑积水	脑室造瘘
	脑脊液漏	修补，CFS 转流
	脑缺血	内科药物治疗或血管介入治疗
	假性动脉瘤	外科手术或血管介入治疗
	癫痫	抗癫痫药，持续 EEG 监测
	感染	排除脓肿、CSF 感染
2～3 周	血管痉挛	在经颅多普勒超声检查、血氧饱和度检查、持续 EEG 监测、脑血流量监测的条件下进行"3H"治疗（扩容、升压、血液稀释）或血管重建术
	假性动脉瘤	血管内介入治疗或显微外科手术
	癫痫	抗癫痫药
	迟发性脑积水	脑室-腹腔分流（用可调压阀门）
	感染	排除脓肿、脑膜炎
	低颅压脑积水	脑室-腹腔分流（用可调压阀门）
1～6 个月	环锯综合征	颅骨修补
	癫痫	抗癫痫药
	颅骨修补并发症	
	颞肌萎缩	重新悬吊、移植、脂肪填充
	感染	去除假体

（续表）

时 间	并发症类型	治 疗
1～6个月	脑积水	脑室-腹腔分流
	硬膜外或帽状腱膜下积液	引流
	颅内血肿	清除血肿
	头皮坏死	皮瓣移植

骨和下颌骨穿通伤的生物力学研究已经揭示出外力在脑部的显著传递作用。特别是在动物模型中，中国式 M193 或 M56 式军用子弹与 66.744 mg（1.03 格令）球状物相比以 1 400 m/s 或 800 m/s 的速度击中头部，前者在脑部的压力波是最大的[21]。经眶进入颅内的穿通伤容易损伤颈内动脉、海绵窦、前交通动脉复合体、视神经和第Ⅱ～Ⅳ脑神经（图15.8）。眼眶的内侧面被穿通，这种损伤是最常见的。随着经眶的损伤部位而弥散到颅内的空气显著地增加了不可逆的脑干损伤、经眶脑疝的风险，同时增加了死亡的风险。眶顶破碎能使眼眶和颅腔沟通，导致脑脊液漏、脑膨出、颅内脓肿，给以后的眼眶重建带来困难。在有些个别的病例中，上颌窦、眼眶和前颅底因为颅脑穿通伤而相互沟通，使脑组织暴露在上颌窦的黏膜表面。对于这些病例，

通常需要通过外科手术重建颅底、眼眶和上颌窦，以保护脑组织和获得可以接受的美容效果。在战地医院用钛网修补前颅底可以允许后续的外科医师在此基础上使颅腔和眼眶隔离。这种修补也可以用颅骨骨膜（如果可以利用的话）、阔筋膜、颞肌筋膜、脂肪和碎骨片作为材料。

外科处理

总体治疗目标包括紧急减压和控制出血。典型的术式是双额颅骨切除术。对于存在前颅底和额窦破裂，有明显脑脊液漏风险时，通常采取清除额窦内容物、颅底重建及硬脑膜水密缝合的手术方法。在特定情况下，如战争条件下涉及大量伤员、缺乏影像学和眼科学支持时，最初或许只能采取有限的处理措施。这些处理措施包括硬膜外血肿清除，然后在24小时之内转运到另一个医疗机构的神经外科

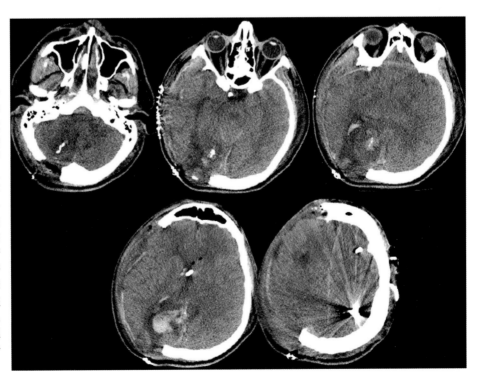

图15.8　这个患者最初的GCS评分为3分，枕下碎片经天幕穿通进入左侧枕叶，然后进入右侧枕顶结合部。对患者进行了枕下开颅和右侧大骨瓣减压、横窦结扎、拉贝静脉（下吻合静脉）保护及脑室外引流术。他表现为迟发的双侧颈内动脉、大脑中动脉严重血管痉挛需要进行微球囊血管成形术和尼卡地平治疗。术后随访显示患者的病情改善，能自主说话，四肢能自主活动。后来他出现了迟发性脑积水而进行了脑室-腹腔分流术。

进一步前颅底重建术。在巴格达联合国军总部袭击事件中，超过150名伤员被送达战地医院，其中30名接受了开颅手术。这些伤员中有一半需要通过颅颈部手术清除嵌入颅腔、面部、眼眶或者颈部的碎片，包括玻璃、石块、金属，有时也有自杀式炸弹者的碎片。X线和体格检查是特别有效的方法，用以了解碎片的分布、受伤的途径和选择最佳的手术入路。与金属不同，我们要尽早清除颅腔内的玻璃、压迫静脉窦的凹陷骨片、衣物、头盔和石块。然而，我们不建议清除大脑深部的碎片，除非它们有迟发的位移或损伤了血管。这是为了避免在探查弹道轨迹时对脑组织造成继发性损伤。

经颞部的损伤

那些穿透颅腔额颞部的穿通伤可能会损伤额颞叶脑组织、颈内动脉、大脑中动脉及引起脑室内积血（图15.9）。此外，那些显著作用于颅底的外力可能破坏岩骨，损伤颈内动脉岩骨段、面神经、听神经和三叉神经，以及眼眶外侧壁和视神经。这会导致脑脊液漏、假性动脉瘤、失明、失聪和面瘫。

外科处理

外侧颅底区域外伤的外科处理应该包括对最接近颅底部位颈动脉及其分支的暴露和保护。对于难治性鼻出血病例，血管内介入治疗是控制出血的最好方案，但是在一个简陋的环境中或许是不能做到的。在战争环境下重建颈动脉岩骨段是一种特别的挑战。不仅由于多种条件的限制，包括缺乏术中脑血管造影、术中高清晰度的手术显微镜和显微手术器械，对于严重外伤还缺乏足够的移植材料，而且最关键的是，医师面对的是一个肿胀、水肿和出血的脑组织。还有一些病例，更有可能通过结扎颈内动脉床突上段的远端和近端来阻止血栓栓塞引起大脑中动脉的梗死。

外侧颅底损伤可以造成显著的软组织缺失。这对于最初的伤口闭合和以后的颅底重建都是一种很大的挑战。为了保护已知的血管蒂，最好在耳后到前额沿曲线做一切口（图15.10）。颞浅动脉在大骨瓣减压手术时在保持头皮活性方面扮演着重要角色。

保护拉贝静脉和大脑中动脉的分支是减压手术的重要部分。切除足够大的颅骨时，要确保脑肿胀时骨窗边缘的静脉不会受到损害。当打开硬膜时，要仔细检查外侧裂和皮质大脑动脉的分支，因为大脑中动脉的分支是最常受损的，这些分支包括皮

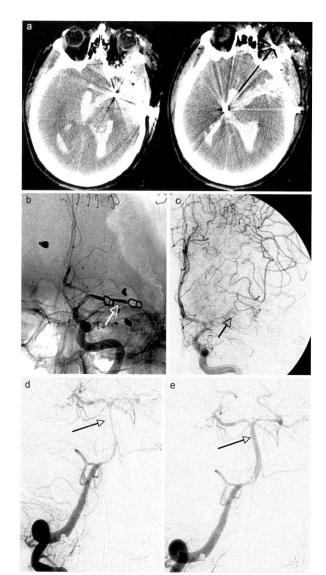

图15.9 （a）这个士兵的GCS评分为3分，表现为外侧颞部穿通伤，碎片穿过外侧裂、两侧间脑中央和第三脑室，引起明显的蛛网膜下腔出血、脑室内出血和颞叶血肿。（b、c）他接受了左侧大骨瓣减压术、左侧大脑中动脉动脉瘤夹闭术（b，白色箭头所示；c，黑色箭头所示）、颞叶血肿清除术和脑室外引流术。术后治疗因为后循环迟发性严重脑血管痉挛而变得复杂，需要进行微球囊血管成形术和动脉尼卡地平介入治疗。（d、e）6个月后进行颅骨修补，因为迟发性脑积水而再行脑室-腹腔分流术。8个月后患者的最佳状态是有轻微的定位反应，但不能交流且右侧偏瘫。

质表面的末梢支或外侧裂血管。典型的假性动脉瘤位于碎片所形成的空腔轨迹的垂直方向，如果发现外侧裂血肿、局部脑实质出血（即垂直于脑回的血肿），或者碎片远隔部位血肿时，因高度怀疑外伤性动脉瘤。

在这一区域迟发性的外伤并发症包括脑脊液漏、假性动脉瘤破裂、血栓栓塞性脑卒中和皮瓣缺

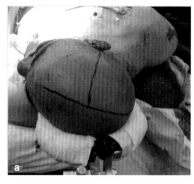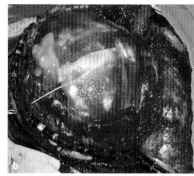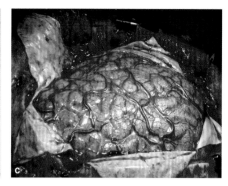

图 15.10 （a）大骨瓣减压术的切口有两种，包括中线曲线切口和垂直于颧骨根部二等分切口。最初由 Ludwig Kempe 医师在处理大脑半球切除术时提出，后来由 Major Jon Martin 博士在 2007 年推广到现在伊拉克的战地医院（Kempe, L.Operative Neurosurgery Vol 1. New york: Springer Verlag: 1968: 180–189）。（b、c）在同侧放置 ICP 监测探头，经中线皮下隧道引出后，脑表面用人工硬膜覆盖，在帽状腱膜下放置引流，然后缝合头皮。

血坏死（表 15.4）。通常，脑脊液漏包括颅底岩骨段破碎伴内部低压性脑积水。在进行大骨瓣减压术时，肿胀的皮瓣会导致 CSF 通过破碎的岩骨嵴、帽状腱膜下腔、甚至通过伤口漏出。为了避免这种情况的发生，我们常规放置脑室外引流来给大骨瓣减压术的皮瓣减压，并且给 CSF 提供另外的通道。除了那些个别的多发脑室造口的病例，因为考虑到颅腔和脊髓腔的压力差、脑膜炎和腰椎穿刺后过度引流的问题，我们已经避免常规使用早期腰椎穿刺引流。

假性动脉瘤的处理已经对目前战伤处理模式提出了挑战。在伊拉克战争的前 2 年，假性动脉瘤的检出率和治疗率已经超过了整个两伊战争 10 年的情况[22, 23]。不幸的是，在战争早期，假性动脉瘤的迟发破裂往往导致死亡、昏迷、偏瘫加重和因鼻出血引起致命的心力衰竭。这些现象已经推动了对假性动脉瘤检测和治疗。当伤员抵达美国当地医院时，一个积极的影像学检查流程现在已经成为我们的治疗标准，它包括早期 CT 检查和由有经验的神经介入医师进行的脑血管造影检查。因为金属异物伪影、造影剂的静脉污染和注射血管狭窄等因素造成的技术局限，只做 CT 血管成像检查（CTA）已经不够。血管造影的标准如表 15.5 所示。如果假性动脉瘤的瘤颈清晰可见，适合介入治疗，应尽早首选弹簧圈治疗或支架辅助弹簧圈治疗。对于胼周动脉或大脑中动脉远端的动脉瘤，首选显微外科手术治疗。血管内介治疗动脉瘤的复发率在作者的治疗中是 30%，并且还需要进一步的随访（图 15.11）。我们现在的策略是在 3 个月后复查脑血管造影，然后再次进行介入治疗或进行开颅显微外科手术治疗。

表 15.5 颅脑穿通伤后进行脑血管造影检查标准的进展

两伊战争	伊拉克自由行动
涉及翼点、眼眶和颅后窝的穿通伤	以前的标准加上：
穿透性碎片伴颅内血肿	已知的脑动脉受损和（或）在最初探查时发现假性动脉瘤
	GCS>8 分的爆炸引起的穿通伤
	经颅多普勒超声检查提示外伤后有脑血管痉挛
	局部脑组织氧含量自发性降低

来源：摘自 Iran-Iraq War from Aarabi[22]. Data for Operation Iraqi Freedom from Armonda RA, Bell RS, Vo AH, et al. Wartime traumatic cerebral vasospasm: recent review of combat casualties. Neurosurgery. 2006: 59(6): 1215–1225; discussion 1225.

枕下或枕部外伤

这些外伤是最致命的，因为它波及脑干、静脉窦和多种颅内结构。低速碎片或高速子弹穿过后颅进入幕上会产生一个包括 3 个脑部结构（同侧小脑、颞枕叶和对侧顶枕叶）的外伤通道，还会损伤颈髓、椎基底动脉系统及脑神经（图 15.8）。在我们的患者中有一个特殊的病例，因颅外枕下碎片引起小脑后下动脉近端的外伤性动脉瘤，随后破裂。

外科处理

在这一区域进行手术暴露、减压和止血都是挑战。手术切口应该允许暴露横窦-乙状窦上下并且允许对幕上大脑半球进行减压。从乳突到枕下中线

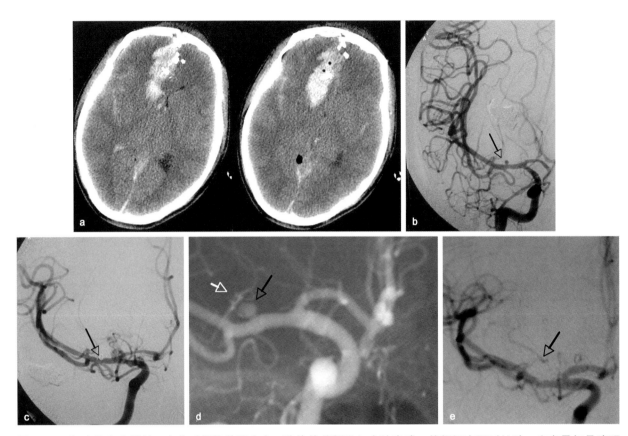

图15.11 （a）这个士兵被一个临时爆炸装置击中，碎片从前额进入大脑半球，从额极穿通到枕叶。患者最初是清醒的，随后加重到定位反应障碍伴对侧轻度偏瘫。在战地医院，给患者进行了双额冠状切口开颅术，清除了额窦内容物，进行了硬膜修补术以及脑室外引流术。图像显示在外侧裂上有一个弹道轨迹，进而在尾状核头出现了低密度灶。（b）脑血管造影显示存在一个外伤性大脑中动脉假性动脉瘤（黑色箭头所示）和后续迟发的严重脑血管痉挛。（c）这是最初用弹簧圈进行血管内介入治疗的图像。（d）8周后用弹簧圈致密栓塞（白色箭头所示）的动脉瘤复发（黑色箭头所示）。（e）随后再用显微手术夹闭。6个月后，患者恢复到了正常的活动状态，没有任何神经功能缺失。

在至前额的大"C"形切口可以提供手术所需的最大视野。血管损伤可能包括主要的动脉和静脉结构。椎动脉容易损伤的部位仅仅是椎动脉沟近端和C2～C3处。静脉窦特别容易被四处散开的骨折片损伤，骨折片可以用来置换颅骨内板面进入静脉窦的外壁。在枕下，Cushing描述了一种"排水沟"样的伤口可以引起颈静脉孔碎裂，骨折线通过颈静脉球，造成后颅迟发的静脉性硬膜外血肿。有多种策略可以对静脉窦周围组织止血，包括悬吊肌肉和硬膜、结扎静脉窦和可能情况下为了保护静脉窦而进行的对位缝合，特别是优势静脉和包含拉贝静脉的损伤时。还可以使用其他凝血因子，如氧化纤维纱布（速即纱）结合明胶海绵、氧化纤维纱布及棉片。

顶部穿通伤

因为先进头盔的应用，顶部穿通伤是现代战争最不常见的外伤类型。如果发生，常常与头盔下面的分层有关，它可以造成继发性颅骨骨折，很少发生金属异物对颅腔的穿通伤。子弹或碎片的动能从头盔传递到下面的颅骨及脑组织。这些损伤包括一定范围内的头皮、颅骨、硬膜损伤及弥漫性脑损伤。在个别威胁生命的病例中，有1例是敞口的星形头皮撕裂伤、开放性颅骨凹陷骨折及由此引起的脑疝。在有些病例，颅骨碎片作为第二发射物撕裂脑组织，造成继发性脑出血。当这些颅骨碎片被巨大的外力驱动时，它们也能在途中引起假性动脉瘤，造成纵裂中胼周和胼缘血管分支破裂。通常将这些外力作用于静脉窦，在进行暴露、加固和修复静脉窦时要预防无意中的气体栓塞。双额冠状切口可使神经外科医师充分暴露矢状窦，对两侧大脑半球减压、控制大脑镰任何一边的出血非常有益。冠状头皮切口还有助于伤口愈合，并且如果必要，对部分厚的头皮做切口以释放头皮的张力，即头皮移植，可使原发的伤口无张力愈合。

结　论

针对颅脑穿通伤的神经外科诊疗从第一次世界大战以来已经有了长足的进步。早年，颅脑穿通伤通常导致死亡。今天，我们已经看到即使是最严重的颅脑穿通伤也能获得前所未有的功能性存活。多种因素结合导致这个结果：应用技术先进的头盔、更早期的脑干减压、将伤员转运到专门的神经外科急救中心。从我们的经验和伊拉克战场上的经验来看，选择积极的干预措施对于最大限度地改善患者预后和避免植物状态生存至关重要（即不建议对双侧大脑半球、中脑穿通伤进行干预治疗）。此外，对于存活者晚期并发症（如假性动脉瘤破裂、血管痉挛引起的迟发性脑卒中和脑积水）的及时甄别或许是颅脑穿通伤患者术后植物生存状态和良好功能恢复之间区别的关键。

注意

上述观点是作者的个人观点，不代表美国国防部、陆军或海军的观点。

（宛荣豪　丁兴华）

参考文献

[1] Cushing H. A study of a series of wounds involving the brain and its enveloping structures. Br J Surg. 1918; 5:558–684.
[2] Eden K. Mobile neurosurgery in warfare experiences in the Eighth Army's Campaign in Cyrenaica, Tripolitania, and Tunisia. Lancet. 1943; 2:689–692.
[3] Meirowsky AM. Penetrating wounds of the brain. In: Costes JB, ed. Neurological Surgery of Trauma. Washington, DC: Office of the Surgeon General, Department of the Army; 1965:103–136.
[4] Carey ME, Young H, Mathis JL, Forsythe J. A bacteriological study of craniocerebral missile wounds from Vietnam. J Neurosurg. 1971; 34(2) (,) (Pt 1):145–154.
[5] Brandvold B, Levi L, Feinsod M, George ED. Penetrating craniocerebral injuries in the Israeli involvement in the Lebanese conflict, 1982–1985. Analysis of a less aggressive surgical approach. J Neurosurg. 1990; 72(1):15–21.
[6] Bell R, Vo A, Porter C, et al. Wartime neurovascular injuries: review of the effectiveness of early, aggressive, endovascular management in the setting of blast-related cerebral vasospasm: 808. Neurosurgery. 2006; 59(2):455–456.
[7] Simpson DA, David DJ. Herbert Moran Memorial Lecture. World War I: the genesis of craniomaxillofacial surgery? ANZ J Surg. 2004; 74(1)(–)(2):71–77.
[8] Matson D. The management of acute craniocerebral injuries due to missiles. In: Spurling G, Woodhall B, eds. Surgery in WWII: Neurosurgery. Vol 1. Washington, DC: Office of the Surgeon General, Department of the Army; 1958.
[9] Cramer F. Blast concussion and cerebral injuries due to explosion waves. In: Spurling G, Woodhall B, eds. Surgery in WWII: Neurosurgery. Vol 1. Washington, DC: Office of the Surgeon General, Department of the Army; 1958.
[10] Roth J, Mayo A, Elran H, Razon N, Kluger Y. Brain injuries caused by spherical bolts. J Neurosurg. 2005; 102(5):864–869.
[11] Rosenwasser RH, Andrews DW, Jimenez DF. Penetrating craniocerebral trauma. Surg Clin North Am. 1991; 71(2):305–316.
[12] Amirjamshidi A, Abbassioun K, Rahmat H. Minimal debridement or simple wound closure as the only surgical treatment in war victims with low-velocity penetrating head injuries. Indications and management protocol based upon more than 8 years follow-up of 99 cases from Iran-Iraq conflict. Surg Neurol. 2003; 60(2):105–110, discussion 110–111.
[13] Reiff DA, Haricharan RN, Bullington NM, Griffin RL, McGwin G, Jr, Rue LW, III. Traumatic brain injury is associated with the development of deep vein thrombosis independent of pharmacological prophylaxis. J Trauma. 2009; 66(5):1436–1440.
[14] Phelan HA, Wolf SE, Norwood SH, et al. A randomized, double-blinded, placebo-controlled pilot trial of anticoagulation in low-risk traumatic brain injury: The Delayed Versus Early Enoxaparin Prophylaxis I (DEEP I) study. J Trauma Acute Care Surg. 2012; 73(6):1434–1441.
[15] Meyer RM, Larkin MB, Szuflita NS, et al. Early venous thromboembolism chemoprophylaxis in combat-related penetrating brain injury. J Neurosurg. 2017; 126(4):1047–1055.
[16] Bell RS, Vo AH, Neal CJ, et al. Military traumatic brain and spinal column injury: a 5-year study of the impact blast and other military grade weaponry on the central nervous system. J Trauma. 2009; 66(4) Suppl:S104–S111.
[17] Taneda M, Kataoka K, Akai F, Asai T, Sakata I. Traumatic subarachnoid hemorrhage as a predictable indicator of delayed ischemic symptoms. J Neurosurg. 1996; 84(5):762–768.
[18] Bell RS, Vo AH, Roberts R, Wanebo J, Armonda RA. Wartime traumatic aneurysms: acute presentation, diagnosis, and multimodal treatment of 64 craniocervical arterial injuries. Neurosurgery. 2010; 66(1):66–79, discussion 79.
[19] Aldrich EF, Eisenberg HM, Saydjari C, et al. Predictors of mortality in severely head-injured patients with civilian gunshot wounds: a report from the NIH Traumatic Coma Data Bank. Surg Neurol. 1992; 38(6):418–423.
[20] Dillon JD, Jr, Meirowsky AM. Facio-orbito-cranial missile wounds. Surg Neurol. 1975; 4(6):515–518.
[21] Tan Y, Zhou S, Jiang H. Biomechanical changes in the head associated with penetrating injuries of the maxilla and mandible: an experimental investigation. J Oral Maxillofac Surg. 2002; 60(5):552–556, discussion 557–558.
[22] Aarabi B. Traumatic aneurysms of brain due to high velocity missile head wounds. Neurosurgery. 1988; 22(6)(,)(Pt 1):1056–1063.
[23] Amirjamshidi A, Rahmat H, Abbassioun K. Traumatic aneurysms and arteriovenous fistulas of intracranial vessels associated with penetrating head injuries occurring during war: principles and pitfalls in diagnosis and management. A survey of 31 cases and review of the literature. J Neurosurg. 1996; 84(5):769–780.

第 16 章
颅脑创伤的外科治疗指南

Guidelines for the Surgical Management of Traumatic Brain Injury

Michael Korsy and Gregory W. J. Hawryluk

摘要　与其他医学领域相比，很少有临床数据能够指导脑创伤的治疗。然而，脑创伤领域基于现有的文献，率先制订了基于证据的指南。在医疗领域，脑创伤指南已被广泛的接纳和采用。在美国脑创伤基金会的主导下，制定出了众多脑创伤诊疗指南。除了涵盖重症脑创伤的治疗方针以外，本次指南还包含了针对儿童、院前救治、预后、战伤、穿透伤和脑外伤的手术治疗等方面的指导方针。本章旨在结合已出版的诊疗指南和最近的重要研究成果来阐述脑创伤的外科治疗。由于针对脑创伤急诊手术的研究存在困难，因此本章中的许多建议都是基于专家共识。本章还会讨论对于硬膜外血肿、硬膜下血肿、脑实质血肿、颅后窝损伤、颅骨骨折、脑穿透伤的治疗。去骨瓣减压术的临床指南也将在本章讨论。

关键词　脑创伤，硬膜外血肿，硬膜下血肿，脑挫伤，颅后窝损伤，颅骨凹陷性骨折，穿透性颅脑损伤，去骨瓣减压术，手术，指南

引　言

颅脑创伤（TBI）涵盖广泛，病理改变多种多样，包括脑挫伤、硬膜外血肿（EDH）、硬膜下血肿（SDH）等（表16.1）[1]，并且这些病变常同时发生。从脑震荡到轻度、中度和重度TBI，损伤严重程度的范围很广。重度TBI常是昏迷的代名词。

神经外科医师在脑创伤的治疗中起着关键性的作用。脑创伤手术可以挽救众多重型脑外伤患者的生命。进行颅内的监测有助于促进大脑的康复。神经外科医师主导了脑创伤治疗指南的制订，证据表明遵循这些指南能够改善患者的预后[2]。本章的目的是整合脑创伤外科治疗的重要研究，尤其是已发布的临床治疗指南。

要　点

TBI 的定义、流行病学、分类和预后

TBI被定义为由外力引起的、以脑功能改变等

表 16.1　TBI 的出血类型

类型	机　制
硬膜外血肿	颞骨骨折和脑膜中动脉破裂
	桥静脉和脑实质外破裂
	脑静脉窦撕裂（如横窦或矢状窦）
	颅骨骨折并出血
硬膜下血肿	桥静脉破裂和脑实质内血管断裂
	脑实质性出血（如挫伤、脑内血肿）
脑实质内血肿	局灶性病灶：挫伤[a]、裂伤、疝、梗死[b]、颅内血肿、迟发性脑内血肿
	非局灶性：水肿、弥漫性肿胀、弥漫性轴索损伤

注：a 脑挫伤最常见于骨质突出或硬脑膜皱襞处。b 血肿超过2/3体积来源于血液。血肿可以从挫伤中形成。

为表征的脑病理改变[3]。这一定义在最近的共识大会中得到了确认，以便更好地指导临床及科学研

究。脑功能的改变意味着任何意识的丧失或减弱，创伤之前或之后的健忘，神经功能的缺损或者精神状态的改变。影像学的应用同样是我们了解 TBI 的一个重要方法。这些定义对于我们了解 TBI 有重要的帮助。

TBI 为全球化的疾病，仅在美国，每年会导致 5 万人死亡，110 万人进入急诊科救治，23.5 万非致死性 TBI 患者入院治疗[4, 5]。40%～50% 的 TBI 幸存者遭受长期伤残的困扰[5-7]。另外，在美国，每年脑创伤患者在初期诊疗、长期的脑创伤并发症和劳动力损失上累积的费用高达 600 亿美元。头部损伤的常见原因是机动车事故（MVA）、跌倒和袭击，其中引起年轻人头部损伤最常见的原因为机动车事故，而老年人则是跌倒[4]。此外，TBI 在老年人及发展中国家的发病率在逐步提高，成为造成患者死亡及伤残的原因之一[1]。

由于 TBI 自身存在分类的困难，因此常以其严重程度进行分类[1]。轻度 TBI（GCS 评分 13～15 分）通常可行保守治疗并观察一段时间。加拿大制定的轻度 TBI CT 指南能够帮助确诊轻度 TBI[8]。囊括 3 121 名患者的研究显示：5 个高危因素（伤后 2 小时内 GCS 未能达到 15 分，疑似开放性颅骨骨折，存在任何颅底骨折的征象，2 次以上呕吐，年龄 >65 岁）对于预测是否需要神经科干预的敏感度为 100% 和两个中等危险因素（撞击前的遗忘时间超过 30 分钟和存在危险的损伤机制）对于预测是否需要神经科干预的敏感度为 98.4%。此外，只有 32% 存在高危因素和 54% 存在中等危险因素的患者需要行 CT 检查，这说明临床检查对于有可能病情恶化的轻度 TBI 患者的确诊有重要帮助。中度（GCS 9～12 分）和重度（GCS<9 分）的患者需要入院治疗，并加强监护，并且需要行神经外科治疗的可能性也较大[9-11]。

预测患者的预后在 TBI 的治疗中至关重要，能够帮助医师与患者和家属的沟通，合理医疗资源分配和诊疗强度的决策。TBI 引起的常见局灶性神经功能缺损包括瞳孔变化、局灶性神经功能缺损、小脑幕切迹疝的症状和癫痫，这些症状也常是预测患者预后的重要因素[12-17]。此外，提示预后良好的指标包括入院时较高的 GCS 评分，未发生小脑幕切迹疝、基底池消失、额外的颅内病变（如颅骨骨折）或广泛的皮质损伤。

国际化的 TBI 临床研究（International Mission for Prognosis and Analysis of Clinical Trials,

IMPACT）对于 TBI 领域具有重要的促进作用，这些研究明确了能够影响和预测 TBI 患者预后的指标。IMPACT 始于 2003，囊括了 11 个来自北美洲和欧洲的临床试验和观察性研究的大型数据库[19]。多篇文章已经基于这些数据库发表。相关预测患者预后的软件已用于患者家属的咨询，创伤科室和医院的评价，并且作为改善脑创伤患者诊疗质量的指标（http://www.tbi-impact.org/）。

治疗指南

脑创伤基金会（BTF）分别于 1995 年、2000 年、2007 年和 2016 年颁布了重度 TBI 的救治指南，该指南有助于规范 TBI 后诊疗的标准，扩大应用范围[17]。这些指南的成功促成了其他 TBI 治疗指南的发展。儿童 TBI、战伤、轻度 TBI，TBI 的院前救治的诊疗指南涉及各种医疗诊治的策略[20-23]，这些不在本章中进行阐述。脑创伤基金会最新发布的第 4 版指南将有助于更好地了解 TBI[24]。

成人 TBI 的保守治疗

2000 年公布的第 3 版《重度颅脑创伤治疗指南》有助于 TBI 后标准化治疗[17]。众多的研究表明，依照指南治疗后，患者的病死率、功能恢复、住院时间和花费都有所改善[2, 24]。涵盖多个诊疗主题 3 个临床Ⅰ级推荐、10 个临床Ⅱ级推荐、16 个临床Ⅲ级推荐均来源于现有文献。TBI 治疗指南阐述了多种 TBI 救治的最佳临床实践，并提供了需要密切监测的相关参数，以确定病情加重、可能需要手术干预的患者。Ⅱ级证据建议对重度 TBI（GCS 3～8 分）或 CT 提示创伤继发的占位效应较重的患者进行颅内压的监测（无论是通过脑室外引流或颅内放置探头进行监测）。Ⅲ级证据建议 TBI 患者满足以下两个条件即可进行颅内压监测：年龄 >40 岁，单侧或双侧的肢体异常过伸，收缩压 <90 mmHg。通过颅内压的检测可以发现那些患者保守治疗失败并且需要手术进行减压。

术前准备

对于计划进行神经外科手术的 TBI 患者，尽管手术本身为急性手术，仍应注重术前准备以避免并发症的发生[25]。正如创伤高级生命支持（advanced trauma life support, ATLS）推荐的，气道的保护和保护血流动力学的稳定对于手术患者至关重要[26]。维持血压、氧合和颅内压（<22 mmHg）的稳定是至

关重要的[25]。高渗疗法可用于治疗颅内高压，以及颅内压未知但是存在神经功能逐步恶化的患者。在考虑手术时，凝血功能的筛查是非常重要的。TBI患者常伴发弥散性血管内凝血，老年患者通常存在医源性凝血功能障碍。为了筛选凝血功能障碍的患者，应着重询问患者接受抗凝治疗的病史，并评估实验室检查（包括全血细胞计数、凝血酶原时间、部分凝血活酶时间、血栓弹力图）。

准备紧急开颅手术涉及神经外科医师、麻醉医师、手术室团队和其他团队组员之间沟通，以及可以及时调动的必要资源的系统。血液制品需提前予以准备。应置入两个大口径（>16 G）的静脉导管，关注患者的检验结果，胸部和颈部影像学检查可以排除其他部位的损伤。动脉置管、中央静脉置管、留置导尿管和固定气管导管都是非常好的选择。如果家庭成员不能签署手术同意书，则必须使用紧急预案。下肢间歇性充气压缩装置应在手术前使用，以降低深静脉血栓形成的风险。应给予抗生素（通常30 mg/kg头孢唑林）和抗癫痫药物（通常20 mg/kg左乙拉西坦或25 mg/kg氟磷妥英）。

麻醉

麻醉期间，可利用各种策略来降低急诊开颅手术中的颅内压和维持脑灌注[25]。为避免引起高碳酸血症和低氧血症，怀疑有颅内压升高的患者通常很少接受术前药物治疗。为防止颅内压升高，需经常检查患者的体位以确保颈静脉的充分减压。必须严格监测血压的变化，避免低血压（收缩压<90 mmHg）的发生，尤其是在头部抬高引起脑灌注降低的时候。侵入性的动脉血压监测对于精确了解血流动力学状况是必不可少的。在手术期间，麻醉医师和神经外科医师需充分沟通如何在完成充分的减压前通过保守治疗来减少并发症，降低颅内压。

麻醉期间药物选择也是至关重要的。扩容和使用正性肌力药/血管升压药（包括多巴胺和去甲肾上腺素）可能是必要的。首选的药物包括依托咪酯（0.3 mg/kg）、硫喷妥钠（3～5 mg/kg）、异丙酚（1～2 mg/kg）和苯二氮䓬类药物（如咪达唑仑2 mg），这些药物有助于降低颅内压和脑代谢（如脑氧代谢率CMRO$_2$），但同时也降低脑灌注压。吸入麻醉药（异氟烷、氟烷、七氟烷、恩氟烷）有可能引起血管舒张和增加颅内压，但也可以降低脑代谢。一氧化氮（N$_2$O）可增加脑代谢，引起血管舒张，增加颅内压，因此不适用于TBI。琥珀胆碱（0.6 mg/kg）的神经肌肉阻滞作用是存在争议的，因为肌束震颤可引起颅内压升高。非去极化制剂因其能避免肌束震颤而成为首选药物。芬太尼（3～5 μg/kg）或利多卡因（1.5 mg/kg）有助于减轻喉镜和插管时引起的血流动力学反应。插管后镇静也是避免咳嗽和呕吐增加颅内压的必要措施。因此，可以考虑使用丙泊酚、咪达唑仑或吸入性麻醉气体。

各种钝性 TBI 的外科治疗

手术治疗介绍

手术指南的制订为TBI患者是否应行神经外科手术提供了指导方案。因为急诊外科手术治疗在研究方面的局限性，很少有文献（高质量研究更少）能够指导TBI患者的外科治疗。脑创伤基金会在2006年公布了TBI外科治疗的指南在很大程度上基于专家共识。硬膜外血肿[17]、硬膜下血肿[16]、脑实质损伤[13]、颅后窝病变[13]、凹陷性颅骨骨折[14]、穿透性脑损伤的手术治疗将在本章中介绍。指南中的临床证据主要为Ⅱ级或Ⅲ级，这是因为将TBI患者完全随机分配到安慰剂组常是不切实际且不道德的。

急性硬脑膜外血肿

硬脑膜外血肿在TBI后很少发生，仅占所有脑创伤的2.7%～4%；患者的平均年龄为20～30岁[15, 27-38]。硬脑膜外血肿通常是由于脑膜中动脉、脑膜中静脉、板障静脉（尤其是儿童）或静脉窦损伤引起的翼点附近的血肿。事实上，动脉出血占成人硬脑膜外血肿的36%，占儿童的18%[39]。硬脑膜外血肿通常呈线形或梭形（图16.1）。硬脑膜外血肿常存在一个经典的"中间清醒期"，即患者在创伤昏迷后会逐渐苏醒，但如果急性硬脑膜外血肿不断扩大，患者会再次出现意识下降。这个典型的临床症状仅发生在47%的硬脑膜外血肿患者中[27, 34, 38, 40, 41]。事实上，由于硬脑膜外血肿对脑实质的损伤较轻，这些患者可在手术减压后获得良好的预后。将患者及早送往创伤中心，行CT成像和早期的诊断对于可能将硬脑膜外血肿的病死率降到0。

相关的研究未能找到EDH手术时机与患者预后之间的联系[34, 42]，而另外一些研究则支持早期手术治疗[29, 41, 43, 44]。这些研究的开展和解读存

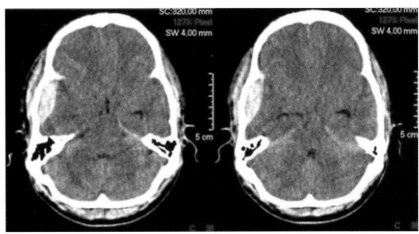
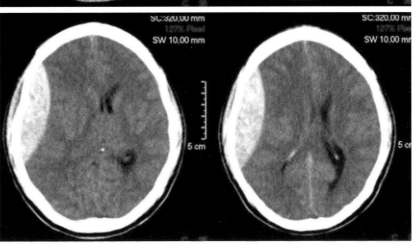

图16.1　急性硬膜外血肿病例。31岁男性，因自行车事故受伤。入院时GCS 14分，存在意识模糊，而后GCS迅速降到7分。CT提示为急性右硬膜外血肿，血肿>30 ml，中线移位>5 mm。根据患者血肿大小、中线移位、入院GCS评分、GCS迅速下降等情况，患者紧急行开颅血肿清除术并还纳骨瓣。该患者并未行颅内压监测。如果患者术后未恢复到预期水平，应行颅内压监测。

在很大的局限性。然而，脑创伤基金会指南（表16.2）建议，中线移位（midline shift，MLS）>5 mm和出血超过30 ml的患者应立即行血肿清除（不考虑GCS分数）。对于出血量<30 ml，MLS<5 mm，GCS>8分且无局灶性病变的患者可暂行保守治疗，同时需行定期影像学检查并严密监测患者病情变化。此外，指南还建议：GCS<9分且伴有瞳孔不等大的急性硬脑膜外血肿患者也应尽快行手术治疗。

　　文献证实多种临床影响因素可以辅助EDH患者减压手术的抉择。影响硬膜外血肿患者预后的因素包括年龄、瞳孔异常、颅内相关病变、神经功能恶化到手术的时间和颅内压[15]。Ⅱ级证据证实血肿体积>30 ml和中线移位>5 mm的患者接受手术治疗可改善预后[15]。一项纳入200例患者的研究表明：24%血肿体积>50 ml的患者预后不良（即GOS评分>3），而血肿<50 ml的患者中有6.2%预后不良[34]。此外，密度不均的血肿（提示急性出血）、中线移位>10 mm、部分或全部基底池闭塞与预后不良相关。一项纳入158例患者的研究显示，中线移位>5 mm和血肿厚度>15 mm的患者都接受了手

表 16.2　硬膜外血肿治疗指南

	硬膜外血肿量>30 ml应手术清除血肿，而不考虑患者的GCS评分
手术指征	对不伴局部症状的GCS评分>8分，硬膜外血肿量<30 ml，血肿厚度<15 mm的患者，可不暂不行手术治疗，但需连续行CT扫描并严密观测神经功能变化
手术时机	强烈建议急性昏迷患者（GCS评分<9分）伴瞳孔不等大的硬膜外血肿患者尽快进行手术治疗
手术方式	没有足够的数据来支持一种手术治疗方法的有效性；然而，开颅手术可以完整清除血肿

注：EDH，硬膜外血肿；MLS，中线移位。

术治疗。一项纳入了33例儿科患者的多因素回归分析显示：中线移位、血肿厚度、血肿体积和血肿的定位与手术治疗相关。值得注意的是，这些研究结果并没有在其他研究得到普通的证实[38, 45]。硬膜外血肿较小或GCS评分较高的患者可在最初谨慎地行保守治疗[28, 46-49]。

急性硬膜下血肿

它常是重度 TBI 后一种独特且重要的损伤类型。12% ～ 29% 的重度 TBI[50-54] 和 11% 的轻度 TBI 患者[16, 55, 56] 存在急性硬膜下血肿。急性硬膜下血肿常由硬膜下桥静脉损伤造成（图 16.2、图 16.3）。与硬膜外血肿相似，硬膜下血肿常由车祸和跌倒所致，但引起硬膜下血肿所需的外力通常更大，且引起的脑损伤更重。37% ～ 80% 的急性硬膜下血肿患者 GCS 评分 <8 分，与硬膜外血肿患者相比，出现"中间清醒期"的可能性较低[27, 38, 55-57]。另外，60% ～ 70% 的急性硬膜下血肿患者常伴随其他颅内和颅外损伤[55, 56]。急性硬膜下血肿的外科治疗可挽救患者生命，但患者的预后常难以预测且差异很大。慢性急性硬膜下血肿与轻度 TBI 相关。急性硬膜下血肿、抗凝药物使用和酗酒常是引发慢性急性硬膜下血肿危险因素。慢性硬膜下血肿与急性硬膜下血肿有着显著不同，因此不在本章的讨论范围[58]。

与急性硬膜外血肿患者相比，急性硬膜下血肿患者的预后较差。急性硬膜下血肿的总病死率为 15% ～ 60%，但这还要取决于其他因素，如伴随的其他系统损伤和合并症[29, 59-66]。这些结果表明急性硬膜下血肿的患者如伴随大脑或其他系统的损伤常提示预后不良。一项纳入 1 427 例患者（2005—2008 年）的研究显示：接受手术治疗的急性硬膜下血肿患者的病死率为 15%，保守治疗的患者病死率则为 17%[62]。此外，94% 的急性硬膜下血肿患者出院时 GCS>13 分，而住院患者的该百分比只有 58%。这项研究还证实：与早期研究结果相比（20 世纪 80—90 年代的病死率为 60% ～ 66%，20 世纪 90 年代至 21 世纪为 22% ～ 26%），目前急性硬膜下血肿患者的病死率显著下降，可能是现代神经重症医疗发展和标准化治疗指南实施的缘故（表 16.3）。

一项正在进行的随机对照临床研究（对需要清血肿的硬膜下血肿患者进行低温治疗，HOPES 试验）旨在评估亚低温治疗（33℃，硬膜切开前为 35℃）是否有助于改善硬膜下血肿患者的预后（clinicaltrials.gov，#NCT02064959）。本研究寄希望于证实预防性的亚低温治疗对于硬膜下血肿（较既往 TBI 研究更为均质的一种临床亚型）患者的预后具有改善作用。

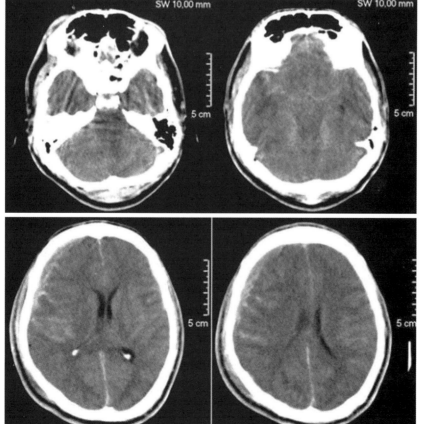

图 16.2　急性硬脑膜下血肿病例。45 岁的男性，因机动车相撞受伤。CT 提示急性右额叶硬脑膜下血肿，最大厚度达 10 mm。中线移位 10 mm。患者 GCS 评分由 12 分下降到 7 分。鉴于血肿厚度、中线移位和 GCS，该患者行右侧血肿清除和去骨瓣减压术，并行颅内压监测，而后送往神经重症病房继续治疗。

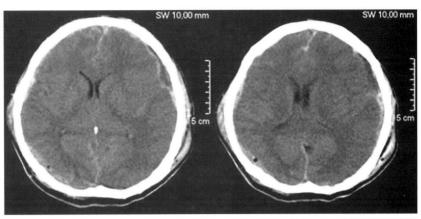

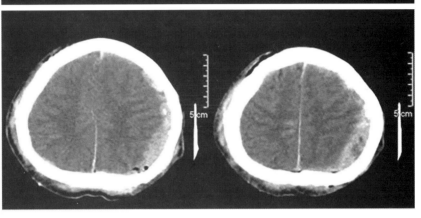

图 16.3　慢性基础上出现硬膜下血肿病例。65 岁女性有使用华法林治疗心房颤动的病史，因跌倒发病。CT 提示急性合并慢性硬膜下血肿。硬膜下血肿的最大厚度为 13 mm，中线移位 7 mm。患者初始 GCS 为 7 分，入院时国际标准化比值为 2.3。基于患者血块厚度、中线移位和 GCS，患者行开颅血肿清除术。该患者在去骨瓣减压术前接受新鲜冷冻血浆和维生素 K 的治疗。

表 16.3　急性硬膜下血肿治疗指南

手术指征	• 血肿厚度 >10 mm 或中线移位 >5 mm 的急性硬膜下血肿患者应手术清除血肿，而不需考虑患者的 GCS 评分 • 所有急性昏迷患者（GCS 评分 <9 分）均应行颅内压监测 • 昏迷（GCS 评分 <9 分），血肿厚度 <10 mm 和中线移位 <5 mm 的患者如满足以下条件应行手术治疗： 　○ 从受伤到入院的时间段中 GCS 下降 2 分以上 　○ 患者呈现出不对称或散大的瞳孔 　○ 颅内压超过 20 mmHg
手术时机	如患者满足手术指征，应尽快进行手术治疗
手术方式	如果昏迷患者（GCS<9 分）决定行急性硬膜下血肿清除术，应行开颅手术伴或不伴有去除骨瓣和硬脑膜成形术

注：ICP，颅内压；MLS，中线移位；SDH，硬膜下血肿。

许多研究中证实尽早行手术治疗急性硬膜下血肿有助于改善患者预后[29, 44, 53, 54, 67-69]。然而，并非所有研究都证实尽早行手术治疗对改善预后有帮助，一项研究显示：受伤超过 4 小时手术的患者的病死率为 30%，而在 4 小时内接受手术治疗患者的病死率为 90%[53]。该项研究还证实：死亡患者的手术时间明显较长（390 分钟 vs. 170 分钟）。一项纳入 522 名患者的回顾性研究证实：延长伤后至手术的时间可促使病死率显著降低，这个发现说明术前复苏是机体恢复过程中的一个重要阶段[68]。然而，对这些研究的解读需要格外小心，因为此研究中稍晚接受手术治疗患者的初始损伤较轻。此外，一些研究未能证实手术时机和预后的关系，而其他研究却得出了相反的结果[55, 56, 61, 70-72]。一般来说，有手术减压指征的硬膜下血肿患者在呼吸、循环稳定后应尽快行手术治疗。

脑创伤基金会的指南推荐：GCS 下降，血肿增多和脑疝的硬膜下血肿的患者应行手术治疗。这一治疗指南得到了另外一些研究的支持。一些研究证实了 GCS、硬膜下血肿的体积、中线的移位、基底池消失和总体病死率有显著的相关性[56, 70]。一项研究证实，血肿厚度 <10 mm 的患者病死率为 10%，而血块厚度 >30 mm 的患者病死率为 90%[66]。此外，中线移位 >20 mm 和病死率升高有显著的相关性。相反，另一项研究未能证实硬膜下血肿体积、中线移位、基底池消失与预后并无相关性，这提示可能还有其他因素对预后具有重要意义[38]。一些研究建议血肿厚度 >10 mm、中线移位 >5 mm、颅内压不断恶化并 >22 mmHg 的患者需行手术治疗[63, 73, 74]。最近的一项研究表明，中线移位和血块厚度之间的差值>3 mm提示患者预后较差[75]。事实上，有67%接受保守治疗的患者预后良好，而接受手术治疗的患者预后良好率只有23%。脑创伤基金会指南（表16.3）推荐血肿>10 mm或中线移位>5 mm的患者行手术治疗[16]。硬膜下血肿且GCS<9分的患者应行颅内压监护[16]。此外，硬膜下血肿厚度<10 mm，中线移位<5 mm，GCS<9分的硬膜下血肿患者如果GCS从受伤到入院下降超过2分、呈现出非对称或固定散大的瞳孔、患者的颅内压>22 mmHg应考虑行手术治疗[16]。急性硬膜下血肿的患者应尽早进行伤情评估，手术干预应包括开颅手术（是否去除骨瓣视情况而定）和硬脑膜成形术。

创伤性脑实质损伤

13% ~ 35%严重TBI患者会伴随脑实质损伤，大多数小病灶脑损伤不需要手术治疗[13, 76-81]。创伤性脑实质损伤按损伤机制可分为局灶性和非局灶性脑损伤。局灶性脑损伤包括脑挫伤、撕裂伤和脑内血肿（ICH），非局灶性脑损伤包括脑水肿、弥漫性脑肿胀、创伤性蛛网膜下腔出血（tSAH）和弥漫性轴索损伤。撕裂伤常伴随严重的创伤，可导致颅骨骨折和颅骨碎片进入大脑。撞击伤常引起脑挫伤，对冲伤常引起的以额极和颞极为著的毛细血管损伤所致脑损伤。脑内血肿包括局灶性血肿，其中血液成分占脑实质损伤灶的2/3以上（图16.4、图16.5）。创伤性蛛网膜下腔出血包括蛛网膜内的下腔出血，位于脑实质外。此外，多发性脑实质损伤通常伴随着硬膜下和硬膜外血肿。

值得注意的是，脑内血肿可在原发脑损伤后一段时间才出现或扩大。这种现象被称为迟发性创伤性脑出血（delayed traumatic ICH，DITCH），其定义为伤后第一次CT未发现脑内血肿，经过一段时间后发现了脑内血肿，其常见于脑挫裂伤的区域[82, 83]。中度至重度TBI患者迟发性创伤性脑出血的发病率为3.3% ~ 7.4%，而脑内血肿清除术后发生的概率为1.6%[82, 84, 85]。此外，迟发性创伤性脑出血的发生与继发性脑损伤、手术减压和凝血功能障碍相关，其引起的病死率为16% ~ 72%[83, 85-88]。这些研究结果提示：迟发性创伤性脑出血的病理机制与其他类型的创伤性脑实质损伤不同，为早期侵入性监测提供了强有力的理论依据，通过监测可及时得知迟发性创伤性脑出血的出现和进展。

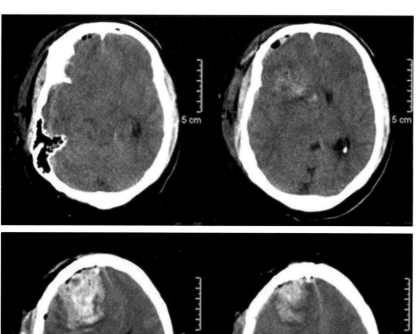

图16.4　急性脑实质出血病例。54岁男性，因车祸受伤。CT提示右额叶脑实质内出血>50 ml，合并占位效应，右额叶脑室消失，中线移位10 mm。粉碎性骨折合并右侧额叶脑积水。鉴于患者GCS、中线移位和血肿体积，患者手术指征明确。患者入院时GCS 8分，患者接受血肿清除，去骨瓣减压术和颅骨修补术。

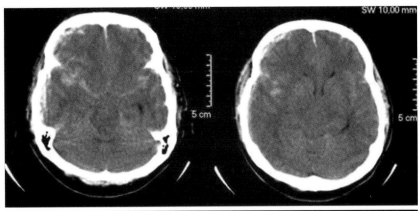

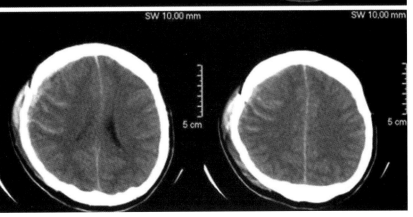

图16.5　弥漫性外伤性蛛网膜下腔出血病例。25岁男性，因滑雪事故受伤。CT提示为弥漫性外伤性蛛网膜下腔出血伴右额叶硬膜下出血。没有发现明显的占位效应或中线移位。患者入院时GCS 7分。基于GCS，无占位效应或中线移位，患者接受颅内压监测和送往神经重症病房治疗。

多项研究试图通过结合临床放射学来提高预测预后的准确性。一项基于马歇尔评分的研究表明：CT参数可以独立于年龄和GCS预测病死率[89]。本研究通过对746例重度脑创伤患者进行研究后发现：脑内出血>25 ml的患者预后差（23% vs. 11%），这一结果引发了对脑内出血预测预后指标的进一步研究[89]。一项纳入218例患者的大型研究显示：蛛网膜下腔和脑内血肿的体积>40 ml，环池消失与GCS下降2分或瞳孔散大有关[90]。此外，迟发性神经功能恶化与低氧血症有关。GCS<6分和脑内出血>20 ml的患者接受手术治疗的预后比接受保守治疗的患者要好。中线移位≥5 mm、GCS≥10分、颞叶挫伤、中线或基底池消失的患者也能从手术中获益。一项纳入202例创伤性脑出血患者的回顾性分析证实，低GCS评分和血肿>16 ml是能独立预测患者预后的指标。同样，手术前颅内压降低患者的致残率和病死率有显著改善[92，93]。这些结果得到了美国脑创伤基金会指南（表16.4、表16.5）的支持，包括进行性神经功能减退、难治性颅内压增高或CT上显示有占位效应患者的手术减压治疗。另外，GCS>6～8分，额颞挫伤血肿>20 ml，中线移位>5 mm，或脑池受压的患者应行手术治疗。病灶血肿体积>50 ml的患者也应行减压手术治疗。没有神经

表 16.4　脑实质损伤治疗指南

手术指征	进行性神经功能恶化，难治性颅内高压或CT显示有占位效应的脑实质损伤患者应行手术治疗
	GCS 评分为 6～8 分，额叶或颞叶挫伤 >20 ml，中线移位 >5 mm 和（或）CT 提示环池压迫的患者和无论任何损伤 >50 ml 的患者应手术治疗
	未发现神经功能缺损，颅内压可控，CT 未见占位效应的患者可行保守治疗，但需要强化监护及影像学随访
手术时机和方式	满足手术指征的患者推荐行开颅去除占位效应
	伤后 48 小时内的弥漫性难治性外伤后脑水肿和颅内高压患者可行双额去骨瓣减压术
	减压手术（包括颞下减压术、颞叶切除术和大脑半球去骨瓣减压术）可用于治疗难治性颅内高压、弥漫性实质性损伤和小脑幕切迹疝

功能缺损，颅内压稳定，并且没有明显的占位效应的患者可在严密监护和影像学随访下行保守治疗。应行开颅手术清除局灶性病变，对于弥漫性外伤性脑水肿、难治性颅内高压应行双额去骨瓣减压术。如患者将要发生小脑幕裂孔疝应行颞肌下减压、颞叶切除和颞下去骨瓣减压术。

表 16.5　婴儿、儿童和青少年脑实质损害治疗指南

手术指征	重度 TBI、弥漫性脑肿胀、难治性颅高压的患儿应考虑去骨瓣减压术
	重度 TBI 合并难治性颅内高压的婴儿和虐待性头部外伤的婴幼儿应考虑去骨瓣减压术治疗
	去骨瓣减压术适用于有可能恢复的重度 TBI 和难治性颅内高压的儿童
	去骨瓣减压术可能不适用于已经存在广泛继发性脑损伤的患儿
	手术可能适用于损伤后 48 小时内发生 GCS 继发性恶化和（或）逐渐发生脑疝的患儿，而手术可能不适用于不见好转的 GCS=3 分的患儿

表 16.6　颅后窝损伤治疗指南

手术指征	CT 上病灶具有占位效应，或病灶导致神经功能障碍或伴有病情恶化的患者应进行手术干预
	占位效应包括第四脑室的变形、移位或闭塞，基底池的压迫和闭塞或梗阻性脑积水的征象
	有病灶，但未发现神经功能障碍和 CT 未见占位效应的患者可行保守治疗，但需要实时监测患者病情变化并复查 CT
手术时机	有手术指征的患者，应尽快实施手术，因为这些患者病情会迅速恶化，从而影响其预后
手术方式	枕下颅骨切除减压术是治疗颅后窝病变的首选手术方式（因多数研究选用该术式推荐）

颅后窝损伤

外伤后压迫性的颅后窝损伤是较少见的，但需要关注的是其能直接压迫小脑和脑干以及引起脑积水。颅后窝硬膜外血肿的发病率为1.2%～12.9%，硬膜下出血的概率为0.5%～2.5%，脑实质内出血的概率为1.7%[13, 94-100]。CT 显示没有占位效应和神经系统检查无异常的患者暂行保守治疗[94, 95, 101]。

研究大多支持对于早期出现症状体征且GCS评分较高的患者，急行血肿清除改善预后。应注意的是，颅后窝损伤和脑干压迫患者的病情可以迅速恶化。此外，幕上颅内压监测可能并不总能体现颅后窝的局限性压力增高。一项纳入81例患者的研究显示：95% GCS≥8分的患者预后良好（GOS 4分或5分），但有81% GCS<8分的患者预后不良（GOS 1～3分）[95]。一项纳入25例患者的研究中，硬膜外血肿体积<10 ml，厚度<15 mm，中线移位<5 mm的患者生存率较高[101]。对73例颅后窝损伤患者的研究显示，14名患者可以保守治疗，59名患者则要手术治疗[94]。此外，颅后窝损伤的总体病死率为5.4%，但该结果受到继发性脑出血和较差的术前神经系统检查两个混杂因素的干扰。美国脑创伤基金指南（表 16.6）建议对有占位效应和神经功能障碍的颅后窝损伤患者（包括第四脑室或基底池受压和梗阻性脑积水）行减压手术。CT 显示无占位效应或没有症状的患者行保守治疗并严密监测病情变化，如患者病情恶化应迅速进行手术治疗。手术方案首选颅后窝血肿清除加枕下颅骨切除减压术。

颅顶骨折

凹陷性颅骨骨折是由钝性或锐性暴力作用下引起颅骨连续性的破坏。骨折通常通过形状（线状或星状）、位置（包括颅顶或颅底）、移位（分离/非移位与移位/凹陷）、骨块数目（粉碎性）和骨折是否与外界相通（简单/闭合与复合/开放）来描述。创伤性颅骨骨折也可能与面部和眼眶骨折同时发生。创伤性颅骨生长性骨折时常伴有硬脑膜的撕裂，在脑脊液搏动的不断冲击下，局部脑组织、软脑膜、蛛网膜向骨折线处凸出，使儿童的骨折缝不断增宽[102]。国际内固定学会颅颌面分会（AOCMF）颅骨骨折分类系统是众多将颅颌面骨折按照形态和位置分类的方法之一[103]。

颅骨骨折手术治疗的一般指征包括在额部或其他部位影响美观的凹陷性骨折、伴有颅内出血的血管窦附近的骨折、开放性粉碎性骨折或伴有>1 cm凹陷的骨折，脑脊液漏的修补是必要的。线性、分离和非移位性骨折通常可以行保守治疗。当骨折发生在有血管易损的区域时可行血管成像，如颅底骨折延伸穿过颞骨岩部颈动脉管时。除了修复颅骨碎片和伤口清创外，提倡去除松质骨碎片。然而，该外科手术治疗指南充其量只是临床Ⅲ级证据[104]。脑创伤基金会指南（表 16.7）建议：开放性骨折的修补范围应大于颅骨厚度的以防止感染，除非没有临床和影像学证据显示损伤穿透硬脑膜、颅内血肿、凹陷>1 cm、损伤累及额窦、影像美观的损伤、伤口感染、气颅或严重伤口污染。单纯凹陷性骨折可保守治疗。如果不存在伤口感染，手术应及早进行，手术时应抬高患侧、清创和使用抗生素及在没有伤口感染的情况下复位主要的骨折碎片。

颅骨骨折引起的开放性鼻窦损伤因为其涉及脑脊液漏和颅内感染的可能而需特殊手术处理。必要时闭塞、颅腔化或切除鼻窦可降低脑脊液泄漏和颅内感染

表 16.7　颅骨凹陷骨折治疗指南

手术指征	开放性颅骨凹陷骨折深度大于颅骨厚度的患者应进行手术干预以预防感染
	开放性颅骨凹陷骨折患者，如没有以下情况可暂行保守治疗：硬脑膜破裂、显著的颅内血肿、凹陷 >1 cm、额窦受累、面部损伤影响外观、伤口感染、气颅或严重伤口污染
	闭合性（单纯）凹陷性颅骨骨折可行保守治疗
手术时机	建议早期手术以减少感染发生率
手术方式	头部抬高和清创术是首选的手术方法
	手术无伤口感染风险时可考虑行骨片置换
	开放性凹陷骨折应使用抗生素

发生的概率。但是，判断鼻窦损伤是否会引发迟发性并发症仍是困难的。鼻窦黏液囊肿是由黏液样物质在鼻窦内积聚引起的，可发生于骨折闭塞鼻窦管时，也可于 TBI 后迟发性出现[105]。黏液囊肿形成后脑脊液漏是脑膜炎和脑炎的危险因素。黏液囊肿涉及黏液潴留引发的感染，因此可使临床治疗复杂化。额窦损伤发生在 5%～12% 的严重面部外伤的患者中，可累及颅骨内板、外板或同时累及，并可与颅内感染相关（尽管 66% 的患者不接受治疗也可痊愈）[106]。复合性骨折的感染率为 1.9%～10.6%（最常见链球菌感染），致神经功能残疾的概率为 11%，晚期癫痫的发生率为 15%[107-111]。一项纳入 33 例患者的研究讨论了创伤后额窦颅腔化手术的重要性，以及脑脊液漏和鼻额流出道闭塞的关系[112]。对于开放性颅窦骨折修复治疗的指南仍然有限，最近的综述建议包括识别该可能的并发症，密切的创伤后随访，跨专科的诊疗，对额窦后壁粉碎性骨折或伴发脑脊液漏行颅腔化手术[105]。

儿童颅骨骨折治疗由于患者颅骨持续生长而呈现出其特殊性。3 岁以下儿童骨折通常伴随着线性骨折、硬膜撕裂、蛛网膜或脑组织陷入骨折线。生长性骨折的发生率是头颅线性骨折患者的 0.05%～1.6%，通常归因于大脑和颅骨的生长阻碍骨折的愈合[102]。一项纳入 180 例年龄 <1 岁患者的研究中显示：仅有 8 名患者需要手术治疗颅骨凹陷性骨折，且总体患者的预后都较好，可能是由于有限的创伤机制[113]。生长性骨折的修复包括对硬脑膜撕裂的充分修复，早期治疗有利于改善预后[102]。

颅骨骨折或伴随着其他颅内病变常提示预后不良[63, 114-116]。一项对 1 178 名青少年颅内损伤的研究表明：颅骨骨折是唯一能预测预后不良的独立因素[114]。一项对 923 例儿童骨折的研究发现，颞骨骨折、年龄超过 5 岁、车祸伤和伴随脏器损伤与预后不良有关[117]。此外，顶叶骨折常发生于稍年轻的儿童，而额颞部骨折在年龄稍大的孩子中更为常见（>5 岁）。一项对 850 例颅骨骨折患者的研究发现：71% 的患者显示颅内损伤，而 533 例无骨折患者中仅有 46% 例存在颅内损伤[116]。在多个研究中已经证实：无论手术时损伤处污染程度如何，72 小时内行手术复位骨折碎片不会增加感染的风险[107, 111, 118]。对 5 项随机对照临床试验和 17 项非随机对照临床试验进行的 meta 分析显示：预防性地对外伤性颅骨骨折使用抗生素并没有降低创伤后感染的风险或者全因病死率，因此通常不推荐使用[119, 120]。

手术技巧

去骨瓣减压术

去骨瓣减压术是常用于大量颅内出血和难治性颅内压升高患者的治疗。Monro-Kellie 学说认为大脑组织、脑脊液和血液占据固定的颅内体积。在出现脑血肿或水肿时，去骨瓣减压术用于扩大颅内容积以防止脑疝、灌注减少和脑缺血的发生。一般来说，因减压需要去除的最小骨瓣直径为 12 cm[121-125]。根据手术指征，可行单侧、双额或颅后窝的去骨瓣减压术。

去骨瓣减压术能否降低患者病死率取决于对患者的选择。纳入了 12 项临床研究的 meta 分析（包括 3 项随机临床试验）发现：单侧去骨瓣减压术结合硬膜开放减张开可显著改善病死率和 GOS 评分[121]。此外，回顾性研究显示：对于年龄 <50 岁、创伤后至手术时间 <5 小时、GCS>5 分的患者行去骨瓣减压术后可改善患者预后[121]。然而，最近的随机临床试验未能证实去骨瓣减压术对 GOS 评分和病死率的改善有所帮助。在一项关于弥漫性创伤性脑损伤去骨瓣减压术的研究（DECRA）中，155 名重度弥漫性 TBI 和颅内高压的患者随机分配到双侧额颞去骨瓣减压术组或仅进行积极的内科治疗组[122]。研究显示，去骨瓣减压组患者的颅内压降低，颅内压干预处理减少，在 ICU 住院天数减少，GOS 评分显著降低（1.84；95% 可信区间，1.05～3.24；P=0.03），两组患者 6 个月病死率相近（19% 去骨瓣减压组与 18% 保守治疗组）。这项研究受人质疑的方面包括：排除了有占位性病变的患者，以及使用双额颞减压术但不切开大脑镰，这使该手术方式在降低颅内压方面存在限制性。该研究中，有更多的双侧瞳孔无光反应的患者被分到手术组中，这导致了选择偏倚。事实上，瞳孔光反应较差的患者在手术组中更多，这表示由于不平衡的随机化分组，病情更重的患者接受了手术治疗。这项研究局限性也反映了 TBI 患者的异质性。这项研究的结果表明去骨瓣减压手术存在一定的危害性，但在调整了上述基线差异后，手术组与保守治疗组未发现有显著的差别。一项对 223 例重度 TBI 患者的回顾性研究表明：与保守治疗的患者相比，去骨瓣减压术可改善患者病死率，但不能改善患者的长期预后[125]。另一项研究将 74 例患者随机分入去骨瓣减压术组或颞顶开颅术组，结果发现接受去骨瓣减压术的患者颅内压明显降低，1 个月病死率得到改善，伤后 1 年神经功能恢复更好[123]。去骨瓣减压术仍是 TBI 患者的可选择的治疗方式，而最近将完成的 RESUCEicp 研究无疑将带来急需的、高质量的临床证据。

额颞顶骨切除减压术

行额颞顶骨切除减压术的患者可取仰卧位，并使用马蹄形头托或 Mayfield 头架固定[25]。该术式减压范围为 15 cm × （12 ～ 15）cm 开口，得以充分暴露眉弓后 1 ～ 2 cm 额叶、颅中窝和前颞叶、颧骨根部、顶结节，需距中线 1.5 ～ 2 cm 以避免上矢状窦或桥静脉的损伤。

传统的反问号切口起于耳屏前约 1 cm，以避免同时损伤颞浅动脉的两个分支，并且切口应在颧骨上方以避免面神经分支的损伤。切口绕过耳郭上方并穿过顶结节，到达中线附近以保证充分暴露。虽然切口可以用手术刀一直切到颅骨，但应局限于颞上线以保证仔细解剖和电灼颞肌。头皮止血主要通过使用 Raney 夹和电烙术实现的。在做头皮和帽状筋膜切口后，可在颞肌最下部分做小切口，而后使用电灼术和骨膜剥离器将其分离后作为肌皮瓣使用。需暴露眉弓、颧骨根部和关键孔以保证骨窗充分减压。大脑应在去骨瓣前开始减压，包括脑室外引流管、轻度过度通气、甘露醇（0.5 ～ 1 g/kg）或高渗盐水的使用。用颅钻可迅速在颧弓上方的颞骨鳞部和沿颞上线打多个孔。为了避免上矢状窦和桥静脉的损伤，需要注意远离中线 1.5 ～ 2 cm。如出现硬膜撕裂，应增加骨孔以便硬膜同骨缘分离，这在老年患者中更为困难。在蝶骨的冠状缝处打孔有助于分离硬脑膜，因为硬脑膜在骨缝处常有粘连。

硬脑膜剥离后，可使用高速开颅器整块取下骨瓣。颅骨骨折时颅骨的移除应加倍小心。使用止血剂和硬脑膜悬吊可以帮助骨窗止血。蝶骨翼的减压可用 Leksell 咬骨钳，骨性出血可使用骨蜡。然而，在去除颅骨迅速减压脑组织时，应注意首先关注硬膜开口。各种硬脑膜开口都是可以接受的。一些医师喜欢使用基底朝向上矢状窦的 C 形硬脑膜开口，可根据需要进行十字切割以达到减压的目的。高年资医师喜欢星状硬脑膜开口。棉片和凝血酶浸泡的明胶海绵可用于在剪开硬膜时保护脑组织。血凝块可以通过温和冲洗和清创术除去；如果可能的话，应尽量避免激进地清除脑深部或矢状窦附近的血肿。通常可以使用免缝合人工脑膜而不需要将硬脑膜紧密缝合。帽状筋膜和头皮可以以经典的方式缝合，而高级医师更倾向于同时放置深层和浅层的引流管，以帮助预防术后血肿。

极少数情况下，去除大脑皮质可以用于治疗难治性颅内压升高。颞叶或额叶切除术曾在少数情况下被用于治疗开颅手术后控制不良的颅内压增高，但是在现代神经外科，去骨瓣减压术已基本取代了脑叶切除术。

双额减压术

发生广泛的额叶挫伤或肿胀时，可选用双额减压术[25]。这种减压术有许多种方案可实施。一般情况下，患者取仰卧位，同时头部放置在马蹄形头托上。做双冠状 Soutar 切口起始于耳屏前 1 cm 和颧骨上方处，然后延续到的发际线后的中线。切皮后，额部皮瓣向前翻直至暴露眉眶。如果额窦或颅底骨折的修复需要带蒂组织瓣时，单独分离一层筋膜瓣将是较好的选择。在冠状缝（一般距中线 1.5 ～ 2 cm）打孔以剥离静脉窦上的硬脑膜。也可在额侧及颞侧打孔。开颅器可以用来去除骨质，使用时要小心保护静脉窦。将硬脑膜悬吊，硬脑膜应以基底朝向窦的方向呈 C 形打开。如果需行额底入路，于上矢状窦靠近鸡冠处应用缝线结扎。如果需要的话，可以进行 3 ～ 4 cm 的右额极或 4 ～ 5 cm 的右颞极切除术。

颅骨成形术

颅骨成形术通常在开颅手术后 6 ～ 8 周进行，提早或晚些行颅骨成形术皆可。自体骨瓣可以在无菌的 - 70℃ 冰箱、腹部脂肪垫或大腿中储存数月。如果没有感染或脑积水的迹象，则可归位骨瓣或行人工颅骨成形术。

颅后窝减压术

即使是颅后窝小病灶也可以压迫脑干和通过阻塞中脑导水管而造成显著梗阻性脑积水，因此清除颅后窝占位性病灶或行颅后窝减压术能及时挽救患者的生命[25]。手术中，患者取俯卧位头部可用马蹄形头托或Mayfield头架固定。脑室造口术可以减少天幕上方的压力从而避免脑疝的发生。行正中切口，并在横窦下方打孔。硬脑膜剥离后，可行开颅术或颅骨切除术，需小心将中线处硬脑膜与骨分离。较大的血肿常需要大面积减压，而较局限病灶可以开小骨窗进行清除。在颅后窝，硬脑膜通常以"Y"形切口打开。

手术并发症的预防

应避免可预料的去骨瓣减压术引起的相关并发症。术前评估并改善凝血功能障碍和血流动力学不稳定将有助于避免术中并发症的发生。在手术过程中，留意钻孔的定位（尤其是中线附近的打孔）对于避免损伤上矢状窦和桥静脉是至关重要的。同样，保护大的引流静脉对于防止脑静脉淤滞是很重要的，这可能导致脑缺血、梗死或医源性出血。如果迫不得已，只有上矢状窦前1/3和相关引流静脉

可以进行结扎。应避免大静脉周围过度的血肿清除以防止移除后栓塞的形成。如果发生大静脉损伤，应在损伤部位使用大块凝血酶浸泡的明胶海绵（如明胶海绵较小则易丢失）压迫止血。头部的轻度抬高可以减少静脉压并促进止血，但必须避免空气栓塞。翻转硬脑膜瓣、肌肉补片、静脉Gore-Tex补片的使用或是旁路的建立已在修复窦损伤。

穿透性脑损伤的治疗

穿透性脑损伤简介

在重度TBI治疗和手术治疗指南发布后，国际脑损伤协会、脑损伤协会、美国神经外科医师协会和神经外科医师大会开始独立于脑创伤基金会在1998年制定关于脑穿透伤的治疗指南。这些指南最终发表在2001年（表16.8）[12]。最近，相关机构考虑更新这些指南，但是由于相关研究结果并没有明显变更，因此没有必要更新。

穿透性脑损伤按照穿透速度分为包括低速型（120～250 ft/s，如木棍、刀、弹片）和高速型（710～3 150 ft/s，如枪伤）。来自穿透物的原发损伤和随后的压力波会导致远远超过弹射路径的脑挫伤、撕裂伤和出血。平民和军事枪伤因不同的能量传递，转运到救治地点的时间和治疗能力而不尽相

表 16.8　穿透性脑损伤治疗指南

伤口大小	头皮尚有活性且无明显颅内病变的患者，可局部行伤口清创并缝合（注："无明显颅内病变"现在无明确定义。然而，脑损伤的体积和位置、占位效应、中线移位 5 mm，或基底池因受水肿或血肿受压迫，以及患者的临床状况都可用于判断有无明显颅内病变） 在行一期缝合或行移植修补术实现伤口的水密缝合前，如伤口较大且存在已失去活性的头皮、骨或硬脑膜，应行彻底的扩大清创术 颅骨明显碎裂的患者，建议行颅骨切除术或开颅术
占位效应	如占位效应显著，建议清除坏死脑组织和可安全触及的骨碎片。建议清除占位效应明显的颅内血肿 在没有明显肿块效应的情况下，临床Ⅲ级证据不建议对脑中的伤道进行清创。因为没有进行积极清创患者的预后并没有变得更差。不建议常规进行手术取出远离入口部位的碎片或仅为取出残留骨片或弹片而行手术
颅窦开放性损伤	建议采用硬脑膜水密封闭修复开放性颅窦损伤。临床情况决定了修复的时机。使用何种材料进行硬脑膜修复需由外科医师谨慎决定
脑脊液漏	脑脊液漏无法自行愈合或临时性脑脊液引流难以治愈都可考虑手术治疗。在一期手术期间，应尽一切努力封闭硬脑膜并防止脑脊液漏
抗生素	推荐穿透性脑损伤时预防性和术前使用广谱抗生素
抗癫痫治疗	建议应用抗癫痫药以减少早期（伤后 7 日）的癫痫发作，但不减少后期（伤后 >7 日）的癫痫发作

同。军事枪伤常涉及大口径、高速弹片，因此其病死率高于低速弹片[126-128]。平民枪伤通常是由手枪造成，病死率为6%[12]，而军事穿透伤的病死率从8%到43%不等[126-128]。根据ATLS指南初步稳定患者后，可以进行脑穿透伤的评估，注意神经系统检查、皮肤和头皮伤口，以及脑脊液、血液或脑组织是否渗漏。根据库欣的数据，在第一次世界大战期间，术后病死率从55%降低到28%，并且在随后的冲突病死率进一步的减少[129,130]。由于穿透伤的自然病程预后欠佳，早期进行神经外科治疗的证据提示其对于降低穿透伤患者病死率具有重要意义。

穿透性脑损伤的初步治疗

ATLS指南和对气道、呼吸和循环的关注贯穿于整个穿透性脑损伤的治疗。这些损伤在外观上常能引起人们注意，因此也可分散护理人员的注意力。至关重要的是，除了外科医师在可控条件下以外，不能随意移除穿透物，因为它们通常起到压迫止血的作用。影像学在制订移除穿透物的方案中至关重要。CT成像被推荐为穿透性脑损伤的首选检查，普通X线也有一定的价值，因为其避免了CT成像可能有伪影的问题。患者体内存在子弹和其他金属碎片时，磁共振成像（MRI）为禁忌[131]。注意穿透伤入口/出口部位、颅内碎片、穿透物的伤道和颅内血管损伤、颅内积气、脑室损伤、多脑叶损伤、基底池状态、中线移位和占位效应对于患者预后和手术决策的重要意义。

穿透性脑损伤可考虑行血管成像，尤其是颈内动脉、大脑中动脉近端和大脑中动脉、外侧裂或椎动脉附近的损伤[132]。0.4%～0.7%的动脉瘤是由于创伤引起，20%的创伤相关动脉瘤继发于穿透性脑损伤[126,132]。远端动脉瘤也可能是穿透性脑损伤的后遗症。外伤性动脉瘤的发生率介于3%～33%，这取决于诊断方法和时间[133]。动脉瘤也可在脑创伤后2周延迟出现，主要累及大脑前、中动脉。创伤相关动脉瘤破裂后蛛网膜下腔出血的发生率估计为31%～78%，这主要受研究类型不同的影响[133,134]。指南建议：穿透性脑损伤后应立即行CT成像，包括有条件的行CT血管造影成像以评估伤情。

如有望改善诊疗和预后，颅内监测应常规用于穿透性脑损伤。重度TBI救治指南推荐用于对穿透性脑损伤患者行颅内压监测。各种Ⅲ级临床研究表明：对颅内压监测对于预测穿透性脑损伤患者预后方面有重要作用，当颅内压值>20 mmHg时预示预

后不良[135-139]。然而，一项研究显示，颅内压监测不能预测穿透性脑损伤患者的不良预后[140]。穿透性脑损伤治疗指南建议的颅内压监测和治疗方案在脑创伤基金会严重TBI的治疗指南中也有所概述。

穿透性脑损伤的外科治疗

有关穿透性脑损伤的外科治疗原则的证据来源于几项非随机、回顾性研究以及战时经验[129,130,141]。颅内损伤较小且没有占位效应的外伤可以进行清创并一期缝合。更广泛颅内和硬脑膜损伤需要移除骨碎片和严密缝合硬脑膜。只有存在显著占位效应的情况下，才可进行坏死脑组织和伤口清创术、颅内血肿清除术，以及安全地取出可触及的骨碎片。早期尝试大范围的伤口清创术发生在越南战争期间，现已转变为更局限、更有侧重点的治疗方法。一项纳入148例穿透性脑损伤的回顾性研究显示：进行局部清创、硬脑膜封闭、不清除深部骨碎片的穿透性脑损伤患者的病死率为8%，感染率为6%[142]。穿透性脑损伤指南建议：小伤口，存在有活性的头皮组织并且没有显著的颅内病变的损伤仅需要局部伤口护理和缝合。大伤口建议行头皮、骨和硬脑膜清创和水封封合。有占位效应的患者推荐行坏死脑组织清创和移除安全可触及的骨碎片；没有占位效应的患者，不建议对穿透物的伤道进行清创。不建议清除深在碎片或仅为以去除骨碎片或弹片再手术。开放性鼻窦损伤建议及时闭合。

脑脊液漏在穿透性脑损伤治疗中至关重要的，因为有报告称脑脊液漏后感染率较高[141]。脑脊液漏后感染率较高（49.5%～70%），并增加患者的死亡风险[127,137,143,144]。一项纳入1 133例患者的研究中，101例患者出现脑脊液漏，其中44%的患者自行愈合，脑脊液漏后病死率显著升高（22.8% vs. 5.1%）[137]。此外，72%的脑脊液泄漏出现在2周内，这提示：严密的硬脑膜缝合是手术时的关键，并且需要密切监测患者病情变化。50%脑脊液漏发生在的伤口部位，而其他部位的漏包括骨折或硬脑膜裂口[141]。鼻窦开放性损伤发生脑脊液漏的概率为28%，手术失败的患者38%出现感染[145]。指南建议通过精细的手术以实现水封封合，修复开放的鼻窦，并注意潜在的脑脊液漏部位。保守治疗失败患者可行二次手术修复脑脊液漏（如脑脊液引流）。

穿透性脑损伤的并发症治疗

随着抗生素使用和手术方式的改进，穿透性

脑损伤感染概率已经大大减少。感染率从第一次世界大战期间的58.8%下降到近年冲突中的4%～11%[143, 146-148]。同样的，脑脓肿发生率从8.5%下降到1.6%～3.1%。与伤口感染风险相关的因素通常包括战场环境、深部损伤和弹片；然而研究表明，即使保留异物，也没有增加感染（4%）、癫痫（13%）或死亡（33%）的发生率[136]。常见细菌包括金黄色葡萄球菌和表皮葡萄球菌，但在其他病例中发现了其他种类，包括不动杆菌、链球菌、大肠杆菌、克雷伯杆菌、肠杆菌和梭菌属[149-151]。有限的Ⅲ类证据支持穿透性脑损伤可预防性使用抗生素[146]。早期证据证实：预防性使用广谱抗生素可降低感染率[146]这些建议与脑创伤基金会的指南相反，脑创伤基金会指南不推荐预防性抗生素，即使在脑脊液漏或开放性骨折的情况下。

颅骨成形术可用于颅骨的修补。在一项持续13年纳入417例患者的研究中，在延迟行颅骨成形术至少1年后的致残率为2%[127]。该延迟性颅骨成形术的致残率与后来的研究相似，尽管有研究报道颅骨成形术的致残率已高达35%，再次验证了择期手术治疗和严密缝合硬膜的重要性[139, 152]。在另一项研究中，在感染、脑脊液漏或1年内行颅骨成形术，颅骨成形术后并发症发生率增加[153]。

现评估穿透性脑损伤手术时机的证据主要来源于平民创伤的研究，但一项纳入163例战伤患者的研究显示：在12小时内接受手术的鼻窦损伤患者的感染率为5%，而手术时间延迟超过12小时的患者感染率为38%[145]。

穿透性脑损伤后的癫痫发作的概率介于30%～50%，4%～10%的患者在第1周内有癫痫发作，2年内有80%的患者存在癫痫发作[154, 155]，这比钝性脑创伤后观察到的4%～42%的发病率要高[156, 157]。一项纳入6 111例患者的大型研究显示：穿透性脑创伤后的因癫痫导致的再入院率比闭合性脑创伤要高2.78倍[158]。战伤引起的穿透性脑损的癫痫发病率为22%～53%，该发病率与病灶的位置、损伤大小以及残留的金属碎片（非骨碎片）有关[128, 155, 159]。另一项研究表明，GOS评分、中枢神经系统感染和局灶性运动功能障碍与创伤后癫痫相关[160]。4个Ⅰ级随机对照试验评估预防性使用抗癫痫药物在脑创伤治疗中的作用，其中只有少数患者为穿透性脑损伤[156, 157, 161, 162]。这些结果表明：抗癫痫药能减少早期癫痫发作（伤后7日内发生的癫痫），而不是晚期的癫痫发作。左乙拉西坦现作为抗癫痫的一线用药，因为多项研究表明：左乙拉西坦的药效与苯妥英钠相同，但其副作用较少[163]。指南建议对穿透性脑损伤患者可进行预防性抗癫痫治疗，但要注意其预防晚期癫痫发作的作用有限。

其他指南的相关治疗建议

儿科脑创伤

脑创伤基金会在2003年和2012年颁布了关于婴幼儿、儿童和青少年严重脑外伤的急性期救治指南[20]。指南中几个部分依据儿童患者的文献专门阐述了危重症诊疗。颅内压监测、高渗疗法、低温治疗、过度通气、皮质类固醇、颅内压升高的保守治疗、营养和预防性抗癫痫药物的使用都在指南中进行了讨论。然而，几乎没有关于手术决策的讨论。

战争相关的创伤性脑损伤

脑创伤基金会于2005年颁布了作战相关脑外伤的战场救治指南，着重强调了军事行动中士兵的内外科治疗[21]。该指南着重讨论了作战环境的独特性和受伤士兵可能面临的问题。指南还涉及氧合和血压的管理、GCS和瞳孔评估、气道管理、液体复苏、疼痛治疗、颅内压管理、患者的分类救治及转运，以及患者救治的常规流程。对于GCS<13分和对疼痛刺激无反应的患者，建议将其转移到具有手术能力的医疗站。推荐早期应用ATLS治疗措施（气道管理、氧合和血压监测）和颅内压降低治疗（3%～7.5% NaCl）。GCS 14～15分的患者可以留在前沿地域，但需要严密观察患者神经功能变化。

轻度 TBI

美国急诊医师学会（ACEP）和CDC与发表的题为《临床政策：成人轻度脑外伤的急诊神经影像和治疗》一文中，对轻度TBI的治疗提出了指导并得到脑创伤基金会的认可[22]。许多章节对TBI患者在急诊的分类救治做了指导。最近对23 079例轻微头部外伤患者进行的meta分析显示：7.1%的患者可转为严重颅内损伤，0.9%存在死亡风险或需要神经外科治疗[164]。此外，该研究还发现：GCS<13分、临床检查提示颅骨骨折、2次或以上呕吐、GCS下降和机动车事故均与严重颅内损伤有关。加拿大头部CT准则有望鉴别具有高危因素的但初始表现为轻度TBI的患者。无论是否进行CT扫描，患者病史和体格检查在轻度TBI治疗过程中意义重大。

院前 TBI 的救治

颅脑创伤基金会在2000年和2006年颁布了用于指导首先响应者院前TBI救治指南，包括紧急医疗服务和其他紧急救援者[23]。一些章节讨论了氧合和血压管理、GCS评分、瞳孔检查、气道管理、液体复苏、颅内压管理和患者的分类救治。这些指南强调TBI的早期识别，转运到指定的创伤中心，并密切监测患者病情变化，以确定是否需要手术治疗。

结　论

鉴于TBI发病的广泛性和导致残疾和并发症的显著影响，TBI指南改善患者得到广泛并认可，故TBI领域已经出现了大量的文献来指导实践（表16.9）。

表 16.9　国际和国家指南概述

指 南 名 称	指南来源	主 题	证据等级		
			I	II	III
欧洲神经病学学会轻度颅脑创伤指南[165]	证据支持/共识	—	—	—	—
重度颅脑创伤（第1版）指南[166]	证据支持	13	1	10	14
意大利轻度颅脑损伤救治指南[167]	共识/专家意见	—	—	—	—
欧洲脑损伤协会成人重度颅脑损伤救治指南[168]	共识/专家意见	—	—	—	—
英国头部创伤早期救治指南[169]	专家意见	—	—	—	—
澳大利亚偏远地区急性神经损伤救治指南[170]	—	—	—	—	—
重度颅脑创伤预后和救治指南[17], a	证据支持	13	3	10	16
院前救治指南[23], a	证据支持	7	0	5	12
穿透性脑损伤救治指南[12]	证据支持	7	0	0	12
儿科指南（第1版）[171]	证据支持	17	0	6	40
英国脑创伤分类，评估、检查和脑创伤治疗指南 b, c	证据支持	27	3	16	107
作战相关头部创伤战场救治指南[21], a	证据支持	5	0	3	15
颅脑创伤外科治疗指南[12-17]	证据支持	5	0	0	26
重度颅脑创伤治疗指南修订版（第3版）[172]	证据支持	15	1	14	17

注：经Maas等人的许可[173]。指南推荐分级方案借鉴牛津循证医学证据分级（A～D级）；为了保持一致性，我们将A级定为Ⅰ级，B级为Ⅱ级，C级和D级为Ⅲ级。a: www.braintrauma.org。b: www.nice.org。c: 部分更新的NICE临床指南4（June 2003）；September 2007. http://www.nice.og.uk/nicmediaa/pdf/CG56NICECHECIDIN.PDF（accessed June, 12, 2008）。

（于　鹏　高　亮）

参考文献

[1] Hawryluk GW, Manley GT. Classification of traumatic brain injury: past, present, and future. Handb Clin Neurol. 2015; 127:15–21.

[2] Fakhry SM, Trask AL, Waller MA, Watts DD, IRTC Neurotrauma Task Force. Management of brain-injured patients by an evidence-based medicine protocol improves outcomes and decreases hospital charges. J Trauma. 2004; 56 (3):492–499, discussion 499–500.

[3] Menon DK, Schwab K, Wright DW, Maas AI, Demographics and Clinical Assessment Working Group of the International and Interagency Initiative toward Common Data Elements for Research on Traumatic Brain Injury and Psychological Health. Position statement: definition of traumatic brain injury. Arch Phys Med Rehabil. 2010; 91(11):1637–1640.

[4] Bruns J, Jr, Hauser WA. The epidemiology of traumatic brain injury: a review.

Epilepsia. 2003; 44 Suppl 10:2–10.

[5] Corrigan JD, Selassie AW, Orman JA. The epidemiology of traumatic brain injury. J Head Trauma Rehabil. 2010; 25(2):72–80.

[6] Langlois JA, Rutland-Brown W, Wald MM. The epidemiology and impact of traumatic brain injury: a brief overview. J Head Trauma Rehabil. 2006; 21 (5):375–378.

[7] Selassie AW, Zaloshnja E, Langlois JA, Miller T, Jones P, Steiner C. Incidence of long-term disability following traumatic brain injury hospitalization, United States, 2003. J Head Trauma Rehabil. 2008; 23(2):123–131.

[8] Stiell IG, Wells GA, Vandemheen K, et al. The Canadian CT Head Rule for patients with minor head injury. Lancet. 2001; 357(9266):1391–1396.

[9] Malec JF, Brown AW, Leibson CL, et al. The mayo classification system for traumatic brain injury severity. J Neurotrauma. 2007; 24(9):1417–1424.

[10] Nakase-Richardson R, Sherer M, Seel RT, et al. Utility of post-traumatic amnesia in predicting 1-year productivity following traumatic brain injury: comparison of the Russell and Mississippi PTA classification intervals. J Neurol Neurosurg Psychiatry. 2011; 82(5):494–499.

[11] Russell WR, Smith A. Post-traumatic amnesia in closed head injury. Arch Neurol. 1961; 5:4–17.

[12] Part 1: Guidelines for the management of penetrating brain injury. Introduction and methodology. J Trauma. 2001; 51(2) Suppl:S3–S6.

[13] Bullock MR, Chesnut R, Ghajar J, et al. Surgical Management of Traumatic Brain Injury Author Group. Surgical management of traumatic parenchymal lesions. Neurosurgery. 2006; 58(3) Suppl:S25–S46, discussion Si-iv.

[14] Bullock MR, Chesnut R, Ghajar J, et al. Surgical Management of Traumatic Brain Injury Author Group. Surgical management of posterior fossa mass lesions. Neurosurgery. 2006; 58(3) Suppl:S47–S55, discussion Si-iv.

[15] Bullock MR, Chesnut R, Ghajar J, et al. Surgical Management of Traumatic Brain Injury Author Group. Surgical management of acute epidural hematomas. Neurosurgery. 2006; 58(3) Suppl:S7–S15, discussion Si-iv.

[16] Bullock MR, Chesnut R, Ghajar J, et al. Surgical Management of Traumatic Brain Injury Author Group. Surgical management of acute subdural hematomas. Neurosurgery. 2006; 58(3) Suppl:S16–S24, discussion Si-iv.

[17] Bullock MR, Povlishock JT. Guidelines for the management of severe traumatic brain injury. Editor's Commentary. J Neurotrauma. 2007; 24 Suppl 1:2 p preceding S1.

[18] Maas AI, Murray GD, Roozenbeek B, et al. International Mission on Prognosis Analysis of Clinical Trials in Traumatic Brain Injury (IMPACT) Study Group. Advancing care for traumatic brain injury: findings from the IMPACT studies and perspectives on future research. Lancet Neurol. 2013; 12(12):1200–1210.

[19] Marmarou A, Lu J, Butcher I, et al. IMPACT database of traumatic brain injury: design and description. J Neurotrauma. 2007; 24(2):239–250.

[20] Kochanek PM, Carney N, Adelson PD, et al. American Academy of Pediatrics-Section on Neurological Surgery, American Association of Neurological Surgeons/Congress of Neurological Surgeons, Child Neurology Society, European Society of Pediatric and Neonatal Intensive Care, Neurocritical Care Society, Pediatric Neurocritical Care Research Group, Society of Critical Care Medicine, Paediatric Intensive Care Society UK, Society for Neuroscience in Anesthesiology and Critical Care, World Federation of Pediatric Intensive and Critical Care Societies. Guidelines for the acute medical management of severe traumatic brain injury in infants, children, and adolescents–second edition. Pediatr Crit Care Med. 2012; 13 Suppl 1:S1–S82.

[21] Guidelines for the Field Management of Combat-Related Head Trauma. New York, NY: Brain Trauma Foundation; 2005.

[22] Jagoda AS, Bazarian JJ, Bruns JJ, Jr, et al. Clinical policy: neuroimaging and decisionmaking in adult mild traumatic brain injury in the acute setting. J Emerg Nurs. 2009; 35(2):e5–e40.

[23] Gabriel E, Ghajar J, Jagoda AS, Pons P, Scalea T, Walters BC. Guidelines for Pre-Hospital Management of Traumatic Brain Injury. New York, NY: Brain Trauma Foundation; 2000.

[24] Carney N, Totten AM, O'Reilly C, et al. Guidelines for the Management of Severe Traumatic Brain Injury, Fourth Edition. Neurosurg. 2017; 80(1):6–15

[25] Palmer S, Bader MK, Qureshi A, et al. Americans Associations for Neurologic Surgeons. The impact on outcomes in a community hospital setting of using the AANS traumatic brain injury guidelines. J Trauma. 2001; 50(4):657–664.

[26] Zacko J, Harris L, Bullock MR. Surgical management of traumatic brain injury. In: Winn H, ed. Youman's Neurological Surgery. Philadelphia, PA: Elsevier; 2011:3424–3452.

[27] ATLS Subcommittee; American College of Surgeons' Committee on Trauma; International ATLS working group. Advanced trauma life support (ATLS(R)): the ninth edition. J Trauma Acute Care Surg. 2013; 74(5):1363–1366.

[28] Cordobés F, Lobato RD, Rivas JJ, et al. Observations on 82 patients with extradural hematoma. Comparison of results before and after the advent of computerized tomography. J Neurosurg. 1981; 54(2):179–186.

[29] Cucciniello B, Martellotta N, Nigro D, Citro E. Conservative management of extradural haematomas. Acta Neurochir (Wien). 1993; 120(1–2):47–52.

[30] Haselsberger K, Pucher R, Auer LM. Prognosis after acute subdural or epidural haemorrhage. Acta Neurochir (Wien). 1988; 90(3–4):111–116.

[31] Jamjoom A. The influence of concomitant intradural pathology on the presentation and outcome of patients with acute traumatic extradural haematoma. Acta Neurochir (Wien). 1992; 115(3–4):86–89.

[32] Jamjoom AB. The difference in the outcome of surgery for traumatic extradural hematoma between patients who are admitted directly to the neurosurgical unit and those referred from another hospital. Neurosurg Rev. 1997; 20(4):227–230.

[33] Jones NR, Molloy CJ, Kloeden CN, North JB, Simpson DA. Extradural haematoma: trends in outcome over 35 years. Br J Neurosurg. 1993; 7(5):465–471.

[34] Kuday C, Uzan M, Hanci M. Statistical analysis of the factors affecting the outcome of extradural haematomas: 115 cases. Acta Neurochir (Wien). 1994; 131(3–4):203–206.

[35] Lee EJ, Hung YC, Wang LC, Chung KC, Chen HH. Factors influencing the functional outcome of patients with acute epidural hematomas: analysis of 200 patients undergoing surgery. J Trauma. 1998; 45(5):946–952.

[36] Paterniti S, Fiore P, Macrì E, et al. Extradural haematoma. Report of 37 consecutive cases with survival. Acta Neurochir (Wien). 1994; 131(3–4):207–210.

[37] Rivas JJ, Lobato RD, Sarabia R, Cordobés F, Cabrera A, Gomez P. Extradural hematoma: analysis of factors influencing the courses of 161 patients. Neurosurgery. 1988; 23(1):44–51.

[38] Sullivan TP, Jarvik JG, Cohen WA. Follow-up of conservatively managed epidural hematomas: implications for timing of repeat CT. AJNR Am J Neuroradiol. 1999; 20(1):107–113.

[39] van den Brink WA, Zwienenberg M, Zandee SM, van der Meer L, Maas AI, Avezaat CJ. The prognostic importance of the volume of traumatic epidural and subdural haematomas revisited. Acta Neurochir (Wien). 1999; 141 (5):509–514.

[40] Mohanty A, Kolluri VR, Subbakrishna DK, Satish S, Mouli BA, Das BS. Prognosis of extradural haematomas in children. Pediatr Neurosurg. 1995; 23 (2):57–63.

[41] Ganz JC. The lucid interval associated with epidural bleeding: evolving understanding. J Neurosurg. 2013; 118(4):739–745.

[42] Poon WS, Li AK. Comparison of management outcome of primary and secondary referred patients with traumatic extradural haematoma in a neurosurgical unit. Injury. 1991; 22(4):323–325.

[43] Bricolo AP, Pasut LM. Extradural hematoma: toward zero mortality. A prospective study. Neurosurgery. 1984; 14(1):8–12.

[44] Cohen JE, Montero A, Israel ZH. Prognosis and clinical relevance of anisocoria-craniotomy latency for epidural hematoma in comatose patients. J Trauma. 1996; 41(1):120–122.

[45] Sakas DE, Bullock MR, Teasdale GM. One-year outcome following craniotomy for traumatic hematoma in patients with fixed dilated pupils. J Neurosurg. 1995; 82(6):961–965.

[46] Seelig JM, Marshall LF, Toutant SM, et al. Traumatic acute epidural hematoma: unrecognized high lethality in comatose patients. Neurosurgery. 1984; 15(5):617–620.

[47] Bullock R, Smith RM, van Dellen JR. Nonoperative management of extradural hematoma. Neurosurgery. 1985; 16(5):602–606.

[48] De Souza M, Moncure M, Lansford T, et al. Nonoperative management of epidural hematomas and subdural hematomas: is it safe in lesions measuring one centimeter or less? J Trauma. 2007; 63(2):370–372.

[49] Offner PJ, Pham B, Hawkes A. Nonoperative management of acute epidural hematomas: a "no-brainer". Am J Surg. 2006; 192(6):801–805.

[50] Servadei F, Faccani G, Roccella P, et al. Asymptomatic extradural haematomas. Results of a multicenter study of 158 cases in minor head injury. Acta Neurochir (Wien). 1989; 96(1–2):39–45.

[51] Cagetti B, Cossu M, Pau A, Rivano C, Viale G. The outcome from acute subdural and epidural intracranial haematomas in very elderly patients. Br J Neurosurg. 1992; 6(3):227–231.

[52] Farahvar A, Gerber LM, Chiu YL, Carney N, Härtl R, Ghajar J. Increased mortality in patients with severe traumatic brain injury treated without intracranial pressure monitoring. J Neurosurg. 2012; 117(4):729–734.

[53] Jamjoom A. Justification for evacuating acute subdural haematomas in patients above the age of 75 years. Injury. 1992; 23(8):518–520.

[54] Seelig JM, Becker DP, Miller JD, Greenberg RP, Ward JD, Choi SC. Traumatic acute subdural hematoma: major mortality reduction in comatose patients treated within four hours. N Engl J Med. 1981; 304(25):1511–1518.

[55] Wilberger JE, Jr, Harris M, Diamond DL. Acute subdural hematoma: morbidity, mortality, and operative timing. J Neurosurg. 1991; 74(2):212–218.

[56] Massaro F, Lanotte M, Faccani G, Triolo C. One hundred and twenty-seven cases of acute subdural haematoma operated on. Correlation between CT scan findings and outcome. Acta Neurochir (Wien). 1996; 138(2):185–191.

[57] Servadei F, Nasi MT, Giuliani G, et al. CT prognostic factors in acute subdural haematomas: the value of the 'worst' CT scan. Br J Neurosurg. 2000; 14 (2):110–116.

[58] Dent DL, Croce MA, Menke PG, et al. Prognostic factors after acute subdural hematoma. J Trauma. 1995; 39(1):36–42, discussion 42–43.

[59] Ivamoto HS, Lemos HP, Jr, Atallah AN. Surgical treatments for chronic subdural hematomas: a comprehensive systematic review. World Neurosurg. 2016; 86:399–418.

[60] Fell DA, Fitzgerald S, Moiel RH, Caram P. Acute subdural hematomas. Review of 144 cases. J Neurosurg. 1975; 42(1):37–42.

[61] Hatashita S, Koga N, Hosaka Y, Takagi S. Acute subdural hematoma: severity of injury, surgical intervention, and mortality. Neurol Med Chir (Tokyo). 1993; 33(1):13–18.

[62] Koç RK, Akdemir H, Oktem IS, Meral M, Menkü A. Acute subdural hematoma: outcome and outcome prediction. Neurosurg Rev. 1997; 20(4):239–244.

[63] Ryan CG, Thompson RE, Temkin NR, Crane PK, Ellenbogen RG, Elmore JG. Acute traumatic subdural hematoma: current mortality and functional outcomes in adult patients at a Level I trauma center. J Trauma Acute Care Surg. 2012; 73(5):1348–1354.

[64] Servadei F, Nasi MT, Cremonini AM, Giuliani G, Cenni P, Nanni A. Importance of a reliable admission Glasgow Coma Scale score for determining the need for evacuation of posttraumatic subdural hematomas: a prospective study of 65 patients. J Trauma. 1998; 44(5):868–873.

[65] Tallon JM, Ackroyd-Stolarz S, Karim SA, Clarke DB. The epidemiology of surgically treated acute subdural and epidural hematomas in patients with head injuries: a population-based study. Can J Surg. 2008; 51(5):339–345.

[66] Tian HL, Chen SW, Xu T, et al. Risk factors related to hospital mortality in patients with isolated traumatic acute subdural haematoma: analysis of 308 patients undergone surgery. Chin Med J (Engl). 2008; 121(12):1080–1084.

[67] Zumkeller M, Behrmann R, Heissler HE, Dietz H. Computed tomographic criteria and survival rate for patients with acute subdural hematoma. Neurosurgery. 1996; 39(4):708–712, discussion 712–713.

[68] Son S, Yoo CJ, Lee SG, Kim EY, Park CW, Kim WK. Natural course of initially non-operated cases of acute subdural hematoma : the risk factors of hematoma progression. J Korean Neurosurg Soc. 2013; 54(3):211–219.

[69] Walcott BP, Khanna A, Kwon CS, Phillips HW, Nahed BV, Coumans JV. Time interval to surgery and outcomes following the surgical treatment of acute traumatic subdural hematoma. J Clin Neurosci. 2014; 21(12):2107–2111.

[70] Zafrullah Arifin M, Gunawan W. Analysis of presurgery time as a prognostic factor in traumatic acute subdural hematoma. J Neurosurg Sci. 2013; 57 (3):277–280.

[71] Howard MA, III, Gross AS, Dacey RG, Jr, Winn HR. Acute subdural hematomas: an age-dependent clinical entity. J Neurosurg. 1989; 71(6):858–863.

[72] Kotwica Z, Brzeziński J. Acute subdural haematoma in adults: an analysis of outcome in comatose patients. Acta Neurochir (Wien). 1993; 121(3–4):95–99.

[73] Uzan M, Yentür E, Hanci M, et al. Is it possible to recover from uncal herniation? Analysis of 71 head injured cases. J Neurosurg Sci. 1998; 42(2):89–94.

[74] Mathew P, Oluoch-Olunya DL, Condon BR, Bullock R. Acute subdural haematoma in the conscious patient: outcome with initial non-operative management. Acta Neurochir (Wien). 1993; 121(3–4):100–108.

[75] Wong CW. Criteria for conservative treatment of supratentorial acute subdural haematomas. Acta Neurochir (Wien). 1995; 135(1–2):38–43.

[76] Bartels RH, Meijer FJ, van der Hoeven H, Edwards M, Prokop M. Midline shift in relation to thickness of traumatic acute subdural hematoma predicts mortality. BMC Neurol. 2015; 15:220.

[77] Bullock R, Golek J, Blake G. Traumatic intracerebral hematoma–which patients should undergo surgical evacuation? CT scan features and ICP monitoring as a basis for decision making. Surg Neurol. 1989; 32(3):181–187.

[78] Gennarelli TA, Spielman GM, Langfitt TW, et al. Influence of the type of intracranial lesion on outcome from severe head injury. J Neurosurg. 1982; 56(1):26–32.

[79] Lobato RD, Cordobes F, Rivas JJ, et al. Outcome from severe head injury related to the type of intracranial lesion. A computerized tomography study. J Neurosurg. 1983; 59(5):762–774.

[80] Mendelow AD, Gregson BA, Rowan EN, et al. STITCH(Trauma) Investigators. Early surgery versus initial conservative treatment in patients with traumatic intracerebral hemorrhage (STITCH[Trauma]): the first randomized trial. J Neurotrauma. 2015; 32(17):1312–1323.

[81] Miller JD, Butterworth JF, Gudeman SK, et al. Further experience in the management of severe head injury. J Neurosurg. 1981; 54(3):289–299.

[82] Nordström CH, Messeter K, Sundbärg G, Wåhlander S. Severe traumatic brain lesions in Sweden. Part I: Aspects of management in non-neurosurgical clinics. Brain Inj. 1989; 3(3):247–265.

[83] Gentleman D, Nath F, Macpherson P. Diagnosis and management of delayed traumatic intracerebral haematomas. Br J Neurosurg. 1989; 3(3):367–372.

[84] Miller J, Lieberman L, Nahab B, et al. Delayed intracranial hemorrhage in the anticoagulated patient: a systematic review. J Trauma Acute Care Surg. 2015; 79(2):310–313.

[85] Ditty BJ, Omar NB, Foreman PM, Patel DM, Pritchard PR, Okor MO. The nonsurgical nature of patients with subarachnoid or intraparenchymal hemorrhage associated with mild traumatic brain injury. J Neurosurg. 2015; 123(3):649–653.

[86] Zahari M, Mohd Ali AK, Chandrasekharan S. Delayed intracranial haemorrhage in head injury. Singapore Med J. 1996; 37(3):285–287.

[87] Folkerson LE, Sloan D, Cotton BA, Holcomb JB, Tomasek JS, Wade CE. Predicting progressive hemorrhagic injury from isolated traumatic brain injury and coagulation. Surgery. 2015; 158(3):655–661.

[88] Gudeman SK, Kishore PR, Miller JD, Girevendulis AK, Lipper MH, Becker DP. The genesis and significance of delayed traumatic intracerebral hematoma. Neurosurgery. 1979; 5(3):309–313.

[89] Katayama Y, Tsubokawa T, Miyazaki S. Two types of delayed traumatic intracerebral hematoma: differential forms of treatment. Neurosurg Rev. 1989; 12 Suppl 1:231–236.

[90] Marshall LF, Marshall SB, Klauber MR, et al. The diagnosis of head injury requires a classification based on computed axial tomography. J Neurotrauma. 1992; 9 Suppl 1:S287–S292.

[91] Mathiesen T, Kakarieka A, Edner G. Traumatic intracerebral lesions without extracerebral haematoma in 218 patients. Acta Neurochir (Wien). 1995; 137 (3–4):155–163, discussion 163.

[92] Choksey M, Crockard HA, Sandilands M. Acute traumatic intracerebral haematomas: determinants of outcome in a retrospective series of 202 cases. Br J Neurosurg. 1993; 7(6):611–622.

[93] Guerra WK, Gaab MR, Dietz H, Mueller JU, Piek J, Fritsch MJ. Surgical decompression for traumatic brain swelling: indications and results. J Neurosurg. 1999; 90(2):187–196.

[94] Polin RS, Shaffrey ME, Bogaev CA, et al. Decompressive bifrontal craniectomy in the treatment of severe refractory posttraumatic cerebral edema. Neurosurgery. 1997; 41(1):84–92, discussion 92–94.

[95] Bozbuğa M, Izgi N, Polat G, Gürel I. Posterior fossa epidural hematomas: observations on a series of 73 cases. Neurosurg Rev. 1999; 22(1):34–40.

[96] d'Avella D, Servadei F, Scerrati M, et al. Traumatic intracerebellar hemorrhage: clinicoradiological analysis of 81 patients. Neurosurgery. 2002; 50 (1):16–25, discussion 25–27.

[97] de Amorim RL, Stiver SI, Paiva WS, et al. Treatment of traumatic acute posterior fossa subdural hematoma: report of four cases with systematic review and management algorithm. Acta Neurochir (Wien). 2014; 156(1):199–206.

[98] Roda JM, Giménez D, Pérez-Higueras A, Blázquez MG, Pérez-Alvarez M. Posterior fossa epidural hematomas: a review and synthesis. Surg Neurol. 1983; 19(5):419–424.

[99] Sripairojkul B, Saeheng S, Ratanalert S, Pheunpathom N, Sriplung H. Traumatic hematomas of the posterior cranial fossa. J Med Assoc Thai. 1998; 81 (3):153–159.

[100] Takeuchi S, Wada K, Takasato Y, et al. Traumatic hematoma of the posterior fossa. Acta Neurochir Suppl (Wien). 2013; 118:135–138.

[101] Tsai FY, Teal JS, Itabashi HH, Huprich JE, Hieshima GB, Segall HD. Computed tomography of posterior fossa trauma. J Comput Assist Tomogr. 1980; 4 (3):291–305.

[102] Wong CW. The CT criteria for conservative treatment–but under close clinical observation–of posterior fossa epidural haematomas. Acta Neurochir (Wien). 1994; 126(2–4):124–127.

[103] Liu XS, You C, Lu M, Liu JG. Growing skull fracture stages and treatment strategy. J Neurosurg Pediatr. 2012; 9(6):670–675.

[104] Cornelius CP, Kunz C, Neff A, Kellman RM, Prein J, Audigé L. The comprehensive AOCMF classification system: fracture case collection, diagnostic imaging work up, AOCOIAC iconography and coding. Craniomaxillofac Trauma Reconstr. 2014; 7 Suppl 1:S131–S135.

[105] Bullock MR, Chesnut R, Ghajar J, et al. Surgical Management of Traumatic Brain Injury Author Group. Surgical management of depressed cranial fractures. Neurosurgery. 2006; 58(3) Suppl:S56–S60, discussion Si-iv.

[106] Metzinger SE, Metzinger RC. Complications of frontal sinus fractures. Craniomaxillofac Trauma Reconstr. 2009; 2(1):27–34.

[107] Castro B, Walcott BP, Redjal N, Coumans JV, Nahed BV. Cerebrospinal fluid fistula prevention and treatment following frontal sinus fractures: a review of initial management and outcomes. Neurosurg Focus. 2012; 32(6):E1.

[108] Jennett B, Miller JD. Infection after depressed fracture of skull. Implications for management of nonmissile injuries. J Neurosurg. 1972; 36(3):333–339.

[109] Jennett B, Miller JD, Braakman R. Epilepsy after monmissile depressed skull fracture. J Neurosurg. 1974; 41(2):208–216.

[110] Mendelow AD, Campbell D, Tsementzis SA, et al. Prophylactic antimicrobial management of compound depressed skull fracture. J R Coll Surg Edinb. 1983; 28(2):80–83.

[111] van den Heever CM, van der Merwe DJ. Management of depressed skull fractures. Selective conservative management of nonmissile injuries. J Neurosurg. 1989; 71(2):186–190.

[112] Wylen EL, Willis BK, Nanda A. Infection rate with replacement of bone fragment in compound depressed skull fractures. Surg Neurol. 1999; 51(4):452–457.

[113] Ravindra VM, Neil JA, Shah LM, Schmidt RH, Bisson EF. Surgical management of traumatic frontal sinus fractures: case series from a single institution and literature review. Surg Neurol Int. 2015; 6:141.

[114] Addioui A, Saint-Vil D, Crevier L, Beaudin M. Management of skull fractures in children less than 1 year of age. J Pediatr Surg. 2016; 51(7):1146–1150.

[115] Chan KH, Mann KS, Yue CP, Fan YW, Cheung M. The significance of skull fracture in acute traumatic intracranial hematomas in adolescents: a prospective study. J Neurosurg. 1990; 72(2):189–194.

[116] Hung CC, Chiu WT, Lee LS, Lin LS, Shih CJ. Risk factors predicting surgically significant intracranial hematomas in patients with head injuries. J Formos Med Assoc. 1996; 95(4):294–297.

[117] Macpherson BC, MacPherson P, Jennett B. CT evidence of intracranial contusion and haematoma in relation to the presence, site and type of skull fracture. Clin Radiol. 1990; 42(5):321–326.

[118] Adetayo OA, Naran S, Bonfield CM, et al. Pediatric cranial vault fractures: analysis of demographics, injury patterns, and factors predictive of mortality. J Craniofac Surg. 2015; 26(6):1840–1846.

[119] Braakman R. Depressed skull fracture: data, treatment, and follow-up in 225 consecutive cases. J Neurol Neurosurg Psychiatry. 1972; 35(3):395–402.

[120] Poole D, Chieregato A, Langer M, et al. Trauma Update Working Group. Systematic review of the literature and evidence-based recommendations for antibiotic prophylaxis in trauma: results from an Italian consensus of experts. PLoS One. 2014; 9(11):e113676.

[121] Ratilal BO, Costa J, Pappamikail L, Sampaio C. Antibiotic prophylaxis for preventing meningitis in patients with basilar skull fractures. Cochrane Database Syst Rev. 2015; 4(4):CD004884.

[122] Barthelemy EJ, Melis M, Gordon E, Ullman JS, Germano I. Decompressive craniectomy for severe traumatic brain injury: a systematic review. World Neurosurg. 2016; 88:411–420.

[123] Cooper DJ, Rosenfeld JV, Murray L, et al. DECRA Trial Investigators, Australian and New Zealand Intensive Care Society Clinical Trials Group. Decompressive craniectomy in diffuse traumatic brain injury. N Engl J Med. 2011; 364(16):1493–1502.

[124] Qiu W, Guo C, Shen H, et al. Effects of unilateral decompressive craniectomy on patients with unilateral acute post-traumatic brain swelling after severe traumatic brain injury. Crit Care. 2009; 13(6):R185.

[125] Tanrikulu L, Oez-Tanrikulu A, Weiss C, et al. The bigger, the better? About the size of decompressive hemicraniectomies. Clin Neurol Neurosurg. 2015; 135:15–21.

[126] Yu P, Tian Q, Wen X, Zhang Z, Jiang R. Analysis of long-term prognosis and prognostic predictors in severe brain injury patients undergoing decompressive craniectomy and standard care. J Craniofac Surg. 2015; 26(7):e635–e641.

[127] Aarabi B. Surgical outcome in 435 patients who sustained missile head wounds during the Iran-Iraq War. Neurosurgery. 1990; 27(5):692–695, discussion 695.

[128] Hammon WM. Analysis of 2187 consecutive penetrating wounds of the brain from Vietnam. J Neurosurg. 1971; 34(2, Pt 1):127–131.

[129] Levi L, Borovich B, Guilburd JN, et al. Wartime neurosurgical experience in Lebanon, 1982–85. I: Penetrating craniocerebral injuries. Isr J Med Sci. 1990; 26(10):548–554.

[130] Surgical management of penetrating brain injury. J Trauma. 2001; 51(2) Suppl:S16–S25.

[131] Agarwalla PK, Dunn GP, Laws ER. An historical context of modern principles in the management of intracranial injury from projectiles. Neurosurg Focus. 2010; 28(5):E23.

[132] Neuroimaging in the management of penetrating brain injury. J Trauma. 2001; 51(2) Suppl:S7–S11.

[133] Vascular complications of penetrating brain injury. J Trauma. 2001; 51(2) Suppl:S26–S28.

[134] Levy ML, Rezai A, Masri LS, et al. The significance of subarachnoid hemorrhage after penetrating craniocerebral injury: correlations with angiography and outcome in a civilian population. Neurosurgery. 1993; 32(4):532–540.

[135] Aldrich EF, Eisenberg HM, Saydjari C, et al. Predictors of mortality in severely head-injured patients with civilian gunshot wounds: a report from the NIH Traumatic Coma Data Bank. Surg Neurol. 1992; 38(6):418–423.

[136] Crockard HA. Early intracranial pressure studies in gunshot wounds of the brain. J Trauma. 1975; 15(4):339–347.

[137] Lillard PL. Five years experience with penetrating craniocerebral gunshot wounds. Surg Neurol. 1978; 9(2):79–83.

[138] Nagib MG, Rockswold GL, Sherman RS, Lagaard MW. Civilian gunshot wounds to the brain: prognosis and management. Neurosurgery. 1986; 18(5):533–537.

[139] Petridis AK, Doukas A, Barth H, Mehdorn M. Outcome of craniocerebral gunshot injuries in the civilian population. Prognostic factors and treatment options. Cent Eur Neurosurg. 2011; 72(1):5–14.

[140] Sarnaik AP, Kopec J, Moylan P, Alvarez D, Canady A. Role of aggressive intracranial pressure control in management of pediatric craniocerebral gunshot wounds with unfavorable features. J Trauma. 1989; 29(10):1434–1437.

[141] Siccardi D, Cavaliere R, Pau A, Lubinu F, Turtas S, Viale GL. Penetrating craniocerebral missile injuries in civilians: a retrospective analysis of 314 cases. Surg Neurol. 1991; 35(6):455–460.

[142] Management of cerebrospinal fluid leaks. J Trauma. 2001; 51(2) Suppl:S29–S33.

[143] Gönül E, Baysefer A, Kahraman S, et al. Causes of infections and management results in penetrating craniocerebral injuries. Neurosurg Rev. 1997; 20(3):177–181.

[144] Aarabi B, Taghipour M, Alibaii E, Kamgarpour A. Central nervous system infections after military missile head wounds. Neurosurgery. 1998; 42(3):500–507, discussion 507–509.

[145] Meirowsky AM, Caveness WF, Dillon JD, et al. Cerebrospinal fluid fistulas complicating missile wounds of the brain. J Neurosurg. 1981; 54(1):44–48.

[146] Arendall RE, Meirowsky AM. Air sinus wounds: an analysis of 163 consecutive cases incurred in the Korean War, 1950–1952. Neurosurgery. 1983; 13(4):377–380.

[147] Antibiotic prophylaxis for penetrating brain injury. J Trauma. 2001; 51(2) Suppl:S34–S40.

[148] Rish BL, Caveness WF, Dillon JD, Kistler JP, Mohr JP, Weiss GH. Analysis of brain abscess after penetrating craniocerebral injuries in Vietnam. Neurosurgery. 1981; 9(5):535–541.

[149] Taha JM, Haddad FS, Brown JA. Intracranial infection after missile injuries to the brain: report of 30 cases from the Lebanese conflict. Neurosurgery. 1991; 29(6):864–868.

[150] Aarabi B. Comparative study of bacteriological contamination between primary and secondary exploration of missile head wounds. Neurosurgery. 1987; 20(4):610–616.

[151] Carey ME, Young H, Mathis JL, Forsythe J. A bacteriological study of craniocerebral missile wounds from Vietnam. J Neurosurg. 1971; 34(2 Pt 1):145–154.

[152] Hagan RE. Early complications following penetrating wounds of the brain. J Neurosurg. 1971; 34(2, Pt 1):132–141.

[153] Shoung HM, Sichez JP, Pertuiset B. The early prognosis of craniocerebral gunshot wounds in civilian practice as an aid to the choice of treatment. A series of 56 cases studied by the computerized tomography. Acta Neurochir (Wien). 1985; 74(1–2):27–30.

[154] Rish BL, Dillon JD, Meirowsky AM, et al. Cranioplasty: a review of 1030 cases of penetrating head injury. Neurosurgery. 1979; 4(5):381–385.

[155] Antiseizure prophylaxis for penetrating brain injury. J Trauma. 2001; 51(2) Suppl:S41–S43.

[156] Salazar AM, Jabbari B, Vance SC, Grafman J, Amin D, Dillon JD. Epilepsy after penetrating head injury. I. Clinical correlates: a report of the Vietnam Head Injury Study. Neurology. 1985; 35(10):1406–1414.

[157] Annegers JF, Hauser WA, Coan SP, Rocca WA. A population-based study of seizures after traumatic brain injuries. N Engl J Med. 1998; 338(1):20–24.

[158] Temkin NR, Dikmen SS, Wilensky AJ, Keihm J, Chabal S, Winn HR. A randomized, double-blind study of phenytoin for the prevention of post-traumatic seizures. N Engl J Med. 1990; 323(8):497–502.

[159] Walker WC, Ketchum JS, III, Marwitz JH, Kolakowsky-Hayner SA, McClish DK, Bushnik T. Global outcome and late seizures after penetrating versus closed traumatic brain injury: a NIDRR TBI model systems study. J Head Trauma Rehabil. 2015; 30(4):231–240.

[160] Caveness WF, Walker AE, Ascroft PB. Incidence of posttraumatic epilepsy in Korean veterans as compared with those from World War I and World War II. J Neurosurg. 1962; 19:122–129.

[161] Aarabi B, Taghipour M, Haghnegahdar A, Farokhi M, Mobley L. Prognostic factors in the occurrence of posttraumatic epilepsy after penetrating head injury suffered during military service. Neurosurg Focus. 2000; 8(1):e1.

[162] Temkin NR, Dikmen SS, Anderson GD, et al. Valproate therapy for prevention of posttraumatic seizures: a randomized trial. J Neurosurg. 1999; 91(4):593–600.

[163] Young B, Rapp RP, Norton JA, Haack D, Tibbs PA, Bean JR. Failure of prophylactically administered phenytoin to prevent late posttraumatic seizures. J Neurosurg. 1983; 58(2):236–241.

[164] Zafar SN, Khan AA, Ghauri AA, Shamim MS. Phenytoin versus leviteracetam for seizure prophylaxis after brain injury - a meta analysis. BMC Neurol. 2012; 12:30.

[165] Easter JS, Haukoos JS, Meehan WP, Novack V, Edlow JA. Will neuroimaging reveal a severe intracranial injury in this adult with minor head trauma?:

The rational clinical examination systematic review. JAMA. 2015; 314 (24):2672–2681.

[166] The Study Group on Head Injury of the Italian Society for Neurosurgery. Guidelines for minor head injured patients' management in adult age. J Neurosurg Sci. 1996; 40(1):11–15.

[167] Bullock R, Chesnut RM, Clifton G, et al. Brain Trauma Foundation. Guidelines for the management of severe head injury. Eur J Emerg Med. 1996; 3 (2):109–127.

[168] Smits M, Dippel DW, Steyerberg EW, et al. Predicting intracranial traumatic findings on computed tomography in patients with minor head injury: the CHIP prediction rule. Ann Intern Med. 2007; 146(6):397–405.

[169] Maas AI, Dearden M, Teasdale GM, et al. European Brain Injury Consortium. EBIC-guidelines for management of severe head injury in adults. Acta Neurochir (Wien). 1997; 139(4):286–294.

[170] Bartlett J, Kett-White R, Mendelow AD, Miller JD, Pickard J, Teasdale G. Recommendations from the Society of British Neurological Surgeons. Br J Neurosurg. 1998; 12(4):349–352.

[171] Newcombe R, Merry G. The management of acute neurotrauma in rural and remote locations: A set of guidelines for the care of head and spinal injuries. J Clin Neurosci. 1999; 6(1):85–93.

[172] Adelson PD, Bratton SL, Carney NA, et al. American Association for Surgery of Trauma, Child Neurology Society, International Society for Pediatric Neurosurgery, International Trauma Anesthesia and Critical Care Society, Society of Critical Care Medicine, World Federation of Pediatric Intensive and Critical Care Societies. Guidelines for the acute medical management of severe traumatic brain injury in infants, children, and adolescents. Chapter 1: Introduction. Pediatr Crit Care Med. 2003; 4(3) Suppl:S2–S4.

[173] Carney NA, Ghajar J, Brain Trauma Foundation, American Association of Neurological Surgeons, Congress of Neurological Surgeons, Joint Section on Neurotrauma and Critical Care, AANS/CNS. Guidelines for the management of severe traumatic brain injury. Introduction. J Neurotrauma. 2007; 24 Suppl 1:S1–S2.

[174] Maas AI, Stocchetti N, Bullock R. Moderate and severe traumatic brain injury in adults. Lancet Neurol. 2008; 7(8):728–741.

第 **17** 章
颅脑损伤患者的伴随损伤

Concomitant Injuries in the Brain-injured Patient

Kathryn S. Hoes, Ankur R. Patel, Vin Shen Ban, and Christopher J. Madden

摘要 钝性和穿透性的头部创伤都与巨大的外力有关，在某些情况下可能导致周围结构组织的伴随损伤。因此，脑损伤患者的评估还应包括对眼眶、面部、脑血管和脊柱的损伤评估。本章将描述这些伴随损伤，并对它们的评估和治疗进行探讨。

关键词 颅底，眼眶，颈椎，骨折

引　　言

对头部外伤患者，颅脑损伤是医务人员最为关心的主要问题。医务人员还应当认识到相关结构损伤的可能性，以及识别、评估和治疗这些伴随损伤的策略。由急诊科和创伤医务团队、神经外科、耳鼻咽喉科、眼科和面部创伤外科医师组成的多学科团队通常需要评估和治疗这些伴随损伤。本章将描述对眼眶、面部、脑供血血管和脊柱可能造成的伤害。

眼　　眶

创伤

眼眶骨折

在创伤发生时，通常10% ～ 17%的创伤患者会伴有眼眶和眼的损伤[1]。虽然临床检查很重要，但CT成像是诊断创伤性骨折和软组织损伤的首选成像方式[1, 2]。助记词"BALPINE"被用于CT评估眼眶外伤的情况，每个字母分别表示以下部位：骨、前房、晶状体、眼球后方、眼眶肌锥内、神经血管结构、眼外肌肉/眶外组织[1]。在CT影像中，一个重要的测量指标是眼眶容积。骨折可能会增加眼眶所能容纳的可用空间，而眼眶容积仅增加5%便可能引起眼球内陷[3]。下直肌的圆形形态也可能提示存在眼球内陷[3]。

- **眶底**

眶底是眼眶最常见的损伤部位。典型的直接眼部的前后创伤力可传递至眼眶底，眼眶底部的碎片移位到上颌窦，称为"爆裂"骨折[1]。矢状位CT可以更好地观察眶底情况[3]。眶底骨折的一个重要表现是"白眼综合征（white eye syndrome）"，常见于儿童患者，眶底骨折段通常移位并回弹，出现极小的骨折位移[3]。此时眼球可无损伤，然而下直肌可能会向下疝入，导致眼球运动受限，这就是"trapdoor现象"[3]。

- **眶顶**

前额和眶缘的钝性损伤可导致眶顶孤立性骨折。这在额窦充气不良的患儿身上尤其常见。在成人，复杂的、高能量的创伤机制也可导致类似的骨折模式。眶顶骨折与硬脑膜撕裂、脑脊液漏及颅内积气的发生高度相关。如果在儿童时未被识别或修复，可能会发生"生长性骨折"，即脑脊液搏动和颅骨生长使脑组织疝出骨折线，形成脑膨出，最终导致大脑的神经胶质增生[1]。

- **眶内侧壁**

眶内侧壁是眼部第二常见的受伤部位。眶内侧壁很薄，但被毗邻的鼻窦气房形成的众多分隔所加强。眶内侧壁骨折最易在轴位CT片上观察到[3]。这些骨折通常无临床症状，但可表现为复视。眶内侧壁骨折也可能发生Trapdoor骨折。

● 眶外侧壁

出于本章的目的，眶外侧壁将作为面部的一部分在"颧上颌复合体骨折"章节中进行讨论。

其他眼外伤

压迫性神经疾病、眶上裂综合征和眶尖综合征是非常罕见的，但是其可能对深部眼眶造成潜在的破坏性后果。眼球外伤后的视神经压迫可能引起继发的难治性眼压升高、球后血肿和神经外膜水肿，进而导致渐进性视力丧失[4]。眶上裂综合征可能是完全或部分性的第Ⅲ、Ⅳ或Ⅵ脑神经麻痹引起的眼外肌损伤和可能的眼肌麻痹。伴随的副交感神经支配中断可引起上睑下垂和瞳孔散大。眶尖综合征可与眶上裂综合征有许多相似之处，但其病因通常是位于眼眶肌锥底部的占位性病变，也可能侵犯视神经[5]。此外，对眼球的严重直接暴力也可能导致其破裂。

解剖学

眼眶可以被概念化为一个包含眼球内容和眼球外肌的金字塔[1, 6]。图17.1为眼球骨骼成分的插图。

金字塔或锥形最深处是眶尖。眼眶的骨性外壁被分为眶顶、眶内侧壁、眶侧外壁和眶底。眼眶从鼻眶筛区（NOE）外侧开始，其顶部是前颅底底部的区域，位于筛状板外侧和蝶窦前。蝶骨小翼也参与眶顶的部分组成[1]。眶内侧壁也是由多层面构成。从浅到深，它由上颌骨、泪骨和筛骨组成，终止于蝶骨体[1]。眼眶内侧壁与筛窦含气小房相邻。眶外侧壁由前面的颧骨和后面的蝶骨大翼组成。颧

弓的弯曲段是眶外侧壁最明显的组成部分[7]。眶底主要由上颌骨组成，其中也有少部分颧骨和腭骨的成分。眶底是上颌窦的顶部。

在眶尖存在重要的裂孔：视神经管和眶上裂。视神经管是视神经与眼动脉重叠的通道。通过眶上裂，负责眼外肌运动的神经，眼部静脉的分支及海绵窦的交感神经纤维由此穿过。眶上裂可进一步分为三部分组成：外侧部包括眼上静脉、泪腺神经、额神经、滑车神经（第Ⅳ脑神经）和泪腺动脉的脑膜返支；中间部有动眼神经（第Ⅲ脑神经）的上下支和展神经（第Ⅵ脑神经）通过。最后，眶上裂下部包含有眼下静脉、来自海绵窦的交感神经纤维。

眼眶的骨骼结构是用来保护其软组织成分的。由巩膜、角膜、前房、后房和葡萄膜组成的球体位于眼眶最前方。眼外肌及其上筋膜包括一个肌肉圆锥，位于球体的后侧和两侧。眼外肌锥内有眶周脂肪、血管通道和淋巴管。肌肉锥体的中央是视神经和被硬膜鞘包围的眼动脉[6]。

辅助检查

患者的主诉可以提示检查者寻找体征，并帮助确定影像学检查策略。疼痛、复视和恶心可能是细微的线索。外部检查患者眼球的对称性、眼球深度、眼球垂直或水平的位置、闭眼的能力可能会有很大帮助。眼眶损伤的征象包括眼球内陷、向下移位、内眦距过宽、眼球突出、眶下神经感觉减退和皮下气肿等[2, 3, 5]。结膜下出血、外伤性前房积血和结膜水肿也提示可能的损伤[3, 6]。

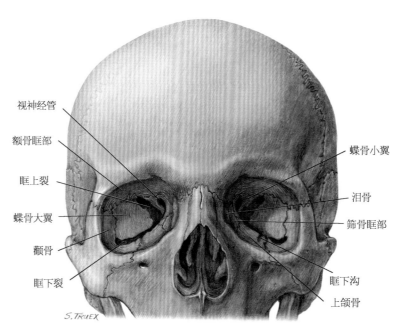

图17.1　眼眶的示意图。标记是眶壁、眶顶和眶底的骨骼成分。

眼科检查可能会比较困难，尤其是在意识下降、使用镇静剂或其他严重损伤的情况下[1]。完整的眼科检查只能在清醒的、合作的患者中进行，并且需要正规的眼科评估。在紧急情况下，必须首先确保眼球的完整性。在眼球运动试验之前检查眼球完整性是很重要的[3]。眼球完整性丧失的体征包括结膜下出血、瞳孔形状异常和前房扁平。在眼球完整的情况，眼压测定是评估的下一步。眼科医师的全面眼科评估应遵循并可包括以下内容：视力评估、眼球运动、瞳孔检查、裂隙灯检查和视网膜检查[3, 8]。检测颜色感知对视神经的评估是有用的，因为红色饱和度的丧失可能代表早期创伤性视神经病变[5]。

在无意识或不合作的患者中，被动牵拉试验可用于检测眼睛的运动。这可能需要镇静，因为这一检查可能会引起明显的不适[5]。视神经功能可通过眼底镜检查、视觉灵敏度和瞳孔反射来评估。动眼神经也可通过瞳孔反应来评估。负责眼外肌运动的动眼神经与眼自主运动的滑车神经和展神经也需要一起评估。

分类

眼眶的损伤主要根据骨折的具体部位或所涉及的软组织结构进行分类[9]。眼眶骨折分类系统中最为全面的是 AOCMF 分类系统。这个从 1 级到 3 级的分类系统依据具体的解剖结构对眼眶进行了细分，以便记录所涉及的结构组织。表 17.1 为 ACOMF 眼眶解剖分类系统的概要[9]。该系统的优点在于其基于 CT 影像表现，具有明确性。

表 17.1　Kunz 等报道的眶解剖结构描述

眶 3 级结构系统	相关的 1 级和 2 级结构						
亚结构	ID	附加描述	代码	区域	亚区	代	码
眶周							
上部	1		Rs	颅顶	额骨	94F	
内侧部	2		Rm	颅顶	额骨	94F	
内侧部	3	额鼻上颌突	Rm	面中部	面中区上部	92U	
下部	4	部分面中区中央部	Ri	面中部	面中区中央部	92I	
下部	5	部分颧骨体	Ri	面中部	颧骨	92Z	
外侧部	6	除外颧骨体的颧骨部分	Rl	面中部	颧骨	92Z	
外侧部	7	颧额缝区域	Rl	面中部	颧骨	92Z	
眶壁							
上部	8	眶前段	W1s	颅底	前部	93Os	93A
内侧部	9	眶前段（包括泪骨）	W1m	面中部		92Om	
下部	10	眶前段	W1i	面中部		92Oi	
下部	11	眶前段（包括部分颧骨）	W1i	面中部	颧骨	92Oi	92Z
外侧部	12	眶前段	W1l	面中部	颧骨	92Ol	92Z
外侧部	13	颧蝶缝区（蝶骨大翼）	W1l	面中部	颧骨	92Ol	92Z

眶 3 级结构系统	相关的 1 级和 2 级结构					
亚结构	ID	附加描述	代码	区域	亚区	代　码
上部	14	眶中段	W2s	颅底	前部	92Os	93A
内侧部	15	眶中段	W2m	面中部		92Om
下部	16	眶中段（包括部分腭骨）	W2i	面中部		92Oi
外侧部	17	眶中段（蝶骨大翼）	W2l	面中部		92Ol	93M
眶尖						
	18	外侧壁（蝶骨大翼）	Al	颅底	中间部	93Oa	93M
	19	上壁（蝶骨小翼）	As	颅底	前部	93Oa	93A
	20	内侧壁	Am	颅底	蝶骨	93Oa	93S

治疗

图 17.2 为处理眼眶骨折的简化流程图。

眼眶损伤

对于单纯的眼眶损伤，目前尚无有关常规抗生素使用的共识。而在外科修复手术时，有文献支持术中使用抗生素[10]。然而，已经有报道指出鼻窦疾病的患者具有较高的眼眶蜂窝织炎的风险[3]。

在眼眶骨折和眼外肌卡压时可发生眼心反射。其症状包括恶心、呕吐、晕厥、心动过缓和心脏停搏等[3]。在这种情况下，高级心脏生命支持是必要的，并需要立即手术解除肌肉嵌顿、修复骨折[3]。一般来说，临床或 CT 发现肌肉卡压时，手术干预应尽早实施，且最好在 48 小时之内[3]。

在没有卡压的情况下，眼眶骨折的修复时间在文献报道中是具有争论的[2]。大多数的眼眶骨折都是在受伤后 5～14 日进行治疗，以减少眶周缘骨折的发生。如有下列情况之一，可选择延迟修复：眼球内陷>2 mm，眼球运动功能障碍，持续性复视，CT 证实的眼球外肌卡压或眶底破坏超过 50%，眶下神经感觉障碍恶化，被动牵拉试验阳性[2, 3]。延迟手术也可以降低发生筋膜间室综合征可能的风险，但需要平衡发生受损眼眶组织纤维化和慢性复视的风险[3]。

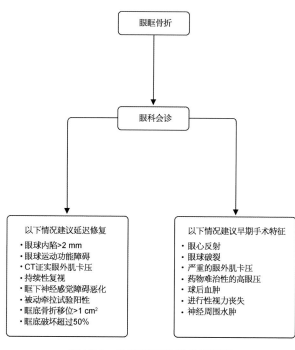

图 17.2　处理眼眶骨折的流程图

手术干预的主要目标是恢复骨性眼眶的轮廓，矫正眼眶容积，以纠正原发创伤所造成的继发性影响[2, 10]。手术并发症包括视力丧失（最高达 0.4%）、暂时性复视（常见但持续复视仅 8%～48%）、持续性眼球内陷（7%～27%）和术后眼睑外翻[3]。根据重建修复中不同材料的选择，外科支架材料的包裹和挤压移位等晚期并发症也可能发生[2]。

● 眶底

骨折面积超过 1 cm² 或累及超过 50% 眶底可能需要非紧急手术[1]。虽然文献中尚无共识，但大多数报告建议在创伤后 7 ～ 10 日进行手术干预。在儿童损伤常见的"白眼综合征"中，可能表现为眼心反射，提示严重的卡压需要在 1 ～ 2 日内进行手术修复。

● 眶顶

有关其治疗策略的进一步讨论，参见"额基底骨折"部分内容。

● 眶内侧壁

合并骨折累及眼眶内壁和眶底更易引起眼球内陷；40% 的内侧壁骨折会出现这种情况[3]。修复手术需要确保眼眶内下方骨性支持的稳定性，因为这对于保留眼部的悬韧带和避免严重的眼球运动功能障碍十分重要[1]。

许多开放和内镜技术已用以修复眶内侧骨折。最常用的开放手术是经结膜切口，并可以扩展到结膜入路[3]。为了尽量减少眼睑并发症的发生，内镜下经筛窦和唇下经上颌窦入路也被使用[3]。

这些入路的目的是减少眼眶内容物且稳定眶底的骨架结构。为此，已经开发了多种自体移植和同种异体移植技术。

其他眼外伤

对于视神经受压后进行性视力丧失的患者，立即给予大剂量类固醇是一线治疗[4]。紧急手术干预的适应证包括药物难治性的高眼压、球后血肿、进行性视力丧失和神经周围水肿[4]。视神经管减压术可经鼻经蝶窦、经筛窦或双额入路实施[4]。

眼球破裂是外科急症，需要眼科会诊进行修复及可能的保全眼球。如果无法挽救眼球，眼球摘除术通常在受伤后的 24 小时内完成，以防止交感性眼炎的发生[4]。

面 部 骨 折

创伤

额基底部骨折

在面部骨骼的垂直和水平支撑下，需要大量的能量才能产生额骨骨折。已经证实，此部位的骨折需要 800 ～ 2 200 磅的压力[4]。因此，额基底骨折经常与 TBI 有关也就不足为奇了。

CT 影像学是评估额基底损伤的金标准。由于所涉及的骨头非常薄，在 3 个 CT 方位中，需要层厚 1 ～ 3 mm 的薄层 CT 以确定损伤的程度[4]。

鼻眶筛骨骨折

鼻眶筛骨（NOE）骨折可与其他面部骨折合并出现或更少见的孤立性骨折（5% 的面部骨折是孤立的 NOE 骨折）[11]。平片和常规 CT 的分辨率不足以彻底检测内眦腱（MCT）插入的骨段。推荐使用 1.5 mm 层厚的轴位的 CT 成像[11]。这些 CT 扫描也可用于重建修复的术中导航。

额上颌复合体（ZMC）骨折

在 ZMC 骨折中，眼眶的前后尺寸减小、侧壁被推出，导致面部变宽和眼眶体积增大[4]。当眼球收缩到扩大的眼眶中时，这将导致眼球内陷[1, 2]。骨折平面通常是四角的，并涉及 4 个骨缝线[1, 3]。因此，需要进行多层轴位和冠状位 CT 来判别骨折移位和粉碎[2]。

解剖学

额骨从冠状缝的顶点开始向前下方投射。额骨的特征是额窦。该窦在儿童和早期青少年的气化发育过程中随着筛窦含气小房的逐渐扩张而形成[12]。文献中已报道多种气化类型，其中 20% 的个体表现出异常的气化[13]。额窦内含有有骨性的中隔。在中隔的下部有明显的沙漏状结构，即额窦流出道（FSOT）。有一个小裂口，即额窦漏斗，在它的下缘形成了通往额窦隐窝的额窦口。FOST 的大小和构象受到鼻丘气房（agger nasi cell）和前额气房的影响。注意 FSOT 的内侧边界是中鼻甲[7, 12, 13]。在轴位平面上，额窦可被视为面部皱褶区，窦的前后区用于吸收创伤打击的大部分力量。额窦的前壁是面部美学结构的基础，如前额、眉间、眶缘的轮廓[7]。额窦后壁将窦内容物与颅底分离，开始形成前颅底。

在前颅底中央，在额窦深处是筛板。筛板是筛窦顶部的边界，嗅神经通过从中穿过[14]。筛板的后方是颅前窝，由蝶窦平台、蝶窦顶和蝶鞍的起始部组成。

NOE 区域从额叶基底颅骨下界延伸。鼻额缝在这个位置很明显，是筛骨含气小房的边缘。在此缝下方，出现鼻骨和鼻中隔软骨。鼻骨左右成对，中线相接，上接额骨鼻突[7]。侧面上，鼻骨与上颌骨额突相连。

NOE 区域的一个重要组成部分是附着于眶内侧壁的 MCT。该肌腱是眼轮匝肌和泪道系统在眶骨上的附着点[11]。MCT 对于睑板的稳定也是很重要的。MCT 表示前侧分支融合，前侧分支延伸至上颌骨额突前泪嵴，后侧分支延伸至泪骨后泪嵴[14]。连接鼻额缝的第三个分支是可能变异的[14]。MCT 的这些部分围绕着泪囊[15]。

颧骨与上颌骨的连接是 ZMC。ZMC 的颊部隆起是侧脸最前面的突出部分，因此它很容易受到钝性创伤的伤害。在创伤中，ZMC 最易沿其骨缝骨折。ZMC 中涉及 4 条骨缝：颧面部、颧颞、颧骨-上颌，以及颧蝶[1, 7]。

检查

与眼眶检查一样，患者的头部应进行视诊和触诊，以评估皮下气肿、水肿和瘀斑，这些可能提示潜在的损伤。骨性突起的扁平、前额轮廓的丧失或面中部的不正常活动高度怀疑潜在的骨折[11, 12]。特别是眼眶下瘀斑（熊猫眼）也可能提示颅底骨折。此外，触诊鼻桥可揭示分离或压痛提示潜在鼻中隔血肿。需要注意的是，急性期软组织水肿的程度可能会掩盖潜在的骨折，因此延迟重复检查是必要的。

溢泪是鼻泪管阻塞、泪道直接损伤或软组织水肿的一种异常流泪现象[11]。如果有溢泪，需要冲洗泪液系统，以进一步评估和可能清除碎片。在某些情况下，泪溢甚至可在损伤 6 个月后自发好转[11]。

MCT 的完整性可通过弓弦试验（内眦肌腱触诊）以及眦间和睑裂距离的测量来评估[12, 14, 15]。

如果血液或碎片阻塞鼻孔，嗅觉在急性期通常无法评估。面部感觉测试和咀嚼能力可用来评估三叉神经。面神经可以通过有目的的表情姿态来评估，以确保每个分支的完整性。

分类

额基底骨折

这些骨折的常见分类方案是由 Raveh 提出，如表 17.2 所示。在 I 型损伤中，面部的外部结构承受了大部分的致伤暴力，并为额窦后板、颅前窝和视神经管提供了保护。II 型骨折至少表现为额窦后板的移位。然而，它们也可能严重至嵌入筛板、鞍旁和蝶骨部分[4]。这种损伤模式常与脑脊液漏、血肿和视神经受压有关。

鼻眶筛骨折

对于 NOE 骨折，自 1980 年以来出现了各种分

表 17.2　Raveh 额基底部骨折分型

分　型	所累及的组织结构
I 型骨折	机制：外部骨架缓冲力，保护深层结构 额鼻筛及内侧眶，不累及颅底
II 型骨折	机制：不被外部耗散的高能暴力，深层组织结构受破坏
II a 型骨折	中央的额窦受累，伴或不伴额窦流出道梗阻
II b 型骨折	外侧的、颞骨受累，伴或不伴额窦受累

类系统。在现在最常使用的分类系统在是 1991 年由马科维茨 Markowitz 和 Manso 制定的，详见表 17.3[11]。Markowitz 及其同事们使用 MCT 和粉碎的程度将其分为 3 个亚型。在 I 型骨折中，附着在 MCT 上的骨碎片较大，可能不出现移位，也可能在体格检查中不表现出异常活动。在 II 型骨折中，附着有 MCT 的骨段粉碎。最后，III 型骨折高度粉碎性，并且 MCT 可能从其骨性附着点完全撕裂。

表 17.3　Markowitz 和 Manso 制定的鼻眶筛骨折分型

分型	所累及的组织结构
I 型	内眦腱（MCT）附着有大的骨片，在检查中没有发现移位
II 型	MCT 附着有粉碎性骨碎片
III 型	粉碎性中央碎片，由 MCT 附着的骨质骨折，可能是 MCT 完全撕脱

颧上颌复合体骨折

ZMC 骨折是第二常见的面部骨折[16]。分类系统将 ZMC 中的可能损伤成分进行细分，以确定损伤严重程度[17]。如表 17.4 所示。

A 型骨折不常见，且是孤立的 ZMC 的单一成分骨折。因此，其总共包含 3 种亚型。B 型和 C 型骨折涉及所有 4 条骨缝，C 型骨折是一种粉碎性骨折。ZMC 的骨折几乎总是涉及眶底[16]。

治疗

额基底部骨折

I 型损伤在大多数情况下具有极小的面部容貌影响，因此修复与否并非必须的（图 17.3）。II 型损

表 17.4　颧上颌复合体骨折的 Zingg 分型

分型	所累及的组织结构
A1	单纯颧弓骨折
A2	眶外侧壁骨折
A3	眶下壁骨折
B	累及 ZMC 4 条骨缝线
C	ZMC 复合体粉碎性骨折

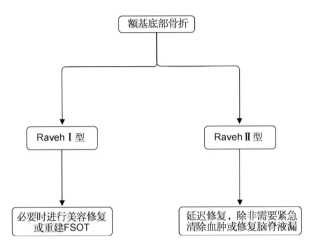

图 17.3　依据 Raveh 分型治疗额基底部骨折流程图

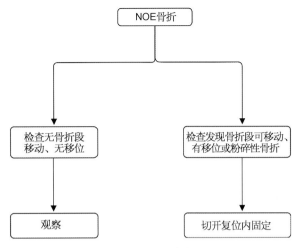

图 17.4　NOE 骨折治疗流程图

伤可造成严重的毁容。在没有紧急手术需要的情况下，患者可能需要延迟的整容手术。手术的目标包括重建面部结构，减少、稳定和固定骨折断端。许多 Ⅱ 型骨折的患者在初次住院时需要手术治疗其深面的血肿或修复脑脊液漏。如果额窦后壁移位，随后发生 FSOT 梗阻，则有可能发生迟发性黏液囊肿。许多外科医师选择切除额窦以防止额窦颅腔化过程中的并发症[10]。更新并更保守的使用内镜技术重建 FSOT 的策略也越来越流行[10]。对于有无脑脊液漏的额基底骨折，预防性抗生素均没有作用，但支持术中使用抗生素[10]。

鼻眶筛骨骨折

　　NOE 骨折的位移和粉碎程度决定患者是否应严密观察或手术治疗（图 17.4）[1]。如果在体格检查中没有发现骨折段的移动或 CT 上没有骨折移位的证据，则不必手术[11]。相反，如 Ⅱ 型和 Ⅲ 型骨折，CT 上可见移位的骨折，触诊时的异常运动或显著的粉碎性骨折需要切开复位内固定[4, 11]。多种切口可以选择。常规固定技术包括螺钉和钢板固定、钢丝

穿鼻结扎或悬臂式颅骨植骨[11]。在 MCT 撕脱的情况下，需要经鼻外眦固定术[4, 11]。手术的目的主要包括恢复眦位置和眦间距离。对于美学而言，鼻腔轮廓、鼻骨突出和双侧内侧眦的对称性也是要达到的目标[11]。

　　未能识别 NOE 或重建 Ⅱ 型或 Ⅲ 型骨折可导致持续性内眦间距增宽和溢泪等常见并发症[11]。粉碎程度越严重，鼻泪管受累的可能性越大；在没有手术干预的情况下，20% 的 NOE Ⅱ 型和 Ⅲ 型骨折患者发展为溢泪[1]。

颧上颌复合体骨折

　　A 型损伤如果不引起畸形或复视则不需要手术矫正（图 17.5）[17]。涉及骨缝线或粉碎骨折的情况下，更可能需要手术切开复位内固定。矫正 ZMC B型和 C 型骨折的首要步骤是尝试骨折复位，通常首先采用闭合复位[7]。矫正的目标是稳定 ZMC 使之

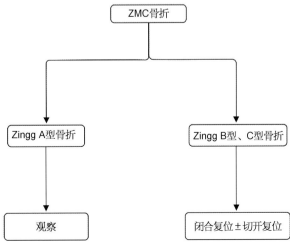

图 17.5　ZMC 骨折治疗流程图

耐受咬肌的拉动，纠正面颊轮廓的特征[16]。ZMC骨折中的关键考虑因素在于损伤可能涉及的眼眶结构间的相互作用，即试图恢复创伤前眼眶容积。

血 管 损 伤

创伤过程中，颈内动脉（ICA）与椎动脉受到极大的外力，可能出现损伤。如果出现某些骨折，说明存在重大损伤，主治医师应该展开血管损伤评估工作。此外，如果头部非增强CT扫描上出现无法解释的神经功能障碍，血管损伤应该被视为缺血性脑卒中的一个可能病因。对于创伤性脑外伤患者来说，颅内静脉窦也有可能受损。

损伤

脑血管系统的损伤可能由很多机制引起，包括颈部过度运动引起拉伸或撕裂期间，血管壁受到加速或减速剪应力，伴随骨性结构或骨折碎片对血管壁的冲击。某些骨折发生时，因血管的解剖走行，应该高度怀疑某些血管受损。例如，穿过颞骨岩部或颈动脉管的颅底损伤很有可能伴随着颈动脉的损伤。穿过颈椎横突孔的骨折则将椎动脉置于危险之中。当颈内动脉与海绵窦之间出现异常（直接或间接）连接时，说明形成了颈动脉海绵窦瘘（CCF）。除了上述机制，还认为创伤性颈动脉海绵窦瘘是由钝性创伤带来远端冲击导致的颈内动脉腔内压力骤升所引起[18]。

颈内动脉与椎动脉遭受钝性创伤后，最有可能出现的病变就是缺血性脑卒中。其形成原因可解释为内膜撕裂导致血栓形成。之后，血栓可能导致血管阻塞或栓子脱落，进而造成远端梗死。

在TBI中，浅表脑静脉窦也有可能受损，尤其是在出现凹陷性颅骨骨折的情况下。当凹陷性颅骨骨折沿着已知上矢状窦、横窦或乙状窦的走行区域发生，这些结构都有可能出现撕裂或堵塞。这可能导致血肿的形成或静脉窦堵塞。脑静脉窦的堵塞会引起静脉充血，使得患者可能出现静脉梗死和颅内压升高。

解剖

颈内动脉与椎静脉负责硬膜内血供，因为它们分别位于颈部和颅底，所以它们会受到TBI的外力源影响。如果医师能够熟悉每个血管的解剖学走行和相关骨性结构，这样有助于判定损伤的存在

与否。

颈内动脉是颈总动脉（CCA）在C4层面的一个分支，在C3～C1横突前方上升，然后转向颈动脉管（颈段）。该血管之后在颞骨岩部颈动脉管中向上穿行至破裂孔（岩段）。接着，颈内动脉穿过破裂孔，向着海绵窦（破裂孔段）刺入硬脑膜，在此进入海绵窦（海绵段）。在离开海绵窦后，颈内动脉进入近端硬膜环，然后穿过远端硬膜环（床突段），在此最终进入硬脑膜。眼段包括颈内动脉从远端硬膜环至后交通动脉的部分。交通段是最后一段，包括从后交通动脉至颈内动脉分叉的区域[19]。

椎动脉分叉出锁骨下动脉，在颈部上升（V1段）。它通常在C6层面进入横突孔，经过横突孔直至C2层面（V2段），然后在上升进入C1横突孔（V3段）之前，横向转弯离开C2横突孔，穿透硬脑膜，然后经过枕骨大孔（V4段）进入颅骨。

检查

就像本章所描述的其他各种损伤一样，这些患者的评估也从彻底的神经检查开始。可根据诸如Denver标准或其修订版等检查规定，展开钝性颈部血管损伤（BCVI）筛查[20, 21]。只要患者出现以下骨折，一般都要行头部与颈部的CT血管造影（CTA）：锥体或椎弓根部出现颈椎骨折、涉及颈动脉管或颞骨岩部的颅底骨折、Le Fort Ⅱ型或Ⅲ型骨折、Glasgow昏迷评分（GCS）的结果低于7分但是头部CT没有发现明显的脑损伤和（或）受缢或伴勒痕或挫伤。创伤性颈动脉海绵窦瘘的患者会出现急性的眼眶杂音、搏动、眼球突出、球结膜水肿、头痛、视觉障碍[22-24]。尽管还没有明确的证据，但是综合这些症状和影像结果（如海绵窦肿大、上眼静脉扩张），都提示需要利用导管血管造影来进行进一步的检查[25]。对于担心出现颅内静脉窦损伤的患者，可进行CT静脉造影或磁共振静脉造影。

分类

对于颈内动脉和椎动脉的钝性颈部血管损伤，最常用的分类体系就是Denver标准[21]。损伤被分为5个等级：Ⅰ级，血管腔不规则或管腔狭窄<25%；Ⅱ级，存在夹层或壁内血肿伴≥25%的管腔狭窄、管腔内血栓或内膜隆起；Ⅲ级，假性动脉瘤；Ⅳ级，血管闭塞；Ⅴ级，血管横断。早期文献报道，各个等级的相应卒中发生率为：Ⅰ级，3%；Ⅱ级，11%；Ⅲ级，33%；Ⅳ级，44%；Ⅴ级，100%。随

后的文献表明Ⅲ级和Ⅳ级的卒中率低于上述数据[21]。

治疗

脑血管损伤的治疗包括随访观察、抗血小板治疗、抗凝、血管介入、外科手术（图17.6）。治疗的目的是尽量减少能够导致进一步脑损伤和不良神经预后的缺血性或出血性并发症。

钝性颈部血管损伤的主要目标是降低缺血性脑卒中发生的风险，而其很大程度上取决于损伤的等级。Ⅰ级与Ⅱ级损伤的卒中率风险较低，可以通过随访观察或阿司匹林抗血小板来保守治疗[26, 27]。传统治疗中，Ⅲ级与Ⅳ级损伤一般被认为具有高度发生缺血性脑卒中的概率[21]。更多最新数据表明卒中发生率可能没有之前认为的那么高[26, 27]。在我们机构的研究中，这些等级较高的血管损伤都采用阿司匹林抗血小板治疗，并多次进行影像学随访。对于服用阿司匹林后出现卒中的患者，可考虑加入氯吡格雷的双重抗血小板治疗，或转向抗凝治疗。还有一种疗法尤其适用于假性动脉瘤（Ⅲ级），就是利用支架的血管内治疗。

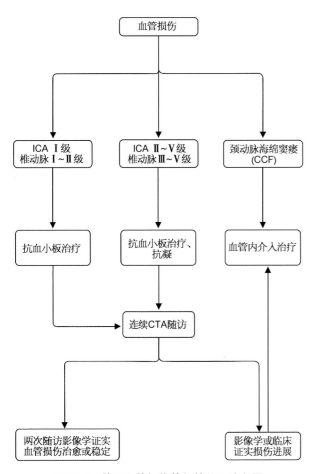

图17.6　基于血管损伤等级的处理流程图

如果考虑为创伤性颈动脉海绵窦瘘，保守治疗是无法起到作用的。眼部症状一般能够随着颈动脉海绵窦瘘成功治疗而消失。当治疗被耽搁时，可能出现永久性视觉缺损，因此颈动脉海绵窦瘘需要及时的诊断与根治性治疗。如果不进行治疗的话，还可能引起颅内出血。幸运的是，这些损伤的血管内治疗都具有较高的治愈率和良好的预后[18, 23, 28, 29]。

另一方面，颅内静脉窦损伤最好采用保守治疗。静脉窦修复手术难度较高，可能因为无法控制的出血而导致牺牲血管。除非有强烈的手术干预指征，如伴随硬膜外血肿进行性扩大且具有显著的占位效应或开放性凹陷性颅骨骨折，否则一般需要避免采取手术干预。

脊 柱 骨 折

TBI患者往往伴随脊柱的损伤。当考虑到脊柱的所有节段时（胸椎、胸椎、腰椎和骶骨），脊柱损伤的概率高达19.4%[30]。急性TBI患者中，颈椎骨折率为6.6%，脱位率为2.8%。在合并急性创伤性颅内病变患者中，颈椎骨折率增加到9.3%[31]。因此，在治疗TBI患者时，对脊柱尤其是颈椎进行全面的评估至关重要。

脊柱损伤

当怀疑颈椎损伤时，必须考虑骨折及韧带拉伤或撕裂。原则上，医师最应关注损伤是否稳定、是否造成脊髓和神经根的损伤，从而导致神经功能障碍。稳定的损伤是指脊柱能够保持结构完整性，无神经损伤，无需任何干预。不稳定的损伤指生物力学完整性的丧失，并需要某种形式的支撑，如用支架或手术固定。

从颅颈交界区向下，第一个极易受损的是寰枕段。枕髁骨折也可造成脊柱的水平损伤。大部分枕骨髁部骨折的患者还伴有其他损伤如其他颈椎骨折、韧带损伤或脊髓损伤[32-35]。31%的患者会发生脑神经损害，尤其是脑神经Ⅸ～Ⅻ[36]。这些患者在ICU和随后的救治是极具挑战性的，由于易发生体位性低血压、吞咽困难、严重上消化道功能障碍、口咽分泌物、气道保护和呼吸控制问题。脊柱的另一个主要损伤是寰枕脱位（AOD），这是颅颈韧带损伤的结果。这是一种高度不稳定的损伤，其特征是枕髁与C1关节突关节的分离。虽然随着院前急救的发展，这类患者的生存率有所增加，但球延髓-颈椎分离的患者并发症发生率和病死率仍然较高[37]。

寰椎即 C1 椎骨，是脊柱损伤时必须评估的椎体。C1 骨折占颈椎骨折的 3% ~ 13%。在一项研究中，有 21% 的患者伴有相关的头部受伤。C1 骨折最常见的骨折是 Jefferson 骨折，是由于受到垂直暴力所致。其特点是累及 C1 骨环 2 处以上骨折，通常为 C1 骨环 4 处骨折。由于这一颈椎水平的椎管直径较大且骨折碎片向外移位的趋势，此类骨折中神经功能障碍是不常见的[3]。C1 的其他骨折包括单弓型骨折或侧突的骨折。

枢椎骨折，即 C2 椎骨骨折，占颈椎骨折的 20%[39]。C2 骨折最常见的两种类型是齿状突骨折和 Hangman 骨折。齿状突骨折最常见的损伤机制是屈曲，神经损伤与骨折类型有关。Hangman 骨折以双侧关节突间区骨折为特征，可伴有 C2 ~ C3 间半脱位。

下颈椎损伤累及 C3 ~ C7 椎骨。根据颈椎的生物力学，损伤可以进一步细分。颈椎屈曲型损伤包括泪滴样骨折、四角形骨折、半脱位和关节突栖息或绞锁脱位。泪滴样骨折的特点是骨折形成椎体前下部的三角形骨折块及骨折椎体后移[40]。四角形骨折涉及椎体斜形骨折、上位椎体相对下位椎体向后脱位与椎间盘、前韧带及后韧带损伤。关节突绞锁是由过度屈曲引起的，导致上位颈椎的下关节突位于下位颈椎上关节突的顶部或前方，发生脊髓损伤的概率较高，只有不到 10% 的患者有完整的神经功能[41]。颈椎过伸性损伤，包括未合并骨损伤的脊髓中央综合征（由既有颈椎管狭窄引发）和关节突及侧块的骨折。与轴向负荷相关的损伤常表现为累及椎体前壁和后壁的爆裂性骨折。

解剖学

全面的掌握脊柱及其各节段的解剖结构对损伤评估和确定最合适的治疗方式至关重要。枕髁、寰椎和枢椎是构成颅颈交界区的主要骨结构。枕髁是位于枕骨大孔两侧的突起，寰椎是由前份及后份构成的骨体，两者由寰椎横韧带（TAL）分界。枢椎的特点是椎体上有向上伸出一齿状突起，称为齿突（dens），并穿过 C1 骨环。只有 C1、C2 之间没有椎间盘。

枕髁和寰椎之间的关节浅，提供一定的稳定性，寰枕关节主要负责颈部屈伸。枢椎的齿突与寰椎前弓后面形成滑膜关节。摇头或左右旋转头部的动作几乎全部发生于寰枢关节。C1 和 C2 之间的双侧可滑动的滑膜关节完成了它们的骨连结。颅颈交界区的这些骨关节稳定性主要是由囊内及囊外韧带所维持。囊内韧带包括覆膜、交叉韧带、翼状韧带及关节囊。交叉韧带内有 TAL，这是维持颅颈关节结构完整性的最重要的韧带。TAL 在寰椎的外侧结节之间延伸，只负责保护齿突和寰椎的关节。枢椎的进一步稳定是由齿突尖韧带提供的，从齿突延伸到颅底点（大孔前缘中点）的韧带、翼状韧带，后者从齿状突延伸到枕骨双侧髁突。囊外韧带由颈韧带、前纵韧带和黄韧带的纤维弹性组织连接组成[2, 37]。

枢椎下颈椎形态更为一致。每个椎体由椎体、成对椎弓根、带孔的横突、椎板和棘突构成。前面观，每个椎体从下一个椎体由椎间盘分开，而后面，关节面提供双侧滑膜关节。下颈椎主要提供屈曲和伸展运动。值得注意的是，椎动脉通过双侧颈椎椎体横突孔。最常见的是，动脉在 C6 进入横突孔，在进入颅底之前在 C2 出口，但这种解剖结构可以变异。

检查

如同多数临床表现，脊柱损伤患者的评估始于全面病史采集及体检，这对意识状态改变的 TBI 患者则非常具有挑战性。如若从患者处无法获知病史，急救人员的反馈信息就尤为重要。所有 TBI 患者，特别是处于意识下降状态的患者应当被完全固定并平躺于背板上。采用硬性颈托固定颈部中位。

尽可能给予全面神经检查，因为这对在适当的时机进行适当的干预很关键。如果患者是清醒并可配合，有必要获取上下肢详细的运动及感觉检查结果。深部腱反射及直肠括约肌张力对于确定脊柱损伤的不同程度也很重要。脊柱中线触诊评估后移及疼痛可有助于确定需进一步影像学评估的脊柱节段。

尽管最为全面的神经检查或许很重要，但 TBI 患者需要接受脊柱影像检查排除严重伤害。CT 影像是目前用于初始检查的首选方法。所有 TBI 患者均应接受颈椎 CT 扫描。检查结果表现为胸腰椎相关损伤（如触诊有疼痛感或后移或下肢功能障碍）或无法接受全面体检的患者也应接受胸腰椎影像检查。若疑似颈椎损伤韧带损伤，患者病情一旦稳定后应给予磁共振（MRI）进一步检查。

分型

颈椎各节段有很多分型。分型目的在于帮助

评估骨折稳定性。按照受力移位方向，AOD可分为3种类型。AOD Ⅰ型特点是与寰椎相关的枕部前脱位。AOD Ⅱ型描述的是纵向移位。AOD Ⅲ型则为枕部后脱位[42]。表17.5描述了用于确定影像学检查表现为多种AOD类型的客观测量方法。所有AOD类型均高度不稳定。

表 17.5　判定 AOD 存在的测量指标

方　　法	AOD 类型	测　　量	意　　义
Powers 比率	前脱位 AOD（Ⅰ型）	BC/AO	正常值 <0.09
		BC：为颅底点到寰椎后弓的长度	中间值：0.9～1
		AO：枕后点到寰椎前弓的长度	异常 >1 时考虑寰枕关节前脱位
颅底点—齿突间距（BDI）[a]	纵向移位 AOD（Ⅱ型）	颅底点和齿突尖之间的最短距离	正常值 ≤ 12 mm
颅底点—枢椎间距（BAI）[a]	前脱位或后脱位 AOD（Ⅰ型与Ⅲ型）	指颅底点到 C2 椎体后缘骨皮质垂直延长线的距离	正常值：-4～12 mm

注：a在焦点—胶片间距为1 mm的X线侧位片上测量。

Anderson 及 Montesano 提出了枕髁骨折分型系统。Ⅰ型描述了轴向受力造成的枕髁粉碎性骨折。Ⅱ型骨折中，线性颅底骨折延伸至枕髁。Ⅲ型为枕髁翼状韧带的撕脱性骨折。枕髁Ⅰ、Ⅱ型骨折一般较稳定，而Ⅲ型骨折不稳定[43]。

C1骨折有3种分型。Ⅰ型骨折包含前弓或后弓，Ⅱ型通过前后弓对骨折进行了分类（Jefferson骨折），而Ⅲ型是侧块骨折[44]。TAL完整性是C1骨折分型中最重要的因素。TAL完整性的评估可采用

Spence 规则，该规则讲述了当开口位齿状突X线摄片表明C2同C1双侧侧块距离 ≥ 7 mm 时就存在韧带损伤。

C2骨折主要有两种分型系统，分别针对齿状骨折及 Hangman 骨折。Anderson 及 D'Alonzo 描述了齿状骨折的3种类型[45]。Ⅰ型为齿状突尖端骨折，Ⅱ型骨折为齿状突基底骨折，而Ⅲ型骨折则为椎体骨折。Hangman 骨折的 Levine 分类（或改良 Effendi 系统）将骨折分为5类，详见表17.6[46,47]。

表 17.6　Hangman 骨折的 Levine 分类（改良 Effendi 系统）

类型	特　　点	影像学特征	机　　制	稳定型
Ⅰ型	椎体后方关节突间垂直骨折	骨折无成角或移位 <3 mm	轴向负荷加过伸暴力	稳定
Ⅱ型	关节突间垂直骨折伴 C2～C3 椎间盘及后方韧带损伤	骨折移位 >3 mm 和（或）成角畸形	轴向负荷加过伸后反向屈曲	不稳定
ⅡA型	关节突间斜行骨折	严重的成角畸形，但轻微或无半脱位	屈曲暴力	不稳定
Ⅲ型	Ⅱ型骨折伴双侧 C2～C3 关节突关节囊损伤	严重的成角畸形和移位伴有 C2～C3 关节突关节脱位	可能为屈曲暴力后出现压缩	不稳定

应用枢椎损伤分型（SLIC）指导下颈椎损伤治疗。按照多项检查及影像学结果评分，依据总分区分手术或非手术治疗（表17.7）[48]。

治疗

一般来说，颈椎损伤治疗包括无干预（仅含X

线随访）、外固定或手术内固定。参照早期分型系统，主治医师可按照稳定性选择最合适的方法（图17.7）。

鉴于所有AOD类型均高度不稳定，建议利用颈椎矫正装置立即固定。这些患者通常需要后续经后路手术行枕颈融合固定[49]。

表 17.7 下颈椎损伤分级

损 伤 情 况	得分
形态学	
无异常	0
压缩	1
爆裂	+1=2
受力移位（例如，过伸）	3
旋转/分离（例如，关节面错位、不稳定的泪滴状骨折）	4
韧带复合伤	
完整	0
不确定［例如，孤立的棘突间距变宽，仅有磁共振（MRI）信号改变］	1
断裂（例如，椎间隙变宽、关节面绞锁或错位）	2
神经系统状态	
未受损伤	0
神经根损伤	1
脊髓损伤（仍完整）	2
脊髓损伤（不完整）	3
持续的脊髓压迫性损伤导致神经功能损伤	+1

提示：无需手术（1～3分），无明确推荐（4分），需要手术治疗（≥5）。

不论类型，枕髁骨折最常通过硬性颈托外固定治疗。对100例患者单中心回顾性分析表明80例采用硬性颈托或未用支具治疗患者中，无1例发生迟发性神经功能缺损或颅颈不稳定[34]。

C1骨折通常通过非手术类外固定法进行治疗。至于Ⅰ型和Ⅲ型骨折，硬性颈托外固定治疗通常6～8周就足够。对于Ⅱ型骨折或Jefferson骨折，治疗方法则要基于TAL完整性。若TAL完整，硬性颈托治疗就足以。另一方面，若TAL破裂，则给予C1～C2融合手术固定[50]。Halo支架固定与高并发症发生率有关，特别是在老年人群中长期使用[21, 51]。

C2椎体齿状骨折治疗方法不同，主要会考虑患者年龄及合并症。至于齿状骨折的所有3种类型，

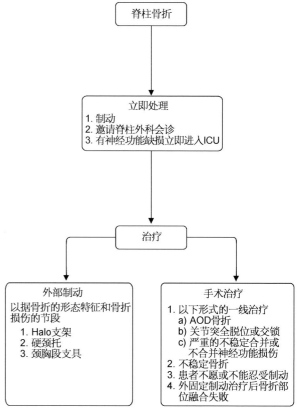

图17.7 脊柱骨折的初始治疗指南

建议至少采用硬性颈托外固定或Halo疗法10～12周。对于Ⅱ、Ⅲ型骨折，患有粉碎性骨折或严重脱位（≥5 mm）的年轻患者可考虑采取手术固定疗法。稳定Hangman骨折（Ⅰ型）可通过硬性颈托非手术治疗。Ⅱ、Ⅲ型骨折需要手术固定的风险更高。手术介入适应证包括未能帮助骨折愈合、外伤性C2～C3椎间盘神经受压以及明确的骨不连[52]。

下颈椎损伤的治疗应考虑脱位、粉碎骨折及移位、神经受压及韧带损伤。对于无粉碎性骨折、移位轻微、无脱位、无神经受压及韧带损伤轻微（MRI确定）患者，外固定制动就足够。若无这些特征，参照SLIC得分可考虑手术固定。不论选择何种治疗方法，前3个月通过临床或X线密切随访这些患者确保合适的愈合。对于带有关节突交锁患者，应采用手术固定。尽快尝试减少脱位，尤其在神经未完全损伤时。清醒配合患者可利用颈椎牵引闭合复位术减少脱位，随后采用手术固定。在同样情况下也可在手术室中采用切开复位术及手术固定[53]。

（黄国辉　陈宋育）

参考文献

[1] Betts AM, O'Brien WT, Davies BW, Youssef OH. A systematic approach to CT evaluation of orbital trauma. Emerg Radiol. 2014; 21(5):511–531.

[2] Cruz AA, Eichenberger GC. Epidemiology and management of orbital fractures. Curr Opin Ophthalmol. 2004; 15(5):416–421.

[3] Boyette JR, Pemberton JD, Bonilla-Velez J. Management of orbital fractures: challenges and solutions. Clin Ophthalmol. 2015; 9:2127–2137.

[4] Bell RB, Chen J. Frontobasilar fractures: contemporary management. Atlas Oral Maxillofac Surg Clin North Am. 2010; 18(2):181–196.

[5] Gart MS, Gosain AK. Evidence-based medicine: orbital floor fractures. Plast Reconstr Surg. 2014; 134(6):1345–1355.

[6] Kubal WS. Imaging of orbital trauma. Radiographics. 2008; 28(6):1729–1739.

[7] Fraioli RE, Branstetter BF, IV, Deleyiannis FW. Facial fractures: beyond Le Fort. Otolaryngol Clin North Am. 2008; 41(1):51–76, vi.

[8] Ellis E, III. Orbital trauma. Oral Maxillofac Surg Clin North Am. 2012; 24 (4):629–648.

[9] Kunz C, Audigé L, Cornelius CP, Buitrago-Téllez CH, Rudderman R, Prein J. The Comprehensive AOCMF Classification System: Orbital Fractures - Level 3 Tutorial. Craniomaxillofac Trauma Reconstr. 2014; 7 Suppl 1:S92–S102.

[10] Doerr TD. Evidence-based facial fracture management. Facial Plast Surg Clin North Am. 2015; 23(3):335–345.

[11] Baril SE, Yoon MK. Naso-orbito-ethmoidal (NOE) fractures: a review. Int Ophthalmol Clin. 2013; 53(4):149–155.

[12] Pawar SS, Rhee JS. Frontal sinus and naso-orbital-ethmoid fractures. JAMA Facial Plast Surg. 2014; 16(4):284–289.

[13] Rontal ML. State of the art in craniomaxillofacial trauma: frontal sinus. Curr Opin Otolaryngol Head Neck Surg. 2008; 16(4):381–386.

[14] Kienstra MA, Van Loveren H. Anterior skull base fractures. Facial Plast Surg. 2005; 21(3):180–186.

[15] Rosenberger E, Kriet JD, Humphrey C. Management of nasoethmoid fractures. Curr Opin Otolaryngol Head Neck Surg. 2013; 21(4):410–416.

[16] Kochhar A, Byrne PJ. Surgical management of complex midfacial fractures. Otolaryngol Clin North Am. 2013; 46(5):759–778.

[17] Uzelac A, Gean AD. Orbital and facial fractures. Neuroimaging Clin N Am. 2014; 24(3):407–424, vii.

[18] Higashida RT, Halbach VV, Tsai FY, et al. Interventional neurovascular treatment of traumatic carotid and vertebral artery lesions: results in 234 cases. AJR Am J Roentgenol. 1989; 153(3):577–582.

[19] Bouthillier A, van Loveren HR, Keller JT. Segments of the internal carotid artery: a new classification. Neurosurgery. 1996; 38(3):425–432, discussion 432–433.

[20] Scott WW, Sharp S, Figueroa SA, et al. Clinical and radiological outcomes following traumatic grade 3 and 4 vertebral artery injuries: a 10-year retrospective analysis from a level I trauma center. The Parkland Carotid and Vertebral Artery Injury Survey. J Neurosurg. 2015; 122(5):1202–1207.

[21] Biffl WL, Moore EE, Offner PJ, Brega KE, Franciose RJ, Burch JM. Blunt carotid arterial injuries: implications of a new grading scale. J Trauma. 1999; 47 (5):845–853.

[22] de Keizer R. Carotid-cavernous and orbital arteriovenous fistulas: ocular features, diagnostic and hemodynamic considerations in relation to visual impairment and morbidity. Orbit. 2003; 22(2):121–142.

[23] Lewis AI, Tomsick TA, Tew JM, Jr. Management of 100 consecutive direct carotid-cavernous fistulas: results of treatment with detachable balloons. Neurosurgery. 1995; 36(2):239–244, discussion 244–245.

[24] Gupta AK, Purkayastha S, Krishnamoorthy T, et al. Endovascular treatment of direct carotid cavernous fistulae: a pictorial review. Neuroradiology. 2006; 48 (11):831–839.

[25] Ellis JA, Goldstein H, Connolly ES, Jr, Meyers PM. Carotid-cavernous fistulas. Neurosurg Focus. 2012; 32(5):E9.

[26] Scott WW, Sharp S, Figueroa SA, et al. Clinical and radiographic outcomes following traumatic Grade 1 and 2 carotid artery injuries: a 10-year retrospective analysis from a Level I trauma center. The Parkland Carotid and Vertebral Artery Injury Survey. J Neurosurg. 2015; 122(5):1196–1201.

[27] Scott WW, Sharp S, Figueroa SA, Madden CJ, Rickert KL. Clinical and radiological outcomes following traumatic grade 1 and 2 vertebral artery injuries: a 10-year retrospective analysis from a level 1 trauma center. J Neurosurg. 2014; 121(2):450–456.

[28] Yoshida K, Melake M, Oishi H, Yamamoto M, Arai H. Transvenous embolization of dural carotid cavernous fistulas: a series of 44 consecutive patients.

[29] Meyers PM, Halbach VV, Dowd CF, et al. Dural carotid cavernous fistula: definitive endovascular management and long-term follow-up. Am J Ophthalmol. 2002; 134(1):85–92.

[30] Rosi Junior J, Figueiredo EG, Rocha EP, Andrade AF, Rasslan S, Teixeira MJ. Whole-body computerized tomography and concomitant spine and head injuries: a study of 355 cases. Neurosurg Rev. 2012; 35(3):437–444, discussion 444–445.

[31] Thesleff T, Kataja A, Ohman J, Luoto TM. Head injuries and the risk of concurrent cervical spine fractures. Acta Neurochir (Wien). 2017; 159(5):907–914.

[32] Aulino JM, Tutt LK, Kaye JJ, Smith PW, Morris JA, Jr. Occipital condyle fractures: clinical presentation and imaging findings in 76 patients. Emerg Radiol. 2005; 11(6):342–347.

[33] White A, Panjabi M. Clinical Biomechanics of the Spine. 2nd ed. Philadelphia, PA: J.B. Lippincott; 1990.

[34] Pang D, Nemzek WR, Zovickian J. Atlanto-occipital dislocation–part 2: The clinical use of (occipital) condyle-C1 interval, comparison with other diagnostic methods, and the manifestation, management, and outcome of atlanto-occipital dislocation in children. Neurosurgery. 2007; 61(5):995–1015, discussion 1015.

[35] Lehn AC, Lettieri J, Grimley R. A case of bilateral lower cranial nerve palsies after base of skull trauma with complex management issues: case report and review of the literature. Neurologist. 2012; 18(3):152–154.

[36] Maserati MB, Stephens B, Zohny Z, et al. Occipital condyle fractures: clinical decision rule and surgical management. J Neurosurg Spine. 2009; 11(4):388–395.

[37] DeAngelis AF, Barrowman RA, Harrod R, Nastri AL. Review article: maxillofacial emergencies: Maxillofacial trauma. Emerg Med Australas. 2014; 26 (6):530–537.

[38] Hadley MN, Dickman CA, Browner CM, Sonntag VK. Acute traumatic atlas fractures: management and long term outcome. Neurosurgery. 1988; 23 (1):31–35.

[39] Daniels AH, Arthur M, Esmende SM, Vigneswaran H, Palumbo MA. Incidence and cost of treating axis fractures in the United States from 2000 to 2010. Spine. 2014; 39(18):1498–1505.

[40] Harris JH, Jr, Edeiken-Monroe B, Kopaniky DR. A practical classification of acute cervical spine injuries. Orthop Clin North Am. 1986; 17(1):15–30.

[41] Andreshak JL, Dekutoski MB. Management of unilateral facet dislocations: a review of the literature. Orthopedics. 1997; 20(10):917–926.

[42] Traynelis VC, Marano GD, Dunker RO, Kaufman HH. Traumatic atlanto-occipital dislocation. Case report. J Neurosurg. 1986; 65(6):863–870.

[43] Maddox JJ, Rodriguez-Feo JA, III, Maddox GE, Gullung G, McGwin G, Theiss SM. Nonoperative treatment of occipital condyle fractures: an outcomes review of 32 fractures. Spine. 2012; 37(16):E964–E968.

[44] Landells C, Peteghem K. Fractures of the atlas: classification, treatment and morbidity. Spine. 1988; 13(5):450–452.

[45] Anderson LD, D'Alonzo RT. Fractures of the odontoid process of the axis. J Bone Joint Surg Am. 1974; 56(8):1663–1674.

[46] Effendi B, Roy D, Cornish B, Dussault RG, Laurin CA. Fractures of the ring of the axis. A classification based on the analysis of 131 cases. J Bone Joint Surg Br. 1981; 63-B(3):319–327.

[47] Levine AM, Edwards CC. The management of traumatic spondylolisthesis of the axis. J Bone Joint Surg Am. 1985; 67(2):217–226.

[48] Vaccaro AR, Hulbert RJ, Patel AA, et al. Spine Trauma Study Group. The subaxial cervical spine injury classification system: a novel approach to recognize the importance of morphology, neurology, and integrity of the disco-ligamentous complex. Spine. 2007; 32(21):2365–2374.

[49] Horn EM, Feiz-Erfan I, Lekovic GP, Dickman CA, Sonntag VK, Theodore N. Survivors of occipitoatlantal dislocation injuries: imaging and clinical correlates. J Neurosurg Spine. 2007; 6(2):113–120.

[50] Ryken TC, Aarabi B, Dhall SS, et al. Management of isolated fractures of the atlas in adults. Neurosurgery. 2013; 72 Suppl 2:127–131.

[51] Delcourt T, Bégué T, Saintyves G, Mebtouche N, Cottin P. Management of upper cervical spine fractures in elderly patients: current trends and outcomes. Injury. 2015; 46 Suppl 1:S24–S27.

[52] Ryken TC, Hadley MN, Aarabi B, et al. Management of isolated fractures of the axis in adults. Neurosurgery. 2013; 72 Suppl 2:132–150.

[53] Gelb DE, Aarabi B, Dhall SS, et al. Treatment of subaxial cervical spinal injuries. Neurosurgery. 2013; 72 Suppl 2:187–194.

第 18 章
儿童颅脑创伤
Pediatric Brain Injury

Andrew Vivas, Aysha Alsahlawi, Nir Shimony, and George Jallo

摘要　儿童颅脑创伤（TBI）是美国乃至全球儿童死亡和残疾的主要原因，对家庭和社会造成巨大的负担。然而，多数创伤相对轻微，无需神经外科干预。TBI的生物学机制是一个复杂的过程，包括原发性损伤和继发性损伤，后者涉及脑血管系统、脑实质代谢需求及氧化作用。因此，对神经系统的损伤，从起初对颅脑短暂而强烈的冲击，到随后潜在的继发性脑损伤的发生，而后者是可以被预防和治疗的。儿童TBI有多种类型，包括颅骨骨折和颅内出血，以及一些年龄相关的常见损伤。诊断工具主要为临床评估和影像学评估，有时评估须反复进行以确认损伤的严重程度。及时的治疗原发伤并预防继发性损伤机制有赖于医学检测。严密监护以控制系统性的影响因素，包括低氧、低血压、颅内压、脑灌注压，使用抗癫痫药物有助于避免二次损伤。一些病例中，颅内压难治性地上升，需要阶梯式的治疗措施，甚至最终采用手术治疗。近年来，越来越多的资源被投入儿童TBI的预防中，包括立法与儿童及父母的教育。

关键词　脑损伤，颅骨骨折，脑血肿，颅内压，癫痫，预防

引　言

儿童TBI是发达国家残疾和死亡的重要原因。重度TBI通常会给儿童留下明显的终身功能障碍。尽管大部分TBI是轻微的，但仍可能导致儿童或轻或重的学习困难和行为问题，对儿童造成终身影响。而对于家庭、公共卫生系统和整个社会，儿童TBI治疗的经济和社会成本近乎天文数字[1]。据载，轻度TBI在伤后3个月内对儿童患者造成共计69.5亿美元的负担[2]。

流 行 病 学

创伤是未满18岁未成年人死亡的最主要原因，超过了其他所有原因的总和。最近的一份世界卫生组织的评估显示，到2020年，TBI可能成为人类死亡和残疾的主要因素，每年累及1 000万人口[3]。TBI在儿童中很常见，是影响儿童幼年生活的高发疾病（表18.1）。每年约有47.5万名14岁以下的儿童遭受TBI[4]。近年的数据显示，2008—2010年，TBI发病率存在50%以上的增长。其中大部分患者在医院就诊后就回家了，或者从未就医；然而，仅2010年，儿童TBI就导致了80.8/10万的住院率和6.2/10万的病死率。尽管在急诊就诊患者中，4岁以下的幼儿最多，但青少年的住院比例更高。4岁以下婴幼儿和15～19岁青少年的TBI病死率最高[5]。

虽然14岁以下儿童TBI中55%由跌倒引起，其损伤的具体机制随年龄变化。2岁以下儿童，施加

表 18.1　儿童 TBI 的流行病学

TBI 在儿童中很常见，估计每年每 10 万名儿童中约有 200 例，大部分为轻度
婴儿和青少年的病死率最高
大部分外伤性损伤的儿童直接或间接死于脑损伤

性损伤是导致因 TBI 住院或死亡的最主要原因，其中位年龄约为 3 个月大[6, 7]。施加性损伤的具体发生率尚不明了，约 2.6% 的幼儿看护人承认在某些情况下摇晃儿童作为加强管教的方法。总体而言，遭受非意外创伤的儿童病死率是遭受意外性脑外伤儿童的 5 倍[8]。随着年龄增长，施加性损伤的发生率逐渐下降，而跌倒和交通事故的发生不断增多。据加利福尼亚州最近的一份报道显示，事故车辆乘客中受伤儿童的发生率为 21/10 万，行走时被汽车撞伤儿童的发生率为 28/10 万[9]。据估计在美国，TBI 产生的直接医疗费用以及因丧失劳动力及潜能而导致的间接损失高达 600 亿美元[10]。

大部分儿童 TBI 表现轻微，年发生率估计超过 200/10 万。尽管对轻度 TBI 尚无确切标准，大部分研究将其定义为 GCS 13 ～ 15 分，或者外伤后遗忘少于半小时的脑外伤。虽然只有不到 1% 的轻度 TBI 需要神经外科干预，但是患者可表现出明显的认知和行为症状。轻度 TBI 对生长发育期儿童造成的影响所知甚少，难以识别，如确实发生，则需要时间来缓解。

儿童 TBI 的分类

中枢神经系统损伤可分为原发性损伤和继发性损伤[11]。原发性损伤是创伤的直接作用造成的，是能量在中枢神经系统内的传递。这些损伤直接导致神经元和胶质细胞破损、脑挫裂伤、轴突断裂及血管损伤。虽然原发性损伤在几毫秒内就形成了，但有充足的证据显示各种继发因素可以加重神经最终的损伤程度，这些因素包括缺氧、低血压、系统性创伤、水电解质紊乱、感染等（表 18.2）。细胞外环境变化，导致神经元和神经胶质细胞的钙钠内流，致使细胞凋亡和神经元死亡，被认为是引起"继发性损伤"的原因。尽管损伤的原发性作用无法克服，但从理论上来说控制上述系统性因素可以降低再损伤程度。理解局灶损伤对细胞的影响，将有助于神经保护性治疗[12]。

原发性儿童 TBI 可进一步分为局灶性和弥漫性损伤。局灶性损伤在解剖、临床表现和影像学上均局限，包括挫裂伤和脑实质内血肿（表 18.3）。这些损伤可能导致占位效应，造成脑移位和其他继发性损伤。直接或冲击伤通常发生于颅骨的突起部位，如蝶骨嵴、颞底、眶顶、大脑镰或骨折点下方。对冲外伤在年长儿童中更常见，这是由于脑部撞击创

表 18.2　儿童 TBI 的分类

- 弥漫性

  弥漫性轴索损伤

  弥漫性脑肿胀

- 局灶性

  挫伤 / 血肿

  脑挫裂伤

  脑实质外出血

  　硬膜外血肿

  　硬膜下血肿

  　蛛网膜下血肿

- 继发性因素

  脑肿胀

  脑移位、脑疝

  癫痫

  血流动力学因素

  　低血压

  　缺氧

- 代谢紊乱

  低钠血症

  高热

  高碳酸血症

  酸中毒

表 18.3　儿童局灶性损伤和出血

儿童硬膜外血肿比较常见，其中许多病例不需要清除血肿。当血肿很大导致贫血时，可能需要在术前和术中输血

儿童硬膜下血肿不如成人常见，而且通常都是和高速撞击伤或暴力性外头外伤有关

儿童的大面积弥漫性大脑半球肿胀，一般与少量硬膜下出血、暴力性头外伤或继发性损伤综合征有关

伤点对冲部位的颅骨造成的。相对于局灶性 TBI，弥漫性 TBI 导致多个脑叶的损伤，可能造成更差的临床后果。最近，儿童 TBI 编码分类得到更新，以

更好地定义和分类这些损伤[13]。

颅 内 病 理

硬膜外血肿

硬膜外血肿（EDH）是儿童患者的致命威胁。EDH几乎都伴有血肿上方的颅骨骨折，大部分位于颞部、顶部和颞顶部（图18.1）。颅后窝EDH占所有EDH的10%。挫伤可能同时合并EDH，并可能是癫痫发生的一项独立危险因素[14, 15]。EDH的最常见原因为跌倒。

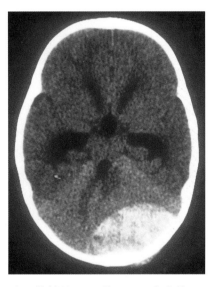

图18.1 患儿的轴位CT图像显示一个大的EDH和急性脑积水。患儿是从行驶车辆的后备箱中跌落的，患儿的颅骨骨折横穿整个横窦部位，因此需要在窦上和窦下两处开颅以安全清除血肿，并控制横窦伤势。

如果患者完全清醒，小的幕上的EDH可以进行观察，但大部分颅后窝脑实质外血肿需要手术清除。尽管小的EDH无需干预，密切的观察随访十分重要。尤其对于婴幼儿来说，血肿可能已相当大，并可能导致贫血。由于婴儿可能因血液损失进入硬膜外间隙而导致休克，手术室的血制品储备十分重要，以备紧急输血。

硬膜下血肿

硬膜下血肿（SDH）可能出现于幕上间隙或颅后窝。典型的幕上SDH位于颅骨凸面，并可导致显著的中线移位。这类血肿可能合并脑挫伤或裂伤，并需要手术治疗，清除坏死的脑组织。颅后窝SDH通常邻近天幕，并可自行吸收。

相对成人而言，SDH在儿童中较罕见，如发生，通常的原因是高速损伤或非意外创伤[16]。非意外创伤是1岁以下儿童硬膜下出血的主要原因，80%的"摇晃婴儿"在就诊时表现出SDH[17]。

脑内血肿

脑内血肿（ICH）通常都是由加速性或减速性损伤造成的，最常见于额底和颞底部位，其中一些伤者还可出现在脑组织深部。大部分脑内血肿可以进行保守治疗，然而如果临床出现明显的占位效应或脑移位时，则需要手术（图18.2）。

弥漫性轴索损伤

弥漫性轴索损伤（DAI）特点为神经功能损

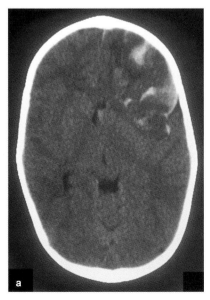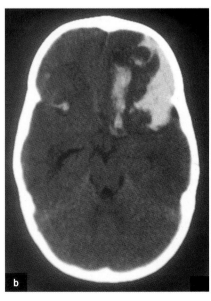

图18.2 （a、b）这是一个学步幼儿的轴位CT图像，其在爬出摇篮时跌落到硬地砖上。注意额底部的出血性挫伤和位于左侧额叶的脑内血肿，以及在对侧翼点的小对冲性挫伤。由于无迹象表明她患有凝血病，她的挫伤无需手术最终自愈。

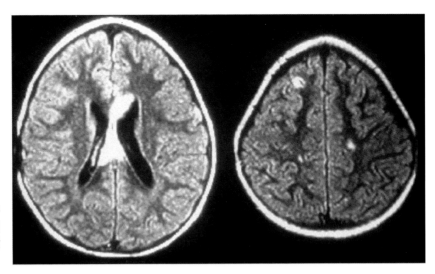

图18.3　这是一个因车祸而发生严重TBI患儿的轴位Flair序列MRI图像。注意观察胼胝体部位以及灰质和白质交界处的高信号区域。

害，尽管入院CT表现正常或轻度异常。弥漫性损伤是外伤的能量分散于整个脑部的结果，其严重程度差异很大。此类损伤的病理学实质是位于灰质和白质交界处、胼胝体和脑干的轴突断裂或损伤（图18.3）[18]。这类损伤的原因是角加速性或减速性损伤，其损伤程度脑组织角速度变化成比例相关。其临床表现取决于轴突功能障碍的严重程度，可以从轻微脑震荡到严重和长期的神经功能损害。患者可表现为强直、异常凝视麻痹、瞳孔变化和自主障碍。

DAI的CT表现可能相对轻微[19]。MRI更易确诊，并已成为评估可疑DAI的主要方式。对血液产物敏感的高级序列如磁敏感加权序列或梯度回波序列可以显示位于灰白质交界区、胼胝体和脑干的多发小区域有磁敏感伪影。DAI是一项临床诊断，影像学的改变并非必须[20, 21]。在Skandsen等2010年的研究中，半数脑挫伤、脑裂伤患者被诊断为DAI，说明许多TBI都在一定程度上伴随轴索损伤[22]。伴随弥漫性损伤的儿童相比成人可能拥有更差的预后[23]。

弥漫性脑肿胀

弥漫性脑肿胀是以颅内压（ICP）升高为表现的一种反应性创伤后表现。这种反应性ICP升高，被认为是基于增多的脑血容量和下降的脑自我调节功能，这在儿童中更为常见。Bruce等于1981年首先描述了这种显现，解释中间清醒期后的迟发性病情恶化，伴随大脑的血流增加、血管扩张和脑血流量增加[24]。Muizelaar等随后发现，41%的重度TBI患儿出现了脑血管自我调节功能受损[25]。其他作者对此持有异议[26]。Vavilala等最近的研究肯定了

这一观点，认为儿童中存在脑血管自我调节功能下降，即使没有局灶性的病理变化[27]。这可能解释了伴弥漫性脑肿胀的儿童比成人预后更差的原因。与成人相比，儿童的血脑屏障（BBB）更脆弱，脑组织含水量更高。这可能导致作为继发性结果的脑肿胀快速进展[28]。

这整个过程确切的病理生理变化仍知之甚少，可能是由于低钠血症、充血、低氧、缺血、血流自我调节功能下降或糖酵解过度所致。无论是何种潜在病因，都可能是轻微头外伤后病情严重恶化的主要原因。良好的神经功能恢复来自积极的ICP控制。

颅骨骨折

颅骨骨折占据了美国10%～30%的儿童头部外伤[29]。随着婴幼儿及学步儿童开始学习站立、行走、探索周围环境，低冲击的跌倒和颅骨骨折随之发生。事实上，大部分小儿线性骨折由跌倒造成。CT检查虽然是发现颅内出血和骨折的有效方法，但偶尔可能遗漏于轴位走行的骨折线，但仔细检查CT检查定位像还是可以发现的。三维（3D）重建对确诊可疑颅骨骨折亦有所帮助。

大多数骨折并不伴随颅内出血，且相对预后良好。非复杂线性骨折通常无需治疗即可愈合。若患儿经过神经系统检查正常，无颅内损伤，且家庭有条件认真观察患儿的神经功能是否恶化，则无需住院治疗（表18.4）。所有其他患儿最好留院观察，并且对婴幼儿及学步儿童应给予特殊看护以排除虐待儿童的可能。骨折伴随相关的硬膜撕裂可能需要修补和探查，以避免软脑膜囊肿。通过静脉窦的骨折可能合并EDH或SDH，在修补时需特别注意[30]。

表 18.4 儿童颅骨骨折

跌倒儿童的线性骨折很常见。非复杂性颅骨骨折的患儿可可靠的在家中进行临床观察，不需要入院

许多轻微的凹陷骨折，尤其是婴儿的乒乓球样骨折，无需进行手术干预就可以通过自行再塑形而恢复正常

对疑似硬膜裂伤的骨折必须进行手术探查，以免日后形成软脑膜囊肿

凹陷性颅骨骨折

凹陷性颅骨骨折在儿童中相对常见，约占所有颅骨骨折的10%[31]。大多数凹陷性颅骨骨折范围小，在下层脑组织生长的影响下可随时间重建；然而，一些可能范围较大，需要外科干预。闭合性凹陷性骨折通常不需要手术干预，除非怀疑硬膜裂伤，或者为了美观需要（图18.4）。

婴儿的一种独特的、不同寻常的凹陷性骨折是乒乓球骨折或池塘样骨折，通常是分娩过程中使用产钳位置不恰当或短距离的跌落造成。这些骨折可通过手术简单修复，术中在骨折边缘打一小孔，使用Penfield剥离子或骨膜分离器在凹陷下方抬起骨折块。小的乒乓球样骨折可能无需外科干预，可随时间重塑（图18.5）。

合并头皮裂伤的复杂凹陷性骨折，如果伤口严重污染或疑有硬膜撕裂，需要清创治疗。如果污染局限，清创术后可将骨折碎片放回原位，以免将来需要再行颅骨成形术。额部颅骨骨折损伤鼻旁窦时，可并发脑膜炎、慢性鼻窦炎、黏液囊肿和脑脊液漏，可能需手术干预[32]。

颅骨生长性骨折

颅骨生长性骨折也称软脑膜囊肿，是一种罕见的并发症，常见于颅骨骨折的幼儿[33,34]。骨折伴随下方的硬膜撕裂和脑损伤是颅骨生长性骨折的必要条件（图18.6）。由于损伤能量的关系，骨折的边缘常分离，而脑搏动可使脑组织延硬膜破裂口向外疝出。随着时间推移，骨折边缘被进一步挤压，逐

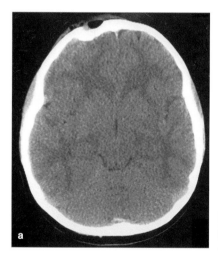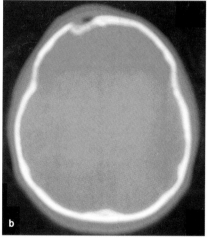

图18.4 （a、b）轴位CT图像显示的是一名患儿不慎遭高尔夫球杆击打形成的小型凹陷骨折，可见于软组织窗和骨窗。头皮裂伤已在急诊室给予了清创缝合，骨折位于发际线上方。该骨折可再塑形，无需手术干预。

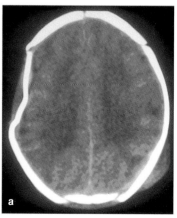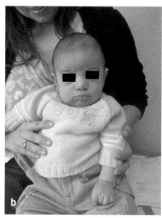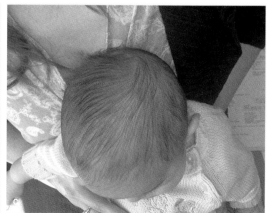

图18.5 （a）轴位CT图像显示的是剖宫产后的乒乓球样骨折。（b、c）经观察随访，骨折部位已重新塑形；该患儿3个月时，原来肉眼可见的外观畸形已经完全消失。

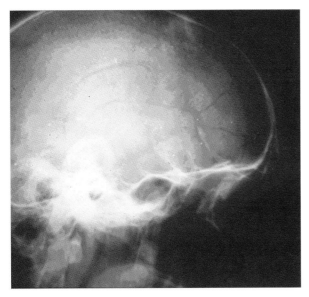

图18.6　侧位X线平片显示复杂性星状颅骨骨折，此骨折常合并其下方的硬膜和脑部损伤。

步扩大，并变得光滑。在生长的大脑皮质和（或）正常脑搏动的驱使下，大脑通过颅骨和硬膜缺损疝出，并逐步扩大缺损（图18.7）。脑搏动沿着硬膜和颅骨边缘，可能进一步损伤邻近皮质。随着时间进展，硬膜缺损宽于颅骨缺损，当需要手术修补时，这一点需要重点考虑。

此类骨折通常位于颅骨顶部，但也可以出现在枕部、颅后窝或眶顶。患儿表现出局灶性、搏动性肿块，其中包含脑脊液和疝出的脑组织（如软脑膜囊肿），并出现进行性的神经功能损害和癫痫。通过CT和MRI检查可容易地诊断。治疗手段包括大范围地切除颅骨，最小范围地切除已胶质化疝出的脑组织，然后修补硬膜及进行颅骨成形术。进行颅骨成形术时应使用自体骨，避免使用人工材料，以保证颅骨的正常发育。合并脑积水的患儿需要进行脑脊液分流术，但脑脊液分流术绝对不能作为治疗颅骨生长性骨折的首选方法。

颅底骨折

颅底骨折占儿童颅骨骨折的15%～19%，可合并脑脊液漏、脑膜炎，罕见情况下可伴血管损伤[35]。如果骨折合并硬膜撕裂，脑脊液可能外流入鼻咽或中耳，导致脑脊液漏。5岁以下儿童的额窦和蝶窦尚未完全气化，但上述表现也可出现[36]。几乎所有病例中，脑脊液漏都可自行停止而无需外科干预[37]。应当将患儿头部抬高，避免任何对耳、鼻的牵拉或暴力操作。脑脊液漏缓解后应当延迟进行中耳检查和听力测试。在少数脑脊液漏持续的情况，需要进行硬膜修补和临时脑脊液引流。预防性使用抗生素达不到预防脑膜炎的目的，因为使用该类药物可以增加出现少见或耐药细菌的风险。颅底骨折

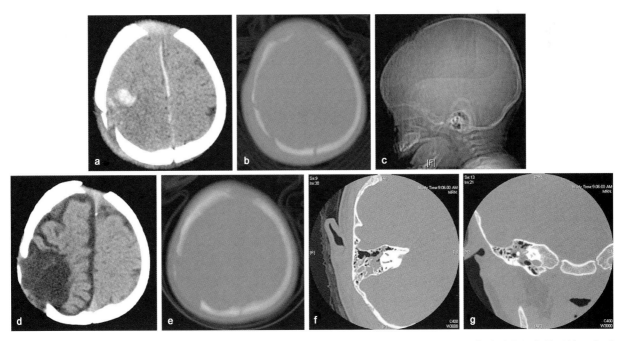

图18.7　（a、b）这是一个他伤性头外伤婴儿的轴位CT图像，显示软组织窗和骨窗。患儿出院后进入寄养系统，直到受伤后几个月才返回医院。（c～e）返院后，我们发现该患儿右侧头皮的软组织肿胀及左侧轻度偏瘫。该CT图像显示脑组织窗和骨窗，可以看见顶部增宽的颅骨骨折、骨侵蚀和其下方的脑软化。（f、g）一个从购物车上跌落患儿的轴位和冠状位CT图像，显示右侧岩骨纵向骨折。

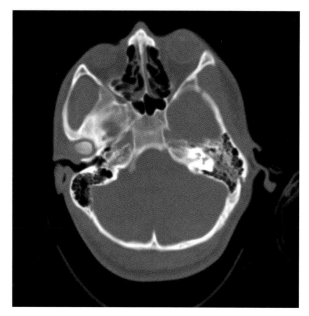

图 18.8　贯穿左岩骨的纵向骨折，向颈动脉管方向延展。

（图 18.8）可以合并中耳、颈动脉、静脉窦和颅神经的损伤，因为这些结构从颅底的孔洞中穿过。

非意外创伤

非意外性创伤在儿童患者的死亡和残疾率中占相当大的比重，已成为一项重要的健康问题。2012年，仅在美国，就有约 1 640 名儿童（2.2/10 万）因虐待或忽视而死亡[38]。真实的虐待儿童发生率可能在政府的研究中被低估。外部研究估计美国儿童一生中遭到虐待的比例可达 1/4[39]。美国儿童虐待造成的终身经济损失可达 1 000 亿美元[40]。

就损伤机制而言，非意外性创伤可导致上文所述的一系列病理变化。这些损伤通常伴随薄层 SDH、DAI 和弥漫性肿胀。其中婴儿尤其容易发生弥漫性肿胀（恶性水肿），而 70% 的儿童死亡发生在 3 岁以下的儿童中。1 岁以下的儿童受害者比例最高，达 21.9/1 000。大多数受害儿童 <3 岁，并伴随其他一系列医学问题，包括骨和软组织损伤（表18.5）。Caffey 描述了"婴儿摇晃综合征"导致的儿童急性颅内出血（硬膜下和蛛网膜下）、视网膜出血和骨骺损伤[41, 42]。除了明显的身体损伤，这些儿童还伴有营养不良和糟糕的卫生状况。

患儿可能表现出不同的意识状态，从烦躁到无反应性。临床病史与影像资料和神经系统查体的严重程度不一致。许多此类患儿会发生癫痫。2 岁以下儿童的早期创伤后癫痫（PTS）发生风险呈 8 倍升高，其中最常见的是局限性癫痫，其次为全身强

表 18.5　儿童非意外性头外伤

一旦发现病史和临床检查或影像学检查不一致，就应怀疑虐待性头外伤
病情检查应包括彻底检查是否存在其他外伤，并寻求适当的官方调查机构帮助

直-阵挛癫痫[43]。

眼底镜检查是必须的，常会发现视网膜出血。CT 检查常发现硬膜下和蛛网膜下出血。脑实质可出现水肿，出现灰白质区分模糊，或表现出广泛低密度，提示相关的脑缺血。这些患儿的处理目标是稳定血流动力学状态、控制 ICP、预防 PTS、避免代谢失调，以期脑组织恢复。其预后与就诊时的神经系统查体结果有关。美国联邦和各州法律规定疑似事件需被传报有关部门。

控制颅内压升高

脑外伤患儿的神经外科监护目标是控制 ICP，维持正常脑灌注压（CPP），预防对受伤脑组织的继发性损伤。总体原则包括避免发热和低氧血症、维持正常呼吸、保持适当颈静脉引流和恰当的镇静镇痛措施。当患儿的 GCS ≤ 8 分，或有疑似 ICP 增高时，或者某些临床检查不适宜监护患儿时，应进行 ICP 监护。许多 ICP 监护方式可供选择。需要在颅骨上固定螺栓的监测方式不适宜婴儿。相对成人，儿童有类似的技术、适应证和方法（表18.6）。我们更倾向于用有脑室导管的 ICP 监测装置，此方法不仅可以监测 ICP，还可作为备用的颅高压治疗手段。

如果已使用了这些方法 ICP 仍然增高，那么需

表 18.6　儿童 ICP 的控制方法

根据图 18.9 中儿童 TBI 救治指南的流程来控制 ICP 增高
ICP 和脑灌注（CPP）增高的关键临界点应按年龄而异
一旦其他医疗手段不能有效降低 ICP，应立即行开颅减压术，这样可能提高重度 TBI 的存活率，改善其治疗结果
精心维护生理动态平衡、预防癫痫、避免体温过低和感染将有效防止多种影响 TBI 治疗效果的继发性损伤
TBI 后癫痫常见于 GCS<9 分的未满 2 岁儿童。针对有指征的患儿，可以在受伤后的第 1 周使用预防癫痫的药物来预防早期 PTS

要考虑颅内占位性病变的可能。其他干预手段包括高渗疗法、过度通气、巴比妥治疗和低温治疗。颅骨切除减压术可作为药物治疗失败的挽救手段，但外科医师可选择在评估保守治疗成功率较低时给予早期手术治疗。儿童 TBI 指南建议行递进式治疗方案，分阶段实施，基于 ICP、治疗反应、外科干预风险的标准化诊疗，以降低病死率，改善预后（图 18.9）[44]。尽管彻底查阅了儿童 TBI 方面的文献，结果无标准或建议可循，但还是有多种治疗选择可供参考。对于重度 TBI 儿童诊疗存在多种策略，许多治疗决策取决于主治医师。据 2001 年对英国所有儿童重症监护室的调查发现，各医疗中心的治疗

方式存在很大差异，巴比妥、甘露醇、低温和过度通气疗法的使用也不尽相同。儿童和成人 TBI 的治疗方法也没什么本质的区别。

高渗疗法

当采用头高体位、镇静和 CSF 引流等保守治疗方法无效时，可以采用高渗疗法来治疗 ICP 增高。儿童需要治疗的 ICP 上临界点尚无严格定义，一般来说，治疗的目的是将 6 岁以上患儿的 ICP 控制在 20 cmH$_2$O 以下，未满 6 岁的患儿应控制在 18 cmH$_2$O 以下，未满 24 个月的婴幼儿应控制在 15 cmH$_2$O 以下[45]。过去曾采用多种不同的高渗制剂，目前最

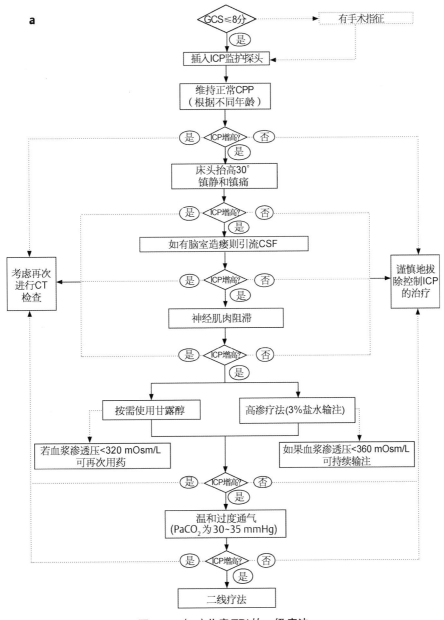

图 18.9　（a）儿童 TBI 的一级疗法。

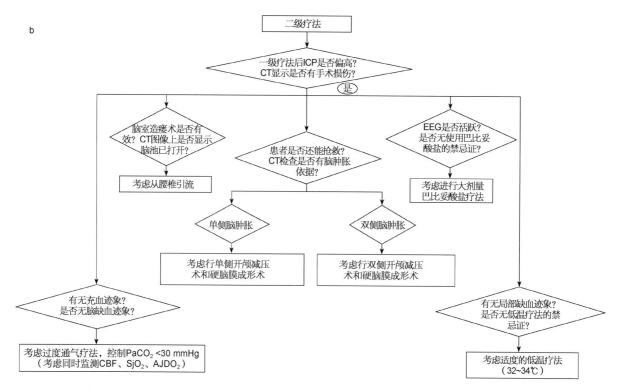

图 18.9 续 （ b ）二级疗法。EEG，脑电图；CBF，脑血流量；PaCO₂，动脉血二氧化碳；SjO₂，颈内静脉血氧饱和度；AJDO₂，动脉-颈内静脉血氧含量差。

常用的是甘露醇和高渗盐水。哪种制剂更好尚不清楚，只要ICP和水电解质得到平衡，不同制剂的差别很可能是可以忽略的。

甘露醇是研究最广的制剂，自20世纪70年代就成为常规使用的药物。不同的甘露醇使用剂量（0.25 ～ 1.5 g/kg）都可达到良好的临床效果，能有效地控制ICP，维持容量平衡。一个研究组证明，使用较小剂量的甘露醇能产生同样的治疗效果，但副作用更轻[46]。从20世纪80年代起高渗盐水的使用逐渐流行，当时创伤研究者在使用高渗盐水抢救烧伤休克患者时注意到其对伴随TBI患者的显著疗效。一项针对院前复苏创伤患者的多中心随机前瞻性研究的亚组分析发现，使用高渗盐水患者的存活率达34%，远高于使用乳酸林格溶液（LR）患者12%的存活率[47]。尽管大多数评估高渗盐水疗效的研究基于成人数据，有些研究发现在儿童中有相似的结果。Simma等发现接受高渗盐水治疗的儿童ICU住院时间更短，急性呼吸窘迫综合征（ARDS）发病率更低，相比接受LR治疗的患儿需要干预更少[48]。

如今高渗盐水的使用范围已超出了伤后早期复苏，已证实它能控制伤后增高的ICP，许多研究还发现高渗盐水非常安全。高渗盐水还有助于恢复血管内血管容量，增强心血管功能，降低肾衰竭、低钾血症、低血压、颅内压反跳等甘露醇相关风险[49, 50]。高渗盐水的作用不仅限于提高血浆渗透压。针对脑血流的研究显示，高渗盐水通过收缩内皮细胞来增大毛细血管的直径，并增强红细胞变形能力，以降低血黏度，增加脑血流量[50]。它还能刺激心房利钠因子（ANP）的释放，进一步升高血压和血流量[51]。

获得最佳临床效果的高渗盐水浓度并无统一定论。一项1993年的动物试验显示7%高渗盐水和甘露醇控制ICP效果相同[52]。之后，一些人体试验证实了其在治疗颅高压中的安全性和有效性。Vialet等选取了处于持续昏迷状态的TBI患者进行随机化研究，一旦其ICP>25 mmHg就接受等剂量的7.5%高渗盐水或20%甘露醇[53]。该研究显示接受高渗盐水治疗的患者每日颅压升高次数更少（7次 vs.13次），每日ICP升高持续的时间更短（67分钟 vs.131分钟）。高渗盐水的渗透压梯度是甘露醇的2倍多。一项近期的研究直接比较了渗透压相同的甘露醇和7.5%高渗盐水或6%右旋糖酐溶液的疗效[54]。该研究按随机方法进行，按先使用甘露醇，后使用高渗盐水（或先后次序相反）的方法来治疗ICP升高，在同一患者身上比较高渗盐水和甘露醇的疗效。经过对9名患者的观察，结果发现高渗盐水可以更有效地将ICP降至治疗目标范围，而且药效持续时间明显长久（148分钟 vs.90分钟）。注射渗透压相同的甘露醇和高渗盐水，可以直接比较它们作为高渗制剂的有效性。尽管比甘露醇更昂贵，高渗盐水和右旋糖酐溶液更为有效，且需要更少其他干预[51]。

有证据表明高渗盐水可以用于控制对所有其他干预手段都无反应的ICP升高。Horn等回顾了10名ICP持续升高患者，尽管已经使用了适当的镇静、肌松、过度通气巴比妥昏迷以及每隔4小时使用0.35 g/kg甘露醇，但ICP都无法降低[55]。研究显示，在所有其他干预手段都无效的情况下，团注7.5%高渗盐水仍能控制ICP。在治疗期间，需小心控制血钠浓度和血浆渗透压。基于上述研究结果，笔者更倾向于将高渗盐水作为首选的高渗疗法制剂。

2012年的指南同时推荐在ICU抢救合并颅高压的重度TBI患儿时给予3%盐水团注和持续输注。反驳使用甘露醇作为高渗疗法的证据尚不充分[45]。使用高渗疗法时，我们的方法是间断性团注和（或）持续性输注高渗盐水，以控制升高的血钠浓度（范围从145～155）。血钠每隔4～6小时监测，如有必要，调整输注或团注以维持治疗性血钠水平[56]。

颅骨切除减压术

当一线和二线治疗方法都不起作用时，颅骨切除减压术是控制难治性ICP升高的另一种选择。如同高渗疗法，现有文献资料难以评估颅骨切除减压术的效果，应为手术指征和方法均有很大差别。手术治疗ICP升高可以追溯到Dandy和Cushing的时代。20世纪70年代，50名TBI患者接受了双侧开颅术，存活率为22%。作者只在患者昏迷、窒息、去大脑状态、单侧或双侧瞳孔散大时才使用这种极端的干预措施。存活者中有很多恢复正常神经功能，并可以重新工作或学习的患者[57]。若干年后的一项类似的研究报道了更高的存活率，但神经功能的恢复较差[58]。研究还发现，因脑干功能障碍而处于昏迷状态的TBI患者的抢救失败率很高，而且每次治疗的费用相当惊人。因此，这些治疗措施常受到质疑，虽然能避免重症外伤者早期死亡，但只能使其以植物状态生存。

Polin等报道了一些采用颅骨切除减压术控制ICP的乐观结果。他们报道了一组35例使用过度通气、甘露醇、镇静和麻醉药物治疗均无效的ICP增高，并接受了双侧经额开颅减压术的病例，然后对

他们的治疗结果和创伤昏迷数据库（TCDB）的数据进行了配对对照研究，结果显示恢复至中度神经功能残疾为37%，儿童的恢复率达44%。所有患者的ICP均有下降，且低于对照组的ICP值。笔者强调早期实施颅骨切除减压术最为有效，但对于ICP持续>40 mmHg，GCS 3分的患者无效。尽管本研究没用采用巴比妥或CSF引流术来控制ICP，同时所挑选的病例和历史数据进行比较存在固有偏倚，仍表明颅骨切除减压术对于特定的TBI和ICP升高患者具有明显价值。

Guerra等也发现了类似的良好结果[60]。1977—1997年，57名患者在标准治疗无法降低ICP的情况下，接受了颅骨切除减压术（31例单侧，26例双侧），结果10%的患者处于植物生存状态，10%的患者留有永久的神经功能障碍，而58%的患者获得了康复得以重返社会。笔者建议对符合条件的部分TBI患者应早期实施颅骨切除减压术以控制难治性ICP升高。

最近的指南推荐对重度TBI、早期神经表现恶化、脑疝、颅高压表现的患儿在药物治疗外行开颅手术[45]。然而，颅骨切除减压术可能伴随创伤后脑积水和癫痫的风险，应当作为最后的治疗措施[61, 62]。

低温疗法

低温疗法为TBI患者提供了另一种治疗方法。尽管已对TBI、脑缺血、脑卒中的实验模型进行了大量研究，并发现低温疗法是有效的，但人体临床数据表明低温疗法的作用是复杂的，并充满争议。相反，业内通常认为应尽量避免使用低温疗法。现有的研究包括：对成年和未成年动物进行中度低温疗法的尝试；对存在缺血缺氧性脑损伤的新生儿进行低温疗法的尝试；成人TBI后24～48小时进行低温疗法的Ⅱ期临床试验。这些研究都支持低温疗法的安全性和有效性[63-65]。

Marion等对16～75岁入院是GCS为3～7分的患者进行了随机化前瞻性研究，这些患者中不包括低血压、缺氧或错过最佳抢救时间的患者[63]。使用冷盐水洗胃和冰毯覆盖来使体温达到32～33℃的中度低温治疗法，保持24小时，然后缓慢复温。结果显示低温治疗组患者的ICP比较低，尤其在伤后第一个36小时。通过早期随访发现接受低温治疗者的预后都有改善。相对于创伤昏迷数据库对照病例的25%的恢复率，有50%低温疗法接受者的预后良好或存在中度残疾。长期随访结果显示，初始GCS为5～7分者，低温治疗后12个月的

临床结局有所改善；而初始 GCS 为 3 ~ 4 分者治疗前后的临床结局没有显著变化。

Shiozaki 等和 Clifton 等同样报道了亚低温疗法在控制 ICP 中的积极作用[65, 66]。然而，《全国急性脑损伤研究：低温疗法》并不支持这些研究的初期结果[67]。他们研究了 392 例 16 ~ 65 岁的患者，结论是低温疗法不能改善重度 TBI 患者的预后，各组均有 57% 治疗患者的临床结果不佳。进一步研究显示，45 岁以下患者的预后相对较好，他们入院时体温较低，并接受低温治疗。所有这些研究的对象都是 16 岁以上的成人。

儿童具有独特的病理生理机制，且 TBI 后常遗留后遗症[68]。低温疗法治疗新生儿缺血缺氧性脑病的病例证明，儿童对低温疗法常有更好的反应性[69, 70]。在最早的一项对儿童进行低温疗法的研究中，Gruszkiewicz 等认为低温疗法可以改善重度 TBI 患儿的预后[71]。在 191 例重度 TBI 患儿中，42 例患儿出现了脑干损伤征象，包括去脑强直、瞳孔异常和呼吸不规律。这些患儿接受了 31 ~ 36℃ 的低温治疗 1 ~ 16 日，治疗期间仍然维持适当的镇静剂、甘露醇和多次腰椎穿刺治疗，直到去脑强直状态消失、呼吸正常。其中 22 例入院后不久即死亡，而 20 例患儿得到存活。大部分患者能回到学校正常上课，但是经常需要特殊辅导。

在一项比较重度 TBI 后低温疗法和常温疗法的多中心随机 III 期临床试验中，Adelson 等认为低温疗法并不影响病死率和神经功能预后[72]。两组之间没有统计学差异，常温治疗组患者接受开颅减压术远多于低温治疗组，并且在前 120 小时中，低温治疗组患者需要进行颅高压干预的情况更少。

创伤后痫样发作

创伤后痫样发作（PTS）常见于儿童 TBI。即刻痫样发作在受伤时即可发作，早期 PTS 可发生于 TBI 后第 1 周。创伤后持续 1 周以上的痫样发作称为创伤后癫痫病（PTE）。即刻痫样发作通常在颅内发生病理变化时出现，更常见于婴儿和儿童。PTS 的大体数据在 5.5% ~ 21%，其中大部分痫样发作发生于伤后前 24 小时。

PTE 和 PTS 的危险因素

PTS 的发生率与创伤严重程度呈正相关，与年龄呈负相关。PTS 在轻度 TBI 患儿中的发生率为 2% ~ 6%，中度 TBI 为 12% ~ 27%，重度 TBI 为 23% ~ 35%[73, 74]。2 岁以下儿童 PTS 的发生率是 3 ~ 12 岁儿童的 2.5 倍[75]。非意外性 TBI 患者更易发生 PTS，为 48% ~ 65%，高于意外性 TBI 的 15% ~ 17%[7]。合并其他疾病的患儿更易发生 PTS[76]。Lewis 等最近的一项回顾性研究认为，GCS 是儿童 PTS 的最佳预测依据[77]。GCS 3 ~ 8 分的患儿 PTS 发生率为 38.7%，GCS 9 ~ 15 分患儿则为 3.8%。其他一些研究证实了这一观点，发现合并 SDH 和弥漫性脑水肿的患儿更易发生 PTS[74]。

10% ~ 20% 的重度 TBI 患儿可发生 PTE，且难以治疗[6, 78]。发生率随随访时间上升。TBI 5 年后，PTE 总发生率在轻度、中度、重度 TBI 患儿中分别为 0.7%、1.2% 和 10%。相比之下，创伤 30 年后，累积的发生率在轻度、中度、重度 TBI 患儿提升至 2.1%、4.2% 和 16.7%[79, 80]。

癫痫预防指征

由于儿童较成人具有更低的癫痫发生阈值，儿童 TBI 后通常需要接受经验性的预防性抗癫痫药物。许多研究意图弄清是否有指征对创伤后的患儿给予预防性抗癫痫治疗，但结果并不一致。Young 等的一项随机研究发现接受预防性苯妥英治疗可降低患儿发生 PTS 的概率[81]。接受苯妥英的患儿 PTS 发生率为 12%，而接受安慰剂的仅为 6%。相反，Temkin 等随后的一项研究发现，预防性抗癫痫治疗的患儿早期痫样发作的发生率有显著下降[82]。在一项随机试验中，患者随机分为安慰剂组和苯妥英组，在伤后接受最长时间为 1 年的治疗。苯妥英组患者的早期痫样发作发生率为 3.6%，远低于安慰剂组的 14.2%。尽管晚期痫样发作的发生率并无统计学差别，事实上苯妥英组的发生率为 21.5%，高于安慰剂组的 15.7%。笔者认为有指征使用苯妥英来降低早期痫样发作发生率。

是否在创伤后给予儿童预防性抗癫痫治疗取决于主治医师。许多主治医师会在估计痫样发作易发时进行预防，包括低 GCS、低龄、急性 SDH、弥漫性脑肿胀和非意外性创伤。目前脑创伤基金会和美国神经病学学会（AAN）推荐给予重度 TBI 患者创伤后 7 日的预防性抗癫痫治疗以降低早期 PTS 发生率[83]。

头部外伤的预防

TBI 的死亡风险非常高，而且终身都可能处于残疾状态中；患者一旦处于残疾，那么丰富多彩、幸福快乐的生活将不复存在。尽管可以付出大量努力，以治疗原发性脑损伤，并控制可能加重神经功能损害的继发因素，逻辑上来说，对原发性损伤的预防才是降低TBI病死率和残疾率的最佳措施。许多机构，诸如思考优先（ThinkFirst）、全国儿童安全运动（National Safe Kid Campaign）、游乐场安全计划（Program for Playground Safety）等，都在尽力提高人们对TBI的认识和防范受伤意识。一些简单的措施，如滑冰、骑车时戴头盔，使用安全座椅和安全带等，已经在减轻损伤范围和严重性方面起了重要的作用。这些计划需要我们的支持，提高人们对损伤的了解和防范外伤应该成为医疗工作的一部分。

导致脑震荡的轻度TBI一直备受关注。多项研究表明，相对于第一次发生的脑震荡，再次发生的脑震荡可以显著影响神经功能的恢复。有一点很重要，学生运动员如果发生脑震荡，应禁止继续运动。儿童脑震荡的症状通畅包括注意力无法集中或

记忆困难、推理能力差、头痛、过度疲劳或情绪不稳定等。每个人重返社会所需的时间不一，何时重返社会取决于是否恢复到受伤前状态和创伤后症状是否彻底消失。

总　结

各类严重程度不一的TBI都可能对儿童脑生长发育产生深远影响。尽管儿童TBI后颅内占位性病变的治疗原则和成人并无差别，但还是存在年龄相关差异性，包括弥漫性脑肿胀、脑自主调节功能受损、癫痫发作阈值降低、非意外性损伤及发育中的大脑易损性增高等。需要重视并控制系统性损害因素包括如缺氧、低血压、ICP、CPP等，使用抗癫痫药物有助预防二次损伤。对低温疗法、自由基的控制、提高受损脑功能和代谢的影像学检查等领域的进一步研究，都将有助于预防继发性损伤，并提高治疗效果。

（王明圣　陈若平）

参考文献

[1] Finkelstein EA, Corso PS, Miller TR: The Incidence and Economic Burden of Injuries in the United States. New York, NY: Oxford University Press; 2009.
[2] Graves JM, Rivara FP, Vavilala MS. Health care costs 1 year after pediatric traumatic brain injury. Am J Public Health. 2015; 105(10):e35–e41.
[3] Hyder AA, Wunderlich CA, Puvanachandra P, Gururaj G, Kobusingye OC. The impact of traumatic brain injuries: a global perspective. NeuroRehabilitation. 2007; 22(5):341–353.
[4] Langlois JA. Rutland-Brown W Thomas KE: Traumatic Brain Injury in the United States: Emergency Department Visits, Hospitalizations, and Deaths. Atlanta, GA: Centers for Disease Control and Prevention, National Center for Injury Prevention and Control; 2004.
[5] Faul M, Xu L, Wald MMCV. Traumatic brain injury in the United States: Emergency Department Visits, Hospitalizations, and Deaths 2002–2006. Atlanta, GA: Centers for Disease Control and Prevention, National Center for Injury Prevention and Control; 2010:891–904.
[6] Barlow KM, Spowart JJ, Minns RA. Early posttraumatic seizures in non-accidental head injury: relation to outcome. Dev Med Child Neurol. 2000; 42(9):591–594.
[7] Keenan HT, Runyan DK, Marshall SW, Nocera MA, Merten DF, Sinal SH. A population-based study of inflicted traumatic brain injury in young children. JAMA. 2003; 290(5):621–626.
[8] Hinds T, Shalaby-Rana E, Jackson AM, Khademian Z. Aspects of abuse: abusive head trauma. Curr Probl Pediatr Adolesc Health Care. 2015; 45(3):71–79.
[9] Agran PF, Winn D, Anderson C, Trent R, Walton-Haynes L. Rates of pediatric and adolescent injuries by year of age. Pediatrics. 2001; 108(3):E45.
[10] Centers for Disease Control and Prevention. Get the Stats on Traumatic Brain Injury in the United States. Atlanta, GA: Centers for Disease Control and Prevention; 2006.
[11] Miller JD, Sweet RC, Narayan R, Becker DP. Early insults to the injured brain. JAMA. 1978; 240(5):439–442.
[12] Andriessen TMJC, Jacobs B, Vos PE. Clinical characteristics and pathophysiological mechanisms of focal and diffuse traumatic brain injury. J Cell Mol Med. 2010; 14(10):2381–2392.
[13] Chan V, Thurairajah P, Colantonio A. Defining pediatric traumatic brain injury using International Classification of Diseases Version 10 Codes: a systematic review. BMC Neurol. 2015; 15:7.
[14] Chowdhury SN, Islam KM, Mahmood E, Hossain SK. Extradural haematoma

in children: surgical experiences and prospective analysis of 170 cases. Turk Neurosurg. 2012; 22(1):39–43.
[15] Khan MB, Riaz M, Javed G, Hashmi FA, Sanaullah M, Ahmed SI. Surgical management of traumatic extra dural hematoma in children: Experiences and analysis from 24 consecutively treated patients in a developing country. Surg Neurol Int. 2013; 4:103.
[16] Alexiou GA, Sfakianos G, Prodromou N. Pediatric head trauma. J Emerg Trauma Shock. 2011; 4(3):403–408.
[17] Matschke J, Herrmann B, Sperhake J, Körber F, Bajanowski T, Glatzel M. Shaken baby syndrome: a common variant of non-accidental head injury in infants. Dtsch Arztebl Int. 2009; 106(13):211–217.
[18] Adams JH, Graham DI, Murray LS, Scott G. Diffuse axonal injury due to nonmissile head injury in humans: an analysis of 45 cases. Ann Neurol. 1982; 12(6):557–563.
[19] Gentry LR, Godersky JC, Thompson B, Dunn VD. Prospective comparative study of intermediate-field MR and CT in the evaluation of closed head trauma. AJR Am J Roentgenol. 1988; 150(3):673–682.
[20] Davis PC, Expert Panel on Neurologic Imaging. Head trauma. AJNR Am J Neuroradiol. 2007; 28(8):1619–1621.
[21] Mittl RL, Grossman RI, Hiehle JF, et al. Prevalence of MR evidence of diffuse axonal injury in patients with mild head injury and normal head CT findings. AJNR Am J Neuroradiol. 1994; 15(8):1583–1589.
[22] Skandsen T, Kvistad KA, Solheim O, Strand IH, Folvik M, Vik A. Prevalence and impact of diffuse axonal injury in patients with moderate and severe head injury: a cohort study of early magnetic resonance imaging findings and 1-year outcome. J Neurosurg. 2010; 113(3):556–563.
[23] Huh JW, Raghupathi R. New concepts in treatment of pediatric traumatic brain injury. Anesthesiol Clin. 2009; 27(2):213–240.
[24] Bruce DA, Alavi A, Bilaniuk L, Dolinskas C, Obrist W, Uzzell B. Diffuse cerebral swelling following head injuries in children: the syndrome of "malignant brain edema". J Neurosurg. 1981; 54(2):170–178.
[25] Muizelaar JP, Ward JD, Marmarou A, Newlon PG, Wachi A. Cerebral blood flow and metabolism in severely head-injured children. Part 2: autoregulation. J Neurosurg. 1989; 71(1):72–76.
[26] Sharples PM, Matthews DSF, Eyre JA. Cerebral blood flow and metabolism in children with severe head injuries. Part 2: cerebrovascular resistance and its determinants. J Neurol Neurosurg Psychiatry. 1995; 58(2):153–159.

[27] Vavilala MS, Muangman S, Tontisirin N, et al. Impaired cerebral autoregulation and 6-month outcome in children with severe traumatic brain injury: preliminary findings. Dev Neurosci. 2006; 28(4-5):348-353.

[28] Kim H, Kim GD, Yoon BC, et al. Quantitative analysis of computed tomography images and early detection of cerebral edema for pediatric traumatic brain injury patients: retrospective study. BMC Med. 2014; 12:186.

[29] Schneier AJ, Shields BJ, Hostetler SG, Xiang H, Smith GA. Incidence of pediatric traumatic brain injury and associated hospital resource utilization in the United States. Pediatrics. 2006; 118(2):483-492.

[30] Bonfield CM, Naran S, Adetayo OA, Pollack IF, Losee JE. Pediatric skull fractures: the need for surgical intervention, characteristics, complications, and outcomes. J Neurosurg Pediatr. 2014; 14(2):205-211.

[31] Erşahin Y, Mutluer S, Mirzai H, Palali I. Pediatric depressed skull fractures: analysis of 530 cases. Childs Nerv Syst. 1996; 12(6):323-331.

[32] Neville IS, Amorim RL, Paiva WS, Sanders FH, Teixeira MJ, de Andrade AF. Early surgery does not seem to be a pivotal criterion to improve prognosis in patients with frontal depressed skull fractures. BioMed Res Int. 2014; 2014:879286.

[33] Gupta SK, Reddy NM, Khosla VK, et al. Growing skull fractures: a clinical study of 41 patients. Acta Neurochir (Wien). 1997; 139(10):928-932.

[34] Muhonen MG, Piper JG, Menezes AH. Pathogenesis and treatment of growing skull fractures. Surg Neurol. 1995; 43(4):367-372, discussion 372-373.

[35] Dagi TF, Meyer FB, Poletti CA. The incidence and prevention of meningitis after basilar skull fracture. Am J Emerg Med. 1983; 1(3):295-298.

[36] Liu-Shindo M, Hawkins DB. Basilar skull fractures in children. Int J Pediatr Otorhinolaryngol. 1989; 17(2):109-117.

[37] Koonsman M, Dunn E, Hughes K, Kendrick B, Moody J. How much monitoring is needed for basilar skull fractures? Am J Surg. 1992; 164(5):487-490.

[38] U.S. Department of Health and Human Services; Administration for Children and Families; Administration on Children, Youth, and Families. Child Maltreatment 2012. Washington, DC: U.S. Government Publishing Office; 2013.

[39] Finkelhor D, Turner HA, Shattuck A, Hamby SL. Violence, crime, and abuse exposure in a national sample of children and youth: an update. JAMA Pediatr. 2013; 167(7):614-621.

[40] Fang X, Brown DS, Florence CS, Mercy JA. The economic burden of child maltreatment in the United States and implications for prevention. Child Abuse Negl. 2012; 36(2):156-165.

[41] Caffey J. On the theory and practice of shaking infants. Its potential residual effects of permanent brain damage and mental retardation. Am J Dis Child. 1972; 124(2):161-169.

[42] Caffey J. The Whiplash shaken infant syndrome: manual shaking by the extremities with whiplash-induced intracranial and intraocular bleedings, linked with residual permanent brain damage and mental retardation. Pediatr. 1974; 54(4):396-403.

[43] Liesemer K, Bratton SL, Zebrack CM, Brockmeyer D, Statler KD. Early posttraumatic seizures in moderate to severe pediatric traumatic brain injury: rates, risk factors, and clinical features. J Neurotrauma. 2011; 28(5):755-762.

[44] Adelson PD, Bratton SL, Carney NA, et al. American Association for Surgery of Trauma, Child Neurology Society, International Society for Pediatric Neurosurgery, International Trauma Anesthesia and Critical Care Society, Society of Critical Care Medicine, World Federation of Pediatric Intensive and Critical Care Societies. Guidelines for the acute medical management of severe traumatic brain injury in infants, children, and adolescents. Chapter 17. Critical pathway for the treatment of established intracranial hypertension in pediatric traumatic brain injury. Pediatr Crit Care Med. 2003; 4(3) Suppl:S65-S67.

[45] Adelson PD, Bratton SL, Carney NA, et al. American Association for Surgery of Trauma, Child Neurology Society, International Society for Pediatric Neurosurgery, International Trauma Anesthesia and Critical Care Society, Society of Critical Care Medicine, World Federation of Pediatric Intensive and Critical Care Societies. Guidelines for the acute medical management of severe traumatic brain injury in infants, children, and adolescents. Chapter 6. Threshold for treatment of intracranial hypertension. Pediatr Crit Care Med. 2003; 4(3) Suppl:S25-S27.

[46] Marshall LF, Smith RW, Rauscher LA, Shapiro HM. Mannitol dose requirements in brain-injured patients. J Neurosurg. 1978; 48(2):169-172.

[47] Vassar MJ, Fischer RP, O'Brien PE, et al. The Multicenter Group for the Study of Hypertonic Saline in Trauma Patients. A multicenter trial for resuscitation of injured patients with 7.5% sodium chloride. The effect of added dextran 70. Arch Surg. 1993; 128(9):1003-1011, discussion 1011-1013.

[48] Simma B, Burger R, Falk M, Sacher P, Fanconi S. A prospective, randomized, and controlled study of fluid management in children with severe head injury: lactated Ringer's solution versus hypertonic saline. Crit Care Med. 1998; 26(7):1265-1270.

[49] Boldt J, Knothe C, Zickmann B, Hammermann H, Stertmann WA, Hempelmann G. Volume loading with hypertonic saline solution: endocrinologic and circulatory responses. J Cardiothorac Vasc Anesth. 1994; 8(3):317-323.

[50] Doyle JA, Davis DP, Hoyt DB. The use of hypertonic saline in the treatment of traumatic brain injury. J Trauma. 2001; 50(2):367-383.

[51] Qureshi AI, Suarez JI. Use of hypertonic saline solutions in treatment of cerebral edema and intracranial hypertension. Crit Care Med. 2000; 28(9):3301-3313.

[52] Matteucci MJ, Wisner DH, Gunther RA, Woolley DE. Effects of hypertonic and isotonic fluid infusion on the flash evoked potential in rats: hemorrhage, resuscitation, and hypernatremia. J Trauma. 1993; 34(1):1-7.

[53] Vialet R, Albanèse J, Thomachot L, et al. Isovolume hypertonic solutes (sodium chloride or mannitol) in the treatment of refractory posttraumatic intracranial hypertension: 2 mL/kg 7.5% saline is more effective than 2 mL/kg 20% mannitol. Crit Care Med. 2003; 31(6):1683-1687.

[54] Battison C, Andrews PJD, Graham C, Petty T. Randomized, controlled trial on the effect of a 20% mannitol solution and a 7.5% saline/6% dextran solution on increased intracranial pressure after brain injury. Crit Care Med. 2005; 33(1):196-202, discussion 257-258.

[55] Horn P, Münch E, Vajkoczy P, et al. Hypertonic saline solution for control of elevated intracranial pressure in patients with exhausted response to mannitol and barbiturates. Neurol Res. 1999; 21(8):758-764.

[56] Adelson PD, Bratton SL, Carney NA, et al. American Association for Surgery of Trauma, Child Neurology Society, International Society for Pediatric Neurosurgery, International Trauma Anesthesia and Critical Care Society, Society of Critical Care Medicine, World Federation of Pediatric Intensive and Critical Care Societies. Guidelines for the acute medical management of severe traumatic brain injury in infants, children, and adolescents. Chapter 11. Use of hyperosmolar therapy in the management of severe pediatric traumatic brain injury. Pediatr Crit Care Med. 2003; 4(3) Suppl:S40-S44.

[57] Kjellberg, RN, Prieto, A. Bifrontal decompressive craniotomy for massive cerebral edema. J Neurosurg. 1971; 34(4):488-493.

[58] Venes JL, Collins WF. Bifrontal decompressive craniectomy in the management of head trauma. J Neurosurg. 1975; 42(4):429-433.

[59] Polin RS, Shaffrey ME, Bogaev CA, et al. Decompressive bifrontal craniectomy in the treatment of severe refractory posttraumatic cerebral edema. Neurosurgery. 1997; 41(1):84-92, discussion 92-94.

[60] Guerra, WK, Gaab, MR, Dietz, H, Mueller, JU, Piek, Fritsch, MJ. Surgical decompression for traumatic brain swelling: indications and results. J Neurosurg. 1999; 90(2):187-196.

[61] Kan P, Amini A, Hansen K, et al. Outcomes after decompressive craniectomy for severe traumatic brain injury in children. J Neurosurg. 2006; 105(5) Suppl:337-342.

[62] Kukreti V, Mohseni-Bod H, Drake J. Management of raised intracranial pressure in children with traumatic brain injury. J Pediatr Neurosci. 2014; 9(3):207-215.

[63] Marion DW, Obrist WD, Carlier PM, Penrod LE, Darby JM. The use of moderate therapeutic hypothermia for patients with severe head injuries: a preliminary report. J Neurosurg. 1993; 79(3):354-362.

[64] Marion DW, Penrod LE, Kelsey SF, et al. Treatment of traumatic brain injury with moderate hypothermia. N Engl J Med. 1997; 336(8):540-546.

[65] Shiozaki T, Sugimoto H, Taneda M, et al. Effect of mild hypothermia on uncontrollable intracranial hypertension after severe head injury. J Neurosurg. 1993; 79(3):363-368.

[66] Clifton GL, Allen S, Barrodale P, et al. A phase II study of moderate hypothermia in severe brain injury. J Neurotrauma. 1993; 10(3):263-271, discussion 273.

[67] Clifton GL, Miller ER, Choi SC, et al. Lack of effect of induction of hypothermia after acute brain injury. N Engl J Med. 2001; 344(8):556-563.

[68] Aldrich EF, Eisenberg HM, Saydjari C, et al. Diffuse brain swelling in severely head-injured children. A report from the NIH Traumatic Coma Data Bank. J Neurosurg. 1992; 76(3):450-454.

[69] Gunn AJ. Cerebral hypothermia for prevention of brain injury following perinatal asphyxia. Curr Opin Pediatr. 2000; 12(2):111-115.

[70] Gunn AJ, Gluckman PD, Gunn TR. Selective head cooling in newborn infants after perinatal asphyxia: a safety study. Pediatrics. 1998; 102(4, Pt 1):885-892.

[71] Gruszkiewicz J, Doron Y, Peyser E. Recovery from severe craniocerebral injury with brain stem lesions in childhood. Surg Neurol. 1973; 1(4):197-201.

[72] Adelson PD, Wisniewski SR, Beca J, et al. Paediatric Traumatic Brain Injury Consortium. Comparison of hypothermia and normothermia after severe traumatic brain injury in children (Cool Kids): a phase 3, randomised controlled trial. Lancet Neurol. 2013; 12(6):546-553.

[73] Chiaretti A, De Benedictis R, Polidori G, Piastra M, Iannelli A, Di Rocco C. Early post-traumatic seizures in children with head injury. Childs Nerv Syst. 2000; 16(12):862-866.

[74] Hahn YS, Fuchs S, Flannery AM, Barthel MJ, McLone DG. Factors influencing posttraumatic seizures in children. Neurosurgery. 1988; 22(5):864-867.

[75] Ratan SK, Kulshreshtha R, Pandey RM. Predictors of posttraumatic convulsions in head-injured children. Pediatr Neurosurg. 1999; 30(3):127-131.

[76] Thapa A, Chandra SP, Sinha S, Sreenivas V, Sharma BS, Tripathi M. Post-trau-

matic seizures: a prospective study from a tertiary level trauma center in a developing country. Seizure. 2010; 19(4):211–216.

[77] Lewis RJ, Yee L, Inkelis SH, Gilmore D. Clinical predictors of post-traumatic seizures in children with head trauma. Ann Emerg Med. 1993; 22(7):1114–1118.

[78] Appleton RE, Mersey Region Paediatric Epilepsy Interest Group. Seizure-related injuries in children with newly diagnosed and untreated epilepsy. Epilepsia. 2002; 43(7):764–767.

[79] Annegers JF, Hauser WA, Coan SP, Rocca WA. A population-based study of seizures after traumatic brain injuries. N Engl J Med. 1998; 338(1):20–24.

[80] Frey LC. Epidemiology of posttraumatic epilepsy: a critical review. Epilepsia. 2003; 44 Suppl 10:11–17.

[81] Young B, Rapp RP, Norton JA, Haack D, Walsh JW. Failure of prophylactically administered phenytoin to prevent post-traumatic seizures in children. Childs Brain. 1983; 10(3):185–192.

[82] Temkin NR, Dikmen SS, Wilensky AJ, Keihm J, Chabal S, Winn HR. A randomized, double-blind study of phenytoin for the prevention of post-traumatic seizures. N Engl J Med. 1990; 323(8):497–502.

[83] Brain Trauma Foundation, American Association of Neurological Surgeons, Congress of Neurological Surgeons, Joint Section on Neurotrauma and Critical Care, AANS/CNS, Bratton, SL, Chestnut, RM, Ghajar, J, et al. Guidelines for the Management of Severe Traumatic Brain Injury 3rd Edition. J Neurosurg. 2007; 24(Suppl 1):S1–S106.

第4部分

重症监护

Critical Care

第 19 章
神经系统重症监护
Neurological Critical Care

Ruchira Jha and Lori Shutter

摘要 颅脑创伤（TBI）神经重症监护的重点是预防或减少继发性伤害，同时优化生理指标，促进危重患者的康复。包括在严重损伤后保障大脑充分恢复，并处理TBI后严重受影响的其他器官系统与大脑间的相互影响，以及一般的危重症，包括肺、心脏、感染、胃肠、血液和内分泌并发症。本章对重度TBI的神经重症监护管理，以及此类人群中常见的一些神经综合征和系统并发症做了概述。包括对TBI的初步评估、颅内压和脑水肿的处理、神经监测，TBI后的神经系统并发症、一般的重症监护问题和早期康复等问题。

关键词 神经重症监护，颅脑创伤，脑水肿，神经监测，一般重症监护

引　言

中枢神经系统损伤的患者神经危重症治疗的目标是预防和（或）尽可能减少中枢神经系统继发性损伤，并优化危重症患者常常发生紊乱的各项生理参数。如今，神经重症医师不但应该能处理中枢神经损伤，还应该能够处理ICU常见的心、肺及感染等并发症。在接下来的章节中我们会详细讨论TBI患者在ICU治疗中可能出现的并发症。

本章对重度TBI患者的ICU治疗以及常出现的神经综合征做了概述并给出了治疗方法，这些综合征也同样适用于非原发性损伤的其他神经重症患者。本章涉及的主要内容包括：① TBI患者的初步评估［气道、呼吸和循环（ABC）］；② 缺氧和低血压的预防；③ 颅内高压；④ 脑水肿；⑤ 神经监测；⑥ 体温控制；⑦ 神经系统并发症，包括癫痫、ICU获得性神经肌肉障碍、垂体功能障碍（电解质异常）、自主神经功能和行为障碍、脑疝综合征、神经兴奋性药物，以及常见ICU并发症的预防，如感染、静脉血栓形成。

TBI 患者的初步评估

绝大多数TBI患者进入ICU之前，都已经在急诊室接受了评估和基础的干预治疗。然而，到了ICU之后，应审慎地对患者进行重新评估，回顾其病史、影像学检查资料和实验室检查结果。此时总是从ABC评估开始，尤其是患者在运输途中存在许多潜在的并发症[1]。对气管插管患者需要评估其插管在位情况、供氧情况和通气情况；对没有插管的患者需要重新评估气道保护和维护气道通畅的能力。一旦到达ICU需立即重新评估患者生命体征，重点是立即处理低氧和低血压。急诊室和ICU医疗组之间的沟通尤为重要，应确保把重要信息传达给ICU的医师。例如，碰到患者在急诊室或院前进行气管插管困难时，应将此信息清楚地告知ICU治疗组，以利于ICU医师在治疗期间做出合理的拔管或气管切开的决定。此外，单次的缺氧或低血压时间常常没有得到记录，这可能对患者的最终预后带来深远的影响[2]。鉴于创伤发生的机制，TBI患者可能会合并其他隐匿性损伤。

急诊室和创伤治疗组对患者的综合性评估应包括详细的体格检查，包括胸部、腹部、骨盆的 CT 检查是必要的，尤其是 TBI 后的初步检查往往并不可靠。应用 X 线或 CT 检查来评估颈椎情况也是必要的，在排除颈椎损伤之前应当维持其稳定性。同时需要对患者进行评估以排除长骨骨折的可能性。在早期评估中貌似无关紧要的检查可能会影响患者的治疗进程。例如，隐匿的头皮裂伤如果没有早期清创和缝合，或缝合线没有及时拆除都有可能成为住院期间的感染源。尽早发现并处理这些问题对于 ICU 治疗组来说是至关重要的。总而言之，在 TBI 患者到达 ICU 之后的初次评估包括密切关注的 ABC 管理、详细的病史询问和体格检查，还包括与此前的救护人员进行充分的沟通。此外，还需要全面回顾转入 ICU 前的影像学检查资料和实验室检查结果。

控制低氧血症和低血压

无论何种疾病，长时间的缺氧和低血压都会产生不良后果。然而，由于伦理学问题，目前并没有随机对照实验研究它们对患者预后的影响。单次缺氧或低血压事件在危重症患者的救治过程中并非罕见，它可以发生在气管插管或者镇静治疗过程中，也可以由原发性损伤或疾病导致。这些继发性损伤对 TBI 预后产生的不良影响已经广为人知，甚至是单次发作的缺氧或低血压便可以使病死率加倍，需要尽量避免[2-6]。

遗憾的是，低血压和缺氧在重度 TBI 患者的治疗早期并不少见[5, 7]。在对 50 例 TBI 患者的早期队列研究中，55% 的病例发生了缺氧（SaO_2<90%）；24% 的病例发生了低血压（SBP<90 mmHg）[5, 7]。在最新的一项包含 2 061 个患者的回顾性研究中显示 7.5% 的患者罹患过 TBI 和出血性休克（SBP<70 mmHg，或 SBP<90 mmHg 且心率>108 次/分）[7]。Miller[2] 等在 1978 年发表的一篇重要文献中报告了一个针对 100 例重型 TBI 的前瞻性队列研究结果。该研究评估的不良事件包括低血压（SBP<95 mmHg 的单次发作）、缺氧（PaO_2<65 mmHg）、高碳酸血症（$PaCO_2$>45 mmHg）、贫血（血细胞比容<30%），每一个因素都被发现与致残率和病死率增加有关。在这一研究中，低血压并没有被作为独立因素进行分析。在另一项由 Chesnut[3] 等人进行的针对 717 例 TBI 患者的院前前瞻性研究中，低血压被作为一项独立影响因素。他们认为低血压（SBP<90 mmHg）是 TBI 不良预后的独立预测因素。单次的低血压发作就足以使病死率翻倍，并增加致残率。研究还发现，在前往急诊室前就已经纠正过低血压的患者比那些到达急诊室时仍然处于低血压的患者预后更好[2]。Berry 等人最近进行了一项研究分析了超过 15 000 名患者，并得出结论：年龄较大的患者，收缩压在 100 ～ 110 mmHg 之间的比低于 90 mmHg 标准的病死率更低。因此在《重症颅脑创伤救治指南》第 4 版的修订中加入了血压控制[8, 9]。在一项前瞻性随机、双盲、多中心试验评估使用 7.5% 高渗盐水（HTS）对创伤患者进行院前治疗时，Vassar[6] 等发现，提高重度 TBI 后低血压患者的血压与预后改善相关。在一项 107 例患者的研究中发现，早期低血压不伴缺氧，可预测病死率，多次低血压事件的比值比从 2.1 上升到 8.1[3, 4]。一项对于多项随机试验（n=2 061）的回顾性研究表明，患有 TBI 伴失血性休克的患者病死率高达 72%，而单纯 TBI 的患者病死率为 48%[7]。这一系列发现强调了优化 TBI 患者院前、急诊室及 ICU 救治的重要性。

因此，低血压和缺氧均可明显降低 TBI 患者的预后。在院前和急诊室救治流程中需要进行早期缺氧和低血压的预防及纠正。另外，在 ICU 或住院过程中仍需积极预防缺氧和低血压的再次发生，以避免它们所带来的不良预后。

控制颅内高压

顽固性颅内高压是重度 TBI 疾病过程中最令人关注的并发症，因为 ICP 持续增高会影响脑灌注压（CPP），减少脑血流（CBF），出现缺血、脑疝，引起死亡。ICP 治疗的目的是维持全脑和局部 CBF，以满足受损脑组织代谢的需要，避免由于低灌注导致的继发性脑损伤。为了实现这一目标，历来临床医师都会选择走捷径——优化 ICP，但这往往会牺牲其他一些方面，进而影响已经受损的大脑。因此，涌现出了一批旨在优化 CPP 的学术流派。我们将对这些方法展开讨论，并试图给出一种更加包容性的、现行的方法。

ICP 指导疗法的证据

数十年来，ICP 升高已经被公认会使 TBI 患者的治疗复杂化。在 1979 年发表的一项回顾性研究中发现，100 例控制 ICP<15 mmHg 患者的预后较

同期其他研究报道中没有积极控制 ICP 患者的预后更好[8]。Narayan[9] 等在接下来的研究中也证实了这一发现，他们回顾性分析了 207 例的重度 TBI 患者（控制 ICP<20 mmHg），发现控制 ICP<20 mmHg 患者的预后较没有成功控制的患者更好。在随后的一项研究中，在应用 Logistic 回归分析的方法确定不良结果的预测因素的前提下，对 428 例患者进行 ICP 监测[10]。ICP 的阈值为 20 mmHg 与伤后 6 个月的预后最相关[8]。

经典的做法是推荐将 ICP 控制在 20 mmHg 以下，然而一些研究也评估了其他不同的治疗方案。最近的报道对单独针对 ICP 提出了质疑。近来，Chesnut[11] 等在一个最新的囊括了 324 例重度 TBI 患者的里程碑式的多中心随机对照试验中证实，与强化影像学和临床检查相比，单纯维持 ICP ≤ 20 mmHg 并不能改善预后。但是鉴于这一研究的一些局限性，这一发现并没有显著改变美国的临床实践。首先，这一研究并非在美国本土进行，故 TBI 后的诊疗可能存在差异。其次，ICP 的监测也不是通过脑室外引流来实施的，而后者却是测量 ICP 的金标准，也可同时引流脑脊液。根据前面所述的一些研究，ICP 治疗目标被定为 20 mmHg，然而有人认为对于强化治疗这一目标过低。最后，该研究的结局评判是一个 21 分为总分的综合评分。这项研究并没有足以发现病死率的差异，ICP 组 14 日病死率为 21%，而强化临床检查组病死率为 30%（P=0.18）。这项研究的作者并没有完全否定 ICP 监测对重度 TBI 患者的作用，但强调了单独使用该指标的局限性，与临床检查和影像学扫描相结合会更有效。

CPP 指导治疗的证据

可以说，ICP 监测的病理生理目标主要是保持足够的 CBF。主流的研究主要关注 CPP 对比 ICP 作为监测参数的重要性。这些报告大多数是小样本的，要么是回顾性/观察性的。Chambers[13] 等在一项 291 例患者的观察性研究中，试图采用 ROC 曲线来确定 ICP 和 CPP 阈值与预后的关联。当 ICP>10 mmHg 时，ICP 预测不良预后的灵敏度上升；然而在 ICP 为 30 mmHg 时，ICP 预测预后的灵敏度仅为 61%。在一项 27 例患者的前瞻性研究中，ICP 控制阈值分别为 20 mmHg 或 25 mmHg，当 CPP 维持在 70 mmHg 或颈静脉血氧饱和度（SO$_2$）维持在 54% 以上，则预后在两组中没有差别[14]。在一项 34 例重度 TBI 患者的研究中，积极地扩容，让患者

处于平卧位，必要时使用儿茶酚胺类药物将 CPP 维持在 70 mmHg 以上，总体病死率为 21%，其中归因于 ICP 不能控制所致的病死率为 8%[15]。这是第一个报道认为以 CPP 为目标的治疗模式可能优于 ICP 为目标的治疗。在随后的一系列个案报道中，维持患者 CPP>60 mmHg 治疗尽管偶然会使得 ICP 上升至 40 mmHg，但却获得了良好的预后[16]。在一项回顾 12 年诊疗经验的单中心研究中，将患者 CPP 目标调至 60 mmHg 被发现要比最初以控制 ICP 或者 CPP>70 mmHg 为目标减少并发症的发生率并改善预后[17]。在一项 429 例重度 TBI 的回顾性研究中发现，ICP>20 mmHg 或 CPP<55 mmHg 患者的病死率大幅度上升，同样过高的 CPP（95 mmHg）与预后相关更差[18]。重度 TBI 患者维持 CPP>70 mmHg 与 ARDS 发生率上升有关，没有证据说明改善了临床结局[19, 20]。

推荐

2014 年美国脑创伤基金会和美国神经外科医师协会推出的重度 TBI 救治指南综合这些文献后推荐将 CPP 维持在 60 ～ 70 mmHg，同时维持 ICP<22 mmHg[21]。这些研究提示对于重度 TBI 控制 ICP 采用"一刀切"的方式可能并不足够，对于患者应个体化采用不同的治疗阈值。此外，结合其他检查信息如临床检查，放射扫描，以及可能的参数，如脑组织氧合。

许多可能致 ICP 升高的因素有不同的潜在病理生理学机制。多因素的颅内高压提示问题需要全面的处理，而不是垂直或分层模式（图 19.1）。使用一个系统性的，基于根本原因的治疗方法，逐渐增加强度，临床医师应依照处理特定问题的流程处理 ICP 升高。如果导致 ICP 提升的潜在问题能够被识别和解决，那么患者可能不需要特别激进的措施。例如，ICP 增高可能是由于头偏向一侧引起，把头、颈部置于身体轴位，使静脉回流增加则可能解决 ICP 增高问题。另外，抬高床头 30°～ 45°，亦可取得同等效果。若 ICP 增高由于患者烦躁、缺氧和（或）疼痛所致，当然需识别并加以处理。其他因素导致的难以在床旁处理的 ICP 增高包括 CSF 循环通路堵塞（如脑室内积血）、占位性病变、脑缺血和（或）脑水肿。CSF 循环通路堵塞可通过放置脑室内引流管，进行间断的 CSF 引流治疗；脑缺血可通过升高血压来增加 CBF；脑过度灌注可用血管收缩剂治疗；而占位性病变则需外科手术清除。脑水肿和渗透疗法将在下一节中讨论。

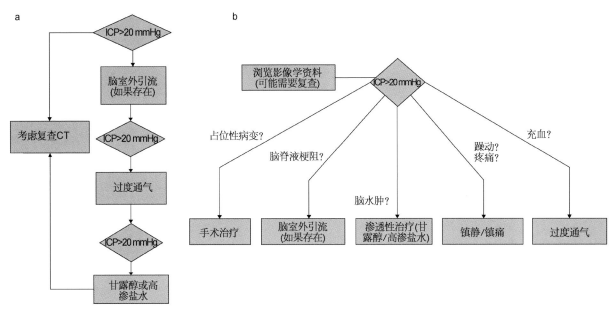

图 19.1　（a）垂直化和（b）水平化处理颅内压增高（个人通信：Geoff Maniey 雅赠）。

脑水肿与使用甘露醇或高渗盐水的渗透治疗

　　脑水肿常分为血管源性或细胞毒性脑水肿。血管源性脑水肿被认为是由于血脑屏障（BBB）破坏细胞外水分堆积所致，细胞毒性脑水肿则是由于细胞死亡后细胞内水分持续积聚所致。事实上，正在形成一种发展中的观点认为细胞毒性和血管源性水肿可能在病理生理学上属于同一范畴，血管源性水肿是内皮细胞毒性死亡最终导致BBB破坏的结果[22]。脑外伤后脑水肿的机制目前尚不清楚，这可能是多种潜在通路导致的。20世纪初Reichardt[23, 24]创造了一个术语"脑水肿"来区分潜在的细胞毒性水肿和由于血管充血导致的"脑肿胀"[25]。最新的MRI研究表明，脑外伤后水肿具有细胞毒性成分[26]。从那以后，研究的进展就开始涉及与TBI相关的大脑中有许多分子通路，如水通道蛋白4、基质金属蛋白酶、Na^+-K^+-$2Cl^-$协同转运体、磺酰脲类受体（Sur1）-瞬时受体电位阳离子通道成员4（Trpm4）等[27-39]。这些机制影响多种进程，包括血脑屏障完整性、细胞体积调节、胶体渗透梯度和炎症反应，最终表现为不同形式的脑水肿，如挫伤或弥漫性水肿，或血管源性、细胞毒性水肿或渗透水肿[25, 40, 41]。尽管这些都是未来针对性预防和治疗脑水肿的充满希望的领域，但是目前治疗还是遵循一些基本原则。

　　从1960年开始高渗疗法即被应用于脑占位效应和ICP增高的治疗，迄今仍是治疗的主要手段。理想的渗透性制剂应该潴留在血管内，以减轻脑水肿。历来甘露醇是最常用的渗透性制剂，被用于神经危重症脑水肿和ICP增高的治疗。有研究显示，甘露醇可降低TBI患者的ICP[42]，但不巧的是从来没有随机化研究提示甘露醇能改善TBI患者的预后。基于甘露醇治疗的确切疗效（后续讨论），HTS已成为甘露醇治疗TBI和其他神经急症所致脑水肿和ICP增高的替代制剂[23]。首先，我们将回顾使用甘露醇治疗TBI的已有证据，然后讨论HTS相对于甘露醇的潜在优势，最后对临床实践给出推荐意见。

甘露醇治疗

　　甘露醇的应用已经在降低TBI后ICP中显示出良好的疗效[24, 42, 43]。甘露醇的优点是，作为一种被首选使用的渗透性制剂，相对地不通过完整的BBB，可降低血液黏滞度，继而减少机械阻力[44]，而且剂型完备，已有长时间的使用经验。然而，给TBI患者使用甘露醇应考虑一些副作用，它会通过受损的BBB堆积在脑组织，可能导致水分回到脑组织产生"反跳性"ICP增高[45]。同时其以原型从尿液排泄，起始为一种扩容剂，继而为一种利尿剂，可能导致低血压和CPP过低导致继发性脑损伤。

高渗生理盐水治疗

　　相对于甘露醇的上述不良反应，HTS可能有

优势，因而HTS被越来越多地用于治疗脑水肿和
ICP增高。HTS最初作为创伤性低血压患者救治的
一种复苏液体[46]。尽管在该研究中7.5% HTS对所
有患者而言并没受益，但亚组分析发现，它改善了
TBI患者的预后[47]。后续的研究主要集中在ICP增
高和脑水肿的治疗，并取得了很有前景的临床结
果。HTS相对于甘露醇的理论优势在于HTS的反
跳系数为1，且更加不易通过完整的BBB，其作为
一种持续的扩容剂并不产生继发性利尿作用，可能
具有免疫调理特性而减轻炎症反应的作用[48]。小
样本研究显示，HTS对于甘露醇难治性的患者可
有效降低ICP[49]。比较甘露醇和HTS的前瞻性研
究很少，不同的HTS研究采用了不用浓度的HTS，
从1.9%～29%不等，有含右旋糖酐和（或）醋酸
钠，导致了直接对照的困难。一项研究针对29例
患者，进行了渗透压相等的15% HTS与甘露醇的对
照研究，结果发现两种疗法并没有显著性差异[50]。
但是，两项包含多个随机试验和前瞻性研究的meta
分析提示高渗盐水治疗效果略优于甘露醇治疗。
Kamel[51]等人做的一篇meta分析囊括了5项试验，
得出结论认为在控制ICP方面HTS治疗比甘露醇治
疗更有效，并且基于一个随机作用模型得出了HTS
可以更大幅度降低ICP的趋势。然而，这种ICP减
少的加权差只有2 mmHg，因此其临床效用被质疑。
Mortazavi[52]等人做的这篇meta分析包括10个随
机化试验以及16项前瞻性研究和10项回顾性研究
（但未纳入Sakellaridis等的研究）。他们认为综合数
据表明HTS的疗效比甘露醇提高了，但样本量小，
研究之间方法不一致。

　　目前还没有试验比较连续输注HTS和团注
治疗的疗效。回顾性比较连续的HTS（目标钠
145～155）治疗与相对较低渗的液体治疗发现，
颅内高压发作次数减少了[53]。鉴于大脑对长期高
渗状态的适应发生在9～24小时内（达到新的稳定
状态在2～7日）[54-56]和我们的认识，结合渗透性
药物的作用机制，我们认为目前神经危重症治疗的
发展趋势都倾向于采用团注治疗[53]。

推荐

　　总而言之，ICP增高是重度TBI的严重并发症。
其治疗方法应系统化并保持一致性，必须考虑患者
的个体化特征。某些CPP维持充足的患者能耐受更
高水平的ICP。CPP维持在50～70 mmHg时已经足
够，ICP需控制在20 mmHg以下。如同前面概述，

表 19.1　高渗盐水和甘露醇的比较

参　数	HTS	甘露醇
容量	扩容剂	起始扩容，继而利尿或降血压
血浆渗透压	增加	增加
通过血脑屏障	更少	更易
对ICP的影响	下降（类似）	下降（类似）
对CPP的影响	维持CPP	可能因降低血压或利尿，减少CPP
免疫调节	可减轻炎症反应	无明显作用

HTS或甘露醇可用于治疗ICP增高，表19.1列举了
HTS和甘露醇的特点，这些HTS与甘露醇疗效对比
数据略显不足，还需更多的研究支持。选择何种液
体治疗应该对每个患者做到个体化治疗。例如，肺
水肿和心力衰竭的患者可能不能耐受HTS大剂量治
疗，而休克中的低血压患者可能受益于HTS治疗，
因为这避免了使用甘露醇的利尿作用。神经危重症
医师必须保持清晰的头脑，需和神经外科医师密切
合作以指导患者的诊疗。尽管苯巴比妥治疗和去骨
瓣减压术未被证实有效，但在其他积极治疗失败时
可采用。表19.2列举了控制ICP的治疗选择。

神　经　监　测

　　神经监测在TBI中的作用正在迅速超越单纯
的ICP、CPP，包括连续脑电图（cEEG）、微透析、
CBF（近红外光谱）和脑组织氧化（PbtO$_2$）。本节
的重点是在其他地方讨论过的PbtO$_2$-ICP和cEEG。

PbtO$_2$监测：技术注意事项

　　脑组织氧分压的测量方法多种多样，包括颈
静脉球血氧仪、近红外光谱、氧-15正电子发射
断层扫描和直接PbtO$_2$测量。在这些选择中，直接
PbtO$_2$测量技术的应用在神经重症监护病房越来越
普遍。直接PbtO$_2$测量时将一个导管直接插入脑白
质中，通常放置在ICP探头附近。氧含量是用克拉
克原理（电化学性质）或光学技术来测量的。探针
在针尖周围取样了大约15 mm^{2}的组织[57]。PbtO$_2$阈
值是基于动物值和神经外科手术过程中获得的人体
测量值，正常PbtO$_2$值为25～50 mmHg，中度到重

表 19.2 控制颅内压的措施

初始治疗计划
确保气道通畅、供氧、呼吸支持和创伤复苏静脉输液
维持 SaO_2>90%，收缩压 >90 mmHg 和 $PaCO_2$ 为 35 ～ 40 mmHg
避免低血压，升高 MAP，维持 CPP>60 mmHg
根据指征进行 CT 检查
根据指征进行 ICP 或脑室造瘘监测:
初始复苏后 GCS 8 分，入院时 CT 检查异常（如血肿、脑挫伤、水肿或基底池受压），有存活希望的 TBI
初始复苏后 GCS ≤ 8 分，CT 检查正常，但存在下述两项或更多项：年龄 >40 岁，单侧或双侧肢体异常强直或屈曲，收缩压 <90 mmHg
标准 ICU 治疗目标
保证头颈部于轴位，床头抬高 20°～30°（适宜的脊柱状况）
重新固定气管内插管，松紧要适当，避免在颈背侧打结
仔细监测维持 SaO_2>90%、$PaCO_2$ 38 ～ 44 mmHg、ICP<25 mmHg、CPP>60 mmHg、体温 36 ～ 37℃、血糖 80 ～ 110 mg/dl
保证满足镇静和镇痛的目标
如果存在脑室造瘘管，需保持夹闭状态以持续监测 ICP
ICP 增高的 NICU 干预
当 ICP>20 mmHg 持续 5 分钟以上，启动基于临床状态和 ICP 增高的潜在病因的治疗
急性脑疝的治疗干预
使用 0.25 ～ 1.0 g/kg 甘露醇或 3% HTS 250 ml，以维持血浆渗透压 <320 mOsm/L 和容量平衡
过度通气使 $PaCO_2$<35 mmHg
ICP 增高的治疗
如耐受增加镇静剂和镇痛剂的用量（CPP>60 mmHg）
如存在脑室造瘘管，外引流 CSF 5 ～ 10 ml
维持 CPP>60 mmHg，必要时使用血管活性药物
使用 0.25 ～ 1.0 g/kg 甘露醇或 3% NaCl，以达到血钠 145 ～ 155 mmol/L（维持血浆渗透压 <320 mOsm/L 和容量平衡）
轻度过度通气使 $PaCO_2$ 33 ～ 38 mmHg 脑组织氧分压（$PbtO_2$）>20 mmHg
亚低温治疗的温度为 33 ～ 34℃
去骨瓣减压术
苯巴比妥治疗，EEG 监测以达到爆发抑制
诊断性干预措施
考虑复查脑 CT 以评估结构性病变
EEG 检查排除癫痫可能

度大脑缺氧在 15 ～ 25 mmHg，临界脑缺氧则少于 15 mmHg[58-60]。

PbtO$_2$ 监测：生理学

在任何器官系统中维持足够的组织氧合一直是重症医学的一个基本方面。这在大脑缺氧中还没有通过随机对照试验去正式评估。虽然低脑组织氧合的概念提示脑缺血，而治疗需保证充足的供氧，这看起来很直观但是在大脑中的关系更为复杂。组织缺氧/供氧不足的定义本身就需要了解氧需求和脑氧代谢率。PbtO$_2$ 与区域 CBF 相关，但是基于 Rosenthal[57] 等人的研究显示，PbtO$_2$ 更恰当地反映了 CBF 与动静脉氧张力差（CBF × AVTO$_2$）。因此，PaO$_2$ 也是 PbtO$_2$ 的一个重要的决定因素，而 PaO$_2$ 并不是唯一的脑缺血监测指标。

PbtO$_2$ 监测：数据

尽管 PbtO$_2$ 监测存在这些局限，且与脑缺血的复杂关系，但迄今的数据支持 PbtO$_2$ 监测在 TBI 中潜在效用并提示这需要进一步的研究。

如图 19.2 中所总结，低 PbtO$_2$ 是 TBI 后常见的表现，在 ICP/CPP 正常时亦会异常，通过成像无法预测，它可用于评估自调节（CPP）和潜在个性化的 CPP 目标，并与其他细胞不良应激的标志物密切相关[61-68]。不正常 PbtO$_2$ 值与不良结局相关。观察性研究表明，PbtO$_2$ 的监测结合 ICP 可能比单纯 ICP 治疗好[61, 67, 69-82]。值得注意的是，增加的脑组织的氧气反应性（PbtO$_2$ 的变化对 PaO$_2$ 的变化的反应）表明了氧调节机制的破坏，在最初 24 小时内的反应升高与不良预后密切相关。

根据上面的关系，通过调节 CPP/ICP、PaO$_2$、CBF 和血红蛋白可以使 PbtO$_2$ 值增加。关于脑氧合和重度 TBI 预后的 II 期试验（BOOST II）最近已经完成，该研究证实了 PbtO$_2$ 联合 ICP 监测指导疗法的安全性和可行性[83]。一项后续的 BOOST III 期疗效随机试验正在计划中。

低温治疗

在过去的数十年，低温疗法作为一种减轻多种病因所致继发性脑损伤的潜在神经保护方法得到研究。它的作用机制仍然存在争议。然而，其在处理心脏骤停时发现低温疗法对减轻继发性脑损伤有效[84, 85]，最近关于此类疾病的研究提示目标体温治疗是有效的。但尚无研究证实 TBI 患者从低温治疗中获益。

有 3 项标志性的随机对照试验阐释此问题：美国国家急性脑损伤研究：低温（NABIS：H）、NABIS：H II、欧洲低温疗法降低 TBI 后 ICP 的研究（Eurothem 3235）[87-89]。这些研究都没有表明 TBI 后使用低温疗法有任何益处，但需要重视该疗法的不良事件。比如心脏骤停的患者，避免发热和超轻

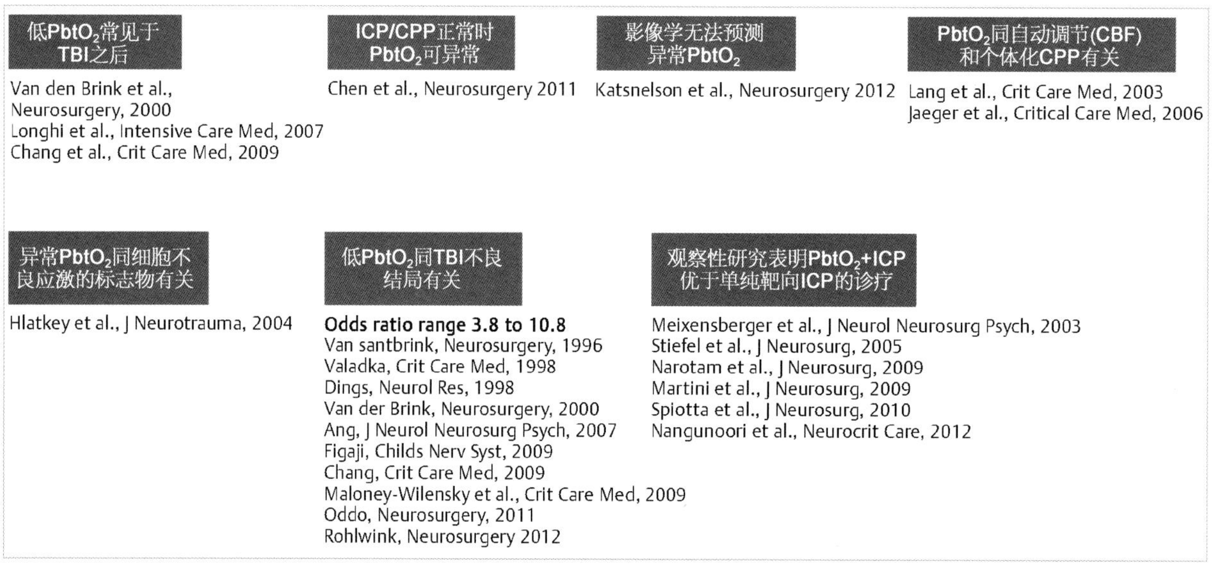

图 19.2　PbtO$_2$ 监测在重度 TBI 中的作用演变。本研究表明（a）低 PbtO$_2$ 在 TBI 后很常见；（b）尽管 ICP/CPP 正常，但 PbtO$_2$ 可能异常；（c）影像学无法预测 PbtO$_2$；（d）PbtO$_2$ 可用于评估自动调节（CPP）和可能个性化的 CPP 目标；（e）PbtO$_2$ 与细胞窘迫的其他标志物有关；（f）PbtO$_2$ 值异常与不良预后相关；（g）观察性研究表明，联合 ICP 和 PbtO$_2$ 的治疗可能比单独 ICP 指导治疗更好。

度低温（36℃）在TBI治疗中可能是有益的。然而，此类临床试验尚未进行。目前，也没有将低温治疗作为常规的经验性治疗。考虑到发热副作用，普遍还是认为保持正常体温是有益的[90]。

TBI 后的神经系统并发症

癫痫

TBI后癫痫发作可出现在外伤即刻（即发型）、伤后1周内（早发型）或以创伤后癫痫综合征的形式发生于伤后数周数月（迟发型）。伤后1周内的癫痫发作源于外伤的急性并发症，所有TBI患者癫痫的发生率约为2%，但此数据因外伤的严重程度而变化很大。在重度TBI患者，历史数据提示约12%的患者会出现早发型癫痫[91, 92]。Temkin等在1990年的一项随机双盲对照试验中发现，404例重度TBI患者经过1年的苯妥英钠或安慰剂治疗，结果显示苯妥英钠治疗可显著减少早期癫痫的发病率（3.6% vs. 14.2%，$P<0.001$）[93]。可以使用 $3 \sim 6$ μmol/L 的血清游离浓度治疗水平。延迟性创伤后癫痫发作没有减少。尽管Temkin的研究明确地解决了预防性抗癫痫药物（AED）对临床癫痫发作的应用，但新的AED，如左乙拉西坦的出现带来了一个问题，即相较于这些治疗方法，它的等效性甚至优越性如何。这非常重要，因为苯妥英有显著的副作用，包括诱导细胞色素P450，因此有许多药物相互作用，需要常规的血药浓度监测，依从性差[94]。左乙拉西坦显示出同等功效，并且许多独立研究证实其副作用较少，这得到Zafar[94]等人最近的meta分析（10项研究，其中2项随机研究）的支持。在这项包含297项病例的分析中样本量最大的一项研究中，苯妥英钠主要对女性患者有效（70%），并且仅仅涵盖了自发性蛛网膜下腔出血这一种疾病[95]。排除这项研究减少了meta分析中的异质性，合并比值比（1.9）倾向于左乙拉西坦组（$P>0.05$）发生更少的癫痫发作。目前没有指南指出某一种抗癫痫药物在预防TBI后早期癫痫发作中明显优于另一种。目前对于严重TBI发作预防的推荐是在诊断为重度TBI后AED治疗应尽早开始，并持续7日，也正好与以上研究相一致[96]。

使用连续脑电图来检测非惊厥性发作也很重要。一项针对94例中度和重度TBI患者伤后14日持续脑电监测（cEEG）的前瞻性观察性研究发现，22%的患者出现惊厥性和非惊厥性癫痫，6例患者出现癫痫持续状态[97]。半数以上为非惊厥性发作，仅靠EEG诊断。虽然在急诊室就开始使用抗癫痫药物并维持足够的血药浓度，但癫痫仍可发生。在随后一项研究中，570名表现为不明原因的精神状态改变的患者连续接受cEEG监测，有19%的患者呈现出癫痫表现，其中92%为非惊厥性[98]。在这部分患者中，51名为TBI后的患者，癫痫发病率为18%且均为非惊厥性癫痫。因此，既然非惊厥性癫痫在TBI患者中发病率如此之高，最新的指南便推荐TBI昏迷患者或者那些不明原因的精神状态改变的患者至少进行48小时的cEEG监测[99]。

问题仍然存在：既然非惊厥性癫痫在轻到中度TBI患者中发病率低得多，那么这些患者服用AED药物预防会有益吗？需要更多的针对TBI患者的cEEG研究来识别可能通过癫痫预防获益的患者以及需要服用超过目前推荐的7日疗程的患者。

重症监护室获得性肌无力

ICU获得性肌无力（ICUAW）可能是继发于多发性神经病［危重症多发性神经病（CIP）］或肌病［危重病性肌病（CIM）］，指一系列综合征被称作危重症神经肌病（CINM），因为这些综合征常常并发，很难进行临床区分。CINM是ICU患急性多发性神经病最常见的原因。发病率取决于所研究的特定人群以及研究评估的时机[100]。机械通气1周以上的患者CINM的发生率为25%～63%。那些机械通气超过10日的患者最高的发病率约为67%[101]。检查的时机、CINM的诊断标准及ICU入住的初始原因影响了CINM的发生率。脓毒症、多器官衰竭、长时间机械通气和ICU住院时长、糖皮质激素治疗、高血糖和肾衰竭等增加了ICUAW的风险。后三项更是与CIM密切相关[102]。

CINM的临床特征通常包括呼吸机脱机失败、对称性迟缓性四肢瘫痪但一般不影响面部和眼部肌肉[101]。CINM可能开始于机械通气的最初几小时内[103]。肌无力可能在CIP中更偏末梢断，而在CIM中更偏近端。CIP而并非CIM会导致末梢感觉丧失及深部腱反射减退。然而，要认识到，CIP和CIM往往合并发生。在一项前瞻性研究中，从30名患CINM的患者身上进行肌肉组织活检显示，37%的人发生了神经病理性改变，40%发生了肌源性改变，23%发生了复合性改变[104]。在CINM患者的骨骼肌中发现激活的白细胞同时产生促细胞因子和抗炎细胞因子，提示有炎症因素[104]。

虽然肌酸激酶可轻度升高，但实验室检查不具有诊断性意义。在 ICP 中，神经传导测试发现了复合肌肉动作电位（CMAP）和感觉神经动作电位（SNAP）的减少。传导速度是正常或轻度减少的。在神经再支配的过程中，运动单元电位随着振幅的增大而多相化。CIM 的 CMAP 振幅减小，时间延长，SNAP 正常。肌电图上（EMG）出现运动单元电位的肌病性改变。颤动和正向尖波在 CIP 和 CIM 中都可以检测到[100, 101]。

针对 ICUAW 并无特殊治疗。两个随机的对照试验表明，胰岛素治疗和正常血糖减少 CIP/CIM 及 ICU 患者机械通气时间的延长[105, 106]。此外，早期活动也被证明是安全可行和改善预后的[107]，目前还没有关于肌肉电刺激的益处的决定性数据[101]。

垂体功能不全和电解质异常

垂体后叶与水平衡的调节有关。垂体后叶损伤所致的综合征通常在 TBI 早期出现，并已得到很好的认识，包括抗利尿激素异常分泌综合征（SIADH）、脑性盐耗（CSW）和尿崩症（DI）。垂体前叶功能不全导致的神经内分泌紊乱往往不太明显，常在 TBI 后数月趋于明显。垂体前叶释放多种激素影响着肾上腺、生殖和甲状腺的功能。垂体损伤会出现相关受累靶器官的症状。生长激素缺乏在成人可能没有明显的临床表现，但在儿童表现为骨成熟延缓和生长缓慢。肾上腺皮质激素水平低下会产生应激相关性疲乏、低血压、发热、认知改变。下丘脑多巴胺抑制丧失会产生高泌乳素血症及相关的溢乳、排卵停止及性欲减退。性腺功能减退是促性腺激素缺乏的表现，如性欲减退、阳痿、停经、第二性征丧失。甲状腺调节着机体的代谢，任何下丘脑-垂体轴损伤均可出现甲状腺功能低下，症状包括认知能力下降、基础代谢率下降、畏冷、易疲劳感、贫血。下丘脑-垂体轴的完全破坏会导致甲状腺功能完全低下致全身系统功能障碍。

TBI 后出现神经内分泌功能不全的危险因素包括累及额叶的创伤、颅底骨折、伤后记忆缺失大于 24 小时。在以下患者应高度怀疑垂体前叶功能不全：不能解释的低血压、体重减轻、易疲劳感、性欲丧失、抑郁。需进行尿和血浆的平均值渗透压的检查、T_4 和 T_3 摄取试验、血睾酮（3 个样）、促甲状腺素、促卵泡素、促黄体素、生长激素和皮质醇激素水平的测定。患者若有异常结果需请内分泌科会诊。

ICU 患者钠离子紊乱非常常见，正常的钠平衡依赖于许多因素，肾素-血管紧张素-醛固酮系统调节肾脏钠和水的重吸收，刺激口渴感。在渗透压上升和容量不足时抗利尿激素（ADH）分泌增多，减少了水在肾脏的排出。TBI 可改变上述系统的平衡导致低钠血症或高钠血症。低钠血症是最常见的钠离子紊乱，据报道其发生率为 9%[108]。我们的讨论重点集中于低钠血症的两大诱因：SIADH 和 CSW。

抗利尿激素异常分泌综合征

SIADH 是 TBI 后低钠血症的最常见原因，发生率为 2% ～ 5%，据报道在重度 TBI 患者中可高达 33%[109, 110]。TBI 的不同机制可促进 ADH 释放，包括 ICP 增高、高碳酸血症、渗透压感受器反应性改变和药物影响。SIADH 的临床诊断标准为：低钠血症、血容量正常、低血浆渗透压、低尿量、高尿钠、尿渗透压大于血浆渗透压、ADH 水平升高。治疗时首先应控制液体入量，避免使用低张性液体。对于严重和顽固性病例，必要时可口服或鼻饲去甲金霉素（300 mg，每 6 小时 1 次）、氟氢化可的松（0.1 ～ 0.2 mg/d）、HTS 或经口或鼻管补液。

脑性盐耗

虽然 CSW 的多数研究源自在动脉瘤性蛛网膜下腔出血，但它肯定发生在 TBI，在各种研究中发病率在 0.8% ～ 34.6%[111]。TBI 第 2 周出现的低钠血症可能由 CSW 所致[109]。其发生机制可能为心房利钠因子释放增加和肾性失钠所致。临床特点为低钠血症伴低血容量、高尿量、血浆渗透压正常或升高。SIADH 和 CSW 的比较见表 19.3。每日体重测量有助于评估患者的容量状态。此时，治疗的重点是补充水分和盐。最近，考尼伐坦作为精氨酸加压素受体拮抗剂，被批准用于治疗等容量和高容量患者的低钠血症[112]。

尿崩症

TBI 后 DI 相对少见，但重度 TBI 或下丘脑垂体轴损伤可导致 ADH 分泌不足[113]。它通常发生在创伤后最初的几日里。患者出现高钠血症伴多尿、烦渴、低血容量、血浆渗透压升高而尿渗透压下

表 19.3　SIADH 和 CSW 的临床表现比较

参　　数	SIADH	CSW
血　钠	下　降	下　降
血浆渗透压	下　降	正常或升高
尿　钠	增　高	增　高
尿　量	下　降	增　高
容量状态	正常容量	低容量
体　重	增　加	减　轻

降。诊断标准如下：高钠血症（血浆钠>145 mmol/L），多尿［尿量>50 ml/kg或>5 ml/（kg·h）或2小时>200 ml/h］，和低尿渗透压（<300 mOsm）[113]。治疗重点是补液，避免低血容量时应用低张补液（如5%葡萄糖或0.45%盐水），除非发生血流动力学异常才可使用。去氨加压素，一种不具有升压作用的加压素的类似物，是首选的药物，可口服、舌下、皮下或静脉给药。后者是重症监护病房的治疗首选。

医源性高钠血症

甘露醇联合呋塞米或高渗盐水以控制ICP会导致高钠血症；气管插管或气管切开致慢性液体丢失，发热或出汗均可升高血钠水平；苯妥英钠、卡托普利、纳洛酮和乙醇可抑制ADH分泌；鼻饲可能含钠较多。所以上述因素均可致医源性高钠血症，调整水和电解质摄入可纠正。

其他电解质紊乱

TBI后的血钾调节可受影响，多种机制可致低钾血症。由于应激致醛固酮分泌增加，促进了钾离子的排泄；过度通气致呼吸性碱中毒，促使钾离子向细胞内转移致血钾水平下降；饮食、恶心、呕吐和药物（如利尿剂、甘露醇、抗生素或皮质类固醇激素）均可致低钾血症。低钾血症的临床症状包括心脏传导异常、乏力、腱反射减退。治疗应着力于去除潜在原因和补钾。高钾血症常源于代谢性酸中毒、肾衰竭、肾上腺皮质激素水平低下。胰岛素的使用会增加细胞对钾的吸收，并应给予葡萄糖以避免低血糖。低镁血症可由过量排尿、碱中毒、脓毒血症、利尿剂和氨基糖苷类药物引起。镁离子和钙离子之间的关系提示低镁血症可增加钙相关兴奋性

毒性作用所致的继发性损伤。临床表现包括乏力、搐搦、腱反射亢进和认知改变。治疗可通过肠内或静脉补充。

自主神经功能异常

TBI后儿茶酚胺大量释放，导致心血管功能处于高动力状态，表现为高血压、心动过速和心排血量增加[114]。虽然高动力状态通常渐渐消退，但外伤后高血压可以持续存在，下丘脑室旁核损伤可影响血压的调整。眶额回皮质的损伤会破坏迷走神经活动和心血管交感张力。β受体阻滞剂可有效地控制任何相关的反射性心动过速。β受体激动剂、钙通道阻滞剂、血管紧张素转化酶抑制剂亦可，但急性期血管扩张剂应予以避免，它可导致低血压，影响脑灌注压。

体温升高应进行感染评估，但在某些患者，并不总能找到感染源，即使给予足够的抗生素治疗，升高的体温亦不能下降。苯妥英钠过敏是常见的发热原因，此时会出现皮疹。有时需考虑中枢性发热，可表现为轻度至中度的发热，亦可出现重度或波动性发热。下丘脑是体温调节中枢，损伤可致产热反应异常。治疗可首选解热药和冰毯降温。普萘洛尔（心得安）和溴隐亭有助于持续中枢性发热的治疗[115, 116]。

脑疝综合征

创伤或其他危重症患者严重脑水肿时均可出现脑疝。脑组织水平或垂直方向的移位不但会导致脑血管受压、脑神经受牵拉、CSF循环通路阻塞，还会造成潜在的不可逆的病理改变。典型的脑疝综合征通常临床症状常从头侧向尾侧进展。脑疝综合征常常出现于危重症治疗过程中，快速甄别并充分调整治疗是非常必要的。表19.4列举了常见的脑疝综合征。

表 19.4　ICU 常见脑疝综合征

综合征	临床表现
大脑镰和扣带回疝	下肢无力及感觉缺失、运动规划能力受损、失用、意志缺失或无动性缄默、皮质运动性失语和大小便失禁
海马沟回和天幕裂孔疝	同侧瞳孔散大、同侧偏瘫（Kernohan切迹综合征）
中央型或天幕裂孔疝	反应下降或不能解释的躁动、第Ⅵ脑神经麻痹
枕骨大孔疝	双侧脑神经麻痹、呼吸抑制、心律失常、脑死亡

265

大脑镰或扣带回疝

大脑半球的侧方移位将皮质扣带回挤压于大脑镰，导致大脑前动脉（ACA）、大脑大静脉和周围组织受压，使已存在的脑缺血和水肿加重，ACA区域的梗死会产生下肢无力、感觉缺失、运动不能、失用、意志缺失、无动性缄默、皮质运动性失语和大小便失禁。大脑大静脉受压会导致深部脑区的血流障碍，使ICP增高。

颞叶沟回或天幕裂孔疝

颞叶或颞窝扩展性病变会造成颞叶海马沟回向中线移位。脑疝过程会产生经典的临床体征。同侧动眼神经和大脑后动脉（PCA）被沟回和天幕缘挤压，同侧瞳孔散大常为最初的临床表现，PCA受压会出现枕叶梗死。另外，邻近的中脑受推移与对侧天幕缘挤压使对侧大脑脚受压，产生假性定位体征的偏瘫，即偏瘫与病变同侧，称为Kernohan切迹综合征。

中央型或天幕裂孔疝

大脑半球经天幕切迹的中央型脑疝使脑干向下移位。基底动脉的内侧穿支扭曲受压导致血流灌注受损。脑干缺血产生意识障碍（反应下降或不能解释的躁动）。脑干向尾端移位使第Ⅵ脑神经与岩韧带被挤压，产生外展麻痹。

小脑扁桃体

幕上或颅后窝结构向尾端移位会使脑组织（如小脑扁桃体）移位低于枕骨大孔。延髓的心跳和呼吸中枢受压会产生致命性后果。

神经兴奋性药物在 TBI 中的应用

许多严重的脑外伤患者会发展为长期的意识障碍，多达10%～15%的患者在急性期诊治结束时为植物生存状态[117]。处于微小意识状态的患者数量约为其患病率的8倍之多。神经兴奋性药物被认为是主要通过激活多巴胺能神经途径而发挥作用，但也被用于治疗其他症状，如抑郁症、躁动、冷漠、心理运动退行或损害认知功能[118]。这些药物包括溴隐亭、罗匹尼罗、普拉克索、息宁、金刚烷胺、d-苯丙胺、盐酸哌甲酯和莫达芬尼等药品。大多数神经兴奋性药物的试验都是在康复治疗过程中进行的，通常在受伤后4周后进行。然而，尽管没有其他依据，神经重症医师也正在越来越多地在急性期使用这些药物，尤其是患者已入院治疗超过1周，唤醒水平出现无明确原因的持续降低时。2012年一项标志性的184例患者的随机对照研究显示，金刚

烷胺可以加速急性期治疗的功能恢复[119]。

TBI 患者 ICU 救治中的非神经系统问题的处理

重度TBI患者常需气管插管和机械通气、镇静剂镇静、卧床、鼻饲或经口喂养管、中心静脉置管（CVC）、膀胱导尿、直肠袋和其他一些监测仪来监测他们的血流动力学和生理状态。对这些患者的治疗非常复杂，易发生与ICU治疗相关的各种各样的并发症。在下面的几个小节，我们将讨论常规的ICU治疗，如呼吸机使用、营养、感染预防；还将讨论其他ICU并发症的治疗，如呼吸机相关性肺（ventilator-associated pneumonias，VAP）、导管相关性脓毒血症和菌血症、静脉血栓形成、压疮和溃疡及其他可能严重影响患者诊疗和预后的情况。

呼吸机治疗和呼吸机相关性肺炎治疗

呼吸衰竭是重度TBI最常见的非神经系统的器官功能不全[120]。虽然如此，但鲜有研究评估TBI患者的呼吸机治疗。近年来有试验开始着眼于研究TBI后使用呼吸机的机制及机械通气对预后的影响。一个小型的前瞻性试验对21例TBI患者进行随机分组，容量控制通气模式组的PEEP设定为0，另一组的PEEP设定为8 cmH$_2$O[121]，经过5日的机械通气，PEEP为0组患者出现了异常的呼吸力学改变，而中等水平的PEEP似乎可以预防此种异常，而此情况是否影响患者的最终结局还不得而知。在一项137例TBI患者的前瞻性观察性研究中发现，机械通气>24小时，有31%的患者出现急性肺损伤（acute lung injury，ALI），ALI是死亡和预后不良的独立预测因素[122]。现今，还不清楚患者的最佳通气模式，以达到优化的呼吸力学和最大限度地减少ALI的目的。

在危重症TBI患者VAP常见，且与致残率与病死率上升有关[123]。VAP的发生率为10%～25%，其病死率为10%～40%[123-126]。此外并发VAP患者的住院时间和费用均增加，VAP根据机械通气后发生时间的早晚分为早发型（<4日）和迟发型（>4日）。早发型VAP采用覆盖典型的社区微生物的抗生素进行治疗，如大环内酯类（如阿奇霉素）和第三代头孢菌素（如头孢曲松）。迟发型VAP常考虑由院内获得性病原菌所致，具有较高的耐药性可能，因此治疗时需使用更广谱的抗生素。经验告

诉我们，考虑革兰阳性菌常覆盖耐甲氧西林金葡菌（MRSA）为主，此时用万古霉素较适合；考虑革兰阴性菌需覆盖铜绿假单胞菌，头孢吡肟、庆大霉素、妥布霉素、亚胺培南、哌拉西林他唑巴坦等均是适合的抗生素。治疗 VAP 推荐的抗生素见表 19.5。临床医师需熟悉其环境中的细菌谱情况以指导抗生素选择。先选择广谱抗生素治疗，待确切的病原菌检查结果出来后改用适宜的窄谱抗生素，被认为是一种更为安全和有效的治疗 VAP 的方法[127]。除非是发酵革兰阴性杆状病毒感染，8 日与 15 日的抗生素覆盖效果对于抗 VAP 相似。

表 19.5　VAP 的抗生素使用推荐

VAP<4 日（假定为社区获得性）	VAP>4 日（假定为院内获得性）
阿奇霉素 + 第三代头孢菌素（头孢曲松或头孢噻肟或头孢他啶）	万古霉素或利奈唑胺（MRSA 选用）+ 抗铜绿假单胞菌（列举如下）
第三代喹诺酮（左氧氟沙星或莫西沙星）	氨基糖苷类（妥布霉素、庆大霉素）
氨苄西林-舒巴坦	第四代头孢菌素如头孢吡肟
厄他培南	碳青霉素类如亚胺培南
	哌拉西林-他唑巴坦

在一项针对 60 例 TBI 患者 VAP 的前瞻性观察性队列研究中，结果发现多发伤患者发生 VAP 的风险更高[128]。与没有发生 VAP 的 TBI 患者相比，发生 VAP 患者的机械通气时间更长，入住 ICU 和住院的时间（LOS）更长，气管切开率更高。

VAP 的预防策略主要是最大可能地减少口咽部细菌定植，减少口咽部分泌物和胃内容物的误吸。在对一个内科 ICU 86 例患者的随机化研究中，Drakulovic 等比较了半卧位与平卧位两种体位患者的 VAP 发病率，细菌学确认的肺炎在半卧位组的发病率为 5%，而平卧位组为 23%，尽管病死率没有差别[129]。据我们所知，目前还没有其他的试验研究针对半卧位对 VAP 发病率的影响。这种成本低又相对简单的措施对患者的 VAP 发病率的影响巨大，应被常规使用。除了床头抬高外，硫糖铝与 H_2 受体拮抗剂相比在预防应激性溃疡时可减少 VAP 的发病率[130, 131]，但硫糖铝对预防胃肠道出血（GIB）效果可能较差。最近的一项 meta 分析比较了 H_2 受体

拮抗剂和质子泵抑制剂（PPIs）用于应激性溃疡预防的 14 项试验（1 720 例患者），结果表明，PPIs 在减少临床严重的 GIB 方面更有效，院内肺炎的风险没有显著差异[131]。目前，并没有标准的指南提倡优先使用 PPI。

Cocanour 等采用美国 CDC 院内感染预防指南全力提高医务工作人员的依从性，使 VAP 的发病率从每 1 000 通气日 22.3 ～ 32.7 例下降至 0 ～ 12.8 例[132]。这证明预防 VAP 只需一个简单而重复的过程就可以获得一个有意义的结果。简单的方法如床头抬高、医务人员洗手、当怀疑 VAP 时合理使用抗生素，就可以降低 VAP 的发病率，减少 TBI 患者的 ICU 费用和住院时间。

重度 TBI 患者的气管切开术是一个值得关注的问题。为了确定 TBI 患者气管切开的标准，Gurkin 等做了一个长达 6 年的对创伤资料库数据的回顾性分析，结果显示 GCS ≤ 8 分、创伤严重评分（ISS）≥ 25 分、呼吸机使用时间 >7 日，是气管切开的预测因素。他们建议早期气管切开以降低致残率和住院时间。另一项针对 55 例患者的回顾性研究分析发现，早期气管切开但其病死率、机械通气时间或 VAP 发生率没有差别，但早期气管切开患者的 ICU 治疗时间缩短。这需要用前瞻性研究来进步证实。表 19.6 列举了需要早期进行气管切开的患者的特点。

表 19.6　早期气管切开（<7 日）的患者特点

GCS ≤ 8 分
ISS ≥ 25 分
预期机械通气时间 >7 日

引自：Gurkin et al 2002[133]；Ahmed and Kuo 2007[134]。

TBI 治疗中的导管感染性问题

在 ICU 经常使用中心静脉导管（central venous catheter，CVC），可用于输液、给予营养和药物、监测血流动力学状况。导管感染是很常见的并发症，可增加患者的致残率、病死率和住院时间导管相关性血流感染（catheter-related bloodstreaminfection，CBSI）与 10% ～ 20% 的病死率有关。它使住院时间延长，使每个患者增加 10 000 美元的住院费用。可是 ICU 患者的病情非常严重，CVC 往往是他们治疗的必须组成部分。因此，我们重点讨论 ICU 患者

可采取哪些方法来预防 CBSI。

CVC 的置管部位与感染和血栓性并发症相关。一项 289 例患者的随机化试验研究提示，锁骨下静脉置管的静脉血栓形成和感染的发生率较股静脉低[138]。虽然未将颈静脉和锁骨下静脉进行对照研究，但现有的证据提示锁骨下静脉置管静脉血栓形成和感染的发生率更低[139]。研究证实抗生素导管有助于预防 CBSI，氯己定（双氯苯双胍己烷或洗必泰）和磺胺嘧啶银导管可使 CBSI 的发生率从每 1 000 置管日 7.6 例下降至 1.6 例[140]。在预防 CBSI 方面，米诺环素和利福平导管较氯己定和磺胺嘧啶银导管更有效[141]。这些发现在一项系统性回顾/meta 分析中得到了验证[142]。然而出于性价比考虑，抗生素导管应仅在感染率>2% 的情况下使用[143]。

在严格无菌的条件下置管会降低 CBSI 的发生率并降低医疗费用[144]。插管前采用氯己定消毒皮肤比安尔碘或乙醇更有助于预防 CBSI[145]。有经验的医务工作者在放置 CVC 的过程中和此后的管理过程中需更谨慎小心，以减少并发症发生。方便时可采用超声引导下穿刺，但该方法对放置锁骨下导管并无特别作用。在治疗不再需要导管时应尽早拔除，尽管放置 3 日以上感染率会增加，但没有证据说明需预防性地更换导管[136, 137]。当怀疑 CBSI 时应从 CVC 和周围血管两处取血培养，虽然阳性培养结果不能绝对证实 CBSI（因为存在导管细菌定植和抽血污染的可能），但培养结果阴性则有 99% 的阴性预测值，几乎可排除 CVC 为感染源[146]。怀疑 CBSI 的初始治疗应覆盖革兰阳性菌和革兰阴性菌，致病菌确定或血培养结果阴性时则改用窄谱抗生素或停药。

静脉血栓栓塞的预防和治疗

危重症患者常出现静脉血栓形成[147]。在没有预防的情况下，据估计约 20% 的重度 TBI 患者会发生深静脉血栓形成（deep venous thrombosis, DVT）[148]。然而，对临床相关和无显著影响的 DVT 进行了区分。通常认为常规筛查发现的小腿静脉 DVT 不至于造成明显的临床不良事件，但近端静脉血块可能引起 PE[149]。由于其可能直接危及生命，使对 IBI 患者使用抗凝剂存在天然的困难，因此预防 DVT 在重度 TBI ICU 的治疗中具有重要地位。

通常可采用机械加压或使用肝素类药物来预防 DVT。但没有随机化对照研究来比较 TBI 或其他颅脑疾病这两种模式对预防 DVT 的效果。一项前瞻性观察性研究评估了充气加压装置对预防 DVT 的作用，共有 523 例神经外科患者，包括 89 例 TBI 患者[150]。TBI 患者 DVT 的发生率为 0，而其他患者为 3.8%。另一项前瞻性观察性研究对 150 例 TBI 患者到达急诊室 24 小时内使用依诺肝素进行评估，虽然使用依诺肝素后 DVT 的发生率仅为 2%，但由于 24 例患者中有 2 例因进行性出血需要进行开颅手术，因而后期研究方案改变为到达急诊室 48 小时后使用依诺肝素。虽然 DVT 的预防已成为 TBI ICU 治疗的组成部分，但无证据可用以指导临床医师实践。我们倾向于在住院伊始即使用气压装置，在复查 CT 证明颅内出血稳定的前提下，最早在入院后 24 小时内给予预防性肝素类药物治疗[151]。现行的救治指南对使用气压装置和（或）肝素类药物预防 DVT 做了 III 级推荐，但缺乏充足的文献证据对肝素类药物开始使用的时机作出推荐。

输血问题

脑外伤后维持血细胞比容>30% 的说法缺乏证据支持。在一项多中心随机对照的危重症输血要求试验（TRICC）亚组分析中，将 67 例中度和重度 TBI 患者分为目标血红蛋白 7 ～ 9 g/dl 组和 10 ～ 12 g/dl 组，结果发现他们的 30 日病死率 ICU 入住时间、总住院时间没有明显差别。相反，现有证据显示输血会导致免疫调节紊乱和 ALI，而且创伤患者输血与致残率和病死率上升有关。因而目前应该采用限制性输血策略除非患者有明显的血容量不足、血流动力学不稳定、心电图异常、心血管疾病或脑组织氧分压低。

营养问题

营养对 TBI 的影响研究较少。一项 1983 年的随机化对照试验研究了 38 例 TBI 患者，分别将他们分为早期肠外营养组（<7 日）和延迟肠内营养组（2 周内）。结果发现，早期肠外营养组相对于延迟肠内营养组的生存率更高，处于正氮平衡，血清白蛋白水平也更高[156]。作者得出结论，早期肠外营养改善了 TBI 的生存率。然而，同一研究小组后来的一项研究，将 51 例 TBI 患者在伤后 3 日内随机分为全胃肠内营养组或胃肠外营养组，发现两组的病死率和致残率并无差异，作者提出第一项研究的阳性结果系延迟肠内营养组患者营养不良所致[157]。在危重症患者中，较大的随机对照试验显示肠外营养和肠内营养没有明显的病死率差异。此外，如果启

动肠外营养，那么延迟的肠外营养（>8 日）可以促进恢复和减少并发症。一般来说，如果可行，肠内营养是首选[158, 159]。一定程度的允许性摄入不足（40%～60% 非蛋白热量需求）与标准营养摄入（70%～100% 非蛋白热量需求）喂养相比并没有表现出更低的病死率。为了获得充分的营养支持，以及更好的 6 个月预后趋势，目前的指南建议在 72 小时内启动营养支持治疗[160]。补充营养的途径和配方也有争议。

目前并没有针对 TBI 患者肠内或肠外营养不同剂型研究的报道，为维持足够的氮平衡，在创伤患者的绝大多数肠内营养制剂中推荐蛋白质含量>15%[161]。虽然支链氨基酸可改善脓毒血症的预后，补充谷氨酰胺可降低感染的发生率[162]，但这些发现尚未在 TBI 患者身上得到证实。关于喂养途径，尽管与经空肠喂养相比，经鼻胃饲养仍有增加误吸风险的可能，但事实上在比较营养需求、并发症和（或）患者的预后时并没有显示一种途径比另一种途径更具有优越性[163]。最后，众所周知高血糖与 TBI 的临床不良结局具有相关性，但将其作为疾病严重程度的标志物和不良预后的诱因仍有争议[152]。关于这个论题仅有的结果源自一项前瞻性研究，即强化胰岛素治疗试验的亚组分析[99, 164, 165]。

将 63 例需要 3 日或 3 日以上机械通气的 TBI 患者分为强化治疗组和对照组。强化治疗组的平均 ICP（P=0.003）和最高 ICP（P<0.000 1）均低于对照组。同样强化治疗组获得理想 CPP 需要的血管活性药物剂量更低（P=0.01），癫痫的发生率也低（P<0.000 1），但两组间的病死率没有差别。上述发现和对病死率的影响需要更大规模的前瞻性研究来证实。目前推荐维持血糖<200 mg/dl[21]。

总　结

危重的 TBI 患者是一类需要专业救护的特殊患者。神经重症医师治疗这类重症患者的目标是避免继发性颅脑损伤并处理重症患者的常见问题。初始病情评估主要关注 ABC 的情况以及避免低血压及低氧。同时必须优化 ICP 和 CPP，预防并及时识别和治疗感染，静脉血栓栓塞亦需如此，以及其他 ICU 常见并发症需要常规筛查，识别并治疗。对于这类患者的诊疗是十分复杂的，制定标准化的治疗方案对于避免医疗过失和病情延误是必不可少的。

（刘英亮　高　亮）

参考文献

[1] Schwebel C, Clec'h C, Magne S, et al. OUTCOMEREA Study Group. Safety of intrahospital transport in ventilated critically ill patients: a multicenter cohort study*. Crit Care Med. 2013; 41(8):1919–1928.

[2] Miller JD, Sweet RC, Narayan R, Becker DP. Early insults to the injured brain. JAMA. 1978; 240(5):439–442.

[3] Chesnut RM, Marshall LF, Klauber MR, et al. The role of secondary brain injury in determining outcome from severe head injury. J Trauma. 1993; 34 (2):216–222.

[4] Manley G, Knudson MM, Morabito D, Damron S, Erickson V, Pitts L. Hypotension, hypoxia, and head injury: frequency, duration, and consequences. Arch Surg. 2001; 136(10):1118–1123.

[5] Stocchetti N, Furlan A, Volta F. Hypoxemia and arterial hypotension at the accident scene in head injury. J Trauma. 1996; 40(5):764–767.

[6] Vassar MJ, Fischer RP, O'Brien PE, et al. The Multicenter Group for the Study of Hypertonic Saline in Trauma Patients. A multicenter trial for resuscitation of injured patients with 7.5% sodium chloride. The effect of added dextran 70. Arch Surg. 1993; 128(9):1003–1011, discussion 1011–1013.

[7] Tisherman SA, Schmicker RH, Brasel KJ, et al. Detailed description of all deaths in both the shock and traumatic brain injury hypertonic saline trials of the Resuscitation Outcomes Consortium. Ann Surg. 2015; 261(3):586–590.

[8] Marshall LF, Smith RW, Shapiro HM. The outcome with aggressive treatment in severe head injuries. Part I: the significance of intracranial pressure monitoring. J Neurosurg. 1979; 50(1):20–25.

[9] Narayan RK, Kishore PR, Becker DP, et al. Intracranial pressure: to monitor or not to monitor? A review of our experience with severe head injury. J Neurosurg. 1982; 56(5):650–659.

[10] Marmarou A, L, Anderson R, D, Ward J, et al. Impact of ICP instability and hypotension on outcome in patients with severe head trauma. J Neurosurg. 1991; 75(1s):S59–S66.

[11] Chesnut RM, Temkin N, Carney N, et al. Global Neurotrauma Research Group. A trial of intracranial-pressure monitoring in traumatic brain injury. N Engl J Med. 2012; 367(26):2471–2481.

[12] Ropper AH. Brain in a box. N Engl J Med. 2012; 367(26):2539–2541.

[13] Chambers IR, Treadwell L, Mendelow AD. Determination of threshold levels of cerebral perfusion pressure and intracranial pressure in severe head injury by using receiver-operating characteristic curves: an observational study in 291 patients. J Neurosurg. 2001; 94(3):412–416.

[14] Ratanalert S, Phuenpathom N, Saeheng S, Oearsakul T, Sripairojkul B, Hirunpat S. ICP threshold in CPP management of severe head injury patients. Surg Neurol. 2004; 61(5):429–434, discussion 434–435.

[15] Rosner MJ, Daughton S. Cerebral perfusion pressure management in head injury. J Trauma. 1990; 30(8):933–940, discussion 940–941.

[16] Young JS, Blow O, Turrentine F, Claridge JA, Schulman A. Is there an upper limit of intracranial pressure in patients with severe head injury if cerebral perfusion pressure is maintained? Neurosurg Focus. 2003; 15(6):E2.

[17] Huang SJ, Hong WC, Han YY, et al. Clinical outcome of severe head injury in different protocol-driven therapies. J Clin Neurosci. 2007; 14(5):449–454.

[18] Balestreri M, Czosnyka M, Hutchinson P, et al. Impact of intracranial pressure and cerebral perfusion pressure on severe disability and mortality after head injury. Neurocrit Care. 2006; 4(1):8–13.

[19] Robertson CS, Valadka AB, Hannay HJ, et al. Prevention of secondary ischemic insults after severe head injury. Crit Care Med. 1999; 27(10):2086–2095.

[20] Contant CF, Valadka AB, Gopinath SP, Hannay HJ, Robertson CS. Adult respiratory distress syndrome: a complication of induced hypertension after severe head injury. J Neurosurg. 2001; 95(4):560–568.

[21] Carney N, Totten AM, O'Reilly C, et al. Guidelines for the Management of Severe Traumatic Brain Injury, Fourth Edition. Neurosurgery.2017. ; 80(1):6–15.

[22] Simard JM, Kent TA, Chen M, Tarasov KV, Gerzanich V. Brain oedema in focal ischaemia: molecular pathophysiology and theoretical implications. Lancet Neurol. 2007; 6(3):258–268.

[23] Allen CH, Ward JD. An evidence-based approach to management of increased intracranial pressure. Crit Care Clin. 1998; 14(3):485–495.

[24] Bullock R. Mannitol and other diuretics in severe neurotrauma. New Horiz. 1995; 3(3):448–452.

[25] Unterberg AW, Stover J, Kress B, Kiening KL. Edema and brain trauma. Neuroscience. 2004; 129(4):1021–1029.

[26] Marmarou A, Signoretti S, Fatouros PP, Portella G, Aygok GA, Bullock MR. Predominance of cellular edema in traumatic brain swelling in patients with severe head injuries. J Neurosurg. 2006; 104(5):720–730.

[27] Walcott BP, Kahle KT, Simard JM. Novel treatment targets for cerebral edema. Neurotherapeutics. 2012; 9(1):65–72.

[28] Shigemori Y, Katayama Y, Mori T, Maeda T, Kawamata T.. Matrix metalloproteinase-9 is associated with blood-brain barrier opening and brain edema formation after cortical contusion in rats. Acta Neurochirurg Suppl. 2006; 96:130–133.

[29] Kawai N, Kawanishi M, Okada M, Matsumoto Y, Nagao S. Treatment of cold injury-induced brain edema with a nonspecific matrix metalloproteinase inhibitor MMI270 in rats. J Neurotrauma. 2003; 20(7):649–657.

[30] Hadass O, Tomlinson BN, Gooyit M, et al. Selective inhibition of matrix metalloproteinase-9 attenuates secondary damage resulting from severe traumatic brain injury. PLoS One. 2013; 8(10):e76904.

[31] Kimbler DE, Shields J, Yanasak N, Vender JR, Dhandapani KM. Activation of P2X7 promotes cerebral edema and neurological injury after traumatic brain injury in mice. PLoS One. 2012; 7(7):e41229.

[32] Lopez-Rodriguez AB, Acaz-Fonseca E, Viveros MP, Garcia-Segura LM. Changes in cannabinoid receptors, aquaporin 4 and vimentin expression after traumatic brain injury in adolescent male mice. Association with edema and neurological deficit. PLoS One. 2015; 10(6):e0128782.

[33] Yao X, Uchida K, Papadopoulos MC, Zador Z, Manley GT, Verkman AS. Mildly Reduced Brain Swelling and Improved Neurological Outcome in Aquaporin-4 Knockout Mice following Controlled Cortical Impact Brain Injury. J Neurotrauma. 2015; 32(19):1458–1464.

[34] Laird MD, Shields JS, Sukumari-Ramesh S, et al. High mobility group box protein-1 promotes cerebral edema after traumatic brain injury via activation of toll-like receptor 4. Glia. 2014; 62(1):26–38.

[35] Okuma Y, Liu K, Wake H, et al. Anti-high mobility group box-1 antibody therapy for traumatic brain injury. Ann Neurol. 2012; 72(3):373–384.

[36] Simard JM, Kilbourne M, Tsymbalyuk O, et al. Key role of sulfonylurea receptor 1 in progressive secondary hemorrhage after brain contusion. J Neurotrauma. 2009; 26(12):2257–2267.

[37] Zweckberger K, Hackenberg K, Jung CS, et al. Glibenclamide reduces secondary brain damage after experimental traumatic brain injury. Neuroscience. 2014; 272:199–206.

[38] Simard JM, Kahle KT, Gerzanich V. Molecular mechanisms of microvascular failure in central nervous system injury–synergistic roles of NKCC1 and SUR1/TRPM4. J Neurosurg. 2010; 113(3):622–629.

[39] Jayakumar AR, Panickar KS, Curtis KM, Tong XY, Moriyama M, Norenberg MD. Na-K-Cl cotransporter-1 in the mechanism of cell swelling in cultured astrocytes after fluid percussion injury. J Neurochem. 2011; 117(3):437–448.

[40] Barzó P, Marmarou A, Fatouros P, Hayasaki K, Corwin F. Contribution of vasogenic and cellular edema to traumatic brain swelling measured by diffusion-weighted imaging. J Neurosurg. 1997; 87(6):900–907.

[41] Katayama Y, Mori T, Maeda T, Kawamata T.. Pathogenesis of Mass Effect of Cerebral Contusions: Rapid Increase in Osmolality within the Contusion Necrosis. Acta Neurochir Suppl. 2015; 71:289–292.

[42] Roberts I, Schierhout G, Wakai A. Mannitol for acute traumatic brain injury. Cochrane Database Syst Rev. 2003(2):CD001049.

[43] Smith HP, Kelly DL, Jr, McWhorter JM, et al. Comparison of mannitol regimens in patients with severe head injury undergoing intracranial monitoring. J Neurosurg. 1986; 65(6):820–824.

[44] Burke AM, Quest DO, Chien S, Cerri C. The effects of mannitol on blood viscosity. J Neurosurg. 1981; 55(4):550–553.

[45] Fishman RA. Brain edema. N Engl J Med. 1975; 293(14):706–711.

[46] Mattox KL, Maningas PA, Moore EE, et al. Prehospital hypertonic saline/dextran infusion for post-traumatic hypotension. The U.S.A. Multicenter Trial. Ann Surg. 1991; 213(5):482–491.

[47] Wade CE, Kramer GC, Grady JJ, Fabian TC, Younes RN. Efficacy of hypertonic 7.5% saline and 6% dextran-70 in treating trauma: a meta-analysis of controlled clinical studies. Surgery. 1997; 122(3):609–616.

[48] Ogden AT, Mayer SA, Connolly ES, Jr. Hyperosmolar agents in neurosurgical practice: the evolving role of hypertonic saline. Neurosurgery. 2005; 57 (2):207–215, discussion 207–215.

[49] Vialet R, Albanèse J, Thomachot L, et al. Isovolume hypertonic solutes (sodium chloride or mannitol) in the treatment of refractory posttraumatic intracranial hypertension: 2 mL/kg 7.5% saline is more effective than 2 mL/kg 20% mannitol. Crit Care Med. 2003; 31(6):1683–1687.

[50] Sakellaridis N, Pavlou E, Karatzas S, et al. Comparison of mannitol and hypertonic saline in the treatment of severe brain injuries. J Neurosurg. 2011; 114 (2):545–548.

[51] Kamel H, Navi BB, Nakagawa K, Hemphill JC, III, Ko NU. Hypertonic saline versus mannitol for the treatment of elevated intracranial pressure: a meta-analysis of randomized clinical trials. Crit Care Med. 2011; 39(3):554–559.

[52] Mortazavi MM, Romeo AK, Deep A, et al. Hypertonic saline for treating raised intracranial pressure: literature review with meta-analysis. J Neurosurg. 2012; 116(1):210–221.

[53] Diringer MN. New trends in hyperosmolar therapy? Curr Opin Crit Care. 2013; 19(2):77–82.

[54] Gullans SR, Verbalis JG. Control of brain volume during hyperosmolar and hypoosmolar conditions. Annu Rev Med. 1993; 44:289–301.

[55] Adrogué HJ, Madias NE. Hyponatremia. N Engl J Med. 2000; 342(21):1581–1589.

[56] McManus ML, Churchwell KB, Strange K. Regulation of cell volume in health and disease. N Engl J Med. 1995; 333(19):1260–1266.

[57] Rosenthal G, Hemphill JC, III, Sorani M, et al. Brain tissue oxygen tension is more indicative of oxygen diffusion than oxygen delivery and metabolism in patients with traumatic brain injury. Crit Care Med. 2008; 36(6):1917–1924.

[58] Hoffman WE, Charbel FT, Edelman G. Brain tissue oxygen, carbon dioxide, and pH in neurosurgical patients at risk for ischemia. Anesth Analg. 1996; 82(3):582–586.

[59] Hoffman WE, Charbel FT, Edelman G, Ausman JI. Brain tissue oxygen pressure, carbon dioxide pressure, and pH during hypothermic circulatory arrest. Surg Neurol. 1996; 46(1):75–79.

[60] Meixensberger J, Dings J, Kuhnigk H, Roosen K. Studies of tissue PO2 in normal and pathological human brain cortex. Acta Neurochir Suppl (Wien). 1993; 59:58–63.

[61] van den Brink WA, van Santbrink H, Steyerberg EW, et al. Brain oxygen tension in severe head injury. Neurosurgery. 2000; 46(4):868–876, discussion 876–878.

[62] Longhi L, Pagan F, Valeriani V, et al. Monitoring brain tissue oxygen tension in brain-injured patients reveals hypoxic episodes in normal-appearing and in peri-focal tissue. Intensive Care Med. 2007; 33(12):2136–2142.

[63] Chen HI, Stiefel MF, Oddo M, et al. Detection of cerebral compromise with multimodality monitoring in patients with subarachnoid hemorrhage. Neurosurgery. 2011; 69(1):53–63, discussion 63.

[64] Katsnelson M, Mackenzie L, Frangos S, et al. Are initial radiographic and clinical scales associated with subsequent intracranial pressure and brain oxygen levels after severe traumatic brain injury? Neurosurgery. 2012; 70 (5):1095–1105, discussion 1105.

[65] Lang EW, Czosnyka M, Mehdorn HM. Tissue oxygen reactivity and cerebral autoregulation after severe traumatic brain injury. Crit Care Med. 2003; 31 (1):267–271.

[66] Jaeger M, Schuhmann MU, Soehle M, Meixensberger J. Continuous assessment of cerebrovascular autoregulation after traumatic brain injury using brain tissue oxygen pressure reactivity. Crit Care Med. 2006; 34(6):1783–1788.

[67] Chang JJ, Youn TS, Benson D, et al. Physiologic and functional outcome correlates of brain tissue hypoxia in traumatic brain injury. Crit Care Med. 2009; 37(1):283–290.

[68] Hlatky R, Valadka AB, Goodman JC, Contant CF, Robertson CS. Patterns of energy substrates during ischemia measured in the brain by microdialysis. J Neurotrauma. 2004; 21(7):894–906.

[69] van Santbrink H, Maas AI, Avezaat CJ. Continuous monitoring of partial pressure of brain tissue oxygen in patients with severe head injury. Neurosurgery. 1996; 38(1):21–31.

[70] Valadka AB, Gopinath SP, Contant CF, Uzura M, Robertson CS. Relationship of brain tissue PO2 to outcome after severe head injury. Crit Care Med. 1998; 26(9):1576–1581.

[71] Dings J, Jäger A, Meixensberger J, Roosen K. Brain tissue pO2 and outcome after severe head injury. Neurol Res. 1998; 20 Suppl 1:S71–S75.

[72] Ang BT, Wong J, Lee KK, Wang E, Ng I. Temporal changes in cerebral tissue oxygenation with cerebrovascular pressure reactivity in severe traumatic brain injury. J Neurol Neurosurg Psychiatry. 2007; 78(3):298–302.

[73] Figaji AA, Zwane E, Thompson C, et al. Brain tissue oxygen tension monitoring in pediatric severe traumatic brain injury. Part 1: Relationship with outcome. Childs Nerv Syst. 2009; 25(10):1325–1333.

[74] Maloney-Wilensky E, Gracias V, Itkin A, et al. Brain tissue oxygen and outcome after severe traumatic brain injury: a systematic review. Crit Care Med. 2009; 37(6):2057–2063.

[75] Oddo M, Levine JM, Mackenzie L, et al. Brain hypoxia is associated with short-term outcome after severe traumatic brain injury independently of intracranial hypertension and low cerebral perfusion pressure. Neurosurgery. 2011; 69(5):1037–1045, discussion 1045.

[76] Rohlwink UK, Zwane E, Fieggen AG, Argent AC, le Roux PD, Figaji AA. The relationship between intracranial pressure and brain oxygenation in children with severe traumatic brain injury. Neurosurgery. 2012; 70(5):1220–1230, discussion 1231.

[77] Meixensberger J, Jaeger M, Väth A, Dings J, Kunze E, Roosen K. Brain tissue oxygen guided treatment supplementing ICP/CPP therapy after traumatic brain injury. J Neurol Neurosurg Psychiatry. 2003; 74(6):760–764.

[78] Stiefel MF, Spiotta A, Gracias VH, et al. Reduced mortality rate in patients with severe traumatic brain injury treated with brain tissue oxygen monitoring. J Neurosurg. 2005; 103(5):805–811.

[79] Narotam PK, Morrison JF, Nathoo N. Brain tissue oxygen monitoring in traumatic brain injury and major trauma: outcome analysis of a brain tissue oxygen-directed therapy. J Neurosurg. 2009; 111(4):672–682.

[80] Martini RP, Deem S, Yanez ND, et al. Management guided by brain tissue oxygen monitoring and outcome following severe traumatic brain injury. J Neurosurg. 2009; 111(4):644–649.

[81] Spiotta AM, Stiefel MF, Gracias VH, et al. Brain tissue oxygen-directed management and outcome in patients with severe traumatic brain injury. J Neurosurg. 2010; 113(3):571–580.

[82] Nangunoori R, Maloney-Wilensky E, Stiefel M, et al. Brain tissue oxygen-based therapy and outcome after severe traumatic brain injury: a systematic literature review. Neurocrit Care. 2012; 17(1):131–138.

[83] Okonkwo DO, Shutter LA, Moore C, et al. Brain Tissue Oxygen Monitoring and Management in Severe Traumatic Brain Injury (BOOST-II): a phase II randomised trial. Crit Care Med.. 2017; 45(11):1907–1914.

[84] Bernard SA, Gray TW, Buist MD, et al. Treatment of comatose survivors of out-of-hospital cardiac arrest with induced hypothermia. N Engl J Med. 2002; 346(8):557–563.

[85] Hypothermia after Cardiac Arrest Study Group. Mild therapeutic hypothermia to improve the neurologic outcome after cardiac arrest. N Engl J Med. 2002; 346(8):549–556.

[86] Nielsen N, Wetterslev J, Cronberg T, et al. TTM Trial Investigators. Targeted temperature management at 33 °C versus 36 °C after cardiac arrest. N Engl J Med. 2013; 369(23):2197–2206.

[87] Clifton GL, Miller ER, Choi SC, et al. Lack of effect of induction of hypothermia after acute brain injury. N Engl J Med. 2001; 344(8):556–563.

[88] Clifton GL, Valadka A, Zygun D, et al. Very early hypothermia induction in patients with severe brain injury (the National Acute Brain Injury Study: Hypothermia II): a randomised trial. Lancet Neurol. 2011; 10(2):131–139.

[89] Andrews PJ, Sinclair HL, Rodriguez A, et al. Eurotherm3235 Trial Collaborators. Hypothermia for intracranial hypertension after traumatic brain injury. N Engl J Med. 2015; 373(25):2403–2412.

[90] Thompson HJ, Tkacs NC, Saatman KE, Raghupathi R, McIntosh TK. Hyperthermia following traumatic brain injury: a critical evaluation. Neurobiol Dis. 2003; 12(3):163–173.

[91] Annegers JF, Hauser WA, Coan SP, Rocca WA. A population-based study of seizures after traumatic brain injuries. N Engl J Med. 1998; 338(1):20–24.

[92] Hauser WA. Prevention of post-traumatic epilepsy. N Engl J Med. 1990; 323 (8):540–542.

[93] Temkin NR, Dikmen SS, Wilensky AJ, Keihm J, Chabal S, Winn HR. A randomized, double-blind study of phenytoin for the prevention of post-traumatic seizures. N Engl J Med. 1990; 323(8):497–502.

[94] Zafar SN, Khan AA, Ghauri AA, Shamim MS. Phenytoin versus Leviteracetam for seizure prophylaxis after brain injury: a meta analysis. BMC Neurol. 2012; 12:30.

[95] Murphy-Human T, Welch E, Zipfel G, Diringer MN, Dhar R. Comparison of short-duration levetiracetam with extended-course phenytoin for seizure prophylaxis after subarachnoid hemorrhage. World Neurosurg. 2011; 75 (2):269–274.

[96] Vespa PM, Nuwer MR, Nenov V, et al. Increased incidence and impact of nonconvulsive and convulsive seizures after traumatic brain injury as detected by continuous electroencephalographic monitoring. J Neurosurg. 1999; 91 (5):750–760.

[97] Claassen J, Mayer SA, Kowalski RG, Emerson RG, Hirsch LJ. Detection of electrographic seizures with continuous EEG monitoring in critically ill patients. Neurology. 2004; 62(10):1743–1748.

[98] Latronico N, Bolton CF. Critical illness polyneuropathy and myopathy: a major cause of muscle weakness and paralysis. Lancet Neurol. 2011; 10 (10):931–941.

[99] Brophy GM, Bell R, Claassen J, et al. Neurocritical Care Society Status Epilepticus Guideline Writing Committee. Guidelines for the evaluation and management of status epilepticus. Neurocrit Care. 2012; 17(1):3–23.

[100] Hermans G, Van den Berghe G. Clinical review: intensive care unit acquired weakness. Crit Care. 2015; 19:274.

[101] Lacomis D. Electrophysiology of neuromuscular disorders in critical illness. Muscle Nerve. 2013; 47(3):452–463.

[102] Batt J, dos Santos CC, Cameron JI, Herridge MS. Intensive care unit-acquired weakness: clinical phenotypes and molecular mechanisms. Am J Respir Crit Care Med. 2013; 187(3):238–246.

[103] De Letter MA, van Doorn PA, Savelkoul HF, et al. Critical illness polyneuropathy and myopathy (CIPNM): evidence for local immune activation by cytokine-expression in the muscle tissue. J Neuroimmunol. 2000; 106(1-2):206–213.

[104] Hermans G, Wilmer A, Meersseman W, et al. Impact of intensive insulin therapy on neuromuscular complications and ventilator dependency in the medical intensive care unit. Am J Respir Crit Care Med. 2007; 175(5):480-489.

[105] Nolan JP, Morley PT, Vanden Hoek TL, et al. International Liaison Committee on Resuscitation. Therapeutic hypothermia after cardiac arrest: an advisory statement by the advanced life support task force of the International Liaison Committee on Resuscitation. Circulation. 2003; 108(1):118–121.

[106] Morris PE, Goad A, Thompson C, et al. Early intensive care unit mobility therapy in the treatment of acute respiratory failure. Crit Care Med. 2008; 36(8):2238–2243.

[107] Bacić A, Gluncić I, Gluncić V. Disturbances in plasma sodium in patients with war head injuries. Mil Med. 1999; 164(3):214–217.

[108] Vingerhoets F, de Tribolet N. Hyponatremia hypo-osmolarity in neurosurgical patients. "Appropriate secretion of ADH" and "cerebral salt wasting syndrome". Acta Neurochir (Wien). 1988; 91(1–2):50–54.

[109] Dóczi T, Tarjányi J, Huszka E, Kiss J. Syndrome of inappropriate secretion of antidiuretic hormone (SIADH) after head injury. Neurosurgery. 1982; 10(6, Pt 1):685–688.

[110] Leonard J, Garrett RE, Salottolo K, et al. Cerebral salt wasting after traumatic brain injury: a review of the literature. Scand J Trauma Resusc Emerg Med. 2015; 23:98.

[111] Nathan BR. Cerebral correlates of hyponatremia. Neurocrit Care. 2007; 6 (1):72–78.

[112] Capatina C, Paluzzi A, Mitchell R, Karavitaki N. Diabetes Insipidus after traumatic brain injury. J Clin Med. 2015; 4(7):1448–1462.

[113] Clifton GL, Robertson CS, Grossman RG. Cardiovascular and metabolic responses to severe head injury. Neurosurg Rev. 1989; 12 Suppl 1:465–473.

[114] Meythaler JM, Stinson AM, III. Fever of central origin in traumatic brain injury controlled with propranolol. Arch Phys Med Rehabil. 1994; 75 (7):816–818.

[115] Baguley IJ, Cameron ID, Green AM, Slewa-Younan S, Marosszeky JE, Gurka JA. Pharmacological management of Dysautonomia following traumatic brain injury. Brain Inj. 2004; 18(5):409–417.

[116] Giacino JT, Whyte J, Bagiella E, et al. Placebo-controlled trial of amantadine for severe traumatic brain injury. N Engl J Med. 2012; 366(9):819–826.

[117] Sami MB, Faruqui R. The effectiveness of dopamine agonists for treatment of neuropsychiatric symptoms post brain injury and stroke. Acta Neuropsychiatr. 2015; 27(6):317–326.

[118] Gorgoraptis N, Mah YH, Machner B, et al. The effects of the dopamine agonist rotigotine on hemispatial neglect following stroke. Brain. 2012; 135(Pt 8):2478–2491.

[119] Zygun DA, Kortbeek JB, Fick GH, Laupland KB, Doig CJ. Non-neurologic organ dysfunction in severe traumatic brain injury. Crit Care Med. 2005; 33 (3):654–660.

[120] Koutsoukou A, Perraki H, Raftopoulou A, et al. Respiratory mechanics in brain-damaged patients. Intensive Care Med. 2006; 32(12):1947–1954.

[121] Holland MC, Mackersie RC, Morabito D, et al. The development of acute lung injury is associated with worse neurologic outcome in patients with severe traumatic brain injury. J Trauma. 2003; 55(1):106–111.

[122] Ibrahim EH, Tracy L, Hill C, Fraser VJ, Kollef MH. The occurrence of ventilator-associated pneumonia in a community hospital: risk factors and clinical outcomes. Chest. 2001; 120(2):555–561.

[123] George DL, Falk PS, Wunderink RG, et al. Epidemiology of ventilator-acquired pneumonia based on protected bronchoscopic sampling. Am J Respir Crit Care Med. 1998; 158(6):1839–1847.

[124] Chastre J, Fagon JY. Ventilator-associated pneumonia. Am J Respir Crit Care Med. 2002; 165(7):867–903.

[125] Heyland DK, Cook DJ, Griffith L, Keenan SP, Brun-Buisson C, The Canadian Critical Trials Group. The attributable morbidity and mortality of ventilator-associated pneumonia in the critically ill patient. Am J Respir Crit Care Med. 1999; 159(4, Pt 1):1249–1256.

[126] Chastre J, Wolff M, Fagon JY, et al. PneumA Trial Group. Comparison of 8 vs 15 days of antibiotic therapy for ventilator-associated pneumonia in adults: a randomized trial. JAMA. 2003; 290(19):2588–2598.

[127] Zygun DA, Zuege DJ, Boiteau PJ, et al. Ventilator-associated pneumonia in severe traumatic brain injury. Neurocrit Care. 2006; 5(2):108–114.

[128] Drakulovic MB, Torres A, Bauer TT, Nicolas JM, Nogué S, Ferrer M. Supine body position as a risk factor for nosocomial pneumonia in mechanically ventilated patients: a randomised trial. Lancet. 1999; 354(9193):1851–1858.

[129] Cook DJ, Reeve BK, Guyatt GH, et al. Stress ulcer prophylaxis in critically ill

patients. Resolving discordant meta-analyses. JAMA. 1996; 275(4):308–314.

[130] Huang J, Cao Y, Liao C, Wu L, Gao F. Effect of histamine-2-receptor antago-nists versus sucralfate on stress ulcer prophylaxis in mechanically ventilated patients: a meta-analysis of 10 randomized controlled trials. Crit Care. 2010; 14(5):R194.

[131] Alhazzani W, Alenezi F, Jaeschke RZ, Moayyedi P, Cook DJ. Proton pump inhibitors versus histamine 2 receptor antagonists for stress ulcer prophy-laxis in critically ill patients: a systematic review and meta-analysis. Crit Care Med. 2013; 41(3):693–705.

[132] Cocanour CS, Peninger M, Domonoske BD, et al. Decreasing ventilator-asso-ciated pneumonia in a trauma ICU. J Trauma. 2006; 61(1):122–129, discus-sion 129–130.

[133] Gurkin SA, Parikshak M, Kralovich KA, Horst HM, Agarwal V, Payne N. Indi-cators for tracheostomy in patients with traumatic brain injury. Am Surg. 2002; 68(4):324–328, discussion 328–329.

[134] Ahmed N, Kuo YH. Early versus late tracheostomy in patients with severe traumatic head injury. Surg Infect (Larchmt). 2007; 8(3):343–347.

[135] Pittet D, Tarara D, Wenzel RP. Nosocomial bloodstream infection in critically ill patients. Excess length of stay, extra costs, and attributable mortality. JAMA. 1994; 271(20):1598–1601.

[136] Reed CR, Sessler CN, Glauser FL, Phelan BA. Central venous catheter infec-tions: concepts and controversies. Intensive Care Med. 1995; 21(2):177–183.

[137] Merrer J, De Jonghe B, Golliot F, et al. French Catheter Study Group in Inten-sive Care. Complications of femoral and subclavian venous catheterization in critically ill patients: a randomized controlled trial. JAMA. 2001; 286 (G):700–707.

[138] McGee DC, Gould MK. Preventing complications of central venous catheter-ization. N Engl J Med. 2003; 348(12):1123–1133.

[139] Maki DG, Stolz SM, Wheeler S, Mermel LA. Prevention of central venous catheter-related bloodstream infection by use of an antiseptic-impregnated catheter. A randomized, controlled trial. Ann Intern Med. 1997; 127(4):257–266.

[140] Darouiche RO, Raad II, Heard SO, et al. Catheter Study Group. A comparison of two antimicrobial-impregnated central venous catheters. N Engl J Med. 1999; 340(1):1–8.

[141] Ramritu P, Halton K, Collignon P, et al. A systematic review comparing the relative effectiveness of antimicrobial-coated catheters in intensive care units. Am J Infect Control. 2008; 36(2):104–117.

[142] Veenstra DL, Saint S, Sullivan SD. Cost-effectiveness of antiseptic-impreg-nated central venous catheters for the prevention of catheter-related blood-stream infection. JAMA. 1999; 282(6):554–560.

[143] Raad II, Hohn DC, Gilbreath BJ, et al. Prevention of central venous catheter-related infections by using maximal sterile barrier precautions during inser-tion. Infect Control Hosp Epidemiol. 1994; 15(4, Pt 1):231–238.

[144] Maki DG, Ringer M, Alvarado CJ. Prospective randomised trial of povidone-iodine, alcohol, and chlorhexidine for prevention of infection associated with central venous and arterial catheters. Lancet. 1991; 338(8763):339–343.

[145] DesJardin JA, Falagas ME, Ruthazer R, et al. Clinical utility of blood cultures drawn from indwelling central venous catheters in hospitalized patients with cancer. Ann Intern Med. 1999; 131(9):641–647.

[146] Reiff DA, Haricharan RN, Bullington NM, Griffin RL, McGwin G, Jr, Rue LW, III. Traumatic brain injury is associated with the development of deep vein thrombosis independent of pharmacological prophylaxis. J Trauma. 2009; 66(5):1436–1440.

[147] Kaufman HH, Satterwhite T, McConnell BJ, et al. Deep vein thrombosis and pulmonary embolism in head injured patients. Angiology. 1983; 34 (10):627–638.

[148] Büller HR, Agnelli G, Hull RD, Hyers TM, Prins MH, Raskob GE. Antithrom-botic therapy for venous thromboembolic disease: the Seventh ACCP Confer-ence on Antithrombotic and Thrombolytic Therapy. Chest. 2004; 126(3) Suppl:401S–428S.

[149] Black PM, Baker MF, Snook CP. Experience with external pneumatic calf compression in neurology and neurosurgery. Neurosurgery. 1986; 18 (4):440–444.

[150] Farooqui A, Hiser B, Barnes SL, Litofsky NS. Safety and efficacy of early thromboembolism chemoprophylaxis after intracranial hemorrhage from traumatic brain injury. J Neurosurg. 2013; 119(6):1576–1582.

[151] McIntyre LA, Fergusson DA, Hutchison JS, et al. Effect of a liberal versus restrictive transfusion strategy on mortality in patients with moderate to severe head injury. Neurocrit Care. 2006; 5(1):4–9.

[152] Taylor RW, Manganaro L, O'Brien J, Trottier SJ, Parkar N, Veremakis C. Impact of allogenic packed red blood cell transfusion on nosocomial infection rates in the critically ill patient. Crit Care Med. 2002; 30(10):2249–2254.

[153] Toy P, Lowell C. TRALI: definition, mechanisms, incidence and clinical rele-vance. Best Pract Res Clin Anaesthiol. 2007; 21(2):183–193.

[154] Malone DL, Dunne J, Tracy JK, Putnam AT, Scalea TM, Napolitano LM. Blood transfusion, independent of shock severity, is associated with worse out-come in trauma. J Trauma. 2003; 54(5):898–905, discussion 905–907.

[155] Rapp RP, Young B, Twyman D, et al. The favorable effect of early parenteral feeding on survival in head-injured patients. J Neurosurg. 1983; 58(6):906–912.

[156] Young B, Ott L, Twyman D, et al. The effect of nutritional support on out-come from severe head injury. J Neurosurg. 1987; 67(5):668–676.

[157] Harvey SE, Parrott F, Harrison DA, et al. CALORIES Trial Investigators. Trial of the route of early nutritional support in critically ill adults. N Engl J Med. 2014; 371(18):1673–1684.

[158] Casaer MP, Mesotten D, Hermans G, et al. Early versus late parenteral nutri-tion in critically ill adults. N Engl J Med. 2011; 365(6):506–517.

[159] García-de-Lorenzo A, Ortíz-Leyba C, Planas M, et al. Parenteral administra-tion of different amounts of branch-chain amino acids in septic patients: clinical and metabolic aspects. Crit Care Med. 1997; 25(3):418–424.

[160] Young B, Ott L, Dempsey R, Haack D, Tibbs P. Relationship between admis-sion hyperglycemia and neurologic outcome of severely brain-injured patients. Ann Surg. 1989; 210(4):466–472, discussion 472–473.

[161] Lam AM, Winn HR, Cullen BF, Sundling N. Hyperglycemia and neurological outcome in patients with head injury. J Neurosurg. 1991; 75(4):545–551.

[162] Brain Trauma Foundation, American Association of Neurological Surgeons, Congress of Neurological Surgeons, Joint Section on Neurotrauma and Crit-ical Care, AANS/CNS, et al. Guidelines for the management of severe trau-matic brain injury. XII. Nutrition. J Neurotrauma. 2007; 24(Suppl 1):S77–S82.

[163] Jeremitsky E, Omert LA, Dunham CM, Wilberger J, Rodriguez A. The impact of hyperglycemia on patients with severe brain injury. J Trauma. 2005; 58 (1):47–50.

[164] Van den Berghe G, Schoonheydt K, Becx P, Bruyninckx F, Wouters PJ. Insulin therapy protects the central and peripheral nervous system of intensive care patients. Neurology. 2005; 64(8):1348–1353.

[165] Berry C, Ley EJ, Bukur M, et al. Redefining hypotension in traumatic brain injury. Injury. 2012; 43(11):1833–1837.

第20章
液体复苏与颅脑创伤

Fluids Resuscitation and Traumatic Brain Injury

Matthew Vibbert and Akta Patel

摘要 临床医师在对颅脑创伤（TBI）患者进行监护治疗中力求优化脑血流量和脑氧输送。为达到这一目标，液体复苏策略旨在实现容量状态。有许多策略可供临床医师选择，很少有大型数据研究表明特定策略的优越性。液体的选择取决于患者的个体化因素。本章回顾了神经重症监护室内在TBI患者治疗中常用的复苏液，并重点讲述了这些疗法对脑血管血流动力学和颅内压的影响。

关键词 脑灌注，颅内压，高渗性治疗，高渗盐水，复苏

引 言

创伤患者的治疗始于基础生命的维持，包括气道、呼吸、循环。在评估了患者气道的保护能力和进行了气管插管后，对于循环不稳定的患者，液体复苏是第二步治疗。

尽管液体复苏在创伤评估"ABCs"中是基本的，但围绕液体复苏的许多方面仍然存在着争论（如胶体溶液是否优于晶体溶液等）。虽然标准治疗流程简化了创伤患者的治疗，但创伤的特殊本质决定了治疗的过程。尽管TBI患者的基本治疗涵盖了不伴脑损伤的创伤患者的一般治疗策略，但对TBI患者的基本治疗还需进一步完善。

任何患者一旦发生低血压都必须及时处理，以恢复对组织的氧气输送。但TBI患者还面临额外的挑战，因为大脑损伤后颅内可能出现血肿和水肿，导致颅内压（intracranial pressure，ICP）进一步增高，危险性增加。这时液体复苏策略需要通过增加动脉压及降低ICP的方式来优化脑血流灌注。

用于液体复苏的生理盐水（NS）广泛用于伴或不伴脑损伤的患者。胶体溶液对于升高血浆渗透压和扩张血管内容量较晶体溶液更为有效。然而，最近的数据表明，虽然白蛋白对于没有脑损伤的患者

来说是安全的，但对于TBI患者而言，使用白蛋白与病死率增高有关[1]。此外，虽然在普通创伤的情况下并不常规使用高渗盐水（HTS）治疗，但其对于增加血容量和控制脑水肿十分有效，从而降低ICP。甘露醇是用于TBI的另一种复苏液，虽然它的渗透性利尿作用并非尽如人意，但由于甘露醇对ICP和脑血流量（CBF）的影响使其对部分TBI患者有良好的治疗效果。

虽然TBI患者的液体复苏有很多选择，但目前仍缺乏随机对照研究来比较不同复苏液体的疗效。此外，由于创伤性损伤具有多样性的特征，使得其对可能影响患者预后因素的控制变得非常困难，因此需要大规模的对照试验来最终证明不同液体复苏策略的有效性。

液体复苏的目标

液体复苏的主要目标（表20.1）是恢复或维持身体组织所需的氧气供应。在代偿性血容量不足的情况下，氧气输送减少，但组织对氧气的利用由于氧摄取水平的增加而仍旧稳定。当氧输送减少使组织氧摄取下降，导致组织缺氧、无氧代谢增加和乳酸生成增加时，则发生低血容量性休克。虽然血清

表 20.1　液体复苏的目标

血流动力学异常是失血性休克的晚期表现

侵袭性监测（动脉导管、中心静脉压、Swan-Ganz 导管）可以帮助指导复苏治疗

维持脑灌注压在 60 ～ 70 mmHg 是重度 TBI 患者治疗的目标

乳酸水平可由于低血容量性休克而升高，但升高的乳酸水平并不是休克特异性的指标。

虽然之前的讨论适用于所有创伤性损伤患者，但在 TBI 患者的监护中同样需要关注一些特殊问题。对于 TBI 患者，复苏最基本的目标包括维持动脉血压和降低 ICP。足够的大脑血氧供应依靠稳定的脑灌注压（CPP），即平均动脉压（MAP）减去 ICP。为了识别 CPP 降低，需要对严重 TBI 患者进行 ICP 监测。通过增加 MAP 或降低 ICP 提升 CPP，治疗的重点因个体情况不同而异。脑自动调节功能可以在动脉压降低时使血管舒张，在动脉压升高时使血管收缩，使得 CPP 在一定的动脉血压变化范围内保持稳定（通常是 60 ～ 120 mmHg）。Rosner 等[2] 认为 ICP 升高可导致 CPP 降低，从而引起血管扩张等一系列级联反应，进一步导致颅内高压。他们强调通过升高动脉压而非降低 ICP 来增加大脑灌注，从而打破这种级联反应，并最终使 ICP 降低。其他学者认为，通过降低 ICP 的方法增加脑灌注可以提供最小化的跨毛细血管压力并且减轻脑水肿，以此达到最好的治疗效果。

许多研究在探讨适合 TBI 患者的最佳 CPP。灌注压为 60 ～ 70 mmHg 时通常可以为 TBI 患者提供足够的全脑血流灌注[3]。虽然维持大脑的血流动力学稳定十分重要，但复苏的最终目标是保持足够的脑组织氧输送和氧摄取。一项针对 25 例重度 TBI 患者的回顾性研究分析了旨在优化 ICP 和 CPP 改善脑组织氧合作用的常规治疗方法的疗效[4]，给患者应用脑实质内探头进行 ICP、脑温以及脑氧的监测，利用晶体溶液或胶体溶液对患者进行复苏，并根据高级创伤生命支持和重度 TBI 指南进行治疗。作者报道了有 1/3 CPP>60 mmHg 的患者发生了严重的脑缺氧，并且持续性脑缺氧导致了病死率的升高。许多研究证实，持续性脑缺氧与预后较差相关。目前的指南指出，在重度 TBI 的情况下监测颈静脉氧饱和度是合理的，并且将颈静脉氧饱和度（jvO$_2$）小于 50% 作为提示全脑缺氧的阈值。在这一点上，区域脑组织氧监测目前仍处于试验阶段[3]。

液体复苏治疗

高渗盐水

高渗盐水已用于 ICP 增高的治疗（表 20.2 和图 20.1）。虽然高渗盐水是晶体溶液，但它与等渗盐水相比补充血容量的作用较强，对减轻 TBI 患者的脑水肿及改善 ICP 有好处。对于高渗盐水很难得出定论，因为在不同的研究中使用的是不同浓度和治疗剂量的方案。尽管许多实验已经证明，由于其在血流动力学、ICP 及脑氧合方面的突出作用，休克和 TBI 患者可以从高渗盐水治疗中获益，但缺乏比较高渗盐水与其他复苏液体的大规模研究。目前的研究发现，使用不同方案的高渗盐水治疗与对照补液相比，在长期神经系统预后方面缺乏显著作用。

表 20.2　用于液体复苏中的高渗盐水治疗

高渗盐水可增加血容量，降低脑水肿、脑体积及颅内压力。由于高渗盐水可有效增加血容量，所以对于 ICP 增高和低血压的患者而言，应选择高渗盐水进行补液

使用高渗盐水的浓度和治疗剂量没有统一的标准。研究者曾尝试过高渗盐水浓度为 1.6% ～ 29.2%

研究者没有发现高渗盐水和晶体溶液或甘露醇在降低病死率或改善神经系统预后方面的差异

对入院前用高渗盐水或生理盐水治疗的研究并没有显示出差异

静脉输注高渗盐水可升高血浆渗透压，并升高血脑之间的渗透压梯度。这种升高的渗透压梯度可将水从脑实质吸入血液中，降低脑含水量和 ICP。血浆渗透压的升高可以抵消由于细胞裂解和受损脑组织代谢紊乱引起的脑组织渗透压的升高[5, 6]。给药后早期，高渗盐水也被认为可以降低血液黏滞度，增加流变学特性，从而改善 CBF 和脑组织氧合，引起自动调节血管收缩，从而降低 ICP[7]。各种其他有益疗效亦可归因于 HTS 治疗，包括免疫调节作用和减少脑脊液（CSF）的产生等[8]。

高渗盐水治疗后渗透压梯度的升高，同时扩充了血容量，对于血流动力学不稳定的 TBI 患者来说是有利的。针对动物和人类休克情况的研究（如失

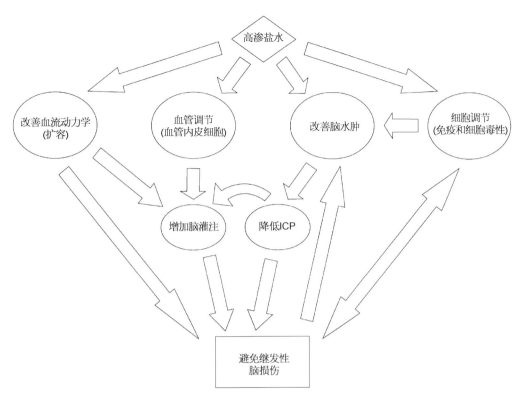

图20.1　**高渗盐水的作用机制**。引自：Doyle JA, Davis DP, Hoyt DB. The use of hypertonic saline in the treatment of traumatic brain injury. J Trauma 2001; 50: 367–383.

血性、脓毒性、心源性）已经证明使用HTS具有维持血流动力学稳定的作用[9-14]。除了在血容量扩充方面的作用，HTS还通过刺激促肾上腺皮质激素（ACTH）和皮质醇的释放来改善血流动力学[15-17]。缺血性损伤通过诱导红细胞肿胀改变微循环，而使用高渗和高张溶液可在体外逆转酸中毒引起的红细胞肿胀[18]。高渗盐水可能对微循环还具有其他有益效果，包括减少白细胞的迁移和对内皮的黏附[19-22]（图20.2）。

　　TBI及颅内出血动物模型的实验显示出HTS治疗的有效性。使用猪硬膜外出血和失血性休克模型，Ducey及其同事[23]发现使用6% NaCl溶液作为复苏液比普通生理盐水、羟乙基淀粉（hydroxyethyl starch，HES）或输注全血在维持血流动力学稳定、降低ICP、维持正常CPP方面的效果更好。Prough及其同事[24]等利用放射性微球技术证明7.2% NaCl溶液不仅可以改善ICP和CPP，还可以改善失血性休克和硬膜下血肿狗模型的局部血流。Taylor[25]等在失血性休克的情况下使用了TBI的低温模型，并比较了乳酸林格液（LR）和7.5% NaCl溶液对血流动力学（心输出量，MAP）、ICP和冷冻性脑损伤部位组织氧合的影响。结果显示LR与高渗盐水在血流动力学上的作用相似，但高渗盐水在降低ICP和增加受损组织中的脑氧合方面具有明显优势。

　　高渗盐水非对照研究的结果列在表20.3中。有报道发现，两位患者分别接受了29.2%高渗盐水20～50 ml静脉推注治疗，结果均显示ICP迅速持续地降低，并改善了肾功能[26]。多项前瞻性观察性研究发现，静脉推注7.5%～10%高渗盐水可降低ICP 40%左右，提升CPP至近70 mmHg左右[27-29]。Munar及其同事[30]用7.2%高渗盐水1.5 ml/kg静脉推注治疗14例TBI和颅内压增高的患者（ICP>15 mmHg），结果显示ICP较治疗前下降约70%（P<0.000 1），CPP和置信区间增加，而MAP保持稳定。他们还发现在使用高渗盐水治疗后动静脉氧分压差没有改变，这表明尽管CPP有所改善，但CBF没有显著变化。

　　除了已显示高渗盐水疗效的研究外，一些研究还将高渗盐水与其他液体进行了比较。Gemma等[31]比较了7.5%高渗盐水和20%甘露醇对接受择期颅内手术患者的CSF压力和脑容量的影响。结果显示，在神经外科手术过程中，高渗盐水和甘露醇在降低CSF压力和脑容量方面没有差异。Mortazavi及其同事[7]对高渗盐水治疗ICP增高的文献进行了

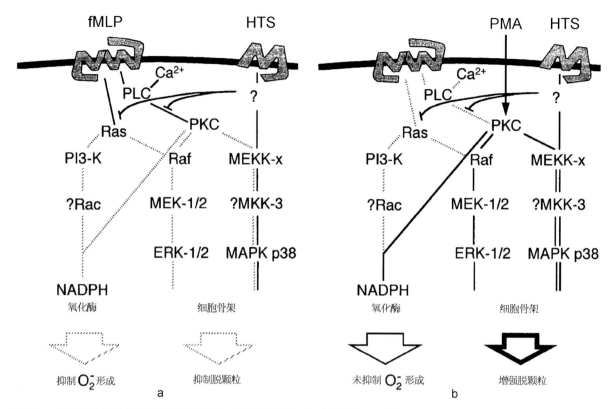

图20.2 高渗盐水促中性粒细胞颗粒和超氧化物调节的机制。(a)在加入趋化肽(fMLP)之前或同时使用高渗盐水可以阻止趋化肽激活的上游信号,从而抑制中性粒细胞超氧化和脱颗粒。(b)当上游信号通过聚丙烯酸甲酯(PMA)进行旁路激活,或在使用趋化肽后再加入高渗盐水,则高渗盐水不会影响中性粒细胞的超氧化作用,但会通过p38信号通路来增强脱颗粒作用。引自:Junger WG, Hoyt DB, Davis RE, et al. Hypertonicity regulates the function of human neutrophils by modulating chemoattractant receptor signaling and activating mitogen-activated protein kinase p38. J Clin Invest 1998; 101(12): 2768–2779.

表 20.3 高渗盐水治疗 ICP 增高的非对照研究

引　文	研究设计	损　伤	高渗液体治疗方案	剂　量	结　果
Worthley 等,1988[26]	病例报道(n=2)	TBI	29.2% NaCl	20 ml 和 50 ml 静脉推注	迅速降低 ICP
Härtl 等,1997[27]	前瞻性研究(n=6,32 次)	重度 TBI(GCS 为 3～8 分)	7.5% NaCl 和 HES	≤ 250 ml 静脉推注	降低 ICP(44%),增加 CPP(38% 至 >70 mmHg)
Schatzmann 等,1998[29]	前瞻性研究(n=6,42 次)	重度 TBI	10% NaCl	100 ml 静脉推注	降低 ICP(43% 平均花费时间 93 分钟)
Horn 等,1999[28]	前瞻性研究(n=10,48 次)	TBI 或 SAH	7.5% NaCl	2 ml/kg 静脉推注	降低 ICP(42%,33 ± 9 至 19 ± 6 mmHg,$P<0.05$);增加 CPP(68 ± 11 至 79 ± 11 mmHg,$P<0.05$)
Munar 等,2000[30]	前瞻性研究(n=14)	中度至重度 TBI(GCS ≤ 13 分),脑出血(ICP>15mmHg)	7.2% NaCl	1.5 ml/kg 静脉推注	降低 ICP(70%,$P<0.05$);增加 CPP 和 CI;MAP 和 CBF 保持稳定(由动静脉氧分压差测定)

注:CBF,脑血流量;CI,置信区间;CPP,脑灌注压;HES,羟乙基淀粉;ICH,脑出血;ICP,颅内压;MAP,平均动脉压;SAH,蛛网膜下腔出血。

系统回顾与meta分析，发现与甘露醇相比，高渗盐水在降低ICP方面可能存在微小的优势，但在神经系统预后方面没有体现明显的益处。比较高渗盐水与等渗晶体溶液（生理盐水或LR）或甘露醇的其他研究的结果在表20.4中列出。

Shackford等[32]对34例需要ICP监测的TBI患者（GCS ≤ 13分）进行的前瞻性随机试验，比较了1.6% HTS和LR的疗效。给患者静脉推注高渗盐水或LR以改善血流动力学不稳定或尿量减少；急性ICP增高通过抬高头位、过度通气、CSF引流、输注甘露醇来治疗；如果上述治疗无效，将采用巴比妥昏迷治疗。在高渗盐水组，研究开始时患者具有较高的ICP峰值以及较低的GCS评分。但在研究开始后的2～5日，两组之间的ICP差异无统计学意义。高渗盐水组患者需要更多的措施控制ICP，但这可能反映了两组患者初始就诊状态的不同。该研究的结果显示，使用1.6%高渗盐水和LR治疗的患者之间的治疗效果相似，但由于基线ICP和GCS的显著差异，很难得出两种治疗方法在降低ICP方面同样有效的结论。

Qureshi等[33]进行了一项回顾性研究，比较了给重度TBI患者（GCS ≤ 8分）持续输注2%～3%高渗盐水与生理盐水的效果。两组患者的基线特征（如年龄、GCS评分）相似，但接受高渗盐水的患者似乎有更严重的颅脑穿通伤或颅内占位性病变。虽然他们发现两组患者之间在过度通气、CSF引流、甘露醇输注或者血管升压药的使用频率上没有差异，但高渗盐水组中使用戊巴比妥昏迷治疗的患者显著增加（7例 vs. 2例，P=0.04）并显示出更高的院内病死率（OR=3.1；95% CI为1.1～10.2）。

Vialet及其同事[34]在一项针对需要ICP监测的20名TBI和持续性昏迷患者的前瞻性随机对照试验中对高渗盐水与甘露醇进行了比较。对患者进行随机分组，分别静脉团注2 ml/kg的7.5%高渗盐水或20%甘露醇，用于治疗难治性颅内高压（即给予过度通气、CSF引流和必要时的血流动力学支持等）。接受7.5%高渗盐水治疗的患者较少出现一过性ICP增高（6.8 ± 5.5 mmHg vs. 13.3 ± 14.2 mmHg，P=0.02），并且颅内高压每日持续时间较短（62 ± 81分钟 vs. 95 ± 92分钟，P=0.04）。高渗盐水组患者的治疗失败率也较低（10% vs. 70%，P=0.01）。尽管该研究规模有限，但这项随机前瞻性研究的结果支持高渗盐水在急性ICP增高中的使用价值。虽然高渗盐水组的患者较少有ICP增高表现，但该研究未显示两组之间病死率或神经功能预后方面的差异。

Cooper及其同事[35]进行了一项前瞻性随机研究，比较了高渗盐水和LR在钝性头部损伤、GCS<9分和低血压（收缩压<100 mmHg）患者院

表 20.4　高渗盐水治疗 ICP 增高的对照研究

引　文	研究设计	损伤	高渗液体治疗方案	对照补液	剂　量	结　　果
Shackford 等，1998[32]	前瞻性随机（n=34）	TBI（GCS ≤ 13分，需要ICP监测）	1.6% NaCl	LR	高渗盐水静脉推注，必要时	相似的降低ICP作用，高渗盐水组患者的创伤更严重（治疗前的GCS更低和ICP更高）
Qureshi 等，1999[33]	回顾性研究（n=82）	重度TBI（GCS ≤ 8分）	2% 或 3% NaCl 加乙酸盐	生理盐水	持续性输注	更多地运用于巴比妥昏迷中（7 vs. 2，P=0.04），更高的院内病死率（OR，3.1；95% CI，1.1～10.2）
Vialet 等，2003[34]	前瞻性随机（n=20）	TBI 伴持续性昏迷	7.5% NaCl	20%甘露醇	每种溶液2 ml/kg，静脉推注	接受高渗盐水治疗的患者发生脑出血的数量下降和持续时间缩短，病死率和神经系统预后相似
Cooper 等，2004[35]	前瞻性随机（n=229）	钝性TBI，昏迷（GCS<9分），伴低血压	7.5% NaCl	LR	每种溶液250 ml，静脉推注	有较低的ICP和较高的CPP，病死率和神经系统预后相似

注：CI，置信区间；CPP，脑灌注压；ICH，脑出血；ICP，颅内压；LR，乳酸林格液；OR，优势比。

前复苏中的疗效区别。229 例患者在接受基础补液支持后，随机分为两组，一组接受7.5%高渗盐水250 ml单次静脉团注，一组接受LR 250 ml单次静脉团注，主要结局指标是伤后6个月时根据GOSe评分反映出的神经系统功能情况。两组在病例资料和创伤严重性方面的基线特征相似。研究中不是所有患者都接受了ICP监测（高渗盐水组中有37例监测了ICP，LR组中有49例）。但高渗盐水组患者的ICP似乎较LR组低 [10 mmHg（范围为6 ～17 mmHg）对15 mmHg（范围为8.5 ～ 22 mmHg），$P=0.08$]，且CPP下降至低于70 mmHg的时间也较短（9.5小时 vs.17小时，$P=0.6$），但ICP>20 mmHg的持续时间两组间没有差异（5.3小时 vs.5.5小时，$P=0.4$）。尽管高渗盐水组患者似乎有较高的CPP和较低的ICP，在根据功能残疾和GOSe评分以判断神经功能预后方面两组间没有差异，提示接受7.5%高渗盐水250 ml单次静脉团注的患者在治疗后6个月时没有获得更好的预后。

甘露醇

与高渗盐水相似，甘露醇可增加血浆渗透压并导致细胞脱水，但与高渗盐水相比，甘露醇为惰性糖醇可导致渗透性利尿（表20.5）。静脉输注甘露醇后造成的渗透压梯度变化、大脑含水量减少是甘露醇能降低ICP的关键机制[36,37]。除了渗透性减少大脑含水量外，输注甘露醇可使血黏度在10分钟内下降23%，并可以收缩软脑膜小动脉[38]。降低血黏度和减少动脉直径的联合作用使CBF减少并降低了ICP。当红细胞高血流切复率时（即当它们通过小动脉和毛细血管时），血黏度明显降低，且被甘露醇包被的红细胞变得柔软，而当甘露醇从红细胞的细胞膜上清除后红细胞则恢复刚性[39]。

尽管有数据支持甘露醇在降低ICP中的作用，

表 20.5　液体复苏中的甘露醇治疗

甘露醇可增加血浆渗透压、降低血黏度、减少脑含水量和导致渗透性利尿。使用甘露醇后，血容量将迅速增加，随后利尿，并使血容量减少

因为利尿的作用，甘露醇可用于ICP增高和血流动力学稳定的患者。利尿时丢失的液体需要小心补充，以避免低血容量

在院前治疗中，与生理盐水对比，甘露醇的应用在血流动力学稳定或病死率方面没有显出更好的效果

甘露醇并被广泛应用，但缺少相关的研究确定甘露醇的最佳给药方案以及与其他药物对照的疗效。最近的学术争论围绕着使用大剂量甘露醇对降低伤后6个月时的病死率和严重致残率的有效性展开[40]。Cruz及其同事[41-43]等公布了他们的研究结果，他们将患者分为3组：非穿透性TBI患者，急性硬膜下、脑实质内出血或弥漫性脑水肿患者和濒死的患者，在研究中他们发现大剂量甘露醇（1.4 g/kg）的使用可以显著降低病死率和致残率。对于这样奇迹般的数据，质疑随之而来，并且由于这些数据无法确认，因此已经从甘露醇临床试验Cochrane综述中被删除[40,44]。

表20.6对各种甘露醇治疗方案进行了比较。Cochrane综述回顾了4项有关甘露醇的随机对照研究[44]，其中3项比较了甘露醇与其他药物的作用差别（戊巴比妥、生理盐水、7.5%高渗盐水），另1项研究比较了治疗策略上的差异（以ICP为指导的治疗和其他以神经系统症状为指导的治疗的比较）[34,45-47]。Schwartz及其同事[46]比较了20%甘露醇与戊巴比妥在TBI后ICP增高患者治疗中的作用。随机选择患者接受戊巴比妥或甘露醇作为初始治疗，如果患者出现难治性颅内高压，则使用另一种药物治疗。对于不需要手术干预清除血肿的患者，最初接受甘露醇治疗的患者病死率低于戊巴比妥组（41% vs. 77%），但对于接受手术治疗的患者，两组间没有观察到这种差异（43% vs. 40%）。在非手术组中，相对死亡风险为0.85（95% CI为0.52 ～ 1.38）[44]。

Smith等[47]比较了ICP指导下的甘露醇治疗（当ICP>20 mmHg时使用20%甘露醇）和经验性的基础治疗（即当神经功能明显下降时使用甘露醇）间的疗效差别。他们没有发现两组间在病死率和致残率方面的差异，与ICP指导治疗的相对死亡风险为0.88（95% CI为0.55 ～ 138）[45]。Sayre及其同事[46]针对多发性创伤及TBI患者，比较了院前使用甘露醇与生理盐水在疗效上的差异。被研究的患者要求先前未使用过利尿剂、未进行心肺复苏（CPR）、未怀孕，且于创伤后6小时以内接受过急救人员评估。结果发现两组患者在血流动力学及病死率方面没有显著差异[45,46]。Vialet及其同事[34]比较了应用相同剂量的20%甘露醇与7.5%高渗盐水对TBI和持续性昏迷患者的颅内高压进行渗透性治疗的疗效。接受甘露醇治疗的患者颅内压增高的发作次数较多（13.3 ± 14.2 vs. 6.8 ± 5.5，$P=0.02$）。

表 20.6　液体复苏中甘露醇治疗的临床研究

引　文	研究设计	损　伤	甘露醇治疗方案	剂　量	对照疗法	相对死亡风险（甘露醇同对照组比较）
Schwartz 等，1984[46]	前瞻性随机（n=59）	重度 TBI（GCS<8分）	20% 甘露醇	逐步加量保持 ICP<20 mmHg	戊巴比妥	0.85（95% CI 为 0.52 ～ 1.38）
Smith 等，1986[47]	前瞻性随机（n=77）	重度 TBI（GCS<8分）	20% 甘露醇	逐步加量保持 ICP<25 mmHg	根据神经症状调整甘露醇（GCS、血气分析、神经功能缺损）	0.83（95% CI 为 0.47 ～ 1.46）
Sayre 等，1996[45]	前瞻性随机（n=41）	中度至重度 TBI（GCS<11 分）	院前 20% 甘露醇	5 ml/kg	生理盐水	1.75（95% CI 为 0.48 ～ 6.38）
Vialet 等，2003[34]	前瞻性随机（n=20）	重度 TBI（GCS<8分）和脑出血	20% 甘露醇	2 ml/kg	7.5% 高渗盐水	1.25（95% CI 为 0.47 ～ 3.33）
Battison 等，2005[48]	前瞻性随机交叉（n=9）	脑损伤；TBI（n=6）或 SAH（n=3）	20% 甘露醇	200 ml	7.5% 高渗盐水或 6% 右旋糖酐	N/A

注：ABG，动脉血气；CI，置信区间；ICH，脑出血；ICP，颅内压；SAH，蛛网膜下腔出血。

颅内高压持续时间更长（95 ± 92 分钟 vs.62 ± 81 分钟，P=0.04），治疗失败率更高（70% vs. 10%，P=0.01）。接受甘露醇治疗的患者也有死亡风险增加的趋势（RR=1.25，95% CI 为 0.47 ～ 3.33）[45]。

虽然有充分的数据和临床经验支持给ICP增高患者进行甘露醇治疗，但对于治疗的最佳剂量、最佳方案及相对疗效方面仍存在很多问题。在甘露醇治疗早期，由于渗透压梯度的关系血容量是增加的，而最终的渗透性利尿又使血容量下降。虽然利尿的后果可由补充经尿液丢失的量来加以避免，但是仍可能由于低血压而造成不良后果，若出现这种情况需要避免使用甘露醇。对于血流动力学不稳定的ICP增高患者而言，使用高渗溶液（如HTS）可以补充血容量，是比较好的治疗选择。

胶体溶液

与晶体溶液相比，胶体溶液含有大分子的溶质分子，溶质分子不易通过完整的毛细血管膜，因此有利于维持渗透压梯度，可以将水保留在血管内（表20.7）。晶体溶液主要由氯化钠组成，最终均匀分布在血管内和血管外。血管内容量约占全身水分的20%，因为晶体溶液容易渗过毛细血管膜，因此仅有20%的晶体溶液会保留在血管内。

表 20.7　液体复苏中胶体溶液和 HES 的治疗

SAFE 试验的结果证实给 TBI 患者进行白蛋白治疗，其病死率显著增加，而这一现象未在不伴脑损伤的创伤患者中发现

HES 是可以扩充血容量的胶体溶液，可被血浆淀粉酶缓慢分解。HES 的最大缺点是对凝血功能造成不利影响，尽管较新的 HES 已对凝血功能影响较小

注：HES，羟乙基淀粉；SAFE，盐水与白蛋白液体复苏评价研究。

与此相比，胶体溶液由于分子量大而不易通过内皮细胞屏障，因此在输注胶体溶液后的最初几小时内，大约70%的输注液体保留在血管内。除了能有效扩充血容量外，胶体溶液对于低血容量的患者来说还可有效地增加心输出量[49]。胶体溶液通过扩充血容量（增加心脏前负荷）以及降低血黏度（降低后负荷）来增加心输出量。

动物研究发现联合使用高渗和高张溶液有利于治疗TBI和SAH患者。Elliott等[50]比较了7.5%高渗盐水、7.5%高渗盐水加4%白蛋白，以及生理盐水在大鼠控制皮层撞击TBI模型中的效果。他们比较了在损伤后即刻使用和延迟（损伤后6小时）使用这3种不同补液（剂量4 ml/kg）对皮质损伤面积

和同侧脑部含水量的影响。尽管发现即刻使用高渗盐水具有增加损伤面积的趋势，但延迟使用高渗盐水与即刻使用高渗盐水相比将有着更小的损伤面积。与即刻单独使用高渗盐水治疗相比，即刻使用 4% 白蛋白加 7.5% 高渗盐水可以明显减少损伤面积，而且在延迟治疗中，联合组与对照组相比也显示出减少损伤面积的最好的效果。

Zausinger 及其同事[22] 报道了 SAH 大鼠模型中高张/高渗治疗的类似研究结果。他们比较了生理盐水、7.5% 高渗盐水、7.5% 高渗盐水加 6% 右旋糖酐 70 对 ICP、CBF、组织形态学损伤及神经系统恢复上的作用。实验动物在损伤 30 分钟后接受了每种溶液 4 ml/kg 剂量的治疗。虽然单用高渗盐水治疗和高渗盐水联合右旋糖酐 70 治疗明显减少了 SAH 发生后 ICP 增高的情况，但在联合治疗组中的实验动物显示出了更好的神经系统预后及神经形态学的改善。接受高张或高渗溶液治疗的实验动物也显示出了生存期的增加。

尽管胶体液具有理论上的优势，但大规模试验未能证明使用胶体液治疗的患者预后有改善。Cochrane 综述回顾性地对损伤组的白蛋白治疗进行了包含 24 个研究和 1 419 例患者的 meta 分析，结果发现接受白蛋白治疗的患者比使用晶体溶液的患者增加了 6% 的死亡风险[51]。继而 Wilkes 和 Navickis[52] 进行了更大规模的 meta 分析，数据未显示使用白蛋白治疗会明显增加死亡风险。

生理盐水对比白蛋白液体复苏评价（SAFE）研究是一项大型多中心随机双盲试验，用于比较患者使用生理盐水或 4% 白蛋白后 28 日的病死率[53]。SAFE 研究招募了 6 997 例患者，接受 4% 白蛋白或生理盐水作为液体复苏的补液，此外接受维持量补液、补充丢失量补液、肠内或肠外营养和血制品输注等治疗。虽然白蛋白治疗可以使患者有较少的补液量，并可使中心静脉压（CVP）升高，但研究组发现在 28 日病死率、ICU 治疗时间、器官衰竭的个数上没有差别。然而亚组分析发现相对于接受生理盐水治疗的 TBI 患者，接受白蛋白治疗的患者的病死率更高。在 241 例接受白蛋白治疗的 TBI 患者中有 59 例死亡，而 251 例接受生理盐水治疗的患者中有 38 例死亡，RR 为 1.62（95% CI 为 1.12 ～ 2.34，P=0.009）。

SAFE 试验的研究者对 TBI 患者进行了回顾性研究，关注两组资料的基线特征和 24 个月的长期预后[54]。两组患者在初始 GCS、严重创伤患者比例（GCS 为 3 ～ 8 分）、CT 检查提示的创伤严重程度，以及初始 ICP 增高方面是相似的。研究总结了 214 例接受白蛋白治疗及 206 例接受生理盐水治疗患者的预后，发现接受白蛋白治疗的严重创伤患者在 24 个月时的病死率明显增加（RR=1.88，95% CI 为 1.31 ～ 2.70，P<0.001）；但在初始 GCS 为 9 ～ 12 分的患者中没有发现预后的区别（RR=0.74，95% CI 为 0.31 ～ 1.79，P=0.50）。两组患者中的死亡病例大都发生在最初的 28 日内。

羟乙基淀粉（HES）

对比白蛋白，HES 是一种合成胶体，由修饰后的支链淀粉组成，它由在葡萄糖亚基的 C2、C3 或 C6 上加上羟乙基键修饰而成。羟乙基化限制了血清淀粉酶分解分子的能力，这延长了淀粉在血管内维持的时间。

HES 溶液是多种分子量物质的混合物，静脉用药后，较小分子量的分子迅速由肾脏排泄[55]。HES 溶液根据平均分子量来分组（高、中、低，分别对应 ≥ 400 kD、200 ～ 400 kD、<200 kD）。较大的分子被血清淀粉酶迅速分解成 HES 小片段而被排泄。羟乙基化的程度和方式决定了水解的比例。通常情况下，具有高分子量或中等分子量且具有高摩尔取代度的 HES 溶液比具有低分子量或中等分子量且具有低摩尔取代度的 HES 溶液降解更慢。

HES 的给药具有严重不良事件的剂量依赖性风险（表 20.8），包括肾功能、内脏灌注、网状内皮细胞功能、炎症反应和凝血等方面损害的副作用。凝血功能异常对于 TBI 来说是要特别关注的。缓慢降解的 HES 溶液可降低血浆中血管性血友病因子（vWF）和凝血因子Ⅷ的含量，较正常对照组降低最多可达 80%[56, 57]。Neo 及其同事[58] 进行的一项 meta 分析显示，与晶体相比，使用 HES 行液体复苏可增加急性肾损伤的发生率，增加进行肾脏替代治疗，输注红细胞或新鲜冰冻血浆的可能性以及增加了脓毒症患者 90 日的病死率。由于存在严重的安全问题，因此不支持临床使用 HES 进行液体复苏。

表 20.8　HES 治疗中的副作用

副作用：肾功能损害、内脏灌充、网状内皮细胞功能损害、炎症反应和凝血功能异常[55]
相对于健康人对照组，缓慢降解的 HES 可降低血浆中 vWF 和凝血因子Ⅷ的含量达 80%[56, 57]

平衡电解质溶液

用于初始复苏的晶体溶液尽管一些机构使用的LR，但0.9%氯化钠才是常规选择。然而，新出现的证据表明，由于其氯化物的含量，输注0.9%氯化钠溶液与代谢性酸中毒有关[59]。平衡电解质溶液含有接近生理浓度的钠、氯化物和钾；有些含有镁；有些含有钙[59]。在美国市场上销售的平衡电解质溶液包括LR、Plasma-Lyte A 和 Isolyte。

Young 及其同事[59]进行了一项随机、双盲、平行组试验，其中包括成人创伤患者。患者在受伤后的最初24小时内接受0.9%氯化钠或Plasma-Lyte A进行复苏。该研究的主要发现是Plasma-Lyte A在伤后24小时可以改善酸碱平衡状态并减少高氯血症的发生。

血制品在液体复苏中的作用

因为血制品（如全血、单采红细胞、新鲜冰冻血浆、冷沉淀、血小板等）包含许多不同的蛋白质和细胞成分，因此血制品的扩容作用与其他胶体溶液一样（表20.9）。血制品通常用于治疗血液系统的异常情况（如贫血、血小板减少、凝血功能异常等）。输血制品会带来感染和输血反应等风险，因此进行输血治疗的决定需根据每个患者的情况而定。

给TBI患者输注红细胞，无论是单采红细胞或全血，都会带来一定的风险和收益。提升血细胞比容可以增加血细胞的携氧能力，但这也带来高血黏度的风险。虽然血浆的黏度比水高1.2倍，但血细胞比容为45%的全血的黏度比水高2.4倍[60]。如Hagen Poiseuille方程所述，牛顿液体的流动速度与其黏度成反比，故减少一半的液体黏度将增加2倍的流速。虽然降低血细胞比容可以增加CBF，但会有携氧能力下降的风险。通常认为，血黏度和携氧能力最佳平衡的血细胞比容是30%～35%[60]。

血液制品的输注有时对创伤性损伤患者至关重要。输注红细胞可以扩容，效果和其他胶体溶液相似，并可以增加携氧能力，这对于严重的失血性休克患者而言是必要的干预方式。通常与输血相关的风险包括感染并发症，发生率从HIV感染1/（140～240）万的发生率到细菌感染1/2 000的发生率不等，免疫反应的发生率从1/600 000（致命反应）到1/100（发热反应）不等[61]。众所周知，虽然免疫调理的机制和严重程度还存在争议，但输血会影响免疫反应是毋庸置疑的。据报道，去白细胞输血可使ICU内患者器官功能衰竭的发生率降低50%，并且降低了心脏手术患者的术后感染率和病死率[61, 62]。

最近的一项大型前瞻性随机研究（包含8 500例患者）比较了开放和保守的输血策略在心脏手术中的效果，发现输血剂量的增加和术后感染风险的增大相关，30日内的病死率增加了6倍，并且增加了脏器缺血的风险（心肌梗死、脑梗死、肾功能损害）[63]。脏器缺血风险的增加看似与输注红细胞增加携氧能力的一般前提相矛盾。据推测，与输血相关的缺血风险增加是由于储存的红细胞耗尽了2,3二磷酸甘油酸（2,3-DPG），这削弱了它们释放结合氧的能力并降低了红细胞膜变形通过毛细血管的能力[64]。

TBI患者可能合并其他损伤导致大量失血，因而输血对于失血性休克患者的益处远远大于风险，然而对于血细胞比容<30%的血流动力学稳定的患者，输血阈值尚不明确。心脏手术中输血相关并发症发生率和病死率增加表明TBI患者治疗过程中进行输血治疗时需要小心谨慎，同时需要进一步的研究来确定TBI患者的最佳输血阈值。

结　论

TBI患者的治疗与其他创伤患者一样开始于全面的评估，并紧急处理气道、呼吸和循环的问题（表20.10）。在考虑急性失血严重的情况下，以生理盐水或血制品进行初始的复苏治疗是必要的，并应立即处理所有直接危及生命安全的伤害。在通过体格检查及影像学检查进行初步评估之后，需评估是否要进行神经外科手术干预。

对严重TBI患者给予传统的有创血流动力学监测手段（动脉、中心静脉和肺动脉导管）是有

表 20.9　TBI 患者输血治疗的效果

血黏度和携氧能力最佳平衡的血细胞比容是30%。这是对创伤性脑损伤患者进行输血治疗的最常用阈值

需要关注心脏手术中输血所引起的并发症，包括感染、缺血和病死率增加。部分临床医师建议对于这类患者应采取更保守的输血阈值

尽管创伤性脑损伤患者经常出现大量失血而需要输血，但对于血流动力学稳定的TBI患者，最佳输血阈值尚未确定

表 20.10　对 TBI 患者行液体复苏的回顾

CPP 为 60 ～ 70 mmHg 是 TBI 患者治疗的最低目标

足够的脑氧摄取是 TBI 患者治疗的最终目标

甘露醇和高渗盐水导致特殊的血液流变学作用，它们能增加脑血流量和氧输送能力，也产生渗透性利尿作用

高渗盐水扩充血容量

对于 TBI 患者，白蛋白的使用同增加病死率有关

对于心脏手术患者，缺血与输血相关，病死率增加和输血呈剂量依赖性增高关系

对于 TBI 患者，虽然理想的输血阈值或许更低，但 30% 的血细胞比容对于携氧能力和氧输送能力而言，理论上达到了最佳的平衡

益的，这些手段可以及时反馈机体对复苏治疗的反应。ICP监测（脑实质内或脑室内）能确定急性ICP增高和计算CPP。在治疗 TBI 患者时，60 ～ 70 mmHg是CPP能接受的最低压力目标。虽然低CPP表明CBF可能受损，但足够的脑氧摄取是TBI治疗过程中的最终目标。用精细的脑实质内探头进行脑组织氧饱和度的测定，在TBI患者的治疗中并不作为常规的监测技术。

脑组织的氧测定提供探针周围有限区域的氧合信息，这取决于局部的氧弥散，并存在局部损伤和微生物感染的风险。虽然最近的数据表明这些监测可以提供预后判断相关的信息，但还需要做更多的研究来确定这些监测是否可以成为指导治疗策略制定的工具。这些方法为临床试验中监测疗效提供了非常有价值的依据，且可以被最终运用在临床实践工作中。

复苏中最常用的液体是高渗盐水和甘露醇。两者都可以通过从脑实质中消除水分来帮助减少脑内含水量和降低ICP。甘露醇和高渗盐水也会产生独特的流变效应从而促进CBF和氧输送。主要的不同之处在于甘露醇可引起渗透性利尿，而高渗盐水则扩充血容量。这种差异决定了为何会选择高渗盐水作为血流动力学不稳定患者的首选治疗方法。

没有临床对照试验的充分证据证明哪种液体相对而言更有效，许多现有的研究比较了每种药物的不同剂量和给药方案。通常情况下，高渗盐水或甘露醇被用于ICP增高初始阶段的治疗，尽管这些药物可以降低ICP，但对于生存和长期神经系统康复的最终影响尚不清楚。

此外，由于严重的安全问题，不支持使用HES进行液体复苏。因为HES溶液可能造成凝血功能异常，因此在有临床试验确证其安全性之前，在TBI患者中应谨慎使用HES。SAFE的研究结果显示与白蛋白给药相关的病死率增加，尽管目前尚不清楚其中的具体机制，但在TBI患者群体中使用白蛋白应谨慎。

类似地，输血对于经历心脏手术的患者存在显著的风险。异常的局部缺血与输血相关，并且病死率随着输注血液单位的增加而增加，呈现出剂量依赖性关系。对于TBI患者，30%的血细胞比容对于携氧能力和氧输送而言达到了理论上最佳的平衡，但输血最理想的阈值可能更低。必须对每位患者进行输血风险与潜在益处的权衡，另外对于TBI患者输血疗效的进一步研究将有助于制定最佳的输血阈值。

（李　磊　吴雪海）

参考文献

[1] Myburgh J, Cooper DJ, Finfer S, et al. SAFE Study Investigators, Australian and New Zealand Intensive Care Society Clinical Trials Group, Australian Red Cross Blood Service, George Institute for International Health. Saline or albumin for fluid resuscitation in patients with traumatic brain injury. N Engl J Med. 2007; 357(9):874–884.

[2] Rosner MJ, Rosner SD, Johnson AH. Cerebral perfusion pressure: management protocol and clinical results. J Neurosurg. 1995; 83(6):949–962.

[3] Carney N, Totten AM, O'Reilly C, et al. Guidelines for the management of severe traumatic brain injury, fourth edition. Neurosurgery. 2017; 80(1):6–15.

[4] Stiefel MF, Udoetuk JD, Spiotta AM, et al. Conventional neurocritical care and cerebral oxygenation after traumatic brain injury. J Neurosurg. 2006; 105(4):568–575.

[5] Nonaka M, Yoshimine T, Kohmura E, Wakayama A, Yamashita T, Hayakawa T. Changes in brain organic osmolytes in experimental cerebral ischemia. J Neurol Sci. 1998; 157(1):25–30.

[6] Olson JE, Banks M, Dimlich RV, Evers J. Blood-brain barrier water permeability and brain osmolyte content during edema development. Acad Emerg Med. 1997; 4(7):662–673.

[7] Mortazavi MM, Romeo AK, Deep A, et al. Hypertonic saline for treating raised intracranial pressure: literature review with meta-analysis. J Neurosurg. 2012; 116(1):210–221.

[8] Forsyth LL, Liu-DeRyke X, Parker D, Jr, Rhoney DH. Role of hypertonic saline for the management of intracranial hypertension after stroke and traumatic brain injury. Pharmacotherapy. 2008; 28(4):469–484.

[9] Hjelmqvist H, Ullman J, Gunnarsson U, Hamberger B, Rundgren M. Increased resistance to haemorrhage induced by intracerebroventricular infusion of hypertonic NaCl in conscious sheep. Acta Physiol Scand. 1992; 145(2):177–186.

[10] Holcroft JW, Vassar MJ, Perry CA, Gannaway WL, Kramer GC. Use of a 7.5% NaCl/6% Dextran 70 solution in the resuscitation of injured patients in the emergency room. Prog Clin Biol Res. 1989; 299:331–338.

[11] Kien ND, Reitan JA, White DA, Wu CH, Eisele JH. Cardiac contractility and blood flow distribution following resuscitation with 7.5% hypertonic saline in anesthetized dogs. Circ Shock. 1991; 35(2):109–116.

[12] Ogata H, Luo XX. Effects of hypertonic saline solution (20%) on cardiodynamics during hemorrhagic shock. Circ Shock. 1993; 41(2):113–118.

[13] Ramires JA, Serrano Júnior CV, César LA, Velasco IT, Rocha e Silva Júnior M, Pileggi F. Acute hemodynamic effects of hypertonic (7.5%) saline infusion in patients with cardiogenic shock due to right ventricular infarction. Circ Shock. 1992; 37(3):220–225.

[14] Walsh JC, Zhuang J, Shackford SR. A comparison of hypertonic to isotonic fluid in the resuscitation of brain injury and hemorrhagic shock. J Surg Res. 1991; 50(3):284–292.

[15] Bertone JJ, Shoemaker KE. Effect of hypertonic and isotonic saline solutions on plasma constituents of conscious horses. Am J Vet Res. 1992; 53 (10):1844–1849.

[16] Cudd TA, Purinton S, Patel NC, Wood CE. Cardiovascular, adrenocorticotropin, and cortisol responses to hypertonic saline in euvolemic sheep are altered by prostaglandin synthase inhibition. Shock. 1998; 10(1):32–36.

[17] Tølløfsrud S, Tønnessen T, Skraastad O, Noddeland H. Hypertonic saline and dextran in normovolaemic and hypovolaemic healthy volunteers increases interstitial and intravascular fluid volumes. Acta Anaesthesiol Scand. 1998; 42(2):145–153.

[18] Kempski O, Behmanesh S. Endothelial cell swelling and brain perfusion. J Trauma. 1997; 42(5) Suppl:S38–S40.

[19] Bauer M, Marzi I, Ziegenfuss T, Seeck G, Bühren V, Larsen R. Comparative effects of crystalloid and small volume hypertonic hyperoncotic fluid resuscitation on hepatic microcirculation after hemorrhagic shock. Circ Shock. 1993; 40(3):187–193.

[20] Härtl R, Medary MB, Ruge M, Arfors KE, Ghahremani F, Ghajar J. Hypertonic/hyperoncotic saline attenuates microcirculatory disturbances after traumatic brain injury. J Trauma. 1997; 42(5) Suppl:S41–S47.

[21] Spera PA, Arfors KE, Vasthare US, Tuma RF, Young WF. Effect of hypertonic saline on leukocyte activity after spinal cord injury. Spine. 1998; 23(22):2444–2448, discussion 2448–2449.

[22] Zausinger S, Thal SC, Kreimeier U, Messmer K, Schmid-Elsaesser R. Hypertonic fluid resuscitation from subarachnoid hemorrhage in rats. Neurosurgery. 2004; 55(3):679–686, discussion 686–687.

[23] Ducey JP, Mozingo DW, Lamiell JM, Okerburg C, Gueller GE. A comparison of the cerebral and cardiovascular effects of complete resuscitation with isotonic and hypertonic saline, hetastarch, and whole blood following hemorrhage. J Trauma. 1989; 29(11):1510–1518.

[24] Prough DS, Whitley JM, Taylor CL, Deal DD, DeWitt DS. Regional cerebral blood flow following resuscitation from hemorrhagic shock with hypertonic saline. Influence of a subdural mass. Anesthesiology. 1991; 75(2):319–327.

[25] Taylor G, Myers S, Kurth CD, et al. Hypertonic saline improves brain resuscitation in a pediatric model of head injury and hemorrhagic shock. J Pediatr Surg. 1996; 31(1):65–70, discussion 70–71.

[26] Worthley LI, Cooper DJ, Jones N. Treatment of resistant intracranial hypertension with hypertonic saline. Report of two cases. J Neurosurg. 1988; 68 (3):478–481.

[27] Härtl R, Ghajar J, Hochleuthner H, Mauritz W. Hypertonic/hyperoncotic saline reliably reduces ICP in severely head-injured patients with intracranial hypertension. Acta Neurochir Suppl (Wien). 1997; 70:126–129.

[28] Horn P, Münch E, Vajkoczy P, et al. Hypertonic saline solution for control of elevated intracranial pressure in patients with exhausted response to mannitol and barbiturates. Neurol Res. 1999; 21(8):758–764.

[29] Schatzmann C, Heissler HE, König K, et al. Treatment of elevated intracranial pressure by infusions of 10% saline in severely head injured patients. Acta Neurochir Suppl (Wien). 1998; 71:31–33.

[30] Munar F, Ferrer AM, de Nadal M, et al. Cerebral hemodynamic effects of 7.2% hypertonic saline in patients with head injury and raised intracranial pressure. J Neurotrauma. 2000; 17(1):41–51.

[31] Gemma M, Cozzi S, Tommasino C, et al. 7.5% hypertonic saline versus 20% mannitol during elective neurosurgical supratentorial procedures. J Neurosurg Anesthesiol. 1997; 9(4):329–334.

[32] Shackford SR, Bourguignon PR, Wald SL, Rogers FB, Osler TM, Clark DE. Hypertonic saline resuscitation of patients with head injury: a prospective, randomized clinical trial. J Trauma. 1998; 44(1):50–58.

[33] Qureshi AI, Suarez JI, Castro A, Bhardwaj A. Use of hypertonic saline/acetate infusion in treatment of cerebral edema in patients with head trauma: experience at a single center. J Trauma. 1999; 47(4):659–665.

[34] Vialet R, Albanèse J, Thomachot L, et al. Isovolume hypertonic solutes (sodium chloride or mannitol) in the treatment of refractory posttraumatic intracranial hypertension: 2 mL/kg 7.5% saline is more effective than 2 mL/kg 20% mannitol. Crit Care Med. 2003; 31(6):1683–1687.

[35] Cooper DJ, Myles PS, McDermott FT, et al. HTS Study Investigators. Prehospital hypertonic saline resuscitation of patients with hypotension and severe traumatic brain injury: a randomized controlled trial. JAMA. 2004; 291 (11):1350–1357.

[36] Marshall LF, SMith RW, Rauscher LA, Shapiro HM. Mannitol dose requirements in brain-injured patients. J Neurosurg. 1978; 48(2):169–172.

[37] Wise BL, Chater N. The value of hypertonic mannitol solution in decreasing brain mass and lowering cerebro-spinal-fluid pressure. J Neurosurg. 1962; 19:1038–1043.

[38] Muizelaar JP, Wei EP, Kontos HA, Becker DP. Mannitol causes compensatory cerebral vasoconstriction and vasodilation in response to blood viscosity changes. J Neurosurg. 1983; 59(5):822–828.

[39] Burke AM, Quest DO, Chien S, Cerri C. The effects of mannitol on blood viscosity. J Neurosurg. 1981; 55(4):550–553.

[40] Roberts I, Smith R, Evans S. Doubts over head injury studies. BMJ. 2007; 334 (7590):392–394.

[41] Cruz J, Minoja G, Okuchi K. Improving clinical outcomes from acute subdural hematomas with the emergency preoperative administration of high doses of mannitol: a randomized trial. Neurosurgery. 2001; 49(4):864–871.

[42] Cruz J, Minoja G, Okuchi K. Major clinical and physiological benefits of early high doses of mannitol for intraparenchymal temporal lobe hemorrhages with abnormal pupillary widening: a randomized trial. Neurosurgery. 2002; 51(3):628–637, discussion 637–638.

[43] Cruz J, Minoja G, Okuchi K, Facco E. Successful use of the new high-dose mannitol treatment in patients with Glasgow Coma Scale scores of 3 and bilateral abnormal pupillary widening: a randomized trial. J Neurosurg. 2004; 100 (3):376–383.

[44] Wakai A, Roberts I, Schierhout G. Mannitol for acute traumatic brain injury. Cochrane Database Syst Rev. 2007(1):CD001049.

[45] Sayre MR, Daily SW, Stern SA, Storer DL, van Loveren HR, Hurst JM. Out-of-hospital administration of mannitol to head-injured patients does not change systolic blood pressure. Acad Emerg Med. 1996; 3(9):840–848.

[46] Schwartz ML, Tator CH, Rowed DW, Reid SR, Meguro K, Andrews DF. The University of Toronto head injury treatment study: a prospective, randomized comparison of pentobarbital and mannitol. Can J Neurol Sci. 1984; 11 (4):434–440.

[47] Smith HP, Kelly DL, Jr, McWhorter JM, et al. Comparison of mannitol regimens in patients with severe head injury undergoing intracranial monitoring. J Neurosurg. 1986; 65(6):820–824.

[48] Battison C, Andrews PJ, Graham C, Petty T. Randomized, controlled trial on the effect of a 20% mannitol solution and a 7.5% saline/6% dextran solution on increased intracranial pressure after brain injury. Crit Care Med. 2005; 33 (1):196–202; discussion 257-258.

[49] Shoemaker WC. Relation of oxygen transport patterns to the pathophysiology and therapy of shock states. Intensive Care Med. 1987; 13(4):230–243.

[50] Elliott MB, Jallo JJ, Gaughan JP, Tuma RF. Effects of crystalloid-colloid solutions on traumatic brain injury. J Neurotrauma. 2007; 24(1):195–202.

[51] Cochrane Injuries Group Albumin Reviewers. Human albumin administration in critically ill patients: systematic review of randomised controlled trials. BMJ. 1998; 317(7153):235–240.

[52] Wilkes MM, Navickis RJ. Patient survival after human albumin administration. A meta-analysis of randomized, controlled trials. Ann Intern Med. 2001; 135(3):149–164.

[53] Finfer S, Bellomo R, Boyce N, French J, Myburgh J, Norton R, SAFE Study Investigators. A comparison of albumin and saline for fluid resuscitation in the intensive care unit. N Engl J Med. 2004; 350(22):2247–2256.

[54] Myburgh J, Cooper DJ, Finfer S, et al. SAFE Study Investigators, Australian and New Zealand Intensive Care Society Clinical Trials Group, Australian Red Cross Blood Service, George Institute for International Health. Saline or albumin for fluid resuscitation in patients with traumatic brain injury. N Engl J Med. 2007; 357(9):874–884.

[55] Kozek-Langenecker SA. Effects of hydroxyethyl starch solutions on hemostasis. Anesthesiology. 2005; 103(3):654–660.

[56] de Jonge E, Levi M, Büller HR, Berends F, Kesecioglu J. Decreased circulating levels of von Willebrand factor after intravenous administration of a rapidly degradable hydroxyethyl starch (HES 200/0.5/6) in healthy human subjects. Intensive Care Med. 2001; 27(11):1825–1829.

[57] Jamnicki M, Bombeli T, Seifert B, et al. Low- and medium-molecular-weight hydroxyethyl starches: comparison of their effect on blood coagulation. Anesthesiology. 2000; 93(5):1231–1237.

[58] Neo AS, Veelo DP, Peireira VG, de Assuncao MS, Manetta JA, Esposito DG, Schultz MJ. Fluid resuscitation with hydroxyethyl starches in patients with sepsis is associated with an increased incidence of acute kidney injury and use of renal replacement therapy: a systemic review and meta-analysis of the literature. Journal of Critical Care. 2014; 29:185e1–185e7.

[59] Young JB, Utter GH, Schermer CR, et al. Saline versus Plasma-Lyte A in initial resuscitation of trauma patients: a randomized trial. Ann Surg. 2014; 259 (2):255–262.

[60] Deutsch H, Ullman JS. What is the optimal hematocrit and hemoglobin for head-injured patients? In: Valadka AB, Andrews BT, eds. Neurotrauma: Evidence-Based Answers to Common Questions. New York, NY: Thieme; 2005:88–90.

[61] Ferraris VA, Ferraris SP, Saha SP, et al. Society of Thoracic Surgeons Blood Conservation Guideline Task Force, Society of Cardiovascular Anesthesiologists

Special Task Force on Blood Transfusion. Perioperative blood transfusion and blood conservation in cardiac surgery: the Society of Thoracic Surgeons and the Society of Cardiovascular Anesthesiologists clinical practice guideline. Ann Thorac Surg. 2007; 83(5) Suppl:S27–S86.

[62] Bilgin YM, van de Watering LM, Eijsman L, Versteegh MI, van Oers MH, Brand A. Is increased mortality associated with post-operative infections after leu-kocytes containing red blood cell transfusions in cardiac surgery? An

extended analysis. Transfus Med. 2007; 17(4):304–311.

[63] Murphy GJ, Reeves BC, Rogers CA, Rizvi SI, Culliford L, Angelini GD. Increased mortality, postoperative morbidity, and cost after red blood cell transfusion in patients having cardiac surgery. Circulation. 2007; 116(22):2544–2552.

[64] Rawn JD. Blood transfusion in cardiac surgery: a silent epidemic revisited. Circulation. 2007; 116(22):2523–2524.

第21章
颅脑创伤的镇静和镇痛

Sedation and Analgesia in Traumatic Brain Injury

Matthew Vibbert and John W. Liang

摘要 颅脑创伤（TBI）患者救治的一个关键目标是避免脑组织缺血引起的继发性脑损伤。镇静策略旨在实现适当程度的镇静和疼痛控制。这一点至关重要，因为不受控制的疼痛和焦虑可能会对血流动力学和脑代谢产生不利的影响。同时，避免过度镇静和便于神经系统检查也是很重要的。虽然有大量文献研究了重症监护病房（ICU）中的镇静方案选择和疗效，但很少有研究纳入TBI患者。因此，在TBI患者中指导镇静治疗选择的证据大多是间接的，并可以从其他疾病状态的研究中推断出来。本章回顾了神经重症监护病房（NICU）中治疗TBI常用的镇静剂，特别关注每种药物的脑生理效应和优缺点，以及每种药物的使用背景。

关键词 脑灌注，颅内压，镇静，镇痛

引　言

TBI患者管理的一个关键目标是避免因脑组织缺血引起的继发性脑损伤。实现适当程度的镇静和镇痛对于这一目标至关重要，因为不受控制的疼痛和焦虑可能会产生有害的血流动力学和脑代谢。同时，重要的是要注意避免过度镇静并保持神经系统检查的便利性。虽然有大量文献研究重症监护病房（ICU）的镇静选择和结局，但很少有研究纳入脑损伤患者。因此，在TBI患者中指导镇静选择的证据主要是间接的，即从其他疾病状态的研究中推断出来。

镇静方案制订原则

针对TBI患者的镇静治疗策略需要考虑多方面因素。镇静具有多种作用。首先，镇静可以缓解疼痛和焦虑，而未缓解的疼痛和焦虑可能导致不适宜的平均动脉压（MAP）和颅内压（ICP）升高，从而导致脑灌注压（CPP）下降。其次，镇静有助于促进机械通气患者的人-机协调和耐受ICU常规操作及护理如气管内吸痰，从而有助于防止由此引发的胸腔内压力和脑静脉引流阻力的升高。最后，镇静可能有助于降低脑氧代谢率（$CMRO_2$），从而短期内使受损的脑组织耐受氧输送缺乏的状态[1]。

对镇静药物使用的担忧通常围绕着掩盖神经系统评估和对血流动力学产生不利影响的可能性。选择镇静药物时必须考虑这些潜在的副作用。时量相关半衰期较短的药物是合适的，其停药后血浆药物浓度下降50%所需时间较短，这样便于间断的神经系统检查。一些镇静药物具有抗惊厥作用，这可能是有益的，因为癫痫发作会增加$CMRO_2$。常用的镇静剂可导致全身血管扩张，进一步导致MAP剂量依赖性下降。这种效应在血管内容量减少的患者中尤为突出，这些患者依赖外周血管张力来维持MAP。在TBI患者中，很难预测MAP降低的血流动力学后遗症。在具有完整脑血流自动调节的患者中，低血压将导致ICP升高，从而导致CPP降低。在自身调节受损的患者中，低血压可对CPP、脑血流量（CBF）和ICP产生不可预测的影响[2]。

常用的镇静和镇痛药物

丙泊酚

药理学

丙泊酚是一种静脉内应用的镇静/催眠药,通常用于NICU的镇静(表21.1)。它起 γ-氨基丁酸(GABA)受体激动剂的作用,产生镇静和轻度遗忘,但不产生镇痛作用。镇静深度呈现剂量依赖效应。它具有高度亲脂性并容易穿过血脑屏障,从而迅速达到镇静效果,起效时间通常不超过60秒[8]。当药物从中枢神经系统重新分布时,血浆药物清除迅速发生,从而允许患者从镇静中快速苏醒;该效应通常持续不到10分钟[8, 9]。丙泊酚经过肝结合为无活性的代谢产物,最终经尿液消除。没有明显的药物相互作用,肾衰竭或中度肝功能不全时也不需要调整剂量[8]。

不良反应

丙泊酚诱导全身性血管舒张,并呈剂量依赖性降低血压。使用丙泊酚可能需要联合正性肌力药物来维持血流动力学稳定,特别是推注剂量。使用不当可能导致MAP和CPP的下降,这可能导致TBI患者的缺血性损伤。丙泊酚也可导致心率降低。丙泊酚是高度亲脂性的并且混合在脂质乳剂中。脂质乳剂以相当于小时输注速率(1 kcal/ml)的速率提供非蛋白质热量,并应计入营养方案[10]。此外,长期输注丙泊酚会导致血清甘油三酯升高,由此产生的高脂血症与不良结局无关,因此未对其进行常规监测[8, 11]。

特别关注

广为人知的不良反应是丙泊酚输注综合征,其特征为严重的乳酸性酸中毒、高钾血症、横纹肌溶解症、心脏和肾衰竭[12],病死率为30%。此并发症具体发生机制尚不清楚,不过其与>5 mg/kg的速率延长输注超过48小时有关[12]。在TBI患者中,单用丙泊酚镇静来控制ICP所需的剂量和用药时程通常超过安全范围,因此需要联合用药降低丙泊酚的使用剂量。

表 21.1　丙泊酚和咪达唑仑在 TBI 中的应用研究

研究项目	研究设计	研究患者	研究药物	研究结果
Sanchez-Izquierdo-Riera 等,1998[3]	单中心,随机化	100 例成人TBI,其中59例重度TBI	咪达唑仑(n=34)vs. 1% 丙泊酚(n=33)vs. 咪达唑仑+丙泊酚(n=33)	镇静效果相同 相似的不良事件 ICP 监测(n=59)患者中,ICP、CPP 和颈静脉血氧饱和度无差别 丙泊酚显著缩短唤醒时间并升高甘油三酯水平 相似的不良事件发生率
Kelly 等,1999[4]	多中心,双盲	42 例成人重度TBI	2% 丙泊酚(n=23)vs. 吗啡(n=19)	丙泊酚组尽管预后指标较差,但在第3日 ICP 降低 丙泊酚组控制 ICP 所需辅助治疗较少(加苯二氮䓬类药物、神经肌肉阻滞、CSF 引流) 不良反应无显著差异
Sandiumenge 等,2000[5]	单中心,随机化,非盲法	63 例成人TBI,其中43例重度TBI(73%)	咪达唑仑(n=31)vs. 2% 丙泊酚(n=32)	丙泊酚治疗失败率更高,但是 ICU 治疗时间和患者结局无差别 ICP、CPP 和颈静脉血氧饱和度无差别 不良事件无显著差异
Ghori 等,2007[6]	单中心,随机化	28 例成人重度TBI	咪达唑仑(n=15)vs. 丙泊酚(n=13)	治疗结局无差别 血浆神经胶质细胞 S100 β 蛋白浓度无差别
Tanguy 等,2012[7]	单中心,随机化,单盲	29 例成人重度TBI	咪达唑仑(n=14)vs. 丙泊酚(n=15)	脑微透析参数无差别(乳酸/丙酮酸,谷氨酸、甘油或葡萄糖) ICP、CPP、MAP 无差别

注:CS,脑脊液;ICP,颅内压;ICU,重症监护室;MAP,平均动脉压。

TBI 相关的注意事项

丙泊酚的一些特性使其成为TBI患者镇静药物的一种有吸引力的选择。它起效迅速，药效持续时间短，便于进行频繁的神经系统评估。在一项研究中，丙泊酚降低了对照组和ICP升高患者的ICP[9]。由于丙泊酚对颅内压的有利影响及其抗癫痫的特性，丙泊酚可用作有颅内占位性病变患者的镇静剂。

咪达唑仑

药理学

咪达唑仑（表21.1）是一种苯二氮䓬类药物，作用于GABA受体系统产生镇静作用。还有额外的遗忘效应导致顺行性遗忘。由于咪达唑仑具有高脂溶性，因此其起效时间快，为1～2分钟。它可以从血液中迅速清除并被摄取到脂肪组织中，而不是从体内排出。这导致不必要的镇静作用延长，尤其是肥胖患者，药效可能持续超过24小时[13, 14]。此外，咪达唑仑还可出现快速耐药现象，患者需要逐步增加剂量以维持相同的镇静水平；这会导致药物在组织内蓄积并导致镇静时间延长。由于这些原因，建议将输注持续时间限制在48小时以内。应该注意的是，咪达唑仑的代谢是通过CYP450（细胞色素P450）酶系统进行的，应当避免使用干扰该系统的药物。此外，咪达唑仑的某种活性代谢产物是通过肾脏排泄的，所以急性肾衰竭可导致镇静作用延长。

不良反应

与丙泊酚相比，咪达唑仑的血流动力学抑制相对较少。与所有苯二氮䓬类药物一样，它具有抗惊厥作用，对有戒酒风险的患者有益。但是，长时间输注如果突然停止，咪达唑仑本身会增加苯二氮䓬类药物的使用风险。ICU使用苯二氮䓬类药物与患者谵妄和创伤后应激障碍（PTSD）的增加有关[15]。虽然因果关系尚未证实，但在ICU内使用较高剂量的苯二氮䓬类药物与出院后6个月PTSD症状的加重相关[16]。

TBI 相关的注意事项

咪达唑仑对ICP和CPP的影响与异丙酚相当。2014年的一项meta分析显示，咪达唑仑与丙泊酚对重度TBI患者的镇静效果没有显著差异[17]。

右美托咪定

药理学

右美托咪定是一种 α_2 受体激动剂，其对 α_2 肾上腺素能受体的亲和力比可乐定高8倍（表21.2）[22]。它呈剂量依赖性产生镇静、镇痛和抗焦虑作用。右美托咪定镇静时产生与睡眠相似的脑电图（EEG）变化[23]。在停药10小时内右美托咪定的血药浓度就可以恢复到治疗前的水平，其分布和消除半衰期（t½）分别为6分钟和2小时。右美托咪定通过肝脏代谢成无活性的甲基和葡糖苷酸结合物，并主要通过肾脏途径排泄。因此，在患有肝脏或肾脏损害的重症患者中，右美托咪定的作用时间延长。

不良反应

右美托咪定的主要不良反应是其剂量依赖性地降低心率、血压和循环儿茶酚胺水平[22]。对于心输出量依赖于心率的患者，如充血性心力衰竭、血容量不足或心脏传导阻滞者，应谨慎使用右美托咪定。而右美托咪定在高血浆浓度时也不会显著抑制呼吸。事实上，其良好的呼吸特性使其可用于非插管患者的镇静。与咪达唑仑相比，应用右美托咪定缩短了患者的拔管时间和ICU住院时间，并降低了谵妄的发生率[24, 25]。与可乐定不同，右美托咪定的突然撤药并不会产生反跳性高血压。

特别关注

Tan等人报道的meta分析中，一共纳入24项研究，使用负荷剂量和维持剂量>0.7 μg/（kg·h）的右美托咪定导致致死性心动过缓的风险增加。此meta分析纳入研究的异质性很大，而大部分排除的研究针对的是神经系统疾病。

TBI 相关的注意事项

能够配合检查的镇静状态是右美托咪定独有的特征，可以使镇静的患者配合神经专科检查而不需要停止输注。一旦刺激停止，患者就会恢复到镇静状态。右美托咪定不具有异丙酚或咪达唑仑所诱导的抑制癫痫发作的益处。一项单中心研究报道，右美托咪定比丙泊酚更能让TBI患者达到Richmond躁动镇静评分（RASS）的目标[21]。然而，右美托咪定较丙泊酚更容易导致低血压。最后，关于右美托咪定对TBI患者ICP的影响的数据有限；一项小规模前瞻性对照试验表明，使用右美托咪定不影响TBI患者的CBF和脑氧合[19]。

阿片类药物

阿片类药物麻醉剂（吗啡、芬太尼、瑞芬太尼）是ICU常用的镇痛药（表21.3）。它们产生轻

表 21.2　右美托咪定在 TBI 患者中的应用研究

研究项目	研究设计	纳入患者	研究药物	研究结果
James 等，2012[18]	单中心，随机交叉，非盲法	8 例成人重度 TBI 患者	右美托咪定或丙泊酚使用 6 小时，洗脱后交叉	无显著血流动力学改变 脑代谢改变无显著差别（乳酸 / 丙酮酸）
Wang 等，2013[19]	单中心，前瞻性对照	非重度 TBI 患者（n=15）vs. 重度 TBI 患者（n=12）	右美托咪定 1 μg/kg 负荷剂量，后续滴注 0.4 μg/（kg·h）输注	非 TBI 组 CBF 显著降低且脑代谢无变化 TBI 组的 CBF 和脑代谢均无显著变化
Humble 等，2016[20]	单中心，观察性病例系列	85 例成人重度 TBI	右美托咪定	用药期间减少了麻醉药物和镇静药物的使用 治疗后中位 MAP、SBP、DBP 和 HR 降低有统计学差异，但无临床意义 输注的开始与神经功能（RASS、GCS）的下降无关
Pajoumand 等，2016[21]	单中心，观察性	198 例成人重度 TBI	单用右美托咪定（n=222）vs. 右美托咪定 + 丙泊酚（n=148）vs. 单用丙泊酚（n=599）vs. 两者均不用（n=59）	单用右美托咪定组在目标 RASS 评分中具有最高的平均每日估计值 和单用丙泊酚相比，单用右美托咪定或和右美托咪定 + 丙泊酚显著增加低血压发生率

注：CBF，脑血流量；DBP，舒张压；HR，心率；MAP，平均动脉压；RASS，Richmond 躁动镇静评分；SBP，收缩压。

表 21.3　阿片类药物在 TBI 中的应用研究

研究项目	研究设计	纳入患者	研究药物	研究结果
Sperry 等，1992[26]	单中心，随机化，盲法，交叉	9 例成人重度 TBI，咪达唑仑镇静和维库溴铵行神经肌肉阻滞	芬太尼 3 μg/kg 推注，或舒芬太尼 0.6 μg/kg 推注间隔 24 小时	芬太尼和舒芬太尼均显著升高 ICP 并降低 MAP 和 CPP
Lauer 等，1997[27]	单中心，随机化	15 例成人重度 TBI，咪达唑仑镇静，无升压药辅助	芬太尼（n=5）vs. 舒芬太尼（n=5）vs. 吗啡（n=5），滴定至 MAP 最大下降 10%	滴定时 MAP 降低但不伴随 ICP 增加
De Nadal 等，1998[28]	单中心，单臂	30 例连续入院的成人重度 TBI	芬太尼 2 μg/kg 泵入；治疗前后监测脑血流动力学	芬太尼导致 ICP 显著升高和 MAP 及 CPP 显著降低 CBF 无改变
Albanèse 等，1999[29]	单中心，随机化，非盲，交叉	6 例成人重度 TBI，丙泊酚镇静和维库溴铵行神经肌肉阻滞	间隔 24 小时分别以芬太尼 10 μg/kg 推注和滴注，或舒芬太尼 1 μg/kg 推注和滴注，或者阿芬太尼 100 μg/kg 推注和滴注	三种阿片类药物均显著增加 ICP 并降低 MAO 和 CPP
De Nadal 等，2000[30]	单中心，随机化，盲法，交叉	30 例连续入院的成人重度 TBI	间隔 24 小时分别以吗啡 0.2 mg/kg，或者芬太尼 2 μg/kg 推注	吗啡和芬太尼均导致 ICP 显著升高和 MAP 及 CPP 显著降低 CBF 无改变

（续表）

研究项目	研究设计	纳入患者	研究药物	研究结果
Karabinis 等，2004[31]	多中心，随机化，开放性观察性研究	161 例神经 ICU 成人患者	瑞芬太尼为基础的镇静（*n*=84）vs. 芬太尼（*n*=37），或吗啡（*n*=40）辅助的催眠为基础的镇静	瑞芬太尼镇静显著缩短了神经系统评估的平均时间和吗啡相比，瑞芬太尼的拔管时间显著提前；瑞芬太尼和芬太尼的拔管时间无差别各组的 ICP 和 CPP 无明显差异，但只测量了 161 例患者中的 42 例患者
Engelhard 等，2004[32]	单中心，观察性研究	20 例接受丙泊酚和舒芬太尼镇静的成人 TBI 患者	血流动力学基线评估后改用瑞芬太尼	输注瑞芬太尼时，TCD 检查中 MAP、ICP 或脑血流速度无差别
Leone 等，2004[33]	单中心，剂量递增	20 例接受机械通气的成人重度 TBI 患者	三个递增剂量 [0.25、0.5、1 μg/（kg·min）] 的瑞芬太尼后进行气管内吸痰	接受递增剂量的瑞芬太尼后气管内吸痰分别导致 16、15 和 5 名患者咳嗽

注：CBF，脑血流；CPP，脑灌注压；ICP，颅内压；ICU，重症监护室；MAP，平均动脉压；TCD，经颅多普勒。

度的镇静作用，在镇静方案中添加阿片类药物有助于减少镇静药物的总剂量需求。阿片类药物通过几种受体，如μ受体，产生镇痛作用。以前应用于 TBI 患者的阿片类药物以吗啡为主。它有多种不良反应，包括耐受性差、戒断反应和活性代谢物蓄积，以及无法预测的唤醒时间，特别是对于肾衰竭患者。随着副作用更易耐受的短效阿片类药物的出现，吗啡在 TBI 患者镇静方案里的作用逐渐减弱。

芬太尼

药理学

芬太尼是 ICU 最常用的阿片类药物。它作用于μ、κ 和 δ 受体来抑制上行性疼痛通路，从而提高疼痛阈值并改变机体对疼痛的反应。芬太尼通过静脉内给药时起效迅速，并通过 CYP450 系统代谢成活性代谢产物，因此需要考虑药物间的相互作用。芬太尼可以通过肾脏清除，在长时程输注的情况下会有蓄积效应，尤其是在晚期肾病患者，而这可能会妨碍神经系统检查。

不良反应

芬太尼通常会导致 ICU 中常见的许多阿片类药物副作用。呼吸抑制呈剂量依赖性。低血压是由血管舒张引起的，大剂量推注给药的风险更高，尤其是对于循环容量不足的患者。长时程输注通常需要

考虑肠道功能减退和肠梗阻的风险，因此需要适当的肠道管理方案来预防阿片类药物引起的便秘。

TBI 相关的注意事项

阿片类药物对脑血流动力学的影响存在争议。大多数关于 TBI 的研究都表明其导致 TBI 患者的 ICP 升高，同时伴随着 MAP 和 CPP 的降低。有的研究发现，在具有完整自身调节的患者中，MAP 降低导致脑血管舒张，从而增加 CBF 并随之导致 ICP 升高[29]。然而也有其他研究报道显示 ICP 增加，MAP 和 CPP 减少，但 CBF 保持不变，这提示除了血管扩张以外还存在其他机制[28, 30]。大多数表明 ICP 升高的研究均使用了推注给药方式，但也有一些报道称当阿片类药物以滴定输注的方式给药时可以避免 ICP 升高[27]。尽管对 ICP 的作用及其临床意义尚未明确，但芬太尼仍然是 NICU 中一种常用的镇痛药。

瑞芬太尼

药理学

瑞芬太尼是一种超短效的人工合成阿片受体激动剂，其作用强度是吗啡的 250 倍。它起效迅速（不到 1 分钟），并通过血浆非特异性酯酶代谢成为无活性的代谢产物后经过肾脏排泄。它的时量相关半衰期为 3 ～ 4 分钟，因此无论输注持续时间如何，

其药效都会迅速消退。在肾脏或肝损伤患者中使用瑞芬太尼时无需调整剂量。

不良反应

与其他阿片类药物相似，瑞芬太尼可引起心动过缓、低血压、呼吸抑制和恶心。

特别关注

瑞芬太尼可在输注停止后10分钟内引起急性阿片类药物戒断综合征，其特征为心动过速、高血压、瞳孔散大、出汗和肌阵挛。即便给予吗啡等替代阿片类药物，症状仍可能持续存在并需要重新开始使用瑞芬太尼治疗[34]。

TBI 相关的注意事项

与基于丙泊酚或咪达唑仑的镇静相比，瑞芬太尼能快速起效且无蓄积作用，使患者做神经系统检查的可预测苏醒时间缩短。基于综合ICU或外科ICU的一些研究表明，使用瑞芬太尼而非咪达唑仑或吗啡的镇静方案可以缩短机械通气的持续时间、拔管时间和ICU住院时间[35, 36]。

与丙泊酚或咪达唑仑相比，瑞芬太尼对NICU患者的ICP和CPP似乎没有任何重大影响。然而，

由于药物可以从患者体内快速消除并且可能使患者缺乏镇痛措施，因此需要警惕静脉用药的突然撤退和反弹性痛觉过敏，后者可导致ICP升高。在停药前应为患者提供足够的镇痛保护。此外，仅使用瑞芬太尼镇静不能充分抑制气管内吸痰导致的咳嗽反应，这也可导致TBI患者的ICP升高。

氯胺酮

药理学

氯胺酮是一种苯环利定衍生物，可作为竞争性NMDA（N-甲基-D-天冬氨酸）受体拮抗剂（表21.4）。它能产生镇痛和镇静状态，称为分离性麻醉，此时患者对疼痛刺激无反应，但他们仍可能睁开眼睛并保留反射。氯胺酮能够快速通过血脑屏障，起效时间小于5分钟。虽然NICU中氯胺酮通常使用静脉内输注，但其可以通过多种其他替代途径（肌内、舌下或直肠）给药。氯胺酮的清除半衰期为2.5小时。它在肝脏中转化成为活性代谢产物去甲氯胺酮，并通过肾脏和胆汁排出。在重度肝或肾功能不全患者中，长期给药存在蓄积风险。

表 21.4　氯胺酮在 TBI 中的应用研究

研究项目	研究设计	纳入病例	研究药物	研究结果
Kolenda 等，1996[37]	单中心，前瞻性，随机化研究	35 例中度或重度成人 TBI 患者	氯胺酮和咪达唑仑（n=17）vs. 芬太尼和咪达唑仑（n=18）	氯胺酮组减少升压药需求并增加 CPP 氯胺酮改善肠外营养摄入
Albanèse 等，1997[38]	单中心，前瞻性，单臂研究	8 例接受丙泊酚镇静的成人 TBI 患者	氯胺酮的 3 个递增剂量推注（1.5、3 和 5 mg/kg）	3 个剂量均能显著降低 ICP CPP 无差别 氯胺酮导致低幅度快速脑电活动，在脑电图上有明显的抑制，如爆发抑制
Bourgoin 等，2003[39]	单中心，前瞻性，随机化，双盲研究	25 例成人重度 TBI 患者	氯胺酮和咪达唑仑（n=12）vs. 舒芬太尼和咪达唑仑（n=13）	ICP 或 CPP 无显著差异 舒芬太尼组需要更多补液和更多升压药需求趋势
Schmittner 等，2007[40]	单中心，前瞻性，随机化研究	24 例成人 TBI 或者 SAH 患者	甲己炔巴比妥钠和芬太尼 vs. 甲己炔巴比妥钠和氯胺酮	ICP 或 CPP 无显著差异 氯胺酮降低升压药需求
Bar-Joseph 等，2009[41]	单中心，前瞻性，单臂研究	30 例一线治疗效果差的 ICP 控制困难的儿童 TBI 患者	氯胺酮使用（n=82）基于两大指征。组 1（n=17）：在导致不良应激的干预过程中给予氯胺酮预防进一步 ICP 升高（如 ET 吸引），组 2（n=65）：氯胺酮作为额外措施降低 ICP	两组患者用药后 CPP 升高，ICP 降低 30%

注：CPP，脑灌注压；EEG，脑电图；ET，气管内；ICP，颅内压；SAH，蛛网膜下腔出血。

不良反应

氯胺酮是一种正性肌力药物，也是一种血管收缩药物。虽然对休克患者的血流动力学有益，但如果用于活动性心肌缺血患者，氯胺酮可增加后负荷和心肌需氧量。氯胺酮不会引起大多数常见镇静药和镇痛药的典型副作用，没有血流动力学或肠蠕动的抑制。

特别关注

氯胺酮是一种分离性麻醉剂，可导致诸如幻觉和出现谵妄的副作用。相反，围手术期使用氯胺酮与军队烧伤患者的创伤后应激障碍患病率降低相关[42]。此外，一项随机研究报道了氯胺酮对难治性抑郁症中的良好表现[43]。目前尚不清楚氯胺酮对 TBI 患者的精神影响。

TBI 相关的注意事项

氯胺酮能保留自主呼吸和咳嗽/咽反射，因而可以应用于非插管患者。20 世纪 70 年代起的早期研究发现氯胺酮导致自主呼吸的志愿者或非控制性

通气患者 CBF 和 ICP 升高，推测可能是由于 CO_2 分压增加诱导的脑血管扩张所致[44, 45]。因此，出于对 ICP 恶化的顾虑，在 TBI 患者需谨慎应用氯胺酮。最近的研究表明，机械通气的 TBI 患者联合应用氯胺酮和苯二氮䓬类药物或丙泊酚镇静后 ICP 可以降低[37-41, 46]。一项针对机械通气的儿童 TBI 患者的前瞻性病例对照研究发现，一线药物难以控制 ICP 升高的患者在氯胺酮给药后其 ICP 降低了 30%[41]。目前还没有氯胺酮作为机械通气患者唯一镇静剂的研究报道，因此氯胺酮的使用仅可作为对一线镇静剂难以控制的 ICP 升高患者的辅助治疗用药。

巴比妥类药物（戊巴比妥和硫喷妥钠）

药理学

巴比妥类药物通过中枢兴奋 GABA 受体和抑制 AMPA（α-氨基-3-羟基-5-甲基-4-异恶唑丙酸）受体而发挥作用（表 21.5）。它们产生剂量依赖性的

表 21.5　巴比妥类药物在 TBI 患者中的应用研究

研究项目	研究设计	纳入患者	研究药物	研究结果
Schwartz 等，1984[47]	多中心，随机化，非盲	59 例成人重度 TBI 患者	组 1（ICP 升高不伴血肿）：戊巴比妥（n=13）vs. 甘露醇（n=17） 组 2（ICP 升高伴血肿）：戊巴比妥（n=15）vs. 甘露醇（n=14）	组 1 病死率：77% 戊巴比妥 vs. 41% 甘露醇 组 2 病死率：40% 戊巴比妥 vs. 43% 甘露醇 整体上，在控制 ICP 升高方面，戊巴比妥不如甘露醇有效（RR：1.75；95% CI：1.05～2.92） 控制 ICP 加用第二种药物：68% 戊巴比妥 vs. 39% 甘露醇
Ward 等，1985[48]	单中心，随机化	53 例急性硬膜内血肿患者或无占位病变的异常屈曲/伸直运动反应的患者	戊巴比妥（n=27）vs. 标准治疗（n=26）	头部受伤即开始治疗而不考虑 ICP 巴比妥类药物组 ICP 平均值降低 巴比妥类药物组 MAP 降低（54% vs. 7%） 巴比妥类药物组体温降低
Eisenberg 等，1988[49]	多中心，随机化，非盲	73 例 ICP 难以控制的重度 TBI	戊巴比妥（n=37）vs. 标准治疗（n=36）	2∶1 的获益支持戊巴比妥控制 ICP
Pérez-Bárcena 等，2008[50]	单中心，随机化，非盲	44 例 ICP 难以控制的重度 TBI	戊巴比妥（n=22）vs. 硫喷妥钠（n=22）	硫喷妥钠的降 ICP 效果更好（OR：5.1；P=0.027） 基线 CT 特征有差别（戊巴比妥组水肿和占位效应更重） 低血压和感染的发生率无差别
Mellion 等，2013[51]	单中心，回顾性	36 例 ICP 难以控制的重度儿童 TBI	全部接受巴比妥输注治疗	36 例中 10 例患者用巴比妥类药物（28%）控制了难治性 ICP ICP 可控和不可控的患者之间病死率无差异

注：CI，置信区间；CT，计算机断层扫描；ICP，颅内压；MAP，平均动脉压；OR，优势比；RR，相对风险。

镇静和全身麻醉作用。巴比妥类药物脂溶性很高，因此可快速起效，适用于作为快速诱导插管中用作诱导剂。其经过肝脏代谢，并且长时程输注会发生显著的蓄积。巴比妥类药物的半衰期很长。当血浆水平高于 30 mg/L 时，消除由一级动力学变为零级动力学，导致显著蓄积[52]。脑电图爆发抑制是治疗难治性 ICP 危象或难治性癫痫持续状态的常见临床终点，通常需要 >40 mg/L 的血浆药物水平，因此由于其消除动力学而可能导致不可预测的苏醒时间[53]。

不良反应

随着更安全的新型镇静剂的出现，副作用较多的巴比妥类药物作为 ICU 中镇静剂的地位日渐降低。巴比妥类药物具有直接的心肌和血管舒缩抑制作用，导致低血压，通常需要添加血管升压药物。在巴比妥酸盐诱导的昏迷患者中也可观察到胃瘫、肾上腺抑制、免疫抑制和体温调节丧失。

TBI 相关的注意事项

巴比妥类药物可降低 CBF、$CMRO_2$ 和 ICP。然而，它们也可导致 MAP 的显著降低，因此会对 CPP 产生不同的影响。此外，达到脑电爆发抑制所需的血浆药物浓度导致数日内无法进行神经系统检查。一项 2012 年 Cochrane 系统评价发现，应用巴比妥类药物后 1/4 的患者出现低血压而没有任何相关的病死率或残疾率降低[54]。作者认为，低血压效应可能会影响到巴比妥类药物相关的 ICP 降低所带来的 CPP 获益。由于其副作用较多，巴比妥类药物不作为常规维持用镇静剂，限于 ICP 控制困难的患者和难治性癫痫持续状态的治疗。临床医师应提高警惕，并准备根据需要提供血流动力学支持。

（袁慧佳）

参考文献

[1] Michenfelder JD, Theye RA. Cerebral protection by thiopental during hypoxia. Anesthesiology. 1973; 39(5):510-517.

[2] Hawthorne C, Piper I. Monitoring of intracranial pressure in patients with traumatic brain injury. Front Neurol. 2014; 5:121.

[3] Sanchez-Izquierdo-Riera JA, Caballero-Cubedo RE, Perez-Vela JL, Ambros-Checa A, Cantalapiedra-Santiago JA, Alted-Lopez E. Propofol versus midazolam: safety and efficacy for sedating the severe trauma patient. Anesth Analg. 1998; 86(6):1219-1224.

[4] Kelly DF, Goodale DB, Williams J, et al. Propofol in the treatment of moderate and severe head injury: a randomized, prospective double-blinded pilot trial. J Neurosurg. 1999; 90(6):1042-1052.

[5] Sandiumenge Camps A, Sanchez-Izquierdo Riera JA, Toral Vazquez D, Sa Borges M, Peinado Rodriguez J, Alted Lopez E. Midazolam and 2% propofol in long-term sedation of traumatized critically ill patients: efficacy and safety comparison. Crit Care Med. 2000; 28(11):3612-3619.

[6] Ghori KA, Harmon DC, Elashaal A, et al. Effect of midazolam versus propofol sedation on markers of neurological injury and outcome after isolated severe head injury: a pilot study. Crit Care Resusc. 2007; 9(2):166-171.

[7] Tanguy M, Seguin P, Laviolle B, Bleichner JP, Morandi X, Malledant Y. Cerebral microdialysis effects of propofol versus midazolam in severe traumatic brain injury. J Neurotrauma. 2012; 29(6):1105-1110.

[8] McKeage K, Perry CM. Propofol: a review of its use in intensive care sedation of adults. CNS Drugs. 2003; 17(4):235-272.

[9] Hutchens MP, Memtsoudis S, Sadovnikoff N. Propofol for sedation in neuro-intensive care. Neurocrit Care. 2006; 4(1):54-62.

[10] McClave SA, Martindale RG, Vanek VW, et al. A.S.P.E.N. Board of Directors, American College of Critical Care Medicine, Society of Critical Care Medicine. Guidelines for the Provision and Assessment of Nutrition Support Therapy in the Adult Critically Ill Patient: Society of Critical Care Medicine (SCCM) and American Society for Parenteral and Enteral Nutrition (A.S.P.E.N.). JPEN J Parenter Enteral Nutr. 2009; 33(3):277-316.

[11] Devaud JC, Berger MM, Pannatier A, et al. Hypertriglyceridemia: a potential side effect of propofol sedation in critical illness. Intensive Care Med. 2012; 38(12):1990-1998.

[12] Otterspoor LC, Kalkman CJ, Cremer OL. Update on the propofol infusion syndrome in ICU management of patients with head injury. Curr Opin Anaesthesiol. 2008; 21(5):544-551.

[13] Shafer A. Complications of sedation with midazolam in the intensive care unit and a comparison with other sedative regimens. Crit Care Med. 1998; 26(5):947-956.

[14] Pohlman AS, Simpson KP, Hall JB. Continuous intravenous infusions of lorazepam versus midazolam for sedation during mechanical ventilatory support: a prospective, randomized study. Crit Care Med. 1994; 22(8):1241-1247.

[15] Parker AM, Sricharoenchai T, Raparla S, Schneck KW, Bienvenu OJ, Needham DM. Posttraumatic stress disorder in critical illness survivors: a metaanalysis. Crit Care Med. 2015; 43(5):1121-1129.

[16] Girard TD, Shintani AK, Jackson JC, et al. Risk factors for post-traumatic stress disorder symptoms following critical illness requiring mechanical ventilation: a prospective cohort study. Crit Care. 2007; 11(1):R28.

[17] Gu JW, Yang T, Kuang YQ, et al. Comparison of the safety and efficacy of propofol with midazolam for sedation of patients with severe traumatic brain injury: a meta-analysis. J Crit Care. 2014; 29(2):287-290.

[18] James ML, Olson DM, Graffagnino C. A pilot study of cerebral and haemodynamic physiological changes during sedation with dexmedetomidine or propofol in patients with acute brain injury. Anaesth Intensive Care. 2012; 40(6):949-957.

[19] Wang X, Ji J, Fen L, Wang A. Effects of dexmedetomidine on cerebral blood flow in critically ill patients with or without traumatic brain injury: a prospective controlled trial. Brain Inj. 2013; 27(13-14):1617-1622.

[20] Humble SS, Wilson LD, Leath TC, et al. ICU sedation with dexmedetomidine after severe traumatic brain injury. Brain Inj. 2016; 30(10):1266-1270.

[21] Pajoumand M, Kufera JA, Bonds BW, et al. Dexmedetomidine as an adjunct for sedation in patients with traumatic brain injury. J Trauma Acute Care Surg. 2016; 81(2):345-351.

[22] Bhana N, Goa KL, McClellan KJ. Dexmedetomidine. Drugs. 2000; 59(2):263-268, discussion 269-270.

[23] Hsu YW, Cortinez LI, Robertson KM, et al. Dexmedetomidine pharmacodynamics: part I: crossover comparison of the respiratory effects of dexmedetomidine and remifentanil in healthy volunteers. Anesthesiology. 2004; 101(5):1066-1076.

[24] Riker RR, Shehabi Y, Bokesch PM, et al. SEDCOM (Safety and Efficacy of Dexmedetomidine Compared With Midazolam) Study Group. Dexmedetomidine vs midazolam for sedation of critically ill patients: a randomized trial. JAMA. 2009; 301(5):489-499.

[25] Tan JA, Ho KM. Use of dexmedetomidine as a sedative and analgesic agent in critically ill adult patients: a meta-analysis. Intensive Care Med. 2010; 36(6):926-939.

[26] Sperry RJ, Bailey PL, Reichman MV, Peterson JC, Petersen PB, Pace NL. Fentanyl and sufentanil increase intracranial pressure in head trauma patients. Anesthesiology. 1992; 77(3):416-420.

[27] Lauer KK, Connolly LA, Schmeling WT. Opioid sedation does not alter intracranial pressure in head injured patients. Can J Anaesth. 1997; 44(9):929-933.

[28] de Nadal M, Ausina A, Sahuquillo J, Pedraza S, Garnacho A, Gancedo VA.

Effects on intracranial pressure of fentanyl in severe head injured patients. Acta Neurochir Suppl (Wien). 1998; 71:10–12.

[29] Albanèse J, Viviand X, Potie F, Rey M, Alliez B, Martin C. Sufentanil, fentanyl, and alfentanil in head trauma patients: a study on cerebral hemodynamics. Crit Care Med. 1999; 27(2):407–411.

[30] de Nadal M, Munar F, Poca MA, Sahuquillo J, Garnacho A, Rosselló J. Cerebral hemodynamic effects of morphine and fentanyl in patients with severe head injury: absence of correlation to cerebral autoregulation. Anesthesiology. 2000; 92(1):11–19.

[31] Karabinis A, Mandragos K, Stergiopoulos S, et al. Safety and efficacy of analgesia-based sedation with remifentanil versus standard hypnotic-based regimens in intensive care unit patients with brain injuries: a randomised, controlled trial [ISRCTN50308308]. Crit Care. 2004; 8(4):R268–R280.

[32] Engelhard K, Reeker W, Kochs E, Werner C. Effect of remifentanil on intracranial pressure and cerebral blood flow velocity in patients with head trauma. Acta Anaesthesiol Scand. 2004; 48(4):396–399.

[33] Leone M, Albanèse J, Viviand X, et al. The effects of remifentanil on endotracheal suctioning-induced increases in intracranial pressure in head-injured patients. Anesth Analg. 2004; 99(4):1193–1198, table of contents.

[34] Delvaux B, Ryckwaert Y, Van Boven M, De Kock M, Capdevila X. Remifentanil in the intensive care unit: tolerance and acute withdrawal syndrome after prolonged sedation. Anesthesiology. 2005; 102(6):1281–1282.

[35] Breen D, Karabinis A, Malbrain M, et al. Decreased duration of mechanical ventilation when comparing analgesia-based sedation using remifentanil with standard hypnotic-based sedation for up to 10 days in intensive care unit patients: a randomised trial [ISRCTN47583497]. Crit Care. 2005; 9(3):R200–R210.

[36] Dahaba AA, Grabner T, Rehak PH, List WF, Metzler H. Remifentanil versus morphine analgesia and sedation for mechanically ventilated critically ill patients: a randomized double blind study. Anesthesiology. 2004; 101(3):640–646.

[37] Kolenda H, Gremmelt A, Rading S, Braun U, Markakis E. Ketamine for analgosedative therapy in intensive care treatment of head-injured patients. Acta Neurochir (Wien). 1996; 138(10):1193–1199.

[38] Albanèse J, Arnaud S, Rey M, Thomachot L, Alliez B, Martin C. Ketamine decreases intracranial pressure and electroencephalographic activity in traumatic brain injury patients during propofol sedation. Anesthesiology. 1997; 87(6):1328–1334.

[39] Bourgoin A, Albanèse J, Wereszczynski N, Charbit M, Vialet R, Martin C. Safety of sedation with ketamine in severe head injury patients: comparison with sufentanil. Crit Care Med. 2003; 31(3):711–717.

[40] Schmittner MD, Vajkoczy SL, Horn P, et al. Effects of fentanyl and S(+)-ketamine on cerebral hemodynamics, gastrointestinal motility, and need of vasopressors in patients with intracranial pathologies: a pilot study. J Neurosurg

Anesthesiol. 2007; 19(4):257–262.

[41] Bar-Joseph G, Guilburd Y, Tamir A, Guilburd JN. Effectiveness of ketamine in decreasing intracranial pressure in children with intracranial hypertension. J Neurosurg Pediatr. 2009; 4(1):40–46.

[42] McGhee LL, Maani CV, Garza TH, Gaylord KM, Black IH. The correlation between ketamine and posttraumatic stress disorder in burned service members. J Trauma. 2008; 64(2) Suppl:S195–S198, Discussion S197–S198.

[43] Zarate CA, Jr, Singh JB, Carlson PJ, et al. A randomized trial of an N-methyl-D-aspartate antagonist in treatment-resistant major depression. Arch Gen Psychiatry. 2006; 63(8):856–864.

[44] Takeshita H, Okuda Y, Sari A. The effects of ketamine on cerebral circulation and metabolism in man. Anesthesiology. 1972; 36(1):69–75.

[45] Shaprio HM, Wyte SR, Harris AB. Ketamine anaesthesia in patients with intracranial pathology. Br J Anaesth. 1972; 44(11):1200–1204.

[46] Himmelseher S, Durieux ME. Revising a dogma: ketamine for patients with neurological injury? Anesth Analg. 2005; 101(2):524–534, table of contents.

[47] Schwartz ML, Tator CH, Rowed DW, Reid SR, Meguro K, Andrews DF. The University of Toronto head injury treatment study: a prospective, randomized comparison of pentobarbital and mannitol. Can J Neurol Sci [Le Journal Canadien des Sciences Neurologiques]. 1984; 11(4):434–440.

[48] Ward JD, Becker DP, Miller JD, et al. Failure of prophylactic barbiturate coma in the treatment of severe head injury. J Neurosurg. 1985; 62(3):383–388.

[49] Eisenberg HM, Frankowski RF, Contant CF, Marshall LF, Walker MD. High-dose barbiturate control of elevated intracranial pressure in patients with severe head injury. J Neurosurg. 1988; 69(1):15–23.

[50] Pérez-Bárcena J, Llompart-Pou JA, Homar J, et al. Pentobarbital versus thiopental in the treatment of refractory intracranial hypertension in patients with traumatic brain injury: a randomized controlled trial. Crit Care. 2008; 12(4):R112.

[51] Mellion SA, Bennett KS, Ellsworth GL, et al. High-dose barbiturates for refractory intracranial hypertension in children with severe traumatic brain injury. Pediatr Crit Care Med. 2013; 14(3):239–247.

[52] Hemmings HC, Egan TD. Pharmacology and Physiology for Anesthesia: Foundations and Clinical Application. Philadelphia, PA: Elsevier Health Sciences; 2012.

[53] Winer JW, Rosenwasser RH, Jimenez F. Electroencephalographic activity and serum and cerebrospinal fluid pentobarbital levels in determining the therapeutic end point during barbiturate coma. Neurosurgery. 1991; 29(5):739–741, discussion 741–742.

[54] Roberts I, Sydenham E. Barbiturates for acute traumatic brain injury. Cochrane Database Syst Rev. 2012; 12:CD000033.

第22章
机械通气和肺危重治疗
Mechanical Ventilation and Pulmonary Critical Care

Mitchell D. Jacobs, Michael Baram, and Bharat Awsare

摘要 机械通气是重症医学的基石。所有涉及危重治疗医学的人都需要了解机械通气的适应证，知道如何设置和调整呼吸机，了解呼吸机引起的肺损伤预防，排除机械通气患者的常见问题，熟悉呼吸机的脱机过程。本章将重点介绍机械通气的基础知识，并提供与脑损伤患者有关的注意事项。

关键词 机械通气，呼吸衰竭，脱机，呼吸窘迫综合征，呼吸机诱发肺损伤，重症治疗

引 言

机械通气是重症监护病房（ICU）提供重症监护治疗的基础之一。尽管机械通气技术在20世纪早期得到了发展，但直到20世纪50年代小儿麻痹症流行才得到广泛应用。大约35%的ICU患者接受机械通气[1]。其中20%由于神经系统疾患需要机械通气[2]。在美国，每年大约有80万患者接受机械通气，每年的治疗费用为270亿美元[3]。

20世纪70年代，马萨诸塞州总医院和约翰·霍普金斯大学开始成立专门的重症监护病房（ICU）来管理复杂的神经损伤患者[4]。

这些ICU是现代神经重症监护病房（NICU）的最早版本。这些患者代表了ICU患者中的一部分，他们的神经损伤需要在包括机械通气在内的所有危重治疗方面进行专门和独特的监测和管理。在NICU中，呼吸衰竭是最常见的非脑器官并发症[5]。大约20%的脑损伤患者需要插管和机械通气[6]。其中80%的患者是因为原发性神经损伤插管[7]。高达20%的患者至少7日内仍需依赖呼吸机[8]。最后，急性肺损伤（ALI）的发生与颅脑创伤（TBI）患者较差的神经预后有关。

虽然大多数机械通气的一般原则可以应用于神经损伤患者的处理，但仍有一些需要注意的具有挑

表 22.1　机械通气的一般指征

低氧血症型衰竭	通气/灌注（V/Q）不匹配（COPD、哮喘）
	肺内分流（肺炎、肺水肿、肺不张）
	阻塞性肺疾病（哮喘、COPD）
	肌肉功能衰竭
	神经病变（格林-巴利综合征、ALS）
	肌肉疾病（肌炎、瘫痪）
	电解质
高碳酸血症型衰竭	胸部损伤或畸形
	脊柱后侧凸
	肋骨骨折（连枷胸）
	外科手术
	气胸
	代谢需求增加
	脓毒症/发热
意识状态改变	中枢神经系统损伤（脑卒中、出血）
	镇静剂（麻醉药品、苯二氮䓬类）
	中毒
手术/操作	全身麻醉
	清醒的镇静

注：ALS，肌萎缩侧索硬化症；COPD，慢性阻塞性肺疾病。

战性和争议性的问题。在这一章中，我们将概述机械通气的一般原则和规定、并发症和特殊情况下的使用，如急性呼吸窘迫综合征（ARDS）。

插管和机械通气的指征

插管和机械通气的目的是通过保护气道、维持或改善气体交换、减少呼吸做功和便于肺部分泌物清除来拯救或支持患者，直到患者随着潜在疾病状态的改善能够恢复这些功能。通常，需要呼吸机支持的原因有很多。神经损伤的患者，无论是直接或间接神经损伤，可能由于一个或者多个必须条件受损而需要插管和机械通气[10]。常见的插管和机械通气适应证在表22.1中列出。呼吸功能受损是需要立即关注的问题，包括积极的气道管理、启动机械呼吸机支持、监测气体交换和氧气输送、评估呼吸衰竭的病因。

气道通畅度和气道保护丧失是插管的常见适应证，对于神经外科患者尤其常见。这种损害可能是插管的唯一适应证，可以在没有其他呼吸损害的情况下发生。上呼吸道的通畅是通过上呼吸道扩张肌肉的恒定张力和多重反射来维持的。在一个无意识的患者，失去肌肉张力或保护性反射可能危及气道。此外，昏迷患者气道通畅度丧失的主要原因是松弛的舌阻塞后咽[11]。保护性呕吐、咳嗽反射丧失和吞咽功能异常也会引起误吸，导致肺部炎症、肺部感染和ARDS等并发症[12]。误吸的发生率随着由格拉斯哥昏迷量表（GCS）评估的意识水平的降低而增加。一般来说，GCS评分<10分的患者气道功能受损的风险很高[13]。

呼吸驱动力下降或呼吸困难的患者可以说是"泵衰竭"，需要插管。在这种情况下，"泵"是指呼吸系统的风箱功能。正常的泵功能需要皮质、脑桥和延髓的呼吸中枢、与膈神经和上运动神经元的外周连接、正常的神经肌肉功能以及肺与胸壁、胸膜和腹部之间的正常压力相互作用。因此，发生在这些水平中的一个或多个异常，可能直接或间接与原发性神经损伤有关，而需要插管和机械通气[14]。C_5及以上的脊髓病变会影响膈神经和肋间神经，从而损害通气功能而需要机械通气，而C_6及以下的病变由于水肿、炎症和出血导致病变扩展也可能需要呼吸支持[15]。泵功能的衰竭通常会导致呼吸性酸中毒，由于通气不足，二氧化碳分压升高，pH降低。其他患者可能出现呼吸驱

动力增加（如发热或代谢性酸中毒），这可能导致呼吸做功增加和呼吸肌肉疲劳而需要插管。由于神经原因而致中枢和外周呼吸衰竭的例子如表22.2所示。

表 22.2　神经系统原因引起的中枢呼吸衰竭与外周呼吸衰竭

中枢

呼吸驱动力受损

- 脑桥或延髓的病变

- 颅内压增高导致脑干受压

- 神经递质失衡/弥漫性脑功能障碍（脑炎）

- 交感神经系统过度驱动

气道和呼吸控制功能受损

- 病变累及脑干吞咽中心、吞咽困难、舌咽肌肉张力丧失（如 TBI、ICH 和 BAO）

- 病变累及网状结构或双侧丘脑/大的半球病灶/脑积水引起昏迷而导致气道保护性反射消失（如 TBI、ICH、BAO、LHI 和 SAH）

- 呕吐、吞咽困难、误吸

- 神经源性肺水肿（如 SAH）

- 受损的通气力学

- 高脊髓病变（高于 C3 ~ C5），降低颈部肌肉的通气力量（如外伤、缺血）

外周

通气力学受损

- 病变累及脊髓前角细胞（前角细胞疾病）

- 病变累及膈神经，下运动神经元（如外伤、肿瘤、神经肌肉疾病，如 ALS、GBS、CIP/CIM）

- 神经肌肉接头疾病（如 MG、LEMS、肉毒毒素中毒）

- 胸廓力学受限（如 Parkinson 危象、恶性神经松弛综合征）

注：ALS，肌萎缩性脊髓侧索硬化症；BAO，基础胃酸分泌；CIP/CIM，重症多发神经病变/肌病；GBS，格林-巴利综合征；ICH，颅内出血；ICP，颅内压；LHI，大的半球梗死；LEMS，Lambert-Eaton 肌无力综合征；MG，重症肌无力；TBI，脑外伤；SAH，蛛网膜下腔出血。来源：Bosel 2013[14]。

呼吸功能障碍患者有时可接受无创正压通气（NIPPV）来支持，以避免气管插管。虽然有使用 NIPPV 的优点（避免镇静剂，维护气道分泌物清除能力与正常的气道反应，避免气道损伤、降低肺炎的发生率[16]），然而有足够的意识水平和完整的气道保护性反射这样的先决条件经常将神经功能受损的患者排除在 NIPPV 的适用范围之外。

由于通气/灌注不匹配（如 COPD 或哮喘引起的支气管痉挛）或分流生理学（肺不张、肺泡性肺水肿、肺炎）可能导致低氧血症，在严重情况下[肺泡中的氧气分压（PaO_2）<60 mmHg]需要进行机械通气。机械通气通过使用呼气末正压（PEEP）增加平均气道压力，改善了氧合能力。使用吸入高浓度氧和 PEEP 来改善氧合的好处必须与呼吸机诱导的肺损伤（VILI）和胸腔压力升高（将在本章后面讨论）的风险进行权衡。另一种可能需要使用机械通气的气体交换异常是由于无效腔通气增加而引起的高碳酸血症，如肺栓塞。

呼吸机设置

决定使用哪种通气模式以及设置什么参数，需要了解每种通气模式的优缺点，并将其应用于特定患者的临床情况。一般来说，呼吸机提供的目标压力或者容量为自变量。因变量在以容量为目标的通气模式下为压力，在以压力为目标的模式下为容量。

机械通气的基本模式

机械通气模式描述了一组特定的特征或变量（触发、限制和循环），它们定义了如何提供通气。触发是指启动呼吸的变量（时间或者回路检测到的患者吸气努力造成的压力或气流量的改变），限制描述如何呼吸的变量（压力目标或流量目标），循环是指控制呼吸终止的变量（容量、时间或流量）。呼吸机模式基于其输送呼吸的类型（表 22.3）。

辅助控制通气

辅助控制通气（ACV）是最常见的机械通气模式，最初应用于呼吸衰竭患者。AC 模式可以提供受控和辅助呼吸：由时间触发的呼吸是受控呼吸，由患者发起的呼吸是辅助呼吸。医师设定一个最小的呼吸频率，并设定潮气量（容量 AC）或吸气压力（压力 AC）。患者可能会以更快的频率触发呼吸机，但每次呼吸时，呼吸机根据容量或压力是否限

表 22.3 机械通气的基本模式

模 式	触 发	限 制	循 环
容量辅助控制	时间或患者	流量	容量
压力辅助控制	时间或患者	压力	时间
压力支持	患者	压力	流量
同步间歇指令通气（容量 SIMV）	时间（指令通气时）或患者	流量（指令通气时）	容量

制输送所设置的容量或压力。

潮气量（V_T）通常设定为预测体重的 6～10 ml/kg。预测的体重是根据患者的性别和身高计算出来的。在我们的医院，一个计算机决策工具推荐在选择以容量为目标的通气模式时，潮气量为 8 ml/kg 预测体重[17]。根据呼吸系统力学，如气道阻力、肺顺应性、胸壁顺应性、腹腔压力传导等，呼吸系统参数是可以被测量的（包括吸气峰压力和平台压力）。这些将稍后讨论，有助于诊断和处理潜在的呼吸衰竭原因。

AC 模式的优点是患者每次呼吸时保证一定的容量或吸气压力，这是一种早期呼吸衰竭时有用的通气模式，因为患者的整体呼吸系统做功可以最小化。主要的缺点是呼吸急促的患者（如中枢性过度通气、发热、疼痛或代谢紊乱的神经受损患者）会因通气过度而发展为呼吸性碱中毒。另一个容量 AC 需要考虑的因素：由于辅助呼吸是在恒定流量下进行的，如果患者的吸气力度超过了设定的流量，这将产生非同步现象（流量非同步），并导致患者不适，增加呼吸做功量。

压力 AC 模式是一种压力限制的通气方式，气道压力保持恒定，而潮气量随气道阻力或肺、胸壁力学的变化而变化。因此，患者在每次呼吸过程中可能会接受不同的潮气量，这取决于呼吸系统气道阻力和弹性的动态变化。在压力 AC 模式中，呼吸机上需要设置呼吸频率、压力极限和吸气时间。呼吸以预设的频率开始（时间循环），气体流入患者的呼吸回路，直到达到预定的压力。然后，气流减少以维持气道压力在预设水平，直到吸气时间达到预设值。

压力 AC 模式相对于容量限制通气模式会产生更高的平均气道压力，但保持较低的峰值气道压

力。由于有一个预先设定的周期时间，自主呼吸患者可能会在这个预先设定的时间之前或之后继续吸气或开始呼气，导致呼吸周期不同步而产生不适感，从而增加呼吸做功。因此，患者必须镇静或肌松以获得足够的舒适度，这也使得这种通气模式可能会产生问题。

一项随机对照试验比较了压力 AC 模式和容量 AC 模式，两组都调整了呼吸机以保持气道平台压力低于 35 cmH$_2$O。研究表明，在容量控制组中，由于多器官系统衰竭（MOSF）发生率增加，病死率增加。然而，通过多因素分析结果显示，呼吸模式并不是病死率的预测因素[18]。因此，选择容量 AC 或压力 AC 取决于具有特定模式的从业人员的经验，以及是否需要确保预设的容量或气道压力限制。

同步间歇指令通气

同步间歇指令通气（SIMV）是一种呼吸机模式，在这种模式下，呼吸机的指令呼吸与患者的吸气动作同步进行。指令呼吸的速度和容量都是设定的。在指令呼吸之间，患者可以自主呼吸。自主呼吸也可以有压力支持。在 SIMV 模式中，每个时间周期被划分为指令通气时间和自主呼吸时间。如果患者的 SIMV 模式中频率设置是每分钟 6 次，那么每个呼吸时间周期是 10 秒。在每个周期的初始阶段，呼吸机与患者的努力同步，将提供一个预设的 V_T。如果患者在初始阶段没有做出任何呼吸动作，在自发阶段的初始阶段机器将给予呼吸，以保证备份呼吸频率。在自主呼吸时间段，患者吸气努力不会触发呼吸机的指令呼吸，而 V_T 是由患者的自主努力决定的。

SIMV 模式的优点是可以避免出现 ACV 模式下的过度通气。同样，SIMV 被认为是一种便于脱机的呼吸机模式，它可以通过逐渐降低设定的呼吸频率和压力支持水平（PS），将呼吸做功从呼吸机逐渐转移到患者，从而促进脱机。不幸的是，两项随机对照试验清楚地表明 SIMV 模式相对于 T 管或 PS 模式延长了脱机过程（也被称为解放过程）[19, 20]。

压力支持通气

压力支持通气（PSV）是一种压力预置、流量循环的呼吸机模式，旨在支持自主呼吸做功。这种通气模式通常在呼吸衰竭的早期过程中不使用，此时的目标可能是尽量减少患者的呼吸做功。每次吸气时，患者会触发呼吸机，呼吸机在吸气过程中保持吸气回路的预设压力水平。当气流流速在患者吸气结束时降低时吸气回路中的加压过程结束。根据

呼吸机模型，当气流流速低于峰值气流速度的 25% 时吸气周期结束。吸气周期也可能因压力超过预设值而终止，表明呼气已经开始。适合的 PS 支持量没有固定的数值，但是压力支持的目标通常是为了达到 5 ~ 7 ml/kg 的呼气潮气量，呼吸速率的下降（如呼吸次数≤35次/分），减少患者的呼吸做功（即减少吸气辅助肌肉的使用）。患者保持对吸气周期的长度和深度的控制，并可能影响呼吸机支持的百分比和在呼吸基础上的气流特征。潮气量是由 PSV 模式的设置、患者努力、患者内在的肺和胸壁力学的组合决定的。PSV 模式已被成功地用于呼吸参数足够的患者脱机策略的一部分。

设置通气参数

潮气量

历史上曾经采用 10 ~ 15 ml/kg 的潮气量给患者通气，目的是使肺保持充气，避免肺不张，并优化气体交换。然而，高潮气量可能导致肺泡过度膨胀和 VILI，这一概念在 20 世纪 90 年代中期得到了重视，并最终形成了利用低潮气量和使用预测体重来校正潮气量的预防策略，尤其是针对 ARDS 患者[21, 22]。目前的证据推荐使用 6 ~ 10 ml/kg 预测体重的潮气量。在一些特殊情况下，比如脊髓损伤患者，可以接受较大的潮气量[23, 24, 25]。

呼吸频率

一旦潮气量被设置，就需要设置呼吸频率，以适应患者基于代谢需求的每分钟通气量。使用每分通气量公式（每分通气量=呼吸速率×潮气量），设定好的潮气量，估算需要的每分通气量，呼吸频率就可以计算了。通常情况下，每分钟通气量增加 1 倍使得 PCO$_2$ 减少 50%。代谢性酸中毒患者插管后可能需要设置较高的每分钟通气量，以避免因镇静和麻痹性呼吸动力丧失而导致酸中毒加重。一般建议在插管和机械通气启动后不久即采集动脉血气，以确保充分的氧合和通气。插管后 pH 平衡大约需要 20 分钟[26]。

如果患者的呼吸频率明显高于设置的频率，则应增加设置的频率，使其更接近患者自身的频率，以避免肌肉疲劳。如果实际通气频率太高，无法有效通气，在仔细寻找可逆转的呼吸急促的原因后（疼痛、不适、躁动、发热等），可能需要镇静和（或）肌松治疗。

吸气流速

吸气流速，以 L/min 为单位，决定了在以容量

为目标的通气模式中潮气量的输送速度。

吸气时间（T_I）是潮气量和流速的函数：

吸气时间（T_I）＝潮气量（L）/气流速度（L/min）

呼气时间由吸气流速和呼吸频率来决定。呼吸频率设置为每分钟10次，呼吸周期总时间为6秒。呼气时间可以通过从总呼吸周期中减去吸气时间来确定。因此，吸气流速，通常设定在40～80 L/min，在确定吸气时间和吸气时间与呼气时间的比值时非常重要。高分钟通气的患者可能需要更高的流速来减少呼吸困难。随着流速的增加，吸气压力也增加。由于叹气、打哈欠或咳嗽能力受损，脊髓患者可能需要更高的吸气流速来预防肺不张[25]。

吸呼比

吸气时间和呼气时间的比值被称为 I：E 比。I：E 比可以在压力 ACV 模式中设定，但在容量 ACV 模式中由吸气时间和呼吸频率确定。在正常自主呼吸的受试者中，通常的 I：E 比值为 1：2～1：3，有充足的时间来排出吸入的潮气量。在某些病理状态下，如哮喘和慢性阻塞性肺疾病（COPD），呼气流速下降可能需要更长时间来排出吸入肺内的气体。脊髓损伤患者即使没有内在的肺部疾病，由于机械性限制也可能有呼气流速受限[27]。

如果吸气流速增加，V_T 和频率（f）保持不变，吸气时间会缩短，I：E 比会降低（如 1：2→1：4）。在相同条件下，降低吸气流速会产生相反的效果。降低 V_T 而保持恒定的吸气流速和频率时，会缩短吸气时间，降低 I：E 比值。吸气时间延长（因而呼气时间减少），虽然会导致峰值气道压力下降，但是平均气道压力会增加和改善氧合。降低呼吸频率而同时维持 V_T 和恒定的吸气流速会导致呼吸周期时间的增加［总细胞周期持续时间（Ttot）］；吸气时间不变，呼气时间增加，导致 I：E 比值下降（图22.1）。

吸入氧气浓度

在机械通气开始时，吸入氧浓度（FiO_2）的分数通常设置为1.0，并滴定下调以保持 PaO_2 55～80 mmHg 和 SpO_2>90%。这些临界数值使氧饱和度处于血红蛋白解离曲线的平台水平。FiO_2 的滴定降低有助于减少氧的毒性，同时维持一个可接受的氧饱和度。最近的研究表明，过度氧合可能有负面影响，特别是对于再灌注损伤[28, 29]。这一发现可能适用于缺血性中风、出血性中风和创伤性脑损伤[30]。

呼气末正压

PEEP 已用于机械通气，通过增加平均气道压力和呼气末肺容积（EELV）以及减少肺内分流，

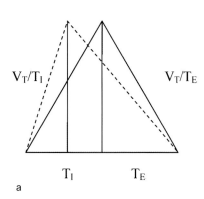

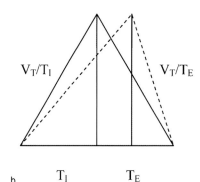

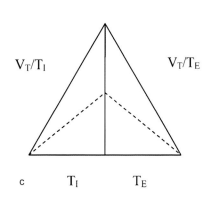

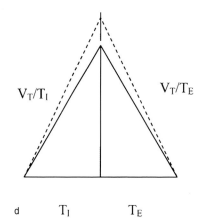

图22.1　潮气量（V_T）、呼吸频率（f）、吸气流速（V_T/T_I）、呼气流速（V_T/T_E）与 I：E 比、吸气时间（T_I）、呼气时间（T_E）的关系。（a）当潮气量和呼吸频率保持不变时吸气流速增加的影响。吸气流速增加，呼气时间增加。（b）当潮气量和呼吸频率不变时，吸气流速减少的影响。吸气流速减少，呼气时间减少。（c）在保持相同的吸气流量和呼吸速率的同时，减少潮气量的影响。（d）潮气量增加而维持呼吸频率和吸气流速的影响。

以防止肺泡塌陷，扩张肺泡，改善氧合。PEEP也有明显的缺点，它增加胸腔内压力，可能减少静脉回流，影响心排血量和氧气输送。PEEP对肺部顺应性的影响最大，导致过度膨胀和易于发生VILI[31]。增加的压力可压迫毛细血管，增加肺泡死腔比例，削弱气体交换[32]。因此，采用高PEEP来改善氧合的策略可能会使二氧化碳的排出受阻。

特殊情况下的机械通气

患有严重脑损伤并在神经损伤治疗过程中需要机械通气进行治疗的神经外科患者往往具有一些特殊情况，机械通气可能会对这些情况产生重大影响。这些情况包括颅内高压、神经源性肺水肿（NPE）和ARDS。40多年来，机械通气的目的和方法一直是神经麻醉和神经危重症监护文献中争论的话题[33]。

机械通气对脑灌注压的影响

病理生理学

成人正常颅内压（ICP）<10 mmHg，>20 mmHg的压力通常被认为是开始降低ICP治疗的阈值。脑灌注压（CPP）计算为平均动脉压（MAP）与ICP的差值。60 mmHg的CPP通常被认为是治疗前的最低阈值。Monro-Kellie原则规定（译者注：对于封闭的颅腔）任何增加的颅内容物（如大脑、血液或脑脊液）会升高ICP。如果这三种元素中的一种体积增加，就必须以牺牲其他两种元素的体积为代价。然而，随着体积增加，代偿机制逐渐耗竭，导致ICP上升（图22.2）[34]。

呼气末正压的影响

神经外科患者中使用PEEP一直是一个有争议的领域。从理论上讲，PEEP通过多种机制降低CPP。PEEP可增加中心静脉压（CVP），减少脑血流（CBF）回流从而增加ICP。此外，PEEP可能增加胸腔内压力，导致右心室前负荷、心输出量和血压降低。

有许多针对少数患者的研究关注PEEP对ICP和CBF的影响。研究认为高水平的PEEP可能对大脑自动调节受损的患者有害，因为如果这些患者已经在ICP曲线的上端，他们可能无法忍受颅内体积的增加[36]。这些因素可能导致缺血并加重神经损伤。

有关PEEP对ICP影响的研究数据有不一致的地方。Shapiro等人发现当PEEP从4 cmH$_2$O增加到

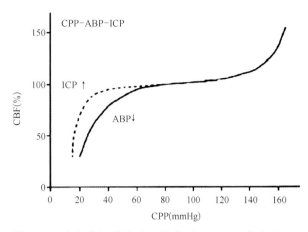

图22.2 脑血流与脑灌注压的关系。ABP，动脉血压；CPP，脑灌注压；ICP，颅内压力（摘自Miller et al. 1972.34）。

8 cmH$_2$O，12例患者中有6例的ICP出现升高。同样的研究显示，12名患者中有10人的MAP出现下降。而其他研究表明ICP没有随着PEEP而增加[38、39]。在McGuire等人进行的一项研究中，对需要机械通气的重度TBI患者评估不同PEEP水平下CPP和ICP的变化。患者暴露于PEEP水平为0、5、10和15 cmH$_2$O的随机顺序中至少5分钟，并记录血流动力学参数、ICP和CPP。他们发现在ICP升高的患者中（平均18.8 mmHg）当PEEP≤15 cmH$_2$O时ICP或者CPP没有显著变化[39]。

这些研究结果的变异性可能是由于患者在肺力学方面的特征不同。例如，一项研究表明在肺顺应性低的患者中，PEEP对全身或脑血流动力学没有影响，而肺顺应性正常的患者则有血流动力学的影响[40]。考虑到PEEP的有益作用，我们有理由认为PEEP的应用应该考虑到患者的个体条件。

过度通气

过度通气是快速降低ICP最有效的方法。脑血管的CO$_2$反应性是参与调控CBF的内在生物学机制之一，是由细胞外液pH的变化介导的[41]；二氧化碳分子和碳酸氢盐离子不会直接影响这些血管的反应性。尽管轻度TBI会降低脑血管对PaCO$_2$变化的反应能力，但大多数中度或重度TBI患者仍然保留了部分二氧化碳的反应性。结果是过度通气依然可以降低ICP[42]。

虽然过度通气可以有效降低ICP，但对CBF的影响使这样的干预措施存在潜在的问题。目前治疗TBI的指南建议在损伤后的24小时内避免过度通气，因为此时CBF通常处于最低水平，并建议随后可使用适度的过度通气，但只用于治疗ICP升高的

情况[43]。$PaCO_2$对CBF的影响在一个正常个体大约是3%/mmHg。早期研究在正常受试者中使用Kety-Schmidt技术[44]测量全脑CBF发现二氧化碳分压从37 mmHg降低到19 mmHg时全脑CBF从45 ml/（100 g·min）减少到25 ml/（100 g·min）[45、46]。脑氧摄取增加，但脑氧消耗［又称脑氧代谢率（$CMRO_2$）］保持不变。当$PaCO_2$进一步降低到平均10 mmHg水平时，$CMRO_2$也显著降低，提示CBF降低可能导致了脑缺血。TBI患者的研究也遵循同样的模式，过度通气导致全脑CBF一致性下降，脑氧摄取增加，但$CMRO_2$在二氧化碳分压水平达到极低值之前没有下降。然而，TBI患者经常存在部分脑组织灌注不足，这些患者可能更容易受到通气过度对局部CBF的影响。最近使用正电子发射断层扫描（PET）的研究发现，即使是在基线状态下已存在低灌注的脑区，$PaCO_2$降低到25 ～ 30 mmHg的水平时也会降低局部CBF。此外，过度通气增加了临界灌注状态的脑容量，但在这些二氧化碳分压水平上没有观察到局部$CMRO_2$的显著降低[47、48]。最近这些研究的结论似乎是，过度通气有规律地减少CBF，增加临界低灌注脑组织的比例，但在临床常用的二氧化碳分压水平下不会导致脑缺血。

已有多项研究过度通气对严重TBI预后的影响，显示其没有一致的神经保护作用。一项随机临床试验显示慢性过度通气对TBI患者有不良影响[49]。使用皮质损伤模型的实验研究表明，TBI后过度通气5小时会增加海马神经元损失[50]。自动调节、脑缺血的影响和创伤本身之间复杂的相互作用使得这些数据的比较是一项复杂的工作。总的来说，过度通气的效果似乎是短暂的，只有在应急情况下才应该短暂使用，直到建立更明确的措施来处理脑水肿。

神经源性肺水肿

NPE是数种神经系统急性疾病的可能威胁生命的并发症，这些疾病包括蛛网膜下腔出血（SAH）、脑出血、头部创伤和癫痫。一系列457例SAH患者报道了6%的NPE发病率[51]。与NPE相关的危险因素是年龄增加和较差的SAH的临床分级。缺氧是由于血管外肺水（EVLW）增加和肺内分流造成的。

在人体和动物模型中对血流动力学数据的分析和肺水肿液蛋白含量的测定产生了两种关于NPE发生机制的理论解释。水肿液/血浆蛋白比值低、常出现左心室功能障碍及肺静脉高压提示了静水压机制[52、53]，这种机制可以通过激活交感神经系统来驱动。相反，一些患者水肿液蛋白水平较高，提示肺泡毛细血管壁通透性增加。此外，左心室性能指标［肺动脉楔压（PAWP）、CVP和心脏指数］可以正常[54]。

在NPE动物模型中胸骨内注射藜芦碱后发现，在脑损伤后不久，肺血容量随着肺动脉和左心房压力明显升高而增加，提示大量交感神经递质释放[55]。在这个模型中肺动脉高压的程度与血管外肺水的增加相关。

急性SAH患者的肺动脉压力可以高达110/60 mmHg。这种情况下的肺水肿似乎是由静水压力造成的，但肺动脉高压也会破坏肺泡毛细血管（应激衰竭），从而导致渗出或高渗透性的肺水肿形成[57]。因此，在不同的NPE患者中，可能存在静水压机制、高渗透性机制或两种机制的结合来解释血管外肺水的增加。

NPE引起的缺氧可能加重神经损伤。正压通气和使用高水平的PEEP是经常需要的，并可能通过减少心排血量和阻碍脑静脉引流而使脑灌注恶化（从而导致结局恶化）。

急性呼吸窘迫综合征

神经损伤患者易于发生ARDS可以是因为直接肺损伤（吸入性肺炎、肺炎）或间接损伤（败血症、输血、NPE）。ARDS的定义最近有新的修订，新版被称为柏林版ARDS。ARDS的新定义为在已知的临床不良事件发生后1周内，导致的ARDS或呼吸系统症状恶化。此外，去除急性肺损伤（ALI）一词，代之以PaO_2/FiO_2比值来定义ARDS的严重程度（轻度：200 ～ 300 mmHg；中度：100 ～ 200 mmHg；严重：<100 mmHg）。根据定义，在患者的X线胸片上应该存在双侧肺野不清。这些肺野不清应排除积液或肺不张引起的情况，呼吸衰竭不应由心脏衰竭或容量过负荷来解释。

Kahn等人的一项研究观察了SAH合并ALI患者的发病率、危险因素和预后[59]，在170例动脉瘤性SAH患者中，27%的患者在ICU住院期间达到了旧版ALI的标准，18%的患者达到了旧版ARDS的标准。根据柏林版ARDS的新定义，45%的患者符合ARDS的诊断标准。病情加重、Hunt-Hess分级增加、严重脓毒症和输血都与肺损伤的发生独立相关。相反，ICP和血管痉挛与ALI的发生无关。这项研究的一个不足是没有评估左心室充盈压力，不能排除肺水肿由左心功能障碍引起的可能性。ARDS 与 SAH 患者更差的临床预后独立相关。作为 SAH 管理的一部分，血管痉挛的预防治疗如输血和液体复苏（3H 疗法：高血压、高血容量、血液稀释）可引起肺水肿，使 ARDS 的诊断变得困难[60, 61]。

目前证据推荐 ARDS 患者使用肺保护性通气，低潮气量（6 ml/kg 预测体重）和气道平台压力 ≤ 30 cmH₂O 将有助于提高生存率（31% vs. 40%；P=0.007）。目前还没有直接针对急性脑损伤患者进行机械通气的研究，但最重要的两个问题是 PEEP 的使用及其对 CPP 的影响，以及治疗性高血容量（如 SAH 患者）对患者发病率和病死率的影响。有两项研究可能间接地给出这些问题的答案。在第一项研究中，研究人员随机选取了 549 名 ALI 和 ARDS 患者接受机械通气水平更低或更高的 PEEP，根据预先确定的不同组合的 PEEP 和 FiO₂[62]。低 PEEP 组和高 PEEP 组在第 1 日到第 4 日的平均（±SD）PEEP 值分别为 8.3 ± 3.2 cmH₂O 和 13.2 ± 3.5 cmH₂O（P<0.001）。出院前病死率分别为 24.9% 和 27.5%（P=0.48；组间差异的 95% 置信区间：−10.0% ～ 4.7%）。从第 1 日到 28 日，低 PEEP 组无支持呼吸时间是 14.5 ± 10.4 日，而高 PEEP 组为 13.8 ± 10.6 日（P=0.50）。本试验结果表明，无论使用较低或较高的 PEEP 水平，ALI 和 ARDS 患者的临床结果是相似的。这些病例中使用的 PEEP 水平远低于预期，导致 CPP 发生显著变化。

第二项研究比较了保守和开放的液体管理策略，明确的方案应用于 1 000 名 ALI 患者 7 日[63]，主要终点是 60 日死亡。保守策略组 60 日病死率为 25.5%，开放策略组为 28.4%（P=0.30；差异的 95% 置信区间：−2.6% ～ 8.4%）。保守策略组在第 1 周累计液体量平衡的均值（±标准差）是 −136 ± 491 ml 而开放策略组为 491 ± 502 ml（P<0.001）。保守治疗策略可以改善肺功能，缩短机械通气和重症监护的时间，而不会增加非肺器官衰竭。虽然这项研究倾向于使用保守的液体管理策略，但它也表明增加的液体量并不一定会使 ARDS 的病死率恶化。急性呼吸窘迫综合征（ARDS）治疗过程中轻度血管内耗竭可能会影响更高的认知功能[64]。这些研究结果对于神经损伤患者的有效性尚不清楚，但这些经过验证的策略应该得到仔细考量。

机械通气患者的监测

床旁监测，包括波形分析和患者–呼吸机相互作用的完整讨论超出了本章的范围，这些知识可在其他参考文献中获得[65, 66]。相反，我们将侧重于机械通气患者床旁监测中更相关和基本的概念。这些参数不仅可以作为疾病严重程度的标志，还可以帮助诊断和预防并发症。

气道峰压

气道压力峰值（Paw）或吸气峰值是正压通气中吸气结束时记录到的最大气道压力。它代表了总压力需要克服的呼吸机回路、气管导管和气道的阻力，以及肺和胸壁的弹性回缩（图 22.3）。

在完全放松的患者并且没有气道梗阻或者显著的呼吸回路、气管插管、分泌物阻力时，气道峰压可以反映肺泡压力。然而，在绝大多数插管患者，气道峰压受到呼吸回路、气管插管和气道阻力的影响，因此它通常不反映肺泡压力。当存在小口径的气管插管，显著的气道梗阻或气道分泌物时，大量的能量被消耗了，高的气道峰压不能反映出肺泡压，也不太可能与气压伤有关。

胸–腹弹性负荷增加的患者，如病态肥胖、极度水肿或有大量腹水的患者，也可观察到峰值压力升高。升高的峰值压力可能触发呼吸机报警。当发

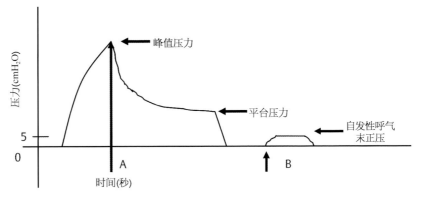

图 22.3 显示气道压力与时间的关系。A：吸气压力。峰值压力发生在吸气相；吸气压闭塞 2 ～ 5 秒后，气道压力降至平台压。峰值压力和平台压力的差异代表了气道阻塞的作用。B：呼气末呼气气道阻塞时呼气压升高代表内源性 PEEP（呼气末正压）。

生这种情况时，应考虑增加系统阻力和弹性性能的情况（气胸、支气管痉挛、肺不张、肺水肿或黏液堵塞，见表 22.4）。

表 22.4　气道压力升高的原因

气道峰压升高伴平台压升高	气道峰压升高而平台压正常
气体陷闭（自动 PEEP）	支气管痉挛
多叶肺炎	痰液栓子
病态肥胖	气管导管堵塞
胸廓畸形	咬管
腹内压升高	分泌物充满滤网或管道
腹水	
气胸	
呼吸机不同步	
患者疼痛或焦虑	
肺水肿	
ARDS	

注：ARDS，急性呼吸窘迫综合征；PEEP，呼气末正压。

平台压

放松的患者接受容量 ACV，在吸气末使用吸气暂停后使得气流停止，气道内压力由气道峰压快速回落至较低的压力水平，被称为平台压（Pplat），一般 3 ～ 5 秒后到达（图 22.3）。平台压反映肺和胸壁的弹性特征。因此，气道峰压和平台压之间的差异反映了系统阻力部分的影响。高平台压见于弥漫性肺部病变患者，如 ARDS 或者多叶肺炎。高平台压也见于病态肥胖或胸壁畸形（如脊柱后侧凸），反映出胸壁顺应性降低。最后，高平台压也见于胸腔高传导压力的患者，如大量腹水和腹腔间隙综合征。

测量平台压力对预防呼吸机诱发肺损伤是非常重要的。在健康的肺中，跨肺压 35 cmH$_2$O 会使肺膨胀到全肺容量。对于急性肺损伤或急性肺水肿患者，肺泡损失可有效降低肺活量。因此，每次呼吸机辅助呼吸时所输送的潮气量可能会使顺应性高的肺部区域过度扩张，导致平台压力升高。肺泡过度扩张是呼吸机诱发肺损伤的主要机制之一。

一系列随机对照试验评估了在 ARDS 患者治疗过程中，气道平台压维持在 <35 cmH$_2$O 的结局，结果表明这一做法提高了患者生存率[22, 68-70]。维持气道平台压 <35 cmH$_2$O 也被证明可以减少炎症标志物和降低 ARDS 患者多器官衰竭的发生率[22]。

内源性呼气末正压

在呼气末，肺泡和气道压力与大气压力相等。当呼气末肺泡压力超过大气压力时，内源性 PEEP（PEEPi）或自发性 PEEP 就会发生。PEEPi 导致胸腔内压力增加，EELV（呼吸末肺容积）升高[72]。

在潜在气流阻塞患者中，如哮喘或肺气肿，患者可能不能完全呼出气体。在这种情况下，如果不允许充分的呼气时间，就会发生进行性肺过度扩张和 PEEPi。胸内压升高可能导致明显的血流动力学后果，如静脉回流减少和心输出量减少。此外，肺动态的过度扩张缩短了呼吸肌肉，使它们处于不利的机械位置，从而增加呼吸做功[73, 74]。

PEEPi 可能发生在有明显气流阻塞的患者、伴有高潮气量和小口径气管插管的机械通气患者，或呼吸机参数设置不当导致呼气时间不足，使呼气后无法进入静息时的 EELV。在这种情况下，患者无法在下一次吸气前完全呼气，导致进行性的空气滞留和动态的肺过度扩张。

本文介绍了两种测定 PEEPi 的方法。静态 PEEPi 的测量方法是在呼气结束时堵住呼吸机的呼气口，使肺部压力和呼吸机平衡，通过呼吸机的压力计可以读出 PEEPi 的水平。现代呼吸机可以自动实现这一点。动态 PEEPi 是通过吸气气流开始时所需的胸腔内压下降来确定的[75]。

顺应性

顺应性定义为每单位压力变化引起的体积变化。如果将气道压力和输送的气体容量作图，由此产生曲线的斜率（P-V 曲线）即代表了顺应性（图 22.4）。曲线的极端不是线性的，检测到平台的点称为拐点。图 22.4 描述的曲线中可以看到有两个拐点，下拐点（LIP）和上拐点（UIP）。

静态顺应性计算如下：

$$Ctot = V_T / (Pplat - Total\ PEEP)$$

式中 V_T 为潮气量，总 PEEP 为外部 PEEP 和内部 PEEP 之和。一般人的顺应性为 50 ～ 80 ml/cmH$_2$O。急性呼吸窘迫综合征、肺炎、心源性肺水肿和肺纤

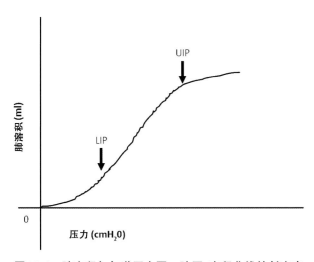

图 22.4 肺容积与气道压力图。肺压-容积曲线的斜率表示肺顺应性。较低的拐点（LIP）代表需要扩张肺容积的最小压力。上拐点（UIP）表示压力进一步增加扩张肺容积的效果最小。

维化患者肺顺应性降低，肺气肿患者顺应性增加。

机械通气并发症

机械通气的益处（改善气体交换、减少呼吸做功和气道保护）需要与潜在的危害［呼吸机引起的肺损伤/气压创伤、有效咳嗽/肺自净能力丧失、呼吸机相关肺炎（VAP）］以及需要镇静剂进行权衡。下一节将回顾 VILI 和 VAP。

呼吸机诱发肺损伤和气压伤

气压创伤的概念是 70 多年前由 Macklin 和 Macklin 提出的[76]。机械通气能用于治疗肺部受损的患者，但在过去的几十年里，我们对于如何通气也可能伤害肺部的认识变得越来越清晰。这称为呼吸机诱发的肺损伤（VILI）。VILI 发生机制有 4 种：① 容积伤或局部应力或压力引起的局部过度扩张，这种局部应力或压力迫使细胞和组织产生正常呼吸时不必要的形变[77]。② 肺闭锁或低容量损伤，与不稳定肺单元的重复扩张和塌陷有关，导致表面张力磨损肺泡内上皮细胞内衬[78]。③ 表面活性剂的失活是由大肺泡表面积振荡引起的，应力作用于表面活性剂的吸附和去吸附的动力学，与表面活性剂聚集化有关[79]。④ 不同力学性能的相邻结构间细胞和组织应力的相互依赖机制[80]，以及氧自由基毒性有关[81]。这些机制导致细胞因子的表达，并导致系统性后果，即所谓的"生物创伤"。生物创伤的系统性后果是 MOSF（多器官功能衰竭），这是

ARDS 患者最常见的死亡原因[83, 84]。

正如本章前面所述，目前正在采取多种策略以尽量减少在危重患者中发生和持续存在 VILI。"肺保护性通气策略"使用更小的潮气量以避免容量损伤，充分使用 PEEP 以防止肺泡闭锁，以及使用最小的氧饱和度维持可接受的氧饱和度，已被证明可以降低病死率和炎症标志物的表达[85]。

与以肺泡和表面活性剂产生/作用为目标的 VILI 不同，气压伤指的是由于机械通气而出现的气胸、纵隔气肿和腹膜气肿。气压伤虽然是病死率的一个重要原因，但至少有一项研究表明，在发生气压伤的 ALI 患者和没有发生气压伤的患者之间，病死率没有差别[86]。

呼吸机相关肺炎

VAP 定义为气管插管后 48 小时或更长时间发生的肺炎[87]。肺炎影响到 9% ～ 27% 的危重患者，是这一人群中第二常见的院内感染，也是医师开具抗生素处方的主要原因[88, 89]。近 90% 的肺炎与机械通气有关，属于 VAP，每 1 000 日的呼吸机的呼吸机使用时间中约有 5 例确诊[90]。VAP 的发生率随着机械通气时间的延长而增加，在临床病程的早期风险最高。在机械通气前 5 日，风险估计为每日 3%，在第 5 ～ 10 日为 2%，在这之后为每日 1%[91]。

VAP 对 ICU 患者预后有影响。一项前瞻性、配对的队列研究跟踪了预期需要接受机械通气 48 小时以上的 ICU 患者，比较了 VAP 患者和非 VAP 患者的治疗结果。患者按照人口统计学标准进行匹配，如年龄和性别、ICU 入院诊断、急性生理学和慢性健康评估 Ⅱ（APACHE Ⅱ）评分，这是 ICU 入院时疾病严重程度的一种数值测量方法。在本研究随访的 177 名发展为 VAP 的患者中，与对照组相比，VAP 产生 5.8% 的绝对增加的可归因死亡风险，该人群的相对死亡风险为 32.3%。增加的病死率与菌血症相关，特别是铜绿假单胞菌或不动杆菌、内科疾病，以及无效抗生素治疗[92]。研究显示 VAP 会导致 ICU 住院时间的增加和经济成本的增加[88, 89, 93, 94]。

肺炎的发生时间是 VAP 患者特异性病原体和预后的重要流行病学变量和危险因素。早发性 VAP 的定义是发生在机械通气启动后 4 日内，通常预后较好，更可能是由抗生素敏感的细菌引起。在此期间分离到的常见致病性微生物包括社区获得性细菌，如肺炎链球菌、嗜血杆菌和甲氧西林敏感金黄色葡萄球菌[90]。迟发性 VAP，发生在机械通气启动后 5

日或以上，更可能是由多药耐药（MDR）病原体如铜绿假单胞菌、耐甲氧西林金黄色葡萄球菌和不动杆菌引起。早发性VAP患者曾接受过抗生素治疗，或在过去90日内曾住院治疗，更容易感染MDR病原体，治疗方法应与晚发性VAP患者相似[95]。

诊断

美国胸科医师协会（ATS）关于VAP管理的最新指导方针强调需要使用临床和微生物标准来确定肺炎的存在[96]。最准确的开始使用抗生素的标准是存在新发的或逐步增强的肺部浸润和至少满足以下3个临床特征其中2个：发热>38℃，白细胞增多或白细胞减少症，或脓性分泌物[97]。目前的ATS指南建议使用定量培养、支气管肺泡灌洗液（BAL）、气管内吸出液或保护标本刷获得的下呼吸道分泌物[96]。值得注意的是，定性或半定量痰培养诊断的VAP与下呼吸道分泌物定量培养相比，因假阳性率高，诊断率可能高出2倍[88, 98]。最近的一项meta分析建议采用来自下呼吸道的定量或半定量培养物进行诊断和后续管理[99]。

有证据表明不同方法得到的结果可能是相同的。加拿大重症监护试验组进行了一项随机对照多中心试验，比较定量BAL和气管内吸出液非定量培养，研究表明28日病死率相似，抗生素使用相似，ICU/医院住院时间相似[100]。下呼吸道取样的支持者认为，定量或半定量培养可以通过减少气管内分泌物非定量培养的假阳性来避免抗生素暴露。

治疗

治疗VAP最重要的考虑是患者是否存在MDR病原体的危险因素，住院时间也是一个重要因素。无论在重症监护病房的治疗日数多少，住院4日以上的患者都更加容易感染MDR病原体[87]。经验性治疗的及时性和充分性非常重要。因为延误适当治疗与住院病死率过高有关，所以对VAP患者及时给予经验性治疗至关重要[101-103]。

现在的美国胸科医师协会关于VAP患者管理策略总结如图22.5。它要求下呼吸道样本采集和广谱抗生素的快速使用。确定使用广谱抗生素还是窄谱抗生素的决策过程总结如图22.6。抗生素的使用也应该基于当地的微生物学数据。经过2～3日的抗生素治疗后，患者应进行仔细的重新评估。如果培养物呈阳性，应根据病原体敏感性降级使用抗生素，以防止产生耐药性。对于初始抗生素治疗足够且分离物未提示假单胞菌的患者，抗生素疗程可缩短至7～10日，而不是传统的14～21日[104]。

预防

VAP的预防是重要的，可以改善患者的发病率和病死率。VAP预防方法主要有3种：减少病原菌在气道中的定植；预防误吸；以及限制机械通气的

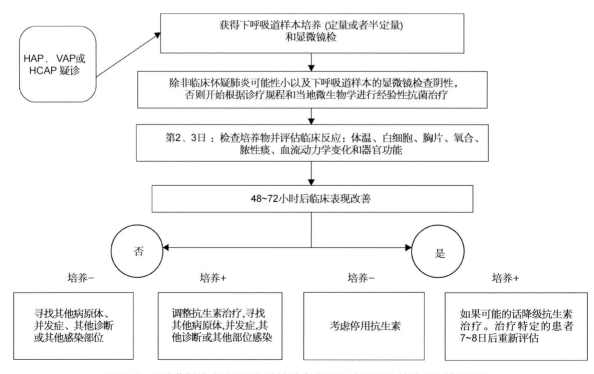

图22.5　医院获得性或呼吸机相关性肺炎（HAP或VAP）的诊断和管理方法。

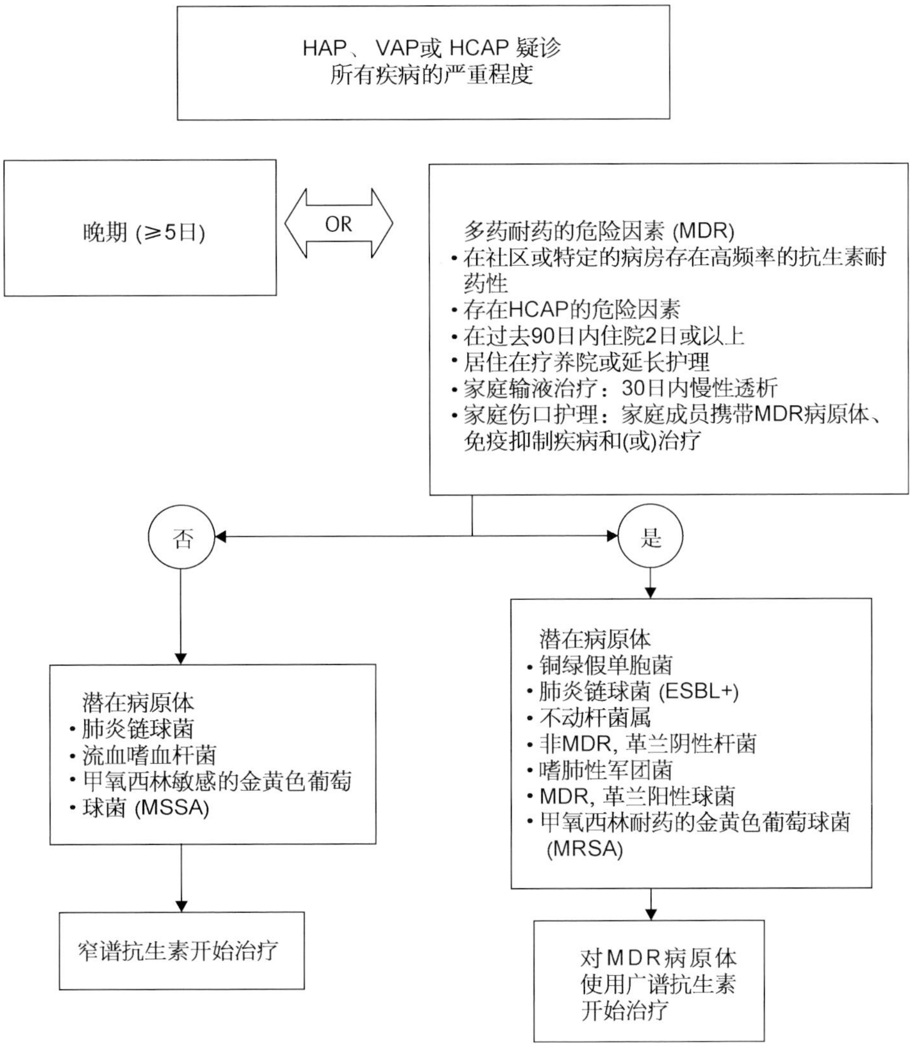

图22.6　之前的住院期间菌群或使用的抗生素对治疗院内获得性肺炎或呼吸机相关肺炎时随后的抗生素选择的影响（HAP或VAP）。

时间[90]。

在一项汇集3 000多名患者的11项研究的meta分析中显示，口腔清洁使用洗必泰等消毒剂可使VAP的发病率降低39%[105]。此外，在一些研究中，通过使用特殊设计的气管插管进行持续声门下吸引可以显著降低早发性VAP的发生率[106-108]。

除非有禁忌证，许多研究都支持床头至少提高到30°，最好是45°，以降低机械通气的患者吸入胃内容物的风险[109-112]。床头抬高是"呼吸机集束化治疗"的组成部分之一，它还包括减少镇静药物使用和每日呼吸机脱机尝试，这些措施已被证明可以降低VAP的发病率[113]。多项研究表明，护理人员和呼吸治疗师进行协同镇静和脱机方案可以缩短呼吸机的使用时间，从而减少VAP的发生率[114-116]。

尽管无创机械通气可以使某些患者减少机械通气需求和减少VAP风险，但由于这种通气模式需要患者保持清醒且配合，因此它在急性神经障碍患者中的应用比较有限[117-120]。

脱机（解脱）

机械通气是非常有效的，但它也与严重的并发症有关，如心排血量减少、ICP升高、VAP和VILI。从脱机到拔管的仍然是重症监护最具挑战性的方面之一。有20%～25%的机械通气患者初次尝试脱机失败，需要更集中和更长时间的脱机尝试[121]。对于需要长时间机械通气的患者，大约40%的时间花在了脱机过程上[2]。然而，在急性期，随着病情的好转，患者往往可以成功脱离呼吸机。虽然

"liberating" 和 "weaning" 之间有细微的区别，但 weaning 意味着一个被动的过程，而 liberating 意味着医疗团队主动积极地改善不利因素，创造出一个更有利的状态来脱离呼吸机。

明确呼吸衰竭的原因

在安全撤机前，必须识别引起呼吸衰竭的原因，并对显示对治疗反应良好的迹象。为了确定呼吸衰竭的生理原因，将呼吸衰竭的原因分为三大类：① 低氧性呼吸衰竭；② 通气泵衰竭；③ 心理因素。

低氧性呼吸衰竭可能是通气不足、肺气体交换受损或混合静脉血氧含量降低的结果。胸片、体格检查和肺泡-动脉血氧梯度有助于区分肺内分流、生理无效腔增加和肺泡通气不足，这些都可能导致呼吸衰竭。呼吸泵功能障碍被一些作者认为是机械通气脱机失败最常见的原因。当通气需求超过通气泵能力时，呼吸系统作为泵就可能发生故障。

呼吸泵衰竭可能是由于呼吸负荷增加，即使是呼吸泵正常的患者，例如无效腔量增加；脓毒症和（或）发热引起的代谢亢进；由于碳水化合物负荷增加，二氧化碳排放量增加；或中枢呼吸驱动不适当升高。另一方面，同期负荷正常或轻微升高时，呼吸泵衰竭也可由于中枢呼吸驱动功能受损、膈神经功能障碍或呼吸肌肉功能严重紊乱（即潜在的神经肌肉疾病、电解质紊乱）。

中枢神经系统呼吸驱动力异常见于中枢神经系统结构损伤、过度使用镇静剂和代谢性碱中毒。膈神经功能障碍见于冷源性膈神经损伤或心胸外科手术中出现的直接膈神经损伤[122]。有研究表明在上腹部手术后可发生膈肌功能异常[123, 124]。

在重症哮喘或慢性阻塞性肺疾病急性期加重患者中，动态过度充气是一个常常被忽视的无法脱机的原因。过度通气导致膈肌在其张力-长度曲线的不利部分工作，并改变膈肌纤维向内侧的方向，并减少对置区长度，这些因素进一步导致膈肌的力量下降[125]。

ICU 中常见的可能导致呼吸肌肉功能异常从而妨碍脱机的其他问题包括营养不良、电解质紊乱（低磷血症、低钾血症、低钙血症、低镁血症）和甲状腺功能障碍。此外，长期机械通气患者呼吸努力不足可致呼吸肌肉萎缩。在一项对猪的研究中，5 日机械通气镇静和完全膈肌不活动导致膈肌收缩力和激活紊乱，而神经传导和神经肌肉传导不受影响[126]。在另一项对健康狒狒的研究中，11 日的机械通气和神经肌肉阻滞导致血流动力学、氧合和（或）肺功能无明显变化。然而，膈肌耐力和力量明显受损[127]。根据这些研究，延长机械通气本身可能就会损害膈肌功能，而不依赖于潜在的肺部疾病的影响。"废用性萎缩"在一项对 14 名脑死亡的器官捐献供体进行的研究中被发现，这些供者在机械通气的情况下没有活动 18 ～ 69 小时，与 8 例接受良性病变或局限性肺癌手术的患者相比，肋膈组织肌纤维明显萎缩[128]。

脱机时间

关于因原发性神经损伤进行机械通气患者脱机的资料很少，这是因为这一人群的主要损伤通常不涉及肺机械功能障碍或呼吸功的增加[129]。因此，许多用于一般 ICU 患者群体的脱机技术都被外推到原发性神经损伤的患者身上。为此，在脱机尝试之前应满足某些先决条件（表 22.5）。最重要的先决条件是解决或显著改善呼吸衰竭的根本原因。患者应血流动力学稳定，尽量少或不使用升压药物，无脓毒症或发热。镇静药物应尽量减少（或停止），神经肌肉阻滞剂的作用应已消失。重要的液体、电解质和代谢紊乱应该在脱机尝试之前被纠正。肺分泌物应该是可控制的（这可能取决于力量和有效咳嗽的存在）。足够的气体交换，PaO_2/FiO_2 比值 >300，吸入氧浓度需求 ≤ 50%，PEEP ≤ 8 cmH_2O。每日用脱机参数测量评估呼吸力学不建议常规进行[130]。

在理想情况下，患者应保持清醒、警觉，并能咳出气道分泌物和保护呼吸道能力。事实上，GCS 评分已被证明是成功拔管的预测指标，在一项针对神经外科 ICU 患者人群的研究中，8 分或更高的评

表 22.5 准备拔管的列表

考 虑	
氧合	FiO$_2$ ≤ 50% PEEP ≤ 8 cmH$_2$O
通气	自主呼吸试验，频率/潮气量 ≤ 105
意识	GCS ≥ 10 分
分泌物	呕吐、咳嗽反射
（有创）操作计划	未来 48 小时内患者是否需要清醒镇静治疗而可能无法拔管

注：PEEP，呼气末正压。

分是最准确的拔管条件[131, 132]。这并不是说GCS评分较低的患者不能成功拔管，在一项前瞻性研究中观察到，即使GCS评分<4分的患者，只要咳嗽反射和呕吐反射完好，也能成功拔管[133]。因此，GCS评分应与上述临床因素一起使用，因为它的敏感性不完美[134]。

脱机结果的预测因素

大量的研究致力于寻找准确预测机械通气脱机的参数。虽然在开始脱机前必须评估肺气体交换的充分性，但总体气体交换变量的预测价值较低[135]。虽然足够的动脉氧合对于开始脱机至关重要，但很明显，该指数本身的预测价值不足以预测脱机结果。床旁呼吸功能评估的研究显示出较差的阳性和阴性预测值[130, 136]。

在自主呼吸试验（SBT）中出现浅快呼吸、非同步或矛盾的胸腹运动，以及显著的辅助呼吸肌激活，预示着一个失败的脱机试验，这导致研究脱机期间的呼吸模式。Yang 和 Tobin 将频率（f）和潮气量（潮气量以L为单位）的联合测量值转化为呼吸浅快指数（RSBI 或 Tobin's index），f/V_T。他们从36名患者中获得数据，发现f/V_T 105 为阈值可以将成功或者不成功脱机者鉴别开来。他们随后在64名患者身上验证了该指数，并将其与传统的脱机指数进行了比较，$f/V_T<105$预测脱机试验成功，阳性预测值和阴性预测值分别为0.78和0.95。在机械通气不足2周的患者中，$f/V_T<105$预测成功脱机的患者约占80%[137]。

Epstein 等试图找出那些f/V_T预测脱机成功患者而最终脱机失败的病因[138]。很明显，在14名$f/V_T<100$的患者中，只有1人的拔管失败是由最初的呼吸变化引起的，而需要重新插管的最常见原因是新的问题，如心力衰竭和上呼吸道阻塞。本研究证实了f/V_T指数的高阳性预测值。研究还表明，如果该指数不能反映呼吸衰竭的潜在病理生理原因（如心脏衰竭），那么该指数可能就不那么准确了。或在指数测量时未出现原因（如喉部水肿引起的上呼吸道梗阻）。在床边考虑拔管时，除了RSBI之外，这些因素也很重要。

程序化脱机尝试已经被证明可以更早的完成脱机。在一项随机、前瞻性试验中，Ely 等研究了连续300名心内科重症监护病房的机械通气的患者[116]。干预组（$n=149$）每日进行呼吸功能筛查，以确定哪些患者能够自主呼吸。患者必须满足

5个标准才能考虑接受SBT治疗（$PaO_2/FiO_2>200$，$PEEP \leqslant 5\ cmH_2O$，吸痰时咳嗽反应好，$f/V_T<105$，不需要镇静或升压药）。符合这些标准的干预患者进行了2小时的T管SBT。如果患者成功完成试验，医师会得到通知。对照组患者每日进行筛查，但没有其他干预措施。干预组患者机械通气时间中位数为4.5日，对照组为6日（$P=0.003$）。干预组自拔管、再插管、气管切开和21日以上的机械通气的发生率显著降低。另外，积极的脱机策略组ICU费用也显著降低。

重要的是要认识到成功的SBT不能确保患者会成功地拔管。需要进一步的临床评估来辨别哪些患者可以安全地拔管，重要的因素包括足够的意识状态、气道保护能力，存在呕吐反射，以及咳嗽和清理气道的能力。评价最困难的方面之一是上呼吸道通畅情况。喉部水肿的存在可导致呼吸衰竭，特别是在患者呼吸储备减少的情况下。一些调查人员提倡使用气囊泄漏测试，它包括在气囊放气时确定气管插管周围是否存在空气泄漏。空气泄漏的存在是令人放心的，在预测拔管阳性结果方面相对敏感，但测试的特异性非常低[139]。

除了上呼吸道的充分性和保护能力，即使能成功实施SBT，心功能异常是一个潜在的拔管失败原因。这是因为正压通气创造了促进心脏功能改善的血流动力学条件（前负荷减少，后负荷减少，心排血量增加），当正压通气停止时，以上条件会逆转，导致肺水肿增加，心排血量减少。缺血性心脏病、瓣膜性心脏病、收缩期和舒张期功能障碍患者的心脏负荷会增加[140]。

尽管如此，大多数研究结果表明大约80%的患者在成功的SBT后可以拔除插管，剩下的20%患者将需要努力确定失败的潜在原因，一段时间的休息（通常是24小时），以及每日反复尝试SBT[130]。有证据表明在某些情况下拔管失败后可以使用无创通气[141]。

自主呼吸试验类型

SBT曾经有多种执行方式，前面描述了PSV和SIMV。第三种SBT方法是T管。突然停止机械通气而使用T管系统是最简单的脱机方法。在机械通气中时间相对较短（少于7日）的患者，或在恢复无辅助呼吸方面没有问题的患者，可将T管置于回路上进行SBT。传统上，患者被放置在T管回路2小时。如果他们没有出现呼吸窘迫的症状，如鼻翼扇动、呼吸急促和（或）腹部-胸廓矛盾运动，也

没有心动过速、心律失常、氧饱和度降低、血压过低或高血压，他们就会被拔管。如果出现不耐受症状，机械通气恢复，24 小时重新开始脱机尝试。在接受 T 管脱机试验的患者中，大约有 75% 的人能够拔管。SBT 的 2 小时时长也受到了挑战。在一项涉及 500 多名患者的研究中，患者接受了传统的 120 分钟或是 30 分钟的 SBT[142]。结果显示各组患者拔管率、48 小时内拔管率、住院病死率无显著差异。

在脱机困难患者中，机械通气支持可以逐渐降低。短暂的自主呼吸试验后，患者在辅助控制模式下呼吸机上休息一段时间。试验持续时间缓慢增加；一旦患者能够忍受 2 小时的自主呼吸，脱机过程就完成了，患者就可以拔除插管。

两项随机对照研究前瞻性地比较了 3 种不同脱机技术的疗效：间歇性指令通气（IMV 或 SIMV）、PS 和 应 用 T 管 的 SBT[19, 20]。Brochard 等 人 发 现 PSV 治疗 21 日后成功脱机的患者明显多于其他方法[19]。这组报告也说，与 SBT（8.5 日）或 IMV（9.9 日）相比，PS 组（5.7 日）的脱机时间明显缩短。与此相反，Esteban 等人发现，每日一次通过 T 管进行的自主呼吸试验导致拔管速度比 PSV 快 2 倍，比 IMV 快 3 倍[20]。这些研究存在的差异是以不同标准评估对脱机和脱机完成耐受性的结果。Esteban 小组的脱机标准是如果患者在 2 小时内耐受 5 cmH$_2$O 的 PS，而在 Brochard 等人的研究中却是 8 cmH$_2$O。在应用 IMV 的过程中，Esteban 小组在患者能够耐受每分钟 5 次呼吸的情况下持续 2 小时，即对患者进行拔管；相比之下，Brochard 等人的标准要求患者以每分钟 4 次呼吸的情况下耐受 24 小时。

这两项研究都得出了相似的结论，即 SIMV 模式在脱机患者中效率较低，但对于 PS 模式或 T 管哪种是更好的脱机方法则结论不同。总的来说，如果选择合适的患者，适当地实施 PS 模式或 T 管脱机技术都可以成功脱机。已经证明 SBT 可以减少脱机日数和 ICU 总住院时间，但是这些研究排除了神经障碍患者。然而，仔细评估呼吸试验结合神经系统评估（GCS ≥ 8 分；ICP<20 mmHg；CPP>60 mmHg）来确定拔管条件是否完备是合理的。

在脱机试验中观察神经功能评估的两个试验值得注意。第一个由 Salam 等人研究了通过 SBT 的内科 ICU 患者。4 项任务被用来评估神经功能状态（睁眼、眼球追踪、握力、伸舌）。作者得出的结论是，除了咳嗽强度和分泌物的数量外，这些因素比 GCS 评分更能提示气道保护能力完全[134]。在第二个试验中，Navalesi 等人使用了一种非医师主导的方案来给神经危重症患者的脱机[143]。该方案由传统的对呼吸和心脏脱机评估和 1 小时的 SBT 联合神经功能评估（GCS 8 分或更高，吸痰时可听到咳嗽声）组成。对照组是由医师驱动的脱机过程。非医师主导队列的再插管率较低（5% vs. 12%；P=0.047）。一个流程图将前面讨论的逐步脱机方法如图 22.7 所示。

ABCDE 集束化治疗

随着危重症患者的管理变得越来越复杂，ICU 重新将重点放在促进基于证据的诊治，使其成为协作的、多学科的、标准化的治疗方案，可用于日常临床实践，以改善患者的预后。先前的证据表明，在 ICU 机械通气过程中，程序化的镇静治疗与非程序化的镇静治疗相比，有许多有益的效果，包括减少机械通气时间，减少 ICU 和住院时间，减少气管造口率[144]。此外，数据支持使用程序化的方案，以促进每日的镇静中断，直到患者清醒，并遵循简单的命令，被称为自主唤醒试验（SAT），以显著减少机械通气的持续时间和 ICU 住院时间[114]。

由于谵妄在 ICU 患者中普遍存在，影响多达 83% 的机械通气患者，导致 ICU 病死率升高，ICU 住院时间延长等不良结果，有效的评估工具已被开发以方便识别和治疗[145-147]。CAM-ICU 是 ICU 设置中常用的一种谵妄筛查工具[148]。

觉醒和呼吸协作、常规筛查和管理谵妄、早期活动（ABCDE）集束化治疗将上面的循证实践融入一个护理方案，以优化 ICU 患者脱机条件，减少过度镇静、卧床制动和谵妄的发生[149]。第一，每日对每个机械通气患者进行觉醒和呼吸控制（ABC）试验，这需要重症护理人员和呼吸治疗师协调参与。护理人员通过一组预先确定的筛选问题来评估停止镇静和阿片类药物来进行 SAT 是否适合。如果合适的话，在对患者进行仔细监测的同时将停止镇静。接下来，呼吸治疗师将再次使用一组预定义的筛查问题，评估患者的 SBT 安全性。在适当的情况下，如前所述进行 SBT 试验以确定拔管的适宜性。

通过使用 CAM-ICU 等评估工具，可以完成对患者谵妄和镇静 / 躁动的监测。结果由护理人员至少每次轮班记录一次，或随着意识状态的变化。使用这些信息与 ICU 医疗组和护理人员进行跨学科的交流，镇静治疗目标化，通过药理学和非药理学手段可以有效诊断和治疗谵妄。

最后，ABCDE 集束化治疗包括患者早期活动，

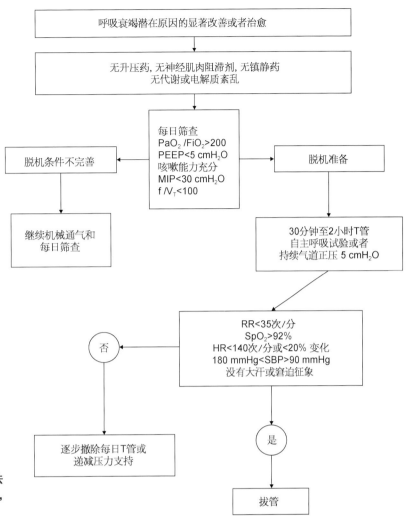

图 22.7　机械通气患者脱机的评价方法及技术。CPAP，连续气道正压；MIP，最大吸气压力；PEEP，呼气末正压。

使用一套筛选标准来识别合格的患者。早期活动可以与每日 SAT 一起进行，在 ICU 的患者被证明是安全的和耐受性良好的[150]。一项这样的随机研究评估了患者在 ICU 入院当日进行物理和作业治疗的情况，与 ICU 医师自行决定的治疗相比，早期活动组有更多的无呼吸机日数和更短的谵妄持续时间[151]。

长时间机械通气

在接受机械通气的 ICU 患者中，有多达 20% 的患者至少有 7 日的呼吸机依赖[8]。任何机械通气患者如果在 1 周内没有改善，或者需要人工气道管理超过 2 周，可能会从气管造口术中获益[152]。气管造口术的潜在优势包括减少镇静需求、减少喉部损伤、减少气道阻力和呼吸做功、减少呼吸机使用时间及增加活动能力。

最近，一项多中心的随机临床试验研究了早期和晚期气管造口术的作用[153]。需要至少 7 日机械通气的患者在插管后 4 日内选择早期气管切开，或者 10 日后选择晚期气管切开。两组患者的全因病死率、30 日病死率、2 年病死率和住院时间都相似。然而，在 7 日的队列中，更多的患者避免了气管造口术。

气管造口术也专门评估用于神经系统疾病患者。一项涉及 62 例 GCS<8 分的患者进行了前瞻性试验，入院时随机选择早期气管切开或延长机械通气时间，早期气管切开在气管插管 5 日后进行。早期气管切开组机械通气时间减少 3 日，但病死率、ICU 住院时间或 VAP 无差异[154]。

在某些可能迅速好转的神经系统疾病，如重症肌无力或格林-巴利综合征，谨慎的做法是等待 14 日后再行气管切开术。这样患者就有时间对免疫疗法做出反应或自行恢复。气管造口术手术安全，并发症少，但需要气管造口的患者有许多其他伴发疾病，死亡与他们的急性呼吸衰竭无关[155]。

（王　柯　吴　悒）

参考文献

[1] Esteban A, Frutos-Vivar F, Muriel A, et al. Evolution of mortality over time in patients receiving mechanical ventilation. Am J Respir Crit Care Med. 2013; 188(2):220–230.

[2] Esteban A, Anzueto A, Alía I, et al. How is mechanical ventilation employed in the intensive care unit? An international utilization review. Am J Respir Crit Care Med. 2000; 161(5):1450–1458.

[3] Wunsch H, Linde-Zwirble WT, Angus DC, Hartman ME, Milbrandt EB, Kahn JM. The epidemiology of mechanical ventilation use in the United States. Crit Care Med. 2010; 38(10):1947–1953.

[4] Ropper AH. The development of neurologic intensive care. Cleve Clin J Med. 2004; 71 Suppl 1:S4–S5.

[5] Pelosi P, Ferguson ND, Frutos-Vivar F, et al. Ventila Study Group. Management and outcome of mechanically ventilated neurologic patients. Crit Care Med. 2011; 39(6):1482–1492.

[6] Stevens RD, Lazaridis C, Chalela JA. The role of mechanical ventilation in acute brain injury. Neurol Clin. 2008; 26(2):543–563, x.

[7] Karanjia N, Nordquist D, Stevens R, Nyquist P. A clinical description of extubation failure in patients with primary brain injury. Neurocrit Care. 2011; 15(1):4–12.

[8] Scheinhorn DJ, Chao DC, Stearn-Hassenpflug M. Liberation from prolonged mechanical ventilation. Crit Care Clin. 2002; 18(3):569–595.

[9] Holland MC, Mackersie RC, Morabito D, et al. The development of acute lung injury is associated with worse neurologic outcome in patients with severe traumatic brain injury. J Trauma. 2003; 55(1):106–111.

[10] Johnson VE, Huang JH, Pilcher WH. Special cases: mechanical ventilation of neurosurgical patients. Crit Care Clin. 2007; 23(2):275–290, x.

[11] Safar P, Escarraga LA, Chang F. Upper airway obstruction in the unconscious patient. J Appl Physiol. 1959; 14:760–764.

[12] Jackson AB, Groomes TE. Incidence of respiratory complications following spinal cord injury. Arch Phys Med Rehabil. 1994; 75(3):270–275.

[13] Adnet F, Baud F. Relation between Glasgow Coma Scale and aspiration pneumonia. Lancet. 1996; 348(9020):123–124.

[14] Bosel J. Airway management and mechanical ventilation in the neurocritically ill. In: Neurocritical Care Society Practice Update 2013. Chicago, IL: Neurocritical Care Society; 2013.

[15] Reines HD, Harris RC. Pulmonary complications of acute spinal cord injuries. Neurosurgery. 1987; 21(2):193–196.

[16] Keenan SP, Sinuff T, Cook DJ, Hill NS. Does noninvasive positive pressure ventilation improve outcome in acute hypoxemic respiratory failure? A systematic review. Crit Care Med. 2004; 32(12):2516–2523.

[17] Bagga S, Paluzzi DE, Chen CY, et al. Better ventilator settings using a computerized clinical tool. Respir Care. 2014; 59(8):1172–1177.

[18] Esteban A, Alía I, Gordo F, et al. For the Spanish Lung Failure Collaborative Group. Prospective randomized trial comparing pressure-controlled ventilation and volume-controlled ventilation in ARDS. Chest. 2000; 117(6):1690–1696.

[19] Brochard L, Rauss A, Benito S, et al. Comparison of three methods of gradual withdrawal from ventilatory support during weaning from mechanical ventilation. Am J Respir Crit Care Med. 1994; 150(4):896–903.

[20] Esteban A, Frutos F, Tobin MJ, et al. Spanish Lung Failure Collaborative Group. A comparison of four methods of weaning patients from mechanical ventilation. N Engl J Med. 1995; 332(6):345–350.

[21] de Prost N, Ricard JD, Saumon G, Dreyfuss D. Ventilator-induced lung injury: historical perspectives and clinical implications. Ann Intensive Care. 2011; 1(1):28.

[22] Brower RG, Matthay MA, Morris A, Schoenfeld D, Thompson BT, Wheeler A, The Acute Respiratory Distress Syndrome Network.. Ventilation with lower tidal volumes as compared with traditional tidal volumes for acute lung injury and the acute respiratory distress syndrome. N Engl J Med. 2000; 342:1301–1308.

[23] Fenton J, Warner M, Charlifue S, et al. A comparison of high vs. standard tidal volumes in ventilator weaning for individuals with subacute cervical spinal cord injuries: a site-specific randomical clinical trial. CHEST Journal. 2011; 140(4):403A.

[24] Consortium, for Spinal Cord Medicine. Respiratory management following spinal cord injury: a clinical practice guideline for health-care professionals. J Spinal Cord Med. 2005; 28(3):259–293.

[25] Peterson WP, Barbalata L, Brooks CA, Gerhart KA, Mellick DC, Whiteneck GG. The effect of tidal volumes on the time to wean persons with high tetraplegia from ventilators. Spinal Cord. 1999; 37(4):284–288.

[26] Section CCTaRC. Collection of Arterial Blood for Laboratory Analysis. In: Section CCTaRC, ed. NIH2000.

[27] Alvisi V, Marangoni E, Zannoli S, et al. Pulmonary function and expiratory flow limitation in acute cervical spinal cord injury. Arch Phys Med Rehabil. 2012; 93(11):1950–1956.

[28] Stub D, Smith K, Bernard S, et al. AVOID Investigators. Air versus oxygen in ST-segment-elevation myocardial infarction. Circulation. 2015; 131(24):2143–2150.

[29] Rincon F, Kang J, Maltenfort M, et al. Association between hyperoxia and mortality after stroke: a multicenter cohort study. Crit Care Med. 2014; 42(2):387–396.

[30] Hafner S, Beloncle F, Koch A, Radermacher P, Asfar P. Hyperoxia in intensive care, emergency, and peri-operative medicine: Dr. Jekyll or Mr. Hyde? A 2015 update. Ann Intensive Care. 2015; 5(1):42.

[31] Hubmayr RD. Ventilator-induced lung injury without biotrauma? J Appl Physiol (1985). 2005; 99(2):384–385.

[32] Nieman GF, Paskanik AM, Bredenberg CE. Effect of positive end-expiratory pressure on alveolar capillary perfusion. J Thorac Cardiovasc Surg. 1988; 95(4):712–716.

[33] Rossanda M, Vecchi G. Determination of cerebral autoregulatory status and pCO2 responsiveness. Int Anesthesiol Clin. 1979; 17(2–3):425–438.

[34] Miller JD, Stanek A, Langfitt TW. Concepts of cerebral perfusion pressure and vascular compression during intracranial hypertension. Prog Brain Res. 1972; 35:411–432.

[35] Löfgren J, von Essen C, Zwetnow NN. The pressure-volume curve of the cerebrospinal fluid space in dogs. Acta Neurol Scand. 1973; 49(5):557–574.

[36] Huseby JS, Luce JM, Cary JM, Pavlin EG, Butler J. Effects of positive end-expiratory pressure on intracranial pressure in dogs with intracranial hypertension. J Neurosurg. 1981; 55(5):704–705.

[37] Shapiro HM, Marshall LF. Intracranial pressure responses to PEEP in head-injured patients. J Trauma. 1978; 18(4):254–256.

[38] Frost EA. Effects of positive end-expiratory pressure on intracranial pressure and compliance in brain-injured patients. J Neurosurg. 1977; 47(2):195–200.

[39] McGuire G, Crossley D, Richards J, Wong D. Effects of varying levels of positive end-expiratory pressure on intracranial pressure and cerebral perfusion pressure. Crit Care Med. 1997; 25(6):1059–1062.

[40] Caricato A, Conti G, Della Corte F, et al. Effects of PEEP on the intracranial system of patients with head injury and subarachnoid hemorrhage: the role of respiratory system compliance. J Trauma. 2005; 58(3):571–576.

[41] Kontos HA, Raper AJ, Patterson JL. Analysis of vasoactivity of local pH, PCO2 and bicarbonate on pial vessels. Stroke. 1977; 8(3):358–360.

[42] Oertel M, Kelly DF, Lee JH, et al. Efficacy of hyperventilation, blood pressure elevation, and metabolic suppression therapy in controlling intracranial pressure after head injury. J Neurosurg. 2002; 97(5):1045–1053.

[43] Dharker SR, Bhargava N. Bilateral epidural haematoma. Acta Neurochir (Wien). 1991; 110(1–2):29–32.

[44] Kety SS, Schmidt CF. The nitrous oxide method for the quantitative determination of cerebral blood flow in man: theory, procedure and normal values. J Clin Invest. 1948; 27(4):476–483.

[45] Wollman H, Smith TC, Stephen GW, Colton ET, III, Gleaton HE, Alexander SC. Effects of extremes of respiratory and metabolic alkalosis on cerebral blood flow in man. J Appl Physiol. 1968; 24(1):60–65.

[46] Alexander SC, Smith TC, Strobel G, Stephen GW, Wollman H. Cerebral carbohydrate metabolism of man during respiratory and metabolic alkalosis. J Appl Physiol. 1968; 24(1):66–72.

[47] Coles JP, Minhas PS, Fryer TD, et al. Effect of hyperventilation on cerebral blood flow in traumatic head injury: clinical relevance and monitoring correlates. Crit Care Med. 2002; 30(9):1950–1959.

[48] Diringer MN, Videen TO, Yundt K, et al. Regional cerebrovascular and metabolic effects of hyperventilation after severe traumatic brain injury. J Neurosurg. 2002; 96(1):103–108.

[49] Muizelaar JP, Marmarou A, Ward JD, et al. Adverse effects of prolonged hyperventilation in patients with severe head injury: a randomized clinical trial. J Neurosurg. 1991; 75(5):731–739.

[50] Forbes ML, Clark RS, Dixon CE, et al. Augmented neuronal death in CA3 hippocampus following hyperventilation early after controlled cortical impact. J Neurosurg. 1998; 88(3):549–556.

[51] Solenski NJ, Haley EC, Jr, Kassell NF, et al. Medical complications of aneurysmal subarachnoid hemorrhage: a report of the multicenter, cooperative aneurysm study. Participants of the Multicenter Cooperative Aneurysm Study. Crit Care Med. 1995; 23(6):1007–1017.

[52] Smith WS, Matthay MA. Evidence for a hydrostatic mechanism in human neurogenic pulmonary edema. Chest. 1997; 111(5):1326–1333.

[53] Parr MJA, Finfer SR, Morgan MK. Reversible cardiogenic shock complicating

subarachnoid haemorrhage. BMJ. 1996; 313(7058):681–683.

[54] Touho H, Karasawa J, Shishido H, Yamada K, Yamazaki Y. Neurogenic pulmonary edema in the acute stage of hemorrhagic cerebrovascular disease. Neurosurgery. 1989; 25(5):762–768.

[55] Maron MB, Holcomb PH, Dawson CA, Rickaby DA, Clough AV, Linehan JH. Edema development and recovery in neurogenic pulmonary edema. J Appl Physiol (1985). 1994; 77(3):1155–1163.

[56] Wray NP, Nicotra MB. Pathogenesis of neurogenic pulmonary edema. Am Rev Respir Dis. 1978; 118(4):783–786.

[57] West JB, Mathieu-Costello O. Stress failure of pulmonary capillaries: role in lung and heart disease. Lancet. 1992; 340(8822):762–767.

[58] Ranieri VM, Rubenfeld GD, Thompson BT, et al. ARDS Definition Task Force. Acute respiratory distress syndrome: the Berlin definition. JAMA. 2012; 307 (23):2526–2533.

[59] Kahn JM, Caldwell EC, Deem S, Newell DW, Heckbert SR, Rubenfeld GD. Acute lung injury in patients with subarachnoid hemorrhage: incidence, risk factors, and outcome. Crit Care Med. 2006; 34(1):196–202.

[60] Sihler KC, Napolitano LM. Complications of massive transfusion. Chest. 2010; 137(1):209–220.

[61] Dankbaar JW, Slooter AJ, Rinkel GJ, Schaaf IC. Effect of different components of triple-H therapy on cerebral perfusion in patients with aneurysmal subarachnoid haemorrhage: a systematic review. Crit Care. 2010; 14(1):R23.

[62] Brower RG, Lanken PN, MacIntyre N, et al. National Heart, Lung, and Blood Institute ARDS Clinical Trials Network. Higher versus lower positive end-expiratory pressures in patients with the acute respiratory distress syndrome. N Engl J Med. 2004; 351(4):327–336.

[63] Wiedemann HP, Wheeler AP, Bernard GR, et al. National Heart, Lung, and Blood Institute Acute Respiratory Distress Syndrome (ARDS) Clinical Trials Network. Comparison of two fluid-management strategies in acute lung injury. N Engl J Med. 2006; 354(24):2564–2575.

[64] Mikkelsen ME, Christie JD, Lanken PN, et al. The adult respiratory distress syndrome cognitive outcomes study: long-term neuropsychological function in survivors of acute lung injury. Am J Respir Crit Care Med. 2012; 185 (12):1307–1315.

[65] Bigatello LM, Davignon KR, Stelfox HT. Respiratory mechanics and ventilator waveforms in the patient with acute lung injury. Respir Care. 2005; 50 (2):235–245, discussion 244–245.

[66] Lucangelo U, Bernabè F, Blanch L. Lung mechanics at the bedside: make it simple. Curr Opin Crit Care. 2007; 13(1):64–72.

[67] Bernard GR, Artigas A, Brigham KL, et al. The American-European Consensus Conference on ARDS. Definitions, mechanisms, relevant outcomes, and clinical trial coordination. Am J Respir Crit Care Med. 1994; 149(3, Pt 1):818–824.

[68] Vincent JL, Fink MP, Marini JJ, et al. Intensive care and emergency medicine: progress over the past 25 years. Chest. 2006; 129(4):1061–1067.

[69] Amato MB, Barbas CS, Medeiros DM, et al. Effect of a protective-ventilation strategy on mortality in the acute respiratory distress syndrome. N Engl J Med. 1998; 338(6):347–354.

[70] Brochard L, Roudot-Thoraval F, Roupie E, et al. Tidal volume reduction for prevention of ventilator-induced lung injury in acute respiratory distress syndrome. The Multicenter Trail Group on Tidal Volume reduction in ARDS. Am J Respir Crit Care Med. 1998; 158(6):1831–1838.

[71] Stewart TE, Meade MO, Cook DJ, et al. Pressure- and Volume-Limited Ventilation Strategy Group. Evaluation of a ventilation strategy to prevent barotrauma in patients at high risk for acute respiratory distress syndrome. N Engl J Med. 1998; 338(6):355–361.

[72] Pepe PE, Marini JJ. Occult positive end-expiratory pressure in mechanically ventilated patients with airflow obstruction: the auto-PEEP effect. Am Rev Respir Dis. 1982; 126(1):166–170.

[73] Appendini L, Patessio A, Zanaboni S, et al. Physiologic effects of positive end-expiratory pressure and mask pressure support during exacerbations of chronic obstructive pulmonary disease. Am J Respir Crit Care Med. 1994; 149(5):1069–1076.

[74] Ranieri VM, Giuliani R, Cinnella G, et al. Physiologic effects of positive end-expiratory pressure in patients with chronic obstructive pulmonary disease during acute ventilatory failure and controlled mechanical ventilation. Am Rev Respir Dis. 1993; 147(1):5–13.

[75] Jubran A. Monitoring mechanics during mechanical ventilation. Semin Respir Crit Care Med. 1999; 20:15.

[76] Macklin M, Macklin C. Malignant interstitial emphysema of the lungs and mediastinum as an important occult complication in many respiratory diseases and other conditions: an interpretation of the clinical literature in the light of laboratory experiment. Medicine. 1944; 23(4):281–358.

[77] Vlahakis NE, Hubmayr RD. Cellular stress failure in ventilator-injured lungs. Am J Respir Crit Care Med. 2005; 171(12):1328–1342.

[78] Muscedere JG, Mullen JB, Gan K, Slutsky AS. Tidal ventilation at low airway pressures can augment lung injury. Am J Respir Crit Care Med. 1994; 149 (5):1327–1334.

[79] Veldhuizen RA, Welk B, Harbottle R, et al. Mechanical ventilation of isolated rat lungs changes the structure and biophysical properties of surfactant. J Appl Physiol (1985). 2002; 92(3):1169–1175.

[80] Mead J, Takishima T, Leith D. Stress distribution in lungs: a model of pulmonary elasticity. J Appl Physiol. 1970; 28(5):596–608.

[81] Davis WB, Rennard SI, Bitterman PB, Crystal RG. Pulmonary oxygen toxicity. Early reversible changes in human alveolar structures induced by hyperoxia. N Engl J Med. 1983; 309(15):878–883.

[82] Halbertsma FJ, Vaneker M, Scheffer GJ, van der Hoeven JG. Cytokines and biotrauma in ventilator-induced lung injury: a critical review of the literature. Neth J Med. 2005; 63(10):382–392.

[83] Slutsky AS, Tremblay LN. Multiple system organ failure. Is mechanical ventilation a contributing factor? Am J Respir Crit Care Med. 1998; 157(6, Pt 1):1721–1725.

[84] Luster AD. Chemokines–chemotactic cytokines that mediate inflammation. N Engl J Med. 1998; 338(7):436–445.

[85] Chiumello D, Pristine G, Slutsky AS. Mechanical ventilation affects local and systemic cytokines in an animal model of acute respiratory distress syndrome. Am J Respir Crit Care Med. 1999; 160(1):109–116.

[86] Weg JG, Anzueto A, Balk RA, et al. The relation of pneumothorax and other air leaks to mortality in the acute respiratory distress syndrome. N Engl J Med. 1998; 338(6):341–346.

[87] Koenig SM, Truwit JD. Ventilator-associated pneumonia: diagnosis, treatment, and prevention. Clin Microbiol Rev. 2006; 19(4):637–657.

[88] Chastre J, Fagon JY. Ventilator-associated pneumonia. Am J Respir Crit Care Med. 2002; 165(7):867–903.

[89] Rello J, Ollendorf DA, Oster G, et al. VAP Outcomes Scientific Advisory Group. Epidemiology and outcomes of ventilator-associated pneumonia in a large US database. Chest. 2002; 122(6):2115–2121.

[90] Hunter JD. Ventilator associated pneumonia. BMJ. 2012; 344:e3325.

[91] Cook DJ, Walter SD, Cook RJ, et al. Incidence of and risk factors for ventilator-associated pneumonia in critically ill patients. Ann Intern Med. 1998; 129(6):433–440.

[92] Heyland DK, Cook DJ, Griffith L, Keenan SP, Brun-Buisson C, The Canadian Critical Trials Group. The attributable morbidity and mortality of ventilator-associated pneumonia in the critically ill patient. Am J Respir Crit Care Med. 1999; 159(4, Pt 1):1249–1256.

[93] Morehead RS, Pinto SJ. Ventilator-associated pneumonia. Arch Intern Med. 2000; 160(13):1926–1936.

[94] Fagon JY, Chastre J, Hance AJ, Montravers P, Novara A, Gibert C. Nosocomial pneumonia in ventilated patients: a cohort study evaluating attributable mortality and hospital stay. Am J Med. 1993; 94(3):281–288.

[95] Trouillet JL, Chastre J, Vuagnat A, et al. Ventilator-associated pneumonia caused by potentially drug-resistant bacteria. Am J Respir Crit Care Med. 1998; 157(2):531–539.

[96] American Thoracic Society, Infectious Diseases Society of America. Guidelines for the management of adults with hospital-acquired, ventilator-associated, and healthcare-associated pneumonia. Am J Respir Crit Care Med. 2005; 171(4):388–416.

[97] Fàbregas N, Ewig S, Torres A, et al. Clinical diagnosis of ventilator associated pneumonia revisited: comparative validation using immediate post-mortem lung biopsies. Thorax. 1999; 54(10):867–873.

[98] Torres A, Aznar R, Gatell JM, et al. Incidence, risk, and prognosis factors of nosocomial pneumonia in mechanically ventilated patients. Am Rev Respir Dis. 1990; 142(3):523–528.

[99] Rea-Neto A, Youssef NC, Tuche F, et al. Diagnosis of ventilator-associated pneumonia: a systematic review of the literature. Crit Care. 2008; 12(2):R56.

[100] Group TCCCT, Canadian Critical Care Trials Group. A randomized trial of diagnostic techniques for ventilator-associated pneumonia. N Engl J Med. 2006; 355(25):2619–2630.

[101] Kollef MH, Sherman G, Ward S, Fraser VJ. Inadequate antimicrobial treatment of infections: a risk factor for hospital mortality among critically ill patients. Chest. 1999; 115(2):462–474.

[102] Iregui M, Ward S, Sherman G, Fraser VJ, Kollef MH. Clinical importance of delays in the initiation of appropriate antibiotic treatment for ventilator-associated pneumonia. Chest. 2002; 122(1):262–268.

[103] Ibrahim EH, Sherman G, Ward S, Fraser VJ, Kollef MH. The influence of inadequate antimicrobial treatment of bloodstream infections on patient outcomes in the ICU setting. Chest. 2000; 118(1):146–155.

[104] Chastre J, Wolff M, Fagon JY, et al. PneumA Trial Group. Comparison of 8 vs 15 days of antibiotic therapy for ventilator-associated pneumonia in adults: a randomized trial. JAMA. 2003; 290(19):2588–2598.

[105] Chan EY. Oral decontamination with chlorhexidine reduced ventilator associated pneumonia in patients needing mechanical ventilation for >/=48 hours. Evid Based Nurs. 2007; 10(1):19.

[106] Mahul P, Auboyer C, Jospe R, et al. Prevention of nosocomial pneumonia in intubated patients: respective role of mechanical subglottic secretions drainage and stress ulcer prophylaxis. Intensive Care Med. 1992; 18(1):20-25.

[107] Pneumatikos I, Koulouras V, Nathanail C, Goe D, Nakos G. Selective decontamination of subglottic area in mechanically ventilated patients with multiple trauma. Intensive Care Med. 2002; 28(4):432-437.

[108] Kollef MH, Skubas NJ, Sundt TM. A randomized clinical trial of continuous aspiration of subglottic secretions in cardiac surgery patients. Chest. 1999; 116(5):1339-1346.

[109] Drakulovic MB, Torres A, Bauer TT, Nicolas JM, Nogué S, Ferrer M. Supine body position as a risk factor for nosocomial pneumonia in mechanically ventilated patients: a randomised trial. Lancet. 1999; 354(9193):1851-1858.

[110] Torres A, Serra-Batlles J, Ros E, et al. Pulmonary aspiration of gastric contents in patients receiving mechanical ventilation: the effect of body position. Ann Intern Med. 1992; 116(7):540-543.

[111] Orozco-Levi M, Torres A, Ferrer M, et al. Semirecumbent position protects from pulmonary aspiration but not completely from gastroesophageal reflux in mechanically ventilated patients. Am J Respir Crit Care Med. 1995; 152(4, Pt 1):1387-1390.

[112] Davis K, Jr, Johannigman JA, Campbell RS, et al. The acute effects of body position strategies and respiratory therapy in paralyzed patients with acute lung injury. Crit Care. 2001; 5(2):81-87.

[113] Morris AC, Hay AW, Swann DG, et al. Reducing ventilator-associated pneumonia in intensive care: impact of implementing a care bundle. Crit Care Med. 2011; 39(10):2218-2224.

[114] Kress JP, Pohlman AS, O'Connor MF, Hall JB. Daily interruption of sedative infusions in critically ill patients undergoing mechanical ventilation. N Engl J Med. 2000; 342(20):1471-1477.

[115] Marelich GP, Murin S, Battistella F, Inciardi J, Vierra T, Roby M. Protocol weaning of mechanical ventilation in medical and surgical patients by respiratory care practitioners and nurses: effect on weaning time and incidence of ventilator-associated pneumonia. Chest. 2000; 118:459-467.

[116] Ely EW, Baker AM, Dunagan DP, et al. Effect on the duration of mechanical ventilation of identifying patients capable of breathing spontaneously. N Engl J Med. 1996; 335(25):1864-1869.

[117] Nava S, Ambrosino N, Clini E, et al. Noninvasive mechanical ventilation in the weaning of patients with respiratory failure due to chronic obstructive pulmonary disease. A randomized, controlled trial. Ann Intern Med. 1998; 128(9):721-728.

[118] Carlucci A, Richard JC, Wysocki M, Lepage E, Brochard L, SRLF Collaborative Group on Mechanical Ventilation. Noninvasive versus conventional mechanical ventilation. An epidemiologic survey. Am J Respir Crit Care Med. 2001; 163(4):874-880.

[119] Nourdine K, Combes P, Carton MJ, Beuret P, Cannamela A, Ducreux JC. Does noninvasive ventilation reduce the ICU nosocomial infection risk? A prospective clinical survey. Intensive Care Med. 1999; 25(6):567-573.

[120] Keenan SP. Noninvasive positive pressure ventilation in acute respiratory failure. JAMA. 2000; 284(18):2376-2378.

[121] Krachman SL, Martin U, D'Alonzo GE. Weaning from mechanical ventilation: an update. J Am Osteopath Assoc. 2001; 101(7):387-390.

[122] Katz MG, Katz R, Schachner A, Cohen AJ. Phrenic nerve injury after coronary artery bypass grafting: will it go away? Ann Thorac Surg. 1998; 65(1):32-35.

[123] Sprung J, Barnas GM, Cheng EY, Rodarte JR. Changes in functional residual capacity and regional diaphragm lengths after upper abdominal surgery in anesthetized dogs. Anesth Analg. 1992; 75(6):977-982.

[124] Ford GT, Whitelaw WA, Rosenal TW, Cruse PJ, Guenter CA. Diaphragm function after upper abdominal surgery in humans. Am Rev Respir Dis. 1983; 127(4):431-436.

[125] De Troyer A. Effect of hyperinflation on the diaphragm. Eur Respir J. 1997; 10(3):708-713.

[126] Radell PJ, Remahl S, Nichols DG, Eriksson LI. Effects of prolonged mechanical ventilation and inactivity on piglet diaphragm function. Intensive Care Med. 2002; 28(3):358-364.

[127] Anzueto A, Peters JI, Seidner SR, Cox WJ, Schroeder W, Coalson JJ. Effects of continuous bed rotation and prolonged mechanical ventilation on healthy, adult baboons. Crit Care Med. 1997; 25(9):1560-1564.

[128] Levine S, Nguyen T, Taylor N, et al. Rapid disuse atrophy of diaphragm fibers in mechanically ventilated humans. N Engl J Med. 2008; 358(13):1327-1335.

[129] Chang WT, Nyquist PA. Strategies for the use of mechanical ventilation in the neurologic intensive care unit. Neurosurg Clin N Am. 2013; 24(3):407-416.

[130] MacIntyre NR, Cook DJ, Ely EW, Jr, et al. American College of Chest Physicians; American Association for Respiratory Care, American College of Critical Care Medicine. Evidence-based guidelines for weaning and discontinuing ventilatory support: a collective task force facilitated by the American College of Chest Physicians; the American Association for Respiratory Care; and the American College of Critical Care Medicine. Chest. 2001; 120(6) Suppl:375S-395S.

[131] Lazaridis C, DeSantis SM, McLawhorn M, Krishna V. Liberation of neurosurgical patients from mechanical ventilation and tracheostomy in neurocritical care. J Crit Care. 2012; 27(4):417.e1-417.e8.

[132] Namen AM, Ely EW, Tatter SB, et al. Predictors of successful extubation in neurosurgical patients. Am J Respir Crit Care Med. 2001; 163(3, Pt 1):658-664.

[133] Coplin WM, Pierson DJ, Cooley KD, Newell DW, Rubenfeld GD. Implications of extubation delay in brain-injured patients meeting standard weaning criteria. Am J Respir Crit Care Med. 2000; 161(5):1530-1536.

[134] Salam A, Tilluckdharry L, Amoateng-Adjepong Y, Manthous CA. Neurologic status, cough, secretions and extubation outcomes. Intensive Care Med. 2004; 30(7):1334-1339.

[135] Lessard MR, Brochard LJ. Weaning from ventilatory support. Clin Chest Med. 1996; 17(3):475-489.

[136] Tahvanainen J, Salmenperä M, Nikki P. Extubation criteria after weaning from intermittent mandatory ventilation and continuous positive airway pressure. Crit Care Med. 1983; 11(9):702-707.

[137] Yang KL, Tobin MJ. A prospective study of indexes predicting the outcome of trials of weaning from mechanical ventilation. N Engl J Med. 1991; 324 (21):1445-1450.

[138] Epstein SK. Etiology of extubation failure and the predictive value of the rapid shallow breathing index. Am J Respir Crit Care Med. 1995; 152 (2):545-549.

[139] Fisher MM, Raper RF. The "cuff-leak" test for extubation. Anaesthesia. 1992; 47(1):10-12.

[140] Porhomayon J, Papadakos P, Nader ND. Failed weaning from mechanical ventilation and cardiac dysfunction. Crit Care Res Pract. 2012; 2012:173527.

[141] Nava S, Gregoretti C, Fanfulla F, et al. Noninvasive ventilation to prevent respiratory failure after extubation in high-risk patients. Crit Care Med. 2005; 33(11):2465-2470.

[142] Esteban A, Alía I, Tobin MJ, et al. Spanish Lung Failure Collaborative Group. Effect of spontaneous breathing trial duration on outcome of attempts to discontinue mechanical ventilation. Am J Respir Crit Care Med. 1999; 159 (2):512-518.

[143] Navalesi P, Frigerio P, Moretti MP, et al. Rate of reintubation in mechanically ventilated neurosurgical and neurologic patients: evaluation of a systematic approach to weaning and extubation. Crit Care Med. 2008; 36(11):2986-2992.

[144] Brook AD, Ahrens TS, Schaiff R, et al. Effect of a nursing-implemented sedation protocol on the duration of mechanical ventilation. Crit Care Med. 1999; 27(12):2609-2615.

[145] Ely EW, Shintani A, Truman B, et al. Delirium as a predictor of mortality in mechanically ventilated patients in the intensive care unit. JAMA. 2004; 291 (14):1753-1762.

[146] Lin SM, Liu CY, Wang CH, et al. The impact of delirium on the survival of mechanically ventilated patients. Crit Care Med. 2004; 32(11):2254-2259.

[147] Thomason JW, Shintani A, Peterson JF, Pun BT, Jackson JC, Ely EW. Intensive care unit delirium is an independent predictor of longer hospital stay: a prospective analysis of 261 non-ventilated patients. Crit Care. 2005; 9(4):R375-R381.

[148] Ely EW, Inouye SK, Bernard GR, et al. Delirium in mechanically ventilated patients: validity and reliability of the confusion assessment method for the intensive care unit (CAM-ICU). JAMA. 2001; 286(21):2703-2710.

[149] Balas MC, Vasilevskis EE, Burke WJ, et al. Critical care nurses' role in implementing the "ABCDE bundle" into practice. Crit Care Nurse. 2012; 32(2):35-38, 40-47, quiz 48.

[150] Schweickert WD, Pohlman MC, Pohlman AS, et al. Early physical and occupational therapy in mechanically ventilated, critically ill patients: a randomised controlled trial. Lancet. 2009; 373(9678):1874-1882.

[151] Pohlman MC, Schweickert WD, Pohlman AS, et al. Feasibility of physical and occupational therapy beginning from initiation of mechanical ventilation. Crit Care Med. 2010; 38(11):2089-2094.

[152] Heffner JE. The role of tracheotomy in weaning. Chest. 2001; 120(6) Suppl:477S-481S.

[153] Young D, Harrison DA, Cuthbertson BH, Rowan K, TracMan Collaborators. Effect of early vs late tracheostomy placement on survival in patients receiving mechanical ventilation: the TracMan randomized trial. JAMA. 2013; 309 (20):2121-2129.

[154] Bouderka MA, Fakhir B, Bouaggad A, Hmamouchi B, Hamoudi D, Harti A. Early tracheostomy versus prolonged endotracheal intubation in severe head injury. J Trauma. 2004; 57(2):251-254.

[155] Restrepo R, Kahn D, Patel P, Awsare B, Baram M. One year mortality rates of tracheostomy cases: life after the knife. J Emerg Med Trauma Surg Care 2015;2:006.

第23章
脑损伤的营养支持
Nutrition Support in Brain Injury

Stephanie Dobak and Fred Rincon

摘要　头部外伤改变了机体营养代谢，如何为机体提供充分的营养便成为一个挑战。代谢受影响的程度取决于外伤的部位及严重程度等。另外，在设计营养方案时，还必须考虑既往病史、手术史及营养情况。经口摄入足够的营养是优选的途径，但如果无法实现时，就可以使用肠内或肠外途径进行营养支持。如果营养支持不充分，将会导致营养不良，进而可增加感染性并发症的发生率，延长机械通气时间，延长住院及ICU住院时间，还可导致病死率的增加。因此，营养治疗的主要目标就是提供足够的营养成分，避免营养不良及相关的并发症。在这章，我们将讨论神经损伤对代谢的影响，并对免疫营养、喂养途径、再喂养综合征及终末状态的营养支持等问题做综述分析。

关键词　代谢，营养，肠内营养，肠外营养，脑损伤

病理生理和代谢

中枢神经系统是掌控机体代谢、饥饿和口渴感觉、咀嚼和吞咽功能、内环境调控（如血糖、电解质平衡的维护）的中心。损伤后，这些调控机制会发生改变。交感神经系统的激活和炎症应答反应是脑损伤后急性期特征性的改变[1]。此时，机体释放某些激素（促肾上腺皮质激素释放激素、生长激素、加压素、皮质醇、胰高血糖素和儿茶酚胺）和细胞因子（TNF-α、IL-1、IL-2、IL-6和IL-8）。高分解代谢、蛋白质分解、高血糖、脂质过氧化和电解质异常等常为这种炎症反应的特征。

糖的利用

高血糖在脑损伤常见，常常和神经功能不良预后有关。高血糖往往是应激反应、炎症、使用皮质醇、糖尿病（DM）史、胰岛素敏感性下降、损伤后上调乳酸糖异生途径以增加乳酸清除等多重因素的结果[2]。严格控制血糖有助于降低感染率[3, 4]，

减少重症相关的多发神经病[5]，但也和不良结局有关。脑损伤后严格的胰岛素治疗（IIT）并未降低死亡风险，也未能改善长期的神经功能预后[3]。NICE-SUGAR试验发现IIT有更多的低血糖事件发生，而颅脑创伤（TBI）患者24个月后的GOS评分并没有改善[6]。最近在脑损伤后使用微透析技术的观察性研究中发现，严格的血糖控制增加病死率的原因可能和细胞外所能获得的糖减少有关，这将导致脑的能量危机[7, 8]。Vespa等在一个单中心13个TBI病例的研究中表明，严格控制血糖在80～110 mg/dl将会导致糖摄取总量增加，加重脑组织的能量危机[7]。导致能量代谢危机的机制尚未能明确。作者还总结认为轻度的高血糖以增加脑损伤后脑组织的糖供给，可能对TBI患者是必要的。Oddo等在一个类似的研究中[8]，对将血糖严格控制在80～120 mg/dl的一个混合性脑损伤队列，通过对葡萄糖/丙酮酸的检测评估其效果。结果也发现严格血糖控制导致了脑组织获取葡萄糖能力的下降，脑组织能量危机发生率增加，和此类患者住院病死率的增加有关。因此，严格控制血糖可能损害脑组织的

糖代谢，血糖的控制可能需要更宽松。目前，理想的血糖水平还有争议，多推荐将血糖维持在 140～180 mg/dl，避免血糖水平低于 100 mg/dl [9, 10]。

脂质利用

人类脑组织 60% 由脂质成分构成[11]。脑损伤所致的氧化应激，改变了脂质的利用。脂质过氧化导致细胞膜的改变如增加通透性，降低活性，改变流动性[11]。饮食中的 ω-3 脂肪酸，包括二十二碳六烯酸（DHA）和二十碳五烯酸（EPA），是构成神经元细胞膜的前体成分[12]。特别是 DHA，是哺乳动物皮层的基础结构组成成分，神经元膜磷脂约一半由其构成。DHA 和 EPA 通过促进生成 ω-3 来源的抗炎症介质（resolvins 和 protectins）、下调 NF-κB 及清除中性粒细胞等作用在减轻炎症过程中扮演了重要的角色[13]。

免疫营养

免疫营养是脑损伤后有前景的干预手段，定义为研究营养组分，包括宏量营养素、维生素、矿物质、微量元素对炎症过程、白细胞的激活、抗体形成和对疾病抵抗力的影响[14]。之前我们讨论过脑损伤后 ω-3 脂肪酸的作用，接下来我们将就谷氨酸和精氨酸的作用进行综述。

谷氨酸

高分解代谢状态很快耗竭谷氨酸的储备。谷氨酸在重症患者中是一个条件必需氨基酸。谷氨酸与肠上皮细胞和免疫功能有关。在一个小样本的 TBI 病例研究中发现，在标准的肠外营养中补充谷氨酸和益生菌，可以降低感染率和缩短 ICU 住院时间[15]。但在大样本的研究中，未能显示此种添加的益处[16-18]。在多器官功能衰竭的重症患者，观察发现添加谷氨酸的营养配方显著增加了患者的在院病死率和 6 个月的病死率[17]。谷氨酸可以被星形胶质细胞瘤和其他脑细胞转化为谷氨酸盐。谷氨酸盐是一种兴奋性的神经递质，是 N-甲基-D 天冬氨酸受体的拮抗剂，这种拮抗作用和 TBI 后继发性脑损害和细胞毒性脑水肿有关。当前，对 TBI 后的营养，已经不推荐常规添加谷氨酸。

精氨酸

L-精氨酸通过转化为 NO，通过增加中性粒细胞的生成和应答强化机体免疫力。NO 可以增加脑灌注，这在缺血性卒中和 TBI 患者中是有益的。然而，NO 可以作为生成亚硝酸盐的催化剂，从而导致急性损伤后的神经毒性反应。在一项包括 12 项研究中的 3 013 例 ICU、烧伤和创伤患者的 meta 分析中，与标准营养配方相比，添加精氨酸的营养方案未能有任何临床优势[19]。该患者群体中进行精氨酸补充需要更多的证据支持。

目前，美国肠内肠外营养协会（ASPEN）推荐在 TBI 患者中使用含精氨酸的免疫调理肠内营养配方或者在标准营养配方中添加 EPA/DHA 进行营养支持[9]。2015 年加拿大的临床指南则不推荐在重症患者中常规使用含精氨酸、鱼油和谷氨酸[20]。

营 养 评 估

在启动营养计划前，应该由受过良好培训的专业人员（如注册营养师）对患者进行营养评估。营养支持计划应该要能满足特定患者的个体化要求，预防或治疗（如在入院时已存在的）营养不良。约有 1/3 的患者在入院时有营养不良[21-24]。而且，脑损伤的患者发展为营养不良的风险较高。营养不良的危害显而易见，包括影响伤口愈合、肌肉萎缩、功能水平降低、免疫力下降、住院时间延长、病死率和住院费用增加[25-28]。营养不良不应仅由体重和BMI 判定。ASPEN/美国营养与饮食学会关于营养不良的共识建议使用以下营养不良的诊断标准如下。

- 能量摄入不足。
- 体重丢失。
- 肌肉丢失。
- 皮下脂肪丢失。
- 局部或全身液体蓄积。
- 功能状态下降[29]。

通过饮食史，将最近摄入情况和标准的摄入做对比，可有助于能量充足与否的判断。体重情况包括在过去 1 年里体重增加或者减少及由此计算出体重变化的百分比（平常体重-最近体重/平常体重 ×100）。主要通过位于颞部、锁骨、肩部、肩胛骨、第 1 骨间背侧肌（手掌）、股四头肌和小腿的肌肉评估肌肉体积。检查眼眶脂肪垫、三头肌和肋弓的皮下脂肪来评估脂肪消耗的程度。液体蓄积也作为一个营养不良的判断标准，因为它的产生主要是由于第三间隙蛋白质缺乏。当然需要首先除外其他原因（如心功能、肾功能、肝功能衰竭）导致的水肿或腹水。功能性力量主要通过手测力仪测得，当然如果能明确目前的功能水平与其代表性水平的差异帮助会更大。值得注意的是，需满足以上两项标

表 23.1　营养不良的诊断原则

营养不良的程度	能量摄入	% 体重丢失	肌肉消耗	皮下脂肪消耗	液体蓄积	握力/功能状态
严重	≤ 50% 所需热量≥ 5 日或 ≤ 75% 所需热量 ≥ 1 个月	>2% 在 1 周内 >5% 在 1 个月内 >7.5% 在 3 个月 >10% 在 6 个月内 >20% 在 1 年内	中度到重度	中度到重度	中度到重度	测得数值下降
中度	<75% 所需热量 >7 日或 <75% 所需热量 ≥ 1 个月	1% ～ 2% 在 1 周内 5% 在 1 个月内 7.5% 在 3 个月内 10% 在 6 个月内 20% 在 1 年内	轻度	轻度	轻度	不可用/不适用

准才能诊断营养不良。表 23.1 罗列了中度和重度蛋白质热量营养不良的区分要点。

容易忽略的是，BMI 更高的患者较 BMI 正常者在入院时容易发生营养不当，出现营养状态的下滑。体重的下降变化可以表明患者出现明显的摄入不足，但是患者仍然表现为肥胖的状态。究其饮食史，患者可能摄入很高比例的脂肪及精加工食品，但蛋白质、维生素和矿物质的摄入不足。和营养不良一样，肥胖也带来了并发症的风险和喂养的压力。肥胖所致的净体重使患者的皮肤容易在压力或者摩擦的情况下出现破损。肥胖和 DM 及心脏疾病有关。未能有效控制的糖尿病可以导致血糖管理困难，因神经病变而导致伤口愈合能力受损，以及胃瘫致喂养不耐受。心脏疾病可导致水和液体的管理困难。相反，某个 BMI<18.5 kg/m^2 的患者可能不出现摄入或体重变化，也没有肌肉体积变化及皮下脂肪的丢失。在后者，这类患者虽然体重偏轻但是并没有营养不良。应引起重视的是，患者的营养风险并不仅仅取决于体重状态。

总之，必须进行入院前的营养评估，诊断已经存在的营养不良，并有针对性的优化营养方案。

再饲喂综合征

在制订营养配方之前的重要工作包括排查已有的营养不良及导致营养不良的危险因素。再喂养综合征主要发生在严重营养不良的患者接受激进的营养补充时。主要原因是液体和电解质转移导致的一种可能致死的并发症。在摄入了大量的碳水化合物（糖类）后刺激了胰岛素的分泌，而发生了细胞内转移导致低磷酸盐血症、低镁血症和低钾血症。如未能及时发现，可导致呼吸功能不全、心律失常、溶血、谵妄及死亡。需注意的是，再喂养综合征可发生在经口、肠内或者肠外营养时。高危患者包括进食障碍、酒精成瘾者、肿瘤恶病质、未能控制的糖尿病和存在吸收障碍的疾病（如 Crohn 病、短肠综合征等）和导致喂养不足的慢性的情况（如吞咽障碍、痴呆、疏于照料、食

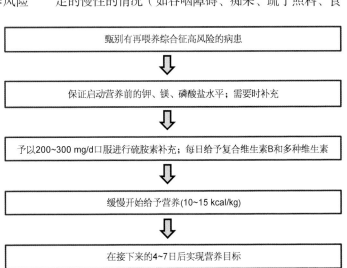

图 23.1　防止再喂养综合征的措施。资料来自 National Institute for Health and Clinical Excellence. Nutrition support for adult: oral nutrition support, enteral tube feeding and parenteral nutrition [29]。

物不安全）和长时间的禁食（>7日）。

图23.1罗列了预防再喂养综合征的措施[32]。应注意的是，如果再喂养综合征发生率高，又启动了营养治疗，补充维生素B₁（硫胺素）便成为重要措施。因为此时糖负荷增加，而且维生素B₁在碳水化合物的代谢中扮演了重要角色。维生素B₁是硫胺素焦硫酸盐（TPP）的前体，TPP是丙酮酸脱氢酶的辅因子。缺乏维生素B₁时，丙酮酸不能转化为乙酰辅酶A，而是转化为乳酸，这将导致乳酸酸中毒的发生。未能补足维生素B₁时，将增加患者发生Wernicke脑病或者Korsakoff综合征的风险。

能量需求

外伤后急性期机体的代谢和能量需求增加。TBI发生后，能量需求可增至基线水平的2倍。对重症患者，既要避免喂养不足，也要避免过度喂养的发生。在前文提到过，喂养不足（及随之发生的营养不良）与不良临床结果有关，包括伤口愈合能力下降、机械通气时间延长，感染性并发症的发生率增高及病死率增加的趋势等。经口摄入营养或者接受肠内营养的患者发生营养不良的风险高于接受肠外营养的患者。脑损伤常导致患者吞咽障碍、饥饿感减弱和自己进食困难。肠内营养常因为操作、外科手术或者胃肠道不耐受而中止。启动和推进肠内营养、减少禁食时间和减少胃肠不耐受的方案可以防止喂养不足的发生。过度喂养很少被谈及，但

确也可导致不良后果如氮质血症、代谢性酸中毒、高血糖、高甘油三酯血症和增加二氧化碳的产生而导致机械通气患者的脱机困难。在极端体重的患者（BMI<18 kg/m² 和>30 kg/m²）、截肢（比如双侧膝关节水平以上的截肢）和老年患者发生过度喂养的风险增加，因为在这类患者群中，对能量需求的估计有困难。因为大多数的肠外营养配方是固定的（与肠内营养不同），使用肠外营养时，需要比较准确地确定能量的需求，预防过度喂养的发生。

间接热量测定仪（IC）被认为是确定能量需求的金标准。它通过测定代谢的重要过程二氧化碳的产生和氧气的消耗来计算能量的需求。在IC检测时，将能量车连接到患者的呼吸机、收集罩或面罩来检测气体交换。然后利用这些信息通过公式计算静息能量消耗（REE）。IC的好处在于它是非侵袭性检查，而且可以精确测定REE。准确的REE和与REE匹配的营养配方可以优化营养供给避免喂养不足或过度喂养（并具潜在地改善临床结果的效应）。使用费用高和患者情况的不稳定妨碍了设备的使用。表23.2列出了影响IC检测的变量[34]。IC要求由受过良好培训的专业人员，通常是呼吸治疗师来进行操作。通过预测公式来确定能量需求通常不那么可靠，但有时比IC更可行。一般的预测公式列在表23.3。目前已经创立了多种方程，准确程度各异。目前 Penn State 方程式预测接受呼吸机治疗的重症患者能量消耗的准确性最高[35, 36]。这些预测方程不但综合了一般因素（身高、体重、年龄、性别），

表 23.2　影响间接热量仪测量的变量

变　　量	建　议　值	原　　　　　因
RQ	0.67～1.2	检测值在该范围以外提示检测的技术误差
FiO_2	≤60%	提高 FiO_2 可以增加气体检测的误差，导致 VO_2 的检测误差
PEEP	PEEP<12 cmH₂O 且　非 APRV 通气	过度通气、高 PEEP 会增加 FiO_2 的变异度
活动（PT/OT、翻身、洗浴、转运）	活动 1～2 小时后使用 IC 测量	过度通气可以导致 VCO_2 检测值增高，而导致 REE 和 RQ 检测值的增高
透析	透析至少 4 小时后使用 IC 测量	超滤过程会去除 CO_2，导致 RQ 测量结果失准，REE 被低估
潜在的空气泄漏	不应该有支气管胸膜瘘或者胸管、气道或者插管的套囊的泄漏	被检测气体到外部环境的任何泄漏会导致数据错误，泄漏可以造成 VO_2、VCO_2 和 REE 检测结果偏低

注：APRV，气道压力释放通气；ETT，气管插管；FiO_2，吸入氧浓度；IC，间接测热法；OT，作业疗法；PEEP，呼气末正压；PT，物理治疗；REE，静息能量消耗；RQ，呼吸商；VCO_2，二氧化碳产生量；VO_2，氧耗量。

表 23.3 计算静息代谢率的预测方程

预测方程	计　　算	适用情况
Penn State[a]	0.96（Mifflin–St. Jeor）+167（Tmax）+31（Ve）–6 212	重症患者，施行机械通气者
改良 Penn State[a]	0.71（Mifflin–St. Jeor）+64（Ve）+85（Tmax）–3 085	重症患者，年龄 >60 岁且 BMI>30 kg/m² 接受机械通气的患者
Mifflin–St. Jeor[a]	男性：10（W）+6.25（H）–5（A）+5 女性：10（W）+6.25（H）–5（A）–161（1.1× 活动系数–1.6）	可活动的患者
Harris–Benedict	男性：13.75（W）+5（H）–6.8（A）+66 女性：9.6（W）+1.8（H）–4.7（A）+655（1.1× 活动系数–1.6）	可活动的患者
美国胸科医师学会	25 kcal/（kg · d）	可活动的患者或重症患者
Swinamer	945（BSA）–6.4（A）+108（T）+24.2（RR）+81.7（Vt）–4 349	重症患者，接受机械通气者
Ireton-Jones	1 925–10（A）+5（W）+281（S）+292（Tr）+851（B）	重症患者
Brandi	0.96（HBE）+7（HR）+48（Ve）–702	重症患者，接受机械通气者
Faisy	8（W）+14（H）+32（Ve）+94（T）–4 834	重症患者，接受机械通气者

注：A，年龄；B，烧伤（有=1，无=0）；BMI，体质指数（kg/m²）；BSA，体表面积（m²）；H，身高（cm）；HBE，Harris–Benedict 方程；HR，心率（次/分）；RR，呼吸频率（次/分）；S，性别（男性=1，女性=0）；T，体温（℃）；T_max，24 小时内的最高体温；Tr，外伤（有=1，无=0）；Ve，分钟呼出气量（L/min）；Vt，潮气量（L/min）；W，体重（kg）。推荐根据特定的患者/环境选择合适的方程。

还包括分钟呼出气量及体温。Mifflin-St Jeor 方程推荐用于非重症患者[37]。在 Mifflin-St Jeor 方程使用了活动系数以估算不同活动水平下的能量需求。美国胸科医师学会（ACCP）方程也许是最欠精准的方程之一，但因其计算简便而很流行。该方程仅基于患者的体重，但体重在重症患者可因水潴留而改变。因此，预测方程可大大低估或者高估能量的需求，而导致喂养不足或者过度喂养的发生。在从目标体温管理（TTM）到轻度低温治疗的过程中，预测方程也不可靠，常常高估了能量需求[39–41]。

营养能量需求的因素

体温、活动以及特定的条件都会改变机体能量需求（表23.4）。体位、阵发性交感神经亢进、寒战和抽搐会增加机体能量需求。偏瘫、昏迷及诱导的巴比妥昏迷会降低能量需求。考虑到体温对 REE 的影响，发热会导致能量消耗增加，而 TTM 所致的轻到中度低体温会降低能量的需求[39–41]。一旦渡过了伤后的急性期，机体会随着去脂肪体重和活动的减少降低对能量的需求。在恢复期需要适时对营养方案做适当调整，以防止脂肪堆积和肥胖相关疾病的发生。

表 23.4 影响营养消耗的因素

增　　加	降　　低
体温	麻醉状态
脓毒症	昏迷
烧伤	肌松
创伤	诱导性低体温
伤口	偏瘫 / 截瘫
外科手术	制动
透析	
活动	
下床活动	
痫样发作	
强迫体位	
阵发性交感神经亢进	
寒战	

蛋白质需求

如前所述，重症患者常因激素和细胞因子的释放导致机体的高代谢状态。在此期间，机体选择通过减少不活跃部位的供能，保护重要内脏器官。肌肉分解，为糖异生途径提供氨基酸。如果未能通过合适的营养补充蛋白质，将出现去脂肪体重的下降，血浆循环蛋白水平下降。一般情况下，脑损伤后蛋白质需求增加到 1.5 ~ 2.5 g/（kg·d）（按实际体重）[9, 42]。目前，对有急性肾损伤或肝功能衰竭的患者不再推荐限制蛋白质[9]。和热量一样，蛋白质水平的需求量会随着患者病情的稳定逐步下调。

蛋白质的充足程度测定

蛋白质是否充足很难测定。血清负性急性期蛋白质水平（前白蛋白、白蛋白、转铁蛋白）曾用于评估蛋白质的储备。不幸的是，这些蛋白标志物的水平并不能反映急重症情况下蛋白质供给水平，而更多的是反映炎症的水平[43, 44]。其水平在能量和蛋白质充足供应的状态下仍可能低下。24 小时尿尿素氮测定可以有助于判定尿量正常患者的每日蛋白需要量。检测结果（氮的克数）需要加上隐性氮丢失量（2 ~ 4 g/d），然后转化为蛋白质的克数（氮的克数 ×6.25）。测算出的氮丢失可以与营养处方中蛋白质比较，判断营养处方中蛋白质补充量是否足够。如果热量补充充分，但伤口仍在进展或出现伤口愈合延迟，那就需要增加蛋白质的供给。

营 养 支 持

所有患者的营养目标都是期望经口摄入足够的热量和蛋白质维持机体的力量和体重。脑损伤常常给该目标的实现带来挑战。当肠道功能正常而饮食不正常时，推荐肠内营养优先于肠外营养。早期肠内营养可以降低感染的发生率，营养治疗的费用，缩短认知功能恢复的时间[45]。当饮食和肠内营养不合适时，可以采用肠外营养来满足营养的需求。图 23.2 总结了决定最合适的营养途径的流程图。下面我们来分别分析不同的营养途径。

经口喂养

根据受伤部位和程度的不同，患者可能丧失了自己进食的能力，或者其饥饿或者渴感丧失。这些患者在吃饭时需要帮助，将食物切碎，将食物、饮料送至嘴边。部分患者的一次进食需要花很多时间

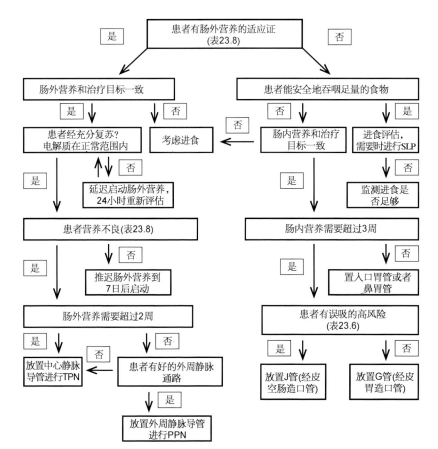

图23.2　确定适宜营养途径的路线图

和耐心才能完成。脑外伤后吞咽障碍很常见，这可导致经口进食不够，进而导致营养不良或发生脱水。为评估吞咽障碍的程度，通常需要由语音-语言病理学家进行吞咽能力评估，以便为患者推荐合适的食物和饮品配方（表 23.5）[46]。如果摄入还是不足，那就需要考虑添加高热量和蛋白质的营养组分。如果所有改进摄入的措施均已实施，摄入仍然低于预计能量需求的 50%，则需考虑启动肠内营养进行补充。

肠内营养

最近的重症医学会（SCCM）和 ASPEN 指南推荐：一旦液体复苏成功和血流动力学稳定，应早期启动肠内营养（EN）。在外伤后 24 ～ 48 小时内启动肠内营养，和减少肠道的通透性、炎症因子的释放、感染率和病死率及缩短住院时间有关[9]。这可能部分和肠内营养可以维持肠上皮细胞间的紧密连接，减少细菌移位的风险有关。肠道通透性增高，会导致肠道内微生物进入肠相关的淋巴组织（GALT），增加全身感染的发生率和导致多器官功能紊乱综合征[47]。EN 还通过刺激血流和释放胆囊收缩素、胃泌素（促胃液素）和胆盐的释放维持肠道功能的完整。EN 还可以支持肠绒毛的高度和分泌 IgA（免疫球蛋白 A）的免疫细胞。长时间没有肠内营养可以导致肠梗阻和营养输送的不足。对肠内营养来说，肠鸣音的存在与否，排气以及大便与否对肠内营养来说并不是必需条件[9]。甚至在轻度到中度肠梗阻的情况下，进行肠内营养都是安全和合适的，因为肠内营养可以促进胃肠道的蠕动。在血流动力学不稳定（平均动脉压 <60 mmHg）需启用或加量使用儿茶酚胺类药物（如肾上腺素、去甲肾上腺素、去氧肾上腺素和多巴胺）时需考虑延迟肠内营养。如果患者正接受稳定小剂量的血管加压药物，可以启动滋养性肠内营养，同时需要严密监测胃肠道的耐受性和肠缺血的发生。除非患者有误吸的高风险，胃管应优先于小肠管使用[9]。表 23.6 列出了误吸的风险因素。一旦肠内营养启动，需在 1 周内逐步调整至能满足 80% 的热量需要[50]。现已不再推荐常规监测胃潴留（GRV），因为胃潴留和肺炎、反流或者误吸的发生并没有相关性[9]。常规的 GRV 监测与增加胃

表 23.5　不同的饮食质地

膳食质地种类（从最容易到最难吞咽）	饮　食　质　地
吞咽困难（糊状食物）	均匀的，很黏的，布丁样，几乎不需咀嚼能力
吞咽困难（力学特性改变的食物）	黏、湿、半固态的食物，需要一定的咀嚼
吞咽困难（进阶食物）	软食，需要更多的咀嚼
常规食物	所有的食物均允许
饮品质地种类（从最容易到最难吞咽）	液　态　浓　度
汤匙装 / 布丁样	黏度：>1 750 cP
蜂蜜样	黏度：351 ～ 1 750 cP
糖浆样	黏度：51 ～ 350 cP
稀薄	黏度：1 ～ 50 cP

来源：摘自全国吞咽困难饮食工作组[46]。

表 23.6　误吸的风险因素

种　类	风　险　因　素
患者特征	年龄 >70 岁
	有基础疾病
	慢性肺疾病
内科 / 外科病史	误吸
	胸部外伤或手术病史
	脑损伤
	糖尿病
	胃食管反流
当前状态	意识水平下降
	GCS 评分 <9 分
	有颅内压监测装置或鼻胃管
	使用团注的方式进行肠内喂养
	平卧位
用药情况	增加胃内 pH 的药物（H_2 受体拮抗剂、抑酸剂、质子泵抑制剂）
	使用抗生素，特别是使用第三代头孢菌素类
	使用肌松药物

（续表）

种　类	风　险　因　素
呼吸状态	频繁的呼吸环路的改变
	使用机械通气的急性呼吸窘迫综合征
	再插管或者长时程插管机械通气
其他	因诊断或治疗需要自 ICU 转出者
	秋冬季住院
	护理人员 / 患者病例不足

来源：摘自 Metheny[48] 和 Kollef[49]。

管堵塞、护理时间和卫生资源的消耗和减少营养的输入有关[51]。需细致评估肠内营养的耐受性和肠缺血的早期征象，如腹胀、腹痛、腹部肌紧张、呕吐、排便及排气减少和代谢性酸中毒程度或者碱剩余的增加等。表 23.7 总结了 SCCM 和 ASPEN 指南的推荐。

前文已经提到，按目标速率启动的肠内营养可以在 1 周内提供更好的热量和蛋白质供应，有加快患者 3 个月后的神经功能恢复的趋势，更少的感染性并发症和减少伤后的炎症反应[45]。然而，颅内压的升高和胃肠道通过时间的减少有关。胃肠道收缩功能的减退与肠道平滑肌的 NF-κB 活性

表 23.7　《重症患者营养提供和营养支持的评估指南》[9] 的主要推荐

种　类	对 ICU 住院患者的推荐
营养评估	• 入院时评估患者的营养风险、胃肠道功能、误吸的风险 • 避免使用血清蛋白标志物来评估患者的营养状态 • 使用 IC 测定 REE；如果没有 IC，使用预测方程来做评估 • 提供 1.2 ～ 2.0 g/（kg·d）的蛋白质 • 持续评估热量和蛋白质供应充足与否
肠内营养的启动	• 尽可能优先选择肠内营养而非肠外营养 • 入院内 24 ～ 48 小时内启动肠内营养 • 对启动肠内营养而言，肠鸣音、通气、排便与否并非必需 • 通过胃管提供肠内营养；在有高风险的患者，使用幽门后营养 • 在血流动力学稳定或复苏成功之前，暂停肠内营养
肠内营养的剂量	在营养不良的患者或者存在高营养风险的患者，入院 48 ～ 72 小时实现大于 80% 的热量和蛋白质供应目标；持续监控再饲养综合征的发生以及评估所提供的蛋白质和热量的充足程度
肠内营养的耐受性和充足程度的评估	• 每日通过腹部体检和影像学检查评估肠内营养的耐受性 • 不需要常规的监测胃潴留 • 尽量减少禁食的时间和不恰当的中断肠内营养 • 使用肠内营养的方案 • 评估并减少误吸的风险 • 不适用蓝色食用色素或葡萄糖氧化酶试纸作为误吸的标志 • 临床需要时，使用胃肠动力药 • 不因为腹泻而中断肠内营养，评估腹泻的原因
辅助治疗	• 如果血流动力学稳定，腹泻时可考虑给予 10 ～ 20 g/d 的可溶性纤维 • 缺乏资料支持在 ICU 内常规使用益生菌 • 考虑补充抗氧化的维生素和微量矿物质 • 不需再肠内营养中补充谷氨酸
肠外营养的启动	• 对营养良好的患者 7 日内暂不使用肠外营养 • 对重度营养不良或者高营养风险的患者在膳食补充或者肠内营养不可行时，立即给予肠外营养 • 如果肠内营养在 7 ～ 10 日还不能满足 60% 的营养需要，应使用补充性肠外营养
肠外营养效果的最大化	• 使用肠外营养的方案和营养支持团队，以最大程度减低肠外营养的风险 • 考虑在肠外营养的第 1 周暂不或者限制使用基于 SO 的 ILE • 如有可能，使用替代的 ILE 方法，如（SMOF、MCT、OO、FO）

（续表）

种　类	对 ICU 住院患者的推荐
疾病相关的肠内营养	呼吸衰竭： • 在呼吸衰竭的急性期，考虑使用限制液体量的肠外营养配方，不要使用低热量的肠内营养配方 • 在 ARDS 和急性肺损伤的患者不要常规使用抗炎的肠内营养配方（含 ω–3 FO、琉璃苣油） 肾衰竭： • 在肾衰竭或者急性肾损伤的急性期不限制蛋白质的入量［1.2 ～ 2 g/（kg·d）］ • 在 CVVHD 期间应额外的补充蛋白质［2.5 g/（kg·d）］ • 使用标准的肠内营养配方 • 如果发生电解质异常，应使用限制电解质的肠内营养 肝功能衰竭： • 不要限制蛋白质［按 1.2 ～ 2 g/（kg·d）提供］ • 使用标准的肠内营养配方；不使用肝功能衰竭的营养配方 内科 ICU 患者： 不需要常规使用疾病特异的肠内营养配方 TBI 和 SICU 的围手术期患者： 考虑使用免疫调理的肠内营养配方（含精氨酸、EPA、DHA、谷氨酸、核酸）

注：ARDS，急性呼吸窘迫综合征；CVVHD，连续静脉–静脉血液透析；DHA，二十二碳六烯酸；EPA，二十碳五烯酸；FO，鱼油；IC，间接热量仪；ICU，重症监护病房；ILE，脂肪乳注射液；MCT，中链甘油三酯；OO，橄榄油；SO，大豆油；SMOF，大豆油、中链甘油三酯、橄榄油和鱼油乳剂。

增高、水肿和炎症因子有关[52]。在重症患者，胃排空延迟也很常见。如果存在持续的恶心、呕吐、GRV>500 ml（如有监测），使用促动力药物可以增加胃肠道通过时间。值得注意的是，美国FDA已经就长时程或大剂量使用甲氧氯普胺签发黑框警告。尽管概率可能低于1%，甲氧氯普胺的这种使用可能和迟发性运动障碍有关[53]。肌肉松弛剂如苯磺酸顺式阿曲库铵，神经肌肉阻滞药物（如罗库溴铵）以及轻度低体温的TTM并非肠内营养的禁忌[39, 54]。肠内营养也适用于巴比妥昏迷疗法治疗中的患者，与巴比妥的剂量、启动时间及使用时长

无关[55, 56]。其他药物可以引起药物–营养成分的相互作用，干扰药物的吸收、利用和排泄。因这些相互作用，可能需要在使用这些药物之前或之后暂停肠内营养，并在使用中检测血浆药物浓度水平。表23.8列出了常见药物–营养成分相互作用[57]。

肠外营养

当胃肠道不能耐受进食或者肠内营养时，肠外营养绕过胃肠道，经过静脉输入，成为营养治疗的合适的方式。表23.9所列出的适应证及肠内营养无

表 23.8　常见的连续肠内营养中药物–营养素相互作用

药　物	相　互　作　用	结　果	预　防
苯妥英钠	药物黏附于管壁 药物和蛋白质和钙盐结合	减少吸收	在给药前、后 1 ～ 2 小时暂停肠内营养 给药后冲洗管路 稀释药物混悬剂
卡马西平	药物可能黏附于管壁 肠内营养可能改变药物的溶解度	减少吸收和生物利用度	
华法林	药物可能和蛋白质结合 药物可能黏附于管壁	减少药物的吸收	监测 INR，需要时增加剂量，考虑在给药前、后 1 小时暂停肠内营养
氟喹诺酮类	药物和肠内营养中的阳离子竞争	降低生物利用度	在给药前 1 小时、给药后 2 小时暂停肠内营养

注：INR，国际标准化比值。

表 23.9　使用肠外营养的疾病适应证

疾　病	肠外营养的原则
胃肠瘘	• 漏出量 >500 ml/d • 瘘口远端肠道通路不可及
短肠综合征	• 残余的小肠长度 <200 cm • 经口 / 肠内营养的摄入丢失 >50% • 尿量 <1 L/d
感染性疾病 　重症胰腺炎 　重症感染性肠炎 　Crohn 病	• 经口 / 肠内营养尝试失败 • 肠道需要休息
机械性原因 　完全性小肠梗阻 　肠系膜缺血	不选择外科手术时
严重的脂肪吸收障碍	经口 / 肠内每日摄入 50 g 脂肪，粪便中脂肪含量比摄入量 >50%
严重的胃或肠动力障碍 　胃瘫痪 　硬皮病 　迁延的肠梗阻	对动力药物治疗无反应

法建立的永久性通路（如严重的腹水、癌肿腹膜播散）应启动肠外营养。大多数情况下，所有的热量、脂肪、维生素、矿物质、葡萄糖、电解质和水分均可由肠外营养来满足。长时程的肠外营养可以成为维持慢性解剖性异常或者吸收障碍患者的生命线。然而，不是所有患者都能从肠外营养获益。在开始肠外营养前，需要权衡风险/收益比。

对低营养风险的患者（如入院时按表 23.1 不符合指南中中度和重度蛋白质-热量营养不良）[9]，目前的 SCCM 和 ASPEN 指南推荐在第一个 7 日内推迟使用肠外营养。EPaNic 试验研究了在肠内营养禁忌的患者早期（ICU 住院第 3 日）和晚期（ICU 住院第 8 日）启动肠外营养的收益。结果显示，早期启动肠外营养增加了感染率和病死率。在另外一项大样本临床试验研究中，随机选取禁忌肠内营养的患者在入院后 24 小时启动肠外营养与不进行营养治疗的患者进行比较[59]，在研究组发现，早期肠外营养可以缩短机械通气时间，可能因为可以减少肌肉的分解（因此，膈肌功能保留）。但是没有观察到组间感染率、器官衰竭、总并发症和病死率等指标的差异。对伤前没有营养障碍的患者的聚类研究

发现，与标准的治疗相比，使用肠外营养增加了感染的发病率和病死率，并且有增加总体并发症的趋势。然而，当肠内营养不能耐受或者在 7 日内未能满足 60% 的肠内营养目标，仍应考虑肠外营养进行补充[9]。

对那些重度营养不良或存在很高的营养不良风险的患者，如果不能经口进食或无法实施肠内营养，则应尽早启动肠外营养[9]。ICU 内的营养不良患者早期启动肠外营养可以显著降低总体并发症的概率[60]和死亡的风险[61]，与标准的治疗相比，有能降低感染率的趋势[61]。

外周静脉营养（PPN）或中心静脉营养（TPN）均为肠外营养的提供途径。PPN 为没有中心静脉通路或缺乏功能性肠道的轻至中度营养不良患者提供短时程营养解决方案。因为外周静脉耐受性的问题，PPN 通常不超过 2 周。因为外周静脉能耐受的最大的渗透压不超过 900 mOsm/L，所以 PPN 的常量营养素/微量元素的输入受限。PPN 也需要很好的静脉通路，而且需要能耐受大量的液体输入（2.5 ～ 3 L/d）。中心静脉能耐受更高渗透压（1 300 ～ 1 800 mOsm/L）。因此，TPN 能满足所有的常量营养素/热量需求，对严重营养不良患者是更好的营养解决方案。TPN 适合长期营养支持，但需要对肝、骨骼、肾功能做持续的评估。表 23.10 列出了 PPN 和 TPN 的优缺点[62]。

脂肪乳注射液（ILE）的组分在肠外营养的结局中也起到一定的作用。先前已经讨论到了，ω-3 脂肪酸（鱼油）具有抗炎症的特性；ω-6 脂肪酸

表 23.10　PPN 和 TPN 的优缺点

途径	优　点	缺　点
PPN	• 没有中心静脉感染的风险 • 当无法预估恢复肠道功能时提供营养支持	• 需要比较好的外周静脉通路 • 因外周静脉的耐受性，PPN 的时程受到限制 • 需要能耐受更高的液体容量 • 因渗透压的原因，蛋白质、热量的输送受限 • 可能引起静脉炎
TPN	• 完全满足营养需求 • 可以长时程提供	• 需要中心静脉通路 • 有引起导管相关的静脉血栓的风险 • 有引起中心静脉相关的血流感染的风险 • 长时间使用有引起骨骼及肝胆疾病的风险

（豆油或大豆/红花籽油）具有促炎症的特点。meta分析已经表明，在降低感染率和减少住院/ICU住院时间上，与标准的药物（使用 ω-6 的脂肪乳注射液）相比，使用 ω-3 脂肪酸的脂肪乳注射液是具有更好的成本-效果比[63, 64]。目前，美国仅批准了基于 ω-6 的脂肪乳注射液的使用。而在欧洲，已批准了基于 ω-3 的脂肪乳注射液的使用。

生命终末期的营养

我们之前综述了在损伤急性期启动肠内和肠外营养的推荐指标。对治疗无效或者疾病终末期患者启动和终止人工营养及水分的补充（ANH）却是个有争议的话题。在这类病患，干预措施治疗无效是指"无法实现预期的生理目标[65]"。此种情形下，应鼓励临床医师不去采取这些干预措施，代之以向患者或代理人充分解释拒绝的理由。当然，临床医师也应该理解患者或代理人对 ANH 的观点。对ANH的看法应随法律、文化、宗教和个人的背景等诸多因素做相应的修正。ATS/AACN/ACCP/ESICM/SCCM的官方政策声明对这个复杂的话题进行了阐述了。

这些病例的处理是有困难的。理由之一在于它们给患者、医师及社会的重要利益带来了冲突。患者的利益在于能接受和他们价值与取向相匹配的医疗服务。医师的利益在于不被迫进行有悖于职业义务的活动。社会的重要利益在于保护个体的权利，培育医师的职业精神，保证医疗资源的合理分配。理由之二在于并没有明确的实体性法律、法规可供遵循。此外，这些患者通常非常脆弱，无法选择治疗的医师，也缺乏在其他地方寻求治疗机会的能力[65]。

应该尊重患者（或委托人、代理人或者近亲，如有的话）对 ANH 的愿望。这样做是基于自主的伦理原则，表23.11列出了常见宗教对ANH的立场[66-71]。但这也因患者或其家庭的态度而异。极重要的是，临床医师应精于生命终末期的 ANH，以帮助患者或其代理人能够做出明智的决定。ATS/AACN/ACCP/ESICM/SCCM的官方声明就指导临床医师防止和处置可能因不恰当治疗而导致的争议给出了7点建议[65]。

很多研究关注那些不可逆疾病状态［持续植物状态（PVS）或晚期的痴呆］或者疾病终末期（预期6个月内的死亡）患者的ANH。提供ANH（或仅仅补充水分）可以减弱机体内源性阿片类物质的释放及濒死时的欣快状态，延迟死亡，导致更多痛苦[72]。处于持续植物状态的患者可以感受到疼痛，但囿于意识障碍，无法清晰表达[73]。在不可逆疾病状态和疾病的终末期，给予ANH可以因恶心、呕吐（因为胃肠道内液体的增多）、肠道和膀胱失禁、感染和对患者的约束增加患者的痛苦。如果将在家护理接受肠内营养的痴呆患者与手工喂养的患者

表 23.11　关于生命终末期营养支持的常见宗教立场

宗　教	立　　　　场
伊斯兰教[66]	• 应避免外伤和伤害的原则 • 禁止通过撤除饮食加速死亡（尽管允许撤除徒劳的，延缓生命的治疗，包括支持治疗） • ANH 被认为是基本的关怀而非医疗措施 • 有义务为将要死亡的患者提供 ANH，除非 ANH 会缩短患者生命，与获益相比带来的损害更多或与伊斯兰教义相冲突
天主教[67]	• ANH 意味着保存生命的自然方法（基本需要），并非医疗（额外的）行动 • 只要不是即刻死亡或者增加患者的痛苦，提供 ANH 被视作道德上的义务
新教[68]	如果没有恢复的希望，终止或者撤除 ANH 是可以接受的
佛教[69]	提供 ANH 并非必须
犹太教[70]	• 食物和水被认作是基本的需要，而非治疗 • 停止濒临死亡患者的 ANH 和患者的死亡进程无关，是被禁止的。但是，如在死亡前，ANH 引起痛苦的情况下，允许终止 ANH • 濒临死亡的患者可以拒绝 ANH
希腊东正教[71]	即使没有复苏的希望，也不允许终止和撤除 ANH，这分别会被视为消极的和积极的安乐死

做比较，他们之间在吸入性肺炎的发生率、压疮的愈合、舒适度、功能状态或体重状态均未有差别。给晚期癌症的患者提供ANH并未发现有任何临床帮助。

因为中止ANH可能导致疼痛和痛苦，应提供姑息性治疗手段以增加生命的终末阶段的舒适度。这样的做法实现了双重效应，即当治疗并非去实现延长生命的首要目标，而是要试图达到使病患在临终之前感觉舒适的次要目标。当ANH中止或撤退时，营养治疗的考虑应聚焦于生命的质量，可以使用薄荷糖、嘴唇湿化器和口腔护理，处理脱水相关的综合征。

结 论

这章综述了脑损伤后的高代谢和高分解代谢的原因、影响和治疗。经口进食始终是营养输送的目标途径，但当经口无法进行时，肠内营养应优先于肠外营养。免疫营养在脑损伤患者是个令人感兴趣的话题，使用 ω-3 脂肪酸可能是有益的。在不可逆或者生命终末阶段，ANH不能带来益处，而且可能有害。为能给患者提供最佳的营养治疗结果，临床医师应精于营养支持。

（曾 涛 高 亮）

参考文献

[1] Di Battista AP, Rhind SG, Hutchison MG, et al. Inflammatory cytokine and chemokine profiles are associated with patient outcome and the hyperadrenergic state following acute brain injury. J Neuroinflammation. 2016; 13(1):40.
[2] Glenn TC, Martin NA, McArthur DL, et al. Endogenous nutritive support after traumatic brain injury: peripheral lactate production for glucose supply via gluconeogenesis. J Neurotrauma. 2015; 32(11):811–819.
[3] Zafar SN, Iqbal A, Farez MF, Kamatkar S, de Moya MA. Intensive insulin therapy in brain injury: a meta-analysis. J Neurotrauma. 2011; 28(7):1307–1317.
[4] Ooi YC, Dagi TF, Maltenfort M, et al. Tight glycemic control reduces infection and improves neurological outcome in critically ill neurosurgical and neurological patients. Neurosurgery. 2012; 71(3):692–702, discussion 702.
[5] Van den Berghe G, Schoonheydt K, Becx P, Bruyninckx F, Wouters PJ. Insulin therapy protects the central and peripheral nervous system of intensive care patients. Neurology. 2005; 64(8):1348–1353.
[6] Finfer S, Chittock DR, Su SY, et al. NICE-SUGAR Study Investigators. Intensive versus conventional glucose control in critically ill patients. N Engl J Med. 2009; 360(13):1283–1297.
[7] Vespa P, McArthur DL, Stein N, et al. Tight glycemic control increases metabolic distress in traumatic brain injury: a randomized controlled within-subjects trial. Crit Care Med. 2012; 40(6):1923–1929.
[8] Oddo M, Schmidt JM, Carrera E, et al. Impact of tight glycemic control on cerebral glucose metabolism after severe brain injury: a microdialysis study. Crit Care Med. 2008; 36(12):3233–3238.
[9] McClave SA, Taylor BE, Martindale RG, et al. Society of Critical Care Medicine, American Society for Parenteral and Enteral Nutrition. Guidelines for the Provision and Assessment of Nutrition Support Therapy in the Adult Critically Ill Patient: Society of Critical Care Medicine (SCCM) and American Society for Parenteral and Enteral Nutrition (A.S.P.E.N.). JPEN J Parenter Enteral Nutr. 2016; 40(2):159–211.
[10] Jacobi J, Bircher N, Krinsley J, et al. Guidelines for the use of an insulin infusion for the management of hyperglycemia in critically ill patients. Crit Care Med. 2012; 40(12):3251–3276.
[11] Hasadsri L, Wang BH, Lee JV, et al. Omega-3 fatty acids as a putative treatment for traumatic brain injury. J Neurotrauma. 2013; 30(11):897–906.
[12] Kumar PR, Essa MM, Al-Adawi S, et al. Omega-3 Fatty acids could alleviate the risks of traumatic brain injury - a mini review. J Tradit Complement Med. 2014; 4(2):89–92.
[13] Weylandt KH, Chiu CY, Gomolka B, Waechter SF, Wiedenmann B. Omega-3 fatty acids and their lipid mediators: towards an understanding of resolvin and protectin formation. Prostaglandins Other Lipid Mediat. 2012; 97(3-4):73–82.
[14] Dictionary M. Immunonutrition. 2009. Available at: http://medical-dictionary.thefreedictionary.com/immunonutrition. Accessed March 15, 2016.
[15] Falcão de Arruda IS, de Aguilar-Nascimento JE, Falcao de. Benefits of early enteral nutrition with glutamine and probiotics in brain injury patients. Clin Sci (Lond). 2004; 106(3):287–292.
[16] Schulman AS, Willcutts KF, Claridge JA, et al. Does the addition of glutamine to enteral feeds affect patient mortality? Crit Care Med. 2005; 33(11):2501–2506.
[17] Heyland D, Muscedere J, Wischmeyer PE, et al. Canadian Critical Care Trials Group. A randomized trial of glutamine and antioxidants in critically ill patients. N Engl J Med. 2013; 368(16):1489–1497.
[18] Wernerman J, Kirketeig T, Andersson B, et al. Scandinavian Critical Care Trials Group. Scandinavian glutamine trial: a pragmatic multi-centre randomised clinical trial of intensive care unit patients. Acta Anaesthesiol Scand. 2011; 55(7):812–818.
[19] Marik PE, Zaloga GP. Immunonutrition in critically ill patients: a systematic review and analysis of the literature. Intensive Care Med. 2008; 34(11):1980–1990.
[20] Critical Care Nutrition. Canadian Clinical Practice Guidelines 2015: Summary of Revisions to the Recommendations. 2015. Available at: http://www.criticalcarenutrition.com/docs/CPGs%202015/Summary%20CPGs%202015%20vs%202013.pdf. Accessed March 15, 2016.
[21] O'Flynn J, Peake H, Hickson M, Foster D, Frost G. The prevalence of malnutrition in hospitals can be reduced: results from three consecutive cross-sectional studies. Clin Nutr. 2005; 24(6):1078–1088.
[22] Singh H, Watt K, Veitch R, Cantor M, Duerksen DR. Malnutrition is prevalent in hospitalized medical patients: are house staff identifying the malnourished patient? Nutrition. 2006; 22(4):350–354.
[23] McWhirter JP, Pennington CR. Incidence and recognition of malnutrition in hospital. BMJ. 1994; 308(6934):945–948.
[24] Coats KG, Morgan SL, Bartolucci AA, Weinsier RL. Hospital-associated malnutrition: a reevaluation 12 years later. J Am Diet Assoc. 1993; 93(1):27–33.
[25] Stechmiller JK. Understanding the role of nutrition and wound healing. Nutr Clin Pract. 2010; 25(1):61–68.
[26] Kruizenga HM, Van Tulder MW, Seidell JC, Thijs A, Ader HJ, Van Bokhorst-de van der Schueren MA. Effectiveness and cost-effectiveness of early screening and treatment of malnourished patients. Am J Clin Nutr. 2005; 82(5):1082–1089.
[27] Elke G, Wang M, Weiler N, Day AG, Heyland DK. Close to recommended caloric and protein intake by enteral nutrition is associated with better clinical outcome of critically ill septic patients: secondary analysis of a large international nutrition database. Crit Care. 2014; 18(1):R29.
[28] Wei X, Day AG, Ouellette-Kuntz H, Heyland DK. The association between nutritional adequacy and long-term outcomes in critically ill patients requiring prolonged mechanical ventilation: a multicenter cohort study. Crit Care Med. 2015; 43(8):1569–1579.
[29] White JV, Guenter P, Jensen G, Malone A, Schofield M, Academy Malnutrition Work Group, A.S.P.E.N. Malnutrition Task Force, A.S.P.E.N. Board of Directors. Consensus statement: Academy of Nutrition and Dietetics and American Society for Parenteral and Enteral Nutrition: characteristics recommended for the identification and documentation of adult malnutrition (undernutrition). JPEN J Parenter Enteral Nutr. 2012; 36(3):275–283.
[30] Alberda C, Gramlich L, Jones N, et al. The relationship between nutritional intake and clinical outcomes in critically ill patients: results of an international multicenter observational study. Intensive Care Med. 2009; 35(10):1728–1737.
[31] Mehanna HM, Moledina J, Travis J. Refeeding syndrome: what it is, and how to prevent and treat it. BMJ. 2008; 336(7659):1495–1498.

[32] National Institute for Health and Clinical Excellence. Nutrition Support for Adults: Oral Nutrition Support, Enteral Tube Feeding and Parenteral Nutrition. 2006. Available at: https://www.nice.org.uk/guidance/cg32/chapter/1-Guidance. Accessed March 17, 2016.

[33] Foley N, Marshall S, Pikul J, Salter K, Teasell R. Hypermetabolism following moderate to severe traumatic acute brain injury: a systematic review. J Neurotrauma. 2008; 25(12):1415–1431.

[34] Branson RD. Technical Aspects of Indirect Calorimetry. Critical Decisions. Burlington, VT: Saxe Healthcare Communications; 2001:2–5.

[35] Frankenfield D. Validation of an equation for resting metabolic rate in older obese, critically ill patients. JPEN J Parenter Enteral Nutr. 2011; 35(2):264–269.

[36] Frankenfield DC, Coleman A, Alam S, Cooney RN. Analysis of estimation methods for resting metabolic rate in critically ill adults. JPEN J Parenter Enteral Nutr. 2009; 33(1):27–36.

[37] Academy of Nutrition and Dietetics Evidence Analysis Library. Recommendations Summary: Adult Weight Management (AWM) Determination of Resting Metabolic Rate. 2005. Available at: http://andeal.org/template.cfm?template=guide_summary&key=621. Accessed March 15, 2016.

[38] Frankenfield DC, Ashcraft CM, Galvan DA. Prediction of resting metabolic rate in critically ill patients at the extremes of body mass index. JPEN J Parenter Enteral Nutr. 2013; 37(3):361–367.

[39] Dobak S, Rincon F. "Cool" Topic: Feeding During Moderate Hypothermia After Intracranial Hemorrhage. JPEN J Parenter Enteral Nutr. 2016:0148607116655448.

[40] Saur J, Leweling H, Trinkmann F, Weissmann J, Borggrefe M, Kaden JJ. Modification of the Harris-Benedict equation to predict the energy requirements of critically ill patients during mild therapeutic hypothermia. In Vivo. 2008; 22(1):143–146.

[41] Bardutzky J, Georgiadis D, Kollmar R, Schwab S. Energy expenditure in ischemic stroke patients treated with moderate hypothermia. Intensive Care Med. 2004; 30(1):151–154.

[42] Dickerson RN, Pitts SL, Maish GO, III, et al. A reappraisal of nitrogen requirements for patients with critical illness and trauma. J Trauma Acute Care Surg. 2012; 73(3):549–557.

[43] Raguso CA, Dupertuis YM, Pichard C. The role of visceral proteins in the nutritional assessment of intensive care unit patients. Curr Opin Clin Nutr Metab Care. 2003; 6(2):211–216.

[44] Davis CJ, Sowa D, Keim KS, Kinnare K, Peterson S. The use of prealbumin and C-reactive protein for monitoring nutrition support in adult patients receiving enteral nutrition in an urban medical center. JPEN J Parenter Enteral Nutr. 2012; 36(2):197–204.

[45] Taylor SJ, Fettes SB, Jewkes C, Nelson RJ. Prospective, randomized, controlled trial to determine the effect of early enhanced enteral nutrition on clinical outcome in mechanically ventilated patients suffering head injury. Crit Care Med. 1999; 27(11):2525–2531.

[46] National Dysphagia Diet Task Force. National Dysphagia Diet: Standardization for Optimal Care. Chicago, IL: American Dietitian Association; 2002.

[47] Kang W, Kudsk KA. Is there evidence that the gut contributes to mucosal immunity in humans? JPEN J Parenter Enteral Nutr. 2007; 31(3):246–258.

[48] Metheny NA. Risk factors for aspiration. JPEN J Parenter Enteral Nutr. 2002; 26(6) Suppl:S26–S31, discussion S32–S33.

[49] Kollef MH. Prevention of hospital-associated pneumonia and ventilator-associated pneumonia. Crit Care Med. 2004; 32(6):1396–1405.

[50] Heyland DK, Stephens KE, Day AG, McClave SA. The success of enteral nutrition and ICU-acquired infections: a multicenter observational study. Clin Nutr. 2011; 30(2):148–155.

[51] Powell KS, Marcuard SP, Farrior ES, Gallagher ML. Aspirating gastric residuals causes occlusion of small-bore feeding tubes. JPEN J Parenter Enteral Nutr. 1993; 17(3):243–246.

[52] Olsen AB, Hetz RA, Xue H, et al. Effects of traumatic brain injury on intestinal contractility. Neurogastroenterol Motil. 2013; 25(7):593–e463.

[53] Rao AS, Camilleri M. Review article: metoclopramide and tardive dyskinesia. Aliment Pharmacol Ther. 2010; 31(1):11–19.

[54] Tamion F, Hamelin K, Duflo A, Girault C, Richard JC, Bonmarchand G. Gastric emptying in mechanically ventilated critically ill patients: effect of neuromuscular blocking agent. Intensive Care Med. 2003; 29(10):1717–1722.

[55] Stevens AM, Then JE, Frock KM, et al. Evaluation of feeding intolerance in patients with pentobarbital-induced coma. Ann Pharmacother. 2008; 42(4):516–522.

[56] Magnuson B, Hatton J, Williams S, Loan T. Tolerance and efficacy of enteral nutrition for neurosurgical patients in pentobarbital coma. Nutr Clin Pract. 1999; 14(3):131–134.

[57] Rollins CJ. Drug-nutrient interactions. In: Mueller CM, ed. The A.S.P.E.N. Adult Nutrition Support Core Curriculum, 2nd ed. Silver Spring, MD: American Society for Parenteral and Enteral Nutrition; 2012:309–310.

[58] Casaer MP, Mesotten D, Hermans G, et al. Early versus late parenteral nutrition in critically ill adults. N Engl J Med. 2011; 365(6):506–517.

[59] Doig GS, Simpson F, Sweetman EA, et al. Early PN Investigators of the ANZICS Clinical Trials Group. Early parenteral nutrition in critically ill patients with short-term relative contraindications to early enteral nutrition: a randomized controlled trial. JAMA. 2013; 309(20):2130–2138.

[60] Heyland DK, MacDonald S, Keefe L, Drover JW. Total parenteral nutrition in the critically ill patient: a meta-analysis. JAMA. 1998; 280(23):2013–2019.

[61] Braunschweig CL, Levy P, Sheean PM, Wang X. Enteral compared with parenteral nutrition: a meta-analysis. Am J Clin Nutr. 2001; 74(4):534–542.

[62] Mirtallo JM, Patel M. Overview of parenteral nutrition. In: Mueller CM, ed. The A.S.P.E.N. Adult Nutrition Support Core Curriculum, 2nd ed. Silver Spring, MD: American Society for Parenteral and Enteral Nutrition; 2012:234–244.

[63] Pradelli L, Eandi M, Povero M, et al. Cost-effectiveness of omega-3 fatty acid supplements in parenteral nutrition therapy in hospitals: a discrete event simulation model. Clin Nutr. 2014; 33(5):785–792.

[64] Pradelli L, Mayer K, Muscaritoli M, Heller AR. n-3 fatty acid-enriched parenteral nutrition regimens in elective surgical and ICU patients: a meta-analysis. Crit Care. 2012; 16(5):R184.

[65] Bosslet GT, Pope TM, Rubenfeld GD, et al. American Thoracic Society ad hoc Committee on Futile and Potentially Inappropriate Treatment, American Thoracic Society, American Association for Critical Care Nurses, American College of Chest Physicians, European Society for Intensive Care Medicine, Society of Critical Care. An Official ATS/AACN/ACCP/ESICM/SCCM Policy Statement: responding to requests for potentially inappropriate treatments in intensive care units. Am J Respir Crit Care Med. 2015; 191(11):1318–1330.

[66] Alsolamy S. Islamic views on artificial nutrition and hydration in terminally ill patients. Bioethics. 2014; 28(2):96–99.

[67] United States Conference of Catholic Bishops. Ethical and Religious Directives for Catholic Health Care Services. 5th ed. Washington, DC: USCCB; 2009:30–31.

[68] Pauls M, Hutchinson RC. Bioethics for clinicians: 28. Protestant bioethics. CMAJ. 2002; 166(3):339–343.

[69] Bülow HH, Sprung CL, Reinhart K, et al. The world's major religions' points of view on end-of-life decisions in the intensive care unit. Intensive Care Med. 2008; 34(3):423–430.

[70] Steinberg A, Sprung CL. The dying patient: new Israeli legislation. Intensive Care Med. 2006; 32(8):1234–1237.

[71] The Holy Synod of the Church of Greece. The Basic Positions on the Ethics of Euthanasia. Athens: Bioethics Committee, the Holy Synod of the Church of Greece 2007.

[72] Multi-Society Task Force on PVS. Medical aspects of the persistent vegetative state (2). N Engl J Med. 1994; 330(22):1572–1579.

[73] Markl A, Yu T, Vogel D, Müller F, Kotchoubey B, Lang S. Brain processing of pain in patients with unresponsive wakefulness syndrome. Brain Behav. 2013; 3(2):95–103.

[74] Fine RL. Ethical issues in artificial nutrition and hydration. Nutr Clin Pract. 2006; 21(2):118–125.

[75] Finucane TE, Christmas C, Travis K. Tube feeding in patients with advanced dementia: a review of the evidence. JAMA. 1999; 282(14):1365–1370.

[76] Klein S, Koretz RL. Nutrition support in patients with cancer: what do the data really show? Nutr Clin Pract. 1994; 9(3):91–100.

第 24 章
颅脑创伤的心血管并发症
Cardiovascular Complications of Traumatic Brain Injury

Nicholas C. Cavarocchi, Mustapha A. Ezzeddine, and Adnan I. Qureshi

摘要 颅脑创伤后心血管并发症很常见，并且与致残率和病死率增加有关。

初始血压（BP）是 TBI 中的重要预后指标。

临床管理集中在减轻继发性脑损伤的支持性措施上，特别强调维持脑灌注压（CPP）和组织氧合、控制颅内压（ICP）波动和治疗脑水肿。患者管理涉及了解 TBI 反应的病理生理学、治疗自主神经功能障碍、维持或控制血压，以及血管活性/神经保护药物的选择。本章将重点阐述以上内容。

关键词 颅脑创伤，脑灌注压，交感风暴，心功能不全，肺水肿，血管活性药物

引 言

预防和治疗继发性器官损伤是治疗重度颅脑创伤（TBI）的重要内容，涉及的机制包括缺氧、缺血、氧自由基/神经递质释放、温度失调节、颅内压（ICP）改变、基因激活、线粒体功能障碍及急性全身炎症介质释放。颅脑创伤后心血管并发症很常见，并且与致残率和病死率增加有关[1, 2]。可能出现的症状包括高血压、低血压、心电图改变、心律失常、自主神经紊乱、心肌损伤标志物异常和左心室功能不全。

受损的脑组织与心血管系统之间的关系错综复杂，初始血压（BP）是 TBI 中重要的预后指标。随后的血压管理与脑灌注压（CPP）控制相关，是重症监护治疗的基石，在控制继发性脑损伤方面发挥重要作用。一些研究中表明单次低血压或缺氧可显著增加致残率和病死率[3]。低血压指 SBP<90 mmHg，在重度颅脑创伤患者中发生率近 35%，且与病死率增加相关[4]。低灌注可能导致弥漫性微血管损伤和血脑屏障破坏，从而导致血管源性水肿。早期积极复苏联合严密监测以及预防继发损伤对预后影响巨大。

病理生理

脑损伤后生理变化可引起交感风暴，表现为高血压、低血压、血管失张力、心律失常、心动过速和儿茶酚胺诱导的靶器官缺血。

脑垂体轴也会受到破坏，导致 T_3、精氨酸加压素、皮质醇和葡萄糖水平下降。单纯 TBI 患者常表现为急性高血压。儿茶酚胺激增是对脑外伤的应激反应，类似于在其他类型急性脑损伤中的反应，如动脉瘤性蛛网膜下腔出血[5]（SAH）和脑卒中[6]（表 24.1）。早期低血压对患者的危害似乎更严重，有研究将发生低血压的场所进行比较（现场、急诊室和重症

表 24.1 颅脑创伤（TBI）患者的体循环血压

- 单纯颅脑创伤患者表现为急性血压升高
- 脑外伤引起儿茶酚胺激增
- TBI 患者常出现低血压和缺氧，早期低血压提示损伤更严重
- 未合并全身损伤的单纯脑损伤可引起低血压
- 低血压可能为肾上腺功能不全所致

监护病房），结果发现早期低血压比延迟性低血压或收缩压（SBP）<90 mmHg 更适于预测预后不良[7]。

可能导致 TBI 后低血压的因素包括伴随的全身创伤、急性失血、缺氧、心脏挫伤、心肌顿抑和内分泌功能障碍。有报道指出低血压也可能是由相对肾上腺皮质功能不全引起。在一项研究中，80 名重度 TBI 患者接受连续血清皮质醇和肾上腺皮质激素测定[10]，约一半的受试者检测到肾上腺皮质功能不全。这个现象多见于年轻患者，以及创伤严重和早期缺血性损伤患者。同时与依托咪酯、异丙酚和戊巴比妥的使用有关。另一项包含 29 例需要升压药物治疗的重度 TBI 病例的研究，通过使用大剂量肾上腺皮质激素激发试验来发现是否存在肾上腺功能不全[11]，其中 48% 的患者接受氢化可的松替代治疗后出现相应血流动力学变化。然而随后的 CRASH 试验结果使激素替代治疗变得更加复杂。该试验针对 TBI 后 48 小时的患者，随机静脉注射安慰剂或甲泼尼龙[12]，结果表明注射激素组患者的病死率相对于安慰剂组轻微升高（表 24.2）。

表 24.2　导致颅脑创伤患者低血压的因素

- 合并全身损伤
- 急性失血
- 心脏挫伤
- 心肌顿抑
- 内分泌功能紊乱
- 失血

目前临床管理集中在减轻继发性脑损伤的支持治疗上，特别强调维持脑灌注压（CPP）和组织氧合、控制颅内压（ICP）波动和治疗脑水肿。至于脑自动调节，当平均动脉压（MAP）在 50～150 mmHg 时，脑血流量（CBF；正常值：每分钟 50～65 ml/100 g 脑组织）自动调节能力完好。CBF 是脑血管阻力（CVR）和 CPP 的函数[13]。

脑灌注压是驱动脑血流的压力梯度，并被定义为 MAP 和 ICP 之间的差值（公式 24.1）：

$$CPP=MAP-ICP \qquad （公式 24.1）$$
$$CBF=CPP/CVR \qquad （公式 24.2）$$

原发性脑损伤通常会导致脑血流自动调节能力的改变，即使尚在原调节范围内，这可能会进一步

恶化继发性脑损伤。脑组织失去自动调节可能引起 CBF 增加，伴随血压的变化和颅内血流量的增加及血脑屏障破坏，脑水肿形成，这可能终致颅内压升高。当 CBF 过低（即每分钟 <20 ml/100 g 脑组织）时，可能诱发脑缺血，且神经血管系统无法通过自动调节血管扩张来保持 CBF。

虽然已有关于神经保护措施和各种实验药物疗法（例如，自由基清除剂）的研究（如低温治疗）。但遗憾的是，这些实验疗法都未证明可有效缓解继发性脑损伤[14]。

大脑自动调节和血压

在正常生理情况下，脑血流量的变化很小，CPP 的变化不会造成脑血流量的巨大变化，这被称为大脑的自动调节功能[15, 16]。CPP 被定义为 MAP 与 ICP 的差值。在脑血流良好的情况下，ICP 很低，约为 5 mmHg，此时 CPP 约等于 MAP。当 CPP 降至 50 mmHg 以下时，脑血流量才会略微下降，而只有当 CPP>150 mmHg 时，脑血流量才会增加。脑血流自动调节主要发生于小动脉及微动脉[17]。

保持 CPP 稳定性在 TBI 患者 ICP 升高时极其重要，TBI 患者的脑血流自动调节功能受损很常见[18]。因此，即使是很轻微的血压下降也可能增加脑组织低灌注、脑缺血的风险[9]。患者 ICP 升高时，低血压更易使脑血流量减少。因此，保持适当的血压的重要性不言而喻[19, 20]。一项纳入 189 例 TBI 患者的随机对照试验中，研究者将维持 CPP>70 mmHg 的患者与 ICP 达标的患者进行比较[21]，结果显示，维持 CPP>70 mmHg 时患者会出现氧饱和度下降次数较少，且对整体预后产生影响。

相反地，合并自动调节功能受损和血脑屏障破坏的患者出现急性血压升高时，可能会加剧 ICP 异常和脑水肿。尽管这种现象已在动物试验中被证实[22]，但在临床研究中尚未明确[23]。继发的高血压还可能对其他脏器造成负面影响。在一项针对脑血流为目标或 ICP 为目标治疗的随机研究中，试验组 ARDS 的发生率是对照组的 5 倍（表 24.3）。

心血管系统初始评估

在大多数情况下，脑损伤相关的心血管功能障碍能自发缓解，从而强调治疗中防患于未然的重要性，包括潜在脑损伤的管理，以及全面的重症监护支持治疗。图 24.1 描绘了 TBI 对心肺系统影响的潜在后果。

表 24.3　脑自动调节功能和血压

- 在正常生理情况下，CBF 变动范围很小，CPP 的改变不会造成 CBF 巨大变化

- CPP=MAP−ICP

- 当脑循环完好时，ICP 数值很低（约 5 mmHg），此时 CPP 约等于 MAP

- 只有当 CPP 降至 50 mmHg 以下时脑血流量才开始减少，而只有当 CPP>150 mmHg 时脑血流量才会随之增加

- 脑血流自动调节主要发生于小动脉及微动脉[8]

- 相对轻微的血压下降即可能增加脑低灌注、脑缺血的风险[9]

注：CBF，脑血流量；CPP，脑灌注压；ICP，颅内压；MAP，平均动脉压。

心血管初步评估应包括血流动力学评估（BP、HR、O_2 饱和度）、心电图、血管活性药物或正性肌力药物、电解质、氧合和心肌酶。经食管超声心动图（TEE）是评估心肌功能不全的有效工具，对由过量儿茶酚胺释放诱发的应激性心肌病适用。神经源性应激性心肌病的临床特征包括：过量儿茶酚胺释放，急性发作，冠状动脉病变少见，窦性心动过速或其他心律失常，ST 段抬高，T 波变化，或 QTc 延长（校正 QT 间期）；左心尖和（或）任一心室部分的受累；肺水肿，BNP（脑利钠肽）和心肌酶升

高；可在 1～2 周恢复正常。

这种心功能不全的最佳治疗方法尚不清楚，必须在维持 CPP 和降低血压以保护心脏之间寻求平衡。有人建议 β 受体阻滞剂或许可以通过抵消儿茶酚胺作用来保护心脏（表 24.4）。

表 24.4　神经源性心脏损伤

- 急性脑损伤后可出现心肌损伤；严重心率异常可能预示着预后不良

- 6%～45% TBI 患者可出现血清心肌酶、肌酸激酶及肌钙蛋白升高。TBI、ICH、缺血性脑卒中患者常出现蛛网膜下腔出血

- 灌注成像和冠状动脉造影检查结果往往正常

- 心室功能异常被认为是部分可逆的

- β 受体阻滞剂可通过对抗儿茶酚胺来保护心脏

注：ICH，脑出血；TBI，颅脑创伤。

动脉血压

儿茶酚胺激增导致高血压和心动过速，早期研究证明 SAH 患者使用 β 肾上腺素抑制剂能减少心肌损伤并改善神经系统预后。尽管交感神经抑制药物通常因其潜在的不利影响很少被采用，有回顾性研究表明，使用 β 受体阻滞剂的 TBI 患者病死率较低。潜在的好处可能包括对神经源性心肌顿抑（NSM）

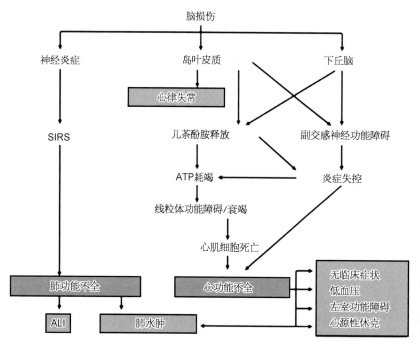

图 24.1　颅脑创伤后心血管系统的病理生理变化。SIRS，全身炎症反应综合征；ATP，三磷酸腺苷；ALI，急性肺损伤。引自：Gregory and Smith 2012[24].

患者的心脏保护作用，作用机制包括限制心肌需氧量，降低心率、每搏输出量和动脉压，（推测）通过调节脑血流量和脑代谢直接进行神经保护。虽然尚未确定创伤后使用β受体阻滞剂是否产生类似的益处，但最近的一项荟萃分析发现，心动过缓与发生SAH后低死亡风险相关[1]。其他交感神经药物，如硫酸镁和可乐定，尚无临床证据支持其在颅脑创伤后的使用。

随着儿茶酚胺的消退，常出现明显的低血压，这可能与外周血管扩张和心室功能障碍相关。

液体复苏治疗、标准血管加压药/正性肌力药物可引起动脉血压改变。去甲肾上腺素应用广泛，对TBI后动脉血压和CPP控制效果较好。血管加压素可能对难治性低血压有效，但可引起脑血管收缩，有引发脑缺血的风险，应谨慎使用。多巴酚丁胺可有效地扭转SAH后NSM相关的低心排血量状态，使心脏指数趋于正常。

自主神经功能障碍

心律失常、心电图改变及其他心脏自主神经功能障碍可见于重度颅脑创伤患者[25, 26]，这些症状可与上述神经源性心肌损伤同时出现，但多数时候不会引起心功能不全。有实验室和临床证据表明岛叶皮质、下丘脑和延髓损伤是导致自主神经系统异常的原因。临床表现为一系列症候群，可以是仅能用特殊检查探测到的轻微心率异常，也可表现为交感风暴或心律失常。

心率异常在亚急性期可随神经功能的恢复逐渐趋于正常[27]。有研究认为，严重心率异常可能预示着预后不良[28]。心电图的变化在脑损伤后常见，包括ST段抬高或压低、T波倒置、QT间期延长，这意味着需要进一步寻求引起这些变化的原因，如心脏损伤或者代谢异常，且进行严密心电监测。临床可见心律失常表现各异，多见于外伤急性期。

颅脑创伤后自主神经功能障碍可表现为周期性发热、心动过速、高血压、大汗、呼吸急促及运动姿态多变等[29]。这些症状曾被称为阵发性自主神经风暴、间脑发作、急性中脑综合征、交感风暴、丘脑-中脑失调综合征等。通常发生在年轻的弥漫性轴索损伤患者或损伤累及脑干的患者。已有使用苯二氮䓬类、阿片类、β受体阻滞剂、溴隐亭、可乐定、加巴喷丁等药物成功治疗的报道[30, 31]。这

表24.5　自主神经功能障碍

- 多数自主神经功能障碍发生时尚未出现心功能不全

- 脑损伤后常出现心电图改变，包括ST段抬高或压低、T波倒置及QT间期延长

- 临床中可见心律失常表现各异，多见于外伤急性期

- 阵发性自主神经风暴、间脑癫痫、急性中脑综合征、交感风暴、丘脑-中脑失调综合征等都表现为发热、心动过速、高血压、多汗、呼吸急促等症状

- 阵发性交感风暴常见于年轻弥漫性轴索损伤患者，常见于伤后1周，可持续数周至数月[32]

- 已有使用苯二氮䓬类、阿片类、倍他乐克、溴隐亭、可乐定及加巴喷丁等药物成功治疗的报道

些症状常见于损伤后1周内，也可持续数周甚至数月[32]（表24.5）。

控制血压的血管活性药物选择

对于TBI患者，控制血压首先考虑选择简单可靠能静脉滴注的药物，以保证CPP在理想范围内。因此静脉降压药物（表24.6）为一线用药，酌情追加口服药物治疗。硝普钠降压效力强，但因其有扩张脑血管作用，可致ICP升高，同时可损害脑血管自主调节能力，在TBI患者中使用时需谨慎[33]。尼卡地平是一种短效的钙通道阻滞剂，对大部分患者有效，可滴定，心动过速时应避免使用。艾司洛尔能有效控制心率，但降压效果不明显。目前尚无研究对这些药物进行详尽比较。有关于ICH降压治疗的研究表明，静脉滴定尼卡地平效果较使用拉贝洛尔、肼屈嗪和硝普钠更佳[34, 35]。

当使用药物升高血压以维持目标CPP时，重要的是保证足够的心脏前负荷，避免低血容量，以减少全身副作用。治疗目标为保持中心静脉压在8～12 mmHg。异丙肾上腺素（α受体激动剂）和去甲肾上腺素（α/β受体激动剂）是一线缩血管药物。一项随机对照研究表明，多巴胺的升压效果较去甲肾上腺素逊色且易导致心动过速[36]。有证据表明当神经源性心肌功能不全时，使用单一受体激动剂升压无效[37]。在这种情况下更应选用那些增强心肌收缩力的药物，如多巴酚丁胺（表24.7）。一项小型病例研究发现，米力农或许比多巴酚丁胺升压效果更佳[38]（表24.8）。

表 24.6　静脉降压药物

药　物	机　制	剂　量	起效／持续时间	副作用
艾司洛尔	β 受体阻滞剂	负荷剂量 0.5 ~ 1 mg/kg，随后 50 ~ 300 μg/kg 维持	1 min/10 ~ 20 min	气道痉挛，传导阻滞，心动过缓
拉贝洛尔	α/β 受体阻滞剂	10 ~ 80 mg 快速推注，2 mg/min 输注，逐渐向上滴定	2 ~ 5 min/2 ~ 6 h	气道痉挛，传导阻滞，心动过缓
尼卡地平	二氢吡啶钙通道阻滞剂	2.5 ~ 30 mg/h，每 5 分钟以 2.5 ~ 30 mg/h 速度滴定	5 ~ 15 min/4 ~ 6 h	心动过速
硝普钠	直接作用于动、静脉的扩血管药物	0.25 ~ 10 μg/（kg·min），药效强	即刻 /1 ~ 2 min	硫氰酸盐中毒，药效极强，潜在的 ICP 增高风险，冠状动脉盗血现象
非诺多泮	多巴胺受体激动剂	0.1 ~ 0.6 μg/（kg·min）	5 ~ 10 min/10 ~ 15 min	极度低血压，心动过速
伊那普利	血管紧张素转换酶抑制剂	0.625 ~ 5 mg，静脉注射，q6 h	5 ~ 10 min/2 ~ 6 h	高钾血症，肾衰竭，血管源性水肿
肼屈嗪	直接血管扩张剂	10 ~ 20 mg，静脉注射，q6 h	5 ~ 15 min/2 ~ 6 h	降压作用无法预测，心动过速
硝酸甘油	直接作用于动、静脉的扩血管药物	5 ~ 100 μg/（kg·min）	1 ~ 5 min/5 ~ 10 min	反射性心动过速，耐药，潜在的 ICP 增高风险，头痛

表 24.7　血管活性药物

药　物	正性肌力	正性频率	血管收缩
异丙肾上腺素	0	0	+++
去甲肾上腺素	++	++	+++
多巴酚丁胺	+++	0/+	0/−
多巴胺	+++	+	0/+++
血管加压素	0/+	0	+++

表 24.8　血管活性药物的选择[a]

- 静脉降压药物为一线用药，酌情追加口服药物治疗
- 硝普钠降压效果强，但在 TBI 患者中使用时需谨慎，因其可引起脑血管扩张
- 尼卡地平是一种短效钙通道阻滞剂，大部分患者使用效果好，且可静脉滴定
- 艾司洛尔控制心率效果好，但降压作用不显著
- 自发性颅内出血患者中静滴尼卡地平较使用拉贝洛尔、肼屈嗪、硝普钠效果更佳
- 保证足够的心脏前负荷，以避免低血容量带来的全身副作用
- 有证据表明，严重心功能不全时，使用 α 受体激动剂升高血压是无效的

注：a 也可见表 24.1。

降压药物的神经保护作用

除了其原本的降压作用外，部分降压药物还具有神经保护作用。最近有研究发现，当大脑缺血时，中枢神经系统血管紧张素 Ⅱ 受体亚型 2（AT2）上调[39, 40]。血管紧张素转化酶（ACE）抑制剂在缺血性脑卒中动物模型中似乎能减轻自由基诱导的损伤[41]。一项大型临床试验表明，ACEI 类药物能明显降低脑卒中的风险，其降压效果并不显著，因此提出该药物可能具有潜在的神经保护作用[42]。一项小样本回顾性分析表明，在急性脑卒中发生前使用 ACEI 类药物与梗死程度较轻相关[43]。

细胞内钙离子内流是缺血细胞死亡的关键机

表 24.9　降压药物的神经保护作用

- 当脑缺血时，CNS 中血管紧张素 II 受体亚型 2（AT2）上调

- ACEI 类药物在缺血性脑卒中动物模型中或许能减轻自由基介导的损伤

- 细胞内钙离子内流在细胞死亡中扮演着关键角色，口服钙通道阻滞剂尼莫地平治疗蛛网膜下腔出血可改善患者预后，可能与其神经保护作用相关，但对于创伤性蛛网膜下腔出血患者无效

注：ACE，血管紧张素转化酶；CNS，中枢神经系统。

制。已有研究提示口服钙通道阻滞剂尼莫地平可以改善SAH患者预后[44]，可能与其神经保护作用相关[45]，但在创伤性蛛网膜下腔出血患者中并未表现出类似作用[46]。在动物实验中发现其他钙通道阻滞剂有神经保护作用[47]，但在临床试验中其作用尚未得到肯定[8]（表24.9）。

（冀　涛　王瑞兰　杜　江）

参考文献

[1] van der Bilt IA, Hasan D, Vandertop WP, et al. Impact of cardiac complications on outcome after aneurysmal subarachnoid hemorrhage: a meta-analysis. Neurology. 2009; 72(7):635–642.

[2] Zygun D. Non-neurological organ dysfunction in neurocritical care: impact on outcome and etiological considerations. Curr Opin Crit Care. 2005; 11(2):139–143.

[3] Wald SL, Shackford SR, Fenwick J. The effect of secondary insults on mortality and long-term disability after severe head injury in a rural region without a trauma system. J Trauma. 1993; 34(3):377–381, discussion 381–382.

[4] Chesnut RM, Marshall LF, Klauber MR, et al. The role of secondary brain injury in determining outcome from severe head injury. J Trauma. 1993; 34(2):216–222.

[5] Dilraj A, Botha JH, Rambiritch V, Miller R, van Dellen JR. Levels of catecholamine in plasma and cerebrospinal fluid in aneurysmal subarachnoid hemorrhage. Neurosurgery. 1992; 31(1):42–50, discussion 50–51.

[6] Leonardi-Bee J, Bath PM, Phillips SJ, Sandercock PA, IST Collaborative Group. Blood pressure and clinical outcomes in the International Stroke Trial. Stroke. 2002; 33(5):1315–1320.

[7] Coates BM, Vavilala MS, Mack CD, et al. Influence of definition and location of hypotension on outcome following severe pediatric traumatic brain injury. Crit Care Med. 2005; 33(11):2645–2650.

[8] Langham J, Goldfrad C, Teasdale G, Shaw D, Rowan K. Calcium channel blockers for acute traumatic brain injury. Cochrane Database Syst Rev. 2003(4):CD000565

[9] Rose JC, Mayer SA. Optimizing blood pressure in neurological emergencies. Neurocrit Care. 2004; 1(3):287–299.

[10] Cohan P, Wang C, McArthur DL, et al. Acute secondary adrenal insufficiency after traumatic brain injury: a prospective study. Crit Care Med. 2005; 33(10):2358–2366.

[11] Bernard F, Outtrim J, Lynch AG, Menon DK, Matta BF. Hemodynamic steroid responsiveness is predictive of neurological outcome after traumatic brain injury. Neurocrit Care. 2006; 5(3):176–179.

[12] Edwards P, Arango M, Balica L, et al. CRASH Trial Collaborators. Final results of MRC CRASH, a randomised placebo-controlled trial of intravenous corticosteroid in adults with head injury-outcomes at 6 months. Lancet. 2005; 365(9475):1957–1959.

[13] Bouma GJ, Muizelaar JP, Bandoh K, Marmarou A. Blood pressure and intracranial pressure-volume dynamics in severe head injury: relationship with cerebral blood flow. J Neurosurg. 1992; 77(1):15–19.

[14] Bratton SL, Chestnut RM, Ghajar J, et al. Brain Trauma Foundation, American Association of Neurological Surgeons, Congress of Neurological Surgeons, Joint Section on Neurotrauma and Critical Care, AANS/CNS. Guidelines for the management of severe traumatic brain injury. III. Prophylactic hypothermia. J Neurotrauma. 2007; 24 Suppl 1:S21–S25.

[15] Beausang-Linder M, Bill A. Cerebral circulation in acute arterial hypertension–protective effects of sympathetic nervous activity. Acta Physiol Scand. 1981; 111(2):193–199.

[16] Ngai AC, Winn HR. Modulation of cerebral arteriolar diameter by intraluminal flow and pressure. Circ Res. 1995; 77(4):832–840.

[17] Wahl M, Schilling L. Regulation of cerebral blood flow: a brief review. Acta Neurochir Suppl (Wien). 1993; 59:3–10.

[18] Golding EM, Robertson CS, Bryan RM, Jr. The consequences of traumatic brain injury on cerebral blood flow and autoregulation: a review. Clin Exp Hypertens. 1999; 21(4):299–332.

[19] Chesnut RM, Marshall SB, Piek J, Blunt BA, Klauber MR, Marshall LF. Early and late systemic hypotension as a frequent and fundamental source of cerebral ischemia following severe brain injury in the Traumatic Coma Data Bank. Acta Neurochir Suppl (Wien). 1993; 59:121–125.

[20] Bouma GJ, Muizelaar JP, Stringer WA, Choi SC, Fatouros P, Young HF. Ultra-early evaluation of regional cerebral blood flow in severely head-injured patients using xenon-enhanced computerized tomography. J Neurosurg. 1992; 77(3):360–368.

[21] Robertson CS, Valadka AB, Hannay HJ, et al. Prevention of secondary ischemic insults after severe head injury. Crit Care Med. 1999; 27(10):2086–2095.

[22] Yamaguchi S, Kobayashi S, Yamashita K, Kitani M. Pial arterial pressure contribution to early ischemic brain edema. J Cereb Blood Flow Metab. 1989; 9(5):597–602.

[23] Bouma GJ, Muizelaar JP. Relationship between cardiac output and cerebral blood flow in patients with intact and with impaired autoregulation. J Neurosurg. 1990; 73(3):368–374.

[24] Gregory T, Smith M. Cardiovascular complications of brain injury. Anaesthesia Critical Care & Pain. 2012; 12(2):67–71.

[25] Kopelnik A, Zaroff JG. Neurocardiogenic injury in neurovascular disorders. Crit Care Clin. 2006; 22(4):733–752, abstract ix–x.

[26] Wittebole X, Hantson P, Laterre PF, et al. Electrocardiographic changes after head trauma. J Electrocardiol. 2005; 38(1):77–81.

[27] Keren O, Yupatov S, Radai MM, et al. Heart rate variability (HRV) of patients with traumatic brain injury (TBI) during the post-insult sub-acute period. Brain Inj. 2005; 19(8):605–611.

[28] Biswas AK, Scott WA, Sommerauer JF, Luckett PM. Heart rate variability after acute traumatic brain injury in children. Crit Care Med. 2000; 28(12):3907–3912.

[29] Baguley IJ, Nicholls JL, Felmingham KL, Crooks J, Gurka JA, Wade LD. Dysautonomia after traumatic brain injury: a forgotten syndrome? J Neurol Neurosurg Psychiatry. 1999; 67(1):39–43.

[30] Baguley IJ, Cameron ID, Green AM, Slewa-Younan S, Marosszeky JE, Gurka JA. Pharmacological management of Dysautonomia following traumatic brain injury. Brain Inj. 2004; 18(5):409–417.

[31] Baguley IJ, Heriseanu RE, Gurka JA, Nordenbo A, Cameron ID. Gabapentin in the management of dysautonomia following severe traumatic brain injury: a case series. J Neurol Neurosurg Psychiatry. 2007; 78(5):539–541.

[32] Blackman JA, Patrick PD, Buck ML, Rust RS, Jr. Paroxysmal autonomic instability with dystonia after brain injury. Arch Neurol. 2004; 61(3):321–328.

[33] Turner JM, Powell D, Gibson RM, McDowall DG. Intracranial pressure changes in neurosurgical patients during hypotension induced with sodium nitroprusside or trimetaphan. Br J Anaesth. 1977; 49(5):419–425.

[34] Qureshi AI, Harris-Lane P, Kirmani JF, et al. Treatment of acute hypertension in patients with intracerebral hemorrhage using American Heart Association guidelines. Crit Care Med. 2006; 34(7):1975–1980.

[35] Qureshi AI, Mohammad YM, Yahia AM, et al. A prospective multicenter study to evaluate the feasibility and safety of aggressive antihypertensive treatment in patients with acute intracerebral hemorrhage. J Intensive Care Med. 2005; 20(1):34–42–975.1980.

[36] Steiner LA, Johnston AJ, Czosnyka M, et al. Direct comparison of cerebrovascular effects of norepinephrine and dopamine in head-injured patients. Crit Care Med. 2004; 32(4):1049–1054.

[37] Muizelaar JP, Becker DP. Induced hypertension for the treatment of cerebral

ischemia after subarachnoid hemorrhage. Direct effect on cerebral blood flow. Surg Neurol. 1986; 25(4):317-325.

[38] Naidech A, Du Y, Kreiter KT, et al. Dobutamine versus milrinone after subarachnoid hemorrhage. Neurosurgery. 2005; 56(1):21-6l, discussion 26-27.

[39] Makino I, Shibata K, Ohgami Y, Fujiwara M, Furukawa T. Transient upregulation of the AT2 receptor mRNA level after global ischemia in the rat brain. Neuropeptides. 1996; 30(6):596-601.

[40] Groth W, Blume A, Gohlke P, Unger T, Culman J. Chronic pretreatment with candesartan improves recovery from focal cerebral ischaemia in rats. J Hypertens. 2003; 21(11):2175-2182.

[41] Ravati A, Junker V, Kouklei M, Ahlemeyer B, Culmsee C, Krieglstein J. Enalapril and moexipril protect from free radical-induced neuronal damage in vitro and reduce ischemic brain injury in mice and rats. Eur J Pharmacol. 1999; 373(1):21-33.

[42] Yusuf S, Sleight P, Pogue J, Bosch J, Davies R, Dagenais G, Heart Outcomes Prevention Evaluation Study Investigators. Effects of an angiotensin-converting-enzyme inhibitor, ramipril, on cardiovascular events in high-risk patients. N Engl J Med. 2000; 342(3):145-153.

[43] Selim M, Savitz S, Linfante I, Caplan L, Schlaug G. Effect of pre-stroke use of ACE inhibitors on ischemic stroke severity. BMC Neurol. 2005; 5(1):10.

[44] Pickard JD, Murray GD, Illingworth R, et al. Effect of oral nimodipine on cerebral infarction and outcome after subarachnoid haemorrhage: British aneurysm nimodipine trial. BMJ. 1989; 298(6674):636-642.

[45] Mesis RG, Wang H, Lombard FW, et al. Dissociation between vasospasm and functional improvement in a murine model of subarachnoid hemorrhage. Neurosurg Focus. 2006; 21(3):E4.

[46] Vergouwen MD, Vermeulen M, Roos YB. Effect of nimodipine on outcome in patients with traumatic subarachnoid haemorrhage: a systematic review. Lancet Neurol. 2006; 5(12):1029-1032.

[47] Clausen T, Bullock R. Medical treatment and neuroprotection in traumatic brain injury. Curr Pharm Des. 2001; 7(15):1517-1532.

第 25 章
阵发性交感神经过度兴奋

Paroxysmal Sympathetic Hyperactivity

Jacqueline Urtecho and Ruchira Jha

摘要 阵发性交感神经过度兴奋（PSH）是获得性脑损伤的一个相关并发症。它可以在缺血性卒中、蛛网膜下腔出血、缺氧性脑病等多种神经系统疾病中出现，但在颅脑创伤的患者中更为常见。PSH的典型临床表现包括发热、高血压、呼吸急促、心动过速、肌张力障碍和多汗等，上述症状为一过性并反复发作。对某些严重的颅脑创伤患者，PSH的自然病程可以持续数月。PSH的治疗包括药物和非药物手段，常用药物包括 β 受体阻滞剂、α 受体激动剂、阿片类药物、对乙酰氨基酚、GABA（γ-氨基丁酸）受体激动剂和苯二氮䓬类等；非药物手段包括集束化护理、尽量减少额外的噪声或刺激。积极的对症处理对于防止继发性脑损伤非常重要。

关键词 阵发性交感神经过度兴奋，自主神经功能障碍，自主神经失调，交感风暴

引　言

急性颅脑损伤患者在神经功能障碍的基础上可以出现多种并发症，常见的有尿路感染、吸入性肺炎和深静脉血栓等。另外，急性颅脑损伤还有一些少见但对患者预后影响显著的并发症，包括心律失常、神经源性心肌顿抑和神经源性肺水肿等。阵发性交感神经过度兴奋（PSH）亦被称为自主神经功能障碍、阵发性自主神经不稳伴肌张力障碍、交感风暴、脑干发作或自主神经失调，是中到重度颅脑创伤（TBI）的一个并发症。PSH是获得性脑损伤导致的一种综合征，据估计在重度TBI患者中发病率为33%左右[1]。PSH的定义是交感和运动神经同时出现阵发性、一过性的过度活动[2]，主要临床表现包括发热、心动过速、呼吸急促、高血压、大汗淋漓和肌张力障碍等。因为PSH在TBI患者中最为常见，因此在其他神经系统疾患中可能未得到充分认识[3]。表25.1列举了同PSH发生有关的其他神经系统疾患。

机体对急性损伤的正常反应包括兴奋交感神经（战斗或逃跑反应）和抑制副交感神经。机体释放应激相关激素和神经递质来应对创伤打击，防止引起进一步损伤。这种自主神经反应发生在杏仁核、海马、岛叶皮质、颞叶、前额叶皮质等特定脑区和部分脊髓区域。已有证据表明，TBI所致自主神经功能障碍在伤后亚急性期可表现为心率的改变[5, 6]。此外，针对卒中的研究表明，依据受累半球的不同，大脑的偏侧损伤会诱发不同的心脏反应和儿茶酚胺的释放[4, 7]。

表 25.1　同阵发性交感神经过度兴奋有关的疾病

颅脑创伤
缺氧性颅脑损伤
缺血性卒中
脑出血
动脉瘤性蛛网膜下腔出血
脑肿瘤
脑炎

历　史

1929年，Wilder Penfield首先把PSH描述为一种间脑自主神经的癫痫发作。该患者为女性，多年前有TBI的病史，随后出现了流泪、高血压、多汗和易激惹等症状；最终该患者的尸检发现其室间孔有一个肿瘤，Penfield指出其癫痫发作正是由于肿瘤压迫丘脑引起的。此后，其他报道将类似症状称为间脑发作，但均未获得脑电图佐证[8]。1956年，Strich报道了一例闭合性颅脑创伤患者，在治疗过程中出现阵发性特殊症状，包括去脑强直、多汗和高血压，并称其为"脑干发作"[9]；然而，患者死后详尽的尸检却没有发现这种"脑干发作"任何病理上的原因。某些疾病或综合征也可以出现类似PSH的症状，如感染、脑疝、癫痫、甲状腺功能亢进和嗜铬细胞瘤等。因此，PSH是一个排除性诊断，必须排除其他疾病引发上述症状的可能后才能开始相关治疗。表25.2是PSH与其他疾病症状的比较[10]。

胸段脊髓损伤（spinal cord injury，SCI）患者可以出现许多与PSH相同的症状。与SCI相关的自主神经失调主要表现为两个阶段。第一阶段在受伤后立即发生，并且是自限性的，一般称为脊髓休克期；第二阶段与伤害性刺激有关，交感神经被激活，导致严重高血压、头痛和视力改变等[3, 10]。然而，SCI患者因为副交感神经系统正常，对于交感神经激活会产生反应，表现为皮肤潮红、立毛、发汗和心动过缓等[3]。交感系统激活的最常见原因是膀胱或肠道扩张，也可因其他刺激所致。上述症状可以反复发作，但往往会随伤害性刺激的消除而缓解，而PSH没有这种缓解趋势[10]。

PSH的自然病史分为三个阶段。第一阶段在创伤后立即发生，持续时间约1周，在此期间没有特定的症状或体征可以帮助判断哪些患者会出现PSH；第二阶段，通常伴随着镇静或麻醉药物的减量，患者逐渐表现出PSH的常见典型症状，即高血压、发热、肌强直等。该阶段的发作为阵发性但发作时症状显著，并且持续时间较长，可达数周甚至数月。第三阶段被称为"消耗殆尽"期，在此期间患者不再有多汗、心动过速或高血压等PSH较常见的特征性表现，但会持续出现肌肉痉挛或肌张力障碍所致强迫体位[11]。

病 理 生 理 学

PSH的病理生理尚不明确，最初的癫痫和脑干压迫理论尚未得到足够证据支持。目前，试图解释PSH病因的理论包括传统的脱节理论和兴奋/抑制比例（excitatory: inhibitory ratio，EIR）理论[12]。传统的脱节理论基于间脑和高位脑干内存在交感神经兴奋中枢。当大脑皮质如眶额皮质、岛叶区域、

表 25.2　阵发性交感神经过度兴奋的常见临床症状

	精神状态	体温	心率	呼吸	血压	瞳孔	多汗	烦躁	强迫体位	CPK
自主神经失调	↓	↑	↑	↑	↑	↑	+	+	↑	?
恶性高热	↓	↑	↑	↑	± ↑	NA	NA	NA	±	↑
NMS	↓	↑	↑	↑	↑ / ↓	NA	+	NA	+	↑
ICP 增加	↓		↓	↓	↑	± ↑	NA	NA	±	NA
中枢性发热	± ↓	↑	↑	↑	NA	NA	NA	NA	NA	NA
感染	± ↓	↑	↑	↑	↑ / ↓	NA	±	NA	NA	NA
非惊厥性癫痫发作 / 癫痫	NA	NA	NA	NA	NA	± ↑	NA	±	NA	NA
麻醉药减量	± ↓	NA	↑	↑	NA	↑	+	NA	NA	NA
自主神经反射异常	NA	↑	↑然后↓	↑	↑	NA	+	NA	NA	NA

注：CPK，肌酸磷酸激酶；ICP，颅内压；NMS，抗精神病药恶性综合征；↑，增加；↓，减少。引自：Blackman et al[10].

前颞叶遭受损伤，或皮质下结构如杏仁核、导水管周围灰质和小脑蚓部受到损伤，这些在调控自主神经系统中发挥重要作用的中继站也就无法起到控制交感神经/副交感神经的作用。这个理论存在一些重大缺陷：一方面，交感神经兴奋中枢需要遭受广泛的损伤，任何不完全的损伤都可能产生某些拮抗反应（类似于SCI患者）；另外，这个理论也无法解释其他神经系统损伤疾病，如蛛网膜下腔出血、脑室内出血、脑炎等导致的PSH。由于该理论较为复杂，目前亦尚未得到证实。

第二种理论是EIR。该理论假设控制传入刺激信号处理的间脑/脑干抑制中枢受到基线水平的紧张性抑制。EIR模型用"痛觉超敏倾向"这一术语（痛觉超敏即患者接受无痛刺激时，仍感觉到了疼痛）来解释PSH的发生。在EIR中，脑损伤破坏了正常的抑制通路，导致任何轻微的刺激可引发过度反应。这种过度反应触发了正反馈调节环路并最终导致PSH[12]。

过去，PSH的诊断十分复杂。不同学者有不同的诊断标准，如Baguley等认为需符合7个PSH相关临床特征中的5个便可诊断[11]，而Blackman等则应用Ranchos Los Amigos量表，并且需要颅脑创伤患者出现至少3天、超过1次/天的PSH相关症状[10]。为减少PSH命名和定义上的混乱，2014年

相关学者发表了一个专家共识。该专家共识建议使用PSH这一术语代替以前的其他称呼并明确了PSH的定义，即PSH是重度颅脑创伤患者中部分存活患者出现的一种综合征，表现为有同时出现的阵发性、一过性交感神经过度兴奋（包括心率增快、血压升高、呼吸加快、体温升高和多汗等）和运动障碍（强迫体位）[2]。另外，为便于统一临床应用和进一步研究，该共识还提出了一个诊断和疑似诊断的量表（表25.3，表25.4）。

TBI患者治疗过程中如果出现PSH，意味着该患者预后更差，住院时间、吞咽障碍和创伤后失忆都会延长；除TBI外，其他病因引起的神经系统损伤患者出现PSH是否和预后相关尚不清楚[3]。小样本研究表明，肌肉痉挛和循环中儿茶酚胺的增加导致未有效控制的长期发热和分解代谢的增加，同PSH发病率的增加有关[11, 12]。一旦确诊，应积极处理PSH的相关症状，因为这对防止继发性脑损伤很重要。未得到有效治疗的患者可能会因为恶性高血压导致脑水肿、颅内出血等风险。由于长时间交感系统激活，脑供氧不足可导致脑缺血的风险增加和神经细胞死亡。PSH如未有效控制，还会出现多种颅外损害，包括电解质紊乱、脱水和出汗过多引发的肾功能损伤，反复发作严重的心动过速、持续的恶性高血压可导致心脏损伤，代谢增加可以导致

表 25.3　阵发性交感神经过度兴奋：典型临床症状评估量表（CFS）

	0	1	2	3	评分
心率	<100	100～119	120～139	≥140	
呼吸频率	<18	18～23	24～29	≥30	
收缩压	<140	140～159	160～179	≥180	
体温	<37	37～37.9	38～38.9	≥39	
多汗	无	轻	中	重	
发作期强迫体位	无	轻	中	重	
				总分	

临床症状严重程度	CFS 总分
无	0
轻	1～6
中	7～12
重	≥13

表 25.4　诊断可能性评估工具（DLT）

发生时同时出现典型的临床症状	
症状本身是否为阵发性	
通常无痛的刺激引发过度的交感神经反应	
连续的典型发作 ≥ 3 天	
典型发作在颅脑创伤后持续 ≥ 2 周	
对其他可能的诊断进行了治疗但典型发作持续	
用药后可以缓解典型交感症状	
每天发作 ≥ 2 次	
在发作时没有典型的副交感症状	
没有其他疾病的特征性表现	
脑外伤病史	
DLT 总计	
综合总分 CFS+DLT	
PSH 诊断可能性	否 <8
	可疑 8 ～ 16
	是 >17

注：满足一项典型表现记1分。引自：Baguley IJ, Perkes IE, Fernandez-Ortega JF, et al. Paroxysmal sympathetic hyperactivity after acquired brain injury: consensus on conceptual definition, nomenclature, and diagnostic criteria. J Neurotrauma 2014; 31(17): 1515–1520.

肌肉萎缩、体重减轻和营养不良等。

治　疗

当患者出现PSH时，治疗方法主要包括药物和非药物治疗手段。在治疗过程中，必须严密观察患者的反应，这样可以减少联合用药的数量。然而，此类患者通常需要多种药物联合应用来缓解症状。

非药物治疗就是要尽量减少或分组进行可引发PSH的操作。某些基本护理，如翻身、擦澡、吸痰可能诱发PSH，而收音机或电视机的声音较大亦可导致发作。集束化护理，尽量减少噪声和刺激均有益，但需要联合应用。外部降温装置的应用可以协助控制体温波动。

药物治疗对减少PSH发作频率和严重程度至关重要，一旦确诊PSH，应尽早开始治疗。药物治疗包括使用不同药物来针对不同的受体，以达到以下目的：① 减弱交感中枢的传出。② 阻断靶器官响应。③ 减缓感觉传入的信息处理[13]。多种药物联合应用可以减少PSH发作的程度和症状持续时间，然而，这也会增加药物副作用的风险并成为治疗的限制因素。表25.5列出了多种已被证实有不同程度疗效的一线和二线药物。评估发作频率和药物反应的一种方法是采用床旁PSH量表（图25.1）进行定量评估，本章末尾处附上一张样表以供参考。要控制住PSH可能非常困难，根据严重程度的差异需要数天甚至数周。一旦取得有效控制，一般需要维持用药数月，之后开始逐渐减量。

表 25.5　阵发性交感过度兴奋的药物治疗

	症　状	受体拮抗剂或激动剂	药　物	附　加　信　息
一线	心动过速	β2 肾上腺素能受体阻滞剂	普萘洛尔	• 减少交感神经活动；降低血清儿茶酚胺水平，减少心脏负荷 • 剂量受限于心率和血压 • 哮喘患者慎用
一线	高热	COX-2 抑制剂	对乙酰氨基酚（口服 650 ～ 975 mg，q6 h）（静脉 1 g，q6 h）	• 最大剂量 4 g/d
一线	高热和多汗	多巴胺激动剂	溴隐亭（2.5 ～ 5 mg，q8 h）	• 作用于下丘脑水平 • 剂量可增加至 30 ～ 40 mg/d • 可能诱发癫痫 • 未控制的高血压禁用
一线	呼吸急促	GABA-A 拮抗剂	地西泮（口服 5 mg，q8 h，滴定疗效并逐步加量）	• 无最大剂量 • 根据镇静作用控制剂量

（续表）

	症　状	受体拮抗剂或激动剂	药　物	附　加　信　息
一线	疼痛	阿片受体激动剂	吗啡硫酸盐 羟考酮 芬太尼	• 从小剂量开始，滴定疗效并逐渐增加至有效剂量 • 剂量因具体药物而不同 • 长期使用有成瘾可能
一线或二线	减少发作	突触前钙离子电压门控通道阻滞剂	加巴喷丁	• 调节与疼痛有关的兴奋性神经递质释放
二线	高热	多巴胺 D2 拮抗剂	氯丙嗪	• 作用于下丘脑 • 适用于反复发作的高热 • 不应长期使用 • 有锥体外系效应和肝功能衰竭的风险
二线	肌张力障碍	GABA-B 激动剂	巴氯芬	• 成瘾可能性低 • 长期使用后需逐渐缓慢减量和停药以避免撤药反应或癫痫发作
二线	肌张力障碍	突触后肌肉松弛剂，抑制胞内钙离子释放	丹曲林	• 注意同时应用其他 Ca 离子通道阻滞剂可导致高钾血症 • 合并肝脏疾患时慎用
二线	心动过速	α_2 受体激动剂	可乐定	• 降低去甲肾上腺素的水平
二线	心动过速	β_1，β_2，α_1 受体拮抗剂	拉贝洛尔	• 剂量受限于心率和血压

日　期	发作起始时间	心　率	血　压	颅内压	肌强直 是/否	多汗 是/否	干预措施	发作缓解时间

图25.1　阵发性交感过度兴奋量表。

最后，医生应该与 PSH 患者的家属保持良好沟通，这一点至关重要。因为目睹 PSH 发作是非常令人不安和痛苦的，对患者 PSH 发生和诊疗情况进行合理的解释可以舒缓家属的压力。

（尹　嘉）

参考文献

[1] Pignolo L, Rogano S, Quintieri M, Leto E, Dolce G. Decreasing incidence of paroxysmal sympathetic hyperactivity syndrome in the vegetative state. J Rehabil Med. 2012; 44(6):502–504.

[2] Baguley IJ, Perkes IE, Fernandez-Ortega JF, Rabinstein AA, Dolce G, Hendricks HT, Consensus Working Group. Paroxysmal sympathetic hyperactivity after acquired brain injury: consensus on conceptual definition, nomenclature, and diagnostic criteria. J Neurotrauma. 2014; 31(17):1515–1520.

[3] Baguley IJ. Autonomic complications following central nervous system injury. Semin Neurol. 2008; 28(5):716–725.

[4] Hinson HE, Puybasset L, Weiss N, et al. Neuro Imaging for Coma Emergence, Recovery (NICER) Consortium. Neuroanatomical basis of paroxysmal sympathetic hyperactivity: a diffusion tensor imaging analysis. Brain Inj. 2015; 29(4):455–461.

[5] Baguley IJ, Nott MT, Slewa-Younan S, Heriseanu RE, Perkes IE. Diagnosing dysautonomia after acute traumatic brain injury: evidence for overresponsiveness to afferent stimuli. Arch Phys Med Rehabil. 2009; 90(4):580–586.

[6] Keren O, Yupatov S, Radai MM, et al. Heart rate variability (HRV) of patients with traumatic brain injury (TBI) during the post-insult sub-acute period. Brain Inj. 2005; 19(8):605–611.

[7] Hachinski VC, Oppenheimer SM, Wilson JX, Guiraudon C, Cechetto DF. Asymmetry of sympathetic consequences of experimental stroke. Arch Neurol. 1992; 49(7):697–702.

[8] Srinivasan S, Lim CCT, Thirugnanam U. Paroxysmal autonomic instability with dystonia. Clin Auton Res. 2007; 17(6):378–381.

[9] Strich SJ. Diffuse degeneration of the cerebral white matter in severe dementia following head injury. J Neurol Neurosurg Psychiatry. 1956; 19(3):163–185.

[10] Blackman JA, Patrick PD, Buck ML, Rust RS, Jr. Paroxysmal autonomic instability with dystonia after brain injury. Arch Neurol. 2004; 61(3):321–328.

[11] Baguley IJ, Nicholls JL, Felmingham KL, Crooks J, Gurka JA, Wade LD. Dysautonomia after traumatic brain injury: a forgotten syndrome? J Neurol Neurosurg Psychiatry. 1999; 67(1):39–43.

[12] Baguley IJ, Heriseanu RE, Cameron ID, Nott MT, Slewa-Younan S. A critical review of the pathophysiology of dysautonomia following traumatic brain injury. Neurocrit Care. 2008; 8(2):293–300.

[13] Lump D, Moyer M. Paroxysmal sympathetic hyperactivity after severe brain injury. Curr Neurol Neurosci Rep. 2014; 14(11):494.

第 26 章
预防神经重症患者群体的静脉血栓栓塞

Venous Thromboembolism Prophylaxis in the Neurocritical Care Population

Taki Galanis and Geno J. Merli

　　摘要　因存在制动、需要手术和重症监护病房（ICU）治疗、伴发骨折、炎症等因素，创伤患者的静脉血栓栓塞（VTE）风险升高。近来的研究表明，颅脑创伤（TBI）是 VTE 的独立危险因素。因为缺乏高质量证据，最佳的 TBI 患者 VTE 风险分层方法尚不明确。同样，因缺乏设计严谨的临床研究，各种预防 VTE 措施用于 TBI 患者的疗效和安全性，以及此类措施应用预防措施的时机均不明确。关于 TBI 患者预防 VTE 的方法及开始药物预防时机，不同指南中建议的差异也反映了高质量证据的缺乏。超声筛查及预防性下腔静脉（IVC）滤器置入的作用同样充满争议。

　　关键词　静脉血栓栓塞，深静脉血栓，肺栓塞，静脉血栓栓塞的预防，下腔静脉滤器，超声筛查，颅脑创伤

引　言

　　因存在制动、需要手术和重症监护病房（ICU）治疗、炎症、伴发骨折等因素，学界普遍认为创伤患者的 VTE 风险升高[1, 2]。尽管在个别研究和旧版指南认为 TBI 不是 VTE 的独立危险因素[3-5]，但多项研究及最新的神经重症学会（Neurocritical Care Society，NCS）及美国胸科医师学会（American College of Chest Physicians，ACCP）指南均把颅脑创伤作为 VTE 的独立危险因素[1, 2, 6-11]。不同文献中患者群体的 VTE 发生率存在较大差异，原因很可能是研究设计的方法学差异以及纳入的患者均质性偏低。一项 20 世纪 90 年代的前瞻性研究使用双侧静脉造影筛查创伤患者，单纯头部外伤的深静脉血栓（DVT）发生率为 39%。在此项研究中，DVT 发生率在合并下肢外伤的患者中高达 77%[7]。另一项研究检索了一个 Ⅰ 级创伤中心 2002—2005 年的病例登记资料，每周进行彩色血流多普勒显像筛查发现 25% 的 TBI 患者存在 DVT。依据 NCS 指南，延迟或未接受预防措施的 TBI 患者 DVT 发生率在 13% ～ 17%[2]。与此类似，ACCP 指南引证的文献表明，药物预防延迟超过 48 小时的患者 VTE 发生率为 15%[1]。VTE 的风险于当次创伤住院之后仍可能存续。近期一项研究对一个纳入加利福尼亚州 38 984 例单纯 TBI 患者资料的数据库进行分析，当次住院的 VTE 发生率为 1.31%，而伤后 1 年上升至 2.83%。伤后 1 年发生 VTE 的危险因素有高龄（>64 岁）、长时程住院（>7 天）及当次住院期间需要手术治疗[12]。

静脉血栓栓塞的危险因素

　　同前所述，因存在 Virchow 三角（血流瘀滞、血管损伤及获得性高凝状态）相关的危险因素，学界普遍认为 TBI 患者群体的 VTE 风险升高。但因为缺乏一套标准化的评价方法，确定该患者群体尤其是 TBI 患者额外的危险因素困难重重。个别研究（并非在其他研究中得到一致的验证）发现的 TBI 患者 VTE 额外危险因素如下：存在脑实质内出血[6]，头部的简明创伤定级评分（Abbreviated Injury Scale，AIS）较高[11]，及 VTE 药物预防的延迟[8, 9]。如前所述，高龄、长时程住院及需要

339

手术治疗均为 TBI 患者当次住院之后 VTE 的危险因素[12]。

静脉血栓栓塞的预防

目前缺乏各种预防 VTE 措施用于 TBI 患者的疗效和安全性的高质量研究。此外，多数研究仅将 TBI 进行简单的二分（如存在或不存在 TBI），并未纳入可能影响 VTE 或出血的危险因素，如入院时存在颅内出血、需要手术治疗及其他颅外创伤等。

头部创伤进展相关的危险因素

在开始 VTE 药物预防前复查颅脑影像的作用尚不明确。Velmahos 等在一项回顾性研究中发现，179 例轻度颅脑创伤（定义为 Glasgow 昏迷评分，GCS 为 13 ～ 15 分）合并入院颅脑 CT 异常的患者中有 21% 在影像学复查时出现恶化征象。然而，所有需要治疗干预的患者（4%）在影像学复查之前出现临床恶化。作者推论对轻度头部外伤常规复查影像可能不是必要的，但该研究也发现了 CT 表现恶化相关的因素：年龄超过 65 岁，GCS 评分低于 15 分，入院颅脑 CT 有多处损伤灶，受伤到 CT 扫描的间隔时间少于 90 分钟[13]。Bee 等的另一项回顾性研究分析了 207 例轻度颅脑创伤患者。该研究对轻度创伤的定义是 GCS 14 分或 15 分，伴意识丧失和（或）逆行性遗忘，并排除了合并颅骨骨折、需要急诊手术治疗面部骨折、立即需要神经外科手术治疗、因其他外伤需要 ICU 监护的患者。58 例患者（28%）在随访 CT 影像的过程中出现恶化征象，而这些患者中 31% 需要神经外科手术干预。出现影像学或临床恶化患者的头部 AIS 和创伤严重程度评分（Injury Severity Score，ISS）更高。8 例无症状性硬膜下出血患者中有 5 例最终进行开颅手术。作者推论常规随访 CT 扫描可帮助甄别可能需要更高级保守治疗或神经外科手术干预的患者[14]。Park 等为探究复查头部影像的作用回顾性研究了有创伤性颅内出血（ICH）的患者。同 ICH 影像学进展有关的因素为男性、初始和复查 CT 的时间间隔较短、入院 GCS 评分较低、初始颅脑 CT 扫描发现硬膜外血肿或多处病灶。影像复查发现 ICH 进展且随后进行手术的患者中，37% 的患者神经功能稳定。作者推论常规复查 CT 影像可最小化神经功能恶化的潜在风险，尤其是存在前述 ICH 进展危险因素的患者[15]。一项

对 113 例创伤性脑实质内出血（IPH）患者的回顾性分析描述了外伤的自然进程。该研究发现在第二次颅脑 CT 中，38% 的患者血肿较第一次扩大。存在硬膜外或硬膜下血肿、IPH 的初始体积是 IPH 进展的独立危险因素；而随后血肿的扩大同初始 IPH 的体积存在比例关系（proportionally correlated）。随访颅脑 CT 时 GCS 较初始 CT 恶化、IPH 增大超过 5 cm³、初始 CT 的基底池消失同后期手术干预显著相关[16]。

Norwood 等[17] 进行了一项针对钝性暴力所致 TBI（blunt TBI）的前瞻性观察性研究，其暂缓药物预防的标准为：脑内挫伤或血肿的直径 ≥ 2 cm，脑内某一区域有多处较小的挫伤，硬膜外或硬膜下血肿厚度 ≥ 8 mm，颅内压持续高于 20 mmHg，入院 24 小时随访 CT 的颅内病灶体积或数量增加，以及外科医生不愿启动药物预防 VTE。不满足上述任一条件的患者应启动依诺肝素 30 mg q12 h 治疗。从入院到应用首剂伊诺肝素的平均时间为 36.2 小时。接受依诺肝素治疗的患者中 3.4% 出现 CT 上的进展性出血，然而仅 1.1% 的患者（其中部分患者违反了研究方案）出现导致治疗改变的显著临床变化[17]。在一项针对有颅内出血 TBI 的前瞻性研究中，Phelan 等[18] 进一步研究了颅脑影像同颅内出血影像学进展之间的关系。除了前述 Norwood 研究的影像学标准，蛛网膜下腔出血且存在颅脑 CTA 异常亦被纳入颅内出血自发性进展的危险分层。依据名为 Parkland 方案的研究方案，入院颅脑影像即存在或 24 小时复查头颅 CT 出现前述异常（exhibited any of the abnormal brain imaging）的患者被认为至少有自发性进展的中度风险。需要开颅手术或颅内压监测的患者被分入高风险组。总体而言，75% 的患者被分入低风险组，此类患者住院期间均无颅内出血恶化的证据，且 92.6% 的患者在伤后 24 小时伤情稳定。低风险组中出现自发性进展的患者入院头部 AIS 评分明显偏高[18]。一项纳入伤情各异的 TBI 患者的回顾性研究发现，若对首次随访头颅 CT 发现出血较前进展的患者进行 VTE 药物预防，其进一步进展的风险达无进展者的 13 倍；首次随访颅脑影像稳定的患者进行药物预防并无该风险[19]。Saadeh 等[20] 对 205 例有 ICH 的 TBI 患者进行回顾性研究，探究了启动药物预防前复查头颅 CT 的作用。该研究发现，如果头颅 CT 稳定，使用低分子肝素（LMWH）或磺达肝癸钠不会导致出血进展。

药物预防的时机

一项针对有急性ICH的TBI患者的回顾性队列研究探究了早期（0～72小时）与晚期（>72小时）药物预防同ICH进展风险的关系。在VTE预防开始前，早期组和晚期组的ICH进展率分别为9.38%和17.41%。在VTE预防启动后，早期组和晚期组的ICH进展率无差异（分别为1.46%及1.54%）。然而，选择偏倚可能产生影响，如晚期组AIS评分及开颅手术的比例显著偏高[21]。为研究创伤性ICH患者应用LMWH的安全性，西部创伤联盟（Western Trauma Association，WTA）进行了一项多中心、回顾性研究。其中仅18.1%接受了LMWH治疗，药物预防的患者较未行药物预防的患者基线人口统计数据存在显著差异。LMWH组患者伤情更重而GCS评分更低，总体及ICH住院时间更长，手术可能性更大，脑实质血肿、脑挫伤、脑室内及蛛网膜下腔出血的比例均更高。LMWH组及对照组在影像复查中的ICH进展率存在显著差异（分别为42%和24%），具体而言，14.5%的患者在开始LMWH治疗后发生出血性进展。启动药物预防前复查CT稳定的患者，ICH进展率进一步下降至9.9%。LMWH的应用时机（<48小时或>48小时）并未影响ICH进展的风险[22]。一项对TBI患者的回顾性分析发现，入院48小时后开始药物预防的患者DVT绝对风险最高。该研究发现，入院24小时内启动预防性普通肝素（unfractionated heparin，UFH）或LMWH的患者DVT绝对风险为3.6%，而48小时后启动药物预防患者的DVT风险上升至15.4%[9]。一项针对出现出血性休克的严重创伤患者的多中心前瞻性队列研究发现，推迟药物预防至4天之后的VTE风险是此前的3倍。该研究中，严重头部外伤（AIS评分≥3分）是推迟药物预防的独立预测因素[8]。

仅有两项随机对照研究探究了TBI患者群体中VTE预防的作用。延迟vs.早期依诺肝素预防Ⅰ（Delayed Versus Early Enoxaparin Prophylaxis Ⅰ，DEEP Ⅰ）研究是一项双盲、安慰剂对照的试验性研究，将TBI出血较少（small TBI patterns）的患者在6小时内进行随机分组，伤后24小时CT稳定者开始依诺肝素30 mg bid或安慰剂治疗；治疗开始后24小时再次行CT扫描。研究的主要终点为TBI病情的影像学恶化。此前Parkland方案中的低风险组患者（如没有厚度超过8 mm的硬膜下或硬膜外血肿，超过2 cm的挫伤或脑室内出血，单脑

叶多处挫伤，蛛网膜下腔出血伴CTA异常）符合入选标准。5.9%的依诺肝素组患者和3.6%的安慰剂组患者出现影像学进展，但此类进展同临床变化没有关联。安慰剂组出现1例DVT。然而，出现VTE是一个次要终点指标，且该研究将出现症状作为VTE的筛查标准[23]。在一项纳入120例头部或脊柱创伤患者的前瞻性随机对照临床试验将每天40 mg的依诺肝素同间歇性充气加压装置（intermittent pneumatic compression，IPC）进行比较。在入院24小时内复查CT并进行每周例行下肢静脉双功能（译者注：看结构的传统灰阶超声结合看血流的多普勒彩色超声）超声检查之后启动依诺肝素。约90%的纳入患者存在ICH。致命性肺栓塞（pulmonary embolism，PE）发生率在IPC组和依诺肝素组分别为3.3%和6.7%，而DVT发生率在IPC组和依诺肝素组分别为6.6%和5%。然而，因样本量不足，该研究的检验效能不足以发现VTE发生率差异。依诺肝素组患者需要输血的比例更高，存在显著性差异；但该差异可通过依诺肝素组平均ISS更高来解释[24]。近期的一项系统回顾评价了TBI患者的VTE预防。该研究因研究设计的异质性和缺乏检验效能足够的随机化试验而质量不足。作者推论低级别证据表明伊诺肝素减少DVT的发生率，而UFH较未进行药物预防降低病死率。临床证据不足以评价其他问题，如药物和机械预防对ICH进展的影响、开始VTE预防的最佳时机等[25]。

静脉血栓栓塞预防的指南推荐

东部创伤外科学会（Eastern Association for the Surgery of Trauma，EAST）指南并未对TBI患者的VTE预防进行专门推荐，仅提及尚无足够研究支持LMWH应用于伴随颅内出血的头部外伤患者。该指南建议ICH患者是否应用UFH应进行个体化决策，在少数（isolated）研究中头部外伤患者可获益于IPC[4]。依据颅脑创伤基金会的指南，尚无足够证据就药物预防优选的方式、剂量及时机进行推荐。基于Ⅲ级证据推荐，条件允许时IPC同LMWH或UFH联用[26]。ACCP指南推荐UFH、LWMH或IPC预防严重创伤患者的VTE，建议对TBI患者在药物预防基础上加用机械预防[1]。NCS指南基于缺血性卒中及开颅手术后患者群体的证据，推荐在TBI后或开颅手术后24小时内启用IPC。该指南尚推荐TBI或ICH发生24～48小时内启用LWMH或UFH，并在开颅手术后等待至少24小时开始药物预防[2]。上述

指南均未提及开始 VTE 药物预防前复查头颅影像。虽然上述各研究结果不完全一致，但影像学与临床状况相关的因素主要还是以下几点，包括高龄、入院 GCS 或 ISS 评分较低，颅脑影像可见多个病灶，男性及在初始 CT 上存在硬膜外、蛛网膜下腔或硬膜下出血。具体来说，没有 Parkland 方案危险因素（厚度超过 8 mm 的硬膜下或硬膜外血肿、超过 2 cm 的挫伤或脑室内出血、单脑叶多处挫伤、蛛网膜下腔出血伴 CTA 异常）的患者在药物预防开始后的影像学进展风险较低。

影像学筛查和下腔静脉滤器

目前尚无随机化研究评价创伤患者预防性 IVC 滤器置入（没有发生 DVT 的患者）对 PE 的预防作用。一项系统回顾分析了有 VTE 高危因素创伤患者的观察性研究，PE 发生率在 IVC 滤器置入组的发生率较对照组显著降低 [比值比（OR）为 0.21；95% 置信区间（CI）为 0.09 ~ 0.49]。DVT 的发生率无显著差异。然而，该回顾研究的主体是在 20 世纪 90 年代进行，那时并未普遍采用当下的药物预防措施[27]。考虑到 IVC 滤器的潜在风险，如置入部位栓塞及 IVC 堵塞，ACCP 指南不推荐 IVC 滤器用于

VTE 的初级（primary）预防[1]。2002 年，EAST 指南则建议严重闭合性头部外伤（GSC 评分 <8 分）的患者应用 IVC 滤器[4]。NCS 和颅脑创伤基金会指南并未就 IVC 滤器的预防性使用进行专门推荐[2, 28]。

一个同样充满争议的话题是对无 VTE 症状或体征的患者进行静脉超声筛查。10 141 例创伤住院患者的登记资料表明，尽管研究过程中筛查的频率明显下降（32% 下降至 3.4%），PE 的发生率保持稳定[29]。近期一项观察性研究依据 Grenfield 风险评估量表（Greenfield Risk Assessment Profile Score）对 VTE 高危患者进行每周超声筛查。首先筛选 1 282 例中 402 例高危患者，高危患者中约 40% 为 TBI 患者。总体而言，筛查组 DVT 发生率为 11.6% 而对照组为 2.1%。43% 的 DVT 患者进行系统性抗凝而 57% 置入 IVC 滤器。PE 发生率在监测组和对照组的发生率有显著差异（分别为 1.9% 和 7.0%）；然而，两组间的病死率无明显差异[30]。ACCP 指南不推荐对无症状患者进行超声筛查[1]。尽管 EAST 指南声明超声筛查可能降低 PE 发生率，该指南并未推荐对无症状患者进行筛查[4]。NCS 及颅脑创伤基金会指南均未就 VTE 筛查进行推荐[2, 26]。

（陈宋育）

参考文献

[1] Gould MK, Garcia DA, Wren SM, et al. Prevention of VTE in nonorthopedic surgical patients: antithrombotic therapy and prevention of thrombosis, 9th ed: American College of Chest Physicians evidence-based clinical practice guidelines. Chest. 2012; 141(2) Suppl:e227S–e277S.

[2] Nyquist P, Bautista C, Jichici D, et al. Prophylaxis of venous thrombosis in neurocritical care patients: an evidence-based guideline: a statement for healthcare professionals from the neurocritical care society. Neurocrit Care. 2016; 24(1):47–60.

[3] Gearhart MM, Luchette FA, Proctor MC, et al. The risk assessment profile score identifies trauma patients at risk for deep vein thrombosis. Surgery. 2000; 128(4):631–640.

[4] Rogers FB, Cipolle MD, Velmahos G, Rozycki G, Luchette FA. Practice management guidelines for the prevention of venous thromboembolism in trauma patients: the EAST practice management guidelines work group. J Trauma. 2002; 53(1):142–164.

[5] Valle EJ, Van Haren RM, Allen CJ, et al. Does traumatic brain injury increase the risk for venous thromboembolism in polytrauma patients? J Trauma Acute Care Surg. 2014; 77(2):243–250.

[6] Denson K, Morgan D, Cunningham R, et al. Incidence of venous thromboembolism in patients with traumatic brain injury. Am J Surg. 2007; 193(3):380–383, discussion 383–384.

[7] Geerts WH, Code KI, Jay RM, Chen E, Szalai JP. A prospective study of venous thromboembolism after major trauma. N Engl J Med. 1994; 331(24):1601–1606.

[8] Nathens AB, McMurray MK, Cuschieri J, et al. The practice of venous thromboembolism prophylaxis in the major trauma patient. J Trauma. 2007; 62(3):557–562, discussion 562–563.

[9] Reiff DA, Haricharan RN, Bullington NM, Griffin RL, McGwin G, Jr, Rue LW, III. Traumatic brain injury is associated with the development of deep vein thrombosis independent of pharmacological prophylaxis. J Trauma. 2009; 66

(5):1436–1440.

[10] Knudson MM, Ikossi DG, Khaw L, Morabito D, Speetzen LS. Thromboembolism after trauma: an analysis of 1602 episodes from the American College of Surgeons National Trauma Data Bank. Ann Surg. 2004; 240(3):490–496, discussion 496–498.

[11] Van Gent JM, Bandle J, Calvo RY, et al. Isolated traumatic brain injury and venous thromboembolism. J Trauma Acute Care Surg. 2014; 77(2):238–242.

[12] Olufajo OA, Yorkgitis BK, Cooper Z, et al. How long should we fear? Long-term risk of venous thromboembolism in patients with traumatic brain injury. J Trauma Acute Care Surg. 2016; 81(1):71–78.

[13] Velmahos GC, Gervasini A, Petrovick L, et al. Routine repeat head CT for minimal head injury is unnecessary. J Trauma. 2006; 60(3):494–499, discussion 499–501.

[14] Bee TK, Magnotti LJ, Croce MA, et al. Necessity of repeat head CT and ICU monitoring in patients with minimal brain injury. J Trauma. 2009; 66(4):1015–1018.

[15] Park HK, Joo WI, Chough CK, Cho CB, Lee KJ, Rha HK. The clinical efficacy of repeat brain computed tomography in patients with traumatic intracranial haemorrhage within 24 hours after blunt head injury. Br J Neurosurg. 2009; 23(6):617–621.

[16] Chang EF, Meeker M, Holland MC. Acute traumatic intraparenchymal hemorrhage: risk factors for progression in the early post-injury period. Neurosurgery. 2006; 58(4):647–656, discussion 647–656.

[17] Norwood SH, Berne JD, Rowe SA, Villarreal DH, Ledlie JT. Early venous thromboembolism prophylaxis with enoxaparin in patients with blunt traumatic brain injury. J Trauma. 2008; 65(5):1021–1026, discussion 1026–1027.

[18] Phelan HA, Eastman AL, Madden CJ, et al. TBI risk stratification at presentation: a prospective study of the incidence and timing of radiographic worsening in the Parkland Protocol. J Trauma Acute Care Surg. 2012; 73(2) Suppl 1: S122–S127.

[19] Levy AS, Salottolo K, Bar-Or R, et al. Pharmacologic thromboprophylaxis is a risk factor for hemorrhage progression in a subset of patients with traumatic brain injury. J Trauma. 2010; 68(4):886–894.

[20] Saadeh Y, Gohil K, Bill C, et al. Chemical venous thromboembolic prophylaxis is safe and effective for patients with traumatic brain injury when started 24 hours after the absence of hemorrhage progression on head CT. J Trauma Acute Care Surg. 2012; 73(2):426–430.

[21] Koehler DM, Shipman J, Davidson MA, Guillamondegui O. Is early venous thromboembolism prophylaxis safe in trauma patients with intracranial hemorrhage. J Trauma. 2011; 70(2):324–329.

[22] Kwiatt ME, Patel MS, Ross SE, et al. Is low-molecular-weight heparin safe for venous thromboembolism prophylaxis in patients with traumatic brain injury? A Western Trauma Association multicenter study. J Trauma Acute Care Surg. 2012; 73(3):625–628.

[23] Phelan HA, Wolf SE, Norwood SH, et al. A randomized, double-blinded, placebo-controlled pilot trial of anticoagulation in low-risk traumatic brain injury: the Delayed Versus Early Enoxaparin Prophylaxis I (DEEP I) study. J Trauma Acute Care Surg. 2012; 73(6):1434–1441.

[24] Kurtoglu M, Yanar H, Bilsel Y, et al. Venous thromboembolism prophylaxis after head and spinal trauma: intermittent pneumatic compression devices versus low molecular weight heparin. World J Surg. 2004; 28(8):807–811.

[25] Chelladurai Y, Stevens KA, Haut ER, et al. Venous thromboembolism prophylaxis in patients with traumatic brain injury: a systematic review. F1000 Res. 2013; 2:132–132–.–v1–. eCollection 2013.

[26] Bratton SL, Chestnut RM, Ghajar J, et al. Brain Trauma Foundation, American Association of Neurological Surgeons, Congress of Neurological Surgeons, Joint Section on Neurotrauma and Critical Care, AANS/CNS. Guidelines for the management of severe traumatic brain injury. V. Deep vein thrombosis prophylaxis. J Neurotrauma. 2007; 24 Suppl 1:S32–S36.

[27] Rajasekhar A, Lottenberg R, Lottenberg L, Liu H, Ang D. Pulmonary embolism prophylaxis with inferior vena cava filters in trauma patients: a systematic review using the meta-analysis of observational studies in epidemiology (MOOSE) guidelines. J Thromb Thrombolysis. 2011; 32(1):40–46.

[28] Brain Trauma Foundation, American Association of Neurological Surgeons, Congress of Neurological Surgeons. Guidelines for the management of severe traumatic brain injury. J Neurotrauma. 2007; 24 Suppl 1:S1–S106.

[29] Cipolle MD, Wojcik R, Seislove E, Wasser TE, Pasquale MD. The role of surveillance duplex scanning in preventing venous thromboembolism in trauma patients. J Trauma. 2002; 52(3):453–462.

[30] Allen CJ, Murray CR, Meizoso JP, et al. Surveillance and early management of deep vein thrombosis decreases rate of pulmonary embolism in high-risk trauma patients. J Am Coll Surg. 2016; 222(1):65–72.

第27章
颅脑创伤与感染
Traumatic Brain Injury and Infection

David Slottje, Norman Ajiboye, and Kamran Athar

摘要 在各类严重的创伤类型中，颅脑创伤（TBI）的诊治是最具有挑战的一类。2010年全美的单纯性TBI、TBI合并其他部位损伤的门急诊、住院及死亡患者总数约250万人。每年有关TBI的直接和间接花费约765亿美金，其中约90%用于治疗重度TBI。在TBI患者的管理中，感染相关的并发症是重中之重，它关系到额外的发病率与病死率。这类并发症的发生概率在重症监护室接受治疗的重度TBI患者中更高。在TBI患者中出现的感染性并发症主要包括脑脓肿、大脑炎、颅内血肿感染、脑膜炎等。此外，这类患者对一系列的院内获得性感染更加易感，其中主要包括医院获得性肺炎、尿路感染、难辨梭菌结肠炎、导管相关的血源性感染以及感染性褥疮。因此，感染相关并发症早期的辨别和及时的治疗对于患者的预后至关重要。

关键词 颅脑创伤，神经外科术后感染，硬膜外积脓症，脑室炎，脑膜炎，院内获得性感染

引　言

颅脑创伤（TBI）常发生于头部突然而猛烈的变向，或是与物体相撞，或是物体穿透颅骨和脑组织。据疾病控制和预防中心（CDC）统计，2010年全美范围内，单纯性TBI和TBI合并其他部位损伤的门急诊、住院及死亡患者总数约250万人[1]。每年有关TBI的直接和间接花费约765亿美金，其中约90%用于治疗重度TBI[2]。

虽然绝大多数TBI患者的发病和死亡源于其原发性损伤，但由于体内稳态机制的改变，TBI患者同时也是感染性并发症的高危人群。感染性并发症在重症监护室（ICU）接受治疗的重度TBI患者中发生率更高，其发病率和病死率均显著升高[3, 4]。TBI并发的感染病症多种多样，主要包括脑脓肿、大脑炎、颅内血肿感染、脑膜炎等。此外，重度TBI患者并发院内感染也很常见。

发热是TBI一种重要的继发性并发症，常导致神经系统转归的恶化。重度TBI伴发热可有多种病因，包括感染、体温调节中枢的紊乱，或是在ICU中使用的药物影响。

本章将会聚焦于TBI患者的感染性并发症。同时，我们也会回顾几类常见的院内感染，以及ICU中有关发热患者管理的重要注意事项。

大脑炎 / 脑脓肿

简介

脑实质的局灶感染可以根据机体的免疫应答和播散程度的不同分为早期大脑炎、晚期大脑炎、早期闭合性脓肿以及晚期闭合性脓肿四个阶段。这类感染通常是由细菌性病原体感染引起，少数由分枝杆菌或真菌引起，极少数由寄生虫（原生动物和蠕虫）[5]引起。通常情况下，感染的进程会由起初的大脑炎逐渐演化成脓肿形成而推进。

定义

早期大脑炎（1～4天），即脑实质局灶感染最分散的形式，在该阶段，机体的应答特点以中性粒细胞浸润感染区域为主，表现为脑实质水肿、片状

坏死和点状出血。

晚期大脑炎（5～14天），即机体应答更有条理，伴随着中性粒细胞和巨噬细胞包绕感染区域。

早期闭合性脓肿（2～4周），由大脑炎演化而来，由纤维母细胞产生胶原继而形成胶原膜，包绕感染的脑组织。

晚期闭合性脓肿（>1个月），即机体免疫应答的高峰，表现为一层厚厚的胶原层包绕着液化性坏死的固缩的胞核[6]。

流行病学

据文献报道，大脑炎/脑脓肿每年的发生率为 2/10 万人。男性发病率略高于女性。儿童、老年人以及免疫功能低下者发病率均较普通人群高。其中，约10%的发病具有致死性，伴有细菌性脑膜炎是临床不良转归的主要预测因素。在生存患者中，约40%伴有神经功能的损害[7]。

危险因素

大脑炎/脑脓肿的病因可大致分为两种机制，病原体的直接接种和血源性接种。前者可发生于邻近部位的感染，如鼻窦炎、中耳炎、乳突炎及眼眶蜂窝织炎，或是发生于贯通伤、基底部骨折、开放性颅骨骨折、神经外科手术等。后者可发生于心内膜炎、心内或经肺分流、支气管扩张、口腔脓肿、骨髓炎等[8]。

临床特点

大脑炎/脑脓肿的最常见的症状是头痛，约70%的患者会有该症状。半数以下的患者会出现恶心、呕吐、意识改变、神经功能缺损、抽搐、颈强直、视神经盘水肿等症状。约50%患者会出现发热、白细胞增多症状。约25%的患者血液和脑脊液的培养结果是阳性[9]。

诊断

实验室检查应当包含全血细胞计数（CBC）、红细胞沉降率（ESR）、血培养及人类免疫缺陷病毒（HIV）血清筛查。在感染HIV患者中，也应当对结核和弓形虫做检测。除了不考虑手术干预的患者，通常情况下无须行腰椎穿刺。

大脑炎和脑脓肿的评估主要还是依靠神经影像学的诊断。大脑的磁共振成像（MRI）是特异性和敏感性最高的成像形式，如无禁忌，这类患者都应当行磁共振检查。影像学的特征在不同的感染阶段各不相同，早期大脑炎表现为片状强化影，脑脓肿期则常合并环形强化影。在脓肿的中央，扩散加权成像（DWI）和表观弥散系数（ADC）序列分别呈现高信号和低信号影，与扩散限制一致。鉴别诊断包括胶质母细胞瘤、转移癌、淋巴瘤、脱髓鞘病、亚急性脑梗死和血肿吸收。

处理

为了提供合适的个性化诊治，需考虑以下因素：感染阶段（大脑炎或是脑脓肿），病变范围（大于或小于2.5 cm），病变部位（浅表或是深部、脑室周围、幕上或是幕下），是否存在邻近部位感染（鼻窦炎或是乳突炎），机体免疫状态，以及脑积水的进展。

在诊治中，一旦微生物培养（如果需要）结果呈阳性，应当及时行覆盖厌氧菌的广谱抗生素治疗和脑脊液穿刺治疗。当发生快速临床代谢失调或同时存在脑膜炎的迹象时，可在微生物培养结果出来之前提前应用抗生素。可以根据最可能的感染来源来选择其相应的抗生素。通常建议请感染科会诊。传统的初始治疗方案包括万古霉素、头孢吡肟和甲硝唑。而对于免疫抑制的患者，常应用抗真菌药物。所有患者应当预防性应用抗癫痫药物。虽然存在抑制机体防御能力的风险，但地塞米松的使用可以减轻血管源性水肿和脑肿胀。对于存在脑室周围脓肿的患者，地塞米松应当谨慎使用，因为这可能会增加脓肿破溃流入脑脊液间隙的风险[10]。

患大脑炎而无合并感染灶的患者，主要的治疗手段是药物治疗。在这种情况下，因为不会有任何组织培养，所以最好在应用抗生素之前行腰椎穿刺（即便常常是非诊断性的）。当大脑炎合并鼻窦炎时，应当在腰椎穿刺之前先行内镜下鼻窦清理。当大脑炎合并乳突炎时，同样为了确保感染源控制，应当先行乳突根治术。

当患者局灶的脓肿大于2.5 cm时，主要的治疗手段是手术引流脓肿，目的是促进感染源的控制、避免神经性损伤并且得到明确的微生物诊断。没有脑膜炎征象的稳定期患者，在获得微生物培养结果前应当继续抗生素治疗。手术治疗方法包括立体定位颅骨钻孔引流、超声引导下开颅吸引术、颅骨开窗引流术以及开颅脓肿切除术。深部或是脑室周围病变更适合立体定位钻孔引流，局部多发脓肿可选择超声引导下开颅吸引术，手术可触及的包裹性脓肿和幕下病变最适合开窗和直接切除。除非同时伴有骨髓炎，否则在颅骨切开后骨瓣是可以被还纳的。当同时合并脑积水时，在手术干预之前应当先放置脑室外引流（EVD）。如果出现复发性大脓肿，建议在脓肿腔放置导管，以便持续性引流和注入抗生素治疗[10]。

若患者局灶脓肿小于 2.5 cm，特别是在多发深部病变和已有颅外来源微生物（如鼻窦炎清理术）诊断的情况下，可考虑单用药物治疗[10]。

无毒型 HIV 感染合并弓形虫滴度阳性的患者需要特殊处理。如果神经影像也提示弓形虫感染（多为多发性脑室周围病变），应选择磺胺嘧啶和乙胺嘧啶治疗[11]。另外，还应当行抗反转录病毒治疗。在首次治疗 2 周后，应当评估临床上的治疗效果，以及再次行神经影像学检查。

硬膜下积脓

简介

硬膜下积脓，即蛛网膜与硬脑膜内表面之间的化脓性感染。超过 2/3 的患者会并发细菌性鼻窦炎，同时也有很高的概率出现骨髓炎和硬膜外积脓。通常情况下，硬膜下积脓进展成脑膜炎和大脑炎是因为感染灶仅包含于薄层蛛网膜。此外，硬膜下积脓可导致大脑静脉引流通路的感染性血栓性静脉炎，进而导致脑水肿、ICP 增高以及静脉性梗死。

流行病学

硬膜下积脓约占颅内感染的 15%，男性多于女性，其中大约 2/3 的患者在 20～30 岁发病。若不予治疗，硬膜下积脓病死率可达 80%，若及时给予药物和手术治疗，病死率可降至 12%。大部分生存患者伴有神经功能的损害[12]。

危险因素

绝大多数硬膜下积脓患者源自持续性感染，约 2/3 由额窦炎、筛窦炎造成，感染可能由额窦后部蔓延而来，也可能是通过无瓣的桥间静脉而来。骨髓炎也很常见。耳内感染和乳突炎约占硬膜下积脓的 20%。口腔感染、头部外伤及手术均是显著的危险因素。在婴儿和幼儿中，硬膜下积脓可能进展为原发性软脑膜炎。需氧型和厌氧型链球菌是窦源性硬膜下积脓最常见的病原体，而链球菌和革兰阴性菌是术后和外伤后常见的致病菌[13]。

临床特点

硬膜下积脓最常见的症状有发热（80%）、抽搐（40%）和头痛（30%）。随着疾病进展，会出现由于占位效应、皮质刺激、感染性血栓性静脉炎及静脉栓塞而导致的神经症状，包括意识状态改变、脑膜刺激征阳性、虚弱无力、颅神经麻痹、失语及视力改变。当存在潜在的鼻窦炎，可能会出现前额软组织肿胀和鼻腔化脓性分泌物。有时，对于未发现的额窦炎，额骨的前层被侵蚀会导致在前额形成骨膜下的波动性肿物，也就是 "Pott 肿块"[12]。

诊断

实验室检查应当包括 CBC、ESR、血培养及 HIV 血清学检查。若存在脑疝或神经功能下降的风险，应当尽量避免腰椎穿刺检查。另外，腰椎穿刺的诊断率偏低，从脑脊液样品中分离出致病微生物的分离率只有 25%，术中取样培养通常是在开颅手术或鼻窦清理术时获取的[10]。

所有疑似硬膜下积脓的患者都应当行头部 MRI 检查。病变可能会以新月形的髓外肿块呈现，而这会限制 DWI 序列的弥散。液体衰减反转恢复（FLAIR，MRI 的一种成像序列）和 T2 序列可能会出现相邻脑实质的血管源性水肿。钆增强 T1 序列会显示肿块的环形增强。部分病例会出现分隔现象，将肿块分为几个小憩室，纤维带通常也会增强。钆增强 T1 和 DWI 序列对于明确是否存在相关性脑膜炎或脑炎是很有帮助的。必要时，应当行各个窦和颞骨的 MRI 检查以明确积脓的来源。当可能存在感染性血栓性静脉炎时，应当行磁共振静脉造影（MRV）以明确是否存在窦血栓。CT 可以进一步提示是否累及骨质。在非增强 CT 中，硬膜下积脓的成像和慢性硬膜下血肿十分类似。此外，肿块内部或周围存在积气时要警惕积脓的可能，并及时做进一步的检查评估[6]。

处理

为了能提供合适的个性化诊治，需考虑以下因素：肿胀大小，部位（凸度、镰旁、幕上或幕下），是否存在邻近感染（鼻窦炎或乳突炎），是否与脑膜炎、大脑炎、脓肿或骨髓炎有关，血管源性水肿程度，是否有中线移位，脑积水程度等。

在诊治中，一旦微生物培养（如果需要）结果呈阳性，应当及时行覆盖厌氧菌的广谱抗生素治疗和脑脊液穿刺治疗。当发生快速临床代谢失调或同时存在脑膜炎的迹象时，可在微生物培养结果出来之前提前应用抗生素。根据最可能的感染来源来选择其相应的抗生素。通常建议请感染科会诊。传统的初始治疗方案包括万古霉素、头孢吡肟和甲硝唑。标准治疗周期一般为 4 ～ 6 周，若存在骨髓炎，则需延长至 6 ～ 8 周。对于有明显中线移位和脑水肿的患者，应当采用高渗治疗，最好同时做好 ICP 的检测。所有患者应当预防性应用抗痉挛药物[10]。

绝大多数患者除了药物治疗外还需要一定形式的手术干预。手术的目的是控制感染源、避免神经功能的损害以及明确微生物诊断。手术方式包括颅骨钻孔引流、开颅清洗硬膜下间隙，对于积脓严重、有中线移位的应行去骨瓣减压术。对于小脓肿而言，选择保守的手术方式更有可能在疾病的早期获益。当感染形成，积脓会逐渐形成脓肿腔，此时不再适用钻孔引流术。单发的凸性积脓通常能通过小骨窗开颅引流。镰旁积脓通常需要跨中线的扩大范围开颅术，以提供足够的硬膜暴露，进入大脑半球间的间隙。对于广泛性积脓，包括凸面、纵裂以及颞下区域，Frazier 皮瓣辅以去大骨瓣减压术通常是首选。对这类患者，硬脑膜通常不予缝合，骨瓣也不还纳。一项大规模的病例系列研究报道，开颅手术的预后优于钻孔引流术[14]。大约 1/3 的患者需要反复的手术引流，即使大部分积脓很厚，很难通过导管引流，但硬膜下引流导管还是常常留置于手术区域。对于窦性硬膜下积脓，应当同时行内镜下窦清理术，以便控制感染灶。脑积水患者应当放置脑室引流，以分流脑脊液，意识状态差的患者则需监测 ICP。对于积脓较少、清醒及早期抗生素敏感的患者不建议手术[10, 12]。

硬膜外积脓

简介

硬膜外积脓，是硬脑膜和颅骨间潜在间隙的化脓性感染。硬膜外积脓也称作硬膜外脓肿。从组织学角度来看，硬膜外积脓是最适当的术语，因为它是在预成形间隙中的化脓性病变。总体来说，是一个肉芽组织和脓性分泌物在硬脑膜外层不断积累的过程。硬膜外积脓和硬膜下积脓存在交叠，一项尸体解剖研究表明，约 80% 的硬膜外积脓患者也伴有硬膜下的感染[10]。

流行病学

硬膜外积脓约占颅内感染的 2%，男性 12 ～ 16 岁是发病的高峰期。与硬膜下积脓相比，硬膜外积脓的疼痛症状较轻。在正常情况下，硬脑膜附着于颅骨，这有助于限制硬膜外脓肿的扩张，缓解神经症状以及感染带来的损伤[13, 15]。

危险因素

硬膜外积脓的发生几乎都是源于邻近部位的感染和颅骨骨髓炎。硬膜外脓肿的危险因素主要有额窦、筛窦和蝶窦（较少）炎，耳部感染，乳突炎，眼眶蜂窝织炎，穿透性外伤，神经外科或耳科手术，颅内探针置入（比如 Halo 固定矫形器或颈椎牵引）等。较少见的有硬膜外间隙定植细菌，继而发展成硬脑膜静脉窦的感染性血栓性静脉炎[10, 16]。

临床特点

硬膜外积脓常见的症状有发热（60%）、颈强直（40%）、头痛（40%），以及眶周肿胀（40%），约 10% 的患者会出现抽搐。即使会出现由颞骨岩部的乳突炎引起的动眼神经和展神经麻痹（Gradenigo 综合征），但整体而言，局部的神经功能损害不常见。这类症状的持续时间为 1 ～ 7 周，平均约 9 天。当存在潜在的窦性炎症，可能会出现前额软组织肿胀和鼻腔化脓性分泌物。与硬膜下积脓相比，硬膜外积脓的临床特点多呈无痛性[15]。

诊断

实验室检查应当包括 CBC、ESR、血培养及 HIV 血清学检查。对于老年患者，若存在侵袭性真菌感染，还应当检查血红蛋白 A_{1C} 水平。没有必要行腰椎穿刺。一般，脑脊液化验多呈非特异性脑脊液细胞数增多，而分离出的致病微生物阳性率只有 8%，微生物诊断应当基于开颅手术或窦清理术中取样培养[15]。

所有疑似硬膜外积脓的患者均应行 MRI 检查。病变多呈髓外的晶状体肿块，在 DWI 序列上的弥散受限。钆增强 T1 序列表现为肿块的环形强化影，钆增强 T1 和 DWI 序列有助于明确是否合并脑膜炎和大脑炎。适当时，为确定积脓来源时，应当行鼻窦和颞骨的 MRI 检查。对于后颅窝的硬膜外积脓，应当行 MRV 检查以明确是否存在横窦静脉血栓。CT 可以进一步提示是否累及骨质。当同时合并有鼻窦炎和乳突炎时，应当分别加做鼻窦和颞骨的薄层CT扫描[6]。

处理

在诊治中，一旦血培养和术中培养结果呈阳性，应当及时行覆盖厌氧菌的广谱抗生素治疗和脑脊液穿刺治疗。最常见的致病菌包括需氧型链球菌、葡萄球菌及厌氧菌。根据最可能的感染来源来选择其相应的抗生素。通常建议请感染科会诊。经典的初始治疗方案包括万古霉素、头孢吡肟和甲硝唑。标准治疗周期一般为6周，若存在骨髓炎则需延长至6～8周。出现抽搐，或同时合并硬膜下积脓、脑脓肿、大脑炎的患者应当使用抗癫痫药物，其他情况则没有必要使用[13]。

事实上，硬膜外积脓的患者均需要手术干预。虽然有时会采用钻孔引流术，但常常由于其硬膜下脓肿壁较为坚韧而手术效果欠佳。因此，更多的会采用开颅手术，以便充分地冲洗硬膜外间隙，但具体的术式各不相同，还需结合具体的病情。对于单侧的额部积脓合并鼻窦炎，可行经翼点入路的开颅手术，之后再行经内镜鼻窦清理术。对于双侧额部积脓合并鼻窦炎，可行双侧额部开颅术，之后再行经内镜鼻窦清理术。绝大多数情况下要保护好额窦。在行双侧冠状切开时应当先剥离下骨膜皮瓣，用作屏障以避免意外地破入额窦[17]。既往神经外科手术相关的积脓通常可沿原切口入路进入。对于这类患者，通常建议舍弃原骨瓣，在彻底解决感染至少3个月后再采用人工植入物做颅骨修补[13]。

乳突炎相关性积脓非常具有挑战性。常伴有横窦和乙状窦的感染性血栓性静脉炎，可能引起ICP增高，严重可导致死亡。为控制感染灶，可行乳突根治术，为进入后颅窝硬膜外间隙及病灶冲洗，可去除乙状窦后颅骨。当有持续的血流通过横窦和乙状窦，硬脑膜形成的外层窦壁可能会很脆弱。在钻孔至乙状窦过程中需要格外小心，若出现静脉窦的损伤，会迅速导致大出血或空气栓塞[18]。在手术时应在右心房放置一根Swan-Ganz导管，以便出现上述情况时吸走气体。

骨 髓 炎

简介

骨髓炎是指骨质的感染性病变，一般首先起源于骨髓腔，而后逐渐扩散至Haversian骨管，最终侵袭至骨膜。颅骨骨髓炎较为少见，可按照解剖部位分类，潜在感染部位包括颅底中央、额骨、颞骨及其他部位的颅盖骨。即使在专业上应当与颞骨骨髓炎区别开，但乳突炎也应当考虑在内，因为乳突炎是由乳突气房的感染引起的。不同部位的感染代表不同的临床本质，以及其独特的发病诱因、临床特点和治疗方案[19]。

危险因素

骨髓炎的进展主要有如下三种机制：直接接种（手术或创伤），持续性播散（窦道或耳部感染），血源性播散（菌血症）。导致骨质血供的改变，如放射线暴露史、骨质疏松、骨硬化和Paget病等均是发病诱因。下面将讨论与受累解剖部位相关的因素[20]。

颞骨骨髓炎常继发于难治性外耳炎或严重的中耳炎。主要危险因素是难以控制的糖尿病。老年患者和获得性免疫缺陷（AIDS）患者更易感染。该类患者中，致病菌通常是铜绿假单胞菌[19]。

乳突炎多由急性耳炎引起，随后细菌从中耳道到乳突窦口，进入乳突气房。乳突炎的发病率曾经一度因为抗生素的广泛使用而变得很低。儿童较成人更加易感[21]。

颅底中央骨髓炎可能由颞骨骨髓炎或乳突炎扩散而来，也可能会单独发病。中年男性最易发病。糖尿病是骨髓炎的诱因。蝶窦炎有时与斜坡骨髓炎相关。有时感染源也会来自血源性播散[20]。

额骨骨髓炎可继发于创伤或额窦炎。额骨骨髓炎与额骨下积脓在临床表现上很相似。开放性骨折性骨髓炎的危险因素包括骨折的严重程度、细菌感染程度、软组织损伤程度及清创术手术不充分，或清创手术延迟（>5小时）[22]。

颅骨骨髓炎（除了额骨）常见于创伤（头皮伤或贯通伤）或手术。行开颅手术和自体骨皮瓣颅骨成形术的患者是颅骨骨髓炎的高危人群。其他危险因素包括颅内探针置入术（如Halo固定矫形器或颈椎牵引）、头皮烧伤或新生儿期的胎头血肿感染[23]。

临床特点

颅骨骨髓炎的症状包括局部炎症反应、发热及头痛。颞骨骨髓炎和乳突炎通常伴有耳部化脓性病变。有时也会引起面神经麻痹。乳突的炎症反应可能会很明显。额骨骨髓炎可能与骨膜下脓肿（Pott

肿块）相关，也可能会伴有鼻窦炎的症状。颅底中央骨髓炎常会造成展神经、舌咽神经、迷走神经麻痹以及面部疼痛。由创伤或既往神经外科手术引起的颅骨骨髓炎可能会发生帽状腱膜下脓肿、头皮波动以及化脓性伤口的破溃[20]。

诊断

实验室检查应当包括CBC、ESR、血培养、血红蛋白A_{1C}及HIV血清学检查。CT扫描能显示病变部位颅骨的骨质侵蚀情况。该类患者还应当行MRI检查。DWI序列能显示感染骨质区域的弥散受限[6]。在T1相，感染骨质由于骨髓脂肪的缺失而呈低密度影。MRI也能用于鉴别相关的感染阶段。^{99m}Tc，一项利用放射示踪试剂在成骨细胞活动的部位聚集的技术，对骨髓炎的敏感性可达100%，但非特异。相较而言，^{67}Ga闪烁扫描术能通过结合粒细胞识别活动性感染部位，对骨髓炎的特异性达93%[20]。

处理

骨髓炎的治疗因解剖部位的差异而各不相同。该类患者需要长期使用抗生素，最好是直接靶向活检和培养出的感染菌株。颅骨骨髓炎通常需要行颅骨和骨膜的外科清创术，有时还需要移除感染的部分颅骨。如果感染源是上一次开颅手术的骨瓣，那么应当移除。额骨骨髓炎的处理方式与上述类似，但需要加做额窦的成形术与骨膜瓣的修补。对于中央颅底骨髓炎，困难往往是难以明确诊断，难以和其他常见病变如鼻咽癌、淋巴瘤、浆细胞瘤或结节病区分开来。基于此，通常需要采用内镜下组织活检，而不建议进一步的操作（如清创术）。乳突炎通常可以使用药物治疗，对于难治型乳突炎，其处理通常采用鼓膜切开术和乳突根治术。相较而言，颞骨骨髓炎通常行清创术再辅以抗生素治疗，亦可行高压氧治疗[19]。

脑 膜 炎

创伤性脑膜炎

简介

创伤性细菌性脑膜炎是指由于硬脑膜撕裂引起鼻咽部或耳部的菌群通过脑脊液瘘管进入脑脊液而直接引发的脑膜炎[24]。社区获得性细菌性脑膜炎的起病过程起初是细菌在鼻炎的定植，随后入侵黏膜，进一步发展为菌血症，最终进入中枢神经系统。

流行病学

尽管TBI常伴有硬膜的损伤，创伤性脑膜炎仍较为少见，发病率在0.2% ～ 17.8%[24]。颅底骨折引起的更为常见，文献报道其发病率在9% ～ 18%[25-28]。此外，尽管有报道显示该类脑膜炎还继发于闭合性脑损伤或钝性外伤，但更为少见[29]。

危险因素

创伤性脑膜炎最常被提及的危险因素是颅底和额骨的骨折，以及脑脊液漏[28, 30, 31]。当脑脊液漏持续时间超过7天，发生率将提升[32]。其他危险因素还包括任何导致脑脊液中病原体定植增加的因素，如ICP的增加（继发性脑水肿或Valsalva运动）或瘘管未闭[33]。即使还没有统一定论，一项荟萃分析提示在脑脊液鼻漏和脑脊液耳漏的患者之间，进一步发展为脑膜炎的危险程度并无显著差异[34]。

临床特点

病情陈述的时间及临床发现往往会受到同时发生的原发性创伤的神经系统后遗症的干扰，时间可能是2 ～ 4周[24, 29]。主要症状和体征包括发热、头痛、感觉异常和颈项强直[35]，其他体征包括精神状态的改变、耳鼻漏等[24]。含葡萄糖的鼻腔分泌物可间接提示存在脑脊液漏[36]，但确认还需要进一步检查，并且即使不含葡萄糖，也无法排除脑膜炎的发生[24]。

诊断

诊断需要脑脊液检查（细胞数、葡萄糖含量、蛋白含量）、革兰染色的观察或分离物的培养。有关社区获得性细菌性脑膜炎的脑脊液化验结果可见表27.1，但在创伤后或神经外科术后的患者中可能会有变化。考虑到之前使用过抗生素的原因，革兰染色和微生物培养结果的阳性率可能会显著降低。

致病微生物反映了鼻咽部、鼻旁窦及外耳道的正常菌群[34]。在既定模式下（钝性外伤与穿透性外伤）和既定状态下（创伤后、神经外科术后及脑脊液分流相关）的最常见致病菌可参见表27.2。

处理

初始的治疗包括抗生素治疗和ICP的控制，经验性抗生素治疗方案可见表27.2。ICP的控制包括抬高床头，以及根据需要应用大便软化剂及止咳药。避免气管内的吸引、气管插管、过度通气、高渗性溶液及大剂量巴比妥类药物。需要时可行EVD或脑脊液分流[24]。

表 27.1　细菌性脑膜炎患者脑脊液指标

脑脊液参数	典型表现
开放压	200 ～ 500 mmH$_2$O
白细胞计数	1 000 ～ 5 000/mm^3（范围，<100 mm^3 ～ >10 000 mm^3）
中性粒细胞比例（%）	≥ 80%
蛋白	100 ～ 500 mg/dl
葡萄糖	≤ 40 mg/dl
脑脊液：血清葡萄糖	≤ 0.4
革兰染色	60% ～ 90% 阳性
微生物培养	70% ～ 85% 阳性

注：引自：Tunkel 2001[24].

对于有持续性脑脊液漏但无脑膜炎的患者而言，手术干预的最佳时间一直没有定论。考虑到大部分漏口会在 7 天左右愈合，部分临床医生建议没有合并脑膜炎的患者可至少观察 2 周再行手术修复[29]。然而，要同时考虑到硬膜的撕裂还没有完全愈合，若创伤后的患者伴有脑膜炎的反复发作，那么可能需要手术干预[33]。

目前，对于颅底骨折或脑脊液漏的患者，还没有任何 I 类证据表明预防性使用抗生素能预防脑膜炎的发生。在一项由有关脑脊液漏的 5 个随机对照和 17 个非随机对照试验组成的 Cochrane 研究表明，非标准预防性抗生素治疗方案组与安慰剂组或无干预组相比，在减少脑膜炎发生概率、全因病死率、脑膜炎相关病死率或手术干预需求方面，两者无显

著差异[38]。

多项回顾性研究和荟萃分析表明，对颅底骨折或脑脊液漏，甚至是创伤后颅内积气的患者而言，预防性使用抗生素并无任何增益[34, 39, 40]。此外，大多数脑脊液漏会在 7 ～ 10 天自行愈合，因此不建议预防性使用抗生素治疗[28, 41]。对创伤后伴有脑脊液漏的患者暂不使用抗生素治疗并密切观察较为合适，因为急性硬脑膜撕裂修复的患者和原发性创伤后 7 天漏口自行修复的患者之间，发生脑膜炎的风险并无显著差异[26]。

神经外科术后脑膜炎

流行病学

不涉及创伤的情况下，神经外科术后脑膜炎并不常见。在预防性应用抗生素的清洁级神经外科手术中，细菌性脑膜炎的发生率在 0.5% ～ 0.7%，然而对于污染手术，发生率在 0.4% ～ 2%[24]。

危险因素

神经外科术后脑膜炎的病理生理和微生物的定植与局部的窦道感染、切口感染或植入物（如 CSF 分流、EVD 或 ICP 检测）感染有关。这与创伤后脑膜炎的病理生理过程形成了对比[24]。除外 EVD 或脑脊液分流的因素，一项超过 6 000 名患者的回顾性研究表明，开颅术术后细菌性脑膜炎的独立危险因素包括脑脊液漏、男性、手术时间超过 4 小时及伴随的手术切口[42]。经蝶骨入路手术的危险因素包括术后脑脊液鼻漏、手术本身及鼻窦炎的影像学依据[43, 44]。

临床特点

神经外科术后脑膜炎的辨别颇有难度，因为

表 27.2　化脓性脑膜炎经验性抗菌药物治疗推荐

诱发因素	常见致病细菌	抗菌药物治疗
颅骨基底骨折	肺炎链球菌，流感嗜血杆菌，A 组 β 溶血性链球菌	万古霉素 + 第三代头孢菌素 [a]
颅脑贯通伤	金黄色葡萄球菌，凝血酶阴性葡萄球菌（尤其是表皮葡萄球菌），革兰阴性厌氧杆菌（包括铜绿假单胞菌）	万古霉素 + 头孢吡肟或头孢他啶或美罗培南
神经外科手术术后	需氧型革兰阴性杆菌（包括铜绿假单胞菌），金黄色葡萄球菌，凝固酶阴性葡萄球菌（尤其是表皮葡萄球菌）	万古霉素 + 头孢吡肟或头孢他啶或美罗培南
脑脊液分流	凝固酶阴性葡萄球菌（尤其是表皮葡萄球菌），金黄色葡萄球菌，需氧型革兰阴性杆菌（包括铜绿假单胞菌），痤疮致病菌痤疮短棒杆菌	万古霉素 + 头孢吡肟或头孢他啶或美罗培南 [b]

注：[a] 头孢曲松或头孢噻肟。[b] 在婴儿和儿童中，除外革兰染色提示有革兰阴性杆菌，可单用万古霉素。引自：Tunkel et al[37].

大多数临床表现可能会归因于手术或创伤性后遗症[26, 45]。此外，临床表现可能最早在术后 10 天开始出现[24]。一项纳入了 70 名神经外科术后脑膜炎患者的回顾研究表明，细菌性脑膜炎、化学性脑膜炎或不确定原因性脑膜炎与体温、发热≥7天、头痛、呕吐、术后癫痫发作、嗜睡、意识混乱、易激惹或颈项强直之间，其表现没有任何统计学上显著的区别特征[34]。而发热、行为或精神状态的微小改变可能是脑膜炎的唯一迹象。

诊断

诊断主要依据是脑脊液化验，然而化验结果往往复杂多变。考虑到该类患者通常接受多疗程的抗生素治疗，所以常规的脑脊液培养和革兰染色结果会受到很大影响。细菌性脑膜炎的脑脊液培养阴性率可达 70%[46, 47]，另外神经外科术后的细菌性、无菌性或化学性脑膜炎脑脊液指标非常类似[24]。即便如此，还是有一些研究试图从中寻找出一些微小的差异。

一项纳入了 70 名神经外科术后患者的回顾性研究发现，化学性脑膜炎患者的脑脊液白细胞数不会超过 7 500/ml，葡萄糖含量不会低于 10 mg/dl[48]。另一项纳入了 73 名神经外科术后 40 天内行腰椎穿刺的患者的研究显示，脑脊液乳酸含量≥4.0 mmol/L，与脑脊液和血液葡萄糖比≤0.4 这两个指标相比，脑脊液乳酸含量≥4.0 mmol/L 对细菌性脑膜炎的预测更敏感（88% vs. 77%）、更特异（98% vs. 87%），阳性和阴性的预测值更可靠（阳性 0.96 vs. 0.77，阴性 0.94 vs. 0.87）[49]。脑脊液乳酸含量≥4 mmol/L 时，在等待微生物培养结果的过程中应当考虑及时给予经验性抗生素治疗[37]。

最常见的致病菌是革兰阴性菌和葡萄球菌（表 27.2）[37, 42]。在一篇术后革兰阴性杆菌性脑膜炎的报道称，最常见的细菌是肺炎克雷伯杆菌、阴沟肠杆菌和大肠埃希菌[50]。

处理

已明确的治疗方式包括对致病菌的抗生素治疗（表 27.2）。目前，还没有任何一项随机对照试验明确了最佳的治疗时间窗。一项创伤后和神经外科后革兰阴性菌性脑膜炎的回顾分析表明，在末次培养阳性并接受了恰当的胃肠外抗生素治疗的患者均治疗有效[50]。对大多数该类患者而言，如果临床效果良好，抗生素治疗应当至少持续 14～21 天。

尽管开颅手术预防性使用抗生素能降低相关伤口感染率已被广泛接受[51]，但两项回顾性研究发现在降低脑膜炎发生率方面并无显著差异。此外，还有研究表明预防性治疗似乎是针对耐药菌株的[52]。即便如此，面对院内不断升高的耐甲氧西林金黄色葡萄球菌（MRSA）感染率，在开颅手术前 2 小时及之后 12 小时可行 15 mg/kg 万古霉素的围术期预防性抗生素治疗。

对经蝶手术和术中有脑脊液漏依据的患者而言，术后的腰大池外部引流（ELD）可降低神经外科术后脑膜炎的风险。在一项前瞻性、非随机试验中，ELD 治疗组中发展成脑膜炎的患者约占 1%（1/70）。即使这类研究颇有启发意义，但仍需进一步研究[53]。

脑脊液分流、脑室外引流和 ICP 检测相关性感染

简介

对 TBI 后遗症如脑水肿、脑积水、颅内血肿及 ICP 增高行诊断性和治疗性干预往往本身就存在感染的风险。感染可源于植入物（如 CSF 分流、EVD 和 ICP 检测）植入时微生物的定植[54]。

病理生理学

脑脊液分流感染的机制是细菌从分流管的远端，覆盖于分流管的皮肤或切口部位损伤的逆行性侵入，以及血源性播散。上述提及的装置都有机会造成脑膜炎或脑室炎，但只有脑脊液分流感染可能会造成腹膜炎、菌血症或分流相关的血管性肾炎（发生率占该类患者的 4%～14%）[55]。

流行病学

脑脊液分流与 EVD 发生感染的概率分别为 0.3%～39%[56] 和 0～22%[55]。有关 ICP 检测的数据十分有限，但其感染发生率可能是很低的。一项回顾性研究发现，持续给予预防性抗生素治疗的 95 名患者未出现感染迹象[57]。

危险因素

脑脊液分流感染的危险因素包括术后脑脊液漏、早产、术中应用神经内镜、分流装置系统缺乏严格的无菌处理、神经外科手术经验的欠缺以及手术时间[55, 58, 59]。EVD 感染的危险因素包括导尿时间（>5 天）、脑室的切开灌洗、开颅手术、伴有脑脊液漏的凹陷性颅骨骨折、脑室内和蛛网膜下腔

出血、EVD部位的漏口、引流不通畅及系统性感染[60-62]。腰大池与脑室的两种引流方式对细菌性脑膜炎的风险没有影响[61]。在一项纳入了有ICP检测的255名患者的回顾性研究发现，与硬膜下杯状导管（14.9%）或脑室导管（21.9%）相比，采用蛛网膜下螺丝（7.5%）的感染发生率相对较低[63]。

临床特点

装置相关性脑室炎和脑膜炎可能会呈无痛性表现，最常见的表现还是头痛、恶心、精神不振或精神状态的改变[55]。发热可能不明显，脑膜炎的症状和体征也不常见[55]。由血管、腹膜腔或胸膜腔的远端造成的脑脊液分流感染可能会表现出另一类症候群。伴有菌血症的房室分流（VA）感染可能会出现发热、寒战、恶心和心动过速。腹痛和腹胀可能是脑室腹腔（VP）分流相关性腹膜炎的一个线索[64]。覆盖引流装置的皮肤出现红斑、肿胀或脓性引流物可能提示皮下或深部感染。

诊断

脑室炎或脑膜炎的诊断主要依靠脑脊液化验，包括革兰染色、微生物培养、微分细胞计数以及葡萄糖和蛋白的含量。直接分流的样本（～90%）[65]较腰椎穿刺获得的样本（VA分流58%，VP分流79%）而言，有更好培出率[66]。在VA分流中应当行血培养，因为该类患者中超过90%的病例均是阳性结果[64]。

脑脊液分流感染最常见的病因是凝固酶阴性葡萄球菌（表皮葡萄球菌），其次是金黄色葡萄球菌、需氧型革兰阴性杆菌[55, 61, 67]。表皮葡萄球菌也是一项ICP检测的前瞻性研究中最常见的分离菌[68]。一直被视为污染菌的棒状杆菌属也逐渐成为神经外科装置相关性感染的致病菌（表27.2）[69, 70]。

处理

最佳的处理包括将感染的分流、EVD、ICP检测装置移除，合适的抗菌治疗以及持续性脑脊液引流[54, 55, 71, 72]。除此以外，还包括隔离社区获得性病原体（如脑膜炎奈瑟菌、肺炎链球菌、凝固酶阴性葡萄球菌）的感染患者[73, 74]，远端导管外露的VP分流感染患者[55, 75]和Ommaya储液囊感染的患者[76]。

抗菌药物治疗的准则与脑膜炎、积脓症和脓肿相同，脑脊液渗透十分重要。由于凝固酶阴性葡萄球菌对宿主的黏附和产生可缓冲抗生素的"黏液"，导致单用抗生素的治疗有效率很低[77, 78]。即使还没有随机对照试验证实脑室内给药治疗的有效性，但有个案报道建议在复杂性感染中可采用系统性给药联合脑室内给药（表27.3）[74]。

在微生物培养和革兰染色未出结果前，起初的抗菌治疗应当使用万古霉素。有关标准治疗周期的研究数据有限，但为了获得更好的临床治疗效果，应当在脑脊液培养报告为阴性后继续使用合适的抗生素治疗7～10天，或装置移除后继续给予足够的抗菌治疗[79]。

若需从EVD过渡到脑脊液分流，或在感染控制后需重新植入脑脊液分流时，建议请感染科专家会诊，时机有赖于感染的病原体和感染持续的时间，可能需要持续的脑脊液引流监测、经验性抗生素治疗和反复的脑脊液抽样[37]。

尽管留置导管超过5天会增加感染的风险，一项纳入103名患者的随机对照试验研究表明，第5天常规更换EVD管并不会降低EVD相关性感染的风险[80]。对导管植入的患者行持续性抗生素治疗时间的研究也没有定论。在一项病例系列研究中，接受持续预防性抗生素治疗的患者的感染发生率几乎与接受围术期剂量的患者一样[81]。一项随机对照研究发现，在EVD导管植入期间，持续预防性使用抗生素治疗感染率显著减低（11% vs. 3%），然而，这是以增加耐药菌株发生率为代价的[82]。基于此，持续性抗生素治疗饱受争议。

目前的证据似乎是支持使用抗生素浸泡脑室导管（AIVC）的。在一项纳入了288名患者的前瞻性随机对照试验中，米诺环素和利福平浸泡EVD的定植菌发生率约为对照导管的一半（～18% vs. 37%，$P<0.0002$），脑脊液培养证实的感染发生率同样低于对照导管（对照队列中为9%，AIVC队列中为1%，$P=0.002$），然而，每组中约95%的患者接受了全身的抗生素治疗（对照组中为13天，AIVC组中为11天）[83]。此外，一项纳入了139名NICU患者的前瞻性观察研究表明，AIVC（米诺环素/利福平）组脑脊液培养阳性的感染率为0.88%，同样支持AIVC的使用[84]。

一篇纳入了36项研究，针对ICP检测和EVD预防性抗生素治疗的荟萃分析并未得到确切的结论[85]。另一篇有关脑脊液分流的荟萃分析发现，在基线感染率≥5%的情况下，预防性抗生素治疗能使脑脊液分流相关感染的风险大大降低[86]。预防性万古霉素的用药方案为在装置植入前2小时给予15 mg/kg剂量，12小时后再给一次，该方案较为合理，原因如下：① 外源性装置被放置在无菌的部位。② MRSA的发病率不断升高。③ 装置相关性感染发病率高。④ 患者恢复过程中该类感染的花销高。

表 27.3 脑室内途径的抗菌药物应用[a]

抗 菌 药	脑室内每日剂量
万古霉素	$5 \sim 20$ mg[b]
庆大霉素	$1 \sim 8$ mg
妥布霉素	$5 \sim 20$ mg
阿米卡星	$5 \sim 50$ mg[c]
多黏菌素	10 mg[a]
奎奴普丁 / 达福普汀	$2 \sim 5$ mg
两性霉素	$0.1 \sim 0.5$ mg[d]

注：[a]脑脊液分流感染抗菌药的最佳使用剂量还没有定论。[b]多数研究使用了 $10 \sim 20$ mg 的剂量。[c]脑室内常规剂量为每天30 mg。[d]念珠菌分流感染的剂量。引自：Tunkel et al[37].

发热与院内感染

简介

多数神经创伤患者需要放置中心静脉导管（CVC）、导尿管以及长时间的气管插管，这些侵入式操作使患者有很高的感染风险。最常见的ICU内获得性感染包括呼吸机相关性肺炎、导管相关性血流感染（CRBSI）、尿路感染（UTI）、艰难梭菌性腹泻及感染部位的溃疡（表27.4）。患者的发热并不总是与感染直接相关，一些非感染性发热包括药物反应、血栓性疾病以及输血反应（表27.5）。

肺 炎

简介

美国胸科协会（ATS）和美国感染病协会（IDSA）定义了肺炎，即新发的肺部浸润加上浸润是源于感染灶的临床证据，包括新发的发热、脓性痰液、白细胞增多及氧合的下降[87, 88]。

院内获得性肺炎（HAP）定义为在入院时没有肺炎，在入院48小时或更久后发生的肺炎。呼吸机

表 27.4 ICU中常见的院内感染

- 肺炎（包括呼吸机肺炎和吸入性肺炎）
- 导管相关性血流感染（CRBSI）
- 尿路感染
- 艰难梭菌性腹泻
- 感染性褥疮

表 27.5 发热的非感染性因素

- 药物相关性发热
- 血栓栓塞性疾病
- 肾上腺皮质功能不全
- 震颤性谵妄
- 抗精神药物恶性症候群
- 甲状腺功能亢进
- 输血反应
- 中枢性发热

相关性肺炎（VAP）定义为在气管内插管超过48小时后发生的肺炎[87, 88]。

流行病学和危险因素

HAP与VAP是住院患者常见的并发症。总体而言，它们是最常见院内获得性感染（HAI），在一项美国多州参与的现患率调查研究中，两者约占全部HAI的22%[89]。一项最近的研究表明，行机械通气的患者约10%被诊断为VAP，在过去10年中，该比例并未下降[90]。据报道，与VAP相关的全因病死率已经从20%上升到50%。然而，与VAP直接相关的病死率问题尚有争议。一项最近的荟萃分析估算了该因素的病死率大概为13%[91]。VAP与重要的资源利用率以及住院时间的延长相关。与未发生VAP的患者相比，两项近期的研究估算了VAP大概使得患者机械通气时间延长了 $7.6 \sim 11.5$ 天，住院时间延长了 $11.5 \sim 13.1$ 天[92, 93]，额外多花销了40 000美金[93]。

VAP最重要的危险因素是机械通气。其余可能会引起HAP和VAP的危险因素包括：ICP的检测，意识状态差和年龄大于70周岁。

VAP 与 HAP 中多重耐药菌的危险因素

VAP中多重耐药（MDR）菌的危险因素包括：过去3个月内静脉使用过抗生素［优势比（OR）：12.3；95% CI：6.48 ～ 23.35］[94-96]，VAP发生之前住院时间超过5天[95, 97-101]，VAP时出现感染性休克（OR：2.01；95% CI：1.12 ～ 3.61）[96, 102]，VAP前出现急性呼吸窘迫综合征（ARDS）（OR：3.1；95% CI：1.88 ～ 5.1）[94, 96]，VAP前行肾脏的替代治疗（OR：2.5；95% CI：1.14 ～ 5.49）[94]。进入ICU时昏迷的患者出现VAP性MDR菌的风险较低（OR：0.21；95% CI：0.08 ～ 0.52）[94]。这可能是由于在进入ICU的神经创伤患者在早期发展成VAP的倾向增加。

之前使用过静脉抗生素（OR：5.17；95% CI：2.11 ～ 12.67）[103, 104]是与MDR HAP显著相关的唯一的危险因素。其余危险因素可能有相关性，但缺乏证据。

由于MRSA和MDR假单胞菌属的存在，既往使用过静脉抗生素同时也是HAP或VAP最具预测性的危险因素[105-108]。

临床特点和诊断

VAP的诊断并非易事。临床诊断标准包括新发的肺部浸润灶，伴随发热、化脓性气管内分泌物、白细胞增多和氧合的下降[87, 88]。

所有疑似VAP的患者都应当行呼吸道分泌物培养[87]。一篇合并5项随机对照试验的荟萃分析表明，样本收集的方式与方法不影响任何临床结果，包括平均机械通气时间、ICU滞留时间或病死率[109]。因此，ATS和IDSA指南建议采用非侵入性样本收集［气管内吸出物（ETA）］、半定量培养的方式诊断VAP，而不建议采用侵入性取样（支气管镜检、盲法支气管取样或微型支气管肺泡灌洗）或非侵入性取样定量培养。

疑似HAP（非VAP）的患者，抗生素的治疗应当基于非侵入式呼吸道样本的微生物培养结果，而不是依靠经验性治疗。

ATS和IDSA指南也建议所有疑似VAP或HAP的患者抽血做培养，发现支持这些患者血培养的潜在依据十分有限。然而，血培养的结果可能会进一步指导HAP与VAP的抗生素治疗和降阶梯治疗[110]。

处理

虽然HAP与VAP的初始治疗大多数情况下是经验性治疗，但若初始的抗生素治疗覆盖范围不足，可能会导致病死率的增加。在最初选择抗生素时，需要考虑的两个最重要因素是，需要覆盖最有可能的病原体，还是需要限制过度使用抗生素的不良影响。许多与患者相关的因素增加了抗生素耐药的风险，因此在选择初始抗生素时必须考虑这些因素[88]。表27.6罗列了抗生素耐药的危险因素[88]。

表 27.6　多重耐药菌的危险因素

MDR VAP 的危险因素
- 90 天内静脉使用过抗生素
- VAP 中伴感染性休克
- 之前的 VAP 中伴 ARDS
- 出现 VAP 前住院时间超过 5 天
- 出现 VAP 前有急性肾替换治疗史

MDR HAP 的危险因素
- 90 天内静脉使用过抗生素

MRSA VAP/HAP 的危险因素
- 90 天内静脉使用过抗生素

假单胞菌 VAP/HAP 的危险因素
- 90 天内静脉使用过抗生素

注：ARDS，急性呼吸窘迫综合征；HAP，医院获得性肺炎；MDR，多重耐药；MRSA，耐甲氧西林金黄色葡萄球菌；VAP，呼吸机相关性肺炎。

此外，对医院内或ICU内抗生素耐受类型的了解对选择合适的抗生素治疗方案也很重要。基于此，ATS和IDSA指南建议每所医院做出抗菌谱，以便指导最佳的抗生素治疗[88]。

以下是HAP患者初始经验性抗生素治疗的推荐（表27.7和表27.8）[88]。

病死率相关的危险因素包括由于肺炎或感染性休克需要呼吸机辅助呼吸。另外，当金黄色葡萄球菌中MRSA的流行率未知或大于20%时，MRSA的覆盖率在病区内也有一定指示作用。对于已明确的甲氧西林敏感型金黄色葡萄球菌（MSSA）感染，建议使用苯唑西林、萘夫西林以及头孢唑林。然而，HAP经验性用药时没有必要使用上述药物[88]。

对于疑似VAP的患者，ATS和IDSA指南推荐能覆盖金黄色葡萄球菌、铜绿假单胞菌以及其他革兰阴性杆菌的所有经验性用药方案。对于有抗生素耐药风险的患者，在病区内MRSA流行率未知或在病区内MRSA分离率大于10% ～ 20%的患者来说，经验性MRSA覆盖率有一定指导意义（表27.6）。万古霉素或利奈唑胺均可用于MRSA[88]。

表 27.7　病死率不高且没有导致 MRSA 可能性增加的因素

病死率不高且没有导致 MRSA 可能性增加的因素
下列之一 ● 哌拉西林他唑巴坦 或 ● 头孢吡肟 或 ● 左氧氟沙星

表 27.8　患者感染 MRSA 可能性增加的因素

病死率不高但有 MRSA 感染可能性的增加	病死率高伴 MRSA 危险因素
下列之一 ● 哌拉西林-他唑巴坦 或 ● 头孢吡肟 或 ● 左氧氟沙星 ● 环丙沙星 或 ● 亚胺培南 ● 美罗培南 或 ● 氨曲南 和 ● 万古霉素 或 ● 利奈唑胺	下列两种，避免 2β-内酰胺类： ● 哌拉西林-他唑巴坦 或 ● 头孢吡肟或头孢他啶 或 ● 左氧氟沙星 ● 环丙沙星 或 ● 亚胺培南 ● 美罗培南 或 ● 阿米卡星 ● 庆大霉素 ● 妥布霉素 或 ● 氨曲南 和 ● 万古霉素 或 ● 利奈唑胺

当采用MSSA经验性覆盖率做指导时，治疗方案应当包括哌拉西林他唑巴坦、头孢吡肟、左氧氟沙星、亚胺培南或美罗培南。对已明确的MSSA感染，建议使用苯唑西林、萘夫西林和头孢唑林，而对已使用过上述药物的VAP患者而言，没有必要行经验性治疗。

只有对有抗菌药耐受风险的患者才考虑使用两种不同类的抗假单胞菌型抗生素（表27.6），革兰阴性菌分离率大于10%的病区中的患者对一种药物耐受或当缺乏局部抗菌药敏感性数据时，考虑单药治疗[88]。

对疑似VAP而没有抗菌药耐药风险的患者，革兰阴性菌分离率小于10%，而对一种药物耐受的ICU病区中的患者而言，应当考虑单药治疗，建议使用对铜绿假单胞菌有效的单一药物[88]。

若其他替代的抗生素对革兰阴性菌有足够的药效时，应当避免使用氨基糖苷类抗生素。

导管相关性血流感染

简介和流行病学

建立和维持可靠的血管通路在当代重症监护中不可或缺。遗憾的是，血管通路可能与血源性感染（BSI）有关，也称作导管相关性血流感染（CRBSI）或血管内装置（IVD）相关性血流感染。据估计，全美每年发生CRBSI超过50万例[111, 112]，其中包括约8万例ICU中的CVC相关性BSI[112]。这类感染与住院时间的延长有关，平均每名患者多花费3万美金，并且可能增加病死率[113-116]。

致病机制与危险因素

IVD相关性BSI的两大主要来源是：① IVD的定植或导管相关性感染。② 装置内液体的污染或注入液相关性感染。

要形成导管相关性感染，微生物首先必须进入可黏附的装置管腔内或管腔外的表面，然后形成生物被膜。生物被膜使得感染可持续存在，促进血行播散[117]。

微生物进入血液大致有以下三种途径：

● 皮肤表面的微生物可能通过毛细血管的协助经皮穿刺侵入，其发生可能在穿刺时，也可能在随后的几天中。

● 微生物污染导管的中心（腔），可能发生于导管插入导丝或后续的操作中。

● 从远端的感染灶，如肺炎，通过置入的IVD造成微生物的血源性播散。

短时间的IVD（置入时间<10天），如外周静脉导管、动脉导管和非折口非隧道式CVC，大部分BSI都起源于皮肤，微生物通过管腔外进入[118, 119]。相较而言，导管中心和腔内液体形成的管腔内污染引起的感染大多与长时间的IVD（置入时间>10天）有关，包括折口导管（如Hickman和Broviac导管），皮下中央输液港和外周穿刺中心静脉导管（PICC）[120, 121]。

另外，通过IVD输注（胃肠外营养液、血制品或静脉用药）时偶尔会造成污染并引起装置相关性BSI。即使大多数短时间IVD不是造成BSI的常见原因，但动脉导管和长期的IVD是BSI重要的原因[119, 122, 123]。

一些CRBSI相关性风险因素包括住院时间的延长、高 APACHE Ⅲ（急性生理学、年龄、长期健康状态评估 Ⅲ）评分、AIDS、粒细胞减少症及骨髓移植[124, 125]。此外，股静脉和锁骨下静脉的穿刺相比，感染的风险显著上升（每天 20 vs. 3.7 BSI 每 1 000 IVD 患者；P<0.001）[126]。较低的护患比和较高的临时护士占比也与BSI更大的可能性相关[127]。

微生物学

导致IVD相关性BSI最常见的微生物是凝固酶阴性金黄色葡萄球菌、肠道内革兰阴性杆菌、铜绿假单胞菌、念珠菌属、棒状杆菌属和肠球菌属[128]。正如所料，这类感染大部分来自皮肤表面的微生物，其中最常见的是凝固酶阴性葡萄球菌。

临床特点

IVD相关感染的临床症状用于诊断时往往不可靠，原因是敏感性和特异性均欠佳。发热是最敏感的临床症状，但特异性较差；穿刺部位的炎症反应或化脓特异性较好，但敏感性较差[111, 129]。金黄色葡萄球菌、凝固酶阴性葡萄球菌或念珠菌属血培养结果呈阳性，又没有其他感染源时，IVD感染的可能性大。在拔除导管后24小时内症状有所缓解，同样提示可能是导管来源的感染，但不能证明导管是感染源[130]。

诊断

对疑似脓毒症的患者行经验性抗生素治疗之前，必须有来自两个部位的血培养，其中至少有一个部位来自经皮穿刺的外周静脉。

IVD的回抽液和外周静脉穿刺抽取的定量血培养对IVD相关性细菌血症和真菌血症特异性和敏感性在80% ～ 95%[131]。当通过IVD回抽液的血培养中每毫升的含菌浓度较外周静脉高5 ～ 10倍时，可确诊IVD相关性BSI。

对于长期的IVD，若IVD来源的血培养较外周静脉来源的血培养提前2小时或更多的时间出现阳性结果，则两组血培养（一组来源于IVD，另一组来源于外周静脉）的报阳性时间差（DTP）在区分IVD相关性BSI是可靠的。在不同的研究中，DTP的敏感性和特异性分别是82% ～ 94%[131]和88% ～ 91%[132]。相比之下，DTP在短期IVD中的应用还没有被证实有同样的诊断价值。这并不奇怪，因为短期IVD的感染途径主要是装置管腔外[133]。

需要牢记的是，所有微生物诊断方法的准确性会随着预检结果可能性的增加而大幅上升，因此，只有在有高度怀疑并有明确指标时才行血管导管相关性感染的诊断性检查。

处理

导管相关性感染起初的抗生素治疗大多数是经验性用药，其抗生素的选择则基于临床病情的严重程度、感染的危险因素及可能的致病菌。

在MRSA发病率增加的情况下，万古霉素被推荐用于医疗中的经验性治疗。对于革兰阴性杆菌，经验性覆盖率应当基于当地的抗菌药物敏感性数据和疾病本身的严重程度（比如四代头孢、碳青霉烯类、β-内酰胺/β-内酰胺酶联合，含或不含氨基糖苷类）[134]。

以下患者应当接受覆盖MDR革兰阴性杆菌的抗生素联合用药，比如铜绿假单胞菌：粒细胞减少型患者、严重的脓毒症患者，或者已明确了该菌的定植，直到得到培养结果和易感性数据的患者[134]。

在有股静脉导管的危重症患者中，对可疑的CRBSI患者行经验性治疗时应当覆盖革兰阴性杆菌、念珠菌属，还有革兰阳性菌[134]。

对于疑似导管相关性念珠菌血症的脓毒症患者，如果伴有以下危险因素，则应当接受经验性治疗：全胃肠外营养，广谱抗生素使用的延长，血液系统恶性肿瘤，接受骨髓或实体器官的移植，股静脉导管或多部位的念珠菌属定植[134]。

疑似导管相关性念珠菌血症患者的一线用药是棘白菌素类药物。氟康唑可用于3个月内未接触唑类药物的患者，或克柔念珠菌、光滑念珠菌感染风险很低的患者[134]。

在拔除导管后细菌血症或真菌血症仍持续存在（例如拔除后持续72小时）的患者应当接受4 ～ 6周的抗生素治疗。该治疗同样适用于感染性心内膜炎或化脓性血栓性静脉炎患者，以及患骨髓炎的儿科患者。成人骨髓炎患者应当接受6 ～ 8周的治疗（表27.2和表27.3）。

CRBSI及以下情况的患者都应当拔除长期导管：严重脓毒症，化脓性血栓性静脉炎，心内膜炎，感染菌为非耐药且抗菌药物治疗72小时后仍伴有BSI，金黄色葡萄球菌、铜绿假单胞菌、真菌或分枝杆菌感染。在革兰阴性杆菌、金黄色葡萄球菌、肠球菌、真菌和分枝杆菌引起的CRBSI患者中，短期导管也应当被拔除[134]。

在单个血培养阳性且生长凝固酶阴性葡萄球菌的情况下，应当从可疑的导管和应用抗生素或移除导管之前的外周静脉取样行额外的血培养。这是为了确保患者具有真正的BSI，并且导管是可能的感染源。

图27.1、图27.2和图27.3总结了对疑似CRBSI患者的一般处理方式[134]。

尿 路 感 染

简介

导管相关性尿路感染（CAUTI）是ICU内最常见的感染之一。在烧伤科、神经内科、神经外科和ICU创伤中发病率最高[135]，同时也是造成院内BSI第二大最常见的病因[136]。UTI造成高达40%的院内感染。该类感染通常不直接增加病死率。然而，若与菌血症相关，病死率可达20%。

流行病学和危险因素

有高达25%的需要留置导尿管超过7天的患者发生了菌尿症或念珠菌尿。其发生率随着导尿管置入时间的增加而增加，每日风险为5%[137]。除了导尿管的留置，其余危险因素包括女性、住院时间长、糖尿病以及合并其他部位的感染[136, 138]。

临床特点

膀胱炎的典型症状包括尿频、尿急、排尿困难或耻骨上疼痛。肾盂肾炎患者可能有肋脊角疼痛和压痛、发热、萎靡不振和感觉异常。

CAUTI的症状和体征包括新发的发热或发热加重、寒战、意识状态改变、萎靡不振或无明显原因的嗜睡。然而，发现住院患者的临床症状并非易事，因为大多数医院获得性UTI与导尿管相关，患者并没有尿路相关的症状和体征。

致病机制

大多数导致CAUTI的微生物源自患者结肠和会阴部的菌群，或是医疗工作人员的手。致病菌在置入导尿管或收集尿液的时候进入尿道[139]。生物被膜，包括感染微生物以及覆盖了大部分感染的导尿管，其作用在CAUTI的发病机制尚不明确。然而，

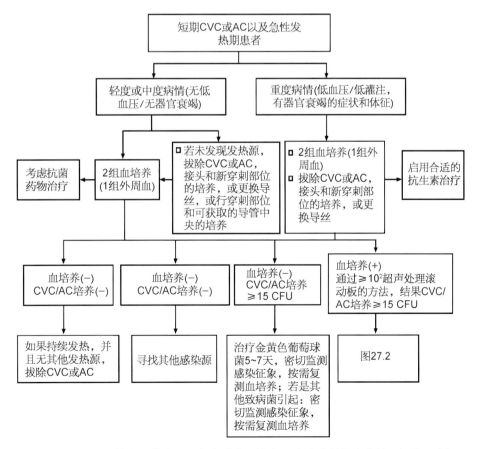

图27.1　短期中央静脉导管（CVC）或动脉导管（AC）和发热期患者的一般处理流程。

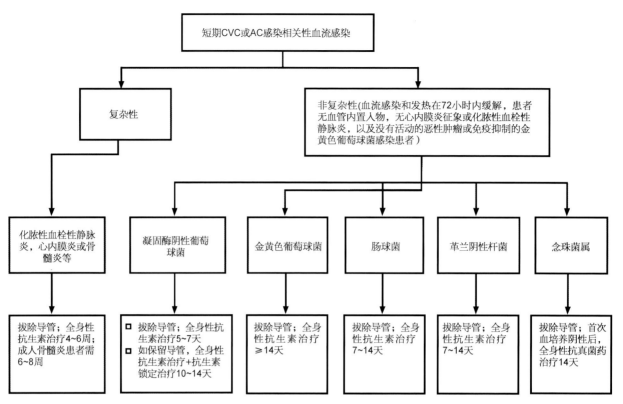

图27.2　短期中央静脉导管（CVC）或动脉导管（AC）感染相关性血流感染（BSI）患者的一般处理流程。

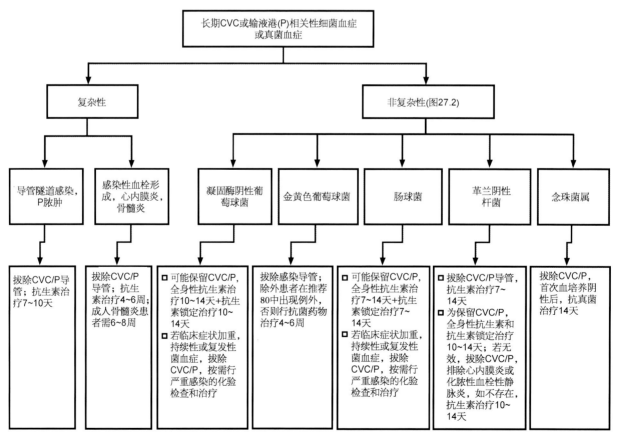

图27.3　长效CVC或输液港相关性细菌血症或真菌血症患者的一般处理流程。

抗生素浸泡和银水凝胶导管可抑制微生物在导尿管的黏附，显著降低CAUTI的风险[140]。对于革兰阳性菌或真菌的感染尤其如此，它们往往是从尿道周围的菌群中获得的。

诊断

UTI的诊断包括尿液培养和显微镜下尿液分析。对新鲜尿液的采集很重要，而不是直接从尿袋中收集。尿液镜检显示每毫升超过10个或更多白细胞时，提示UTI。当真正感染时，菌落计数通常为每毫升10^5菌落形成单位（CFU）[141]。对于患者留置导尿管或间歇性导尿，有症状且导管来源样本菌量定量计数10^3 CFU/ml的，即为明显的菌尿[142]。

导致UTI最常见的微生物是需氧型革兰阴性杆菌、葡萄球菌、链球菌、肠球菌和真菌。

处理

非复杂性急性膀胱炎的治疗方案包括呋喃妥因治疗5～7天，复方新诺明［TMP-SMX；一次双倍强度的片剂（160/800 mg）每天2次，3天］或磷霉素（单次剂量3 g），也可以选择3天疗程的氟喹诺酮类抗生素。

对于非复杂性急性肾盂肾炎，治疗方案包括氟喹诺酮类、氨基糖苷类（含或不含氨苄西林）、超广谱头孢菌素、超广谱青霉素或碳青霉烯类。对大多数该类患者，7～10天的抗生素治疗已经足够。

可耐受口服药物的复杂性膀胱炎患者可口服氟喹诺酮类药物进行治疗，如环丙沙星（500 mg口服，每天2次，或1 000 mg缓释，每天1次）或左氧氟沙星（750 mg口服，每天1次），服用5～7天。

复杂性肾盂肾炎的患者应当一开始就收入院治疗。对中度严重的患者可行三代头孢或氟喹诺酮类药物治疗。对严重复杂性肾盂肾炎，治疗方案包括头孢吡肟、哌拉西林-他唑巴坦或碳青霉烯类。治疗周期一般为10～14天。

CARUTI患者中，症状有明显改善的抗菌药治疗推荐周期为7天，而对治疗反应欠佳的患者推荐周期为10～14天[142]。

对于大多数轻度CAUTI患者而言，5天的左氧氟沙星治疗已足够。对于轻度CAUTI年轻女性患者，导尿管拔除后给予3天的左氧氟沙星治疗即可[143]。

肠球菌属所致UTI患者的管理，由于对多种抗生素（包括万古霉素）的耐药性很常见，因此不容小觑[144]。MDR肠球菌相关的无症状性菌尿不推荐使用常规治疗，应当考虑拔出导尿管。有关MDR肠球菌引起的UTI的治疗研究数据较少。对于潜在的急性非复杂性UTI，可考虑口服药物治疗，包括呋喃妥因[145]、磷霉素[146, 147]和氟喹诺酮类药物[148, 149]。MDR肠球菌引起的复杂性UTI和肾盂肾炎的潜在的肠外治疗药物包括达托霉素[150, 151]、利奈唑胺[152]、奎奴普丁和达福普汀[153, 154]。

艰难梭菌性腹泻

简介

在全世界范围内，艰难梭菌是医院内腹泻最主要的病因，造成了大量的发病和死亡[155, 156]。最新研究报道，艰难梭菌感染（CDI）的发病率和严重程度还在逐年上升[157]。

流行病学和危险因素

有20%～30%的住院患者有艰难梭菌的定植。然而，在已感染的患者中只有10%～20%有症状。CDC估计全美每年有超过25万人因CDI需要住院治疗，同时至少有1.4万人死于CDI[158]。艰难梭菌性腹泻的危险因素包括高龄、住院和抗生素使用[159]。

致病机制

CDI常常由抗生素的使用导致肠道内正常菌群的失调而致病[160]。肠道菌群的失调导致内源性或环境中的艰难梭菌在结肠部增殖，产生毒素，进而导致大量的水样腹泻。荟萃分析提示，引起CDI高危风险的抗生素有克林霉素、头孢菌素类和氟喹诺酮类抗生素[161-163]。在抗生素使用期间和抗生素使用的第1个月内，CDI的风险最高，并且可能会持续长达90天[164]。

临床特点

CDI的临床表现从无症状携带，到轻度或中度腹泻，再到结肠炎[165, 166]。有症状的患者通常24小时内有3次或更多次水样、非血性便[167]。轻度时一般缺乏结肠炎的症状和体征，以腹泻为主。而中度时则出现中度腹泻，同时伴发热、腹部下象限疼痛性痉挛和不适的结肠炎症状[168]。重度时白细胞计数升高，每微升超过15 000个细胞，血清白蛋白小于3 g/dl，血清肌酐水平与发病前相比升高超过 1.5 倍[169]。

暴发性结肠炎可导致肠穿孔和中毒性巨结肠。艰难梭菌并发症还包括：电解质紊乱，重度脱水所致肾功能衰竭，严重的乳酸酸中毒，全身炎症反应综合征和脓毒症。

高产毒菌株 NAP1/BI/ 核糖核酸 027 型的出现导致近期的 CDI 发病率和严重程度均有所增加。该菌株的抗生素耐药性、产毒能力也更强[159, 170, 171]。

诊断

可应用的诊断测试包括：针对毒素的酶联免疫测定（EIA），通过对艰难梭菌的谷氨酸脱氢酶（GDH）的 EIA，以及对艰难梭菌毒力基因的核酸扩增实验（NAAT）或聚合酶链式反应（PCR）。

通过 EIA 用作检测 GDH 初筛的方法，可通过两步法提高诊断敏感度。GDH 抗原阳性的样本（或已测毒素阴性）可通过 NAAT 进一步评估诊断[172]。NAAT（如 PCR）快速诊断 CDI 特异性（>95%）和敏感性都很高[173]。

当实验室检测为阴性而临床上又高度怀疑 CDI 或考虑合并其他结肠性疾病（如炎症性肠病）时，可考虑内镜检查[174]。CDI 的诊断可通过下消化道内镜检查（直肠乙状结肠镜检查或结肠镜检查）时对伪膜的直接观察，或通过病理组织学检查来明确[175, 176]。伪膜的出现一般呈凸起、黄白色、2 ～ 10 mm 的斑块，还伴有严重的红斑和黏膜水肿。

处理

艰难梭菌的治疗包括去除不利的抗生素，如果条件允许，加用口服甲硝唑或口服万古霉素。治疗周期通常为 10 ～ 14 天，两种药物的有效率相近，为 90% ～ 97%。若服用后 3 ～ 5 天内临床上未见好转，建议从口服甲硝唑变为口服万古霉素。

感染严重加上对甲硝唑药效反应差或耐受的患者，建议口服万古霉素[177]。对于病情严重而口服万古霉素临床响应欠佳的患者，非达霉素（200 mg 口服，每天 2 次）是一个不错的选择，复发率较低，但成本较高[178]。

对于无法耐受口服药物的患者，可选择静脉注射甲硝唑，万古霉素保留灌肠剂，或万古霉素通过结肠导管滴注。对于并发如严重的中毒性巨结肠和结肠穿孔的患者可考虑行手术治疗。手术方式有很多，包括转移回肠造口术、盲肠造瘘术、结肠造口术和结肠次全切除术。结肠次全切除术被当作是暴发性中毒性巨结肠的首选。

感染性褥疮

简介

患者在 ICU 时间过长可能会发生褥疮和组织坏死。在溃疡处可发生细菌的定植，并导致皮下软组织甚至骨质的感染，进而导致蜂窝织炎、脓肿形成、骨髓炎或感染的播散。

诊断

表面细菌培养的结果可能只代表定植菌，并不能反映真正感染的原因。因此，感染性褥疮的诊断应当包括深部创面的培养，最好是手术清创时的标本培养。回顾性革兰染色寻找白细胞也是有效的方法。

处理

抗生素的选择需要针对病原微生物药物敏感试验的结果来选择。此外，对所有坏死组织的清创、任何脓肿的引流及保持创面干燥和清洁是治疗成功的关键所在。

非感染性发热

在 ICU 中，很多患者出现发热并不是感染。最常见的原因包括药物相关性发热、血栓栓塞性疾病、抗精神病药物恶性症候群、肾上腺皮质功能下降、甲亢及输血反应。一些资料认为，体温 >39℃时应考虑发热源于感染，但它并不是一个可靠的依据[179]。

药物引起的发热是最常见的非感染性发热的原因，但准确的发生率还不清楚。发热在使用一个新药后的短时间内出现，可提示为药物性发热。然而，这并不总是有帮助的线索，因为对于药物高敏感性的发热，可能发生在用药几周后。药物相关性发热的临床依据还包括外周血嗜酸性粒细胞增多症、骨髓抑制、肝酶升高（苯妥英）、皮疹及嗜酸细胞尿。

血栓栓塞性疾病在 ICU 患者中的发生率为 10% ～ 30%[180]。14% 的肺栓塞患者可伴有低热[181]。若一名患者出现极高热、心动过速和高血压，应当考虑可能由于甲亢、震颤性谵妄以及抗精神病药物恶性症候群造成，特别是那些常规培养阴性的患者。患者如有类固醇激素使用史，并伴有低血压、发热、低钠血症、高钾血症，那么应当怀疑肾上腺皮质功能不全的可能，而这可以通过早晨皮质醇水平和 ACTH 兴奋试验加以排除[182]。

神经外科重症监护室的抗生素管制

抗生素的过度使用是医疗工作中极为重要的问题，尤其是在 ICU。这已经导致了 MDR 病原体的出现和 ICU 中耐药菌的多次暴发流行。现代 ICU 是各种 MDR 菌的滋生地，其中包括 MRSA，耐万古霉素型肠球菌（VRE），产超广谱 β-内酰胺酶和产碳青霉烯酶的肺炎克雷伯菌和大肠埃希菌，以及肠杆菌、沙雷菌属、枸橼酸杆菌属和耐氟喹诺酮类、耐氨基糖苷类、耐超广谱 β-内酰胺类的铜绿假单胞菌[183-188]。

以下一系列举措可降低不必要的抗菌药物使用，缓解抗生素治疗的压力，包括：① 在一开始对疑似感染的患者行抗生素治疗时要有合理的临床指征。② 必要时，使用单一的抗生素或者更窄谱的抗生素。③ 在 ICU 中对疑似感染的患者开始使用抗生素之前，先行适当的诊断性治疗。④ 每天评估是否需要继续使用抗生素治疗。⑤ 一旦获得药物敏感性和微生物培养结果，立刻改为降阶梯抗生素治疗。⑥ 若诊断性治疗在 48 ～ 72 小时后结果为阴性，且患者未出现脓毒症的体征，则应当停止使用抗生素。⑦ 限制术后 24 小时或单剂量的手术预防性抗生素的使用。

一些 ICU 中常用的抗生素及其推荐剂量总结可见表 27.9。

表 27.9　ICU 中使用的抗生素

药　物	经　典　剂　量	敏感的细菌
万古霉素	1 g/ 次，q12 h[a]，iv	葡萄球菌、链球菌、肠球菌
利奈唑胺	600 mg/ 次，q12 h，iv 或 po	葡萄球菌、链球菌、肠球菌、耐万古霉素肠球菌（VRE）
达托霉素[b]	4 mg/（kg·d），iv，针对皮肤和软组织感染；6 mg/（kg·d），iv，针对菌血症	葡萄球菌、链球菌、肠球菌、耐万古霉素肠球菌（VRE）
甲硝唑	500 mg/ 次，q6 ～ 12 h[c]	厌氧菌和艰难梭菌
美罗培南	1 g/ 次，q8 h，iv（感染严重时）	假单胞菌、肠道革兰阴性杆菌、葡萄球菌、厌氧菌、不动杆菌
亚胺培南	500 mg/ 次，q6 h，iv（感染严重时）	假单胞菌、肠道革兰阴性杆菌、葡萄球菌、厌氧菌、不动杆菌
头孢吡肟	2 g/ 次，q8 ～ 12 h，iv（感染严重时）	假单胞菌、肠道革兰阴性杆菌
环丙沙星	400 mg/ 次，q12 h，iv	假单胞菌、肠道革兰阴性杆菌
哌拉西林-他唑巴坦	3.375 g/ 次，q6 h，iv；或 4.5 g/ 次，q8 h，iv	假单胞菌、肠道革兰阴性杆菌、肠球菌、厌氧菌
替加环素	首剂 100 mg，iv，之后 50 mg/ 次，q12 h，iv	肠道革兰阴性杆菌、肠球菌（包括耐万古霉素）、葡萄球菌、链球菌、厌氧菌
多黏菌素	2.5 mg/kg，iv，q12 h	假单胞菌、肠道革兰阴性杆菌、不动杆菌
氟康唑	400 mg/d，iv 或 po（全身性感染时）	白色念珠菌、热带念珠菌、近平滑念珠菌和大多数光滑念珠菌
棘白菌素类[d]	根据相应药物[e]	所有念珠菌属
两性霉素 B	0.5 ～ 1 mg/（kg·d），iv	大多数念珠菌属

注：[a] 对于艰难梭菌感染，起始剂量为 125 mg/ 次，q6 h，口服。[b] 不用于肺炎的治疗。[c] 对于艰难梭菌感染，起始剂量为 500 mg/ 次，q8 h，口服。[d] 目前可用的棘白菌素类药物有卡泊芬净、米卡芬净、阿尼芬净。[e] 卡泊芬净起始剂量为 70 mg，随后 50 mg/d；米卡芬净剂量为 150 mg/d；阿尼芬净起始剂量为 200 mg，随后 100 mg/d。

（王艺达　吴雪海）

参考文献

[1] Faul M, Xu L, Wald MM, Coronado VG. Traumatic Brain Injury in the United States: Emergency Department Visits, Hospitalizations and Deaths 2002–2006. Atlanta, GA: Centers for Disease Control and Prevention, National Center for Injury Prevention and Control; 2010.

[2] Finkelstein E, Corso P, Miller T, et al. The Incidence and Economic Burden of Injuries in the United States. New York, NY: Oxford University Press; 2006.

[3] Corral L, Javierre CF, Ventura JL, Marcos P, Herrero JI, Mañez R. Impact of non-neurological complications in severe traumatic brain injury outcome. Crit Care. 2012; 16(2):R44.

[4] Selassie AW, Fakhry SM, Ford DW. Population-based study of the risk of in-hospital death after traumatic brain injury: the role of sepsis. J Trauma. 2011; 71(5):1226–1234.

[5] Brouwer MC, Tunkel AR, McKhann GM, II, van de Beek D. Brain abscess. N Engl J Med. 2014; 371(5):447–456.

[6] Osborne A. Diagnostic Imaging: Brain. 3rd ed. Philadelphia, PA: Elsevier; 2016.

[7] Nicolosi A, Hauser WA, Musicco M, Kurland LT. Incidence and prognosis of brain abscess in a defined population: Olmsted County, Minnesota, 1935–1981. Neuroepidemiology. 1991; 10(3):122–131.

[8] Kumar V. Robbin's and Cotrans' Pathologic Basis of Disease. 8th ed. Philadelphia, PA: Saunders Elsevier; 2010.

[9] Brouwer MC, Coutinho JM, van de Beek D. Clinical characteristics and outcome of brain abscess: systematic review and meta-analysis. Neurology. 2014; 82(9):806–813.

[10] Hall W, Kim PD. Neurosurgical Infectious Disease. New York, NY: Thieme; 2014.

[11] Katlama C, De Wit S, O'Doherty E, Van Glabeke M, Clumeck N. Pyrimethamine-clindamycin vs. pyrimethamine-sulfadiazine as acute and long-term therapy for toxoplasmic encephalitis in patients with AIDS. Clin Infect Dis. 1996; 22(2):268–275.

[12] Nathoo N, Nadvi SS, van Dellen JR, Gouws E. Intracranial subdural empyemas in the era of computed tomography: a review of 699 cases. Neurosurgery. 1999; 44(3):529–535, discussion 535–536.

[13] Hall WA, Truwit CL. The surgical management of infections involving the cerebrum. Neurosurgery. 2008; 62 Suppl 2:519–530, discussion 530–531.

[14] Nathoo N, Nadvi SS, Gouws E, van Dellen JR. Craniotomy improves outcomes for cranial subdural empyemas: computed tomography-era experience with 699 patients. Neurosurgery. 2001; 49(4):872–877, discussion 877–878.

[15] Nathoo N, Nadvi SS, van Dellen JR. Cranial extradural empyema in the era of computed tomography: a review of 82 cases. Neurosurgery. 1999; 44(4):748–753, discussion 753–754.

[16] Ropper A. Adams and Victor's Principles of Neurology. 8th ed. New York, NY: McGraw-Hill; 2005.

[17] Ullman J, Raksin PB. Atlas of Emergency Neurosurgery. New York, NY: Thieme; 2015.

[18] Agarwal A, Lowry P, Isaacson G. Natural history of sigmoid sinus thrombosis. Ann Otol Rhinol Laryngol. 2003; 112(2):191–194.

[19] Alva B, Prasad KC, Prasad SC, Pallavi S. Temporal bone osteomyelitis and temporoparietal abscess secondary to malignant otitis externa. J Laryngol Otol. 2009; 123(11):1288–1291.

[20] Johnson A. Central skull base osteomyelitis: an emerging clinical entity. Laryngoscope. 2014; 124(5):1083–1087.

[21] Lin HW, Shargorodsky J, Gopen Q. Clinical strategies for the management of acute mastoiditis in the pediatric population. Clin Pediatr (Phila). 2010; 49(2):110–115.

[22] Patzakis MJ, Wilkins J. Factors influencing infection rate in open fracture wounds. Clin Orthop Relat Res. 1989(243):36–40.

[23] Phillips NI, Robertson IJ. Osteomyelitis of the skull vault from a human bite. Br J Neurosurg. 1997; 11(2):168–169.

[24] Tunkel AR. Bacterial Meningitis. Philadelphia, PA: Lippincott Williams & Wilkins; 2001.

[25] Marion DW. Complications of head injury and their therapy. Neurosurg Clin N Am. 1991; 2(2):411–424.

[26] Kaufman BA, Tunkel AR, Pryor JC, Dacey RG, Jr. Meningitis in the neurosurgical patient. Infect Dis Clin North Am. 1990; 4(4):677–701.

[27] Helling TS, Evans LL, Fowler DL, Hays LV, Kennedy FR. Infectious complications in patients with severe head injury. J Trauma. 1988; 28(11):1575–1577.

[28] Chandler JR. Traumatic cerebrospinal fluid leakage. Otolaryngol Clin North Am. 1983; 16(3):623–632.

[29] Baltas I, Tsoulfa S, Sakellariou P, Vogas V, Fylaktakis M, Kondodimou A. Post-traumatic meningitis: bacteriology, hydrocephalus, and outcome. Neurosurgery. 1994; 35(3):422–426, discussion 426–427.

[30] MacGee EE, Cauthern JC, Brackett CE. Meningitis following acute traumatic cerebrospinal fluid fistula. J Neurosurg. 1970; 33:312–316.

[31] Chen KT, Chen CT, Mardini S, Tsay PK, Chen YR. Frontal sinus fractures: a treatment algorithm and assessment of outcomes based on 78 clinical cases. Plast Reconstr Surg. 2006; 118(2):457–468.

[32] Appelbaum E. Meningitis following trauma to the head and face. JAMA. 1960; 173:1818–1822.

[33] Schlech WF, III, Ward JI, Band JD, Hightower A, Fraser DW, Broome CV. Bacterial meningitis in the United States, 1978 through 1981. The National Bacterial Meningitis Surveillance Study. JAMA. 1985; 253(12):1749–1754.

[34] Villalobos T, Arango C, Kubilis P, Rathore M. Antibiotic prophylaxis after basilar skull fractures: a meta-analysis. Clin Infect Dis. 1998; 27(2):364–369.

[35] Tunkel AR, Scheld WM. Acute infectious complications of head trauma. In: Braakman R, ed. Handbook of Clinical Neurology: Head Injury. Amsterdam: Elsevier Science Publishing; 1990:317–326.

[36] Hyslop NE, Montgomery WW. Diagnosis and management of meningitis associated with cerebrospinal fluid leaks. In: Remington JS, Swartz MN, eds. Current Clinical Topics in Infectious Diseases. Vol. 3. New York, NY: McGraw-Hill; 1982:254–285.

[37] Tunkel AR, Hartman BJ, Kaplan SL, et al. Practice guidelines for the management of bacterial meningitis. Clin Infect Dis. 2004; 39(9):1267–1284.

[38] Ratilal B, Costa J, Sampaio C. Antibiotic prophylaxis for preventing meningitis in patients with basilar skull fractures. Cochrane Database Syst Rev. 2006; 1(1):CD004884.

[39] Eftekhar B, Ghodsi M, Nejat F, Ketabchi E, Esmaeeli B. Prophylactic administration of ceftriaxone for the prevention of meningitis after traumatic pneumocephalus: results of a clinical trial. J Neurosurg. 2004; 101(5):757–761.

[40] Eljamel MS. Antibiotic prophylaxis in unrepaired CSF fistulae. Br J Neurosurg. 1993; 7(5):501–505.

[41] Caldicott WJH, North JB, Simpson DA. Traumatic cerebrospinal fluid fistulas in children. J Neurosurg. 1973; 38(1):1–9.

[42] Korinek AM, Baugnon T, Golmard JL, van Effenterre R, Coriat P, Puybasset L. Risk factors for adult nosocomial meningitis after craniotomy: role of antibiotic prophylaxis. Neurosurgery. 2006; 59:126–133.

[43] Laws ER, Jr, Thapar K. Surgical management of pituitary adenomas. Baillieres Clin Endocrinol Metab. 1995; 9(2):391–405.

[44] van Aken MO, de Marie S, van der Lely AJ, et al. Risk factors for meningitis after transsphenoidal surgery. Clin Infect Dis. 1997; 25(4):852–856.

[45] Roos KL, Tunkel AR, Scheld WM. Acute bacterial meningitis in children and adults. In: Scheld WM, Whitley RJ, Durack DT, eds. Infections of the Central Nervous System. 2nd ed. Philadelphia, PA: Lippincott-Raven; 1997:335–401.

[46] Narotam PK, van Dellen JR, du Trevou MD, Gouws E. Operative sepsis in neurosurgery: a method of classifying surgical cases. Neurosurgery. 1994; 34(3):409–415, discussion 415–416.

[47] Haines SJ. Antibiotic prophylaxis in neurosurgery. The controlled trials. Neurosurg Clin N Am. 1992; 3(2):355–358.

[48] Forgacs P, Geyer CA, Freidberg SR. Characterization of chemical meningitis after neurological surgery. Clin Infect Dis. 2001; 32(2):179–185.

[49] Leib SL, Boscacci R, Gratzl O, Zimmerli W. Predictive value of cerebrospinal fluid (CSF) lactate level versus CSF/blood glucose ratio for the diagnosis of bacterial meningitis following neurosurgery. Clin Infect Dis. 1999; 29(1):69–74.

[50] Briggs S, Ellis-Pegler R, Raymond N, Thomas M, Wilkinson L. Gram-negative bacillary meningitis after cranial surgery or trauma in adults. Scand J Infect Dis. 2004; 36(3):165–173.

[51] Barker FG, II. Efficacy of prophylactic antibiotics for craniotomy: a meta-analysis. Neurosurgery. 1994; 35(3):484–490, discussion 491–492.

[52] Korinek AM, Golmard JL, Elcheick A, et al. Risk factors for neurosurgical site infections after craniotomy: a critical reappraisal of antibiotic prophylaxis on 4,578 patients. Br J Neurosurg. 2005; 19(2):155–162.

[53] van Aken MO, Feelders RA, de Marie S, et al. Cerebrospinal fluid leakage during transsphenoidal surgery: postoperative external lumbar drainage reduces the risk for meningitis. Pituitary. 2004; 7(2):89–93.

[54] Kaufman BA. Infections of the cerebrospinal fluid shunts. In: Scheld WM, Whitley RJ, Durack DT, eds. Infections of the Central Nervous System. 2nd ed. Philadelphia, PA: Lippincott-Raven; 1997:555–577.

[55] Tunkel AR, Kaufman BA. Cerebrospinal fluid shunt infections. In: Mandell GL, Bennett JE, Dolin R, eds. Mandell, Douglas and Bennett's Principle of Infectious Diseases. Philadelphia, PA: Elsevier Churchill Livingston; 2005:1126–1131.

[56] Govender ST, Nathoo N, van Dellen JR. Evaluation of an antibiotic-impregnated shunt system for the treatment of hydrocephalus. J Neurosurg. 2003; 99(5):831–839.

[57] Flibotte JJ, Lee KE, Koroshetz WJ, Rosand J, McDonald CT. Continuous antibi-

otic prophylaxis and cerebral spinal fluid infection in patients with intracranial pressure monitors. Neurocrit Care. 2004; 1(1):61–68.

[58] Kulkarni AV, Drake JM, Lamberti-Pasculli M. Cerebrospinal fluid shunt infection: a prospective study of risk factors. J Neurosurg. 2001; 94(2):195–201.

[59] McGirt MJ, Zaas A, Fuchs HE, George TM, Kaye K, Sexton DJ. Risk factors for pediatric ventriculoperitoneal shunt infection and predictors of infectious pathogens. Clin Infect Dis. 2003; 36(7):858–862.

[60] Lozier AP, Sciacca RR, Romagnoli MF, Connolly ES, Jr. Ventriculostomy-related infections: a critical review of the literature. Neurosurgery. 2002; 51(1):170–181, discussion 181–182.

[61] Schade RP, Schinkel J, Visser LG, Van Dijk JM, Voormolen JH, Kuijper EJ. Bacterial meningitis caused by the use of ventricular or lumbar cerebrospinal fluid catheters. J Neurosurg. 2005; 102(2):229–234.

[62] Lyke KE, Obasanjo OO, Williams MA, O'Brien M, Chotani R, Perl TM. Ventriculitis complicating use of intraventricular catheters in adult neurosurgical patients. Clin Infect Dis. 2001; 33(12):2028–2033.

[63] Aucoin PJ, Kotilainen HR, Gantz NM, Davidson R, Kellogg P, Stone B. Intracranial pressure monitors. Epidemiologic study of risk factors and infections. Am J Med. 1986; 80(3):369–376.

[64] Forward KR, Fewer HD, Stiver HG. Cerebrospinal fluid shunt infections. A review of 35 infections in 32 patients. J Neurosurg. 1983; 59(3):389–394.

[65] Noetzel MJ, Baker RP. Shunt fluid examination: risks and benefits in the evaluation of shunt malfunction and infection. J Neurosurg. 1984; 61(2):328–332.

[66] Schoenbaum SC, Gardner P, Shillito J. Infections of cerebrospinal fluid shunts: epidemiology, clinical manifestations, and therapy. J Infect Dis. 1975; 131(5):543–552.

[67] Davis SE, Levy ML, McComb JG, Masri-Lavine L. Does age or other factors influence the incidence of ventriculoperitoneal shunt infections? Pediatr Neurosurg. 1999; 30(5):253–257.

[68] Gelabert-González M, Ginesta-Galan V, Sernamito-García R, Allut AG, Bandin-Diéguez J, Rumbo RM. The Camino intracranial pressure device in clinical practice. Assessment in a 1000 cases. Acta Neurochir (Wien). 2006; 148(4):435–441.

[69] Greene KA, Clark RJ, Zabramski JM. Ventricular CSF shunt infections associated with Corynebacterium jeikeium: report of three cases and review. Clin Infect Dis. 1993; 16(1):139–141.

[70] Knudsen JD, Nielsen CJ, Espersen F. Treatment of shunt-related cerebral ventriculitis due to Corynebacterium jeikeium with vancomycin administered intraventricularly. Case report. APMIS. 1994; 102(4):317–320.

[71] James HE, Walsh JW, Wilson HD, Connor JD, Bean JR, Tibbs PA. Prospective randomized study of therapy in cerebrospinal fluid shunt infection. Neurosurgery. 1980; 7(5):459–463.

[72] James HE, Walsh JW, Wilson HD, Connor JD. The management of cerebrospinal fluid shunt infections: a clinical experience. Acta Neurochir (Wien). 1981; 59(3–4):157–166.

[73] Sutherland GE, Palitang EG, Marr JJ, Luedke SL. Sterilization of Ommaya reservoir by instillation of vancomycin. Am J Med. 1981; 71(6):1068–1070.

[74] Brown EM, Edwards RJ, Pople IK. Conservative management of patients with cerebrospinal fluid shunt infections. Neurosurgery. 2006; 58(4):657–665, discussion 657–665.

[75] McLaurin RL, Frame PT. Treatment of infections of cerebrospinal fluid shunts. Rev Infect Dis. 1987; 9(3):595–603.

[76] Chamberlain MC, Kormanik PA, Barba D. Complications associated with intraventricular chemotherapy in patients with leptomeningeal metastases. J Neurosurg. 1997; 87(5):694–699.

[77] Bayston R, Penny SR. Excessive production of mucoid substance in staphylococcus SIIA: a possible factor in colonisation of Holter shunts. Dev Med Child Neurol Suppl. 1972; 27:25–28.

[78] Younger JJ, Christensen GD, Bartley DL, Simmons JC, Barrett FF. Coagulase-negative staphylococci isolated from cerebrospinal fluid shunts: importance of slime production, species identification, and shunt removal to clinical outcome. J Infect Dis. 1987; 156(4):548–554.

[79] Bell WO. Management of infected cerebrospinal fluid shunts in children. Contemp Neurosurg.. 1992; 14:1–6.

[80] Wong GK, Poon WS, Wai S, Yu LM, Lyon D, Lam JMK. Failure of regular external ventricular drain exchange to reduce cerebrospinal fluid infection: result of a randomised controlled trial. J Neurol Neurosurg Psychiatry. 2002; 73(6):759–761.

[81] Alleyne CH, Jr, Hassan M, Zabramski JM. The efficacy and cost of prophylactic and periprocedural antibiotics in patients with external ventricular drains. Neurosurgery. 2000; 47(5):1124–1127, discussion 1127–1129.

[82] Poon WS, Ng S, Wai S. CSF antibiotic prophylaxis for neurosurgical patients with ventriculostomy: a randomised study. Acta Neurochir Suppl (Wien). 1998; 71:146–148.

[83] Zabramski JM, Whiting D, Darouiche RO, et al. Efficacy of antimicrobial-impregnated external ventricular drain catheters: a prospective, randomized, controlled trial. J Neurosurg. 2003; 98(4):725–730.

[84] Sloffer CA, Augspurger L, Wagenbach A, Lanzino G. Antimicrobial-impregnated external ventricular catheters: does the very low infection rate observed in clinical trials apply to daily clinical practice? Neurosurgery. 2005; 56(5):1041–1044, discussion 1041–1044.

[85] Prabhu VC, Kaufman HH, Voelker JL, et al. Prophylactic antibiotics with intracranial pressure monitors and external ventricular drains. Surg Neurol. 1999; 52(3):226–236, discussion 236–237.

[86] Haines SJ, Walters BC. Antibiotic prophylaxis for cerebrospinal fluid shunts: a meta-analysis. Neurosurgery. 1994; 34(1):87–92.

[87] American Thoracic Society, Infectious Diseases Society of America. Guidelines for the management of adults with hospital-acquired, ventilator-associated, and healthcare-associated pneumonia. Am J Respir Crit Care Med. 2005; 171(4):388–416.

[88] Kalil AC, Metersky ML, Klompas M, et al. Management of Adults With Hospital-acquired and Ventilator-associated Pneumonia: 2016 Clinical Practice Guidelines by the Infectious Diseases Society of America and the American Thoracic Society. Clin Infect Dis. 2016; 63(5):e61–e111.

[89] Magill SS, Edwards JR, Fridkin SK, Emerging Infections Program Healthcare-Associated Infections and Antimicrobial Use Prevalence Survey Team. Survey of health care-associated infections. N Engl J Med. 2014; 370(26):2542–2543.

[90] Wang Y, Eldridge N, Metersky ML, et al. National trends in patient safety for four common conditions, 2005–2011. N Engl J Med. 2014; 370(4):341–351.

[91] Melsen WG, Rovers MM, Groenwold RH, et al. Attributable mortality of ventilator-associated pneumonia: a meta-analysis of individual patient data from randomised prevention studies. Lancet Infect Dis. 2013; 13(8):665–671.

[92] Muscedere JG, Day A, Heyland DK. Mortality, attributable mortality, and clinical events as end points for clinical trials of ventilator-associated pneumonia and hospital-acquired pneumonia. Clin Infect Dis. 2010; 51 Suppl 1:S120–S125.

[93] Kollef MH, Hamilton CW, Ernst FR. Economic impact of ventilator-associated pneumonia in a large matched cohort. Infect Control Hosp Epidemiol. 2012; 33(3):250–256.

[94] Depuydt P, Benoit D, Vogelaers D, et al. Systematic surveillance cultures as a tool to predict involvement of multidrug antibiotic resistant bacteria in ventilator-associated pneumonia. Intensive Care Med. 2008; 34(4):675–682.

[95] Giantsou E, Liratzopoulos N, Efraimidou E, et al. Both early-onset and late-onset ventilator-associated pneumonia are caused mainly by potentially multiresistant bacteria. Intensive Care Med. 2005; 31(11):1488–1494.

[96] Trouillet JL, Chastre J, Vuagnat A, et al. Ventilator-associated pneumonia caused by potentially drug-resistant bacteria. Am J Respir Crit Care Med. 1998; 157(2):531–539.

[97] Gastmeier P, Sohr D, Geffers C, Rüden H, Vonberg RP, Welte T. Early- and late-onset pneumonia: is this still a useful classification? Antimicrob Agents Chemother. 2009; 53(7):2714–2718.

[98] Ibrahim EH, Ward S, Sherman G, Kollef MH. A comparative analysis of patients with early-onset vs late-onset nosocomial pneumonia in the ICU setting. Chest. 2000; 117(5):1434–1442.

[99] Martin-Loeches I, Deja M, Koulenti D, et al. EU-VAP Study Investigators. Potentially resistant microorganisms in intubated patients with hospital-acquired pneumonia: the interaction of ecology, shock and risk factors. Intensive Care Med. 2013; 39(4):672–681.

[100] Restrepo MI, Peterson J, Fernandez JF, Qin Z, Fisher AC, Nicholson SC. Comparison of the bacterial etiology of early-onset and late-onset ventilator-associated pneumonia in subjects enrolled in 2 large clinical studies. Respir Care. 2013; 58(7):1220–1225.

[101] Verhamme KM, De Coster W, De Roo L, et al. Pathogens in early-onset and late-onset intensive care unit-acquired pneumonia. Infect Control Hosp Epidemiol. 2007; 28(4):389–397.

[102] Parker CM, Kutsogiannis J, Muscedere J, et al. Canadian Critical Care Trials Group. Ventilator-associated pneumonia caused by multidrug-resistant organisms or Pseudomonas aeruginosa: prevalence, incidence, risk factors, and outcomes. J Crit Care. 2008; 23(1):18–26.

[103] Leroy O, Giradie P, Yazdanpanah Y, et al. Hospital-acquired pneumonia: microbiological data and potential adequacy of antimicrobial regimens. Eur Respir J. 2002; 20(2):432–439.

[104] Leroy O, d'Escrivan T, Devos P, Dubreuil L, Kipnis E, Georges H. Hospital-acquired pneumonia in critically ill patients: factors associated with episodes due to imipenem-resistant organisms. Infection. 2005; 33(3):129–135.

[105] Bouza E, Giannella M, Bunsow E, et al. Gregorio Marañón Task Force for Pneumonia (GANG). Ventilator-associated pneumonia due to meticillin-resistant Staphylococcus aureus: risk factors and outcome in a large general hospital. J Hosp Infect. 2012; 80(2):150–155.

[106] Moreira MR, Cardoso RL, Almeida AB, Gontijo Filho PP. Risk factors and evo-

lution of ventilator-associated pneumonia by Staphylococcus aureus sensitive or resistant to oxacillin in patients at the intensive care unit of a Brazilian university hospital. Braz J Infect Dis. 2008; 12(6):499–503.

[107] Wooten DA, Winston LG. Risk factors for methicillin-resistant Staphylococcus aureus in patients with community-onset and hospital-onset pneumonia. Respir Med. 2013; 107(8):1266–1270.

[108] Montero M, Sala M, Riu M, et al. Risk factors for multidrug-resistant Pseudomonas aeruginosa acquisition. Impact of antibiotic use in a double case-control study. Eur J Clin Microbiol Infect Dis. 2010; 29(3):335–339.

[109] Berton DC, Kalil AC, Teixeira PJ. Quantitative versus qualitative cultures of respiratory secretions for clinical outcomes in patients with ventilator-associated pneumonia. Cochrane Database Syst Rev. 2014; 10(10):CD006482.

[110] Luna CM, Videla A, Mattera J, et al. Blood cultures have limited value in predicting severity of illness and as a diagnostic tool in ventilator-associated pneumonia. Chest. 1999; 116(4):1075–1084.

[111] Maki D, Mermel L. Infections due to infusion therapy. In: Bennett JV, Brachman PS, eds. Hospital Infections. 4th ed. Philadelphia, PA: Lippincott-Raven; 1998:689–724.

[112] Mermel LA. Prevention of intravascular catheter-related infections. Ann Intern Med. 2000; 132(5):391–402.

[113] Pittet D, Tarara D, Wenzel RP. Nosocomial bloodstream infection in critically ill patients. Excess length of stay, extra costs, and attributable mortality. JAMA. 1994; 271(20):1598–1601.

[114] Digiovine B, Chenoweth C, Watts C, Higgins M. The attributable mortality and costs of primary nosocomial bloodstream infections in the intensive care unit. Am J Respir Crit Care Med. 1999; 160(3):976–981.

[115] Soufir L, Timsit JF, Mahe C, Carlet J, Regnier B, Chevret S. Attributable morbidity and mortality of catheter-related septicemia in critically ill patients: a matched, risk-adjusted, cohort study. Infect Control Hosp Epidemiol. 1999; 20(6):396–401.

[116] Rello J, Ochagavia A, Sabanes E, et al. Evaluation of outcome of intravenous catheter-related infections in critically ill patients. Am J Respir Crit Care Med. 2000; 162(3, Pt 1):1027–1030.

[117] Crnich CJ, Maki DG. The promise of novel technology for the prevention of intravascular device-related bloodstream infection. I. Pathogenesis and short-term devices. Clin Infect Dis. 2002; 34(9):1232–1242.

[118] Maki DG, Cobb L, Garman JK, Shapiro JM, Ringer M, Helgerson RB. An attachable silver-impregnated cuff for prevention of infection with central venous catheters: a prospective randomized multicenter trial. Am J Med. 1988; 85 (3):307–314.

[119] Mermel LA, McCormick RD, Springman SR, Maki DG. The pathogenesis and epidemiology of catheter-related infection with pulmonary artery Swan-Ganz catheters: a prospective study utilizing molecular subtyping. Am J Med. 1991; 91 3B:197S–205S.

[120] Liñares J, Sitges-Serra A, Garau J, Pérez JL, Martín R. Pathogenesis of catheter sepsis: a prospective study with quantitative and semiquantitative cultures of catheter hub and segments. J Clin Microbiol. 1985; 21(3):357–360.

[121] Raad I, Costerton W, Sabharwal U, Sacilowski M, Anaissie E, Bodey GP. Ultrastructural analysis of indwelling vascular catheters: a quantitative relationship between luminal colonization and duration of placement. J Infect Dis. 1993; 168(2):400–407.

[122] Maki D, Ringer M. Prospective study of arterial catheter-related infection: Incidence, sources of infection and risk factors. Proceedings from the 29th Interscience Conference on Antimicrobial Agents and Chemotherapy. Washington, DC: American Society of Microbiology;1989:1075.

[123] Maki DG, Klein BS, McCormick RD, et al. Nosocomial Pseudomonas pickettii bacteremias traced to narcotic tampering. A case for selective drug screening of health care personnel. JAMA. 1991; 265(8):981–986.

[124] Safdar N, Kluger DM, Maki DG. A review of risk factors for catheter-related bloodstream infection caused by percutaneously inserted, noncuffed central venous catheters: implications for preventive strategies. Medicine (Baltimore). 2002; 81(6):466–479.

[125] Crnich CJ, Maki DG. Infections Caused by Intravascular Devices: Epidemiology, Pathogenesis, Diagnosis, Prevention, and Treatment. APIC Text of Infection Control and Epidemiology. 2nd ed. Washington, DC: Association for Professionals in Infection Control and Epidemiology; 2005:24.

[126] Merrer J, De Jonghe B, Golliot F, et al. French Catheter Study Group in Intensive Care. Complications of femoral and subclavian venous catheterization in critically ill patients: a randomized controlled trial. JAMA. 2001; 286 (6):700–707.

[127] Robert J, Fridkin SK, Blumberg HM, et al. The influence of the composition of the nursing staff on primary bloodstream infection rates in a surgical intensive care unit. Infect Control Hosp Epidemiol. 2000; 21(1):12–17.

[128] Maki DG, Kluger DM, Crnich CJ. The microbiology of intravascular device-related (IVDR) infection in adults: an analysis of 159 prospective studies and implications for prevention and treatment. Proceedings from the 40th Annual Meeting of the Infectious Disease Society of America. Chicago, IL: Infectious Disease Society of America; 2002.

[129] Safdar N, Maki DG. Inflammation at the insertion site is not predictive of catheter-related bloodstream infection with short-term, noncuffed central venous catheters. Crit Care Med. 2002; 30(12):2632–2635.

[130] Mayhall CG. Diagnosis and management of infections of implantable devices used for prolonged venous access. Curr Clin Top Infect Dis. 1992; 12:83–110.

[131] Safdar N, Fine JP, Maki DG. Meta-analysis: methods for diagnosing intravascular device-related bloodstream infection. Ann Intern Med. 2005; 142(6):451–466.

[132] Blot F, Nitenberg G, Chachaty E, et al. Diagnosis of catheter-related bacteraemia: a prospective comparison of the time to positivity of hub-blood versus peripheral-blood cultures. Lancet. 1999; 354(9184):1071–1077.

[133] Rijnders BJ, Verwaest C, Peetermans WE, et al. Difference in time to positivity of hub-blood versus nonhub-blood cultures is not useful for the diagnosis of catheter-related bloodstream infection in critically ill patients. Crit Care Med. 2001; 29(7):1399–1403.

[134] Mermel LA, Allon M, Bouza E, et al. Clinical practice guidelines for the diagnosis and management of intravascular catheter-related infection: 2009 Update by the Infectious Diseases Society of America. Clin Infect Dis. 2009; 49(1):1–45.

[135] Dudeck MA, Horan TC, Peterson KD, et al. National Healthcare Safety Network (NHSN) Report, data summary for 2010, device-associated module. Am J Infect Control. 2011; 39(10):798–816.

[136] Bryan CS, Reynolds KL. Hospital-acquired bacteremic urinary tract infection: epidemiology and outcome. J Urol. 1984; 132(3):494–498.

[137] Warren JW. The catheter and urinary tract infection. Med Clin North Am. 1991; 75(2):481–493.

[138] Wagenlehner FM, Naber KG. Hospital-acquired urinary tract infections. J Hosp Infect. 2000; 46(3):171–181.

[139] Maki DG, Tambyah PA. Engineering out the risk for infection with urinary catheters. Emerg Infect Dis. 2001; 7(2):342–347.

[140] Johnson JR, Kuskowski MA, Wilt TJ. Systematic review: antimicrobial urinary catheters to prevent catheter-associated urinary tract infection in hospitalized patients. Ann Intern Med. 2006; 144(2):116–126.

[141] Tambyah PA, Maki DG. The relationship between pyuria and infection in patients with indwelling urinary catheters: a prospective study of 761 patients. Arch Intern Med. 2000; 160(5):673–677.

[142] Hooton TM, Bradley SF, Cardenas DD, et al. Infectious Diseases Society of America. Diagnosis, prevention, and treatment of catheter-associated urinary tract infection in adults: 2009 International Clinical Practice Guidelines from the Infectious Diseases Society of America. Clin Infect Dis. 2010; 50 (5):625–663.

[143] Warren JW, Abrutyn E, Hebel JR, Johnson JR, Schaeffer AJ, Stamm WE, Infectious Diseases Society of America (IDSA). Guidelines for antimicrobial treatment of uncomplicated acute bacterial cystitis and acute pyelonephritis in women. Clin Infect Dis. 1999; 29(4):745–758.

[144] Swaminathan S, Alangaden GJ. Treatment of resistant enterococcal urinary tract infections. Curr Infect Dis Rep. 2010; 12(6):455–464.

[145] Zhanel GG, Laing NM, Nichol KA, et al. Antibiotic activity against UTI isolates of VRE: results from the 2002 North American Vancomycin Resistant Enterococci Susceptibility Study (NAVRESS). J Antimicrob Chemother. 2003; 53:382–388.

[146] Cilli F, Pullukcu H, Aydemir S, et al. In vitro activity of fosfomycin tromethamine and linezolid against vancomycin-resistant Enterococcus faecium isolates. Int J Antimicrob Agents. 2008; 31(3):297–298.

[147] Maraki S, Samonis G, Rafailidis PI, Vouloumanou EK, Mavromanolakis E, Falagas ME. Susceptibility of urinary tract bacteria to fosfomycin. Antimicrob Agents Chemother. 2009; 53(10):4508–4510.

[148] Naber KG, Allin DM, Clarysse L, et al. Gatifloxacin 400 mg as a single shot or 200 mg once daily for 3 days is as effective as ciprofloxacin 250 mg twice daily for the treatment of patients with uncomplicated urinary tract infections. Int J Antimicrob Agents. 2004; 23(6):596–605.

[149] Naber KG, Bartnicki A, Bischoff W, et al. Gatifloxacin 200 mg or 400 mg once daily is as effective as ciprofloxacin 500 mg twice daily for the treatment of patients with acute pyelonephritis or complicated urinary tract infections. Int J Antimicrob Agents. 2004; 23 Suppl 1:S41–S53.

[150] Naber KG, Eisenstein BI, Tally FP. Daptomycin versus ciprofloxacin in the treatment of complicated urinary tract infection due to gram-positive bacteria. Infect Dis Clin Pract. 2004; 12 6:322–327.

[151] Fisher L, North D. Effectiveness of low-dose daptomycin in the treatment of vancomycin-resistant enterococcal urinary tract infections. Int J Antimicrob Agents. 2009; 33(5):493–494.

[152] Birmingham MC, Rayner CR, Meagher AK, Flavin SM, Batts DH, Schentag JJ. Linezolid for the treatment of multidrug-resistant, gram-positive infections: experience from a compassionate-use program. Clin Infect Dis. 2003; 36 (2):159–168.

[153] Linden PK, Moellering RC, Jr, Wood CA, et al. Synercid Emergency-Use Study Group. Treatment of vancomycin-resistant Enterococcus faecium infections with quinupristin/dalfopristin. Clin Infect Dis. 2001; 33(11):1816–1823.

[154] Arias CA, Contreras GA, Murray BE. Management of multidrug-resistant enterococcal infections. Clin Microbiol Infect. 2010; 16(6):555–562.

[155] Peery AF, Dellon ES, Lund J, et al. Burden of gastrointestinal disease in the United States: 2012 update. Gastroenterology. 2012; 143(5):1179–87.e1, 3.

[156] Wiegand PN, Nathwani D, Wilcox MH, Stephens J, Shelbaya A, Haider S. Clinical and economic burden of Clostridium difficile infection in Europe: a systematic review of healthcare-facility-acquired infection. J Hosp Infect. 2012; 81(1):1–14.

[157] McDonald LC, Owings M, Jernigan DB. Clostridium difficile infection in patients discharged from US short-stay hospitals, 1996–2003. Emerg Infect Dis. 2006; 12(3):409–415.

[158] Centers for Disease Control and Prevention. Antibiotic resistance threats in the United States. 2013. Available at: http://www.cdc.gov/drugresistance/pdf/ar-threats-2013-508.pdf. Accessed December 15, 2015.

[159] McDonald LC, Killgore GE, Thompson A, et al. An epidemic, toxin gene-variant strain of Clostridium difficile. N Engl J Med. 2005; 353(23):2433–2441.

[160] Ananthakrishnan AN. Clostridium difficile infection: epidemiology, risk factors and management. Nat Rev Gastroenterol Hepatol. 2011; 8(1):17–26.

[161] Slimings C, Riley TV. Antibiotics and hospital-acquired Clostridium difficile infection: update of systematic review and meta-analysis. J Antimicrob Chemother. 2014; 69(4):881–891.

[162] Brown KA, Khanafer N, Daneman N, Fisman DN. Meta-analysis of antibiotics and the risk of community-associated Clostridium difficile infection. Antimicrob Agents Chemother. 2013; 57(5):2326–2332.

[163] Deshpande A, Pasupuleti V, Thota P, et al. Community-associated Clostridium difficile infection and antibiotics: a meta-analysis. J Antimicrob Chemother. 2013; 68(9):1951–1961.

[164] Hensgens MP, Goorhuis A, Dekkers OM, Kuijper EJ. Time interval of increased risk for Clostridium difficile infection after exposure to antibiotics. J Antimicrob Chemother. 2012; 67(3):742–748.

[165] Bartlett JG. Clinical practice. Antibiotic-associated diarrhea. N Engl J Med. 2002; 346(5):334–339.

[166] Kelly CP, LaMont JT. Clostridium difficile–more difficult than ever. N Engl J Med. 2008; 359(18):1932–1940.

[167] Burnham C-AD, Carroll KC. Diagnosis of Clostridium difficile infection: an ongoing conundrum for clinicians and for clinical laboratories. Clin Microbiol Rev. 2013; 26(3):604–630.

[168] Korman TM. Diagnosis and management of Clostridium difficile infection. Semin Respir Crit Care Med. 2015; 36(1):31–43.

[169] Surawicz CM, Brandt LJ, Binion DG, et al. Guidelines for diagnosis, treatment, and prevention of Clostridium difficile infections. Am J Gastroenterol. 2013; 108(4):478–498, quiz 499.

[170] Warny M, Pepin J, Fang A, et al. Toxin production by an emerging strain of Clostridium difficile associated with outbreaks of severe disease in North America and Europe. Lancet. 2005; 366(9491):1079–1084.

[171] Guastalegname M, Grieco S, Giuliano S, et al. A cluster of fulminant Clostri-

dium difficile colitis in an intensive care unit in Italy. Infection. 2014; 42(3):585–589.

[172] Bagdasarian N, Rao K, Malani PN. Diagnosis and treatment of Clostridium difficile in adults: a systematic review. JAMA. 2015; 313(4):398–408.

[173] Murad YM, Perez J, Nokhbeh R, et al. Impact of polymerase chain reaction testing on Clostridium difficile infection rates in an acute health care facility. Am J Infect Control. 2015; 43(4):383–386.

[174] Johal SS, Hammond J, Solomon K, James PD, Mahida YR. Clostridium difficile associated diarrhoea in hospitalised patients: onset in the community and hospital and role of flexible sigmoidoscopy. Gut. 2004; 53(5):673–677.

[175] Debast SB, Bauer MP, Kuijper EJ, European Society of Clinical Microbiology and Infectious Diseases. European Society of Clinical Microbiology and Infectious Diseases: update of the treatment guidance document for Clostridium difficile infection. Clin Microbiol Infect. 2014; 20 Suppl 2:1–26.

[176] Brook I. Pseudomembranous colitis in children. J Gastroenterol Hepatol. 2005; 20(2):182–186.

[177] Teasley DG, Gerding DN, Olson MM, et al. Prospective randomised trial of metronidazole versus vancomycin for Clostridium-difficile-associated diarrhoea and colitis. Lancet. 1983; 2(8358):1043–1046.

[178] Cornely OA, Nathwani D, Ivanescu C, Odufowora-Sita O, Retsa P, Odeyemi IA. Clinical efficacy of fidaxomicin compared with vancomycin and metronidazole in Clostridium difficile infections: a meta-analysis and indirect treatment comparison. J Antimicrob Chemother. 2014; 69(11):2892–2900.

[179] Cunha BA. Fever in the critical care unit. Crit Care Clin. 1998; 14(1):1–14.

[180] Hirsch DR, Ingenito EP, Goldhaber SZ. Prevalence of deep venous thrombosis among patients in medical intensive care. JAMA. 1995; 274(4):335–337.

[181] Stein PD, Afzal A, Henry JW, Villareal CG. Fever in acute pulmonary embolism. Chest. 2000; 117(1):39–42.

[182] Cooper MS, Stewart PM. Corticosteroid insufficiency in acutely ill patients. N Engl J Med. 2003; 348(8):727–734.

[183] Fraimow HS, Tsigrelis C. Antimicrobial resistance in the intensive care unit: mechanisms, epidemiology, and management of specific resistant pathogens. Crit Care Clin. 2011; 27(1):163–205.

[184] Wenzel RP, Nettleman MD, Jones RN, Pfaller MA. Methicillin-resistant Staphylococcus aureus: implications for the 1990s and effective control measures. Am J Med. 1991; 91 3B:221S–227S.

[185] Gray JW, Pedler SJ. Antibiotic-resistant enterococci. J Hosp Infect. 1992; 21(1):1–14.

[186] McGowan JE, Jr. Antibiotic resistance in hospital bacteria: Current patterns, modes of appearance or spread, and economical impact. Rev Med Microbiol. 1991; 2:161–169.

[187] Sanders CC, Sanders WE, Jr. beta-Lactam resistance in gram-negative bacteria: global trends and clinical impact. Clin Infect Dis. 1992; 15(5):824–839.

[188] Neu HC. The crisis in antibiotic resistance. Science. 1992; 257(5073):1064–1073.

第28章
急性颅脑创伤的目标化体温管理
Targeted Temperature Management in Acute Traumatic Brain Injury

Jacqueline Kroft, Anna Karpenko, and Fred Rincon

摘要 在世界范围内，每年均有大量的患者遭受急性脑及脊髓损伤。针对这一灾难性的疾病，尽管院前、急诊和神经重症监护等多个环节的进展改善了患者的生存率，但很少有关于潜在神经保护策略的临床研究得到令人鼓舞的结果。目标化的体温管理（TTM）作为神经保护措施之一，在多种颅脑创伤、脊髓损伤临床试验中均没有获得有意义的结论。大家认为，在开展神经保护策略（比如目标化体温管理）方面的临床试验时，患者的选择可能是最重要的影响因素。当前，在术中同步实施低温治疗来减少或预防继发性神经损伤的临床研究正在进行之中。

关键词 治疗性低温，神经保护，缺血，细胞凋亡

引 言

统计表明，全美每年有170万名患者遭受颅脑创伤（TBI），而存活下来的患者中，大约43%遗留有残疾[1]。TBI后实施目标化体温管理（targeted temperature management, TTM）的临床研究很多，但无一证明能有效改善患者预后[2-4]。TBI术中同步实施TTM治疗的临床研究很少，但值得期待。

典型TBI的原发性损伤往往源于局部脑组织的机械性打击，而继发性损伤的机制则复杂得多，涉及多条途径，而这些途径在治疗上可作为干预的靶点。原发性脑损伤产生脑细胞剪切效应，继而导致神经元、支持细胞和脉管系统的功能障碍[5, 6]。研究表明，受损的脑组织局部可出现典型的血流异常，并触发缺血级联反应。缺血导致脑组织低氧、乳酸和丙酮酸的堆积[7]、葡萄糖[8]和ATP[9]的耗竭等。由此认为，针对TBI患者，通过目标化的体温管理可降低脑代谢，从而获得神经保护效应[10]。

原发性脑损伤的后续反应包括活性氧（ROS）生成、各种炎症级联反应的激活。同时生成诱导性一氧化氮合酶（iNOS）、环氧合酶-2（COX-2）、烟酰胺腺嘌呤二核苷酸磷酸氧化酶（NADPH氧化酶）[11, 12]，这些活性氧将导致神经元持续性损伤，甚至细胞死亡，而低温已经被证明可以延缓这一病理过程[13]。原发脑损伤后，促炎细胞因子，包括白介素（IL-1β、IL-6、CCL20）和肿瘤坏死因子-α及抗炎细胞因子IL-10和TGF-β的表达均上调[12, 14]。另外，脑血管自动调节功能也受到损害[15, 16]，并和炎症反应一起导致颅内压升高。在这种情况下，低温治疗已被证明可以减缓ROS的产生，减轻炎症反应，从而降低颅内压[13, 17, 18]。

最后，TBI后同样可观察到发生血管痉挛，但与蛛网膜下腔出血中观察到的迟发性脑缺血的时间进程不同。发生机制方面，推测与前列腺素介导的血管收缩相关[5, 19, 20]。由于TTM能减轻炎症反应，因此理论上也能减少创伤后血管痉挛的发生。

目前，一些标准化治疗方案，比如ICP监测、血压管理和血糖控制等都有特定的适应证，但对继发性神经损伤产生何种影响并不清楚。术中使用TTM作为治疗和预防继发性神经损伤的策略是一个正在进行当中的研究。在本章中，我们将对最近和

正在进行的涉及TTM与手术方法联合治疗TBI的研究进行讨论。

研 究 回 顾

临床前研究

Jin等通过液压打击的TBI动物模型发现，伤后即刻进行中度低温治疗可增强自噬，显著减少细胞死亡[21]。在该研究中，使用液压打击TBI造模装置造颅脑创伤模型，随机分至低温治疗组的实验鼠置于0℃水浴，并在30分钟内达到目标低温，24小时后处死所有实验大鼠，脑组织标本行免疫组化和蛋白质印迹法（WB）检测。结果表明，低温治疗组的大鼠，在伤侧的海马区可见自噬小体和自噬溶酶体明显增加，同时LC3和Beclin-1的表达也明显增加。这些发现表明，早期低温治疗可诱导自噬，并可能通过这一过程减少细胞死亡。

临床研究

迄今，关于颅脑创伤低温治疗的临床研究至少有29项，这些研究针对的患者主要是成人TBI患者，研究设计上采用对照研究的方案[22]。在其中18项研究中，选择了常规ICU治疗无法有效控制颅内压的患者在专科神经创伤中心实施低温治疗。所有的研究均报道低温治疗有有利于控制颅内压、改善患者预后的趋势。然而，这些研究，无论是在患者特征、随机分组方法，还是治疗方案方面均存在较大的差异。

国家急性脑损伤研究（The National Acute Brain Injury Study，NABIS-Ⅰ）是第一项评价重度TBI患者低温治疗价值的随机、对照、前瞻性研究。该研究设置的目标低温是33℃，维持时间为48小时。最终有392例患者入组接受随机分组，但该研究未能证实在病死率或长期功能结局方面有任何显著获益[4]。NABIS-Ⅰ研究的事后分析显示，年龄较小似乎与低温治疗组更好的预后相关。基于此结果，研究小组启动了国家急性脑损伤研究——低温Ⅱ（National Acute Brain Injury Study-Hypothermia Ⅱ，NABISH-Ⅱ）研究。NABISH-Ⅱ研究同样属于多中心、随机对照临床研究，但将纳入的对象限定为16～45岁的重度TBI患者，将其随机分配至低温组和常温组，研究目的是探讨和常温治疗相比，低温治疗能否改善这部分年轻患者的预后，治疗在伤后2.5小时内启动。该研究最终也未证实低温作为

重度TBI患者主要神经保护策略的有效性。NABIS-Ⅰ和NABISH-Ⅱ均没有获得阳性结果，但对这两项研究的事后分析发现，因颅内血肿实施了开颅手术的患者可细分为三种情况：① 术前或术后即刻将体温降至35℃。② 术后延迟实施低温治疗。③ 未实施低温治疗。长期随访表明，术前术后即刻降温的患者和延迟或未实施低温治疗的患者相比预后有明显改善[23]。虽然这不是最初研究设计的主要终点，但事后分析表明，将来的进一步研究应探索在该患者人群中早期诱导低温的应用。

最近完成的欧洲低温临床研究，虽初衷并非为了回答大骨瓣减压联合早期低温治疗是否使重度TBI患者获益，但有两点值得关注：① 开展这样的临床研究，患者的筛选很重要。② 开颅清除占位病灶是低温治疗控制顽固性颅内高压的基础[24]。在该研究中，对ICP持续超过20 mmHg的TBI患者随机分配至标准治疗组和标准治疗联合低温治疗组（32～35℃）。其中，需要开颅手术清除病灶的患者也纳入了研究。最终的结果出人意料，标准治疗联合低温治疗的方案并没有获得比单纯标准治疗更好的结果。相反，低温治疗还带来了一些副作用。分析原因，可能是多方面的，包括：启动低温治疗的时间、低温治疗和其他治疗本身存在而未知的副作用、重要脏器功能衰竭（心、肾、肺等）、缺乏个体化的脑复苏方案等。尽管如此，欧洲低温研究仍支持如下观点：对重度TBI患者，如果存在发热的情况，将体温控制在正常水平有助于和其他措施（如手术和巴比妥类药物镇静）一起控制颅内压[24]。欧洲低温研究的回顾分析报告将很快发布，值得期待。

专门针对TBI术中TTM的研究不多。表28.1列出了已经完成的相关研究。Idris等开展的前瞻性随机临床研究中，尝试对需要去骨瓣减压的重度TBI患者实施术中持续脑组织局部降温治疗[25]。该研究中，GCS 6～7分且需要去骨瓣减压术的患者随机分为降温治疗组和非降温治疗组，降温治疗组的患者，行颅骨切除术后立即用冷Hartmann溶液持续冲洗脑组织表面，根据降温的效果，降温治疗组又分轻度降温组（30～36℃）和深度降温组（20～29℃）。结果发现，6个月后的疗效评价表明两组间的良好预后率存在显著差异，降温治疗组高达63.2%，而非降温治疗组仅为15.4%。该研究还动态检测了这些患者的炎症标志物，结果表明，和非降温治疗的患者相比，实施降温治疗的19例患者中，有15例患者的T细胞标志物和促炎细胞因子

表 28.1 TBI 术中低温治疗研究

作　者	年　份	脑损伤	研究对象	结　　果	并发症
临床前研究					
Jin 等	2015	TBI	160 只大鼠	• 自噬小体和自噬溶酶体增加 • LC3 和 Berlin-1 表达增加	
临床研究					
Idris 等	2014	TBI	32 例患者	• 6 个月时 GCS 评分改善 • T 细胞标志物和促炎细胞因子降低	无差异
HOPES 实验	进行中	TBI	招募中	暂无	

注：GCS，Glasgow 昏迷评分；HOPES，对需要清除硬膜下血肿的患者进行低温治疗；TBI，颅脑创伤。引自：Modified from Kraft J, Karpenko A, Rincon F. Intraoperative Targeted Temperature Management in Acute Brain and Spinal Cord Injury. Curr Neurol Neurosci Rep 2016; 16(2): 18.

显著降低。两组患者的并发症均没有明显增加，表明脑表面直接低温液体冲洗是相对安全的。该研究的不足之处在于纳入病例数较少，仅 32 例，但考虑到结果是令人鼓舞的，因此值得在更大范围内对该疗法进行进一步研究，包括扩大病例数、纳入不同 GCS 评分的患者等。

低温在需要清除硬膜下血肿的患者中的应用研究，即 HOPES（Hypothermia for Patients requiring Evacuation of Subdural Hematoma）研究是正在进行中的一项多中心的随机临床研究[26]。该研究拟对需要开颅手术的硬膜下血肿患者实施低温治疗，观察能否改善患者的长期预后，其创新点在于开颅术前即快速诱导低温。预后评估采用扩展 Glasgow 预后评分（GOSE），在术后 6 个月时完成功能评估。该研究目前处于患者招募阶段，尚无初步结果发布。该研究计划纳入的患者例数多，随访时间较长，因此有望能获得更多、更有价值的信息，从而明确术中 TTM 是否对特定 TBI 患者有效。

结　　论

在所选择的 TTM 预防 TBI 后继发性神经损伤的临床前和临床模型中，低温治疗已经展示出了令人鼓舞的结果。将这些前期研究向临床转化已具备了可行性，但近期的大规模多中心临床研究结果严重打击了对脑损伤患者（缺血再灌注、TBI）进行低温保护治疗的热情。但无论如何，对发热的 TBI 患者将体温降至正常水平是一种可行的治疗选择。针对 TBI 患者，手术联合 TTM（特别是 TBI 中的治疗性低体温）的研究很快就会有结果。

（张全斌）

参考文献

[1] Corrigan JD, Selassie AW, Orman JA. The epidemiology of traumatic brain injury. J Head Trauma Rehabil. 2010; 25(2):72–80.

[2] Clifton GL, Valadka A, Zygun D, et al. Very early hypothermia induction in patients with severe brain injury (the National Acute Brain Injury Study: Hypothermia II): a randomised trial. Lancet Neurol. 2011; 10(2):131–139.

[3] Maekawa T, Yamashita S, Nagao S, Hayashi N, Ohashi Y, Brain-Hypothermia Study Group. Prolonged mild therapeutic hypothermia versus fever control with tight hemodynamic monitoring and slow rewarming in patients with severe traumatic brain injury: a randomized controlled trial. J Neurotrauma. 2015; 32(7):422–429.

[4] Clifton GL, Miller ER, Choi SC, et al. Lack of effect of induction of hypothermia after acute brain injury. N Engl J Med. 2001; 344(8):556–563.

[5] DeWitt DS, Prough DS. Traumatic cerebral vascular injury: the effects of concussive brain injury on the cerebral vasculature. J Neurotrauma. 2003; 20(9):795–825.

[6] Bramlett HM, Dietrich WD. Pathophysiology of cerebral ischemia and brain trauma: similarities and differences. J Cereb Blood Flow Metab. 2004; 24(2):133–150.

[7] Stein NR, McArthur DL, Etchepare M, Vespa PM. Early cerebral metabolic crisis after TBI influences outcome despite adequate hemodynamic resuscitation. Neurocrit Care. 2012; 17(1):49–57.

[8] Selwyn R, Hockenbury N, Jaiswal S, Mathur S, Armstrong RC, Byrnes KR. Mild traumatic brain injury results in depressed cerebral glucose uptake: An (18) FDG PET study. J Neurotrauma. 2013; 30(23):1943–1953.

[9] Clark RS, Carcillo JA, Kochanek PM, et al. Cerebrospinal fluid adenosine concentration and uncoupling of cerebral blood flow and oxidative metabolism after severe head injury in humans. Neurosurgery. 1997; 41(6):1284–1292, discussion 1292–1293.

[10] Andresen M, Gazmuri JT, Marín A, Regueira T, Rovegno M. Therapeutic hypothermia for acute brain injuries. Scand J Trauma Resusc Emerg Med. 2015; 23:42.

[11] Liao Y, Liu P, Guo F, Zhang ZY, Zhang Z. Oxidative burst of circulating neutrophils following traumatic brain injury in human. PLoS One. 2013; 8(7): e68963.

[12] Bayir H, Kagan VE, Borisenko GG, et al. Enhanced oxidative stress in iNOS-deficient mice after traumatic brain injury: support for a neuroprotective role of iNOS. J Cereb Blood Flow Metab. 2005; 25(6):673–684．

[13] DeKosky ST, Abrahamson EE, Taffe KM, Dixon CE, Kochanek PM, Ikonomovic MD. Effects of post-injury hypothermia and nerve growth factor infusion on antioxidant enzyme activity in the rat: implications for clinical therapies. J Neurochem. 2004; 90(4):998–1004．

[14] Yu CH, Yhee JY, Kim JH, et al. Pro- and anti-inflammatory cytokine expression and histopathological characteristics in canine brain with traumatic brain injury. J Vet Sci. 2011; 12(3):299–301．

[15] Jaeger M, Schuhmann MU, Soehle M, Meixensberger J. Continuous assessment of cerebrovascular autoregulation after traumatic brain injury using brain tissue oxygen pressure reactivity. Crit Care Med. 2006; 34(6):1783–1788．

[16] Lang EW, Czosnyka M, Mehdorn HM. Tissue oxygen reactivity and cerebral autoregulation after severe traumatic brain injury. Crit Care Med. 2003; 31(1):267–271．

[17] Tomura S, de Rivero Vaccari JP, Keane RW, Bramlett HM, Dietrich WD. Effects of therapeutic hypothermia on inflammasome signaling after traumatic brain injury. J Cereb Blood Flow Metab. 2012; 32(10):1939–1947．

[18] Qiu W, Zhang Y, Sheng H, et al. Effects of therapeutic mild hypothermia on patients with severe traumatic brain injury after craniotomy. J Crit Care. 2007; 22(3):229–235．

[19] Armstead WM. Differential activation of ERK, p38, and JNK MAPK by nociceptin/orphanin FQ in the potentiation of prostaglandin cerebrovasoconstriction after brain injury. Eur J Pharmacol. 2006; 529(1–3):129–135.

[20] McLaughlin MR, Marion DW. Cerebral blood flow and vasoresponsivity within and around cerebral contusions. J Neurosurg. 1996; 85(5):871–876．

[21] Jin Y, Lin Y, Feng JF, Jia F, Gao GY, Jiang JY. Moderate hypothermia significantly decreases hippocampal cell death involving autophagy pathway after moderate traumatic brain injury. J Neurotrauma. 2015; 32(14):1090–1100.

[22] Polderman KH. Induced hypothermia and fever control for prevention and treatment of neurological injuries. Lancet. 2008; 371(9628):1955–1969.

[23] Clifton GL, Coffey CS, Fourwinds S, et al. Early induction of hypothermia for evacuated intracranial hematomas: a post hoc analysis of two clinical trials. J Neurosurg. 2012; 117(4):714–720.

[24] Andrews PJ, Sinclair HL, Rodriguez A, et al. Eurotherm3235 Trial Collaborators. Hypothermia for intracranial hypertension after traumatic brain injury. N Engl J Med. 2015; 373(25):2403–2412.

[25] Idris Z, Zenian MS, Muzaimi M, Hamid WZ. Better Glasgow outcome score, cerebral perfusion pressure and focal brain oxygenation in severely traumatized brain following direct regional brain hypothermia therapy: a prospective randomized study. Asian J Neurosurg. 2014; 9(3):115–123.

[26] Kim DH. To study the effect of early cooling in acute subdural hematoma patients (HOPES) [online]. Available at: https://clinicaltrials.gov/ct2/show/NCT02064959. Accessed October 9, 2016.

第5部分

结 局

Outcome

第 29 章
脑损伤后的神经康复
Neurorehabilitation after Brain Injury

Blessen C. Eapen, Xin Li, Rebecca N. Tapia, Ajit B. Pai, and David X. Cifu

摘要　颅脑创伤（TBI）可以导致包括身体、认知、行为和社会心理学方面的一系列损伤，因此需要一个整体的多学科融合的康复团队来防治残疾，使治疗效果最优化。早期的康复介入可改善长期的功能和认知恢复。有各种各样的康复设备可有利于脑损伤患者，从针对急性期住院患者的康复到针对门诊患者的精准治疗，具体种类的选择也取决于损伤的严重程度和个体的需求。对于急性期住院患者的康复目标主要是预防继发性的并发症发生、改善身体状态、最大化减少功能和认知损伤、改善生活质量。中重度颅脑创伤的常见并发症包括运动和感觉障碍、疼痛、深静脉血栓、肌痉挛、病理性骨化、膀胱功能障碍、神经内分泌紊乱、营养不良、吞咽障碍。另外，对于行为、情绪、认知功能障碍的治疗在脑损伤患者的康复过程及重返社会的过程中也是至关重要的。

关键词　神经康复，颅脑创伤，认知康复，多学科团队

引　言

对颅脑创伤（TBI）的直接治疗主要指运用药物和手术的方式稳定病情，预防继发损伤，这些内容在本书的前面章节已有详述。TBI 是一类复杂的具有高度异质性的疾病，包括了在身体、认知、行为和情感方面的一系列症状表现。TBI 对多方面功能均有复杂的影响，因此也需要一个综合和动态的康复过程来促进受损功能和认知能力的恢复和代偿形成。康复医学是应用创新性的医疗服务来帮助个体克服脑损伤带来的不良影响的治疗方法[1]。康复的目的是在个人功能状况的框架内最大限度地恢复患者的独立性。TBI 的治疗因损伤的严重程度和类型的不同而有差异，另外为了满足个体患者的生理、心理和社会学需求，康复治疗计划也会相应改变[2]。康复治疗的过程一般从 ICU 即开始，一直延续到患者出院后在门诊康复科进行治疗。

在脑损伤后的自然恢复过程中，患者可能要面对来自神经行为学方面、人际交往/关系方面、工作职业方面和社会再适应方面的多项挑战。早期干预、多学科间的密切交流，及对认知和功能缺损的整体考虑是整个目标驱动性过程的组成成分[3]。从最初的损伤开始，TBI 患者的康复过程可能需要持续几月或几年，最终结果可以从完全康复到永久性残疾。

脑损伤康复治疗的等级

当急性期的药物和手术治疗已经结束，就需要给出一个明确的康复治疗的推荐计划。康复治疗的形式取决于多种因素，包括患者病情轻重和功能需要等。可供选择的康复场所可以从强化的住院康复病房到社区康复诊所不等[4]。Rancho 评分或者认知功能量表评分可提供对认知功能恢复的大致评估，可以用来建立靶向性的目标和治疗计划[5]（表29.1）。早期的强化康复治疗被证明可以改善远期的功能预后，同时改善生活质量[6]。在不同治疗机构间的无缝转换和连续性治疗是成功管理患者的关键。

表 29.1　Rancho Los Amigos 认知功能量表

描　　　　述	等级
无反应 患者对于外部刺激无任何反应	1
一般反应 患者对于刺激具有无目的性、非持续性的反应	2
局部反应 患者对于刺激具有目的性但非持续性的反应；反应与刺激类型直接相关，如头偏向声源或眼转向物体；个别患者可能能够完成简单的遵嘱动作，对一部分人可能反应更好（例如家人和朋友）	3
错乱反应：易激惹 患者反应错乱，常常无法被引导；虽能交流，但往往是混乱无目的性的，难以专注，有时也可不规律地配合治疗	4
错乱反应：反应不当 患者机敏，能持续性地完成简单的指令；易激惹；常见不当的口头表达和高度注意力分散；记忆力严重受损，但部分患者可在监督下完成 ADL	5
错乱反应：反应良好 患者在引导下可表现出目的指向性行为，即使记忆力受损，仍可持续地完成简单的指令；对自我、家庭和基本需求的意识增强	6
自动反应：反应良好 患者可在院内与家中表现得当，日常活动常为自动样和机器人样；虽无错乱反应但仍欠缺一定的洞察力；在非结构化氛围中，常表现出较差的判断力和问题解决能力，通常需要家庭的庇护和良好的工作环境	7
目的性反应：反应良好 患者机敏、定向，能回忆起过往和近期的完整事件；在家庭和社区中可独立生活；具有学习能力，对于已学习到的活动不再需要监督亦可完成；社交、情感及认知功能可能尚有欠缺	8

注：ADL，日常生活活动。Rancho Los Amigos 认知功能量表主要用于个体患者在恢复早期的评定与追踪；也用于特定级别治疗干预方案的制订，以此来促使患者从一个级别转向另一级别；该表级别的评定取决于对患者行为的观察。

ICU

　　一旦临床情况需要，神经康复专科医生应该尽早参与到患者的治疗工作中，并且应该加入重症监护室的多学科治疗团队中[7, 8]。ICU 神经康复团队应包括一名脑损伤康复医生、一名物理治疗师（PT）、一名作业治疗师（OT），和一名言语和语言治疗师（SLP）[9]。一旦患者病情平稳，康复医生就应该介入治疗，包括进行详细的神经系统和全身的检查、制订康复计划，并在整体治疗决策过程中提出专科意见[10]。康复科医生应特别关注癫痫的预防、深静脉血栓（DVT）的预防、排尿排便功能、病理性肌张力的治疗、营养状态、行为问题，以及促进形成健康的睡眠–觉醒周期。在预估患者远期的功能和认知恢复水平以及对家属和照顾者进行相应宣教方面，康复医生也起着关键的作用。PT

和 OT 的初始评估包括为预防肌肉挛缩、褥疮以及外周神经压迫性损伤而提出的推荐体位。PT 和 OT 的治疗包括床旁的关节活动度（ROM）的训练，来实现大关节恢复最大化的功能活动范围，并能维持合适的体位。特别的运动锻炼如如厕训练和步行训练如不太适合开展，可延期到康复后期。SLP 的评估提供了关于患者的认知、交流能力和吞咽安全度的基线水平。很重要的是，上述这些评估和检查对于中重度 TBI 患者都还是可以耐受的，对气道管理和颅内压的控制都几乎不产生影响。所以由有经验的康复团队进行这些早期的介入措施，可在低风险的前提下改善预后。

神经科观察病房

　　在 ICU 病房进行早期的康复治疗计划需要在神经科的术后单元中持续和推广开展。在 ICU 治疗过程中常需要用的镇静药物因需要优化觉醒和认知功能而停止使用。建议镇静药物一撤就可以对患者的认知和行为能力做一个综合的评估。几种常用的可延缓认知恢复、增加镇静时间，并造成行为学的障碍的药物见表29.2。当不需要严格卧床时，就可以引入并进行多种康复治疗了。在这种情况下，转运、运动、力量、平衡和日常活动（ADL）以及辅助设备都可以进行评估。

表 29.2　TBI 中应避免的常用药物类别

阿片类
抗癫痫类
苯二氮䓬类
巴比妥类
抗痉挛类
亲脂性 β 受体阻滞剂
H_2 阻滞剂
促胃动力类
典型的抗精神病类
α_1 受体阻滞剂
α_2 受体激动剂
抗胆碱类

急性期住院患者的康复

对于急性期住院康复的主要目的就是最大限度地恢复患者的功能性独立。

在住院前，有必要评定患者耐受日常康复治疗强度的能力和能否从中获益（表29.3）。同时必须权衡康复治疗的强度和尽量减少治疗环境的限制性的需要。脑损伤后的康复速度和程度可以相差很大，即使是在受到类似损伤的患者中也是如此。另一个重要的方面是患者的家庭支持体系是否完善。是否有关心支持患者的家庭成员决定了患者是否能住院进行康复治疗。强有力的社会心理学支持可促进康复过程尽快达到目标，并有助于出院后残余的认知和行为学障碍进一步得到康复。

急性期住院康复治疗是中重度TBI患者的一项关键的治疗项目。综合的多学科的康复治疗项目评估功能缺损、认知能力缺陷，并制订个体化的治疗

表 29.3　康复患者住院的入院标准

- 身体情况稳定
- 急性脑损伤相关性残疾，伴严重功能障碍，需要 24 小时医疗和护理
- 每天能够积极参加并耐受最少 3 小时的针对性治疗
- 具有允许与家人或其他社区成员出院回家的支持系统

方案，使得在最少限制的情况下最大化地实现功能独立。这种方式能够使中重度颅脑创伤的患者更好地恢复社会适应能力和自我意识[4-8, 11-15]。更精细地康复治疗，特别是认知能力的康复，被发现可以改善预后[9, 16]。

急性期住院康复方案在做到安全性最大化的同时，能促进患者认知功能的康复。这些康复器械最好分隔开来并保持固定，来保证环境的控制。平均来说，治疗项目包括每天3小时的结构化治疗、24小时专业护理，以及在多学科治疗团队（IDT）的模式下进行每天的精神心理治疗。在这种模式下，康复科医生领导整个团队[17]。团队包括康复护理专家（CRRN）、PT、OP、SLP、康复心理学/神经心理学专家、社会工作者/项目管理者，以及再生治疗学专家（表29.4）。其他可能需要会诊的学科取决于具体靶向的问题，比如骨科、神经外科、创伤科，以及神经眼科。

IDT要定期进行集体讨论。这种集体讨论为所有医护人员提供了熟悉患者当前病情、重新修订康复治疗目标、解决社会心理问题、告知患者和家属治疗进展以及商订出院计划的一个平台。

亚急性期康复治疗单元

不是所有中重度TBI的患者都适合急性期的康复治疗项目。特别是有两类患者需要其他形式的特殊康复服务：一类是还没有恢复意识或者无法主动参与康复的患者。但是，他们可能可以从其他的特殊类型的康复项目中获益。关于意识障碍的患者的推荐治疗方案下文还将详细讨论。另一类是那些体力太虚弱无法耐受每天至少3小时治疗的患者，诸如伴有许多并发病的老年患者、严重虚弱的患者、微小意识状态的患者，以及受病情限制的患者（如多发骨折不能承重的患者），可能更适合亚急性期康复。这类康复项目给予患者较急性期住院康复项目低一些强度的护理和治疗。通常进行运动治疗和

表 29.4　颅脑创伤康复团队的成员配置

采用综合性的方案侧重于改善认知、行为及机体缺陷，目标是增强功能和独立性

职业康复咨询师 案例负责人 / 社工
- 有效协调患者护理工作和社区资源的合理运用
- 协调出院计划和随访工作
- 治疗包括危机干预、家庭咨询及患者 / 家庭支持小组

神经心理学家
- 认知功能缺损诊断的专家
- 详细的神经心理评估，提供广覆盖的智力功能评估
- 指导认知功能障碍及其功能性影响的治疗
- 向患者及家属宣教脑外伤特点及处理技巧

职业治疗师
- 功能专家
- 运动范围、夹板和上肢的加强
- 提高自身管理技巧：ADL（如进食、穿衣、梳洗等），IADL（如购物、驾驶、上学及工作）
- 装备的应用（如记忆辅助工具、器皿等）

康复科医师
- 康复专家提供医疗评估和护理计划的建立
- 治疗 TBI 的躯体、认知和行为性后遗症
- 领导康复治疗
- 协助治疗，以期最大化恢复患者功能

物理治疗师
- 功能性运动、平衡障碍、力量、功能及疼痛的评估与治疗
- 提升运动能力、增加力量、缓解关节僵硬，改善平衡及疼痛等不适的综合管理
- 评估患者步行是否需要助具

心理学家
- 处理患者与家庭的情绪和行为后遗症
- 建立行为管理机制

康乐治疗师
- 参与娱乐休闲活动，专注于恢复社区生活
- 通过社区户外活动进行日常治疗

言语和语言病理学家
- 认知与交流障碍的详细评估与治疗
- 获取最适交谈技巧
- 评估误吸风险并教授安全的吞咽方法以促进饮食

注册认证的康复护理人员
- 参与治疗计划的制订和实施
- 皮肤护理及体位管理
- 家庭宣教

职业康复咨询师
- 详细介绍病前工作与就业技能的评估
- 通过与雇主、患者及案例负责人的协作为患者重返工作岗位提供帮助

注：ADL，日常生活活动；IADL，日常生活的工具性活动；TBI，颅脑创伤。

作业治疗，但不一定能提供言语治疗和强化的认知治疗。亚急性期康复方案的目标是为患者最终出院回到社区建立功能基础。

脑损伤急性期后的家庭康复计划

在接受急性期住院康复治疗后，脑损伤的患者可能还存在持续性的认知、情感、行为、功能和社会适应方面的障碍，可能会影响患者不能重新融入社区生活，并需要一个长期的家庭脑损伤康复计划[14, 18]。这些治疗计划旨在通过由多学科参与的综合团队进行整体的有计划的基于环境的康复治疗来促进患者独立生活的能力[19]。"现实世界"的环境促进患者能真正达到独立生活、自给自足的能力，同时也是一个对患者、家属和康复治疗团队都比较安全的环境，可以对症解决阻碍患者重新融入社会的具体障碍和问题。这类项目利用了一些认知康复的神经心理学原理，比如修复、补偿或元认知干预等来实现预后效果最大化[20]。

TBI 的急性期后管理

基于 TBI 严重程度的治疗

TBI 是损伤程度不一的一大类疾病，损伤等级可见于美国退伍军人事务部和国防部发布的临床医疗指南（表29.5）。轻度TBI（mTBI）的定义为：意识丧失时间（LOC）<30分钟，CT 和（或）磁共振检查正常，创伤后遗忘（PTA）小于24小时，并且 GCS 评分为13～15分。中度 TBI 是指：LOC 时间<6小时，GCS 评分9～12分，并且 PTA<7天。重度 TBI 是指：LOC 时间>6小时，GCS 评分<9分，并且PTA>7天[21]。复杂轻度TBI 也是常见的一类诊断，常用于有异常神经影像学表现的轻度颅脑创伤的患者。

轻度 TBI

对轻度TBI 或是脑震荡有很多不同的定义，最特征性的是头部创伤后的一个精神状态改变，伴或不伴有意识丧失。脑震荡大约占所有脑外伤的75%[22]。不是所有脑震荡的患者都会来医院就诊，所以很难得到广泛而可靠的流行病学统计数据。大多数轻度TBI 的患者都会在预期内很快得到康复。

脑震荡后综合征

脑震荡后恢复不全可能很难预期及管理。脑震荡后综合征（postconcussion syndrome，PCS）指的

表 29.5　退伍军人 / 国防部门（VA/DoD）的 TBI 分类

标　准	轻　度	中　度	重　度
GCS 评分（24 小时内为宜）	13～15	9～12	3～8
意识丧失（LOC）	0～30 分钟	31 分钟～24 小时	>24 小时
意识状态改变（AOC）	0～24 小时	>24 小时严重程度基于其他标准	>24 小时严重程度基于其他标准
创伤后遗忘（PTA）	0～1 天	1～7 天	>7 天
结构性神经影像	正常	正常或异常	正常或异常

注：适应 VA/DoD 轻度 TBI 临床实践指南。

是轻度 TBI 后发生的一系列身体的、情感的以及认知方面的症状。PCS 有可能在 15%～25% 的轻度 TBI 患者中出现[23]。出现 PCS 的患者可能表现出多种症状，如头痛、平衡障碍、失眠、记忆下降、疲劳、易激惹或抑郁，以及视力下降等，这些症状可能持续数月甚至数年[24]。这一综合征可能很难诊断，特别是如果患者合并有多种风险因素，可能会干扰疾病的识别和治疗。其病理生理机制还不明确，但多项研究已发现，多种风险因素可能会导致脑震荡后综合征的相关症状发生。脑震荡后的认知障碍，如任务记忆的问题，可能与低认知储备有关[25]。这种情况可能是多因素导致的，包括基因、心理健康、社会心理应激、疼痛以及环境因素[26]。

脑震荡后的睡眠障碍可能会使轻度脑外伤后出现的其他症状（如注意力不能集中、专注力减退、抑郁、交际困难、问题解决能力下降）变得更加严重。保守治疗包括睡眠卫生及认知行为治疗。安眠药，无论处方药或非处方药，都可能有帮助，但是另一方面可能会导致认知方面以及抗胆碱副作用。

对脑震荡后综合征的早期诊断和治疗是改善长期预后的关键。对重返正常生活清晰而具体的指导、向患者宣教症状是一过性的，以及针对性的对症治疗，可以有助于阻止症状发展及转为慢性化。建议实施保守的行为学管理策略[27]。对于难治性的病例，可能需要药物干预。

继发性撞击综合征

继发性撞击综合征是一个有争议的同时也少见的情况，典型地表现为灾难性的脑水肿，可能由于初次损伤还未恢复再出现的一个额外颅脑创伤导致[28]。这种病症就强调了初次脑震荡后合理管理的重要性，比如要给予逐步回归正常生活和运动的指导，从而可以减少在康复期间再次发生创伤的风险[29]。

中度 TBI

中度 TBI 患者在认知、行为和功能方面的困难可能会在损伤后几月到几年内都持续存在。这些患者一般都需要住院治疗，其中大部分将需要接受急性期住院强化康复治疗，随后接受结构化的家庭康复治疗（或门诊强化康复治疗）。通常是躯体创伤已经痊愈，而认知和神经行为学问题尚存并进一步导致残疾。中度 TBI 后认知方面的后遗症主要包括注意力、专注力、新知识学习和记忆、执行能力的问题[30]。如果得到工作条件的适当调整（适应患者的辅助设备 / 仪器和无干扰环境）、结构化或改良的工作时间表（如疲乏管理），以及良好的上级支持，中度 TBI 患者是有可能重返工作岗位的[31]。推荐逐渐恢复工作劳动，并在成功完成工作要求的基础上保证一定的奖金收入，这样能有助于重新获得自我价值感和效率感。临床医护人员应当强化患者尽可能早地返回工作岗位的想法，这被认为是促进患者树立康复目标、将长期的激励动机具体化的一种方法。与康复医学的专家建立良好的工作关系，将有助于康复科医生帮助患者最大可能地成功重返工作。

重度 TBI

重度 TBI 常常会导致严重的、长期的认知和神经行为学方面的障碍。代偿策略在应对伤前即存在的复杂环境时是必要的。患者在注意 / 专注力、反应速度、新事物学习和记忆、项目执行能力（如解决问题、组织、自我监控、自我认识）方面的认知障碍意味着其需要来自专业人员和照料者的持续辅助。神经行为学问题可包括易冲动、难自控、易沮丧、对声光的过度敏感、兴趣降低、启动困难、社会交际行为不当等。情绪症状可表现为抑郁、焦虑、易激惹、情绪不稳定，以及情感表达控制力差等。大多数重度 TBI 患者将来只能在高度结构化的工作环境中工作，且只能从事简单、重复性的和常规的工作。同时，可能需要特殊的监护来监督工作完成度和精确度，并管理那些可能影响同事关系和职业生涯的长期存在的神经行为学问题。重度 TBI 患者一般不能恢复到独立生活的状态，这些患者常被妥善安置在"成人康复之家"之类的有监护的居住环境中。在这种情况下，家庭需承担患者全部的照料任务。相关照料者的压力和负担也应该得到重视，如有需要，可给予相应的干预。为了改善患者生存质量（QOL）的药物和行为学干预措施，也可以减少照料者的负担。重度 TBI 常见的残存后遗症包括：肌痉挛、疼痛、肌腱挛缩，以及吞咽障碍等，这些也是需要及时和妥善管理的问题。

意识障碍

重度颅脑创伤后意识状态的改变，也称为意识障碍（DOC），可划分为昏迷、植物状态，以及微小意识状态（MCS）[32]。大部分患者可按表 29.1 中所列出的神经行为学恢复等级来划分，并且可以根据如"改良的 JFK 昏迷恢复量表"的评估工具来评定意识等级，从而追踪疾病进展[33, 34]。微小意识状态进一步改善表现为持续地功能性地使用物体以及出现有意识的反馈和交流[35]。已有一些康复项目可促进和加速意识的恢复。这些项目主要利用环境控制的刺激因素促进皮质唤醒的增加。需要停止镇静药物的使用和其他抑制意识的因素，同时给予药物的刺激[36]。这种方法被冠以很多名字，包括"昏迷刺激"以及"皮质刺激"等。至今，文献报道中尚无有效证据证实这种方法能加速意识的恢复[37]。更新的促进意识障碍患者觉醒的药物和非药物治疗手段尚在研究之中。金刚烷胺[38]被证明可在重度颅脑创伤的患者中提高功能恢复概率，一些病例研究表明脑深部电刺激[39]、经颅磁刺激[40]和经颅直流电刺激[41]在意识障碍患者的唤醒治疗中可能有潜在的获益。

TBI 患者的功能性并发症的管理

运动功能障碍和康复

运动障碍在 TBI 患者中是常见的，康复治疗难度较大。运动障碍和恢复过程取决于损伤的位置和严重程度以及持续昏迷的时间。大多数关于脑损伤后运动障碍和康复的研究都是在脑卒中患者身上完成的，脑卒中大多数时候继发于血管性原因，并且相较于 TBI，可能会造成更持久的运动障碍后遗症。TBI 可能会造成局灶性或是弥漫性的脑损伤，而并不按照血管分布区域发生。局灶性脑损伤的患者一般比存在弥漫性轴索损伤的患者康复快一些，TBI 患者经常也存在一些与神经损伤无关的运动障碍问题，如四肢骨折因无法进行康复治疗可能对患者恢复带来负面影响。神经损伤引起的运动障碍可表现为肌肉力量、协调性、灵活性和运动速度方面降低，或肌张力的改变（如肌痉挛或肌肉松弛）。Walker 和 Pick[42]报道中重度 TBI 患者的最好的神经运动功能康复发生在伤后的 6～12 个月，研究病例中超过 1/3 的患者在伤后 2 年的时候仍存在持续的运动功能障碍。

在康复治疗之前，很多 TBI 的患者在 ICU 忍受了很长一段制动的时间。即使没有疾病，过长的卧床休息也会导致每周肌肉消失 4%～30%，并减少最大耗氧量[43]。根据 Needham 的报道[43, 44]，使用 7 天以上机械通气的 ICU 患者的神经肌肉乏力的发生率在 25%。其他并发症导致 ICU 住院时间延长可增加患者多发性神经病变和肌病的风险[44]，并进一步使得运动功能康复的问题复杂化。严重的病理性多发神经病变可同时影响运动和感觉的神经轴索，导致运动障碍和感觉异常。严重的病理性肌病可导致肌肉萎缩和乏力。肌电图可以用来评估病理性神经病和肌病。

步行是包括平衡功能、力量和协调功能在内的一种动态的运动。步行功能可受中枢和（或）外周的神经损伤、轻偏瘫和（或）肌痉挛所影响。肌痉挛是由于中枢神经损伤造成的速度依赖性的病理性肌张力状态。对于肌痉挛的治疗将会在下面内容中讨论。报道的 TBI 后患者恢复步行功能的时间在伤后 6 周至 6 个月[45, 46]。一项研究报道 73% 的 TBI 患者在 6 个月之内可以开始恢复行走[46]。一些研究报道，损伤后出现步态改变、步幅变小、走路速度减慢，以及平衡障碍[47-49]。另外，2 年复诊时仍存在直线步态障碍是体态不稳的标志[42]。对于这些患者，姿势稳定性评估和训练可能有助于改善运动功能。对于有重度 TBI 病史的可走动的患者来说，在步态周期中抬起脚尖步骤中踝关节始发力量的增强可能与运动功能预后改善相关[50]。另外，步行过程中踝关节力量增强也使得患者能够进阶到更高级别的运动项目锻炼中。所以，对 TBI 患者正式的步态评估可能不能涵盖对于指导治疗有意义的一些特殊损伤。

无论是中枢性还是外周性病变导致的肌力减退，可以通过渐进的抗阻锻炼和积极辅助下的关节活动度训练得到改善。TBI 后的震颤不常发生，可以通过肢体负重或是器械负重来减弱在功能性活动时出现肢体震颤的幅度。β 受体阻滞剂和多巴胺能受体激动剂可获得一定的治疗效果。

前庭功能障碍可能是由中枢和（或）外周神经损伤造成的运动障碍引起。对于所有运动时头晕的患者，都必须排除良性的位置性眩晕，前庭功能障碍可能由于前庭神经在穿过内听道过程中受到剪切力和加速减速力影响而造成[48]。Pogoda 等[51]估计参加"自由伊拉克"及"永久自由"行动（OIF/OEF）的退伍军人中有 22% 因爆震伤而留下前庭功能损伤。所以，一个康复医师必须根据物理和作业治疗师提供的信息对运动功能做一个综合的评估，来判定某项特殊的运动功能损伤是否存在，并可通过治疗得到改善。

TBI 患者还存在运动反应迟缓的问题，这缘于中枢处理延迟。关于运动反应迟缓，尚无统一的有效的治疗方案。神经兴奋剂可能可以提高认知过程速度，并起到一定帮助作用[52, 53]。

感觉障碍

TBI 后感觉障碍取决于病损的位置和严重程度。最常受到影响的一些感觉功能包括嗅觉/味觉、视觉，以及听觉/前庭系统。嗅球是 TBI 中最常受到损伤的颅神经[54]。病理机制理论上来说是由于在冲击/对冲过程和（或）中枢神经系统（CNS）的损伤中，嗅神经在穿过筛板的节段容易受到拉扯[55, 56]。很多医生不检查嗅觉受损情况，因为患者常常也不报告这方面问题。如果都检查的话，有12% ～ 65% 的创伤后的患者会有嗅觉受损[57, 58]。大多数患者并不会意识到这种缺损，但会因进食减少而开始出现体重下降。这是由于嗅觉是进食体验的一部分，并在启动食欲的过程中起到关键的作用。嗅觉在损伤后 2 ～ 4 个月才开始缓慢地恢复，但恢复过程可能需要甚至 1 年的时间。

视觉系统是保持平衡的三个要素之一。视觉通路起始于视网膜上的视觉信号的形成，然后沿着视神经传导至丘脑，接着通过视放射最终传导到大脑最大的感觉区之一——视皮质。视觉系统的这条通路上任何一个部位都可能受到损伤。有报道称从 OIF/OEF 返回的退伍军人中有34% ～ 74% 报告有视觉损伤[59, 60]。24% 的退伍军人有视野缺损，38% 罹患部分的或完全的失明。退伍军人的失明原因中，震爆伤占52%，其他 TBI 机制占 20%。同时 20% ～ 30% 的退伍军人有双眼视物障碍。Goodrich 等做的一项研究也报道了 15% 的眼/眶部损伤率以及 25% 的视神经损伤率。对 TBI 的患者进行综合的视觉评估是非常重要的，因为视力受损可影响康复效果和日常活动的恢复，造成患者的社会学孤立，并导致抑郁。

听觉系统的损伤可能在听觉通路的任何一个位置发生，从而造成听力丧失或下降、头晕、耳痛，以及耳鸣[61, 62]。听觉以及平衡觉感受器处在颞骨内部。声音信号传导至脑干的上橄榄复合体，以及中脑的下丘直到丘脑，最后传导至听觉皮质。TBI 可导致这一通路的任一一处发生损伤。TBI 患者出现听力损伤的最近期数据来自从 OIF 返回的退伍军人。44% 的并没有遭受爆震伤的退伍军人发生了听力损伤，并有 18% 患有耳鸣[62]。在这 44% 中，47% 是纯粹的感音神经性耳聋。在遭受爆震伤的病例组中这一数字更高，62% 出现听力损伤，这其中的 58% 为纯粹的感音神经性耳聋，同时爆震伤病例组中有 35% 发生耳鸣。许多 TBI 患者存在启动困难、注意力障碍、反应迟缓的问题，但是必须考虑听力损伤或耳鸣是否在进一步加重这些问题。听力损伤可导致社交困难，继而会进一步导致社交孤立和抑郁。记得检查患者的听力对医生来说非常重要。如前文所提到的，TBI 还可以导致持续的外周前庭功能障碍，从而导致平衡障碍和头晕症状[61]。

感觉障碍常常因为患者的认知和交流存在障碍而被忽视[60-62]。但是，许多患者同时存在多种不同类型的感觉障碍，这种情况下就难以用单一的一套标准治疗方案去治疗多种感觉障碍问题。所以，对多数 TBI 患者来说，需要有听力、视力方面的专家以及平衡觉康复师一起参与治疗。

颅脑创伤后并发症的治疗

疼痛

TBI 经常与其他多系统损伤并发，后者有多种疼痛来源，如肌肉骨骼损伤、神经损伤，因而这类患者容易罹患急性或慢性的疼痛。TBI后1年疼痛的发生率在52%～72.6%，甚至可能随着时间的推移而增加[63-66]。有趣的是，多种不同来源的数据均表明创伤的严重度与报告疼痛的比例呈负相关[63, 65-68]。也就是说，那些轻度TBI的患者有更大概率抱怨疼痛，最常见的位置是头颈部[65, 69, 70]。TBI本身是伤后第一年头痛的强烈预测因素。

继发于TBI的认知和交流障碍可能影响了对疼痛的认识和治疗。这就需要医生通过其他表现（比如躁动、生命体征、影像学检查以及体格检查）来发现疼痛。疼痛控制不良可能会为避免加剧疼痛的活动而导致受疼痛影响的部位废用，以及认知上过于关注，从而阻碍功能的康复。不幸的是，常用于管理创伤患者疼痛的药物种类能导致显著的中枢神经系统和消化道反应，因而为了达到控制疼痛和功能康复之间的平衡，使用此类药物可能需要频繁的监测和调整。

根据患者个人的认知情况及肢体功能，在有指征且认为安全的情况下可以首先尝试包括热、超声、经皮神经电刺激及冷冻疗法等在内的物理方法。常规应用对乙酰氨基酚或布洛芬可能会对肌肉骨骼源性疼痛有效，而认知方面的副作用较少。患者一般对目标性阿片类药物方案耐受良好，为改善疼痛控制和患者参与度，可在疗程开始前按计划给药。抗癫痫药物和三环类抗抑郁药（TCA）对治疗神经病理性疼痛有效，一般予以夜间睡前口服以促进睡眠/觉醒周期正常化。

有严重认知障碍的患者难以通过传统的认知和行为工具来管理疼痛，因为这些工具假定患者具有理解、评定、分级和追踪慢性疼痛经验的能力。完成一些活动或任务（如算数题、猜谜和看电影等）和强化对治疗计划的依从性，可使患者将注意力集中于外部环境并减少持续的疼痛体验。针对有特定认知缺陷的患者，将更复杂的任务（如写疼痛日记、调整运动强度及运用认知方法来重构疼痛体验等）进行专门的简化，可能会更加有效。即使是有认知障碍的患者，通过重复、强化和耐心的练习也可以掌握一些简单的疼痛适应性反应（诸如腹式呼吸、基础的视觉想象及缓解紧张）。

尽管到目前尚无治疗TBI后疼痛的严格的临床指南，具体的治疗方案应该根据每名患者各自的情况量身定制，以使患者能持续获得功能康复。已经发现有多个风险因素可导致轻度TBI患者出现慢性

疼痛，在筛选高危患者时可作为参考。在理想情况下，TBI后疼痛的综合管理方案应由经过专业培训的行为治疗专家（如疼痛或康复心理医师）和物理治疗师共同设计和执行。

深静脉血栓的预防和治疗

深静脉血栓形成（DVT）是中到重度TBI患者中常见的一类并发症，发生率高达20%[71-73]。发生DVT的风险因素包括长时间的制动、严重的骨折、年龄大于55岁、有凝血功能异常的病史。在住院行急性期康复治疗的创伤患者中筛查出隐性DVT的概率非常低，所以也不作为推荐[74]。肺栓塞（PE）和静脉炎后综合征的发病率是相当高的。其中肺栓塞会增加呼吸、循环系统的负担，这可能会使一个本已很虚弱的患者病情进一步加重。静脉炎后综合征是一个可表现为疼痛、静脉曲张、水肿、反复发作的深静脉血栓形成和皮肤完整性破坏的慢性综合征。并不是每名DVT患者都会表现出包括肿胀、疼痛和刺激性反应在内的症状。如怀疑存在隐匿性的DVT，需紧急做进一步的检查。静脉造影检查是诊断深静脉血栓形成的金标准，但实际上较少被采用，因为它是一个有创检查，还是有一定风险。多普勒超声检查是一个无创的高度普及和敏感的诊断性检查。D-二聚体检查结果与超声检查结果具有较好的相关性，但特异性较差，故而限制了其应用[72, 75-77]。

目前对于TBI患者的DVT预防，尚无共识性的治疗指南。但鉴于TBI后深静脉血栓发生的高危性，应常规在重度TBI发生24～72小时后给予肝素或低分子肝素进行预防性治疗。对于准备进行外科手术或有颅内出血倾向的患者，延迟使用预防性抗凝药物的决定需要与可能发生深静脉血栓的风险进行权衡，并且需要征求所有相关的内、外科医师给予会诊意见。最近的研究显示，对TBI和神经外科手术患者使用肝素类药物进行化学预防是安全的[78-84]。对于所有不能移动的患者，通常应每12小时给予普通肝素钠5 000 U皮下注射。对于有深静脉血栓形成病史或有长骨、骨盆骨折的患者，应考虑给予低分子肝素以进行更强效的预防性治疗[85, 86]。目前尚无证据支持弹力袜、梯度压力袜或阿司匹林能够降低深静脉血栓发生的风险[85]。应当鼓励早期下床行走，化学性预防方案应当持续到患者开始下床行走为止。

治疗深静脉血栓形成和肺栓塞分别至少需要3

个月和6个月的抗凝治疗[87]，无论发生在上肢还是下肢的深静脉血栓均应如此。目前关于发生在下肢腘窝远端的深静脉血栓形成的治疗尚无共识。患者最好保持卧床休息直到治疗开始24小时后。一旦诊断确立，建议立即使用低分子肝素，因其能迅速达到充分抗凝的效果，类似于滴定华法林至国际标准化比值（INR）维持在2~3。对于跌倒风险较高的患者（如年老、认知功能受损）的抗凝治疗应当在密切监测下进行。对于那些尽管已充分抗凝但仍然发生了肺栓塞或有抗凝治疗禁忌证的患者，才可以考虑放置下腔静脉永久性滤器[86]。

肌痉挛

肌痉挛是TBI后一种常见的并发症，定义为速度依赖性的肌牵张反射增高[88]。上运动神经元综合征以无力、肌张力升高和灵巧性丧失为特征[89]。上运动神经元发出的下行传导束在任何部位受损均可引起不同程度的症状。肌张力亢进最常见于TBI后，是由于脊髓对肌肉牵张反射的抑制作用丧失所致[90, 91]，可于初始损伤发生后的数天至数月出现。

由于肌痉挛的这些独特表现和它对功能的影响，要求制订个体化的治疗方案，并予持续观察和监测。临床上可以用改良的Ashworth评分表对肌张力进行评估。另外，Tardieu评分表可以用于肌痉挛程度的真实评估。TBI后常见的特殊体位状态包括肩内收、腕屈曲、髋内收、膝关节伸展和踝关节跖屈[92]。肌痉挛治疗的具体目标包括改善步态、转移效率、体位、运动、疼痛控制、个人卫生和预防挛缩。

首先，康复医师需将肌痉挛同其他导致被动关节活动阻力增加的原因鉴别开来，如关节脱位、骨折、异位骨化（HO）和挛缩等。痉挛对患者功能的影响可能是正面的，但更多时候是负面的。它能导致纤维化和挛缩，从而妨碍患者的功能恢复和参与治疗[93]，特别是跨两个关节的肌肉最容易产生挛缩[88]。另一方面，当随意肌力量不足的时候，下肢伸肌张力增高可被利用来辅助站立旋转移位和站立。肌痉挛程度可作为一个有用的临床观察指标，肌痉挛程度的突然增加可能是严重损伤患者内环境稳态发生变化的唯一体征。应详细筛查的常见的诱发原因包括感染（常为泌尿道感染）、溃疡、匿性骨折、DVT和代谢失衡等。

肌痉挛的治疗有多种方法，大致可分为非药物和药物两类。应对痉挛的位置（局部或全身）、严重程度和对功能的影响做详细的评估，这点怎么强调都不过分。每天床边进行的所有大关节的关节活动度训练和适当的体位摆放是肌痉挛治疗的基础。通过系列石膏或静态和动态的夹板固定进行持续牵引可改善潜在的肌张力异常问题和软组织因素。其他诸如冷冻疗法、表面加热、超声和功能电刺激已被应用于改善肌张力的治疗。在能走动的患者中，可看到力量和平衡方面的改善[94]。

所有口服药都因一些共同的副作用而使用受限制，主要是会导致不同程度的镇静。口服巴氯芬作用于突触前末梢上的GABA受体，故而可抑制脊髓反射，但也有些副作用（如嗜睡，以及在急性撤药时会降低癫痫发作的阈值）[95]。丹曲林钠常被作为一线药物，它可作用于外周肌肉，理论上只有很少的镇静的副作用。替扎尼定可同时控制上肢和下肢的肌张力[96]，但是由于其导致镇静的副作用而很少使用。可乐定是一种作用于中枢 α_2 受体的激动剂，可以口服也可以做成透皮贴使用。但因其低血压的副作用而使用受到一定限制。

TBI可以引起严重的全身的肌痉挛，患者一般不能耐受有效剂量的药物。鞘内给药具有系统用量小和作用部位高浓度的优点。较长时间的临床试验表明，鞘内给药是安全、有效和易被患者接受的[97]。因为需要经常调整给药剂量和模式，为确保成功，患者的筛选和对患者的教育是至关重要的。研究显示，鞘内使用巴氯芬还对自主神经失调的症状具有额外的益处[98, 99]。

肌注诸如苯酚和肉毒毒素A的方法在局灶性痉挛的治疗中是有效的，尤其是对于治疗上肢痉挛，肉毒毒素特别有效[100]。但这种肌张力的改善一般是暂时的，如果有效，往往需要重复注射。少数患者也可考虑采用骨科或神经外科手术治疗的方法，如减少感觉刺激的背侧神经根切断术、严重挛缩限制功能的患者的肌腱和软组织松解术。任何侵袭性治疗后，应继续采取原先的治疗方法来使患者的功能获得最大的改善。

癫痫的预防和治疗

中度和重度TBI经常会导致出现创伤后癫痫（PTS）。目前研究显示，对早发性癫痫的有效预防治疗不会影响迟发性癫痫的发生[101]。Temkin等的研究表明，预防性使用苯妥英7天能减少早发性癫痛发生的次数^[102]。

TBI后的癫痫总的来说可以分为即刻性（<24小时）、早发性（24小时～7天）和迟发性（>7天）。癫痫可能由直接的颅脑创伤、出血性刺激、代谢紊乱和低氧血症引发。研究显示中到重度TBI存活者发生迟发性癫痫的概率为14%～53%^[103]。大多数出现创伤后癫痫的患者（75%～80%）一般在外伤后2年内出现第一次癫痫^[104]。目前确定的PTS的危险因素有双侧顶叶挫裂伤、硬膜穿透、多次颅内手术、硬膜下血肿清除后、局限性额颞叶病灶和中线偏移>5 mm^[105-107]。

无论出现早发性还是迟发性癫痫，均需要至少12个月的抗癫痫药物治疗。即刻性癫痫不被认为是危险因素，只需7天的常规抗癫痫治疗。尽量避免长期使用苯妥英来抗癫痫治疗，因为它们对认知功能的恢复可能有不利影响^[108]。新的抗癫痫药物如左乙拉西坦，虽然致镇静及其他方面的副作用较少，但目前尚未被确定为PTS的有效治疗方案^[109]。

异位性骨化

异位性骨化（HO）是指在TBI后在软组织或关节周围形成薄层骨组织，发生率为11%～28%^[110]。然而，真正的神经源性异位骨化一般发生在关节周围，而肌性骨化常发生在直接的外伤区域。尽管HO的基本病理生理机制尚不清楚，流行的理论认为可能与神经免疫的改变有关^[111]。危险因素包括中枢神经系统损伤、长时间昏迷（>2个月）、肌痉挛和骨折。HO的症状包括疼痛、关节活动度减小、局部发热、可触及的肿块及压痛。最易累及的关节绝大部分是髋关节，排在后面的依次是肩关节、膝关节和肘关节。常见的并发症包括导致步态改变的关节活动度减小、疼痛和神经压迫。HO与较差的功能预后相关^[112, 113]。

当病灶已钙化时，普通X线检查对HO的诊断是有价值的。而早期进行X线检查一般结果呈阴性。对于临床高度怀疑的患者，需要进行三相骨扫描，可作为可靠的早期诊断性检查。血清碱性磷酸酶可以被用来监测病灶的骨化程度，但在诊断方面的作用有限。

目前尚无证据支持在TBI后的HO治疗中预防性使用二磷酸盐或大剂量放射治疗（已用于髋关节置换后HO的预防）^[114]。HO的治疗至少应包括每天进行关节活动度锻炼，可用依替膦酸钠和非甾体抗炎药物来阻止HO的进展^[115]。有一些个案报道

提示，大剂量放射治疗^[114]和连续的机器辅助的被动运动^[116]具有一定的疗效。对于成熟的、有碍功能恢复的病灶可考虑进行外科手术切除。当然，未来仍需要更多的研究来全面地评价这些新治疗方法的益处。

膀胱功能的管理

重度TBI患者出现尿失禁情况很常见，可出现在62%的病例中，并可能与较差的功能预后相关。正常的排尿功能需要对膀胱和括约肌的协同性的神经控制，需要中枢和外周神经系统的整体性协调运作。颅脑创伤可能会影响这一神经功能。即使膀胱功能是正常的，患者也需要有完好的认知能力来感知要排尿的冲动，并计划好步骤以成功完成连贯的排尿动作。如果不能独立完成上述动作，患者必须始终能够向照料者提出需要帮助来完成排尿。TBI的患者中，这些功能中的一项或几项都不能正常进行。尿失禁可导致诸如皮肤破损、尿路感染以及社交回避等并发症。虽然留置导尿管是急性期排尿障碍患者的常规治疗，但在社会生活环境中患者常不愿意带着导尿管，并有可能导致下尿道损伤和感染的并发症。很少需要做正规的尿流动力学检查，但对特别是无法表达下腹部不适症状的患者，拔除导尿管后通过检测膀胱排空后的残余尿量来监测是否存在尿潴留是非常关键的。定时排尿可以作为膀胱排空训练的初始方案。随着功能的进一步恢复，可联合药物治疗，比如使用抗胆碱能药物（但是因其对认知和平衡功能的副作用而受到限制）。

神经内分泌功能障碍

TBI中的原发脑损伤（通过对腺体的物理损伤以及对其血供的损伤）和（或）例如缺血缺氧的继发损伤都可导致内分泌系统的多种异常。估计36%～69%的TBI存活者中至少有一种激素水平异常^[117, 118]。垂体特别容易在外伤中受到损伤。尸检结果表明，TBI后垂体损伤的发生率为62%^[119]。

由抗利尿激素分泌异常综合征（SIADH）和尿崩症导致的血清钠水平异常在重度TBI的急性期和慢性期均可发生。急性期严格的液体及电解质的管理非常重要，但是有些情况下可能也会需要更积极的口服及静脉药物治疗。对水盐平衡的关注是减少严重脑水肿风险的关键，而恶性脑水肿常常导致较差的预后。神经内分泌异常还可以是TBI的迟发性表现，比如生长激素分泌不足的发生比例在脑创伤

发生后的 5 年内逐渐增加。除了血钠水平的监测之外，目前尚无关于如何筛查神经内分泌功能异常的指南。轻度 TBI 患者及 6 ～ 12 个月的慢性期 TBI 患者如出现内分泌方面的症状，建议筛查垂体功能。患者如出现相关症状，应测定晨间的皮质醇、甲状腺素、促卵泡素（FSH）、促黄体素（LH）、睾酮（男性）和雌激素（女性）水平。虽然在初级治疗中心可能就对神经内分泌功能进行了初始的筛查和管理，但对于某些病例，可能还需要转诊到有经验的神经内分泌科医师那里去治疗。

营养

鉴于 TBI 后的高代谢状态，早期提供充足的营养是非常必要的。急性期康复阶段患者的能量消耗估计在高出受伤前基础代谢水平的 40%～69% 的水平[120]。伤后第一个 24 小时内就给予适当的营养补充一般不会出现相关并发症[121]，并且早期进食与降低病死率及致残率、改善预后有相关性。只接受经口营养补充的患者有较高的风险会出现能量和蛋白质不足。也有证据表明重度 TBI 的患者，给予空肠管鼻饲相较于胃管鼻饲可以降低肺炎的发生率。

常见并发症包括胃瘫、胃溃疡、认知障碍及恶心导致的营养缺乏。重度 TBI 急性期的营养状态应该在营养师的辅助下进行监测，营养师可利用化验结果、卡路里计算，以及连续的体重测量值来评估营养水平并决定是否进行干预。另外，测定血清蛋白产物和（或）24 小时尿液中尿素氮水平也是评估氮代谢平衡的有效途径。一般来说，蛋白质的补充量可按照 2 ～ 2.5 g/（kg·d）计算，非蛋白能量的补充可按照 25 ～ 35 kcal/（kg·d）计算[121]。

吞咽障碍

吞咽困难是重度 TBI 患者伤后可能出现的一类复杂的功能障碍，包括神经肌肉控制功能不良、认知及行为异常，并可能与吸入性肺炎和营养失调等不良事件相关。研究表明，25%～60% 的 TBI 患者可能出现吞咽障碍，42% 的患者有误吸现象[122]。

对重度 TBI 患者吞咽功能的评估有时比较困难。床边的吞咽评估敏感性较差，可能会遗漏 40% 的隐性误吸患者[123]。因此，这部分患者通常需要通过放射学检查（如钡餐造影检查）或光纤内镜检查来评估。经口摄食不安全的患者可能需要长期的肠内营养。高龄、气管切开套管以及失声可能会有更高的风险，从而更需要留置鼻饲管。最终分析训练有

素的 SLP 的观察结果以确定安全吞咽的障碍、决定是否合适过渡到经口摄食，以及液体和固体食物的合适比例。这些专业人士也可提出单独促进吞咽功能的代偿性方案。

TBI 后行为和情绪障碍的管理

急性期的管理

TBI 之后行为和情绪异常是阻碍急性期和急性期后康复的因素[95, 124]。诸如激越、低觉醒状态以及抑郁是早期康复过程中常见的一些主要问题（表29.6）。我们可以用非药物性和药物治疗方式来控制这些异常行为[3, 95, 124]。

激越

创伤后出现的激越被认为是 Rancho Los Amigos 量表中描述的第四个阶段[125]。这种特定的行为表现提示患者正处于康复过程中的觉醒期，但这也是

表 29.6　损伤后急性期常见的症状及对应体征

激越
- 好斗，语言和肢体具有进攻性
- 易怒的
- 错乱与定向力障碍
- 坐立不安
- 自我意识与洞察力受限
- 冲动
- 流涎或随地吐痰
- 睡眠障碍

觉醒不足
- 苏醒困难或持续清醒
- 警惕性下降
- 睡眠障碍
- 难以集中注意力

抑郁
- 情绪低落或情绪起伏
- 情感淡漠
- 过度哭泣
- 绝望、悲观或厌世
- 快感缺乏
- 心理活动迟钝
- 睡眠障碍
- 食欲差或体重减轻
- 低觉醒
- 缺乏精力、毅力和动力

注：引自：Cifu DX, Kreutzer JS, Slater D, Taylor L. Issues in brain injury rehabilitation. In: Braddom R, ed. Physical Medicine and Rehabilitation. 3rd ed. Philadelphia, PA: Saunders; 2006: 1133-1174.

对康复团队和患者家属来说都比较难以处理的一种行为和情绪异常状态[126]。Lombard 和 Zafonte[127]将攻击性定义为"创伤后的失忆情况下出现的攻击性状态"。这种状态可以在没有身体的、医源性的或心理的原因下出现，并可通过间断或连续的语言和身体行为表现出来，在激越行为量表中定义为超过22分[128]。美国物理治疗和康复学会将激越定义为"意识水平改变和认知功能下降的情况下出现的过激行为"。患者也可能有坐立不安或静坐不能表现[127]。不同的文献中对激越的定义也不同，导致估算 TBI 患者中激越发生率的时候出现一个很大的范围。Singh 等报道在重度 TBI 的患者中，激越的发生率为36.3%，占所有出现激越的患者的79%[129]。其他的文献报道的发生率在14%～50%[130-132]。激越一般在1周到10天左右缓解[132, 133]。

创伤后的攻击性行为的病理生理机制尚不明[127, 134]。5-羟色胺和多巴胺之间的平衡可能可以控制攻击性行为[127]。研究尚未明确导致创伤后攻击性的特殊位点。创伤后攻击现象是多因素影响的，并包括结构异常、生化成分的平衡，以及环境因素。

激越表现可包括患者持续在坐下和站立之间躁动不安，拆除物件/家具，或尖叫[126]。患者表现可在多动症、性行为去抑制化，和（或）言语攻击性以及阵发性困倦之间转换[126]。

创伤后激越状态可通过激越行为评分（Agitated Behavior Scale，ABS）来监测。这个评分表也被证明具有良好的评分者间和评分者内可信度[135, 136]。ABS 是一满分为40分的分级量表，一个培训过的评分者可在10分钟内完成。评分≥21分表示存在激越状态。可通过连续多次测定 ABS（如每天3次）来提供临床干预的有效性的反馈信息。例如，ABS>28分属于中等程度的激越状态，常需要医疗干预。当这些异常行为不是很严重或者不构成危险时，应推荐采用非药物治疗方法。另一个评估工具是改良的显性激越严重程度评分表，这项评分表常用于神经康复，并也具有良好的信度[137]。

在对创伤后激越开始进行药物治疗之前，还需要排除和治疗其他可能的原因，比如感染也可造成谵妄、疼痛及代谢紊乱。急性的酒精和阿片类戒断症状也可导致患者出现激越表现[127]。

当排除了其他可能导致激越的原因后，就需要尽早开始治疗，因为 Lequerica 等发现存在激越状态的 TBI 后的患者参与康复治疗的程度很低[138]。还

需要尽量改善周围环境，保证环境安静而平和，尽量减少诸如监护仪的响声、电视机以及其他噪声的刺激。门要关紧以减少走廊传来的噪声。尽量减少约束，可以用有围栏的床作为非接触形式的约束方式[127]。需要给予一对一的监护来防止患者拔掉身上连接的管子[127]。患者的睡眠觉醒周期需要重建[126, 127]。出现急性激越表现时，家庭成员和其他看护者要冷静地和患者对话。Borgaro 等提出针对有精神问题的 TBI 患者可以进行行为重塑项目[139]。这个项目基于奖励和惩罚机制，鼓励 TBI 患者和照料者都参与其中。

开始药物治疗时的基本共识是，首先调整环境，然后需要的话从最低剂量开始给予药物治疗并慢慢加量。在 Luauté 等发表的最近的一篇文献回顾中指出，β受体阻滞剂和有情绪调节作用的抗癫痫药是治疗的一线药物[126]。二线药物包括精神抑制药、抗抑郁药（5-羟色胺再摄取抑制剂）、苯二氮䓬类和丁螺环酮。众所周知，神经抑制药和苯二氮䓬类药物阻碍了神经可塑性。丁螺环酮也降低了癫痫发作的阈值。在急性的激越状态时，患者可能对自己和他人都具有危险性，故推荐给予镇静性的神经抑制剂（洛沙平）和（或）苯二氮䓬类药物[126]。开始任何药物治疗之前，很重要的是要仔细检查患者的情况，以决定使用何种药物可提供对患者最有效的治疗，同时具有最小的副作用。

低觉醒

低觉醒状态是 TBI 患者损伤后常发生的一类症状，并成为急性期住院康复治疗期间一个主要的障碍。治疗过程中的坐立不安、不自主哈欠、昏昏欲睡及注意力降低常意味着觉醒不充分。TBI 患者中低度觉醒的发生率还不清楚，其发生与损伤的严重程度相关[95]。低觉醒的亚类包括各种类型的意识水平障碍，如微小意识状态、植物生存状态、持续植物状态和昏迷[95]。

和治疗激越状态类似，在开始药物治疗前，需要排除其他导致觉醒水平低下的因素。治疗激越、焦虑/抑郁以及肌痉挛的药物如抗癫痫药、抗精神病药，以及抗痉挛药都可能抑制觉醒程度，并加重低觉醒状态。

非药物治疗方案包括安排频繁小憩以及促进睡眠卫生。每次治疗时，治疗内容应在难易程度不同的任务之间切换，以防止加重患者的疲乏。

多项研究证实金刚烷胺可帮助改善重度 TBI 的

早期患者的觉醒水平[140, 141]。溴隐亭也常被使用，但研究数据不足。其他使用的药物还包括左旋多巴/卡比多巴、舍曲林、莫达非尼，以及普拉克索。但这些药物的证据仅来自小样本规模的研究[95]。唑吡坦被报道具有较矛盾而短暂的作用效果[142]，其对重度 TBI 的作用机制尚不清楚。

抑郁

TBI 患者可能出现从心境恶劣到重性抑郁障碍（MDD）不等的一系列抑郁的症状。第五版《精神障碍的诊断和统计手册》（DSM–5）将 MDD 定义为"在日常活动中缺失兴趣或乐趣超过 2 周，并影响到社交、职业和学习功能"，并需要满足 9 项日常症状中的 5 项，具体包括：一天中多数时间情绪抑郁或暴躁；明显的体重改变（5%）或食欲变化；睡眠改变：失眠或睡眠过度；日常活动的改变：精神运动性激越或推行；疲乏或没精神；内疚/无用感，感觉自己无价值或有过度或不适度的内疚感；注意力问题，思考和注意力集中能力变差或更犹豫不决；自杀倾向，想要死亡或自杀的念头或有自杀的计划[143]。

抑郁是 TBI 后常见的症状，不管损伤的严重程度如何。根据流行病学研究，TBI 后发生抑郁的比例为 10% ～ 77%[144-146]。Guillamondegui 等发现，27% 的 TBI 患者在伤后 3 ～ 6 个月患上抑郁症，32% 出现在 6 ～ 12 个月，还有 33% 出现在 12 个月之后[145]。Bombardier 和同事们发现，31% 的 TBI 患者在 1 个月时出现抑郁症，21% 在 6 个月时出现抑郁症[146]。另一项研究发现，遭受非穿透性 TBI 的退伍军人伤后前 5 年都面临抑郁的风险，超过 5 年后风险下降[147]。抑郁症筛查应该经常进行，因为伤后出现抑郁症的时间不定。目前使用的一些筛查量表包括 Beck 抑郁量表，Hamilton 抑郁量表和 Zung 抑郁清单[148-150]。

Osborn 等发现脑干和额叶颞叶之间的去甲肾上腺素能和 5- 羟色胺能通路的破坏导致这些受体的下调，最后导致抑郁症[147]。内分泌功能障碍也可以与抑郁症表现类似。一些与伤后发展为 MDD 的相关风险因素包括患者在受伤时患有 MDD、既往有 MDD 史、年龄大和酒精依赖[146]。Bombardier 等还发现了焦虑障碍加重与 TBI 后 MDD 有关[146]。

治疗抑郁症对于优化患者的治疗效果非常重要。不治疗的话，患者在 1 年时报道的生活质量明显降低[146]。在开始治疗 MDD 之前，重要的是筛选有自杀意念（SI）的人。Wisco 等发现，在退伍军人中 SI 增加[151]。非药物治疗如认知疗法和团体疗法常常与药物治疗相结合。选择性 5- 羟色胺再摄取抑制剂，例如舍曲林和西酞普兰通常为一线治疗药。作为 5- 羟色胺和去甲肾上腺素再摄取抑制剂的 TCA 类和盐酸安他非酮也可纳入考虑[95]。但是，TCA 的抗胆碱能的副作用可能进一步损害 TBI 患者的认知功能，而安非他酮具有降低癫痫发作阈值的风险[95]。让家人或照料者参与治疗抑郁症非常重要。给予患者和其家庭抑郁症相关的教育也很重要，以让他们在恢复过程中感到自己是有能力的。鉴于 MDD 和 TBI 的症状之间有所重叠，当对于鉴别诊断或治疗方法存在不确定时，提示应该转诊到神经心理学医师那里去。

急性期后的管理

看护人是 TBI 患者长期康复和保证生活质量的重要组成部分。TBI 患者的行为、情感和个性改变会增加照顾者的负担[152, 153]。即使微小的性格改变也会损害人际关系和家庭结构。病前的精神问题增加了 TBI 后的各类风险。Riley 发现照料者的抑郁和压力增高与严重的行为问题有关[152]。Katsifaraki 和 Wood 报道照顾患有述情障碍患者的照料者的压力、抑郁和耗竭感增加[154]。很多时候，家庭成员对照料他们的亲人会感到难以承受和不知所措[153, 155, 156]。研究已经表明，照顾者的评价信息、情感支持、早期干预、宣传和重新融合社区对他们来说很重要，但很多这些需求没有得到满足[153, 157-159]。

许多 TBI 患者还报告生活质量降低[160]。就业情况已被证明是生活质量改善和情绪良好的预测因子[31]。但是，人们可以想象认知受损的患者在工作中多任务处理时遇到的困难。一些研究表明社区重新融入计划带来的长期益处，它教育 TBI 患者在动态生活中平衡工作、保持情绪健康和良好生活质量[161-163]。Radford 等发现，在他们的标准治疗中接受职业康复治疗的 TBI 患者相较于没有接受相关治疗的患者来说，有更多的比例在 12 个月时重返工作[164]。为了给予你的患者最好的治疗，不仅要评估 TBI 患者，还要评估其照料者，这一点很重要。

中度、重度 TBI 后认知问题的急性期后管理

患有 TBI 的人在伤后经常患有认知方面的后遗症。注意力集中、新事物的学习和记忆、执行控

制、推理、判断和自我意识方面的认知问题是中重度 TBI 后常见的后遗症[165]。这些缺陷通常在伤后早期被临床医师发现，然后是家人和朋友，最后是患者自己。在中度至重度 TBI 中，这些问题阻碍功能恢复及重新开始参与工作。因此需要使用相应的弥补策略。

此外，在定向、处理问题的速度、语言、视觉感知技能和运动灵活性和（或）速度方面存在的认知问题也可能很明显。语言问题可能会表现在口头言语流畅度、词汇运用、对立性命名和（或）误命名（言语错乱）等方面。其他交流相关技能也可能会受到影响，诸如对社会或人际交往中的细微差别感知等，这常被称为"语用学"。非语言方面的沟通（如音量、频率、声调、手势、体位以及人际关系/关系风格）可能是一些不能通过标准化的神经心理测试来进行评定的后遗症，但这些后遗症却阻碍了适应性社会关系功能的恢复。表 29.7 列举了 TBI 后常见的神经认知损伤。

表 29.7　颅脑创伤后常见的神经认知性损伤及干预措施

注意力和专注问题
- 减少环境中的干扰（如带上耳塞、面向墙壁、工作前清理案台）
- 避免打扰（如贴上"请勿打扰"标识）
- 通过自我训导（或通过任务自言自语）来保持专注
- 每天工作制订规律的休息事件来减少疲惫
- 认知性挑战和要求较低的任务交替进行
- 设定能维持长时间注意力的目标，用计时器来辅助完成
- 在开始陈述信息前确保患者全情投入（例如喊患者的名字，与患者眼神交流，在患者注意力减弱时及时重新引导）
- 必要时避免多项任务同时进行；若不允许，请在更改任务前记录有关停止点的信息
- 考虑备选的药物（例如精神兴奋类药物）

学习和记忆障碍
- 利用辅助装置，如备忘录、日历、记事本、相机、闹钟、录音机等
- 建立并保持结构化的流程
- 以多种方式呈现信息和演示任务（例如听觉、视觉和动态）
- 询问信息
- 让患者录音，重放录音，反复听
- 使用药盒和提示器来帮助按时服药
- 教授患者记忆方法、影像技术和韵律来促使回想重要信息
- 将任务细化，每完成一小部分后再引入新的部分

（续表）

计划障碍和处理问题障碍
- 在开始前询问患者对任务的计划，并帮助他们评估该计划的成功可能性
- 鼓励患者三思而后行
- 每名患者使用结构化的问题处理方法（例如定义问题，头脑风暴替代方案，评估选项，选择最佳项，评估成功方案）
- 鼓励患者发展和维持与信任的家庭成员或能提供建设性反馈意见的好友建立良师益友的关系

语言问题
- 对患者使用精炼、简单的句子，并且在陈述信息时清楚地说出
- 提供多种方式的说明（例如口头或书面）
- 教导患者重复并解释信息，以确保他们对听到的信息理解正确
- 鼓励患者去询问他人来重复信息，交流时注意语速和清晰度
- 保持耐心，让患者有充足的时间字句斟酌
- 提供上下文及语音提示
- 鼓励患者在发言时利用手势、比画和描述确保表达准确
- 鼓励发言，并警惕社交退缩现象
- 向家庭成员和护理人员宣讲语言障碍的本质和克服技巧，以确保成功的交流

学习障碍
- 教导患者使用计算器（仅教授最基本的数学计算），并仔细检查完成情况
- 依靠家庭管理财务
- 教授 PQRST 方法来完成阅读理解（预习、提问、阅读、写作及测验）
- 对拼写困难提供帮助，鼓励使用电子拼写帮助工具，文字处理拼写检查器或拼写词典
- 鼓励患者使用抽认卡来复习经常遗忘的词语，玩拼字游戏、填字游戏或其他拼图类游戏
- 注重任务完成的质量与数量，并留出足够的时间完成任务

注：引自：Cifu DX, Kreutzer JS, Slater D, Taylor L. Issues in brain injury rehabilitation. In Braddom R, ed. Physical Medicine and Rehabilitation. 3rd ed. Philadelphia, PA: Saunders; 2006: 1133-1174.

认知障碍康复治疗主要通过以下几种方式来获得功能上的改善：① 强化、加强或重建以前已习得的行为模式。② 建立认知活动的新模式或受损神经系统的代偿机制[165]。

注意力和专注力方面的认知问题一般可通过一些认知康复治疗来改善。例如，"注意力过程培训"可改善患者的注意力、记忆力和其他神经心理量表中的评分。教会患者时间管理策略，可补偿患者在信息处理速度缓慢和应付多项信息时的问题[166-168]。新的学习和记忆问题是常见的，常发生于颞叶内下

侧损伤的患者。TBI患者可能出现信息编码、保存以及一段时间后重新提取的困难。可能需要给予分类信息、多项选择,甚至音位提示来重新找出之前已编码的信息。有研究表明,对TBI后轻度记忆障碍的患者可采用一些代偿方法[169-171]。备忘记录本就是一种康复治疗师采用的有效的代偿方法,可帮助患者减少每天由记忆障碍引起的各种问题[171]。

执行控制方面的障碍通常与额叶或额叶相关的神经环路损伤有关。执行过程涉及认知功能的大部分,如抽象、推理、问题解决和假设检验、预见和计划、组织、应变、启动、行为抑制、坚持和自我意识等。有执行问题的患者可能缺乏行动的自发性和驱动力,他们也可能表现为容易冲动、在任务间不能灵活地切换,以及自我认识受损,可能使患者确定的目标不现实和使用的代偿方法无目的。在完成熟悉的或高度结构化的任务时,有执行功能障碍的TBI患者可能对此没有困难。康复团队可使TBI患者处于新的、复杂的现实环境中,评价患者是否存在执行功能问题,并将其作为治疗的一部分。尽管TBI后执行功能障碍广泛存在,但对这一方面的对照研究却几乎没有。

心理健康专家的作用

当患者需要更加详细的诊断性会诊、认知和情感测试及心理治疗时,应将患者转诊至精神科,或者必要时请精神科会诊来评价用针对情感和行为问题的药物治疗是否恰当。如不能确定患者情感和行为问题的原因是神经性还是精神心理性,可能需要请神经科或神经心理科来会诊。临床神经心理学科专家是一个在脑行为关系应用科学方面有特殊专长的心理领域的从业人员,对终身有神经、医学、神经发育及精神心理方面问题或其他认知和学习障碍的患者,他们能将脑行为关系应用科学方面的知识用于这些患者的评价、诊断、治疗和康复中[172]。综合的神经心理评价包括智力、注意力、专注力、学习、记忆、言语、视觉空间能力、执行功能、情感和性格方面的评定,上述心理评定结果有助于医师鉴别诊断和向TBI患者、家庭及康复团队解释康复治疗方法。

家庭适应和治疗

TBI不仅影响患者,而且会影响患者的整个家庭。研究显示,患者对照料的需要、恢复过程的不确定性,以及来自社会、情感、经济和功能方面的损失给家庭照料者带来持续不断的压力,使其非常容易出现精神心理疾病[173-179],但是这些影响并非不可避免。在许多TBI病例中,患者家庭成员的心理健康受到威胁,其核心价值和资源可能会受到挑战[180,181]。但是,找到一个将资源良好整合的照料模式在家庭调整过程中非常重要,照料者和家庭成员均可参与到照料团队的讨论和康复治疗过程中,并可帮助解决新出现的问题。

TBI后的家庭调整过程可概念化为连续的几个阶段或反馈模式[182-185]。分阶段理论认为,在受伤几个月后,当能量和乐观情绪开始减退的时候,家庭可能不再愿意为患者寻求治疗。据一项研究总结,直到伤后2年,一些家庭还未完全意识到损伤的程度[186]。家庭成员的心理问题一般先在门诊接受治疗,有趣的是,与住院治疗相比,门诊治疗可能更能改善家庭成员的应对能力[187]。研究显示,包含几个关键部分的一个整体方案能为患者家庭提供应对持久照料困难的必要的支持(表29.8)。研究显示,最重要的是,家庭成员们需要得到他们能够理解的信息,感觉到自己是整个团队的一员并参与了决策过程,以及学习到如何处理困难的行为问题[188]。帮助家庭识别和建立一套健康的应对方法为照顾者减压,对重拾控制感和家庭平衡至关重要。同样,鼓励患者家属为自己宣传申诉,并寻找到基于社区的资源(同时确认他们确实需要),这些都可以增强家庭系统的整体能力。

使家庭成员习惯与一个患TBI的亲属同住是一个长期的适应过程,这一过程常需要家庭成员角色的重组和重新分配。由此导致的家庭功能的变化,有时被一些人认为是不受欢迎的、破坏性的或压倒性的,可能对个人的恢复和长期功能结果产生重大影响。在TBI急性期治疗阶段结束后,并不总是能请到专科医师会诊[159],尽管也已证明专业支持能够促进有效的应对和减少压力[189]。如果只是在治疗早期得到心理上的帮助,家庭成员常不能或不愿意充分地表达他们的需要、处理复杂的情感或参与应对的策略。具体的书面信息(如信息手册)、社会工作联络计划、长期随访、同行的支持可能为TBI患者家庭成员增强应对能力提供有希望的方法[190-194]。

有研究者提出一种基于模糊丧失或无法解决的丧失理论的心理动力学治疗模式,这一理论与TBI后患者家庭成员的应对是相关的[195]。理论提出了

表 29.8　家庭干预机制的关键组成部分

心理教育
- 提供患者及家庭有关颅脑创伤的认知、情感和行为效应的信息

阅读疗法
- 提高对医疗信息的理解

技能训练
- 指导抗压训练和时间管理、建设性的问题解决方法，以及有效的沟通

资源鉴别
- 提供社区援助团队、日间康复，以及住宅项目的信息；让家庭能自力更生

情感援助
- 明确所担心的问题，建立心理韧性

健康生活
- 促进健康的生活方式，鼓励身心的自我保健

两种类型的模糊丧失：① 身体出席但是心理缺席。② 精神出席但是身体缺席（如TBI的情况一样）。针对模糊丧失的心理干预重点在于基于患者家庭和社区的干预，其中的基本目标是建立心理韧性和应对能力。基于认知的策略可用于识别作为主要应激来源的情景性模糊（例如TBI患者"在这里，但好像又不在这里"），使对模糊丧失的反应正常化，可促使家庭接受一个新的但更现实的未来。模糊丧失与精神创伤、自我察觉的改变有关。通常情况下，康复计划是不具备管理脑创伤患者出现的精神问题的效用的。因此，对于心理学家、牧师和（或）社会工作者来说，很重要的一点是融入团队，并积极参与针对模糊丧失和精神创伤的专业讨论。

（赵京晶　吴　毅　吴军发）

参考文献

[1] Eapen BC, Allred DB, O'Rourke J, Cifu DX. Rehabilitation of moderate-to-severe traumatic brain injury. Semin Neurol. 2015; 35(1):e1–e3.

[2] Richardson C, McKay A, Ponsford JL. The trajectory of awareness across the first year after traumatic brain injury: the role of biopsychosocial factors. Brain Inj. 2014; 28(13)(–)(14):1711–1720.

[3] Gordon WA, Zafonte R, Cicerone K, et al. Traumatic brain injury rehabilitation: state of the science. Am J Phys Med Rehabil. 2006; 85(4):343–382.

[4] Piccenna L, Lannin NA, Gruen R, Pattuwage L, Bragge P. The experience of discharge for patients with an acquired brain injury from the inpatient to the community setting: a qualitative review. Brain Inj. 2016; 30(3):241–251.

[5] Hagen C, Malkmus D, Durham P. Rancho Los Amigos levels of cognitive functioning scale. Downey, CA: Professional Staff Association; 1972.

[6] Zhu XL, Poon WS, Chan CCH, Chan SSH. Does intensive rehabilitation improve the functional outcome of patients with traumatic brain injury (TBI)? A randomized controlled trial. Brain Inj. 2007; 21(7):681–690.

[7] Bartolo M, Bargellesi S, Castioni CA, et al. Intensive Care and Neurorehabilitation Italian Study Group. Early rehabilitation for severe acquired brain injury in intensive care unit: multicenter observational study. Eur J Phys Rehabil Med. 2016; 52(1):90–100.

[8] Parker A, Sricharoenchai T, Needham DM. Early rehabilitation in the intensive care unit: preventing physical and mental health impairments. Curr Phys Med Rehabil Rep. 2013; 1(4):307–314.

[9] Mendez-Tellez PA, Nusr R, Feldman D, Needham DM. Early physical rehabilitation in the ICU: a review for the neurohospitalist. Neurohospitalist. 2012; 2(3):96–105.

[10] Mammi P, Zaccaria B, Franceschini M. Early rehabilitative treatment in patients with traumatic brain injuries: outcome at one-year follow-up. Eura Medicophys. 2006; 42(1):17–22.

[11] Goranson TE, Graves RE, Allison D, La Freniere R. Community integration following multidisciplinary rehabilitation for traumatic brain injury. Brain Inj. 2003; 17(9):759–774.

[12] Klonoff PS, Lamb DG, Henderson SW, Shepherd J. Outcome assessment after milieu-oriented rehabilitation: new considerations. Arch Phys Med Rehabil. 1998; 79(6):684–690.

[13] Salazar AM, Warden DL, Schwab K, et al. Defense and Veterans Head Injury Program (DVHIP) Study Group. Cognitive rehabilitation for traumatic brain injury: a randomized trial. JAMA. 2000; 283(23):3075–3081.

[14] Malec JF. Impact of comprehensive day treatment on societal participation for persons with acquired brain injury. Arch Phys Med Rehabil. 2001; 82(7):885–895.

[15] Seale GS, Caroselli JS, High WM, Jr, Becker CL, Neese LE, Scheibel R. Use of

community integration questionnaire (CIQ) to characterize changes in functioning for individuals with traumatic brain injury who participated in a post-acute rehabilitation programme. Brain Inj. 2002; 16(11):955–967.

[16] Cifu DX, Kreutzer JS, Kolakowsky-Hayner SA, Marwitz JH, Englander J. The relationship between therapy intensity and rehabilitative outcomes after traumatic brain injury: a multicenter analysis. Arch Phys Med Rehabil. 2003; 84(10):1441–1448.

[17] Behm J, Gray N. Interdisciplinary rehabilitation team. In: Mauk KL, Rehabilitation Nursing: A Contemporary Approach to Practice. Sudbury, MA: Jones & Bartlett Learning; 2011:51–62.

[18] Malec JF, Basford JS. Postacute brain injury rehabilitation. Arch Phys Med Rehabil. 1996; 77(2):198–207.

[19] Klonoff PS, Lamb DG, Henderson SW. Milieu-based neurorehabilitation in patients with traumatic brain injury: outcome at up to 11 years postdischarge. Arch Phys Med Rehabil. 2000; 81(11):1535–1537.

[20] Cicerone KD, Langenbahn DM, Braden C, et al. Evidence-based cognitive rehabilitation: updated review of the literature from 2003 through 2008. Arch Phys Med Rehabil. 2011; 92(4):519–530.

[21] Management of Concussion/mTBI Working Group. VA/DoD clinical practice guideline for management of concussion/mild traumatic brain injury. J Rehabil Res Dev. 2009; 46(6):CP1–CP68.

[22] Centers for Disease Control and Prevention. National Center for Injury Prevention and Control. Report to Congress on Mild Traumatic Brain Injury in the United States: Steps to Prevent a Serious Public Health Problem. Atlanta, GA: Centers for Disease Control. Available at: https://scholar.google.com/scholar?hl=en&as_sdt=0,44&q=Centers+for+Disease+Control+and+Prevention.+National+Center+for+Injury+Prevention+and+Control.+Report+to+Congress+on+Mild+Traumatic+Brain+Injury+in+the+United+States%3A+Steps+to+Prevent+a+Serious+Public+Health+Problem.Atlanta,+GA%3A+Centers+for+Disease+Control. Accessed April 26, 2016.

[23] Carroll LJ, Cassidy JD, Peloso PM, et al. WHO Collaborating Centre Task Force on Mild Traumatic Brain Injury. Prognosis for mild traumatic brain injury: results of the WHO collaborating centre task force on mild traumatic brain injury. J Rehabil Med. 2004; 36(43) Suppl:84–105.

[24] Tapia RN, Eapen BC. Rehabilitation of persistent symptoms after concussion. Phys Med Rehabil Clin. 2017; 28(2):287–299.

[25] Oldenburg C, Lundin A, Edman G, Nygren-de Boussard C, Bartfai A. Cognitive reserve and persistent post-concussion symptoms–a prospective mild traumatic brain injury (mTBI) cohort study. Brain Inj. 2016; 30(2):146–155.

[26] Wäljas M, Iverson GL, Lange RT, et al. A prospective biopsychosocial study of the persistent post-concussion symptoms following mild traumatic brain

injury. J Neurotrauma. 2015; 32(8):534–547.

[27] Cicerone KD. Remediation of "working attention" in mild traumatic brain injury. Brain Inj. 2002; 16(3):185–195.

[28] Cantu RC. Second-impact syndrome. Clin Sports Med. 1998; 17(1):37–44.

[29] Hebert O, Schlueter K, Hornsby M, Van Gorder S, Snodgrass S, Cook C. The diagnostic credibility of second impact syndrome: a systematic literature review. J Sci Med Sport. 2016; 19(10):789–794.

[30] Iaccarino MA, Bhatnagar S, Zafonte R. Rehabilitation after traumatic brain injury. Handb Clin Neurol. 2015; 127:411–422.

[31] Wehman P, Targett P, West M, Kregel J. Productive work and employment for persons with traumatic brain injury: what have we learned after 20 years? J Head Trauma Rehabil. 2005; 20(2):115–127.

[32] Giacino JT, Fins JJ, Laureys S, Schiff ND. Disorders of consciousness after acquired brain injury: the state of the science. Nat Rev Neurol. 2014; 10(2):99–114.

[33] American Congress of Rehabilitation Medicine, Brain Injury-Interdisciplinary Special Interest Group, Disorders of Consciousness Task Force, Seel RT, Sherer M, Whyte J, et al. Assessment scales for disorders of consciousness: evidence-based recommendations for clinical practice and research. Arch Phys Med Rehabil. 2010; 91(12):1795–1813.

[34] Giacino JT, Kalmar K, Whyte J. The JFK Coma Recovery Scale-Revised: measurement characteristics and diagnostic utility. Arch Phys Med Rehabil. 2004; 85(12):2020–2029.

[35] Giacino JT, Ashwal S, Childs N, et al. The minimally conscious state: definition and diagnostic criteria. Neurology. 2002; 58(3):349–353.

[36] Eapen BC, Georgekutty J, Subbarao B, Bavishi S, Cifu DX. Disorders of consciousness. Phys Med Rehabil Clin. 2017; 28(2):245–258.

[37] Lombardi F, Taricco M, De Tanti A, Telaro E, Liberati A. Sensory stimulation for brain injured individuals in coma or vegetative state. Cochrane Database Syst Rev. 2002(2):CD001427.

[38] Giacino JT, Whyte J, Bagiella E, et al. Placebo-controlled trial of amantadine for severe traumatic brain injury. N Engl J Med. 2012; 366(9):819–826.

[39] Rezai AR, Sederberg PB, Bogner J, et al. Improved function after deep brain stimulation for chronic, severe traumatic brain injury. Neurosurgery. 2016; 79(2):204–211.

[40] Kreuzer PM, Landgrebe M, Frank E, Langguth B. Repetitive transcranial magnetic stimulation for the treatment of chronic tinnitus after traumatic brain injury: a case study. J Head Trauma Rehabil. 2013; 28(5):386–389.

[41] Kang E-K, Kim D-Y, Paik N-J. Transcranial direct current stimulation of the left prefrontal cortex improves attention in patients with traumatic brain injury: a pilot study. J Rehabil Med. 2012; 44(4):346–350.

[42] Walker WC, Pickett TC. Motor impairment after severe traumatic brain injury: a longitudinal multicenter study. J Rehabil Res Dev. 2007; 44(7):975–982.

[43] Pišot R, Marusic U, Biolo G, et al. Greater loss in muscle mass and function but smaller metabolic alterations in older compared with younger men following 2 wk of bed rest and recovery. J Appl Physiol (1985). 2016; 120(8):922–929.

[44] Needham DM. Mobilizing patients in the intensive care unit: improving neuromuscular weakness and physical function. JAMA. 2008; 300(14):1685–1690.

[45] Swaine BR, Sullivan SJ. Longitudinal profile of early motor recovery following severe traumatic brain injury. Brain Inj. 1996; 10(5):347–366.

[46] Katz DI, White DK, Alexander MP, Klein RB. Recovery of ambulation after traumatic brain injury. Arch Phys Med Rehabil. 2004; 85(6):865–869.

[47] McFadyen BJ, Swaine B, Dumas D, Durand A. Residual effects of a traumatic brain injury on locomotor capacity: a first study of spatiotemporal patterns during unobstructed and obstructed walking. J Head Trauma Rehabil. 2003; 18(6):512–525.

[48] Basford JR, Chou L-S, Kaufman KR, et al. An assessment of gait and balance deficits after traumatic brain injury. Arch Phys Med Rehabil. 2003; 84(3):343–349.

[49] Hillier SL, Sharpe MH, Metzer J. Outcomes 5 years post-traumatic brain injury (with further reference to neurophysical impairment and disability). Brain Inj. 1997; 11(9):661–675.

[50] Williams GP, Schache AG, Morris ME. Mobility after traumatic brain injury: relationships with ankle joint power generation and motor skill level. J Head Trauma Rehabil. 2013; 28(5):371–378.

[51] Pogoda TK, Hendricks AM, Iverson KM, et al. Multisensory impairment reported by veterans with and without mild traumatic brain injury history. J Rehabil Res Dev. 2012; 49(7):971–984.

[52] Whyte J, Hart T, Vaccaro M, et al. Effects of methylphenidate on attention deficits after traumatic brain injury: a multidimensional, randomized, controlled trial. Am J Phys Med Rehabil. 2004; 83(6):401–420.

[53] Whyte J, Hart T, Schuster K, Fleming M, Polansky M, Coslett HB. Effects of methylphenidate on attentional function after traumatic brain injury. A randomized, placebo-controlled trial. Am J Phys Med Rehabil. 1997; 76

(6):440–450.

[54] Frasnelli J, Lagüe-Beauvais M, LeBlanc J, et al. Olfactory function in acute traumatic brain injury. Clin Neurol Neurosurg. 2016; 140:68–72.

[55] Reiter ER, DiNardo LJ, Costanzo RM. Effects of head injury on olfaction and taste. Otolaryngol Clin North Am. 2004; 37(6):1167–1184.

[56] Wu AP, Davidson T. Posttraumatic anosmia secondary to central nervous system injury. Am J Rhinol. 2008; 22(6):606–607.

[57] Haxel BR, Grant L, Mackay-Sim A. Olfactory dysfunction after head injury. J Head Trauma Rehabil. 2008; 23(6):407–413.

[58] Callahan CD, Hinkebein J. Neuropsychological significance of anosmia following traumatic brain injury. J Head Trauma Rehabil. 1999; 14(6):581–587.

[59] Goodrich GL, Kirby J, Cockerham G, Ingalla SP, Lew HL. Visual function in patients of a polytrauma rehabilitation center: a descriptive study. J Rehabil Res Dev. 2007; 44(7):929–936.

[60] Lew HL, Garvert DW, Pogoda TK, et al. Auditory and visual impairments in patients with blast-related traumatic brain injury: effect of dual sensory impairment on Functional Independence Measure. J Rehabil Res Dev. 2009; 46(6):819–826.

[61] Fausti SA, Wilmington DJ, Gallun FJ, Myers PJ, Henry JA. Auditory and vestibular dysfunction associated with blast-related traumatic brain injury. J Rehabil Res Dev. 2009; 46(6):797–810.

[62] Lew HL, Jerger JF, Guillory SB, Henry JA. Auditory dysfunction in traumatic brain injury. J Rehabil Res Dev. 2007; 44(7):921–928.

[63] Lahz S, Bryant RA. Incidence of chronic pain following traumatic brain injury. Arch Phys Med Rehabil. 1996; 77(9):889–891.

[64] Hoffman JM, Pagulayan KF, Zawaideh N, Dikmen S, Temkin N, Bell KR. Understanding pain after traumatic brain injury: impact on community participation. Am J Phys Med Rehabil. 2007; 86(12):962–969.

[65] Uomoto JM, Esselman PC. Traumatic brain injury and chronic pain: differential types and rates by head injury severity. Arch Phys Med Rehabil. 1993; 74(1):61–64.

[66] Olver JH, Ponsford JL, Curran CA. Outcome following traumatic brain injury: a comparison between 2 and 5 years after injury. Brain Inj. 1996; 10(11):841–848.

[67] Beetar JT, Guilmette TJ, Sparadeo FR. Sleep and pain complaints in symptomatic traumatic brain injury and neurologic populations. Arch Phys Med Rehabil. 1996; 77(12):1298–1302.

[68] Couch JR, Bearss C. Chronic daily headache in the posttrauma syndrome: relation to extent of head injury. Headache. 2001; 41(6):559–564.

[69] Yamaguchi M. Incidence of headache and severity of head injury. Headache. 1992; 32(9):427–431.

[70] Kasch H, Stengaard-Pedersen K, Arendt-Nielsen L, Staehelin Jensen T. Headache, neck pain, and neck mobility after acute whiplash injury: a prospective study. Spine. 2001; 26(11):1246–1251.

[71] Cifu DX, Kaelin DL, Wall BE. Deep venous thrombosis: incidence on admission to a brain injury rehabilitation program. Arch Phys Med Rehabil. 1996; 77(11):1182–1185.

[72] Yablon SA, Rock WA, Jr, Nick TG, Sherer M, McGrath CM, Goodson KH. Deep vein thrombosis: prevalence and risk factors in rehabilitation admissions with brain injury. Neurology. 2004; 63(3):485–491.

[73] Reiff DA, Haricharan RN, Bullington NM, Griffin RL, McGwin G, Jr, Rue LW, III. Traumatic brain injury is associated with the development of deep vein thrombosis independent of pharmacological prophylaxis. J Trauma. 2009; 66(5):1436–1440.

[74] Michetti CP, Franco E, Coleman J, Bradford A, Trickey AW. Deep vein thrombosis screening and risk factors in a high-risk trauma population. J Surg Res. 2015; 199(2):545–551.

[75] Meythaler JM, DeVivo MJ, Hayne JB. Cost-effectiveness of routine screening for proximal deep venous thrombosis in acquired brain injury patients admitted to rehabilitation. Arch Phys Med Rehabil. 1996; 77(1):1–5.

[76] Akman MN, Cetin N, Bayramoglu M, Isiklar I, Kilinc S. Value of the D-dimer test in diagnosing deep vein thrombosis in rehabilitation inpatients. Arch Phys Med Rehabil. 2004; 85(7):1091–1094.

[77] Meythaler JM, Fisher WS, Rue LW, Johnson A, Davis L, Brunner RC. Screening for venous thromboembolism in traumatic brain injury: limitations of D-dimer assay. Arch Phys Med Rehabil. 2003; 84(2):285–290.

[78] Agnelli G, Piovella F, Buoncristiani P, et al. Enoxaparin plus compression stockings compared with compression stockings alone in the prevention of venous thromboembolism after elective neurosurgery. N Engl J Med. 1998; 339(2):80–85.

[79] Raabe A, Gerlach R, Zimmermann M, Seifert V. The risk of haemorrhage associated with early postoperative heparin administration after intracranial surgery. Acta Neurochir (Wien). 2001; 143(1):1–7.

[80] Wen DY, Hall WA. Complications of subcutaneous low-dose heparin therapy in neurosurgical patients. Surg Neurol. 1998; 50(6):521–525.

[81] Macdonald RL, Amidei C, Baron J, et al. Randomized, pilot study of intermit-

tent pneumatic compression devices plus dalteparin versus intermittent pneumatic compression devices plus heparin for prevention of venous thromboembolism in patients undergoing craniotomy. Surg Neurol. 2003; 59(5):363–372, discussion 372–374.

[82] Iorio A, Agnelli G. Low-molecular-weight and unfractionated heparin for prevention of venous thromboembolism in neurosurgery: a meta-analysis. Arch Intern Med. 2000; 160(15):2327–2332.

[83] Kim J, Gearhart MM, Zurick A, Zuccarello M, James L, Luchette FA. Preliminary report on the safety of heparin for deep venous thrombosis prophylaxis after severe head injury. J Trauma. 2002; 53(1):38–42, discussion 43.

[84] Norwood SH, McAuley CE, Berne JD, et al. Prospective evaluation of the safety of enoxaparin prophylaxis for venous thromboembolism in patients with intracranial hemorrhagic injuries. Arch Surg. 2002; 137(6):696–701, discussion 701–702.

[85] Geerts WH, Heit JA, Clagett GP, et al. Prevention of venous thromboembolism. Chest. 2001; 119(1) Suppl:132S–175S.

[86] Hyers TM, Agnelli G, Hull RD, et al. Antithrombotic therapy for venous thromboembolic disease. Chest. 2001; 119(1) Suppl:176S–193S.

[87] Phelan HA. Pharmacologic venous thromboembolism prophylaxis after traumatic brain injury: a critical literature review. J Neurotrauma. 2012; 29 (10):1821–1828.

[88] Brashear A, Elovic E, eds. Spasticity: Diagnosis and Management. 2nd ed. New York, NY: Demos; 2016.

[89] Pattuwage L, Olver J, Martin C, et al. Management of spasticity in moderate and severe traumatic brain injury: evaluation of clinical practice guidelines. J Head Trauma Rehabil. 2017; 32(2):E1–E12.

[90] Burke D. Spasticity as an adaptation to pyramidal tract injury. Adv Neurol. 1988; 47:401–423.

[91] Katz RT, Rymer WZ. Spastic hypertonia: mechanisms and measurement. Arch Phys Med Rehabil. 1989; 70(2):144–155.

[92] Mayer NH, Esquenazi A, Childers MK. Common patterns of clinical motor dysfunction. Muscle Nerve Suppl. 1997; 6:S21–S35.

[93] Yarkony GM, Sahgal V. Contractures. A major complication of craniocerebral trauma. Clin Orthop Relat Res. 1987(219):93–96.

[94] Wilson DJ, Swaboda JL. Partial weight-bearing gait retraining for persons following traumatic brain injury: preliminary report and proposed assessment scale. Brain Inj. 2002; 16(3):259–268.

[95] Bhatnagar S, Iaccarino MA, Zafonte R. Pharmacotherapy in rehabilitation of post-acute traumatic brain injury. Brain Res. 2016; 1640 Pt A:164–179.

[96] Malanga G, Reiter RD, Garay E. Update on tizanidine for muscle spasticity and emerging indications. Expert Opin Pharmacother. 2008; 9(12):2209–2215.

[97] McCormick ZL, Chu SK, Binler D, et al. Intrathecal versus oral baclofen: a matched cohort study of spasticity, pain, sleep, fatigue, and quality of life. PM R. 2016; 8(6):553–562.

[98] Baguley IJ, Cameron ID, Green AM, Slewa-Younan S, Marosszeky JE, Gurka JA. Pharmacological management of dysautonomia following traumatic brain injury. Brain Inj. 2004; 18(5):409–417.

[99] Becker R, Benes L, Sure U, Hellwig D, Bertalanffy H. Intrathecal baclofen alleviates autonomic dysfunction in severe brain injury. J Clin Neurosci. 2000; 7 (4):316–319.

[100] Esquenazi A, Albanese A, Chancellor MB, et al. Evidence-based review and assessment of botulinum neurotoxin for the treatment of adult spasticity in the upper motor neuron syndrome. Toxicon. 2013; 67:115–128.

[101] Brain Trauma Foundation, American Association of Neurological Surgeons, Congress of Neurological Surgeons. Guidelines for the management of severe traumatic brain injury. J Neurotrauma. 2007; 24 Suppl 1:S1–S106.

[102] Temkin NR, Dikmen SS, Wilensky AJ, Keihm J, Chabal S, Winn HR. A randomized, double-blind study of phenytoin for the prevention of post-traumatic seizures. N Engl J Med. 1990; 323(8):497–502.

[103] Frey LC. Epidemiology of posttraumatic epilepsy: a critical review. Epilepsia. 2003; 44 Suppl 10:11–17.

[104] Haltiner AM, Temkin NR, Dikmen SS. Risk of seizure recurrence after the first late posttraumatic seizure. Arch Phys Med Rehabil. 1997; 78(8):835–840.

[105] Temkin NR. Risk factors for posttraumatic seizures in adults. Epilepsia. 2003; 44 Suppl 10:18–20.

[106] Englander J, Bushnik T, Duong TT, et al. Analyzing risk factors for late posttraumatic seizures: a prospective, multicenter investigation. Arch Phys Med Rehabil. 2003; 84(3):365–373.

[107] Yablon SA. Posttraumatic seizures. Arch Phys Med Rehabil. 1993; 74(9):983–1001.

[108] Massagli TL. Neurobehavioral effects of phenytoin, carbamazepine, and valproic acid: implications for use in traumatic brain injury. Arch Phys Med Rehabil. 1991; 72(3):219–226.

[109] Patanwala AE, Kurita A, Truong E. Low-dose levetiracetam for seizure prophylaxis after traumatic brain injury. Brain Inj. 2016; 30(2):156–158.

[110] Kaplan FS, Glaser DL, Hebela N, Shore EM. Heterotopic ossification. J Am Acad Orthop Surg. 2004; 12(2):116–125.

[111] Kraft CT, Agarwal S, Ranganathan K, et al. Trauma-induced heterotopic bone formation and the role of the immune system: a review. J Trauma Acute Care Surg. 2016; 80(1):156–165.

[112] Johns JS, Cifu DX, Keyser-Marcus L, Jolles PR, Fratkin MJ. Impact of clinically significant heterotopic ossification on functional outcome after traumatic brain injury. J Head Trauma Rehabil. 1999; 14(3):269–276.

[113] Ebinger T, Roesch M, Kiefer H, Kinzl L, Schulte M. Influence of etiology in heterotopic bone formation of the hip. J Trauma. 2000; 48(6):1058–1062.

[114] Jang SH, Shin SW, Ahn SH, Cho IH, Kim SH. Radiation therapy for heterotopic ossification in a patient with traumatic brain injury. Yonsei Med J. 2000; 41 (4):536–539.

[115] Vanden Bossche L, Vanderstraeten G. Heterotopic ossification: a review. J Rehabil Med. 2005; 37(3):129–136.

[116] Linan E, O'Dell MW, Pierce JM. Continuous passive motion in the management of heterotopic ossification in a brain injured patient. Am J Phys Med Rehabil. 2001; 80(8):614–617.

[117] Kelly DF, Gonzalo IT, Cohan P, Berman N, Swerdloff R, Wang C. Hypopituitarism following traumatic brain injury and aneurysmal subarachnoid hemorrhage: a preliminary report. J Neurosurg. 2000; 93(5):743–752.

[118] Lieberman SA, Oberoi AL, Gilkison CR, Masel BE, Urban RJ. Prevalence of neuroendocrine dysfunction in patients recovering from traumatic brain injury. J Clin Endocrinol Metab. 2001; 86(6):2752–2756.

[119] Kornblum RN, Fisher RS. Pituitary lesions in craniocerebral injuries. Arch Pathol. 1969; 88(3):242–248.

[120] Cuthbertson DP. Alterations in metabolism following injury: part I. Injury. 1980; 11(3):175–189.

[121] Taylor SJ, Fettes SB, Jewkes C, Nelson RJ. Prospective, randomized, controlled trial to determine the effect of early enhanced enteral nutrition on clinical outcome in mechanically ventilated patients suffering head injury. Crit Care Med. 1999; 27(11):2525–2531.

[122] Young B, Ott L, Twyman D, et al. The effect of nutritional support on outcome from severe head injury. J Neurosurg. 1987; 67(5):668–676.

[123] Leder SB. Fiberoptic endoscopic evaluation of swallowing in patients with acute traumatic brain injury. J Head Trauma Rehabil. 1999; 14(5):448–453.

[124] Arango-Lasprilla JC, Ketchum JM, Drew A, et al. Neurobehavioural symptoms 1 year after traumatic brain injury: a preliminary study of the relationship between race/ethnicity and symptoms. Brain Inj. 2012; 26(6):814–824.

[125] Gouvier WD, Blanton PD, LaPorte KK, Nepomuceno C. Reliability and validity of the Disability Rating Scale and the Levels of Cognitive Functioning Scale in monitoring recovery from severe head injury. Arch Phys Med Rehabil. 1987; 68(2):94–97.

[126] Luauté J, Plantier D, Wiart L, Tell L, SOFMER group. Care management of the agitation or aggressiveness crisis in patients with TBI. Systematic review of the literature and practice recommendations. Ann Phys Rehabil Med. 2016; 59(1):58–67.

[127] Lombard LA, Zafonte RD. Agitation after traumatic brain injury: considerations and treatment options. Am J Phys Med Rehabil. 2005; 84(10):797–812.

[128] Bogner J, Corrigan JD, Stange M, Rabold D. Reliability of the agitated behavior scale. J Head Trauma Rehabil. 1999; 14:91.

[129] Singh R, Venkateshwara G, Nair KPS, Khan M, Saad R. Agitation after traumatic brain injury and predictors of outcome. Brain Inj. 2014; 28(3):336–340.

[130] Baguley IJ, Cooper J, Felmingham K. Aggressive behavior following traumatic brain injury: how common is common? J Head Trauma Rehabil. 2006; 21 (1):45–56.

[131] Yang C-C, Hua M-S, Lin W-C, Tsai Y-H, Huang S-J. Irritability following traumatic brain injury: divergent manifestations of annoyance and verbal aggression. Brain Inj. 2012; 26(10):1185–1191.

[132] Kadyan V, Mysiw WJ, Bogner JA, Corrigan JD, Fugate LP, Clinchot DM. Gender differences in agitation after traumatic brain injury. Am J Phys Med Rehabil. 2004; 83(10):747–752.

[133] Brooke MM, Questad KA, Patterson DR, Bashak KJ. Agitation and restlessness after closed head injury: a prospective study of 100 consecutive admissions. Arch Phys Med Rehabil. 1992; 73(4):320–323.

[134] Mysiw WJ, Sandel ME. The agitated brain injured patient. Part 2: Pathophysiology and treatment. Arch Phys Med Rehabil. 1997; 78(2):213–220.

[135] Corrigan JD. Development of a scale for assessment of agitation following traumatic brain injury. J Clin Exp Neuropsychol. 1989; 11(2):261–277.

[136] Bogner JA, Corrigan JD, Stange M, Rabold D. Reliability of the Agitated Behavior Scale. J Head Trauma Rehabil. 1999; 14(1):91–96.

[137] Alderman N, Knight C, Morgan C. Use of a modified version of the Overt Aggression Scale in the measurement and assessment of aggressive behaviours following brain injury. Brain Inj. 1997; 11(7):503–523.

[138] Lequerica AH, Rapport LJ, Loeher K, Axelrod BN, Vangel SJ, Jr, Hanks RA. Agitation in acquired brain injury: impact on acute rehabilitation therapies. J Head Trauma Rehabil. 2007; 22(3):177–183.

[139] Borgaro S, Caples H, Prigatano GP. Non-pharmacological management of

psychiatric disturbances after traumatic brain injury. Int Rev Psychiatry. 2003; 15(4):371–379.

[140] Sawyer E, Mauro LS, Ohlinger MJ. Amantadine enhancement of arousal and cognition after traumatic brain injury. Ann Pharmacother. 2008; 42(2):247–252.

[141] Meythaler JM, Brunner RC, Johnson A, Novack TA. Amantadine to improve neurorecovery in traumatic brain injury-associated diffuse axonal injury: a pilot double-blind randomized trial. J Head Trauma Rehabil. 2002; 17 (4):300–313.

[142] Whyte J, Rajan R, Rosenbaum A, et al. Zolpidem and restoration of consciousness. Am J Phys Med Rehabil. 2014; 93(2):101–113.

[143] American Psychiatric Association. Diagnostic and Statistical Manual of Mental Disorders (DSM-5®). Arlington, VA: American Psychiatric Association Publishing; 2013.

[144] Rosenthal M, Christensen BK, Ross TP. Depression following traumatic brain injury. Arch Phys Med Rehabil. 1998; 79(1):90–103.

[145] Guillamondegui OD, Montgomery SA, Phibbs FT, et al. Traumatic Brain Injury and Depression. Rockville, MD: Agency for Healthcare Research and Quality (US); 2011. Available at: http://www.ncbi.nlm.nih.gov/books/NBK62061/. Accessed April 26, 2016.

[146] Bombardier CH, Fann JR, Temkin NR, Esselman PC, Barber J, Dikmen SS. Rates of major depressive disorder and clinical outcomes following traumatic brain injury. JAMA. 2010; 303(19):1938–1945.

[147] Osborn AJ, Mathias JL, Fairweather-Schmidt AK. Depression following adult, non-penetrating traumatic brain injury: a meta-analysis examining methodological variables and sample characteristics. Neurosci Biobehav Rev. 2014; 47:1–15.

[148] Steer RA, Rissmiller DJ, Beck AT. Use of the Beck Depression Inventory-II with depressed geriatric inpatients. Behav Res Ther. 2000; 38(3):311–318.

[149] Hamilton M. Development of a rating scale for primary depressive illness. Br J Soc Clin Psychol. 1967; 6(4):278–296.

[150] Zung WW. A self-rating depression scale. Arch Gen Psychiatry. 1965; 12:63–70.

[151] Wisco BE, Marx BP, Holowka DW, et al. Traumatic brain injury, PTSD, and current suicidal ideation among Iraq and Afghanistan U.S. veterans. J Trauma Stress. 2014; 27(2):244–248.

[152] Riley GA. Stress and depression in family carers following traumatic brain injury: the influence of beliefs about difficult behaviours. Clin Rehabil. 2007; 21(1):82–88.

[153] Sinnakaruppan I, Williams DM. Family carers and the adult head-injured: a critical review of carers' needs. Brain Inj. 2001; 15(8):653–672.

[154] Katsifaraki M, Wood RL. The impact of alexithymia on burnout amongst relatives of people who suffer from traumatic brain injury. Brain Inj. 2014; 28 (11):1389–1395.

[155] Kreutzer JS, Stejskal TM, Ketchum JM, Marwitz JH, Taylor LA, Menzel JC. A preliminary investigation of the brain injury family intervention: impact on family members. Brain Inj. 2009; 23(6):535–547.

[156] Doser K, Norup A. Family needs in the chronic phase after severe brain injury in Denmark. Brain Inj. 2014; 28(10):1230–1237.

[157] Leith KH, Phillips L, Sample PL. Exploring the service needs and experiences of persons with TBI and their families: the South Carolina experience. Brain Inj. 2004; 18(12):1191–1208.

[158] Rotondi AJ, Sinkule J, Balzer K, Harris J, Moldovan R. A qualitative needs assessment of persons who have experienced traumatic brain injury and their primary family caregivers. J Head Trauma Rehabil. 2007; 22(1):14–25.

[159] Kolakowsky-Hayner SA, Miner KD, Kreutzer JS. Long-term life quality and family needs after traumatic brain injury. J Head Trauma Rehabil. 2001; 16 (4):374–385.

[160] Arango-Lasprilla JC, Krch D, Drew A, De Los Reyes Aragon CJ, Stevens LF. Health-related quality of life of individuals with traumatic brain injury in Barranquilla, Colombia. Brain Inj. 2012; 26(6):825–833.

[161] Geurtsen GJ, Heugten CM, Martina JD, Rietveld AC, Meijer R, Geurts AC. Three-year follow-up results of a residential community reintegration program for patients with chronic acquired brain injury. Arch Phys Med Rehabil. 2012; 93(5):908–911.

[162] Geurtsen GJ, Martina JD, Van Heugten CM, Geurts ACH. A prospective study to evaluate a new residential community reintegration programme for severe chronic brain injury: the Brain Integration Programme. Brain Inj. 2008; 22(7)(-)(8):545–554.

[163] Geurtsen GJ, van Heugten CM, Martina JD, Rietveld AC, Meijer R, Geurts AC. A prospective study to evaluate a residential community reintegration program for patients with chronic acquired brain injury. Arch Phys Med Rehabil. 2011; 92(5):696–704.

[164] Radford K, Phillips J, Drummond A, et al. Return to work after traumatic brain injury: cohort comparison and economic evaluation. Brain Inj. 2013; 27(5):507–520.

[165] Cicerone KD, Dahlberg C, Kalmar K, et al. Evidence-based cognitive rehabilitation: recommendations for clinical practice. Arch Phys Med Rehabil. 2000;

81(12):1596–1615.

[166] Sohlberg MM, Mateer CA. Effectiveness of an attention-training program. J Clin Exp Neuropsychol. 1987; 9(2):117–130.

[167] Sohlberg MM, McLaughlin KA, Pavese A, Heidrich A, Posner MI. Evaluation of attention process training and brain injury education in persons with acquired brain injury. J Clin Exp Neuropsychol. 2000; 22(5):656–676.

[168] Fasotti L, Kovacs F, Eling PATM, Brouwer WH. Time pressure management as a compensatory strategy training after closed head injury. Neuropsychol Rehabil. 2000; 10(1):47–65.

[169] Berg IJ, Koning-haanstra M, Deelman BG. Long-term effects of memory rehabilitation: a controlled study. Neuropsychol Rehabil. 1991; 1(2):97–111.

[170] Kaschel R, Sala SD, Cantagallo A, Fahlböck A, Laaksonen R, Kazen M. Imagery mnemonics for the rehabilitation of memory: a randomised group controlled trial. Neuropsychol Rehabil. 2002; 12(2):127–153.

[171] Schmitter-Edgecombe M, Fahy JF, Whelan JP, Long CJ. Memory remediation after severe closed head injury: notebook training versus supportive therapy. J Consult Clin Psychol. 1995; 63(3):484–489.

[172] NAN Definition of a Clinical Neuropsychologist. Available at: http://nanonline.org/docs/PAIC/PDFs/NANPositionDefNeuro.pdf. Accessed April 26, 2016.

[173] Kolakowsky-Hayner SA, Kishore R. Caregiver functioning after traumatic injury. NeuroRehabilitation. 1999; 13(1):27–33.

[174] Gillen R, Tennen H, Affleck G, Steinpreis R. Distress, depressive symptoms, and depressive disorder among caregivers of patients with brain injury. J Head Trauma Rehabil. 1998; 13(3):31–43.

[175] Boyle GJ, Haines S. Severe traumatic brain injury: some effects on family caregivers. Psychol Rep. 2002; 90(2):415–425.

[176] Marsh NV, Kersel DA, Havill JA, Sleigh JW. Caregiver burden during the year following severe traumatic brain injury. J Clin Exp Neuropsychol. 2002; 24 (4):434–447.

[177] Chronister J, Chan F. A stress process model of caregiving for individuals with traumatic brain injury. Rehabil Psychol. 2006; 51(3):190–201.

[178] Machamer J, Temkin N, Dikmen S. Significant other burden and factors related to it in traumatic brain injury. J Clin Exp Neuropsychol. 2002; 24 (4):420–433.

[179] Carnes SL, Quinn WH. Family adaptation to brain injury: coping and psychological distress. Fam Syst Health. 2005; 23(2):186–203.

[180] Perlesz A, Kinsella G, Crowe S. Impact of traumatic brain injury on the family: a critical review. Rehabil Psychol. 1999; 44(1):6–35.

[181] Knight RG, Devereux R, Godfrey HP. Caring for a family member with a traumatic brain injury. Brain Inj. 1998; 12(6):467–481.

[182] Curtiss G, Klemz S, Vanderploeg RD. Acute impact of severe traumatic brain injury on family structure and coping responses. J Head Trauma Rehabil. 2000; 15(5):1113–1122.

[183] Degeneffe CE. Family caregiving and traumatic brain injury. Health Soc Work. 2001; 26(4):257–268.

[184] Rape RN, Bush JP, Slavin LA. Toward a conceptualization of the family's adaptation to a member's head injury: a critique of developmental stage models. Rehabil Psychol. 1992; 37(1):3–22.

[185] Lezak MD. Psychological implications of traumatic brain damage for the patient's family. Rehabil Psychol. 1986; 31(4):241.

[186] Port A, Willmott C, Charlton J. Self-awareness following traumatic brain injury and implications for rehabilitation. Brain Inj. 2002; 16(4):277–289.

[187] Mintz MC, van Horn KR, Levine MJ. Developmental models of social cognition in assessing the role of family stress in relatives' predictions following traumatic brain injury. Brain Inj. 1995; 9(2):173–186.

[188] Wilder Schaaf KP, Kreutzer JS, Danish SJ, Pickett TC, Rybarczyk BD, Nichols MG. Evaluating the needs of military and veterans' families in a polytrauma setting. Rehabil Psychol. 2013; 58(1):106–110.

[189] Verhaeghe S, Defloor T, Grypdonck M. Stress and coping among families of patients with traumatic brain injury: a review of the literature. J Clin Nurs. 2005; 14(8):1004–1012.

[190] Albert SM, Im A, Brenner L, Smith M, Waxman R. Effect of a social work liaison program on family caregivers to people with brain injury. J Head Trauma Rehabil. 2002; 17(2):175–189.

[191] Armstrong K, Kerns KA. The assessment of parent needs following paediatric traumatic brain injury. Pediatr Rehabil. 2002; 5(3):149–160.

[192] Hibbard MR, Cantor J, Charatz H, et al. Peer support in the community: initial findings of a mentoring program for individuals with traumatic brain injury and their families. J Head Trauma Rehabil. 2002; 17(2):112–131.

[193] Ergh TC, Hanks RA, Rapport LJ, Coleman RD. Social support moderates caregiver life satisfaction following traumatic brain injury. J Clin Exp Neuropsychol. 2003; 25(8):1090–1101.

[194] Hawley CA, Ward AB, Magnay AR, Long J. Parental stress and burden following traumatic brain injury amongst children and adolescents. Brain Inj. 2003; 17(1):1–23.

[195] Boss P. Loss, Trauma, and Resilience: Therapeutic Work with Ambiguous Loss. New York, NY: WW Norton & Company; 2006.

第30章
颅脑创伤患者预后
Prognosis for Traumatic Brain Injury

Andrew J. Gardner and Ross D. Zafonte

摘要 预后是做治疗决策过程中的最重要因素，也是所有临床医师的基本责任。预后，而不是诊断，为医疗干预提供了合法的基础。每个病例的决策制订和预后判断使医师能够根据临床表现应用科学知识和开展实践，告诉患者所有的治疗方案。完整的预后以许多要素为特征，包括预期持续时间、功能水平以及疾病/疾病病程描述相关的估计，例如进行性衰退、间歇性危机或突发性不可预测的危机，以及是否能部分或全部恢复。在颅脑创伤的患者中，可以围绕生存状态、功能水平、认知水平、体力状况、行为能力或是否恢复到疾病前活动（比如回到工作中）等这些方面进行对预后的计算和分类。大部分信息来自大数据集，因此对任何个体的预后预测可能比较有限。尽管如此，预后仍然对患者、家庭和医疗服务提供者来讲至关重要。本章的目的是：① 为读者提供关于影响TBI预后的几个关键因素的概述和讨论。② 提供有关TBI预后的流行病学数据的总结。③ 讨论有关TBI预后的可能阈值。

关键词 预后，颅脑创伤，流行病学，临床病例制订，循证实践，专家意见，临床意见

引 言

预后（πρόγνωσις）一词起源于希腊语，表示提前知道或提前看到的意思。虽然在定义上看似直截了当——预测一个可能的结果或预见疾病发作的可能过程和转归，以及预测疾病自然过程和病例的症状表现可能提示的后期愈复水平，但在实际应用中，基于大规模人群的科学统计结论与其在单个病例中的应用（即个体化预后）之间的差距始终是现代医学的一个常见问题。也就是说，在个体水平上应用预后组数据的临床方法具有局限性，我们在实践中应始终考虑这一点[1]。这种局限性在颅脑创伤（TBI）中尤为明显，特别是在受伤程度较轻的情况下，人群异质性被认为是决定有效治疗方案的一个重要的障碍[2]。

改善预后是医疗过程的一个根本目的，也是所有临床医师的基本责任。个体化的治疗方案制订和预后评判使医师能够在实践中根据临床表现应用医学理论知识来考虑合适的治疗方案。因此，预后，而不是诊断，为医疗干预提供了合法的基础[1]。它是决定治疗方案的最重要的因素。然而，基于研究文献制订关于预后的指南非常困难，并且医疗专业人员通常依赖于他们自己的临床经验来判断预后。但是，这种方法价值有限：不仅因为临床医师的个人经验会受到选择偏倚的影响，同时这种方式还容易出现严重的认知曲解[3, 4]。许多研究表明，临床医师对预后的"主观"估计往往远不如精心设计的研究那么准确[5-7]。对于微小意识状态和昏迷的患者，已有大量工作提供了令人鼓舞的初步发现和病例报道来预测严重急性脑卒中的恢复可能[8-11]。具体而言，脑电信号双频指数的准确性与意识的行为学评判结果密切相关，阈值为50时，有75%敏感度和特异度来区分昏迷患者和微小意识状态的患者[9]。通过记录闭锁综合征中的P3反应，也可以识别大脑的自发活动[10]。尽管如此，从大量TBI文献中推导出预后规律仍然很困难。TBI文献在研究

目标、研究设计和质量方面各不相同。研究的重点通常不是为临床实践中的应用提供指导，因此TBI医疗保健提供者可能很难仅从研究普遍关联的文献结果中获得实际应用帮助［例如，入院时的Glasgow昏迷量表（GCS）入院时评分与结局相关］。这种关联通常可以进一步量化（即通过回归方程），但这种方法在应用于个体病例时仍然受到限制。

完整预后的特征在于许多要素，包括与预期持续时间、功能水平以及疾病/疾病病程描述有关的估计，如进行性衰退，间歇性危机或突发性、不可预测的危机[12]。因此，我们可以将各种指标应用于预后的预测（图30.1）。例如，在TBI的患者中，可以围绕生存状态、功能水平、认知水平、体力状况、行为能力或是否恢复到疾病前活动（比如回到工作中）等这些方面进行对预后的计算。所以，预后对于患者、家庭和医疗保健提供者都是至关重要的。在TBI中，未来的不确定性往往加剧了家庭已经遭受的痛苦，提供有关预后的信息已经成为损伤发生后最重要的家庭需求[13-15]。

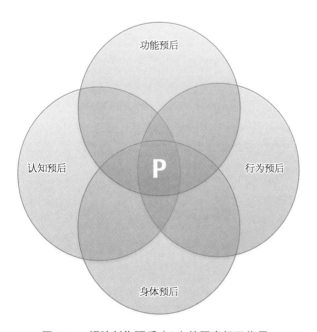

图30.1　颅脑创伤预后（P）的因素相互作用。

序　言

虽然本章的结构主要基于下面讨论的各种因素在预测中起着独立的作用，但这其实是一种不合理的假定。在真实情况中，这些变量存在强烈的相互关系，并不是相互排斥的。例如，性别、年龄、受伤机制和发病前健康同时存在，并且都具有对TBI后发病率和病死率的显著影响[16]。另外，某些因素在很大程度上取决于所考虑的TBI严重程度。此外，TBI的异质性会进一步使预后模型复杂化。这一重要问题将成为本章的一个主题。

本章的目的是提供对影响TBI预后的几个关键因素的概述和讨论，包括：① 人口学和发病前因素。② 损伤机制。③ 临床严重程度和表现。④ 损伤因素、继发疾病与创伤并发症。⑤ 急性和亚急性神经放射学检查结果。⑥ 住院和出院状况。本章将总结TBI预后的流行病学数据，并讨论有关TBI预后的阈值。

人口学与发病前因素

年龄

目前已发现年龄是一个强有力的预后因素。在幼儿（0～4岁）和老年人（年龄≥85岁）中，急诊科（emergency department，ED）TBI表现的比例偏高，这在很大程度上反映了上述年龄段跌倒相关TBI的高发生率[16-19]。许多研究报道了年龄较大与结果较差之间的关联[19-42]。然而，这种关联的性质（即作为连续风险因素的年龄与特定年龄的风险增加的拐点）在研究中是不同的。尽管成人的风险持续存在，但65岁以后预后会显著恶化。有关不良转归年龄拐点的研究不尽相同[29, 33, 35, 36]；在重型TBI中报道"预后良好"的研究结果并不一致；一项研究结果显示，年龄大于55岁（CI：0～4.1%）与年龄大于60岁的患者（CI：0～6.9%）无良好转归，而其他研究报道了一些重度TBI患者（年龄小于63岁）可以重返工作岗位（即恢复良好）[43]。Gómez及其同事[29]报道，尽管有一些65岁以上的患者恢复良好，但概率很低（～6%；CI：2%～4%）。其他研究报道年龄阈值为50岁[26]，甚至年仅30岁[22]。Woertgen及其同事[44]报道，结局不良的患者平均年龄为42.7岁，而平均年龄为28.9岁的患者结局良好。

在对5 600名闭合性TBI患者进行的分析中，74%的55岁以上患者在6个月时的预后较差，而年轻患者为39%。然而，这种变化是连续的，实际上没有明确的阈值年龄。研究人员得出结论，年龄每增加10岁，阴性结果的概率增加40%～50%[21]。此外，年轻患者更有可能实现独立行走[45]。年龄也可预测TBI患者的姿势调节与平衡反应的恢复[46]，然而，TBI后上肢轻瘫患者的年龄与手臂功能恢复无关[47]。

种族

不同种族和族裔群体之间的健康医疗状况一直存在差异。为了解决这个问题，美国政府卫生与公共服务部在2010年引入了"健康人"倡议。在TBI占大多数的创伤病例中，少数民族占比仍然不成比例[48, 49]。具体而言，少数民族患TBI的风险不成比例，几乎占所有脑损伤住院治疗的一半[50-52]。这种差异在非洲裔美国人中最为明显，他们的TBI发病率比白种人高35%[50]，并且TBI的病死率更高[53]。在考虑保险状况并将未保险的亚洲人和未保险的非洲裔美国人与未保险的白种人患者作为参考时，亚洲和非裔美国TBI患者表现出更高的死亡风险[54]。

教育

教育水平与TBI之间的关系比较复杂。未发现教育程度较低与TBI后的失能相关[55]，但据报道，较高的教育水平（大于12年）与较好的结局之间存在弱关联[23]。

性别

男性在ED TBI发病率方面的比例偏高，一直比女性高出60%～80%。该差异在暴力事件与交通事故中尤为明显[16]。在运动性脑震荡中，女性被认为更容易遭受脑震荡，相较于男性也需要更长的时间来恢复[56, 57]。

目前的研究暂未发现性别与功能结局有关[23, 55, 58]，相反，使用幸福感质量（Quality of Well-Being，QWB）量表的创伤恢复项目数据显示，女性创伤患者的QWB评分显著降低；尽管绝大多数样本是TBI患者，但这些结果并非仅针对TBI患者[59]。在运动相关脑震荡方面，有研究表明，临床转归及转归预测因素与性别有关，女性的恢复周期更长[60-63]。

社会经济地位与健康服务

社会经济地位和获得医疗保健的机会也可能在结局中发挥作用。在资源和医疗保健服务稀少的偏远社区，紧急医疗服务不能像城市社区那样容易获得。研究表明，未投保的与参与投保的非洲裔和西班牙裔TBI患者相比，前者的死亡率更高[54]。

就业状态

Willemse-van Son等[55]发现，受伤前的失业与TBI后至少1年的持续残疾（活动限制）和非生产性状态（无法重返工作或训练）有关。其他研究报道称，大多数先前就业的TBI受害者在伤后大约有56%要失业1～3年[64, 65]。

精神健康

据报道，TBI后出现了抑郁、焦虑和自杀意念等心理健康问题的风险。抑郁症和人格改变被描述为TBI后最常见的精神综合征。对连续样本的研究发现，抑郁症患病率为9%～36%[35, 36]，人格改变影响了1/3以上的严重TBI幸存者[66, 67]。据报道，TBI后重度抑郁症（major depressive disorder，MDD）和广泛性焦虑症的患病率显著增加，酒精和大麻素滥用的流行率显著下降。在48名重症TBI患者的样本中，最常见的精神疾病是MDD（30.3%）和性格改变（33.3%）。与没有人格改变的患者相比，人格改变的患者的一般健康状况、机体和社会功能均有所下降[68]。TBI后长期精神病学结局的系统评价确定了TBI与抑郁症之间的关联，同样引人注目的是，TBI与具有攻击性之间存在关联。与受伤前水平和精神病相比，TBI与后续自杀行为、酒精和药物使用减少相关的证据有限[69]。据报道，创伤后应激障碍（posttraumatic stress disorder，PTSD）在轻度TBI（mTBI）后数月的阳性筛查率为26.8%[70]。

然而，病前精神健康问题与TBI后结局之间的潜在关联研究较少。PTSD阳性筛查与既往精神病史有显著相关性[70]。

药物与酒精

酒精和非法药物滥用是TBI中常见的合并症，特别是在由于斗殴而发生的TBI中。许多研究还表明，酒精和药物滥用的既往史是导致不良结局的风险因素[71-74]。滥用药物的既往史往往反映了心理上的脆弱性（病前处理问题的能力较弱）以及生理上的脆弱性[42, 75]。然而，试图分析药物滥用和酒精滥用与结局之间的关系存在困难。TBI研究倾向于排除有药物滥用史的个体，以避免与因变量混淆，而包含有这类受试者的那些研究往往侧重于伤后2年或更短时间内的全面测量[76]。

遗传因素

迄今，通过可能的遗传风险来预测TBI的调查很少。最近，在一群男性美国士兵中，那些具有脑源性神经营养因子（brain derived neurotrophic factor，BDNF）*Met/Met*基因型的士兵在部署到中东期间比没有该基因型的士兵更容易发生脑震荡。所有其他基因型与更大的风险无关。BDNF *Met/Met*基因型也与现役士兵脑震荡的更长寿命史有关。

大多数与遗传相关的研究报道了各种遗传学与 TBI 结果之间的关联。数十年的文献，包括多项荟萃分析，证实*ApoE-4*的存在与 TBI 的慢性转归相关[77-79]。在一个中国队列研究中，通过 GCS 评分的下降与 CT 影像学恶化的评估，研究者推测携带 ε4 型载脂蛋白 E（APOE-）491AA 启动子与 TBI 后 1 周内不良临床转归有关[80]。之前的研究表明，APOE 等位基因可能会影响更严重的患者的预后，此外还与运动员发生碰撞后发生脑挫伤相关[81, 82]。APOE ε4 的存在已被证明不利于儿童和青少年的转归[83]，证据表明 APOE ε4 携带者在头部受伤几月后，出现不利结果的可能性是非携带者的 2 倍多[83]。尽管如此，其他研究结果报道称，虽然 APOE ε4 携带者和非携带者在伤后 6 个月具有相似的评估结果，但是与非携带者中的 1/3 相比，约 1/5 的 APOE ε4 携带者具有良好的晚期结果[84]。有关轻度损伤的数据好坏参半；然而，最近的一项研究表明，即使有这种多态性，也存在脑震荡的风险。但是，关于遗传学是否影响急性结果或最初伤害严重程度的文献结果是复杂和矛盾的，汇总后荟萃分析结果提示二者没有显著性关联[85]。

儿茶酚-O-甲基转移酶（catechol-O-methyltransferase，COMT）中的单核苷酸多态性（一种降解儿茶酚胺神经递质的酶）可能会影响中度和（或）重度 TBI 后残留的认知功能障碍。COMT Met（158）等位基因与非语言处理速度较高有关，但与 mTBI 后的心理可塑性或语言学习无关[86]。

创 伤 机 制

创伤原因

根据从 IMPACT 数据库中的 8 个随机对照试验收集的数据来看，受伤原因并不是 TBI 后长期预后（经年龄调整）的独立预测因子。Massagli 等[58]也发现损伤机制与长期结果无关。

在受伤原因的数据中，跌倒展现出偏倚，结果显示跌倒患者的转归要劣于其他类型的受伤，例如斗殴、交通意外或运动伤。该偏倚可能源于跌倒常发生于老年患者。另外，跌倒常伴有占位性病变[87]。

多发伤

多发性创伤患者四肢受伤与长期预后较差和残疾程度较高有关，尽管这些研究并非特定于 TBI 人群[59, 88]。有趣的是，Cowen 等指出，机动车事故后肢体骨折的 TBI 患者在出院时出现了更高的认知功能独立测量（FIM）评分[89]。在儿科研究中，胸部损伤与结局不佳有关[90]。然而，在其他研究中，胸部或腹部创伤并不能预测长期功能结果[58]。

创伤严重程度与临床表现

GCS 评分被认为是一个强大而可靠的预测 TBI 患者结果的预后指标[22, 24, 25, 28, 33, 89, 91-93]。也就是说，较低的 GCS 评分通常与较差的结局相关。但是，没有研究报道与预后相关的 GCS 阈值。也就是说，尽管良好预后的可能性会随 GCS 评分的下降而减少，但是初始 GCS 分数可能与任何结果相关联。因此，尽管提供了 TBI 严重程度的一般概念，但 GCS 本身并不能指导预后的判断。

一些研究已经分析了 GCS 的亚组。例如，在大型 IMPACT 数据库（*n*=8 700 TBI 患者）中，通过 Glasgow 预后量表（GOS）评分测量的运动评分与结局之间存在强关联。GCS 运动评分仅次于年龄，是预后最强的因素。其次，睁眼反应与语言反应也与预后相关，尽管它们之间的关联较弱。

伤后评分的时间在个体 TBI 伤后的表现中起着重要作用，因此其对预测评估的潜在准确性起着关键作用。因为初始表现（例如，GCS 评分）可能受到诸如镇静、插管、颅内压（ICP）增高、初始脑灌注减少、眶周肿胀、血管不稳定、缺氧和损伤后低血压等因素的影响，对于预测预后而言病情稳定后的评分被认为比入院时或急性期获得的评分更适合[20]。尽管一部分研究者建议在伤后稳定更长的时间来获取更合适的评分，但在预后预测模型的使用中，伤后 6 小时或 24 小时内的评分被认为是优于入院时的适宜评分[24, 92, 94]。

不出所料，TBI 患者入院时获得的院前 GCS 评分和入院 GCS 评分高度相关。研究发现两个评分都可以预测结果。院前和入院 GCS 评分的变化具有预测潜力，创伤评分和损伤严重程度评分（Trauma Score and Injury Severity Score，TRISS）可以计算预测生存率，也提示预后[95]。

在 TBI 的儿童患者样本中，Massagli 等[58]发现出院时 GOS 评分与现场和伤后 6、24 和 72 小时的 GCS 评分相关。然而，出院后 5 ～ 7 年的 GOS 评分仅与 24 小时和 72 小时的 GCS 评分相关，而不是早期评分[15]。在 Michaud 等的研究中[96]，在 72 小时的 GCS 运动反应最能预测残疾严重程度。肢体过伸伸或过屈与较高的残疾率相关。

GCS 评分为 3 ～ 5 分，运动评分为 1 ～ 3 分，缺乏言语反应、缺乏瞳孔反应或缺乏眼睑反射，可独立预测功能结局不良（通过 GOS 评分测量）[97]。其他研究假设 GCS 阈值为 5 或 6 分预测儿童 TBI 预后不良[90, 98]。GCS 评分为 5 分或更低的结局不良的相对风险是 GCS 评分 >5 分（95% CI：1.27 ～ 3.25）患者的 2 倍[91]。初始 GCS 为 3 ～ 7 分的患者与 GCS 为 13 ～ 15 分的患者相比，平均入院和出院运动和认知 FIM 评分显著降低[89]。然而，尽管 GCS 评分较低，但许多 GCS ≤ 5 分的患者仍能存活[91]。功能性 GCS 评分与功能和职业（恢复工作）结局相关[93]。初始 GCS 评分也与初始神经影像学发现的损伤严重程度相关，而后者又与功能结果相关[99]。但是，在考虑 TBI 幸存者功能结局具体方面时，单个 GCS 评分可能不是理想或可靠的预后指标[100]。

简化伤害严重程度（Abbreviated Injury Severity，AIS）评分评估 7 个身体部位的损伤严重程度；头部 AIS 在其评估中使用神经放射学或手术的结果。伤害严重程度评分（Injury Severity Score，ISS）反映了对 3 个受伤最严重的身体部位的评估。这些解剖学指标在预后模型中有用[101]。头部 AIS 和 ISS 评分也与出院后 5 ～ 7 年的早期和长期结果相关。与头部 AIS 评分为 4 ～ 6 分、ISS 为 ≥ 25 分的患者相比，头部 AIS 为 1 ～ 3 分，ISS<25 分可预测良好的转归。较高的 ISS 评分也与较高的病死率相关[58, 98]。Michaud 等发现 ISS 和瞳孔反应能很好地预测生存率[96]。

昏迷持续时间

许多研究已经表明意识丧失的持续时间（loss of consciousness，LOC）和临床转归相关[27, 36, 38, 40, 41, 102-104]。定义 LOC 持续时间的参数各不相同：直到患者可遵嘱的持续时间，GCS 评分大于 8 分，或无特殊情况。昏迷持续时间似乎对出院时的早期功能结果和长期残疾水平（TBI 后 5 ～ 7 岁的 GOS 评分）有一定影响。它被证明是预测功能和职业长期结果的强预后因素[34]。大多数研究报道了昏迷持续时间和结果之间的关联[27, 36, 38, 41, 102, 103]（即昏迷持续时间越长，结果越糟糕）。昏迷的中位长度为 1 天的病例与良好的功能结果相关，而导致中度残疾结果病例昏迷的中位长度为 6 天。严重残疾的 TBI 患者昏迷中位数为 62 天[28]。此外，据报道，昏迷持续时间可预测姿势和平衡反应的恢复，以及上肢 TBI 患者轻瘫手臂功能的恢复[46]。

Katz 和 Alexander[36] 的研究是可以通过计算一个阈值以排除良好转归的可能性的首批报道之一；研究显示，175 名中度至重度 TBI 患者中，LOC 超过 14 天的患者均没有恢复良好。然而，这些结果与一些超过此阈值的良好恢复的报道病例相反，例如，Tate 及其同事[41] 报道了 1 个月昏迷后恢复良好的病例。其他研究也报道了类似的 1 个月的时间节点，之后只有少数（7% ～ 8%）无法遵循命令的患者才会有所恢复[105-107]。

创伤后遗忘症

创伤后遗忘症（posttraumatic amnesia，PTA）的持续时间长期以来被认为是可供康复临床医师使用的最有力的预测工具[108]。PTA 持续时间与结果之间存在强烈关联，PTA 持续时间越长，结果越差[27, 36, 38, 41, 102, 109-111]。良好和不良结果的阈值计算表明，超过 2 个月的 PTA 持续时间导致 100% 和 98% 的 TBI 患者有严重残疾的结果[36, 109]。研究[36, 109, 111] 在排除良好康复可能性的门槛上存在分歧；报道持续时间最长为 3 个月（CI，0 ～ 11%）[36]。在一项大型 TBI 队列研究（n=1 332）中，当 PTA 持续时间少于 40 天时，严重残疾发生率较小（85% 阴性预测率），而当 PTA 持续时间超过 2 个月时，不太可能出现预后良好（90% 阳性预测率）[112]。

Galveston 定向和遗忘测试（Galveston Orientation and Amnesia Test，GOAT）是通过评估 TBI 之前和之后事件的方向和记忆来评估 PTA 持续时间的第一个措施[113]。GOAT 及其改良版本（MOAT）和儿童版（COAT）的开发是为了在闭合性头部损伤恢复的亚急性期间连续评估认知[114]。GOAT 包含 10 个评估定向力、往事回忆和记忆的问题；连续 3 天得分大于 75 分（满分 100 分）被认为是从 PTA 出现的阈值[114]。

定向测试（O-Log）是为床边康复住院患者设计的[115]。它是一种用于快速测量定位状态（地点、时间和情境）的定量工具。它被设计用于连续评估以记录随时间的变化[116]。每个项目的得分如下：

　　○ 3分＝自发的自由回忆（即第一回应）。

　　○ 2分＝在逻辑提示时正确（即"那是昨天，所以今天必须……"）。

　　○ 1分＝在多项选择或音素提示时正确。

　　○ 0分＝尽管有提示，不恰当的反应或没有回应，但回答不正确。

在TBI后的职业或教育追求方面，较长的PTA与较低的生产率有关。通过GOS评分测量，它也与较低的功能结果有关[23, 34]。此外，还报道了PTA长度与独立行走之间的关系[45]。"遵循命令的时间"可能与早期并发症有关，但它可能受到早期镇静的影响，患者需要长时间监测。这是使用PTA和时间遵循命令的缺点之一，因为它不提供立即可用的结果早期预测。然而，这两种方法都被认为是功能结果的良好预测因子（即独立生活和重返工作岗位）[117]。

颅内压 / 脑灌注压

尽管多个倡导TBI救治的基金会和委员会均推荐ICP监测用于所有可挽救的重度TBI患者，但是对患有颅脑创伤的个体进行ICP监测仍然是一个有争议的话题，并且有关于ICP监测TBI患者的功能结局和存活率的研究结果并不一致[118]。然而，ICP的水平（或患者病情严重程度）与预后相关，特别是在重度TBI患者中[26, 118-124]。当然，在文献中也有大量研究发现初始ICP、脑灌注压（cerebral perfusion pressure，CPP）峰值ICP或ICP升高持续时间和结局之间并无关联[58-98, 125-127]。

ICP可能由于初始颅内出血的扩大、脑血流自动调节系统的破坏、脑肿胀和组织缺氧而升高，所有这些都可能导致不良后果[119]。ICP升高的管理方式多种多样，虽然更好的结果与更好地管理CPP有关[128]。通过ICP监测获得的信息常用于制订治疗严重TBI的有针对性的方法，包括CPP的管理。

瞳孔反射

瞳孔反应性已被证明可以预测生存率[32]。来自IMPACT数据库的超过8 700名患者的最新结果显示，至少有一侧非反应性瞳孔的存在与较差的结果显著相关[129]。Majdan及其同事[130]发现，在中度至重度TBI中，GCS运动评分和入院时的瞳孔反应性均为良好的6个月伤后预测病死率的指标。该

领域的瞳孔反应性似乎也与长期结果相关，如通过5～7年出院后GOS评分[28]。

一些作者认为，在确定最终功能结果时，稳定后瞳孔反应优于住院前反应[24, 43]。在初次检查中发现反应迟钝或瞳孔放缓时，病因可能会影响TBI后脑干灌注，而且并非总是小脑幕疝或动眼神经的直接损伤。稳定后，瞳孔的反应性可能会发生变化[43]。

创伤生物标志物

已有越来越多的研究表明神经生化标志物提供与TBI患者的损伤程度有关的早期定量数据的潜力。大型队列研究已经报道了神经元特异性烯醇化酶（neuron-specific enolase，NSE）[131, 132]、胶质蛋白S-100β[133-135]和髓鞘碱性蛋白（myelin basic protein，MBP）[131, 136]。尽管越来越多的证据表明这些潜在的生物标志物与损伤的严重程度相关，但不一致的结果使得很难确定其对TBI常规评估的效用[137, 138]。胶质纤维酸性蛋白（glial fibrillary acidic protein，GFAP）和αⅡ-血影蛋白分解产物也被报道为神经胶质和轴突TBI的标志物[139-142]。最近，随着蛋白组学的进步，泛素C末端水解酶L1（ubiquitin C-terminal hydrolase L1，UCH-L1）也被揭示为脑损伤的新标志物[143]。

在TBI患者入院血清中发现钙结合蛋白B（calcium-binding protein B，S100B）、GFAP、UCH-L1和NSE的水平升高。升高的水平可显著预测功能不良或病死率[136, 144]。这些标志物与损伤严重程度评分和CT表现之间存在关系。然而，与GCS评分无相关性[44]。在TBI患者与对照组的血清和脑脊液（CSF）水平中，已报道急性期和7天内UCH-L1显著升高。GCS评分为3～5分的患者在前12小时内血清和脑脊液UCH-L1水平显著高于GCS评分为6～8分的患者。此外，脑脊液和血清中的UCH-L1水平似乎可区分重度TBI研究中幸存者与非幸存者，后者血清和脑脊液UCH-L1水平更高、更持久[145]。UCH-L1和GFAP各自对TBI和健康对照的鉴别具有良好的敏感性，但当这些生物标志物同时检测时，诊断TBI的敏感性和特异性大大提升[146]。

在儿科患者中，初始和峰值NSE水平和初始MBP水平是4岁或以下儿童结果的更强预测因子。年龄超过4岁的儿童，其相关性较弱[45]。

研究已经开始在细胞和分子水平上检查TBI，

并且检查外周血以识别大脑和外周之间的损伤相关信号已经变得越来越受关注。在神经损伤的标志物中，S-100B 在 TBI 文献中受到了显著的关注，它是一种星形胶质细胞蛋白，已被发现在 TBI 后升高。在一项前瞻性研究中，S-100B 的血清水平在 TBI 患者中增加了 18 倍[44]。一些研究也提供了与功能结果密切相关的证据[44, 139, 147-149]。

GFAP 也已被检查为可能的生物标志物。GFAP 是在星形胶质细胞骨架中浓缩的单体中间丝蛋白。GFAP 特异于脑组织，并且在外周血液循环中不常见。然而，它在星形胶质细胞死亡后释放，因此已在 TBI 患者中发现。据报道，GFAP 比 TBI 中的其他生物标志物具有更高的预后价值[139, 148, 150]。

损伤因素、继发疾病与创伤并发症

二次打击

TBI 后与结果不良相关的继发性损伤包括低血压［收缩压（SBP）<90 mmHg］、缺氧（pO2<60 mmHg）和体温过低（<35℃）。这些继发性打击通常导致出院时残疾率更高、住院时间更长[151]。低血压、缺氧和体温过低在 TBI 后并不罕见，发生率为 10% ～ 40%。对于每个因素，预后不佳的可能性几乎翻倍。持续性低血压或缺氧的患者经常被发现在 CT 上具有更严重的特征（移位、肿胀、Marshall Ⅲ级或Ⅳ级），低血压被认为是最强的预后因素[25, 151, 152]。

低血压症

低血压与预后不良、住院时间延长、出院后更可能再进入康复机构相关。血压和预后之间没有明确的阈值。在一项对 8 项随机对照试验和超过 6 600 名患者的人群系列研究的回顾中，120 ～ 150 mmHg 的 SBP 和 85 ～ 110 mmHg 的平均动脉压（MAP）与良好预后相关［（SBP 的最佳结果）=135 mmHg，MAP=90 mmHg］。高于和低于这些值的情况与较差的结果相关，但是，当根据其他因素进行调整时，这种关系并不显著[42, 153]。

低血压通常与失血、贫血和血小板减少有关。在这些病例中，脑灌注可能减少，因为后来通常会出现全身血压下降。高血压通常与较差的运动反应、肿块病变和可能增加的 ICP 相关。因此，这些事件反映了更严重的临床情况，这可能导致更糟糕的结局[50]。

在儿科研究中，早期低血压患者的预后不良，此处低血压是指低于在现场或急诊室测得的 SBP 的 5%[24, 154, 155]。

低温症

争议仍然围绕着低温在 TBI 后提供脑保护的观念。国家急性脑损伤低温研究[156]发现，低温治疗与年龄超过 45 岁的患者的阴性结果有关，但对于年龄小于 45 岁且入院时接受低温治疗的患者有益。相反，Jeremitsky 等[127]发现，接受低温治疗且年龄 <45 岁的患者，病死率更高。在 2001 年的一项多中心试验中，利用低温治疗在受伤后 8 小时内诱导 33℃的体温，发现低温对改善预后无效[157]。在儿科人群中，没有数据支持在 TBI 患者中使用低温治疗[158]。

高血糖症

据报道，高血糖与病死率增加和住院时间延长有关，尽管它不是预后的独立预测因子[128]。来自 6 项Ⅲ期随机对照试验和 1 项观察性研究的 IMPACT 数据库显示，血糖是预后的一个重要因素。高血糖与预后不良有关。由于循环可能已经在 TBI 中受到影响，高血糖会进一步损害微血管[25, 159]。

低氧症

缺氧与较长的重症监护病房（ICU）和总住院时间相关，院前缺氧与较高的病死率相关[42, 151]。GCS 评分为 4 ～ 5 分的低碳酸血症患者预后较差。当发生在 15 ～ 24 小时时，它与较长的 ICU 和住院 LOS 有关[42]。酸中毒与更长的 ICU 和住院 LOS 相关，患者更有可能出院到康复机构而不是回家[42]。此外，它与较差的功能结局有关[159]。

凝血障碍与贫血

凝血酶原时间（PT）延长是预后的一个强有力的独立预测因子[25, 56]。2008 年发表的一项荟萃分析回顾了 34 项研究，发现 TBI 后凝血病的患病率为 32%。凝血功能障碍与较差的预后相关[160]。另有推测称凝血功能障碍可能使挫伤恶化[56]。CT 上新发病灶的延迟性损伤与 PT 和部分促凝血酶原激酶时间的延长相关。然而，在一项研究中，国际标准化比例的增加与预后无关，贫血是预后较差的预测因素[42]。从 2007 年开始，低血红蛋白和高血糖是 IMPACT 数据库中结果的最强预测因子。如果脑灌注已经受损，贫血可以加重这种效应并导致进一步缺血[25, 56]。在最初 6 小时内，急诊输血的需求也是较差转归的预测因素[98]。入院时血小板减少症与较差的功能结果相关联[25, 56]。

儿茶酚胺类水平

入院时去甲肾上腺素水平升高与 1 周时 GCS 为 3 或 4 分的 TBI 患者的预后较差有关。早期脑死亡患者（伤后第 1 周内）发现含量最高[161, 162]。

钠水平

钠水平与结局呈 U 形关系。高值和低值都与较差的结局相关。低钠血症可能会加重脑水肿，从而影响预后[56]。在 2007 年的 IMPACT 研究中，6 个月临床转归最差的患者常为高血糖、凝血功能障碍、低钠血症和贫血的患者。可能反映了他们受伤的严重程度[56]。

急性与亚急性神经病学改变

CT 检查的发现

自从其开发和随后实施危重症护理以来，CT 扫描已成为 TBI 人群中常规 ED 临床护理的一部分。CT 扫描结果为 TBI 预后提供了重要信息[24]。存在蛛网膜下腔出血[25, 97, 163]、脑室内出血[163, 164]、脑池消失[25, 163]、显著中线移位[25, 163]、硬膜外出血或硬脑膜下出血都与较差的结局相关，这些发现中的任何一个都与预后的各种可能性相关。然而，挫伤的证据仅对预后有轻度影响[25]。

已开发的 CT 分类系统将 CT 结果与功能结果相关联，例如 Marshall CT 分类[25, 163]。来自大规模 IMPACT 研究的数据发现，Marshall CT 分类和个体 CT 特征是按 GOS 衡量的预测结局的强预后因素。Ⅲ级或Ⅳ级弥漫性损伤患者的预后较差。在患有大面积病变的患者中，与急性硬膜下血肿相比，硬膜外血肿的结果更好[25, 163]。然而，在一组儿科 TBI 的 5～7 年随访中，硬膜下或脑内出血并不能预测临床转归[58]。

来自颅脑创伤模型系统（traumatic brain injury model systems，TBIMS）研究的数据已经证明，微小意识状态（minimally conscious state，MCS）的出现比实现功能独立性更容易。在 188 名患有严重意识障碍的患者中，37.2% 来自 MCS，只有 16.5% 实现了部分功能的独立性。神经康复入院时的年龄和意识水平是两个独立的预后因素[165]。

在儿科研究中，初始 CT 显示弥漫性轴索损伤、弥漫性脑水肿、复杂病变或大量局灶性病变与预后不良相关[98]，尽管其他研究表明脑水肿与预后无关[58]，同时早期 CT 扫描或单次 CT 扫描可能对严重弥漫性脑病患儿无明显预后意义。

Bigler 等[166] 评估了损伤后 25 天或更多天进行的磁共振成像（MRI）扫描的脑室 - 脑比（ventricle-to-brain ratio，VBR），作为脑萎缩的指标。将这些后期发现与损伤日（day-of-injury，DOI）CT 进行比较，DOI CT 上异常的存在与 VBR 增加有关。CT 分类（Ⅱ～Ⅶ）中 VBR 无显著差异。DOI CT 扫描阴性结果与 VBR 的最小或无显著变化相关。DOI CT 异常可预测脑萎缩的发展，这与通过出院残疾评定量表（Disability Rating Scale，DRS）和 FIM 评分评估的较差结果相关。在该研究中，CT 分类未导致 DRS 和 FIM 结果的显著差异。然而，脑干损伤患者出院时 DRS 较高，FIM 评分较低[62]。

MRI 检查的发现

TBI 神经成像研究数量不断增加。虽然常规 MRI（与 CT 扫描相反）能够更好地显示病变，特别是位于脑干中的病变，但是 MRI 可用的技术越来越先进（例如，扩散张量成像和纤维束成像、磁共振波谱、磁敏感度加权成像、动脉自旋标记、脑血流、灌注等），不仅仅是捕获结构性大脑异常。现在认为采用多模态神经影像学方法具有相当大的潜力，来识别新的生物标志物和 TBI 结果的预测因子[167]。

病变的深度与结果密切相关，并且已发现脑干病变与不良结果高度相关。双侧脑干损伤时预后往往很差，只有不到 7% 的双侧脑干损伤的 TBI 患者能恢复良好[29, 168-170]。丘脑是感兴趣的神经解剖学区域，其损伤常与预后不良相关。已经发现胼胝体、脑干和丘脑中弥散加权成像（DWI）病变和液体衰减反转恢复（FLAIR）病变的数量是严重 TBI 的独立预后因素，即使在调整其他重要因素后也是如此[171]。

器质性损伤与临床表现的相关性

脑干受累与较差的长期预后有关。脑干损伤的存在也与较差的"专业能力"相关，并且这些患者中出现更多的协调问题、视力障碍、精神病和痉挛[172]。

与局灶性损伤较多的患者相比，弥漫性损伤患者上肢瘫痪后手臂功能恢复时间较长[47]。

院内并发症、多发伤与出院时状态

来自创伤恢复项目的 1 000 多名创伤患者的结果显示，患有严重医院并发症的患者在伤后 1 年通过 QWB 量表测量的结果较差。10% 的患者在住院期间出现了并发症。肺部并发症（如肺炎、肺栓塞、成人呼吸窘迫综合征等）、胃肠道并发症（如胃肠道出血、小肠梗阻、肠道损伤等）、感染（败血症、伤口感染等）和肌肉骨骼问题（隔室综合征、骨不连等）。更糟糕的长期结局与肺部并发症和感染密切相关[173]。

急性肺损伤

在一项针对单纯性头部损伤的 TBI 患者的 4 年前瞻性研究中，大约 30% 的重度 TBI 组发生急性肺损伤[174]。推测急性肺损伤可能是激活后发生神经源性肺水肿的结局[175]。或者，它可能与全身性炎症反应有关[176]，或者与 ICP 升高时，机体为稳定 CPP 而引发血压升高有关[69, 177]。

急性肺损伤患者的预后较差，病死率较高。这些患者的伤害严重程度评分也较高[69]。

心律不齐与 β 受体阻滞剂

与 TBI 相关的超肾上腺素能状态和自主神经功能障碍也可表现为心率变异性（heart rate variability，HRV）降低[178, 179]。更高的损伤严重程度似乎对心率的自主控制有更大程度的影响。这种可变性的降低，特别是在最初的 24 小时内，以及心脏解偶联的状态，与病死率和自主神经系统衰竭的增加有关[162, 179, 180]。

重度 TBI 患者的 β 阻滞剂治疗似乎可以提高生存率。Riordan 等[179] 提出基于患者在 24 小时内进行心脏解偶联的时间量来对死亡风险进行分层，他们将其定义为 5 分钟心率标准偏差在 0.3 ～ 0.6 次/分。他们发现 β 阻滞对 24 小时内 >5% 处于心脏解偶联状态的患者的效果最好。因此，HRV 和心脏解偶联可能有助于确定哪些患者可以从 β 受体阻滞剂治疗中获益最多[179]。

在最近的一次会议报道［American Academy of Neurology (AAN) 2016 Annual Meeting, Vancouver, BC, Canada. Emerging Science Platform Session. Abstract 007. Presented April 19, 2016］上揭示了一项随机试验的结果［降低重度颅脑创伤后肾上腺素能或交感神经功能亢进（TBI 后 DASH）研究/the Decreasing Adrenergic or Sympathetic Hyperactivity after Severe Traumatic Brain Injury (DASH After TBI) study］，该试验观察了重度 TBI 后最初几天 β 受体阻滞剂普萘洛尔和 α₂ 受体激动剂可乐定对肾上腺素能阻滞以增加无须呼吸机治疗天数的作用。Ⅱ 期、双盲、安慰剂对照，单中心试验研究纳入 16 ～ 64 岁严重 TBI 患者，头部 CT 颅内出血，入院后 24 小时 GCS 评分 ≤ 8 分。介入组接受普萘洛尔和可乐定治疗 7 天。普萘洛尔每 6 小时静脉给药 1 mg，可乐定每 12 小时口服 0.1 mg。安慰剂组接受配对静脉注射和肠内安慰剂。结果显示，无呼吸机天数的主要终点没有差异，这是呼吸机时间和病死率的综合结果。这是一个有争议的发现，因为这两种药物是 ICU 严重 TBI 的主要治疗方法。该试点研究还存在一些局限性：① 数据收集主要集中在伤后的急性期，如果在不同的时间点进行调查，结果是否会有所不同。② ICU 呼吸机总天数所关注的指标非常粗糙，但相比于其他指标如脱机总时长，前者对变化可能更加敏感。③ 脑创伤后的肾上腺素能激增会导致许多继发性及多因素的合并症，这种情况不太可能通过单一封锁来控制。

血清肌钙蛋白与 β 受体阻滞剂

肌钙蛋白（troponin，TnI）水平升高与较低的 GCS 评分、较高的 ISS 评分和较高的 TBI 患者病死率相关。已经发现，即使在调整了损伤严重程度后，它也是预后不良的独立预测因子。β 受体阻滞剂治疗与 TnI 升高患者的生存率提高有关[181]。然而，正如上文所述，任何关于单一 β 受体阻滞剂可能是这种异质性损伤有效治疗选择的观点都是有争议的，过于简单化。

重症监护持续时间

在一些研究中，较长的住院时间与较低的入院运动和认知 FIM 评分有关[89]，而其他研究发现与结局无关[29, 55]。

一项由创伤患者组成的大型前瞻性流行病学研究显示，急性住院 7 天或更长时间，或者 ICU 4 天或更长的停留时间，与 QWB 量表测量的 12 个月和 18 个月功能结果较差有关，其中包括对运动和身体功能及社会活动的评估。然而，这项研究的重点是创伤患者，并不是特异于TBI患者[173]。

出院去向与出院状态

出院地点是出院时和出院后5～7年与GOS评分相关的预后因素。急性护理后出院可预示良好结果[28]。DRS表明康复出院时残疾概率较高，与TBI后1年持续残疾有关[55]。

康复或出院时神经功能

康复医院入院时的功能状态与DRS、护理水平、FIM和功能评估测量（functional assessment measure，FAM）评分所测量的最终功能结果相关[182]。在入院康复机构时残疾较多往往预示未来身体功能难以恢复，包括TBI后的工作或上学。康复出院时残疾率较高也可预测TBI 1年后继续出现残疾[23]。

ICU中危重患者的早期活动已被提议作为改善功能结果的重要方面。一些研究和临床试验支持这样一种观点，即ICU入院期间的下床活动是降低ICU获得性无力和改善神经肌肉无力及身体功能的重要干预措施[183-185]。改善的结果可能包括更多的患者能够在ICU和出院时走动，以及缩短住院时间[185]。

创伤与康复间隔时间 / 早期康复

TBI发生与康复治疗之间的时间长度也与功能结果有关[182]。早期入院康复治疗与预后较好有关[89]。

康复持续时间

由于康复医院的住院时间较长，住院后期的功能状态变化较小。经过12个月的康复计划后，FIM和FAM评分没有显著变化。

颅脑创伤、年龄与神经退行性疾病的相关性

越来越多的研究关注于单次TBI（无论严重程度如何）、多次TBI（如一些运动员在其职业生涯中所经历的多次TBI）和"脑震荡下打击"（定义为亚临床的碰撞运动中运动员碰撞造成的头部打击）的可能长期后果，以及其与加速衰老、轻度认知障碍和神经退行性疾病的风险[186-194]。

单次TBI与患痴呆症风险之间可能存在的因果关系仍然存在争议。已经有许多研究和荟萃分析不支持TBI与痴呆风险之间存在关联[195-199]。即使在报道TBI与痴呆之间存在正相关的研究[196, 200]中，报道风险的程度也存在显著差异，这可能是由于TBI严重程度、患者年龄和随访期时长的差异（有些研究随访短至2年）。

Gardner及其同事[186]共评估了51 799名创伤患者。其中，4 361名（8.4%）TBI患者有痴呆，而6 610名（5.9%）痴呆患者为非TBI创伤患者。作者报道说，TBI与痴呆风险增加1.4～1.5倍有关。与非TBI创伤患者相比，TBI患者被诊断患有帕金森病（Parkinson's disease，PD）的可能性也是1.3～1.6倍[194]。在ED或住院患者中，55岁或以上患有中至重度TBI的患者或65岁或以上的mTBI患者患痴呆症的风险增加。相反，作者还提出，年轻人对近期mTBI的影响可能比老年人更有弹性[186]。作者还报道说，在这个患者样本中，在55岁及以上的人群中，TBI与在5～7年内发生PD的风险增加44%。这些发现不太可能是由于混淆因素或反向因果关系造成的[194]。

临床试验的发现

过去30年来，在TBI中进行了大量涉及药物治疗和其他策略的临床试验，但收效甚微[201]。在此期间，已有40项主要临床试验涉及旨在增强形态学和功能恢复的神经保护剂，但这些药物在第二阶段或第三阶段评估中失败了。总的来说，在TBI中的临床试验已证明临床获益甚微，以至于大多数制药公司已经取消了相关业务，不再进行急性期神经保护和修复的研究。尽管TBI负担很重，但最近的一份制药行业报告指出，只有8种药物处于临床试验阶段，其中只有一种处于III期评估阶段[202]。治疗TBI的临床试验证明收效甚微。例如，proTECT III临床试验未发现在急性TBI患者中使用黄体酮相对于安慰剂的任何结局改善[203]；此外，在重度TBI患者中进行的SyNAPSe III期临床试验的主要和次要分析显示，黄体酮无临床益处[204]。胞二磷胆碱脑创伤治疗试验（Citicoline Brain Injury Treatment Trial，COBRIT）的III期临床试验数据与安慰剂相比，发现对TBI患者使用90天的胞二磷胆碱没有改善功能或认知结果[205]。由于与对照组相比治疗组的病死率更高，因此糖皮质激素和硫酸镁的临床试验已停止。

最近，一项 TBI 临床试验将低温作为治疗颅内高压的方法，结果发现，ICP 高于 20 mmHg 的患者接受低温和标准治疗的预后并不比只接受标准治疗更好[206]。

大型临床试验失败的原因很难阐明。通常尽管在 TBI 临床试验的情况下，许多药剂已开发并推向了临床，但仍然困难重重。在评估 TBI 等高度异质和复杂的系统性疾病时，成功的药剂应针对特定机制或信号通路的假设不太可能成为突破性策略[202]。因此，制药方法仅针对 TBI 级联的一个环节往往不太可能表现出足够的临床益处。相反，包括可能起到减少产生继发性损伤级联的多种因素的受体或药物组合的药物开发策略可能是更有益的方法[201, 202]。推进对表型的全方位理解并且靶向具有明确定义的生物标志物可以提供更有针对性的方法，而不是同时尝试多种途径的、缺乏经验的、过于简单和广泛的方法。Maas 及其同事[201]强调了 TBI 临床试验的复杂性，提出了两个重要的独特因素，这些因素将 TBI 临床试验与所有其他医学领域区分开来。首先，TBI 不是单一的疾病，而是包括高异质性和一系列复杂的病理过程，范围从弥漫性轴索损伤到局灶性挫伤和脑外血肿。此外，TBI 患者在临床严重程度和基线预后风险方面通常极不均匀[201]。虽然许多试验失败，但仍有许多正在进行的临床试验显示出不同程度的阳性结果。例如，关于激素药物（如黄体酮、雌激素）、谷氨酸拮抗剂、免疫调节剂（如他汀类、环孢素）、抗氧化剂和凝血调节剂治疗的临床试验[202]。时间将揭示这些临床试验是否成功。

颅脑创伤预后

创伤严重程度

正如本章内容所提到的，TBI 严重程度与急性和亚急性临床表现在预后中起重要作用。在体育运动中，脑震荡被认为是 TBI 严重程度最轻微的一类疾病，90% 的运动员在伤后前 7～10 天内无症状[207]。只有大约 20% 的运动员患有 PTA 并且只有不到 10% 的受累运动员出现 LOC[208]。在极少数情况下，运动员在参加运动时遭受了致命的打击。在首次受伤后的再次受伤（即运动员尚未完全康复）可能导致致命事件（称为二次打击综合征）的继发级联反应［脑水肿和（或）弥漫性脑肿胀］的观点存在争议[209, 210]。平民 mTBI（不论

复杂程度）和军事 TBI（通常经历过爆炸，例如震爆伤）中，预后可能会有所不同。来自 TRACK-TBI 研究的前瞻性多中心转化研究和临床知识的数据显示，伤后 3 个月每 3 名 mTBI 患者中就有 1 名患者功能受损［即 Glasgow 预后评分（GOSE）≤ 6 分］。此外，82% 的 mTBI 患者报告他们在伤后 6 个月和 12 个月时仍然经历至少一次脑震荡后遗症，约 45% 和 40% 的患者分别对生活评分的满意度较差[211]。中度 TBI 的预后比复杂的 mTBI 或重度 TBI 更容易预测。中度残疾或者 90% 以上的中度 TBI 幸存者可有较好的恢复[212-215]。与中度 TBI 较差结果相关的危险因素包括较低的 GCS 评分（即 9 或 10 分）、年龄较大和 CT 扫描异常[212-215]。在存在这些因素的中度 TBI 患者中，他们更倾向于经历中度残疾（或偶尔，甚至是严重残疾）而不是良好的康复。虽然中度 TBI 后的预后通常较好，但是 GOS 较高的类别更为明显。研究表明，即使在恢复良好的个体中，也常常存在神经行为问题并导致中度 TBI 的致残[214, 215]。在本章重点讨论的重度 TBI 中，其预后差异很大，往往难以预测。

预后的评价标准

TBI 中相应的阈值可作为恢复进程中关键的"里程碑"，在临床中发挥重要作用。然而，大部分 TBI 结果研究未报道阈值。使用阈值，即特定预测变量（或预测变量集）的值，作为特定结果可能性的得分，比使用组间相关系数 R^2、矩阵或对数可能比具有更大的临床效用，例如，我们注意到大量研究表明，PTA 持续时间超过 3 个月的个体未达到基于 GOS 标准的良好恢复评分，或者 PTA 持续时间小于 2 个月的个体不会出现重度残疾（基于 GOS 标准）[35, 109]。因此，PTA 持续时间小于 2 个月将被视为排除重度残疾可能性的阈值，而 PTA 持续时间超过 3 个月将被视为排除良好恢复可能性的阈值。了解这些关键阈值具有相当大的临床效用，例如，如果 PTA 的长度超过 3 个月，临床医师可以就家庭成员对受伤个体未来的实际预期提出建议，或者在 PTA 的前 2 个月内，临床医师可以为家庭提供有关良好结果的可能性的希望。

贯通伤患者

穿透性损伤与闭合性头部损伤有很大不同。从结果的角度来看，穿透性损伤后的早期病死率明显高于闭合性头部损伤；然而，在幸存者中，植物生

存或严重残疾的人数相应较少[216]。遭受火器所致穿透伤的平民患者的病死率很高[44, 217, 218]。GCS和子弹轨迹与预后相关。GCS评分越低，预后越差。较低的GCS评分（3～8分）和双侧损伤或经脑室损伤的CT表现与不良预后相关。Levy及其同事[217]报道，复苏后GCS评分小于8分的患者预后较差，Grahm及其同事[218]发现，在GCS评分为3～5分的患者中，没有患者的长期随访恢复良好。一旦一个人在穿透性损伤中幸存下来，恢复良好的机会很高。与头部闭合性人群相比，植物状态或MCS的人数明显减少。

结 论

TBI是一个重要的公共卫生问题，通常会导致影响个体认知、行为、运动、感觉和情绪功能的残留症状。TBI的恢复和康复可能需要大量资源，需要数年时间。有些人从未完全恢复到其病前水平，有些人需要持续的终身护理和支持。预测TBI中的个体化恢复极具挑战性，需要考虑众多的交互变量。虽然预测更严重TBI的生存率已经取得了一定的成功，但没有明确的公式可以预测不同TBI严重程度的详细功能结果。然而，血液和血清生物标志物的持续研究以及神经成像技术的改进为改善未来的预后能力提供了一些希望。

章 节 精 要

TBI是所有年龄段的常见损伤，并且可能由于一系列病因（例如，机动车事故、跌倒、斗殴、运动脑震荡、工作相关事故）而发生。没有人可以免受TBI或其潜在后果的影响，最坏的情况下可能是致命的，而最好的情况是可以随着时间的推移实现完全恢复。提供个性化预后是TBI诊疗中最具挑战性的一环。成功预测重度TBI的生存率已有所改善；然而，这一成功并未转化为预测轻中度TBI病例的详细功能预后。提供个体化预后相关的局限性主要是由于：① 缺乏与TBI预后和转归相关的临床指南，这很可能是由于TBI的异质性，特别是在严重程度较轻的一端。② 有限且相对无效的临床阈值。从预后的角度来看，关键的临床要点包括：

○ 尽管没有应用严格的阈值，但较低的GCS评分与较差的结果相关联。

○ 昏迷持续时间与较差的结果相关。

— 当昏迷持续时间<2周时，严重残疾的可能性较小。

— 当昏迷持续时间>4周时，恢复的可能性较小。

○ PTA持续时间与更糟糕的结果相关。

— 当昏迷持续时间<2个月时，严重残疾的可能性较小。

— 当昏迷持续时间>3个月时，恢复的可能性较小。

○ 年龄较大与结果较差有关。

— >65岁的人不太可能恢复良好。

○ MRI上较深的病变与较差的结果相关。

— 当急性MRI上存在双侧脑干病变时，恢复的可能性较小。

（陈先震 杨朝华）

参考文献

[1] Wiesemann C. The significance of prognosis for a theory of medical practice. Theor Med Bioeth. 1998; 19(3):253–261.

[2] Saatman KE, Duhaime A-C, Bullock R, Maas AIR, Valadka A, Manley GT, Workshop Scientific Team and Advisory Panel Members. Classification of traumatic brain injury for targeted therapies. J Neurotrauma. 2008; 25 (7):719–738.

[3] Dawes RM, Faust D, Meehl PE. Clinical versus actuarial judgment. Science. 1989; 243(4899):1668–1674.

[4] Knaus WA, Wagner DP, Lynn J. Short-term mortality predictions for critically ill hospitalized adults: science and ethics. Science. 1991; 254(5030):389–394.

[5] Perkins HS, Jonsen AR, Epstein WV. Providers as predictors: using outcome predictions in intensive care. Crit Care Med. 1986; 14(2):105–110.

[6] Chang RW, Lee B, Jacobs S, Lee B. Accuracy of decisions to withdraw therapy in critically ill patients: clinical judgment versus a computer model. Crit Care Med. 1989; 17(11):1091–1097.

[7] Poses RM, Bekes C, Copare FJ, Scott WE. The answer to "What are my chances, doctor?" depends on whom is asked: prognostic disagreement and inac-curacy for critically ill patients. Crit Care Med. 1989; 17(8):827–833.

[8] Andrews K. Clinical approaches to the withdrawal of nutrition and hydration. Clin Med (Lond). 2003; 3(4):342–345.

[9] Schnakers C, Majerus S, Laureys S. Bispectral analysis of electroencephalogram signals during recovery from coma: preliminary findings. Neuropsychol Rehabil. 2005; 15(3–4):381–388.

[10] Schnakers C, Perrin F, Schabus M, et al. Detecting consciousness in a total locked-in syndrome: an active event-related paradigm. Neurocase. 2009; 15 (4):271–277.

[11] Childs NL, Mercer WN. Brief report: late improvement in consciousness after post-traumatic vegetative state. N Engl J Med. 1996; 334(1):24–25.

[12] Vogenberg FR. Predictive and prognostic models: implications for healthcare decision-making in a modern recession. Am Health Drug Benefits. 2009; 2 (6):218–222.

[13] NIH Consensus Development Panel on Rehabilitation of Persons With Traumatic Brain Injury. Consensus conference. Rehabilitation of persons with traumatic brain injury. JAMA. 1999; 282(10):974–983.

[14] Holland D, Shigaki CL. Educating families and caretakers of traumatically

brain injured patients in the new health care environment: a three phase model and bibliography. Brain Inj. 1998; 12(12):993–1009.

[15] Junqué C, Bruna O, Mataró M. Information needs of the traumatic brain injury patient's family members regarding the consequences of the injury and associated perception of physical, cognitive, emotional and quality of life changes. Brain Inj. 1997; 11(4):251–258.

[16] Fu TS, Jing R, Fu WW, Cusimano MD. Epidemiological trends of traumatic brain injury identified in the emergency department in a publicly-insured population, 2002–2010. PLoS One. 2016; 11(1):e0145469.

[17] Faul M, Xu L, Wald MM, Coronado VG. Traumatic Brain Injury in the United States: Emergency Department Visits, Hospitalizations and Deaths 2002–2006. Atlanta, GA: Centers for Disease Control and Prevention, National Center for Injury Prevention and Control; 2010:891–904.

[18] Marin JR, Weaver MD, Yealy DM, Mannix RC. Trends in visits for traumatic brain injury to emergency departments in the United States. JAMA. 2014; 311(18):1917–1919.

[19] Fu TS, Jing R, McFaull SR, Cusimano MD. Recent trends in hospitalization and in-hospital mortality associated with traumatic brain injury in Canada: a nationwide, population-based study. J Trauma Acute Care Surg. 2015; 79(3):449–454.

[20] Gray DS, Burnham RS. Preliminary outcome analysis of a long-term rehabilitation program for severe acquired brain injury. Arch Phys Med Rehabil. 2000; 81(11):1447–1456.

[21] Hukkelhoven CW, Steyerberg EW, Rampen AJ, et al. Patient age and outcome following severe traumatic brain injury: an analysis of 5600 patients. J Neurosurg. 2003; 99(4):666–673.

[22] Poon WS, Zhu XL, Ng SC, Wong GK. Predicting one year clinical outcome in traumatic brain injury (TBI) at the beginning of rehabilitation. Acta Neurochir Suppl (Wien). 2005; 93:207–208.

[23] Mushkudiani NA, Engel DC, Steyerberg EW, et al. Prognostic value of demographic characteristics in traumatic brain injury: results from the IMPACT study. J Neurotrauma. 2007; 24(2):259–269.

[24] Cremer OL, Moons KGM, van Dijk GW, van Balen P, Kalkman CJ. Prognosis following severe head injury: development and validation of a model for prediction of death, disability, and functional recovery. J Trauma. 2006; 61(6):1484–1491.

[25] Murray GD, Butcher I, McHugh GS, et al. Multivariable prognostic analysis in traumatic brain injury: results from the IMPACT study. J Neurotrauma. 2007; 24(2):329–337.

[26] Signorini DF, Andrews PJ, Jones PA, Wardlaw JM, Miller JD. Predicting survival using simple clinical variables: a case study in traumatic brain injury. J Neurol Neurosurg Psychiatry. 1999; 66(1):20–25.

[27] Rao N, Rosenthal M, Cronin-Stubbs D, Lambert R, Barnes P, Swanson B. Return to work after rehabilitation following traumatic brain injury. Brain Inj. 1990; 4(1):49–56.

[28] Walder AD, Yeoman PM, Turnbull A. The abbreviated injury scale as a predictor of outcome of severe head injury. Intensive Care Med. 1995; 21(7):606–609.

[29] Gómez PA, Lobato RD, Boto GR, De la Lama A, González PJ, de la Cruz J. Age and outcome after severe head injury. Acta Neurochir (Wien). 2000; 142(4):373–380, discussion 380–381.

[30] Yeoman P, Pattani H, Silcocks P, Owen V, Fuller G. Validation of the IMPACT outcome prediction score using the Nottingham Head Injury Register dataset. J Trauma. 2011; 71(2):387–392.

[31] Born JD, Albert A, Hans P, Bonnal J. Relative prognostic value of best motor response and brain stem reflexes in patients with severe head injury. Neurosurgery. 1985; 16(5):595–601.

[32] Narayan RK, Enas GG, Choi SC, et al. Practical techniques for predicting outcome in severe head injury. In: Becker DP, Gudeman SK, eds. Textbook of Head Injury. Philadelphia, PA: WB Saunders, 1989:420–425.

[33] Vollmer DG, Torner JC, Jane JA, et al. Age and outcome following traumatic coma: why do older patients fare worse? J Neurosurg. 1991; 75(1):S37–S49.

[34] Choi SC, Narayan RK, Anderson RL, Ward JD. Enhanced specificity of prognosis in severe head injury. J Neurosurg. 1988; 69(3):381–385.

[35] Pennings JL, Bachulis BL, Simons CT, Slazinski T. Survival after severe brain injury in the aged. Arch Surg. 1993; 128(7):787–793, discussion 793–794.

[36] Katz DI, Alexander MP. Traumatic brain injury. Predicting course of recovery and outcome for patients admitted to rehabilitation. Arch Neurol. 1994; 51(7):661–670.

[37] Combes P, Fauvage B, Colonna M, Passagia JG, Chirossel JP, Jacquot C. Severe head injuries: an outcome prediction and survival analysis. Intensive Care Med. 1996; 22(12):1391–1395.

[38] Ellenberg JH, Levin HS, Saydjari C. Posttraumatic amnesia as a predictor of outcome after severe closed head injury. Prospective assessment. Arch Neurol. 1996; 53(8):782–791.

[39] Hawkins ML, Lewis FD, Medeiros RS. Impact of length of stay on functional outcomes of TBI patients. Am Surg. 2005; 71(11):920–929, discussion 929–930.

[40] Sherer M, Yablon SA, Nakase-Richardson R, Nick TG. Effect of severity of post-traumatic confusion and its constituent symptoms on outcome after traumatic brain injury. Arch Phys Med Rehabil. 2008; 89(1):42–47.

[41] Tate RL, Lulham JM, Broe GA, Strettles B, Pfaff A. Psychosocial outcome for the survivors of severe blunt head injury: the results from a consecutive series of 100 patients. J Neurol Neurosurg Psychiatry. 1989; 52(10):1128–1134.

[42] Levin HS, Benton AL, Grossman RG. Neurobehavioral Consequences of Closed Head Injury. New York, NY: Oxford University Press; 1982.

[43] Cifu DX, Keyser-Marcus L, Lopez E, et al. Acute predictors of successful return to work 1 year after traumatic brain injury: a multicenter analysis. Arch Phys Med Rehabil. 1997; 78(2):125–131.

[44] Woertgen C, Rothoerl RD, Metz C, Brawanski A. Comparison of clinical, radiologic, and serum marker as prognostic factors after severe head injury. J Trauma. 1999; 47(6):1126–1130.

[45] Katz DI, White DK, Alexander MP, Klein RB. Recovery of ambulation after traumatic brain injury. Arch Phys Med Rehabil. 2004; 85(6):865–869.

[46] Macpherson V, Sullivan SJ, Lambert J. Prediction of motor status 3 and 6 months post severe traumatic brain injury: a preliminary study. Brain Inj. 1992; 6(6):489–498.

[47] Katz DI, Alexander MP, Klein RB. Recovery of arm function in patients with paresis after traumatic brain injury. Arch Phys Med Rehabil. 1998; 79(5):488–493.

[48] Betancourt JR, Green AR, Carrillo JE, Ananeh-Firempong O, II. Defining cultural competence: a practical framework for addressing racial/ethnic disparities in health and health care. Public Health Rep. 2003; 118(4):293–302.

[49] Wong MD, Shapiro MF, Boscardin WJ, Ettner SL. Contribution of major diseases to disparities in mortality. N Engl J Med. 2002; 347(20):1585–1592.

[50] Shafi S, Marquez de la Plata C, Diaz-Arrastia R, et al. Racial disparities in long-term functional outcome after traumatic brain injury. J Trauma. 2007; 63(6):1263–1268, discussion 1268–1270.

[51] Marquez de la Plata C, Hewlitt M, de Oliveira A, et al. Ethnic differences in rehabilitation placement and outcome after TBI. J Head Trauma Rehabil. 2007; 22(2):113–121.

[52] Jager TE, Weiss HB, Coben JH, Pepe PE. Traumatic brain injuries evaluated in U.S. emergency departments, 1992–1994. Acad Emerg Med. 2000; 7(2):134–140.

[53] Langlois JA, Rutland-Brown W, Thomas KE. Traumatic Brain Injury in the United States: Emergency Department Visits, Hospitalizations, and Deaths. Atlanta, GA: Department of Health and Human Services, Centers for Disease Control and Prevention; 2004.

[54] Berry C, Ley EJ, Mirocha J, Salim A. Race affects mortality after moderate to severe traumatic brain injury. J Surg Res. 2010; 163(2):303–308.

[55] Willemse-van Son AH, Ribbers GM, Verhagen AP, Stam HJ. Prognostic factors of long-term functioning and productivity after traumatic brain injury: a systematic review of prospective cohort studies. Clin Rehabil. 2007; 21(11):1024–1037.

[56] Baker JG, Leddy JJ, Darling SR, Shucard J, Makdissi M, Willer BS. Gender differences in recovery from sports-related concussion in adolescents. Clin Pediatr (Phila). 2016; 55(8):771–775.

[57] Colvin AC, Mullen J, Lovell MR, West RV, Collins MW, Groh M. The role of concussion history and gender in recovery from soccer-related concussion. Am J Sports Med. 2009; 37(9):1699–1704.

[58] Massagli TL, Michaud LJ, Rivara FP. Association between injury indices and outcome after severe traumatic brain injury in children. Arch Phys Med Rehabil. 1996; 77(2):125–132.

[59] Holbrook TL, Anderson JP, Sieber WJ, Browner D, Hoyt DB. Outcome after major trauma: 12-month and 18-month follow-up results from the Trauma Recovery Project. J Trauma. 1999; 46(5):765–771, discussion 771–773.

[60] Benedict PA, Baner NV, Harrold GK, et al. Gender and age predict outcomes of cognitive, balance and vision testing in a multidisciplinary concussion center. J Neurol Sci. 2015; 353(1–2):111–115.

[61] Covassin T, Elbin RJ, Harris W, Parker T, Kontos A. The role of age and sex in symptoms, neurocognitive performance, and postural stability in athletes after concussion. Am J Sports Med. 2012; 40(6):1303–1312.

[62] Berz K, Divine J, Foss KB, Heyl R, Ford KR, Myer GD. Sex-specific differences in the severity of symptoms and recovery rate following sports-related concussion in young athletes. Phys Sportsmed. 2013; 41(2):58–63.

[63] Brooks BL, Iverson GL, Atkins JE, Zafonte R, Berkner PD. Sex differences and self-reported attention problems during baseline concussion testing. Appl Neuropsychol Child. 2016; 5(2):119–126.

[64] Gollaher K, High W, Sherer M, et al. Prediction of employment outcome one to three years following traumatic brain injury (TBI). Brain Inj. 1998; 12(4):255–263.

[65] Ponsford JL, Olver JH, Curran C. A profile of outcome: 2 years after traumatic brain injury. Brain Inj. 1995; 9(1):1–10.

[66] Pelegrín-Valero CA, Gómez-Hernández R, Muñoz-Céspedes JM, Fernández-

Guinea SD, Tirapu-Ustarroz J. Nosologic aspects of personality change due to head trauma [in Spanish]. Rev Neurol. 2001; 32(7):681–687.

[67] Rao V, Spiro JR, Handel S, Onyike CU. Clinical correlates of personality changes associated with traumatic brain injury. J Neuropsychiatry Clin Neurosci. 2008; 20(1):118–119.

[68] Diaz AP, Schwarzbold ML, Thais ME, et al. Psychiatric disorders and health-related quality of life after severe traumatic brain injury: a prospective study. J Neurotrauma. 2012; 29(6):1029–1037.

[69] Hesdorffer DC, Rauch SL, Tamminga CA. Long-term psychiatric outcomes following traumatic brain injury: a review of the literature. J Head Trauma Rehabil. 2009; 24(6):452–459.

[70] Haarbauer-Krupa J, Taylor CA, Yue JK, et al. Screening for post-traumatic stress disorder in a civilian emergency department population with traumatic brain injury. J Neurotrauma. 2017; 34(1):50–58.

[71] Rutherford W. Postconcussion symptoms: relationship to acute neurological indices, individual differences, and circumstances of injury. In: Levin HS, Eisenberg HM, Benson AL, eds. Mild Head Injury. New York, NY: Oxford University Press; 1989:229–245.

[72] Dunlop TW, Udvarhelyi GB, Stedem AF, et al. Comparison of patients with and without emotional/behavioral deterioration during the first year after traumatic brain injury. J Neuropsychiatry Clin Neurosci. 1991; 3(2):150–156.

[73] Kreutzer JS, Harris J. Model systems of treatment for alcohol abuse following traumatic brain injury. Brain Inj. 1990; 4(1):1–5.

[74] Rimel RW, Giordani B, Barth JT, Jane JA. Moderate head injury: completing the clinical spectrum of brain trauma. Neurosurgery. 1982; 11(3):344–351.

[75] Corrigan JD. Substance abuse as a mediating factor in outcome from traumatic brain injury. Arch Phys Med Rehabil. 1995; 76(4):302–309.

[76] MacMillan PJ, Hart RP, Martelli MF, Zasler ND. Pre-injury status and adaptation following traumatic brain injury. Brain Inj. 2002; 16(1):41–49.

[77] Kassam I, Gagnon F, Cusimano MD. Association of the APOE- ε4 allele with outcome of traumatic brain injury in children and youth: a meta-analysis and meta-regression. J Neurol Neurosurg Psychiatry. 2016; 87(4):433–440.

[78] Lawrence DW, Comper P, Hutchison MG, Sharma B. The role of apolipoprotein E episilon (ε)-4 allele on outcome following traumatic brain injury: a systematic review. Brain Inj. 2015; 29(9):1018–1031.

[79] Zeng S, Jiang JX, Xu MH, et al. Prognostic value of apolipoprotein E epsilon4 allele in patients with traumatic brain injury: a meta-analysis and meta-regression. Genet Test Mol Biomarkers. 2014; 18(3):202–210.

[80] Jiang Y, Sun X, Gui L, et al. Correlation between APOE -491AA promoter in epsilon4 carriers and clinical deterioration in early stage of traumatic brain injury. J Neurotrauma. 2007; 24(12):1802–1810.

[81] Tierney RT, Mansell JL, Higgins M, et al. Apolipoprotein E genotype and concussion in college athletes. Clin J Sport Med. 2010; 20(6):464–468.

[82] Terrell TR, Bostick RM, Abramson R, et al. APOE, APOE promoter, and Tau genotypes and risk for concussion in college athletes. Clin J Sport Med. 2008; 18(1):10–17.

[83] Teasdale GM, Nicoll JAR, Murray G, Fiddes M. Association of apolipoprotein E polymorphism with outcome after head injury. Lancet. 1997; 350 (9084):1069–1071.

[84] Millar K, Nicoll JAR, Thornhill S, Murray GD, Teasdale GM. Long term neuropsychological outcome after head injury: relation to APOE genotype. J Neurol Neurosurg Psychiatry. 2003; 74(8):1047–1052.

[85] Zhou W, Xu D, Peng X, Zhang Q, Jia J, Crutcher KA. Meta-analysis of APOE4 allele and outcome after traumatic brain injury. J Neurotrauma. 2008; 25 (4):279–290.

[86] Winkler EA, Yue JK, McAllister TW, et al. TRACK-TBI Investigators. COMT Val 158 Met polymorphism is associated with nonverbal cognition following mild traumatic brain injury. Neurogenetics. 2016; 17(1):31–41.

[87] Butcher I, McHugh GS, Lu J, et al. Prognostic value of cause of injury in traumatic brain injury: results from the IMPACT study. J Neurotrauma. 2007; 24 (2):281–286.

[88] Seekamp A, Regel G, Tscherne H. Rehabilitation and reintegration of multiply injured patients: an outcome study with special reference to multiple lower limb fractures. Injury. 1996; 27(2):133–138.

[89] Cowen TD, Meythaler JM, DeVivo MJ, Ivie CSI, III, Lebow J, Novack TA. Influence of early variables in traumatic brain injury on functional independence measure scores and rehabilitation length of stay and charges. Arch Phys Med Rehabil. 1995; 76(9):797–803.

[90] Chung CY, Chen CL, Cheng PT, See LC, Tang SF, Wong AM. Critical score of Glasgow Coma Scale for pediatric traumatic brain injury. Pediatr Neurol. 2006; 34(5):379–387.

[91] Thakker JC, Splaingard M, Zhu J, Babel K, Bresnahan J, Havens PL. Survival and functional outcome of children requiring endotracheal intubation during therapy for severe traumatic brain injury. Crit Care Med. 1997; 25 (8):1396–1401.

[92] White JR, Farukhi Z, Bull C, et al. Predictors of outcome in severely head-injured children. Crit Care Med. 2001; 29(3):534–540.

[93] Asikainen I, Kaste M, Sarna S. Predicting late outcome for patients with traumatic brain injury referred to a rehabilitation programme: a study of 508 Finnish patients 5 years or more after injury. Brain Inj. 1998; 12(2):95–107.

[94] Marmarou A, Lu J, Butcher I, et al. IMPACT database of traumatic brain injury: design and description. J Neurotrauma. 2007; 24(2):239–250.

[95] Davis DP, Serrano JA, Vilke GM, et al. The predictive value of field versus arrival Glasgow Coma Scale score and TRISS calculations in moderate-to-severe traumatic brain injury. J Trauma. 2006; 60(5):985–990.

[96] Michaud LJ, Rivara FP, Grady MS, Reay DT. Predictors of survival and severity of disability after severe brain injury in children. Neurosurgery. 1992; 31 (2):254–264.

[97] Pillai S, Praharaj SS, Mohanty A, Kolluri VR. Prognostic factors in children with severe diffuse brain injuries: a study of 74 patients. Pediatr Neurosurg. 2001; 34(2):98–103.

[98] Ducrocq SC, Meyer PG, Orliaguet GA, et al. Epidemiology and early predictive factors of mortality and outcome in children with traumatic severe brain injury: experience of a French pediatric trauma center. Pediatr Crit Care Med. 2006; 7(5):461–467.

[99] Claret Teruel G, Palomeque Rico A, Cambra Lasaosa FJ, Català Temprano A, Noguera Julian A, Costa Clarà JM. Severe head injury among children: computed tomography evaluation as a prognostic factor. J Pediatr Surg. 2007; 42 (11):1903–1906.

[100] Zafonte RD, Hammond FM, Mann NR, Wood DL, Black KL, Millis SR. Relationship between Glasgow coma scale and functional outcome. Am J Phys Med Rehabil. 1996; 75(5):364–369.

[101] Foreman BP, Caesar RR, Parks J, et al. Usefulness of the abbreviated injury score and the injury severity score in comparison to the Glasgow Coma Scale in predicting outcome after traumatic brain injury. J Trauma. 2007; 62 (4):946–950.

[102] Sidaros A, Engberg AW, Sidaros K, et al. Diffusion tensor imaging during recovery from severe traumatic brain injury and relation to clinical outcome: a longitudinal study. Brain. 2008; 131(Pt 2):559–572.

[103] Formisano R, Voogt RD, Buzzi MG, et al. Time interval of oral feeding recovery as a prognostic factor in severe traumatic brain injury. Brain Inj. 2004; 18(1):103–109.

[104] Facco E, Zuccarello M, Pittoni G, et al. Early outcome prediction in severe head injury: comparison between children and adults. Childs Nerv Syst. 1986; 2(2):67–71.

[105] Dikmen SS, Ross BL, Machamer JE, Temkin NR. One year psychosocial outcome in head injury. J Int Neuropsychol Soc. 1995; 1(1):67–77.

[106] Dikmen SS, Temkin NR, Machamer JE, Holubkov AL, Fraser RT, Winn HR. Employment following traumatic head injuries. Arch Neurol. 1994; 51 (2):177–186.

[107] Groswasser Z, Sazbon L. Outcome in 134 patients with prolonged posttraumatic unawareness. Part 2: Functional outcome of 72 patients recovering consciousness. J Neurosurg. 1990; 72(1):81–84.

[108] Greenwood R. Value of recording duration of post-traumatic amnesia. Lancet. 1997; 349(9058):1041–1042.

[109] Bishara SN, Partridge FM, Godfrey HPD, Knight RG. Post-traumatic amnesia and Glasgow Coma Scale related to outcome in survivors in a consecutive series of patients with severe closed-head injury. Brain Inj. 1992; 6(4):373–380.

[110] Godfrey HPD, Bishara SN, Partridge FM, Knight RG. Neuropsychological impairment and return to work following severe closed head injury: implications for clinical management. N Z Med J. 1993; 106(960):301–303.

[111] Nakase-Richardson R, Sepehri A, Sherer M, Yablon SA, Evans C, Mani T. Classification schema of posttraumatic amnesia duration-based injury severity relative to 1-year outcome: analysis of individuals with moderate and severe traumatic brain injury. Arch Phys Med Rehabil. 2009; 90(1):17–19.

[112] Walker WC, Ketchum JM, Marwitz JH, et al. A multicentre study on the clinical utility of post-traumatic amnesia duration in predicting global outcome after moderate-severe traumatic brain injury. J Neurol Neurosurg Psychiatry. 2010; 81(1):87–89.

[113] Zasler ND, Katz DI, Zafonte RD. Clinical continuum of care and natural history. In: Brain Injury Medicine: Principles and Practice. New York, NY: Demos Medical Publishing; 2007:3–13.

[114] Levin HS, O'Donnell VM, Grossman RG. The Galveston Orientation and Amnesia Test. A practical scale to assess cognition after head injury. J Nerv Ment Dis. 1979; 167(11):675–684.

[115] Jackson WT, Novack TA, Dowler RN. Effective serial measurement of cognitive orientation in rehabilitation: the Orientation Log. Arch Phys Med Rehabil. 1998; 79(6):718–720.

[116] Novack T. The Orientation Log. The Center for Outcome Measurement in Brain Injury. 2000. Available at: http://www.tbims.org/combi/olog. Accessed July 5, 2015.

[117] Sherer M, Sander AM, Nick TG, High WM, Jr, Malec JF, Rosenthal M. Early cognitive status and productivity outcome after traumatic brain injury: find-

ings from the TBI model systems. Arch Phys Med Rehabil. 2002; 83(2):183–192.

[118] Chesnut R, Temkin N, Carney N, et al. A trial of intracranial pressure monitoring in traumatic brain injury. N Engl J Med. 2012; 367(27):2471–2481.

[119] Tang A, Pandit V, Fennell V, et al. Intracranial pressure monitor in patients with traumatic brain injury. J Surg Res. 2015; 194(2):565–570.

[120] Huang Y-H, Ou C-Y. Prognostic impact of intracranial pressure monitoring after primary decompressive craniectomy for traumatic brain injury. World Neurosurg. 2016; 88:59–63.

[121] Lazaridis C, Yang M, DeSantis SM, Luo ST, Robertson CS. Predictors of intensive care unit length of stay and intracranial pressure in severe traumatic brain injury. J Crit Care. 2015; 30(6):1258–1262.

[122] Tsai T-H, Huang T-Y, Kung S-S, Su Y-F, Hwang S-L, Lieu A-S. Intraoperative intracranial pressure and cerebral perfusion pressure for predicting surgical outcome in severe traumatic brain injury. Kaohsiung J Med Sci. 2013; 29 (10):540–546.

[123] Prat R, Calatayud-Maldonado V. Prognostic factors in postraumatic severe diffuse brain injury. Acta Neurochir (Wien). 1998; 140(12):1257–1260, discussion 1261.

[124] Català-Temprano A, Claret Teruel G, Cambra Lasaosa FJ, Pons Odena M, Noguera Julián A, Palomeque Rico A. Intracranial pressure and cerebral perfusion pressure as risk factors in children with traumatic brain injuries. J Neurosurg. 2007; 106(6) Suppl:463–466.

[125] Jorge RE, Robinson RG, Moser D, Tateno A, Crespo-Facorro B, Arndt S. Major depression following traumatic brain injury. Arch Gen Psychiatry. 2004; 61 (1):42–50.

[126] Bryant RA, O'Donnell ML, Creamer M, McFarlane AC, Clark CR, Silove D. The psychiatric sequelae of traumatic injury. Am J Psychiatry. 2010; 167(3):312–320.

[127] Jeremitsky E, Omert L, Dunham CM, Protetch J, Rodriguez A. Harbingers of poor outcome the day after severe brain injury: hypothermia, hypoxia, and hypoperfusion. J Trauma. 2003; 54(2):312–319.

[128] Marmarou A, Saad A, Aygok G, Rigsbee M. Contribution of raised ICP and hypotension to CPP reduction in severe brain injury: correlation to outcome. Acta Neurochir Suppl (Wien). 2005; 95:277–280.

[129] Marmarou A, Lu J, Butcher I, et al. Prognostic value of the Glasgow Coma Scale and pupil reactivity in traumatic brain injury assessed pre-hospital and on enrollment: an IMPACT analysis. J Neurotrauma. 2007; 24(2):270–280.

[130] Majdan M, Steyerberg EW, Nieboer D, Mauritz W, Rusnak M, Lingsma HF. Glasgow coma scale motor score and pupillary reaction to predict six-month mortality in patients with traumatic brain injury: comparison of field and admission assessment. J Neurotrauma. 2015; 32(2):101–108.

[131] Yamazaki Y, Yada K, Morii S, Kitahara T, Ohwada T. Diagnostic significance of serum neuron-specific enolase and myelin basic protein assay in patients with acute head injury. Surg Neurol. 1995; 43(3):267–270, discussion 270–271.

[132] Ross SA, Cunningham RT, Johnston CF, Rowlands BJ. Neuron-specific enolase as an aid to outcome prediction in head injury. Br J Neurosurg. 1996; 10 (5):471–476.

[133] Missler U, Wiesmann M, Friedrich C, Kaps M. S-100 protein and neuron-specific enolase concentrations in blood as indicators of infarction volume and prognosis in acute ischemic stroke. Stroke. 1997; 28(10):1956–1960.

[134] Usui A, Kato K, Abe T, Murase M, Tanaka M, Takeuchi E. S-100ao protein in blood and urine during open-heart surgery. Clin Chem. 1989; 35(9):1942–1944.

[135] Pelinka LE, Kroepfl A, Leixnering M, Buchinger W, Raabe A, Redl H. GFAP versus S100B in serum after traumatic brain injury: relationship to brain damage and outcome. J Neurotrauma. 2004; 21(11):1553–1561.

[136] Berger RP, Beers SR, Richichi R, Wiesman D, Adelson PD. Serum biomarker concentrations and outcome after pediatric traumatic brain injury. J Neurotrauma. 2007; 24(12):1793–1801.

[137] Laskowitz DT, Grocott H, Hsia A, Copeland KR. Serum markers of cerebral ischemia. J Stroke Cerebrovasc Dis. 1998; 7(4):234–241.

[138] Martens P. Serum neuron-specific enolase as a prognostic marker for irreversible brain damage in comatose cardiac arrest survivors. Acad Emerg Med. 1996; 3(2):126–131.

[139] Vos PE, Jacobs B, Andriessen TMJC, et al. GFAP and S100B are biomarkers of traumatic brain injury: an observational cohort study. Neurology. 2010; 75 (20):1786–1793.

[140] Pike BR, Flint J, Dave JR, et al. Accumulation of calpain and caspase-3 proteolytic fragments of brain-derived alphaII-spectrin in cerebral spinal fluid after middle cerebral artery occlusion in rats. J Cereb Blood Flow Metab. 2004; 24 (1):98–106.

[141] Pineda JA, Lewis SB, Valadka AB, et al. Clinical significance of alphaII-spectrin breakdown products in cerebrospinal fluid after severe traumatic brain injury. J Neurotrauma. 2007; 24(2):354–366.

[142] Mondello S, Robicsek SA, Gabrielli A, et al. αII-spectrin breakdown products (SBDPs): diagnosis and outcome in severe traumatic brain injury patients. J Neurotrauma. 2010; 27(7):1203–1213.

[143] Jackson P, Thompson RJ. The demonstration of new human brain-specific proteins by high-resolution two-dimensional polyacrylamide gel electrophoresis. J Neurol Sci. 1981; 49(3):429–438.

[144] Vos PE, Lamers KJB, Hendriks JCM, et al. Glial and neuronal proteins in serum predict outcome after severe traumatic brain injury. Neurology. 2004; 62(8):1303–1310.

[145] Mondello S, Linnet A, Buki A, et al. Clinical utility of serum levels of ubiquitin C-terminal hydrolase as a biomarker for severe traumatic brain injury. Neurosurgery. 2012; 70(3):666–675.

[146] Diaz-Arrastia R, Wang KKW, Papa L, et al. TRACK-TBI Investigators. Acute biomarkers of traumatic brain injury: relationship between plasma levels of ubiquitin C-terminal hydrolase-L1 and glial fibrillary acidic protein. J Neurotrauma. 2014; 31(1):19–25.

[147] Spinella PC, Dominguez T, Drott HR, et al. S-100beta protein-serum levels in healthy children and its association with outcome in pediatric traumatic brain injury. Crit Care Med. 2003; 31(3):939–945.

[148] Metting Z, Wilczak N, Rodiger LA, Schaaf JM, van der Naalt J. GFAP and S100B in the acute phase of mild traumatic brain injury. Neurology. 2012; 78(18):1428–1433.

[149] Di Pietro V, Amorini AM, Lazzarino G, et al. S100B and glial fibrillary acidic protein as indexes to monitor damage severity in an in vitro model of traumatic brain injury. Neurochem Res. 2015; 40(5):991–999.

[150] Nylén K, Ost M, Csajbok LZ, et al. Increased serum-GFAP in patients with severe traumatic brain injury is related to outcome. J Neurol Sci. 2006; 240 (1–2):85–91.

[151] Chi JH, Knudson MM, Vassar MJ, et al. Prehospital hypoxia affects outcome in patients with traumatic brain injury: a prospective multicenter study. J Trauma. 2006; 61(5):1134–1141.

[152] McHugh GS, Engel DC, Butcher I, et al. Prognostic value of secondary insults in traumatic brain injury: results from the IMPACT study. J Neurotrauma. 2007; 24(2):287–293.

[153] Butcher I, Maas AI, Lu J, et al. Prognostic value of admission blood pressure in traumatic brain injury: results from the IMPACT study. J Neurotrauma. 2007; 24(2):294–302.

[154] Coates BM, Vavilala MS, Mack CD, et al. Influence of definition and location of hypotension on outcome following severe pediatric traumatic brain injury. Crit Care Med. 2005; 33(11):2645–2650.

[155] Vavilala MS, Bowen A, Lam AM, et al. Blood pressure and outcome after severe pediatric traumatic brain injury. J Trauma. 2003; 55(6):1039–1044.

[156] Clifton GL, Choi SC, Miller ER, et al. Intercenter variance in clinical trials of head trauma–experience of the National Acute Brain Injury Study: Hypothermia. J Neurosurg. 2001; 95(5):751–755.

[157] Clifton GL, Miller ER, Choi SC, et al. Lack of effect of induction of hypothermia after acute brain injury. N Engl J Med. 2001; 344(8):556–563.

[158] Knudson MM, McGrath J. Improving outcomes in pediatric trauma care: essential characteristics of the trauma center. J Trauma. 2007; 63(6) Suppl: S140–S142.

[159] Van Beek JG, Mushkudiani NA, Steyerberg EW, et al. Prognostic value of admission laboratory parameters in traumatic brain injury: results from the IMPACT study. J Neurotrauma. 2007; 24(2):315–328.

[160] Harhangi BS, Kompanje EJ, Leebeek FW, Maas AI. Coagulation disorders after traumatic brain injury. Acta Neurochir (Wien). 2008; 150(2):165–175, discussion 175.

[161] Hamill RW, Woolf PD, McDonald JV, Lee LA, Kelly M. Catecholamines predict outcome in traumatic brain injury. Ann Neurol. 1987; 21(5):438–443.

[162] Rapenne T, Moreau D, Lenfant F, et al. Could heart rate variability predict outcome in patients with severe head injury? A pilot study. J Neurosurg Anesthesiol. 2001; 13(3):260–268.

[163] Maas AIR, Steyerberg EW, Butcher I, et al. Prognostic value of computerized tomography scan characteristics in traumatic brain injury: results from the IMPACT study. J Neurotrauma. 2007; 24(2):303–314.

[164] Maas AI, Hukkelhoven CW, Marshall LF, Steyerberg EW. Prediction of outcome in traumatic brain injury with computed tomographic characteristics: a comparison between the computed tomographic classification and combinations of computed tomographic predictors. Neurosurgery. 2005; 57 (6):1173–1182, discussion 1173–1182.

[165] Klein A-M, Howell K, Vogler J, Grill E, Straube A, Bender A. Rehabilitation outcome of unconscious traumatic brain injury patients. J Neurotrauma. 2013; 30(17):1476–1483.

[166] Bigler ED, Ryser DK, Gandhi P, Kimball J, Wilde EA. Day-of-injury computerized tomography, rehabilitation status, and development of cerebral atrophy in persons with traumatic brain injury. Am J Phys Med Rehabil. 2006; 85 (10):793–806.

[167] Irimia A, Wang B, Aylward SR, et al. Neuroimaging of structural pathology

and connectomics in traumatic brain injury: Toward personalized outcome prediction. Neuroimage Clin. 2012; 1(1):1–17.

[168] Wedekind C, Fischbach R, Pakos P, Terhaag D, Klug N. Comparative use of magnetic resonance imaging and electrophysiologic investigation for the prognosis of head injury. J Trauma. 1999; 47(1):44–49.

[169] Firsching R, Woischneck D, Klein S, Reissberg S, Döhring W, Peters B. Classification of severe head injury based on magnetic resonance imaging. Acta Neurochir (Wien). 2001; 143(3):263–271.

[170] Carpentier A, Galanaud D, Puybasset L, et al. Early morphologic and spectroscopic magnetic resonance in severe traumatic brain injuries can detect "invisible brain stem damage" and predict "vegetative states". J Neurotrauma. 2006; 23(5):674–685.

[171] Moen KG, Brezova V, Skandsen T, Håberg AK, Folvik M, Vik A. Traumatic axonal injury: the prognostic value of lesion load in corpus callosum, brain stem, and thalamus in different magnetic resonance imaging sequences. J Neurotrauma. 2014; 31(17):1486–1496.

[172] Wedekind C, Lippert-Grüner M. Long-term outcome in severe traumatic brain injury is significantly influenced by brainstem involvement. Brain Inj. 2005; 19(9):681–684.

[173] Holbrook TL, Hoyt DB, Anderson JP. The impact of major in-hospital complications on functional outcome and quality of life after trauma. J Trauma. 2001; 50(1):91–95.

[174] Holland MC, Mackersie RC, Morabito D, et al. The development of acute lung injury is associated with worse neurologic outcome in patients with severe traumatic brain injury. J Trauma. 2003; 55(1):106–111.

[175] Mascia L, Andrews PJ. Acute lung injury in head trauma patients. Intensive Care Med. 1998; 24(10):1115–1116.

[176] Eberhard LW, Morabito DJ, Matthay MA, et al. Initial severity of metabolic acidosis predicts the development of acute lung injury in severely traumatized patients. Crit Care Med. 2000; 28(1):125–131.

[177] Contant CF, Valadka AB, Gopinath SP, Hannay HJ, Robertson CS. Adult respiratory distress syndrome: a complication of induced hypertension after severe head injury. J Neurosurg. 2001; 95(4):560–568.

[178] Goldstein B, Toweill D, Lai S, Sonnenthal K, Kimberly B. Uncoupling of the autonomic and cardiovascular systems in acute brain injury. Am J Physiol. 1998; 275(4, Pt 2):R1287–R1292.

[179] Riordan WPJ, Jr, Cotton BA, Norris PR, Waitman LR, Jenkins JM, Morris JAJ, Jr. Beta-blocker exposure in patients with severe traumatic brain injury (TBI) and cardiac uncoupling. J Trauma. 2007; 63(3):503–510, discussion 510–511.

[180] Morris JAJ, Jr, Norris PR, Ozdas A, et al. Reduced heart rate variability: an indicator of cardiac uncoupling and diminished physiologic reserve in 1,425 trauma patients. J Trauma. 2006; 60(6):1165–1173, discussion 1173–1174.

[181] Salim A, Hadjizacharia P, Brown C, et al. Significance of troponin elevation after severe traumatic brain injury. J Trauma. 2008; 64(1):46–52.

[182] High WMJ, Jr, Roebuck-Spencer T, Sander AM, Struchen MA, Sherer M. Early versus later admission to postacute rehabilitation: impact on functional outcome after traumatic brain injury. Arch Phys Med Rehabil. 2006; 87(3):334–342.

[183] Needham DM. Mobilizing patients in the intensive care unit: improving neuromuscular weakness and physical function. JAMA. 2008; 300(14):1685–1690.

[184] Schweickert WD, Kress JP. Implementing early mobilization interventions in mechanically ventilated patients in the ICU. Chest. 2011; 140(6):1612–1617.

[185] Kress JP. Clinical trials of early mobilization of critically ill patients. Crit Care Med. 2009; 37(10) Suppl:S442–S447.

[186] Gardner RC, Burke JF, Nettiksimmons J, Kaup A, Barnes DE, Yaffe K. Dementia risk after traumatic brain injury vs nonbrain trauma: the role of age and severity. JAMA Neurol. 2014; 71(12):1490–1497.

[187] Gardner RC, Yaffe K. Epidemiology of mild traumatic brain injury and neurodegenerative disease. Mol Cell Neurosci. 2015; 66(Pt B):75–80.

[188] McKee AC, Robinson ME. Military-related traumatic brain injury and neurodegeneration. Alzheimers Dement. 2014; 10(3) Suppl:S242–S253.

[189] Daneshvar DH, Goldstein LE, Kiernan PT, Stein TD, McKee AC. Post-traumatic neurodegeneration and chronic traumatic encephalopathy. Mol Cell Neurosci. 2015; 66 Pt B:81–90.

[190] McKee AC, Stern RA, Nowinski CJ, et al. The spectrum of disease in chronic traumatic encephalopathy. Brain. 2013; 136(Pt 1):43–64.

[191] Turner RC, Lucke-Wold BP, Robson MJ, Omalu BI, Petraglia AL, Bailes JE. Repetitive traumatic brain injury and development of chronic traumatic encephalopathy: a potential role for biomarkers in diagnosis, prognosis, and treatment? Front Neurol. 2013; 3(1):186.

[192] Rudelli R, Strom JO, Welch PT, Ambler MW. Posttraumatic premature Alzheimer's disease. Neuropathologic findings and pathogenetic considerations. Arch Neurol. 1982; 39(9):570–575.

[193] Davis GA, Castellani RJ, McCrory P. Neurodegeneration and sport. Neurosurgery. 2015; 76(6):643–655, discussion 655–656.

[194] Gardner RC, Burke JF, Nettiksimmons J, Goldman S, Tanner CM, Yaffe K. Traumatic brain injury in later life increases risk for Parkinson disease. Ann Neurol. 2015; 77(6):987–995.

[195] Dams-O'Connor K, Gibbons LE, Bowen JD, McCurry SM, Larson EB, Crane PK. Risk for late-life re-injury, dementia and death among individuals with traumatic brain injury: a population-based study. J Neurol Neurosurg Psychiatry. 2013; 84(2):177–182.

[196] Mehta KM, Ott A, Kalmijn S, et al. Head trauma and risk of dementia and Alzheimer's disease: The Rotterdam Study. Neurology. 1999; 53(9):1959–1962.

[197] Lindsay J, Laurin D, Verreault R, et al. Risk factors for Alzheimer's disease: a prospective analysis from the Canadian Study of Health and Aging. Am J Epidemiol. 2002; 156(5):445–453.

[198] Helmes E, Østbye T, Steenhuis RE. Incremental contribution of reported previous head injury to the prediction of diagnosis and cognitive functioning in older adults. Brain Inj. 2011; 25(4):338–347.

[199] Godbolt AK, Cancelliere C, Hincapié CA, et al. Systematic review of the risk of dementia and chronic cognitive impairment after mild traumatic brain injury: results of the International Collaboration on Mild Traumatic Brain Injury Prognosis. Arch Phys Med Rehabil. 2014; 95(3) Suppl:S245–S256.

[200] Rapoport M, Wolf U, Herrmann N, et al. Traumatic brain injury, Apolipoprotein E-epsilon4, and cognition in older adults: a two-year longitudinal study. J Neuropsychiatry Clin Neurosci. 2008; 20(1):68–73.

[201] Maas AI, Marmarou A, Murray GD, Teasdale SG, Steyerberg EW. Prognosis and clinical trial design in traumatic brain injury: The IMPACT Study. J Neurotrauma. 2007; 24(2):232–238.

[202] Stein DG, Geddes RI, Sribnick EA. Critical developments in clinical trials for the treatment of traumatic brain injury. In: Grafman J, Salazar A, eds. Head Trauma. Traumatic Brain Injury Part I. New York, NY: Elsevier; 2015:433–451.

[203] Wright DW, Yeatts SD, Silbergleit R, et al. NETT Investigators. Very early administration of progesterone for acute traumatic brain injury. N Engl J Med. 2014; 371(26):2457–2466.

[204] Skolnick BE, Maas AI, Narayan RK, et al. SYNAPSE Trial Investigators. A clinical trial of progesterone for severe traumatic brain injury. N Engl J Med. 2014; 371(26):2467–2476.

[205] Zafonte RD, Bagiella E, Ansel BM, et al. Effect of citicoline on functional and cognitive status among patients with traumatic brain injury: Citicoline Brain Injury Treatment Trial (COBRIT). JAMA. 2012; 308(19):1993–2000.

[206] Andrews PJD, Sinclair HL, Rodriguez A, et al. Hypothermia for intracranial hypertension after traumatic brain injury. N Engl J Med. 2015; 373:2403–2412.

[207] McCrory P, Meeuwisse W, Johnston K, et al. Consensus statement on Concussion in Sport–the 3rd International Conference on Concussion in Sport held in Zurich, November 2008. J Sci Med Sport. 2009; 12(3):340–351.

[208] Cantu RC. Head injuries in sport. Br J Sports Med. 1996; 30(4):289–296.

[209] McCrory PR, Berkovic SF. Second impact syndrome. Neurology. 1998; 50(3):677–683.

[210] Cantu RC. Second-impact syndrome. Clin Sports Med. 1998; 17(1):37–44.

[211] McMahon P, Hricik A, Yue JK, et al. TRACK-TBI Investigators. Symptomatology and functional outcome in mild traumatic brain injury: results from the prospective TRACK-TBI study. J Neurotrauma. 2014; 31(1):26–33.

[212] Compagnone C, d'Avella D, Servadei F, et al. Patients with moderate head injury: a prospective multicenter study of 315 patients. Neurosurgery. 2009; 64(4):690–696, discussion 696–697.

[213] Fabbri A, Servadei F, Marchesini G, Stein SC, Vandelli A. Early predictors of unfavourable outcome in subjects with moderate head injury in the emergency department. J Neurol Neurosurg Psychiatry. 2008; 79(5):567–573.

[214] van der Naalt J. Prediction of outcome in mild to moderate head injury: a review. J Clin Exp Neuropsychol. 2001; 23(6):837–851.

[215] Stein SC. Outcome from moderate head injury. In: Wilberger JE, Povlishock JT, eds. Neurotrauma. New York, NY: McGraw-Hill; 1996:755–777.

[216] Pruitt BA. Part 2: Prognosis in penetrating brain injury. J Trauma. 2001; 51(2) Suppl:S44–S86.

[217] Levy ML, Masri LS, Lavine S, Apuzzo ML. Outcome prediction after penetrating craniocerebral injury in a civilian population: aggressive surgical management in patients with admission Glasgow Coma Scale scores of 3, 4, or 5. Neurosurgery. 1994; 35(1):77–84, discussion 84–85.

[218] Grahm TW, Williams FC, Jr, Harrington T, Spetzler RF. Civilian gunshot wounds to the head: a prospective study. Neurosurgery. 1990; 27(5):696–700, discussion 700.

第6部分

社会经济学问题

Socioeconomics

第31章
伦理学：颅脑创伤中的生死选择
Ethics: Life and Death Choices for Traumatic Brain Injury

Paul J. Ford, Bryn S. Esplin, and Abhishek Deshpande

摘要 伦理困境往往于价值观发生彼此冲突时出现。神经创伤治疗中的时间敏感性和不确定性为我们在更具选择性的情境中使用的一些医学伦理指南带来了例外。这使得伦理决策变得特别复杂。在实践中，医疗保健提供者遇到治疗困境时必须仔细分析每种选择情况下所放弃的价值。虽然可能没有明确的最佳价值平衡，但是存在允许的选择和错误的选择之分。关注的一般主题包括生活质量、分类、代理决策、高级指令和放弃心肺复苏急救指令，从而进一步阐明伦理决策。在神经创伤中具有特定挑战的主题包括孕妇、儿童和死亡评估中的神经系统标准。本章将简要介绍一个基本的伦理框架，以讨论治疗颅脑创伤患者时出现的标准和特殊问题的多样性。

关键词 伦理，临终，神经外科，神经创伤，共同决策，以患者为中心的护理，道德原则，道德平衡

引 言

在神经创伤的治疗中，我们经常会遇到生与死的选择。这种选择通常围绕着是否应该治疗、什么时候开始治疗以及采用什么样的方法治疗而展开，其中包含了很多伦理问题。这些伦理问题在治疗实施的过程中、治疗实施前构建社会政治和监管环境时、根据先前经验修订各项政策中以及最终倡导更大的监管变革时均发挥了重要的作用。神经创伤治疗的时间敏感性和不确定性为我们在更具选择性的情境中使用现有医学指南创造了例外，因此带来了许多医学伦理上的争议。此外，大脑在人格和认知方面的中心地位为我们治疗中的伦理决策带来了更多挑战。

本章将简要地探讨一个基本的伦理框架，并在这个框架下讨论颅脑创伤（TBI）患者治疗过程中的标准以及所面临的一些特殊问题的多样性。在探讨这些问题的过程中，我们希望能够提供一些有效的解决办法，尤其在此类患者监护过程中出现的一些具有挑战性的情况。神经创伤的伦理研究将在后

文中着重探讨，这里我们简单讨论一下现有研究中所面临的一些挑战。以下所讨论的临床伦理学和神经创伤框架旨在指导临床医师的临床实践，并提醒他们在遇到一些特别复杂的伦理困境时可以向伦理委员会或临床伦理学家寻求帮助。

临床伦理学的基本要素

在那些有绝对正确和绝对错误的答案的情况下，采用何种方案不需要经过仔细分析。医疗保健提供者和患者家属是一个充满互动及互相配合的整体，即使面临一些具有争议的问题，也可以尝试通过讨论沟通来解决。没有完全相对或者完全绝对的情况，但是，我们确实需要以沟通的方式来了解为什么有些方案在伦理上是被允许的，或从伦理而言要优于其他方案。

当医疗过程中出现两难的情况而必要的价值损失无法避免时，临床伦理学就会发挥相应的作用。在某种程度上，当一种价值的认可要以另一种价值的牺牲为代价时，我们就会面临一种两难的选

择。最难的一种情况就是，不同的价值标准带来不同的解决方案，而这些解决方案又恰巧都可以在伦理道德上被接受。但是，可行的解决方案必须始终属于伦理道德所允许的范围之内才能被视为真正的选择。通常，这些解决方案同样在法律允许的范围之内。

假设这样一种情况，一名患者因为额叶被铁棒刺穿来到急诊室（ER），该患者神志清醒并能进行有效的交流。他要求急诊室医师不要将铁棒从他的脑部取出，因为他知道曾经有个叫 Phineas Gage 的患者也遭受过同样的创伤[1]，铁棒取出后由于额叶受损导致他健康状况极其糟糕，出于对自身生活质量的担心，该患者宁可死也不希望像 Phineas Gage 一样取出插入额叶的铁棒。而且，他宣称他是某宗教信仰者，不能接受手术过程中血制品的输注。最后，他威胁说，如果有人准备把刺穿他头部的铁棒取出，他就要报复那个人。在这个假设情境中，有许多伦理道德或者说是价值观念的冲突。你的价值观念是允许患者为自己做决定，并尊重他的信仰；但作为医生，你重视对患者生命的挽救以及减轻该患者精神和身体上的痛苦，同时，你也重视自身及周边人的安全。最终，你重视为该患者提供标准化治疗，即"移除铁棒，必要时予以输血"。在表 31.1 中我们概括了该情境下医师与患者之间产生矛盾冲突的价值观，包括两者似乎都重视的价值观。

理想的状态下，患者和医疗保健者都能坚持自身的价值观念。但是，鉴于目前条件的限制及此案例的事实，为了患者利益的最大化，则必须做出取舍。可能的解决方案包括通过以最佳行动准则指导来忽略患者的请求，从而在必要时移除铁棒并予以

输血。或者也可以遵从患者的意愿，不给予他任何治疗。当然，我们也可以采取一些折中的办法，考虑提供更好的解决方案。比如，尊重患者不输血的愿望，但相信他目前没有关于移除铁棒的正确决策能力，因此移除铁棒。在最后一个平衡点上，外科医师可能会认为移除铁棒但是不给予该患者血液制品是合理的。在表 31.2 中我们简要总结了这 3 种可能选择，包括一些价值观念的获得和丢失情况在内。正如我们从表 31.2 中的最后一个条目所看到的一样，某些价值观可以在丢失掉一部分的同时保留一部分。我们可以在尊重患者不接受输血的宗教信仰的同时，认为患者不移除铁棒的信念是短暂的、对其有害的。这样，你既尊重了他关于不输注血制品的自主选择，同时表露出你不赞同他关于不取出铁棒的选择，因为你知道有比这更重要的价值观念。但这也会导致令人生厌的过分强调医师的家长式的决策。

没有什么方法可以估算什么才是最好的方式。然而，这至少需要一个明确的理由来回答为什么要保持一个伦理标准而牺牲另一个。在这种方式下，表 31.2 作为一个指导，在具有挑战性的临床工作中，给了医师一个明确的选择。我们并不指望这成为一道简单的算术题，按照栏目内每个价值观被赋予的一个正或负的标识，正确的选项即为理论上最大的许可。在这类例子中，这个方案的作用是有限的，因为不同的选项无论正或者负它都具有不同的

表 31.1　Phineas Gage 案例中体现的价值观

价 值 观	患 者	医 师
挽救生命		×
生活质量（短期遭受痛苦）		×
生活质量（无执行功能受损）	×	
拒绝输血（宗教信仰要求）	×	
专业的处理标准		×
个人安全		×
患者的自主权（知情同意）	×	×

表 31.2　在治疗过程中价值观念的保存与丢失

价 值 观	严格遵循患者意愿	忽视患者意愿	最大利益／不输血
挽救生命	−	+	+
生活质量（短期遭受痛苦）	+	−	+
生活质量（无执行功能受损）	+	−	−
拒绝输血（宗教信仰要求）	+	−	+
专业的处理标准	−	+	+
个人安全	+	−	−
患者的自主权（知情同意）	+	−	+/−

权重。比如说，相对于一个不明确的威胁风险，挽救患者的生命无疑是更重要的。虽然在评估神经创伤病例的时候，没人能指望外科医师可以静心地写出这个有关价值观的表格，但当出现一个特别复杂的伦理问题的案例时，短时间思考后能有一个行动计划无疑是更为有效的方法。虽然这与我们通常讨论的医学错误不同，但这无疑是一个减少错误的步骤。深深地吸口气并思考，在放弃一些价值观念的同时，又有哪一些价值观值得坚持，通过什么方法能更容易地做出有利于患者的决策并清晰地记录在案。在那些对时间要求并不是很苛刻的案例中，你可以向那些经过伦理学培训的同道寻求帮助。此外，几乎每家医院都有伦理委员会提供各种各样的临床伦理咨询或建议服务，当碰到这样的难题或是回顾性地分析一个案例的时候，向他们寻求帮助是有效的方法之一。

如果需要一种更有条理的方法来探讨问题，我们可以采用经典的伦理四原则。这是一套解决伦理问题的重要方法，这种方法在美国医学院的教学中经常被使用。四原则由 Tom Beauchamp 和 James Childress 提出并创立，他们分别是有利原则、无害原则、合理原则及尊重自主权原则（表31.3）[2]。这些原则由针对伦理学研究的基本文献 Belmont 报道改编发展而成[3]。简而言之，当面临伦理困境时，这四原则的具体应用需要具体分析。虽然我们通常认为伦理的两难选择发生在这四原则产生矛盾冲突时，但它们也可在一个类别中发生。比如，尊重患者的自主权可能会和医师职业判断的自由权产生冲突。或者，在尊重 Phineas Gage 这样患者的自主权的过程中，为了保护患者的长期利益，可能会损害其短期利益。这个系统可以提供一个非常有用的、快速清楚解决问题的方案。然而这也只是诸多解决价值冲突的方案之一。

在当前医学伦理学的范畴中，价值观被列举、表述、平衡，知情同意是一个中心环节。知情同意

表 31.3　保护患者权益研究过程中的伦理要求和指导原则

当患者的价值观念与医疗原则发生冲突时，可以从以下 4 个方面寻找：
- 获益原则（患者获益原则）
- 不伤害原则（无害原则）
- 公平原则
- 尊重自主权原则

在平衡患者的价值观与医疗原则之间寻找最佳的解决方案

的基础来自信任，尊重患者的自主权意味着以患者为中心，由患者来平衡两难选择过程中的风险，同时知情同意不仅强调信任，还强调透明（公正）。传统意义的知情同意要求给患者所有的相关信息，并使患者对一切能够理解并能够估计可能的后果，从而自主地决定医疗方案（表31.4）。相关的信息通常包括患者想要知道的风险和收益。衡量和判断一名患者是否能理解这些信息并做出判断是很困难的。即使是一名行为能力完全正常的患者，面对一个复杂的医疗决定，也常常束手无策，在神经创伤的患者中，认知障碍非常多见，因此保护这些患者的知情同意权更是一种挑战。虽然近来有许多新成果应用于判断患者是否有能力行使知情同意权，但对于神经创伤患者来说，这无疑是耗时而且未经过验证的[4]。总的来说，目前对于患者是否有能力行使知情同意权依赖于主诊医师的专业判断。

表 31.4　知情同意的标准

良好的知情同意应包含的细节：
- 提供给患者所有的相关信息
- 患者对这些信息能够充分领会
- 患者能够妥善地利用这些信息
- 患者自愿同意

来自医师的专业建议在医患交流过程中具有重要的作用

知情同意不仅仅是一个文件或是一次单独的谈话，相反，它是一个患者连续参与临床诊疗的过程。因为患者的知情同意能力在整个治疗过程中会有波动，因此不定期的重新评估治疗过程并要求患者参与是十分必要的。当不能从患者那里得到合理的反馈时，可能需要提供一个可行的选择，或是依靠医师就治疗方案做出决定。患者在发生神经创伤后缺乏有效的决断能力是十分普遍的，这种情况我们将在后面进一步探讨。在特殊情况下，由于医师行使了治疗的主导权，从而导致患者的知情同意权可能被忽略。这主要基于患者对医师的受信机制，但由于治疗并发症的存在使得患者对医师在治疗过程中的主导作用产生了相当大的争议[5]。

在探讨神经创伤治疗过程中的伦理问题前，必须要讨论一下治疗过程中的无效现象。讨论最重要的部分无疑是治疗结局的无效性。比如，颅骨减压手术可能对于挽救生命或者改善生活质量是无效的。在一个案例中，你可能会认为干预在生理上是徒劳的，因为颅内压增加已经引起了脑疝，因

此，减压手术缓解压力将没有任何医疗益处。在第二次徒劳尝试中，可能存在疗效，但这种效果往往对于达到预期目标可能是徒劳的。这种第二次的徒劳努力是最具有争议性的，因为患者已经就哪一种生命更值得拥有做出了判断。而且一般来说，由于知情同意的情况下我们往往把决定权留给患者，了解患者自身期待的医疗效果如何。医学界在判断拟议的治疗方法是否有合理的机会实现患者期待的疗效方面起着重要作用。这些判决，无论是在患者的床边、在法庭上，还是在媒体采访中，都应基于最佳的科学/医学知识给出，而不是基于意识形态或政治[6]。

如果医师发现患者的目标和自身的良知不一致，有义务把这名患者转给另外一名医师，而不是无理地阻挠治疗。在这些情况下，在保持个人/专业标准和放弃患者之间存在着微妙的界限。当患者的价值观与医师的决定发生冲突时，医师必须保持其基本价值观的完整性，同时尊重与自身价值观明显不同的患者价值观。同样，当发生违反医师或患者价值观的情况不可避免时，应该寻求伦理委员会的帮助。无效的案例是伦理委员会可以提供特别帮助的情况。关于停止和继续维持患者生命的治疗是否在伦理上是等同的概念已经有相当多的讨论。从哲学角度而言，只要患者的病情在两个时间点都相似，那么不启动治疗或开始后再取消它不存在道德上的差异[7, 8]。但从心理学角度而言，其对于医师的感受是不同的。比如，允许脑室内压升高而不做脑室引流显然不同于成功地控制了脑室内压力后再做脑室引流。通常情况下，取消一种治疗相对于一开始就不采用它是有很大区别的。有时尽管是有效的治疗，但是做还是不做都可能导致患者死亡。但是这不表明，治疗或不治疗在道德上都是正确的。简单地说，在特定的环境下，你采纳了一种治疗措施，但在另一个相似的环境中你可能会采纳另一种治疗措施。

在神经创伤的治疗中，你有更多的义务实施某种治疗以保护患者的选择权，而不是坚持那些导致这种可能性减少的治疗。在医疗结果不确定的案例中，比较保守的治疗措施是尽可能保护患者的功能和生命。在一种治疗开始时，需要对可能的结果进行充分的探讨，这样才能避免患者本人、其家庭甚至是医务人员在治疗过程中产生的矛盾性争论[5]。在2005年佛罗里达发生的 Terri Schiavo 案例中，Schiavo 小姐由于受缺血性脑损伤的打击而演变成一种处于永久性植物生存的状态，家属对于是否移除其维持生命的治疗产生了争论。尽管 Schiavo 小姐的情况并非是由于创伤造成，但这一案例同样提供了一个重要的警示，即严重脑损伤患者的处理问题，这也强调了在治疗开始时充分探讨可能后果的重要性。

治疗或是缓解：神经创伤治疗中广泛面临的问题

既然我们在讨论神经创伤治疗中的伦理问题，就让我们把重点放在一些限定性论题上。具体地说，我们将讨论生活质量、治疗的选择、代理决策及放弃治疗等。虽然很多这类问题更多地发生在急救阶段，但它们对于后续治疗有重大的意义。此外，由于人格和认知的复杂融合，TBI 可能导致显著但潜在的神经行为学改变——例如抑郁或富有攻击性，其后果对于患者本身和他或她的亲人可能同样具有破坏性。

在治疗之初就做出的决定，使后续治疗中的伦理选择减少。如同之前讨论的，在患者预后情况相似的条件下，放弃或坚持治疗在伦理上被认为是等同的。然而，当干预的手段获得成功，患者获得了一定功能的保留，这种坚持就会成为一个欺骗性的概念。比如，病情损害了患有严重颅内出血患者的认知能力，并导致其可能需要呼吸机以辅助通气。当患者需要呼吸机的时候，可能有人会认为撤走呼吸机和一开始就不使用呼吸机是一样的。然而，当患者恢复自主呼吸时，你就会觉得如果一开始就放弃了呼吸机的使用，可能就造成了将患者的生命之窗关闭了。在医疗行为的过程中，我们通常不会采取一些主动增加患者死亡可能性的方案，比如安乐死，但我们可能会安于中性的治疗，即使这种治疗实际上也会加速死亡的发生。有时候很难在这两者之间进行区分，但是它们在伦理道德上仍有比较明确的界限。在由于神经创伤而导致呼吸困难的患者中，不给予其呼吸机治疗与给予其致死剂量的药物的结局可能相似，但在伦理上是不同的。在讨论这个问题时，最主要的价值风险是，患者往往相信医师会采取对患者最为有利的治疗方式。为了维持公众和患者对医师的信任，医师需要避开任何关于主动放弃治疗或任由病情恶化的建议。很多关于安乐死的伦理讨论在这一章中无法被解决。简而言之，一项治疗只有在患者的预后很差或是不能被患者接受时才能被取消，而且不能采用与疾病无关的治疗措施来辅助死亡。

第二个有趣的问题是有限医疗资源的公平配置。在面对单个患者时，任何医师都能合理地安排好救治。当面对多名患者时，所有的患者都争着要同样的手术室和外科医师，怎样处理并选择谁优先需要治疗？虽然这看来是很容易的任务，但一个合理的决定需要考虑什么才是公平和正直。当有重大灾难发生时，这种选择就变得非常重要。要考虑到不同的关于公平的理解，如表 31.5 所示。根据个人对理想中公平要求的不同，医师可能首先诊治最严重的、最有可能活下来的，或是最富有的患者。我们对公平的认识不只是理论上的，对优先治疗的选择体现在所有的案例中。我们应该基于一个普遍的道德准则，平等地选择治疗的对象。我们公平的理念应该体现在日常诊疗实践和大的灾难的救援中。这在神经创伤患者的救治中也应得到应用。最后一个问题就是政策法规带来的影响，这当然不在一个神经外科医师的控制范围之内，但是，政策法规可以创造出特定的环境，使外科医师被迫做出关于优先治疗哪名患者的选择。但外科医师有道德义务去主张、去改变，从而避免这种情况，并在这一过程中决定进程。

像前面谈到的，理想的医疗决定通常是患者本人在充分享有知情同意的情况下自己做出的决策。但在神经创伤患者中，患者往往无法为自己做出复杂的医疗决策。例如，最近的研究证实，大多数中度和重度 TBI 幸存者都遗留有慢性神经行为损害，包括认知缺陷、人格改变和精神疾病发病率增加[9]。其实这并不难以理解，因为神经损伤会影响几个认知相关功能域，这些功能域在形成决策中都是不可或缺的，例如注意力、记忆力、信息处理速度、冲动控制和自我监控[9-12]。

鉴于这些因素的存在，卫生保健服务的提供者就必须要求其代理人提供赞同或允许继续进行卫生保健治疗的决定。作为一个代理人，无论是家庭成员还是医师，都需要不以个人的喜好清晰明确地代替患者做出抉择。这至少包括三方面的内容：替代判断、最大利益原则以及合理治疗[13]，这些在表 31.6 中有总结。通常的选择方式是替代判断，这需要代理人与患者充分沟通，即使某种情况下，一些决定会违背代理人的期望和利益，也必须被执行。该标准通常需要代理人全面掌握患者既往的卫生保健资料。

代理人全面掌握患者既往的卫生保健资料包括之前与患者关于健康保健选择的必要的交流。如果代理人不了解患者明确的健康护理偏好，最好用所知的被代理人认为生命中最重要的事来预期被代理人将怎样做出这些特别的决定。在这个模型中，代理人试图保存那些最显著的构成患者生命价值观的内容。最后，如果对患者的价值观和目标都知之甚少，那么一个合理的治疗选择将被实施。在这里替代判断就是代理人做一次合情合理判断的过程。通常情况下，最终的结果是保守的，生理功能和生活质量都能得到最大的保留。

很多时候，为了避免极端的伤害或灾难性的后果，可能会采纳一些缓和病情进展的治疗方案。总之，被提问的代理人回答的不是什么是他或她想要

表 31.5　公正的观念和患者的选择

公　正	患者的选择
最大限度的需要	不应以成功可能性的大小来决定是否对患者实施救治
最可能获益	首先实施那些对时间要求最敏感的治疗
最可能获益的系统	首先治疗那些最有影响力、最有钱或是最有能力的患者
最小化伤害	首先治疗那些遭受最大痛苦的患者
平等的权利	对年长的或其他的患者一视同仁

表 31.6　代理人的决定模式

模　式	优　势	劣　势	应 用 的 时 机
替代判断	直接表达患者的意愿	治疗的意愿可能不符合当前的情况	已知患者的意愿
最大的利益	尊重每一个个体	很难适合个体治疗选择	已知患者的价值观
合理的治疗	基于标准的治疗手段	没有很好地考虑患者的意愿和目的	对患者的价值观和愿望知之甚少

的，而是什么是患者想要的，当患者无法做出选择，而我们必须做出决定时，我们必须仔细地考虑用哪个模型。最后，代理人应该给出负责任的选择。如果某种治疗被认为对患者不合适，那么这种治疗也不应该被作为一种选择来提供。

预先指令和放弃复苏指令

创伤治疗中，在患者生死问题上，发布预先指令文件和放弃复苏（do not resuscitate，DNR）指令是有特别的挑战和深远影响的。预先指令文件是指在患者无力做出决定前，事先签署的表达他们有关卫生保健方面愿望的文件。这些预先签署的文件是对患者参与权和自主选择权的尊重。这些文件规定了在这种情况下患者接受什么样的治疗以及他或她不会接受什么样的治疗。这些文件也可以作为终结人为的无意义的生命支持治疗的证明。在患者无力做出决定或是处于临终状态及植物生存状态时，医师就可以根据这些预先签署的文件做出合理的治疗选择。

文献继续阐明评估和诊断获得性脑损伤后意识水平所固有的困难和伦理问题，并强调用于区分微小意识状态与永久无意识状态或植物人状态的标准的持续需求[14, 15]。被诊断为持续植物状态的患者可能属于遵循生前意志的范围人群，但被诊断为微小意识状态的患者则不会。即使诸如微小意识状态的诊断超出了生存意志法律的范畴，这种意识状态的严重损害也可被认为是不可接受的生活质量。这凸显了在执行医疗保健代理文件（有时被称为医疗保健的持久力量）时明确患者及代理人间沟通的重要性，当患者被判定为无行为能力时，它任命一个代理决策者。代理人通常要了解患者的价值观以及

选择治疗时的愿望。然后使用如上所述的代理判断模型来代替患者做出选择。对预先指令的有效性、合理性及适当性已经有很多的讨论[16, 17]，但难题是在何种损伤下适用这一原则。尽管这些文件对于患癌症、肌肉侧索硬化的患者有良好的适用性，但对于创伤来说，由于伤情的多变，将治疗的意愿适用于如此庞杂的情况是不切实际的。在多数情况下，这些文件在帮助患者家属和卫生保健代理人做出选择时是有帮助的。它是患者价值观念的体现。然而，重要的是要注意，这些文件基于不同国家特定的法规，因此在内容和适用性方面可能有所不同[18]。如果更详细地讨论，这种变化可能会造成混淆和不一致，甚至导致对患者人群的不同治疗，这可能导致未能尊重个人的健康保健愿望。

预先指令表达的是患者的愿望，但需要强调的是，它不是DNR指令（表31.7）。DNR指令是医师做出的。当一个不具备决定能力而又有预先指令要求的患者来院时，医师需要根据患者的预先指令选择给予患者合理的治疗。DNR指令是医师做出的决定，是在某种特殊情况下艰难的选择。在医疗过程中，DNR指令应如其他治疗手段一样被尊重。这种区别在以遵循伦理道德的方式对患者进行治疗的过程中相当重要。一个家庭可能在急诊室中声称该患者作为门诊患者时有DNR命令，这实际上意味着患者已经填写了预先指令，这可能会或可能不适用于这种情况，而且这种情况并不少见。

进一步讲，DNR指令并不意味着这个患者仅仅接受非侵袭性的或姑息性的治疗。当一些患者遇到呼吸或心搏骤停时，尽管事先已经有了DNR指令，但他仍可能会选择积极治疗，这一点在创伤患者中尤为重要。在患者受到创伤之前，患者已经签

表 31.7 预先指令和放弃复苏指令的区别

- 预先指令并不是医师的选择，而是患者在被诊治过程中意愿的表达
- 生前遗嘱是指患者对所采纳的积极复苏的愿望
- 放弃复苏指令是医师做出的选择，它通常反映患者的价值观以及医疗常规，在心搏骤停的案例中，是否需要采纳复苏手段即与医疗常规相关
- 如果外部的医疗实践被判定为合适的，患者不需要医师做复苏的尝试
- 放弃复苏指令并不排除积极的治疗方式，因为不复苏指令仅适用于复苏过程。这种分离的指令覆盖所有其他的治疗

	缺乏决策	最终或植物生存状态	医师的选择
生前遗嘱	×	×	
卫生保健代理人	×	?	
不复苏		?	×

署了 DNR 指令，但他们并不是放弃积极的外科治疗。DNR 指令仅仅意味着医疗团队在时间允许的情况下，应尽可能地了解 DNR 指令签署的原因，以及进一步的干预是否适合这个患者整个健康生涯的规划。在特殊情况下，若遇到任何与这个指令相关的事宜，最安全的方法是先治疗并尽快获得真相。一旦有可靠证据表明 DNR 指令仍然适用这次情况，患者不想要的治疗才应被停止或放弃。然而这在医疗事件发生时是非常难做到的[19]。

由于创伤不期而至，通常需要给予暂时的治疗。此后，我们经常会遇到进一步治疗和预先签署的 DNR 指令之间存在矛盾的问题。如果按照伦理要求，当我们看到这些问题时不需要有太多的假设，但若不假思索地根据文件上的指令执行，可能会产生灾难性的后果。例如许多呼吸机依赖的患者，在撤除呼吸机后生命变得无法挽回，相反，一些保留呼吸机治疗的患者，其疾病则存在着康复的可能性。因此，必须小心判断什么才是临终状态。一名临终患者在接受了积极治疗后死亡与未接受积极治疗而死亡，这两者是需要讨论的问题。因此，我们需要在更多地关注这些法律与伦理问题的基础上，选择是否撤除呼吸机治疗[20]。

神经创伤中特殊的伦理问题

在神经创伤中有几个特别值得讨论的特殊的伦理问题。下面我们将提出 3 个主要的命题：妊娠患者、儿科患者和神经学死亡标准。在这里，每个命题的产生都增加了讨论案例中伦理的复杂性。

妊娠患者

孕妇一旦发生神经创伤会产生很多除了关注她自身以外的问题。随着胎儿的生长，准妈妈和准爸爸所承担的义务也随之增加。患者不能理所当然地不顾自身的健康，而过于维护未出生胎儿的健康。当孕妇没有决定能力，但她需要外科手术以保持自身的健康，而这种干预又会置胎儿于危险的境地时，伦理上的选择就变得更需要技巧。通常情况下，面对这一情形做出选择的往往是丈夫或准爸爸，这是一种两难的选择。虽然在一些文化中，人们总是更多地强调孕妇生命和健康的保护，但最大限度地保护胎儿也是合理的选择。这不仅适用于外科手术的选择，同时也适用于是否撤除维持生命的基本医疗。

在 2014 年 1 月，一例涉及神经科学脑死亡标准定义的死亡案例说明了当法律、医学、生殖伦理学和临终决策相互冲突时会出现什么情况。年仅 33 岁的 Marlise Muñoz 是一名接受过专业训练的护理人员，被诊断为肺栓塞，尽管采取了积极的治疗，但仍然通过神经科学的脑死亡标准确立了死亡。Muñoz 夫人之前曾表示，她不希望在没有康复机会的情况下继续接受维生治疗，但这并未受到她丈夫和她父母的支持。然而，鉴于她已经被宣布死亡，她的愿望和她的家人同意撤回生命支持似乎并没有实际意义。之后，当她的家人准备与她告别时，他们被医院告知，因为 Muñoz 夫人身在得克萨斯州且已有身孕 14 周，因此必须继续使用生命支持技术以维持至妊娠足月[21]。

在这种情况下，地方法律是很重要的一个考虑因素。1999 年得克萨斯州的《预先指令法案》中有一个特别的章节（第 166.049 节），即"不得针对怀孕的患者撤回治疗或拒绝给予维持生命治疗。"得克萨斯州的《健康与安全法规》第 166.033 节进一步规定，妇女一旦怀孕，则其预先医疗指令将自动失效。内容陈述如下："我知道，根据得克萨斯州法律，如果我被诊断为怀孕，该指令就没有效果。"Muñoz 夫人的丈夫 Erick Muñoz 也是一名护理人员，在州法院提起诉讼，声称医院拒绝撤回生命支持是对他妻子的公民和宪法权利的侵犯。在听证会前发布的法庭文件中，医院承认胎儿有"在尸体内孕育"，但仍然打算遵守州立法律[22]。最终，法官没有对法律的合宪性做出裁决，但发现法律不适用于像 Muñoz 这样的已故患者，因此命令撤销人工支持维生技术[23]。

这些条款在法律上和道德上都令人不安，因为它们某种程度上禁止对医疗隐私和身体自主权的保护，以及在患者群体中建立和制裁不同的治疗方法。由于未能充分理解脑死亡的影响并未能考虑到一些特殊情况，这类规定的适用变得更加复杂化。不幸的是，正如 15 年前的 Schiavo 病例所见，炒作诸如 Muñoz 夫人这样耸人听闻的故事的焦点竟然从如何最好地维护患者的意愿转向了如何保持政治党派的延续。同样令人不安的是，轰动效应掩盖了提供教育和促进有关神经科学脑死亡讨论的机会。

儿科患者

由于生理因素的差异，面对儿科患者也会遇到与成年人知情同意权一样的挑战。儿童的大脑与成人不同，有更大的可塑性，因此儿童在神经创伤中复原的可能性也较成人更大。这就使得预后更加不确定和复杂，而且随着年龄的增加，儿童还会发展出他们自己的喜好和价值观，因此替代判断的决定模型在这样的案例里是无法运用的。这就要靠父母给出治疗的选择，靠医师保护儿童的权利，避免由其父母造成的过度负担。比如，为挽救一个10岁儿童的生命而给他输血，即使他的家人信仰宗教而反对这种做法，那么虽然这可能损害患者家庭的价值观、自主权以及宗教信仰，但这仍是合理的。因为我们认为这保护了他的生命，就等于保留了他将来基于自己的价值观做出选择的权利。在这个问题的最后，儿童也要防止被过度地给予无用的侵袭性治疗。由于医师扮演的角色过于强大，因此任何时候针对儿童损伤的治疗可能会被滥用。最后，女性青少年创伤后的手术可能由于妊娠试验呈阳性而变得特别敏感。因此，在对待儿科病例时，我们需要考虑到不同的伦理观的挑战。

神经科学的脑死亡标准和宣告脑死亡

有时重度脑损伤的患者即使得到积极的治疗，但他的病情还是向着死亡进展。神经科学对于死亡的定义是脑死亡，即使患者的生命体征在呼吸机或其他医疗设备的作用下仍维持着，但它仍可被宣布死亡。神经科学的死亡标准是完全不可逆的全脑的活动停止，包括由于自主呼吸停止而引起的不可逆的脑损害。神经科学范畴的脑死亡通常有3个标准：昏迷、无脑干反射以及无自主呼吸（表31.8）。判断全脑功能不可逆的停止是困难的，因为我们通常是依靠过去对某种损伤的救治经验进行归纳假设，从而认定某一疾病无法治愈。当医师对某一患者做出

表 31.8 脑死亡的标准

脑死亡的神经学标准包括：

- 昏迷或完全没有反应
- 无脑和脑干反应
- 无自主呼吸
- 在医疗资源分配、器官移植和社会关怀等领域，神经科学所认可的脑死亡非常重要
- 由于器官捐赠者是潜在的脑死亡宣布对象，因此患者家属和潜在的器官移植受者之间存在复杂的利益冲突

注：引自：Wijdicksem. The diagnosis of brain death. N Eng J Med 2001; 344: 1215-1221.

脑死亡的判定时，患者可能还在输液中，体温保持得像活着一样。这时家属就会对脑死亡的判定产生很大的困惑和不解，有时这样的困惑也同样困扰着某些医师[24]。

围绕着脑死亡相关的器官移植以及宗教和文化冲突，产生了许多伦理问题。一些文化和宗教的价值观念不能接受神经科学的脑死亡标准。在他们的文化中，通常是以心肺的功能停止作为死亡标志的。这些观点在日本和印度以及正统的犹太文化中比较常见。

按照神经科学标准宣告的死亡在以下的两个命题的探讨中非常重要。第一种观点认为，对脑死亡的患者继续给予输液等治疗是对有限的医疗资源的浪费。但也有反对的意见指出，由于缺乏认真和负责的态度，在医疗过程中本身存在着巨大的浪费，因此，以浪费医疗资源作为对神经科学脑死亡判定的支持是不充分的。更引人注意的是捐赠器官的患者，他们通常是那些神经科学宣告脑死亡的患者，我们迫切地需要这些供体所提供的器官去挽救其他人的生命。但在某种程度上，我们并不清楚是谁控制着脑死亡患者器官的捐赠，是患者还是其家人。在一些国家，比如比利时，脑死亡患者的器官移植是合法的，他们的法律假定脑死亡患者对器官的移植是赞同的。但在另一些国家，公民只有在事先签署同意器官捐赠的文件后，这些操作才是合法的。在美国的宾夕法尼亚州，只要公民事先签署过这样的文件，不论到时其家属的意愿如何，器官的获取都是合乎规定的。但在更多的时候，是否捐赠器官是由患者的家属决定的。而且这一决定应该由那些经过这方面内容培训的人来做出。

患者不愿意捐献器官是因为害怕为了获取被捐献的器官而被过早地宣告死亡。这种典型的利益冲突应该被避免。尽管治疗的医师可能和患者的家庭关系紧密，但治疗医师也不应该发起器官捐献的讨论。关于患者治疗的决定，包括宣告患者死亡，应该由一个以关注患者健康为主要目的的医疗团队做出。简而言之，不再继续治疗可能导致患者发展为神经科学的脑死亡，但这一决定应是基于对患者的爱护而做出的。这两个概念有个复杂的交叉点，当患者表达了捐献意愿，治疗方案可能会改变，这取决于是保留器官还是生命认知的平衡。

结 论

这一章我们讨论了在某些具有挑战性的情形下

如何坚守或摒弃某些价值观。获得生理上成功的治疗不意味着达成了患者的目标。外科医师必须尊重患者的自主权,但他们也有为保护患者的最大利益而代替其做出选择的权利。在面对TBI患者的救治时会遇到很多困难的局面,治疗的决定必须在平衡可能的治疗结果和患者的价值观后做出。我们有

义务前瞻性地考虑其中哪些是最重要的价值观,以及如何尊重他人的价值判断。随着研究、创新和长期护理的结合,这些初始治疗选择将变得越来越复杂。

(崔大明)

参考文献

[1] Harlow JM. Recovery from the passage of an iron bar through the head. Boston Med Surg J. 1848; 39:389–392.

[2] Beauchamp TL, Childress JF. Principles of Biomedical Ethics. 5th ed. New York, NY: Oxford University Press; 2001.

[3] The Belmont Report. Ethical Principles and Guidelines for the Protection of Human Subjects or Research. Report of the National Commission for the Protection of Human Subjects of Biomedical and Behavioral Research. Washington, DC: U.S. Department of Health, Education and Welfare; 1979.

[4] Dunn LB, Nowrangi MA, Palmer BW, Jeste DV, Saks ER. Assessing decisional capacity for clinical research or treatment: a review of instruments. Am J Psychiatry. 2006; 163(8):1323–1334.

[5] Casarett D, Ross LF. Overriding a patient's refusal of treatment after an iatrogenic complication. N Engl J Med. 1997; 336(26):1908–1910.

[6] Cranford R. Facts, lies, and videotapes: the permanent vegetative state and the sad case of Terri Schiavo. J Law Med Ethics. 2005; 33(2):363–371.

[7] Rachels J. Active and passive euthanasia. N Engl J Med. 1975; 292(2):78–80.

[8] Thomson JJ. Killing, letting die, and the trolley problem. Monist. 1976; 59(2):204–217.

[9] McAllister TW. Neurobehavioral sequelae of traumatic brain injury: evaluation and management. World Psychiatry. 2008; 7(1):3–10.

[10] Lehtonen S, Stringer AY, Millis S, et al. Neuropsychological outcome and community re-integration following traumatic brain injury: the impact of frontal and non-frontal lesions. Brain Inj. 2005; 19(4):239–256.

[11] Freedman PE, Bleiberg J, Freedland K. Anticipatory behaviour deficits in closed head injury. J Neurol Neurosurg Psychiatry. 1987; 50(4):398–401.

[12] O'Jile JR, Ryan LM, Betz B, et al. Information processing following mild head injury. Arch Clin Neuropsychol. 2006; 21(4):293–296.

[13] Devettere RJ. Deciding for others. In: Practical Decision Making in Health Care Ethics. 2nd ed. Washington, DC: Georgetown University Press; 2000:127–161.

[14] Cranford RE. What is a minimally conscious state? West J Med. 2002; 176(2):129–130.

[15] Giacino JT, Fins JJ, Laureys S, Schiff ND. Disorders of consciousness after acquired brain injury: the state of the science. Nat Rev Neurol. 2014; 10(2):99–114.

[16] Fagerlin A, Schneider CE. Enough. The failure of the living will. Hastings Cent Rep. 2004; 34(2):30–42.

[17] Tulsky JA. Beyond advance directives: importance of communication skills at the end of life. JAMA. 2005; 294(3):359–365.

[18] Gunter-Hunt G, Mahoney JE, Sieger CE. A comparison of state advance directive documents. Gerontologist. 2002; 42(1):51–60.

[19] Christensen JA, Orlowski JP. Iatrogenic cardiopulmonary arrests in DNR patients. J Clin Ethics. 2000; 11(1):14–20.

[20] Toms SA. Outcome predictors in the early withdrawal of life support: issues of justice and allocation for the severely brain injured. J Clin Ethics. 1993; 4(3):206–211.

[21] Pregnant, and forced to stay on life support. The New York Times. January 7, 2014. Available at: http://www.nytimes.com/2014/01/08/us/pregnant-and-forced-to-stay-on-life-support.html?_r=1. Accessed May 21, 2016.

[22] Texas hospital acknowledges brain-dead status of pregnant woman. The Guardian. January 24, 2014. Available at: http://www.theguardian.com/world/2014/jan/24/texas-hospital-acknowledges-brain-dead-pregnant-woman. Accessed May 21, 2016.

[23] Texas judge: remove brain-dead woman from ventilator, other machines. CNN. January 24, 2014. Available at: http://www.cnn.com/2014/01/24/health/pregnant-brain-dead-woman-texas/ Accessed May 20, 2015.

[24] Boissy AR, Provencio JJ, Smith CA, Diringer MN. Neurointensivists' opinions about death by neurological criteria and organ donation. Neurocrit Care. 2005; 3(2):115–121.

第32章
美国颅脑创伤成本和"头盔"投资回报

Cost of Traumatic Brain Injuries in the United States and
the Return on Helmet Investments

Bruce A. Lawrence, Jean A. Orman, Ted R. Miller, Rebecca S. Spicer, and Delia Hendrie

摘要 伤害成本包括医疗费用、工作损失和失去的残疾调整生命年（DALY）。2012年，颅脑创伤造成7 580亿美元的损失，约占美国全部伤害成本的15%。其中生活质量损失（6 310亿美元）和工作损失（1 010亿美元）占了主要部分。跌倒、交通事故和火器伤占成本的75%。自行车头盔购买者每投入1美元可节省30多美元。

引 言

确定伤害预防和控制的优先事项以及在替代用途之间分配稀缺资源是艰难的抉择。不同地区针对不同致伤原因的项目都在竞争资金。相关资金选择具有挑战性。如何分配资源必须考虑到社会、经济和政治因素的复杂相互作用。政策制定者和项目管理者都面临相同的挑战，必须将资源分配到最佳性价比的领域以发挥最大价值。现在已经不再只是简单选择那些可能成功甚至最有可能成功的项目了。经济评估可以提供成本和效益的信息，来帮助决定替代干预措施，并通过成本-结果方法汇总信息[1]。

除了用于效益成本分析之外，成本（cost）相比发病率（incidence）的主要优势在于其可以将不同结果（例如，死亡、颅骨骨折、下颌断裂、缺氧和面部咬伤）简化为单一度量参数。简洁有助于理解，使得成本数据对于问题规模和风险评估、优先级设置、健康和安全倡导、项目评估、监管分析和绩效比较都很有价值。成本数据描述了损伤影响社会的方式，并有助于分析减少伤害成本-效益的可能性。

这种基础卫生服务研究工具越来越多地成为讨论和决策的焦点。成本具有强大的说服力。媒体和政治家明白医疗和工作损伤上节省10亿美元要远优于伤害病死率和住院率统计学上显著下降1%。

本章分析了2012年美国颅脑创伤（TBI）的发病率和总成本，并总结了已知的美国海外军事伤害中TBI的发病率和成本。第2个内容描述了成本概念和类别。第3个内容描述了我们如何估算不同的成本构成。第4个内容按成本类别、严重程度、伤害性质、治疗水平、年龄性别以及原因列出TBI的综合成本。第5个内容介绍了用伤害成本数据进行经济评估的框架。第6个内容定义了经济评估的类型。第7个内容包含自行车头盔的效益成本分析，来说明如何应用第5和第6个内容中的方法。第8个内容讨论我们估算方法的局限性，并给出一些结论。

成本概念和类别

成本的定义可以基于发病率或患病率（表32.1）。基于发病率的成本是计算1年内发生的伤害所导致的终身成本。例如，2012年TBI的基于发病率的成本估算了与2012年内发生的所有TBI相关的现在和未来的医疗花费。基于发病率的成本是通过将受害者的数量乘以每个受害者的终身成本来计算的，能够衡量预防带来的效益。本章介绍了以2012年美元为单位的基于发病率的成本。

基于患病率的成本计算1年内所有与伤害相关的费用而不管伤害发生于何时。例如，2012年TBI的基于患病率的成本计算了2012年全部头部损伤的医疗保健支出，包括许多年前受伤的受害者的支出。基于患病率的成本计算了所有发生在该年内的成本，用于反映医疗保健支出和评估成本控制。

资产会产生利息。因此，在基于发病率的成本计算中，未来成本必须折算为现值（present value）。这个步骤显示了现在用于投资在升值后再支付将来成本所需的金额。美国医疗卫生成本效益小组[2]建议所有成本节约分析应该包括3%折扣率的估算以适应交叉研究间比较。在每个人做医疗保健决策时采用的真实投资回报率和折现率表明上述折现率在美国[3-5]和其他地方[6]是一个保守的上限。然而，世界各国政府往往要求在监管分析中使用更高的折现率（5% ~ 7%）。他们使用折现过程来间接减少乐观收益估计的影响。

表 32.1　成本概念

基于发病率的成本	计算 1 年内发生的伤害所导致的终身成本
	计算：伤害受害者的数量 × 每个受害者的终身成本
	衡量预防可以带来的效益
基于患病率的成本	计算 1 年内所有与伤害相关的费用而不管伤害发生于何时
	计算所有发生在该年内的成本
	反映医疗保健支出和评估成本控制

成本的类别

脑外伤负担分为三类：医疗费用、误工成本和生活质量成本。

医疗费用包括紧急运输、医疗、医院、康复、心理健康、药物、附加和相关的治疗费用，还有丧葬或验尸费用和保险医疗支付所需的管理成本（表32.2）。

误工成本相当于生产力的损失。它们包括受害者的工资损失、家务劳动损失的重置成本、附加福利的损失，以及通过诉讼获取收益损失的赔偿、处理保险、申请公共福利项目获取食品券和残疾收入过程中的行政成本。除了因死亡或永久性残疾或短期残疾造成的误工成本外，还包括亲朋好友因自愿照顾伤者而造成的误工成本。

生活质量成本包括受害者及其家人因疼痛、煎熬和生活质量降低而损失的价值。该成本可以是美

表 32.2　成本分类——TBI 的三种成本分类

医疗费用	包括急救交通、医疗、住院、康复、心理健康、药物、配套以及相关的治疗费用，还有葬礼或死因裁决费用，以及行政费用
误工成本（生产力损失的价值）	• 受害人因死亡和残疾导致的工资损失和失业 • 家务劳动能力丧失的替代成本 • 额外福利 • 处理相关诉讼、保险、公共福利和补偿操作所产生的行政费用 • 自愿照顾受害人的家属的工作损失
生活质量成本	• 疼痛、煎熬，以及对于受害者及其家属生活质量丧失的成本 • 对这些成本进行货币化估算存在争议

注：损伤负担的某些方面很容易用金钱衡量，包括医疗费用和误工成本＝经济成本或人力资源成本；另一些方面很难用金钱衡量，包括疼痛、生活质量丧失的成本＝综合成本或愿意去支付的成本。

元也可以是非货币形式。货币化是有争议的，因为它假设每个残疾调整生命年（DALY，在下文中定义）的货币价值在整个生命周期内是不变的，并且不同健康状态的比例值与收入无关（例如，对所有收入水平人群都将需要助步器视为需要轮椅的行动不便的一半）。这还需要使用一个通过数项基于人们为了预期延长一个统计寿命而常规支付或意愿支付的数额的荟萃分析得到的致命风险降低值，但荟萃分析结果并不统一。

伤害负担的某些方面很容易以货币形式衡量。这包括医疗费用和误工成本，它们被称为经济成本或人力资源成本。包括疼痛和生活质量损失的成本被称为综合成本或支付意愿成本。本章主要介绍 TBI 的综合成本。

成本方法（表 32.3）

表 32.3　成本法

医疗费用	自下而上方法	• 每个病例或者每次就诊时估算的医疗开支乘以相应的病例数或者就诊人次数
	自上而下方法	• 得到全国医疗总支出 • 根据诊断组通过住院日期进行分配 • 常在比较损伤和疾病的开支时才被采用
	因素化方法	• 将每例的全国费用调整为各个地方的价格，再乘以当地病例数 • 经常用于各州或各省的费用估算 • 价格便宜

医疗费用

医疗费用估计最好自下而上进行计算，将每个病例或就诊的估计医疗费用乘以相应病例的诊断时间或就诊次数（表32.4）。以下两种更粗略方法也是可行的。

自上而下：先得到全国医疗总支出，然后由不同诊断根据住院天数进行分摊。在比较伤病的支出时，常会采用这种基于患病率的方法[7, 8]。

因素化：人们可以根据当地价格（最好是当地的住院时间）调整每个病例的国家成本，然后乘以当地病例数来获得当地费用。我们经常使用这种方法来进行州或省的成本估算。该方法成本低廉，但还是可以得到合理可信的数字。

我们使用自下而上的方法来估计基于发病率的TBI医疗费用。我们严格遵循Lawrence和Miller[9]以及Finkelstein等[10]的方法。我们使用医疗支出小组调查（Medical Expenditure Panel Survey，MEPS）数据来量化非住院伤害的医疗费用。对于住院伤

表 32.4　自下而上方法计算美国 TBI 医疗成本

非住院的损伤	• 使用 MEPS 量化伤后前 18 个月的非住院医疗费用
需住院的损伤：住院费用	• 住院的设备成本：HCUP 全国住院患者检查费用乘以设备特别费用比例（来自健康研究和质量机构） • 住院患者的非设备成本：MarketScan 数据库
急诊处置和释放性损伤：初步治疗费用	• MarketScan 数据库的设备和非设备成本
需住院治疗的损伤：伤后前 18 个月出院治疗费用	• 总住院费用乘以创伤后前 18 个月所有费用的 MEPS 比例，得到该种创伤后总的住院费用
所有非致命性损伤：超过 18 个月的医疗费用	• 使用的乘数来自 1979—1988 年纵向的详细索赔信息中工人赔偿申请的数据
设备	• 计算六类死亡地点的医疗成本 （1）在现场或家 （2）在到达医院的路上 （3）在急诊科 （4）在入院后 （5）在疗养院 （6）在临终关怀

注：TBI，颅脑创伤。

害，由于MEPS中入院伤害的样本量很小，我们主要依赖其他数据来源。我们使用2012年医疗成本和使用计划（Healthcare Cost and Utilization Program，HCUP）全国住院患者样本（Nationwide Inpatient Sample，NIS）收费数据和医疗保健研究和质量机构的成本–收费比来计算住院设备成本。我们使用2010—2011年MarketScan数据来量化住院期间产生的专业费用和其他非设备费用。我们使用相同的MarketScan数据来量化急诊室（ED）就诊相关的成本。

大多数需要住院治疗的非致命性损伤往往在出院后还要进行额外治疗。为了估计需要住院的患者的短期至中期医疗费用，我们将HCUP/Marketscan数据得出的总住院费用乘以受伤后最开始的18个月内所有费用与该伤种总住院费用比值的平均值。我们对在ED治疗并出院的患者采取了类似的计算。我们从1996—1999年的MEPS数据得出这些比值。

我们使用与Finkelstein等[10]和Rice等[11]相同的策略来估算长期医疗费用（18个月以上）。我们使用的数据来自1979—1988年纵向的详细索赔信息（detailed claims information，DCI）数据中463 174例工人赔偿申请。DCI文件是独一无二的，之后再没有类似的数据。这种方法默认治疗费用会随时间变化，但自DCI数据发表以来至2012年，18个月费用与总生命周期成本的比值保持不变。我们还包括了Finkelstein等[10]对疗养院费用的估计。

对于死亡人数，我们分别计算了2012年国家人口生命统计系统（National Vital Statistics System，NVSS）数据中确定的6个死亡地点的医疗费用：现场/在家、到达医院途中、在急诊室、医院、疗养院、临终关怀。根据死亡地点不同，所产生的医疗费用可能包括验尸官/法医检验、医疗运输、急诊室、医院住院、疗养院或临终关怀医院。通常来说，成本计算与非致命性损伤的成本计算是一样的。

误工成本（表 32.5）

工作或生产力损失有两个组成部分：急性损伤恢复期间的短期损失和因死亡或永久性工作相关残疾导致的终身损失。我们使用Finkelstein等[10]提出的方法量化了非致命性伤害的暂时或短期误工损失，其中导致工作日损失的伤害概率与估计的每次伤害造成的工作日损失（条件是至少误工1天）相结合。我们分别计算了每个年龄组别、性别和受伤

表 32.5　美国 TBI 误工损失费用评估

短期损失	● 用误工日期估计值乘以每天平均工资及附带的福利成本 ● 估算家务劳动的价值损失	
永久性或长期性残疾的损失	将永久性完全性残疾和永久性部分性残疾分开统计（求两者之和）	
	永久性完全性残疾	用目前特定（年龄、性别）寿命所得的价值和家务价值乘以每个受伤类型中永久残疾的概率
	永久性部分性残疾	将其收入乘以永久性部分残疾的概率和不同损伤类型中能决定残疾比例的其他因素

注：TBI，颅脑创伤。

机制的入院和非入院病例的伤害工作损失时间。

为了估计短期误工损失的货币价值，我们将估计的误工天数乘以当前人口调查中按年龄和性别分层的平均日工资和附加福利成本。和多项其他研究[9-14]一样，我们的调查数据显示受伤后工作日内失去工资的同时伴有90%家务劳动的丧失。使用这个比例和家务劳动的价值[15]，我们还估算了家务劳动丧失的价值。

为了计算由于永久或长期残疾导致的生产力损失成本，我们将永久性完全残疾和永久性部分残疾分开计算。对于死亡和其他永久性完全残疾，我们将特定年龄和性别的终身收入和家庭生产的现值乘以每种类型伤害的永久性残疾概率[15]。对于永久性部分残疾，我们将预期收入乘以永久性部分残疾概率和等于某伤害类型导致残疾百分比的额外因素。然后，我们将所有结果叠加来计算永久性残疾（包括完全和部分残疾）相关的净生产力损失。永久和部分残疾的概率和发生残疾的比例（按身体部位和受伤的性质）由 Lawrence 等[12]的 DCI 数据计算得出。在我们的分析中进行这些估计，是假设这些概率无论是否在工作中发生都是相同的，并且不会随着时间的推移发生明显变化。

生活质量成本（表 32.6）

我们估算生活质量成本的方法与 Miller 等[16]的方法相似。该方法对生活质量损失的计算是基于医师按损伤诊断随时间推移而丧失的功能能力的估计和对不同功能损失导致的生命价值损失。我们用 DALY 来说明这些损失，这是全球疾病负担文献中使用的计算方法[17]。一个 DALY 相当于一个质量调

表 32.6　美国 TBI 生活质量费用损失的估计

● 基于损伤后随着时间的推移其生活质量的下降，系统地复习了评价不同功能丧失后生活质量下降的相关文献 ● 成本是基于对死亡风险小额支付费用的损失，以及他们表示愿意支付的费用 ● 通过用 479.87 万美金／挽救生命（14.903 7 万美金／DALY）的数值将 QALY 货币化

注：TBI，颅脑创伤。

整生命年（QALY）的损失[18]。QALY 收益经常被用作在临床试验中的次要结果指标。

我们基于元分析估计 DALY 的价值[19,20]，分析人们为死亡风险的微小改变而支付的费用以及调查他们表示的支付意愿。继 Zaloshnja 等[14]之后，我们使用 Miller[19]在过去 10 年中整合在整个美国运输部的监管分析的方法将 QALY 价值化后计算出每拯救一个生命值为 479 万美元（按 2012 年美元计算）。为了简洁起见，我们仅在此提供 DALY 价值化后的估计。为获得未价值化的 DALY，将价值化的估计值除以 149 037 美元。

TBI 的综合成本

2012 年有超过 210 万美国人发生 TBI（表 32.7）。他们的损伤费用大约为 7 580 亿美元（按 2012 年美元计算），约占美国伤害总费用的 15%。在受害者中，有 53 000 人死亡，其他受害者的 DALY 等同于 117 000 人的生命质量损失。致命性 TBI 成本约为 250 亿美元，非致命性 TBI 花费 3 350 亿美元用于住院治疗，剩余的 173 亿美元用于非住院治疗 TBI（表 32.7）。TBI 成本主要取决于生活质量损失（6 310 亿美元）和误工损失（1 010 亿美元）。医疗费用为 260 亿美元，占美国个人医疗保健总支出的 1.1%（根据表 32.7 和表 32.1 计算出百分比；国家卫生支出，https://www.cms.gov/research-statistics-dataand-systems/statistics-trends-and-reports/nationalhealthexpenddata/nationalhealthaccountshistorical.html）。

Barell 损伤诊断矩阵图[21]将 ICD-9-CM 代码按 36 个身体部位和 12 个受伤性质制成行列图。内部脏器型脑外伤（即没有颅骨骨折的脑损伤）成本最高，占全部 TBI 成本中的 4 142 亿美元（表 32.8）。

表 32.9 列出了不同受伤严重程度的 TBI 总费用。严重程度通过简明伤害严重程度（Abbreviated

表 32.7　2012 年美国 TBI 按治疗水平的综合成本（按 2012 年美元计算）

治疗水平	发生人数	医疗费用（百万）	误工费用（百万）	生活质量损失费用（百万）	总费用（百万）	百分比（%）
死　亡	53 156	763.7	51 739.9	197 308.1	249 811.7	33.0
住　院	249 770	18 667.5	43 394.2	272 960.3	335 022.0	44.2
非住院	1 820 194	6 299.7	5 614.4	161 183.9	173 098.0	22.8
合　计	2 123 120	25 730.9	100 748.4	631 452.4	757 931.7	100.0
百分比		3.4	13.3	83.3	100	

注：TBI，颅脑创伤。

表 32.8　2012 年美国 TBI 中各种损伤性质的综合成本（按 2012 年美元计算，百万）

损伤性质	死　亡	生　存	医　疗	误　工	生活质量	合　计
骨　折	999	79 568	6 192	16 159	88 984	111 335
内　脏	11 979	705 197	13 931	36 657	363 637	414 225
穿透性伤	19 544	b	101	23 839	83 180	107 120
其　他[a]	792	141	7	1 038	3 734	4 779
未分类	19 842	1 285 058	5 501	23 055	91 918	120 474
合　计	53 156	2 069 964	25 732	100 748	631 453	757 933

注：TBI，颅脑创伤。[a] 其他包括压伤、神经损伤、多重伤和其他伤。[b] 仅针对死亡；完整的枪械伤数据可见表 32.10。

表 32.9　2012 年美国 TBI 中各损伤严重程度的综合成本（按 2012 年美元计算，百万）

严重程度	发生人数	医疗损伤	误工损伤	生活质量损伤	合　计
AIS-1	525 020	2 115	1 635	6 490	10 240
AIS-2	589 217	2 637	6 847	156 949	166 433
AIS-3	70 864	1 723	6 608	48 335	56 666
AIS-4	142 841	13 768	29 290	198 452	241 510
AIS-5	6 279	1 697	2 303	12 734	16 734
死　亡	53 176	764	51 740	197 310	249 814
未　知	765 723	3 027	2 326	11 183	16 536
合　计	2 123 120	25 731	100 748	631 452	757 931

注：TBI，颅脑创伤。

Injury Severity，AIS）评分来衡量，该评分是基于身体不同部位损害的性质和程度做出对生命威胁程度的估计。它的范围从 1 级（轻微的伤害，很高的生存可能性）到 6 级（这种伤害几乎是不可能存活的）。在非致命性 TBI 中，AIS 4 级的总负担最高（约为 2 414 亿美元）。它们比 AIS 5 级（每例伤害成本更高）伤害更常见，而比 AIS 1 ～ 3 级（更常见）成本更高。

跌倒是TBI的主要原因（表32.10），伤害负担最高（总费用：2 502亿美元）。交通和枪支是第二和第三高负担（总成本：分别约为1 893亿美元和1 195亿美元）。按性别划分，这种模式对于男性和女性都是正确的。然而，在男性中，火器伤TBI的比例和负担几乎是女性的6倍。

按人均算，0～4岁和75岁以上年龄组的TBI发病率最高，并且75岁以上的受伤成本最高，其次是15～24岁。总体而言，男性和女性的受伤率相似。然而，男性遭受了更多的致命性伤害。因此，女性的年人均成本平均为1 586美元，不到男性平均值3 358美元的一半（表32.11）。

军事人员有战斗和非战斗相关的TBI风险，并且这些伤害大多被排除在上述报道的伤害之外。从2003年到2016年3月，全球有347 962名美国军队成员被诊断过TBI（DOD TBI号码网站），2012年有30 801人受伤。在2012年的病例中，85.0%是脑震荡或轻度颅脑创伤，而7.8%是中重度或穿通性脑外伤，其余7.2%不可分类。尽管一项研究[22]报道在2003—2010年有1 255例中重度和穿通性战斗相关的TBI被诊断出来，但基于人口数据的战斗相关TBI数量仍然很少。

与战斗相关的TBI特别关注其长期健康和护理成本，因为存在伴发精神障碍的风险。2009年使用退伍军人健康管理局（VHA）服务对327 388名"持久自由运动"和"伊拉克自由运动"（OEF/OIF）的退伍军人进行的一项研究发现，6.7%被诊断患有TBI，包括轻度、中度、重度和穿通性。在被诊断患有TBI的患者中，89%也被诊断为精神障碍，最常见的是创伤后应激障碍[23]。值得注意的是，诊断患有TBI的退伍军人每年VHA成本中位数比没有TBI的高出近4倍（5 831美元vs.1 547美元）。这项研究局限性在于有54% OEF/OIF退伍军人未被纳入VHA管理。该研究也没有确定成本增加的模式。

用伤害成本数据进行经济评估的框架（表32.12）

此处内容和下文内容解释了如何使用成本来评估预防措施。经济评估有几个相互关联的组成部分。必须指明研究问题，必须计算成本，必须确定替代方案的有效性，最后必须计算成本–结果指标。在每个组成部分中，可以确定几个步骤。这里介绍了这些步骤的摘要，并在第7个内容进行了说明，

表32.10　2012年美国TBI患者中各性别和损伤原因的综合成本（按2012年美元计算，百万）

原　因	发生人数	综合成本
全部		
刀切伤	4 666	1 742
跌落伤	1 014 793	263 613
枪械伤	23 522	119 497
交通伤	352 768	192 821
自然环境灾害	4 041	1 758
击打伤	472 940	80 588
其他伤	61 838	22 860
未分类	188 554	75 049
合计	2 123 120	757 928
女性		
刀切伤	1 298	486
跌落伤	538 049	116 890
枪械伤	3 500	18 072
交通伤	157 919	59 559
自然环境灾害	1 944	637
击打伤	186 347	22 605
其他伤	28 678	7 341
未分类	78 066	24 478
合计	995 801	250 069
男性		
刀切伤	3 367	1 255
跌落伤	476 683	146 700
枪械伤	20 017	101 399
交通伤	194 782	133 211
自然环境灾害	2 097	1 120
击打伤	286 557	57 982
其他伤	33 155	15 519
未分类	110 441	50 546
合计	1 127 099	507 733

注：TBI，颅脑创伤。

表 32.11　2012 年美国 TBI 患者按照性别和年龄划分的综合成本和人均成本（2012 年；单位：美元）

年 龄 组	发 病 数	综合成本（百万）	人均成本
总 计			
0～4	291 722	$43 670	$2 172
5～14	303 994	$52 878	$1 289
15～24	383 384	$140 522	$3 259
25～44	387 978	$187 075	$2 305
45～64	336 886	$180 017	$2 197
65～74	127 529	$62 465	$2 671
≥ 75	291 511	$91 181	$5 031
合 计	2 123 101	$757 832	$2 454
女 性			
0～4	126 439	$17 610	$1 790
5～14	104 097	$17 358	$865
15～24	164 747	$37 981	$1 784
25～44	178 114	$46 721	$1 139
45～64	162 285	$54 443	$1 288
65～74	71 941	$26 064	$2 101
≥ 75	188 140	$49 865	$4 630
合 计	995 797	$250 049	$1 586
男 性			
0～4	165 271	$26 051	$2 536
5～14	199 888	$35 511	$1 695
15～24	218 570	$102 499	$4 696
25～44	209 818	$140 358	$3 497
45～64	174 574	$125 540	$3 166
65～74	55 588	$36 401	$3 315
≥ 75	103 341	$41 300	$5 618
合 计	1 127 094	$507 676	$3 358

注：TBI，颅脑创伤。

表 32.12　使用损伤成本数据进行经济学评估

定义干预	取决于 • 目标评估 • 待比较的备选方案 • 目标人群 • 干预设置 • 时间范围 • 经济评价类型
确定分析角度	• 最常见的社会情况 • 外部、个人、医疗保健系统以及可能相关的政府机构
调整差分时序	• 以基年计算，根据通货膨胀水平进行成本和收益水平的调整 • 将未来成本折现到当前时点，以获得现值（折现率 3%）
包括间接费用和志愿者时间成本	• 无须考虑所有干预措施的共同成本
选择相关的结果指标	取决于 • 经济评价类型 • 干预类型 • 有效数据的可用性
估计替代方案的有效性	• 从流行病学角度来看，现有的研究或专家意见中获得干预效果
备选方案结果计算	• 包括改善健康状况，节约成本
计算成本-成果指标	• 采用增量的方法计算备用方案的额外成本和收益
描述任何未量化的成本和收益	• 研究的外部时间框架 • 影响其他的目标人群 • 源于采取了更广泛的干预措施

并分析了儿童和成人自行车头盔的潜在投资回报。我们的方法（引自：Miller and Levy[24]）基本遵循广泛引用的经济评估指南[2]。

• 定义干预措施

进行经济评估的第一步是确定要评估的干预措施。这包括决定评估的目标、比较替代方案、确定目标人群、明确干预的安排、计算成本和结果的时间范围，以及确定经济评估的类型。

• 确定分析的角度

任何经济评估中一个重要的实际方面，即确定研究的角度（例如，从社会学角度看包括每个人的成本和收益）。

• 不同时间点成本校正

许多干预措施的成本和效益会延续数年。即使使用（或保存）的资源量和机会成本保持不变，通货膨胀也会导致货币价格随时间而变化。经济评估必须以共同基准年的美元来衡量所有成本和收益。此外，未来发生的干预成本或未来获得的利益被认为价值较低，因为：① 资金可以在投资时赚取利息。② 未来不确定。将这种现象在研究中体现的方法是通过减少未来的成本和效益流或"打折"来表示现值。这种"打折"步骤可以减轻未来事件的权重。为了便于比较，对健康干预措施回报的研究通常使用3%的折扣率。

- 估算替代方案的成本

干预措施的成本也必须估算。如果没有"现成的"替代方案，则不必考虑所有比较干预措施的共同成本，因为它们不会影响干预措施的选择。

- 选择相关的观察指标

选择的结果指标取决于经济评估的类型、被评估的干预措施以及效益数据的可行性。在公共卫生中经常使用的观察指标包括预防的伤害或疾病或DALY的数量，或花在预防上每一美元节省的伤害成本。

- 估计替代方案的有效性

有关干预措施有效性的数据可以从流行病学研究、评估或专家意见中获得。后者仅应用于流行病学研究无法通过伦理、不可行或成本过高及几乎没有进行过的研究。

- 计算替代方案的结果

干预的结果包括健康收益和减少受伤人数所节约的成本。

- 计算成本-结局指标

经济评估的最终目的是汇总和解释干预措施的成本-结局的结果，以确定哪种方案能够提供最佳

的资金效益。在计算成本-结局指标时，通常采用增量法，将一种替代方案对另一种方案施加的额外成本与提供的额外收益进行比较。

- 描述任何无法量化的成本和收益

干预措施可能产生经济评估中未包括的成本和效益，例如：① 在分析时间范围之外发生的成本和效益。② 影响目标人群以外的成本和效益。③ 更广泛地采用干预措施。即使这些成本和收益无法量化，也应在经济评估中被确定。

经济评价分析的类型（表 32.13）

成本效益分析

成本效益分析是考虑到结果差异的最直接的经济评估类型。在成本效益分析中，结果是以自然发生的单位来衡量的，这些单位可以是通用单位（例如，预防死亡人数），可以在所有伤害原因或更具体原因（例如，防止跌倒）之间进行比较，但只能用于比较具有相同目标的干预措施。在成本效益分析中，对每个单位结果的成本进行不同的伤害预防计划之间的比较，例如预防的每次死亡成本或防止每次跌倒的成本。每单位结果成本最低的干预措施效率最高。因为不存在阈值或临界值，将那些代表

表 32.13　经济学评估分析的类型

成本效率分析	• 最直接 • 在澄清选择时考虑结果的差异（一维） • 比较不同损伤预防方案之间的每单位结果成本 • 单位结果成本最低的方案效率最高
成本效用分析	• 更高级 • 特殊形式的成本效率分析 • 计算每单位效用（生活质量）的成本 • 与健康相关的效用最常见的单位是残疾调整寿命年（DALY） • DALY 衡量与生活质量相关且重要的身体、情感、心理健康和社会关系
成本效益分析	• 将总收益除以干预成本获得干预投资的回报 • 支持对具有不同目标的各种干预措施进行直接比较 • 优点：明确地指出干预措施是否值得实施 • 缺陷：需要把 DALY 赋予美元的价值，这有些困难且令人反感
净收益分析	• 成本效益的辅助工具 • 净收益 = 收益-成本 • 某些干预措施的收益 > 成本，并不值得实施，因为：① 可能有更大回报的投资。② 不确定性意味着回报将在平均水平上、下波动

货币价值的干预措施与那些不需要某些判断的干预措施分开。可用于推导这些临界值的方法包括将与其他方法得到的每单位结果成本比较、"经验法则"以及以前决策的推论[25]。

成本效用分析

成本效用分析比成本效益分析更先进。来自成本效益分析的信息有助于根据一维结果测量来阐明不同项目之间的选择。然而，成本效益分析的局限性在于需要在不同伤害原因的干预措施之间进行比较，其中结果单位在替代方案中有所不同。此外，如果使用诸如节省的生命年等通用单位来衡量结果，则成本效益分析不能解释干预导致的生活质量差异。这使得将主要提高生存率的项目与主要目标是改善生活质量的项目进行比较是不合适的。

成本效用分析可以看作是在一种成本效益分析的特殊形式上发展的，其中计算了每单位效用的成本（与人的福祉相关的单位）[2]。最常用的健康相关效用单位是防止的 DALY 或节省的 QALY。这些措施将生活质量的一些组成部分以及生命的数量（或长度）纳入单一度量。通过干预获得的生命年数（生命数量）与对这些生命年的质量的一些判断相结合，以计算获得的 QALY 数量或防止的 DALY。生活质量是一个多维度的概念，包括个人福祉相关并且重要的肉体、情感、心理健康和社会等方面。通常，质量以 QALY 标度从 0 到 1 测量，其中 0 相当于死亡，1 相当于良好的健康。DALY 等于 1 减去 QALY。结果以从替代方案中获得的每个 QALY 的成本表示，并且获得的每个 QALY 成本最低的方案是最有效的。由于在成本-效用分析中以相等的效用单位衡量结果，因此可以针对不同的伤害原因进行不同干预措施的比较。同样，不存在某个低于用金钱衡量的每个 QALY 成本的阈值或临界值，并且必须做类似成本效益分析的评估、与其他方法得到的每单位结果成本比较、"经验法则"以及以前决策的推论。通常在全世界范围内不会实施每个 QALY 成本超过 40 000 ~ 60 000 美元的干预措施。美国的阈值超过 130 000 美元。

效益成本分析

效益成本分析将总收益除以干预成本，从而产生干预投资回报。在此分析中，所有收益都可以货币化或从计算中省略。效益成本分析支持直接比较不同目标的不同干预措施。此外，与成本效用分析一样，如果所考虑的干预措施产生多维结果，则可以在效益成本分析中获得多维效益。效益成本分析对比成本效益分析和成本效用分析的一个优势在于它清楚地表明干预是否值得实施。

净效益分析

净效益分析通常是效益成本分析的重要补充。净效益等于效益减去成本。任何效益大于成本的干预都是值得的（即净效益大于零或效益成本比大于1）。在比较两种备选方案时，根据预算限制，具有最大净效益的干预或具有最高效益成本比的干预可能是首选方案。

自行车头盔和头部受伤：效益成本分析（表 32.14）

此处内容将"鼓励儿童（15 岁以下）和成人使用自行车头盔"的效益成本分析作为示例。该示例更新了 Miller 和 Levy[24] 关于儿童自行车头盔的估计值，并添加了成人的估计值。我们按照上一个内容中建议的步骤操作。

● 定义干预措施

本项干预是在美国为每个骑自行车的人购买自行车头盔，这相当于分析头盔的平均投资回报。我们研究了 5 年内的效益，我们假设头盔在需要更换前会一直被使用。

● 从什么角度出发

采用社会观点来反映该计划是符合公共利益的。这种观点包括避免因失去工作和痛苦而带来的成本节约。我们还从保险公司的角度介绍了故障情况。

● 如何调整未来的价值

我们使用 3% 的折扣率来减少未来的伤害成本节省。使用美国经济分析局公布的个人消费支出价格指数的适当组成部分调整医疗费用。使用美国劳工统计局公布的"所有平民工人全面赔偿就业成本指数"调整了工伤成本和生活质量损失。

● 这些头盔会花多少钱

2015 年每辆自行车头盔的平均成本为 34.93 美元（http://www.bicycleretailer.com/studies-reports/2016/05/12/nsga-bike-units-dollar-sales-2015#.V0MSWdQrLvY）。有关符合美国消费者产品安全委员会标准的自行车头盔价格的进一步数据来自目前美国最大的三家销售头盔零售公司网站。低

表 32.14 自行车头盔和颅脑创伤：一个成本–效益分析的例子

干预的定义	• 为美国骑自行车的骑手购买自行车头盔（分析一个头盔在 5 年期间的平均投资回报）
角度	• 社会角度——每个人的成本和效益 • 包括避免失业、遭受 TBI 带来的痛苦
调整后的终值	• 使用 3% 的折现率折算未来工伤成本节省
头盔成本	• 成人头盔 $18；儿童头盔 $13 • 2012 年，15 岁以下和 15 岁以上的骑手分别为 3 530 万人和 8 950 万人 • 头盔的平均使用寿命为 5 年，这些骑手中 1/5 的人没有购买头盔 • 年度头盔支出 ○ 年龄 <15 岁：$9 200 万 ○ 年龄 ≥ 15 岁：$3.22 亿
自行车相关头部损伤	2012 年 • 423 例致命的头部损伤 • 42 419 例非致命的颅脑创伤 • 49 444 例非致命的其他头部损伤
自行车相关头部损伤花费	终身总费用 • <15 岁 ○ 致命头部损伤：$2 亿 ○ 非致命颅脑创伤：$35 亿 ○ 非致命性头部皮肤损伤：$17 亿 • ≥ 15 岁 ○ 致命头部损伤：$21 亿 ○ 非致命颅脑创伤：$105 亿 ○ 非致命性头部皮肤损伤：$29 亿
头盔的作用	• 预防 49% ～ 56% 的致命性头部损伤 • 预防 68% ～ 80% 的非致命颅脑创伤 • 预防 65% 的其他头部损伤
通过头盔预防自行车相关死亡和头部损伤	• 如果不戴头盔，2012 年 15 岁以下估计有 180 名骑手死于 TBI • 如果每个儿童都戴头盔，2012 年估计有 86 名骑手死于 TBI • 如果 2012 年开始实行儿童自行车通用头盔的使用，估计可以： ○ 预防 94 名骑手死亡 ○ 预防 46 400 例非致命 TBI ○ 预防 106 600 例其他非致命性头部损伤
2012 年全天或大部分时间佩戴头盔的车主所占百分比	• <16 岁：78.2% • ≥ 16 岁：72.2%

通用头盔的使用带来的成本节省和成本–效益比：

儿童	每个 $13 的头盔可以节约的成本	• 损伤成本节省 =$728 • 医疗成本节省 =$21 • 失业成本节省 =$60 • DALY 成本节省 =$647
	成本–效益比	56
成人	每个 $18 的头盔可以节约的成本	• 损伤成本节省 =$567 • 医疗成本节省 =$21 • 失业成本节省 =$73 • DALY 成本节省 =$473
	成本–效益比	31

（续表）

未记成本的结果	• 父母花在照顾受伤儿童身上的时间和费用节省 • 律师针对骑手索赔提起诉讼的节省 • 由于头盔佩戴的不适减少了骑行的次数： 　○ 肥胖率增加 　○ 骑行相关损伤减少
保险支付的改变	• 每个儿童头盔节省近 $45 • 每个成人头盔节省近 $50 • 汽车保险公司处理索赔减少

注：TBI，颅脑创伤。

端的成人头盔售价为 12.42 ～ 21.99 美元，另加销售税（许多州为 4% ～ 7%），儿童头盔的售价为 10.59 ～ 15.95 美元。本次分析成人使用的是 18 美元的（灵敏度分析为 15 美元和 40 美元），儿童使用的是 13 美元的（灵敏度分析为 11 美元和 25 美元）。

在美国，2012 年估计有 8 950 万 15 岁以上人口骑自行车，3 530 万 15 岁或以下人口骑自行车[26]。每年购买的头盔数量将是该数量的 1/5（假设头盔的使用寿命为 5 年）。15 岁以下儿童的每年头盔支出为 9 200 万美元［（3 530 万 /5）×13 美元］，15 岁以上成人每年头盔支出为 3.22 亿美元［（8 950 万 /5）× 18 美元］。

• 与自行车有关的头部损伤人数有多少

HCUP 和 Vital Statistics 数据显示，2012 年自行车撞车导致 423 例致命性头部损伤、42 419 例非致命性 TBI，以及 49 444 例其他非致命性头部（面部或头皮）损伤。

• 与自行车有关的头部损伤的成本是多少

根据上述成本估算，15 岁以下受伤的终身综合成本估计，致命性头部损伤为 2 亿美元（按 2012 年美元计算），非致命性 TBI 为 18 亿美元，其他头部损伤为 17 亿美元（表 32.16）。在 15 岁以上，各自的总额分别为 21 亿美元、105 亿美元和 29 亿美元（表 32.15）。

15 岁以下儿童因自行车相关头部损失的终身医疗花费为每年 1.5 亿美元。其他方面的损失则更大，未来失业损失 4.62 亿美元，生活质量损失大约 15 亿美元。对于成年人来说，各自的总额分别为 5.53 亿美元、20 亿美元和 130 亿美元。

• 头盔的效果如何

如果普遍使用，头盔可防止 49% ～ 56% 的自行车相关头部损伤导致的死亡、68% ～ 80% 的非致命性 TBI，以及 65% 的其他头部损伤[27-30]。我们使用中点估计头盔的效果（也就是说，我们假设头盔

可以防止 53.5% 的自行车相关头部受伤导致的死亡、74% 的非致命性 TBI 和 65% 的其他头部损伤）。鉴于只有 69% 的儿童和 38% 的成年人骑自行车时经常使用头盔，我们假设只对 69% 的儿童和 38% 的成人有效。

• 头盔使用可以预防多少骑车人死亡和受伤

据父母报告，2012 年 16 岁以下儿童 64% 骑自行车的全部或大部分时间都使用头盔，大于 16 岁及以上成人自我报告为 39% 的头盔使用率[26]。我们使用这些估计值评估以 15 岁为年龄分界值的情况。2012 年如果没有 15 岁以下的骑自行车者使用头盔，那么这个人群中将发生 38 个 TBI 导致的死亡（表 32.16）。这是使用公式 28/（1−0.535×0.64）估计得出，其中 28 为实际发生的致命性损伤，53.5% 为头盔有效率，64% 为头盔使用率。使用类似方法计算非致命性损伤，如果没有戴头盔，2012 年 15 岁以下的骑自行车者将发生 71 602 例 TBI。

如果每个 15 岁以下的自行车者都在 2012 年戴头盔，那么这一人群中只会发生 18 起 TBI 死亡。这个估计值是通过将 0 头盔使用的伤害次数乘以 1 减去头部损伤病死率减少百分比［38×（1−0.537）］得出的。同样，只会发生 22 408 例头部受伤。因此，相对于不使用头盔，2012 年 15 岁以下骑自行车者全部使用头盔可以预防 20 人死亡、21 807 例非致命性 TBI 和 27 387 例其他非致命性头部损伤。

表 32.17 显示了成年人的估计值。

• 头盔使用会产生多少成本节省和收益

15 岁以下骑自行车者普遍使用头盔（而不是根本不使用）将节省近 70 亿美元的伤害成本。它可以节省的医疗费用、失业损失和生活质量分别价值 2 亿美元、6 亿美元和 62 亿美元。更现实的是，只有 78.0% 的 15 岁以下的头盔拥有者经常佩戴它们，因

表 32.15　2012 年美国 <15 岁骑手 TBI 及其他头部损伤的花费（单位：百万美元）

损伤类型	结　果	发病数	医疗花费	失业花费	生活质量	合　计
TBI	致　命	25	0.6	39.6	157.4	197.6
TBI	非致命	15 512	102.7	246.3	3 160.20	3 509.20
其他头部损伤	非致命	24 606	47	175.7	1 471.60	1 694.30
合　计		40 143	150.2	461.6	4 789.30	5 401.00
若骑手不使用头盔						
TBI	致　命	38	0.8	59.6	237.1	297.5
TBI	非致命	29 468	195.1	467.9	6 003.50	6 666.50
其他头部损伤	非致命	42 134	80.4	300.9	2 519.90	2 901.10
合　计		71 640	276.3	828.4	8 760.40	9 865.10
若每个骑手均使用头盔						
TBI	致　命	18	0.4	28.3	112.6	141.3
TBI	非致命	7 662	50.7	121.7	1 560.90	1 733.30
其他头部损伤	非致命	14 747	28.1	105.3	882	1 015.40
合　计		22 426	79.3	255.3	2 555.50	2 890.00
节　省		49 213	197	573	6 205	6 975

注：TBI，颅脑创伤。

表 32.16　2012 年美国 ≥15 岁骑手 TBI 及其他头部损伤的花费（单位：百万美元）

损伤类型	结　果	发病数	医疗花费	失业花费	生活质量	合　计
TBI	致　命	398	10.3	445	1 624.50	2 079.70
TBI	非致命	26 907	455.9	1 313.40	8 757.40	10 526.70
其他头部损伤	非致命	24 838	87.1	278.5	2 575.60	2 941.20
合　计		52 143	553.2	2 036.90	12 957.50	15 547.70
若骑手不使用头盔						
TBI	致　命	500	13	559.5	2 042.70	2 615.20
TBI	非致命	37 822	640.8	1 846.30	12 310.10	14 797.20
其他头部损伤	非致命	33 273	116.6	373.1	3 450.30	3 940.00
合　计		71 595	770.4	2 778.90	17 803.10	21 352.40
若每个骑手均使用头盔						
TBI	致　命	238	6.2	265.8	970.3	1 242.20
TBI	非致命	9 834	166.6	480	3 200.60	3 847.30
其他头部损伤	非致命	11 645	40.8	130.6	1 207.60	1 379.00
合　计		21 717	213.6	876.4	5 378.50	6 468.50
节　省		49 878	557	1 903	12 425	14 884

注：TBI，颅脑创伤。

表 32.17　研究局限性

使成本估算保守的因素	（1）心理卫生的治疗和替代药物的使用可能被忽略 （2）TBI 的后续治疗难以追踪 （3）TBI 轻微的后遗症常被遗漏

注：TBI，颅脑创伤。

此全部头盔拥有权只会产生 78% 的潜在收益。15 岁以下骑自行车者普遍拥有头盔的效益成本比为 56〔70 亿美元 ×78%×4.717 现值年/（13×3 530 万美元）〕。平均而言，13 美元儿童自行车头盔可节省 728 美元，包括 21 美元的医疗支出现值、60 美元的失业损失以及 647 美元的生活质量价值。15 岁及以上骑自行车者普遍使用头盔（而不是根本不使用）估计将节省 149 亿美元伤害成本，其中医疗支出为 5.5 亿美元、误工损失为 19 亿美元、生活质量为 124 亿美元。但是，这些头盔所有者中只有 72.2% 经常使用它们。成人自行车头盔的收益成本比为 31.5。平均而言，18 美元的成人自行车头盔可节省 566 美元，其中包括 21 美元的医疗支出现值、72 美元的工作损失以及 473 美元的生活质量价值。

- 会产生其他什么无法量化的结果
  - 父母将花更少的时间和费用照顾受伤的孩子。
  - 律师将减少自行车受伤赔偿诉讼。
  - 有些人会发现头盔不舒服或不方便，这可能导致他们不经常骑自行车，可能会增加肥胖或防止其他与自行车有关的伤害。
- 保险支付如何发生变化

公共和私人医疗保险公司可以节省几乎所有医疗费用，每个头盔可节省 20 美元。汽车保险公司也将处理更少的索赔。25% 受伤的骑自行车者是机动车事故[31]。汽车保险公司赔偿了公路车祸中 36% 的误工损失和 18% 的医疗费用[32]。这意味着对于汽车保险公司来说，每个儿童头盔可以节省 25 美元，每个成人头盔可以节省 30 美元。

- 结果的敏感性怎样

这里分析的是低成本头盔的效益成本比。批量购买计划的价格会更低。在 11 美元的价格水平，儿童头盔的收益成本比达到 66。相反，购买 25 美元儿童自行车头盔的家庭，每消费 1 美元只可以获得 29 美元的回报。如果成年人购买 40 美元的头盔，每消费 1 美元的回报为 14 美元，如果他们购买 15 美元的头盔，则回报为 38 美元。

我们估计效益成本比时假定头盔的平均寿命为 5 年。如果成人头盔的寿命为 8 年，则效益成本比将从 31 增加到 55。如果平均头盔使用 3 年而不是 5 年，则儿童头盔的利益成本比为 35，而成人头盔为 19。我们使用了中点估计头盔的有效性。如果使用高点估计，儿童头盔的效益成本比为 63，成人头盔的效益成本比为 34。如果使用低点估计，儿童头盔的效益成本比为 50，成人头盔的效益成本比为 29。

- 与其他头盔相比节省的成本有何不同

这里也计算了另两种更昂贵头盔的成本效益比。ATV（all-terrain vehicle）头盔的平均成本为 120 美元，估计效益成本比为 5[33]。摩托车头盔的成本通常至少为 125 美元。如果自愿佩戴，他们的收益成本比为 52[34]。当法律规定必须使用时，不适、不便和失去个人自由的成本会使新用户的收益成本比降低至 3。

局限性（表 32.17）

由于没有用于计算 TBI 成本的单一数据源。因此，我们不得不整合来自多处数据源的信息，每个数据源都有其局限性。有些数据源是陈旧的，有些样本不具全国代表性，所有都存在报告偏倚和测量误差。这些局限性不仅会影响估算的准确性，还可能导致额外的偏差。

以下几点使我们的成本估计偏保守。首先，忽略了损伤后精神医学和替代医学（alternative medicine）的治疗。其次，TBI 的后续护理很难完全跟踪。良好的生活护理计划包括很多未满足的需求（unmet needs），可能在成本中被忽略。第三，我们的数据集中经常遗漏轻度 TBI 的后遗症。此外，医师对预后的分级往往参照典型结局，而不是少见的不良结局病例。头盔收益-成本分析使用的是平均数。骑车者的个体化收益因骑车量（骑自行车的里程或用时）、骑车技能、冒险行为以及骑车的地方（例如，沿着繁忙的道路、铺设的自行车道、未铺砌的小径）而有很大差异。尽管如此，效益成本比仍然很高，即使不是冒险的人偶尔骑车也可能会从头盔使用中获益。

结　　论

经济分析为衡量 TBI 对个人和社会造成的负担提供了一种简洁方法。它也有助于比较不同预防措施的投资回报。

TBI在美国是一个严峻的社会问题，每年造成超过7 500亿美元的损失，还有战斗损伤的额外成本。TBI的综合成本占2012年美国伤害总成本的15%。此外，TBI占美国医疗总支出的1%。就成本而言，TBI的主要原因是机动车撞车事故和跌倒，对男性而言还有枪伤。

正如自行车头盔的效益成本分析所示，预防比治疗便宜得多。像头盔等预防措施是专门针对TBI的。其他有效的TBI预防措施可以保护更多部位，如减少跌倒或道路交通事故，更好地保护车祸中的乘客。

需要对TBI进行更多研究，特别是对于非致命性TBI。与此类伤害相关的残疾对于社会来说成本十分高昂。

免责声明

本章的准备工作部分由国防部合作协议W81XWH-16-2-0005和卫生资源服务管理局合作协议U49MC28422资助（该协议为儿童安全网络提供资金）。这项工作中表达的观点完全是作者的观点，并不一定反映国防部、卫生资源服务管理局或美国政府的官方政策或立场。

（周成丞　杨　非）

参考文献

[1] Hendrie D, Miller TR. Economic evaluation of injury prevention and control programs. In: McClure R, Stevenson M, McEvoy S, eds. The Scientific Basis of Injury Prevention and Control. Sydney, Australia: IP Communications; 2004:372–390.

[2] Gold MR, Siegel JE, Russell LB, Weinstein MC, eds. Cost-Effectiveness in Health and Medicine. New York, NY: Oxford University Press; 1996.

[3] U.S. Supreme Court. Jones and Laughlin Steel Corp. v. Pfeifer. Washington, DC: 103 Supreme Court Reporter; 1983.

[4] U.S. Office of Management and Budget. Guidelines and Discount Rates for Benefit-Cost Analysis of Federal Programs. Washington, DC: Office of Management and Budget; 1994: Circular A-94.

[5] Viscusi WK. Discounting health effects for medical decisions. In: Sloan FA, ed. Valuing Health Care: Costs, Benefits, and Effectiveness of Pharmaceuticals and Medical Technology. New York: Cambridge University Press; 1995.

[6] Murray CJL, Lopez AD. Global Comparative Assessments in the Health Sector: Disease Burden, Expenditures and Intervention Packages. Geneva: World Health Organization; 1994.

[7] Rice DP, Hodgson TA, Kopstein AN. The economic costs of illness: a replication and update. Health Care Financ Rev. 1985; 7(1):61–80.

[8] Moore R, Mao Y, Zhang J, Clarke K. Economic Burden of Illness in Canada, 1993. Ottawa, Ontario, Canada: Canadian Public Health Association; 1997.

[9] Lawrence BA, Miller TR. Medical and Work Loss Cost Estimation Methods for the WISQARS Cost of Injury Module. Calverton, MD: Pacific Institute for Research and Evaluation; 2014.

[10] Finkelstein EA, Corso PC, Miller TR, Fiebelkorn IA, Zaloshnja E, Lawrence BA. Incidence and Economic Burden of Injuries in the United States, 2000. New York, NY: Oxford University Press; 2006.

[11] Rice DP, MacKenzie EJ, Jones AS, et al. Cost of Injury in the United States: A Report to Congress. San Francisco, CA: Institute for Health & Aging, University of California, and Injury Prevention Center, The Johns Hopkins University; 1989.

[12] Lawrence BA, Miller TR, Jensen AF, Fisher DA, Zamula WW. Estimating the costs of non-fatal consumer product injuries in the United States. Inj Control Saf Promot. 2000; 7(2):97–113.

[13] Miller TR, Romano EO, Spicer RS. The cost of childhood unintentional injuries and the value of prevention. Future Child. 2000; 10(1):137–163.

[14] Zaloshnja E, Miller T, Romano E, Spicer R. Crash costs by body part injured, fracture involvement, and threat-to-life severity. United States, 2000. Accid Anal Prev. 2004; 36(3):415–427.

[15] Grosse SD, Krueger KV, Mvundura M. Economic productivity by age and sex: 2007 estimates for the United States. Med Care. 2009; 47(7) Suppl 1:S94–S103.

[16] Miller TR, Pindus NM, Douglass JB, Rossman SB. Databook on Nonfatal Injury: Incidence, Costs, and Consequences. Washington, DC: The Urban Institute Press; 1995.

[17] Murray CJ, Barber RM, Foreman KJ, et al. GBD 2013 DALYs and HALE Collaborators. Global, regional, and national disability-adjusted life years (DALYs) for 306 diseases and injuries and healthy life expectancy (HALE) for 188 countries, 1990–2013: quantifying the epidemiological transition. Lancet. 2015; 386(10009):2145–2191.

[18] National Academies of Sciences, Engineering, and Medicine. Advancing the Power of Economic Evidence to Inform Investments in Children, Youth, and Families. Washington, DC: The National Academies Press; 2016.

[19] Miller TR. The plausible range for the value of life: red herrings among the mackerels. J Forensic Econ. 1990; 3(3):17–39.

[20] Viscusi WK, Aldy JE. The value of a statistical life: a critical review of market estimates throughout the world. J Risk Uncertain. 2003; 27(1):5–76.

[21] Barell V, Aharonson-Daniel L, Fingerhut LA, et al. An introduction to the Barell body region by nature of injury diagnosis matrix. Inj Prev. 2002; 8(2):91–96.

[22] Orman JA, Geyer D, Jones J, et al. Epidemiology of moderate-to-severe penetrating versus closed traumatic brain injury in the Iraq and Afghanistan wars. J Trauma Acute Care Surg. 2012; 73(6) Suppl 5:S496–S502.

[23] Taylor BC, Hagel EM, Carlson KF, et al. Prevalence and costs of co-occurring traumatic brain injury with and without psychiatric disturbance and pain among Afghanistan and Iraq War Veteran V.A. users. Med Care. 2012; 50 (4):342–346.

[24] Miller TR, Levy DT. Cost outcome analysis in injury prevention and control: a primer on methods. Inj Prev. 1997; 3(4):288–293.

[25] Weinstein M. From cost-effectiveness ratios to resource allocation: where to draw the line? In: Sloan FA, ed. Valuing Health Care: Costs, Benefits, and Effectiveness of Pharmaceuticals and Other Medical Technologies. Cambridge: Cambridge University Press; 1996:77–97.

[26] Schroeder P, Wilbur M. 2012 National survey of bicyclist and pedestrian attitudes and behavior, volume 2: Findings report. DOT HS 811 841 B. Washington, DC: National Highway Traffic Safety Administration; 2013.

[27] Bambach MR, Mitchell RJ, Grzebieta RH, Olivier J. The effectiveness of helmets in bicycle collisions with motor vehicles: a case-control study. Accid Anal Prev. 2013; 53:78–88.

[28] Thompson DC, Rivara FP, Thompson RS. Effectiveness of bicycle safety helmets in preventing head injuries. A case-control study. JAMA. 1996; 276 (24):1968–1973.

[29] Thompson DC, Nunn ME, Thompson RS, Rivara FP. Effectiveness of bicycle safety helmets in preventing serious facial injury. JAMA. 1996; 276 (24):1974–1975.

[30] Sacks JJ, Holmgreen P, Smith SM, Sosin DM. Bicycle-associated head injuries and deaths in the United States from 1984 through 1988. How many are preventable? JAMA. 1991; 266(21):3016–3018.

[31] Miller TR, Zaloshnja E, Lawrence BA, Crandall J, Ivarsson J, Finkelstein AE. Pedestrian and pedalcyclist injury costs in the United States by age and injury severity. 48th Proceedings, Association for the Advancement of Automotive Medicine. Barrington, IL: AAAM; 2004:265–284.

[32] Miller TR, Viner JG, Rossman SB, et al. The Costs of Highway Crashes. Washington, DC: The Urban Institute; 1991.

[33] Miller TR, Finkelstein AE, Zaloshjna E, Hendrie D. The cost of child and adolescent injuries and the savings from prevention. In: Liller K, ed. Injury Prevention for Children and Adolescents: Research, Practice, and Advocacy. 2nd ed. Washington, DC: American Public Health Association; 2012:21–81.

[34] Miller TR, Hendrie D. Economic evaluation of public health laws and their enforcement. In: Wagenaar A, Burris S, ed. Public Health Law Research: Theory and Methods, San Francisco: Jossey-Bass; 2013:347–378.

索　引